Acute Pain Management Essentials

An Interdisciplinary Approach

原著 [美] Alan David Kaye　　[美] Richard D. Urman

急性疼痛管理要点
跨学科方法

主译　于泳浩　米卫东

中国科学技术出版社
·北京·

图书在版编目（CIP）数据

急性疼痛管理要点 : 跨学科方法 / (美) 阿伦·戴维·凯 (Alan David Kaye), (美) 理查德·D.
乌尔曼 (Richard D. Urman) 原著；于泳浩，米卫东主译 . — 北京 : 中国科学技术出版社 , 2024.9
　　书名原文 : Acute Pain Management Essentials : An Interdisciplinary Approach
　　ISBN 978-7-5236-0743-5

Ⅰ . ①急… Ⅱ . ①阿… ②理… ③于… ④米… Ⅲ . ①疼痛－治疗 Ⅳ . ① R441.1

中国国家版本馆 CIP 数据核字 (2024) 第 094282 号

著作权合同登记号 : 01-2024-2478

策划编辑	延　锦　孙　超
责任编辑	延　锦
文字编辑	魏旭辉
装帧设计	佳木水轩
责任印制	徐　飞

出　　版	中国科学技术出版社
发　　行	中国科学技术出版社有限公司
地　　址	北京市海淀区中关村南大街 16 号
邮　　编	100081
发行电话	010-62173865
传　　真	010-62179148
网　　址	http://www.cspbooks.com.cn

开　　本	889mm×1194mm　1/16
字　　数	730 千字
印　　张	27
版　　次	2024 年 9 月第 1 版
印　　次	2024 年 9 月第 1 次印刷
印　　刷	北京盛通印刷股份有限公司
书　　号	ISBN 978-7-5236-0743-5/R·3277
定　　价	338.00 元

版权声明

译者名单

主　译　于泳浩　天津医科大学总医院
　　　　米卫东　中国人民解放军总医院第一医学中心

副主译　于　洋　天津医科大学总医院
　　　　王凯元　天津医科大学肿瘤医院
　　　　李　超　河北医科大学第四医院
　　　　魏昌伟　首都医科大学附属北京朝阳医院

译校者　（以姓氏笔画为序）

丁　超　于明懂　于洪丽　王　莉　王　晶　王存斌　王金保
王春艳　王鹤昕　叶　博　申军梅　耳建旭　刘　燕❶　刘　燕❷
刘永哲　关　圆　杜淑卉　李　栩　李卫霞　李正迁　李志华
李建立　李新鹏　邸立超　张　杨　张　灏　张　伊　张树波
林多茂　周　雁　周文昱　郑铁华　赵丽娜　赵茗姝　郝　伟
姜　丽　奚春花　郭　航　陶飞宇　黄立宁　章艳君　梁舒婷
彭文平　葛胜辉　葛彦虎　董树安　韩　霜　缪慧慧　樊　娟
薄立军　霍树平　穆东亮

内容提要

本书引进自 Wolters Kluwer 出版社，是一部全面、实用的急性疼痛管理参考书。全书共五篇 51 章，涵盖了手术疼痛和非手术疼痛的处理措施，汇集了麻醉学、外科学和其他与健康相关的专业知识，为防治复杂和快速变化的急性疼痛提供了跨学科方法。本书从疼痛管理的基本原理开始，阐述了急性疼痛的解剖学和生理学、疼痛的评估和测量、神经生物学和遗传学、急性镇痛，以及手术疼痛、术后疼痛管理服务等基本原则，并通过器官系统、患者群体和治疗模式探讨了疼痛的管理方法，为专门从事疼痛医学的麻醉医生及护理手术或非手术疼痛患者的其他学科医生和研究人员提供了宝贵资源。

❶ 刘燕：河北医科大学第三医院
❷ 刘燕：河北医科大学第四医院

主译简介

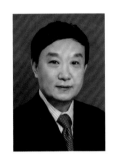

于泳浩

主任医师、教授，博士研究生导师，天津医科大学总医院麻醉科主任、教研室主任，天津市麻醉学研究所所长。天津麻醉医师协会会长，天津市医学会麻醉学分会主任委员，教育部麻醉学专业教指委委员，天津市学科领军人才，天津市津门医学英才，天津市重点学科负责人。从事临床麻醉、疼痛诊疗工作20余年，已培养博士研究生13人，硕士研究生78人，在读博士研究生17人，硕士研究生18人，已毕业学生多数任职于全国各大三甲医院，其中一部分已成为科室技术骨干甚至科室主任。带领科室进入全国专科排名前二十，华北地区第三，成为天津市重点学科，入选天津市高校学科领军人才培养计划，荣获"津门医学英才""全国百佳规培基地主任"等称号，负责课程被评为国家精品课。承担国家自然基金5项、省市级自然基金10余项，获国家科学技术进步二等奖1项、省市级奖励7项。发表论文200余篇，其中SCI收录论文40余篇，主编专著12部，参编著作20余部。

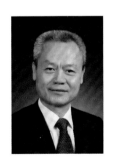

米卫东

主任医师、教授，博士研究生导师，中国人民解放军总医院第一医学中心麻醉科主任，专业技术少将军衔，享受国务院政府特殊津贴。中国医师协会麻醉学医师分会前任会长，中国医师协会常务理事，中华医学会麻醉学分会副主任委员，全军麻醉与复苏学专业委员会主任委员，北京医学会麻醉学分会前任主任委员，《麻醉安全与质控》主编，《中华麻醉学杂志》《临床麻醉学杂志》《北京医学》副总编辑，多种专业期刊的编委或常务编委。承担国家及省部级课题11余项，累计经费8000余万元。获军队科学技术进步一等奖1项、军队科技二等奖和医疗成果二等奖3项。以第一/通讯作者身份发表SCI收录论文92篇，累计影响因子350分。

原 书 序

据估计，全世界每年实施的手术超过 2.3 亿次。在外科患者中，急性疼痛直接与患者满意度、康复效果、发病率，甚至死亡率相关。多年来，有效治疗急性疼痛的方案相对滞后，主要治疗方案为应用阿片类药物，但众所周知，阿片类药物具有呼吸抑制、延迟康复和出院、恶心、呕吐、成瘾等不良反应。

过去，人们的平均寿命比现在短很多，那时并没有如今常用的外科治疗手段；成千上万的人会死于鼠疫，而如今可以用磺胺类抗生素来治疗；令人震惊的是，在美国南北战争时期，引起联邦居民和联邦军士兵死亡的首要原因是疟疾；历史上一些伟人早逝的原因在如今看来均是可治疗的，如 George Washington 死于急性细菌性会厌炎；诗人 Lord Byron 早年死于癫痫发作；Harry Houdini 死于急性阑尾炎；Arthur Ashe 死于因输血感染人类免疫缺陷病毒。曾有一年，美国约有 16 500 人死于非甾体抗炎药引起的胃肠道出血。这表明，目前我们仍有很长的路要走。

在过去 50 年中，我们对疾病本身及其外科治疗和疼痛状态的认识有了显著提升，同时，有效疼痛管理的技术也发展迅速。药物研发成果助益患者寿命延长、疼痛减轻、生存质量提高。药物介导的奇迹和程序在医疗实践中司空见惯。

在过去 10 年中，我们看到了整个人类基因组的完整编目，药物靶点增加到 1000 多个位点。我们不断开创"新纪元"，包括麻醉和疼痛医学领域。治疗靶点的结构——活性关系和复杂的三维分析已取得进一步发展。约 50 年前，我们发现了第一个阿片受体。近年来，我们不断强化对内源性阿片类物质和全身阿片受体亚群的认知。布比卡因脂质体可持续缓解疼痛约 4 天。基于此，在不久的将来，我们会研发出针对急性和慢性疼痛更好的靶向药物。药物的发展使麻醉更加安全，这在现代医学和我们的外科领域，将是一个充满希望、激动人心的时刻。

近年来，急性疼痛管理领域发生了巨大改变，加速术后康复技术和超声引导的神经阻滞减少了阿片类药物的使用，缩短了住院时间。这些技术在各方参与者（包括外科医生、管理人员、护理人员，当然还有麻醉人员）的支持下发展迅速。

目前的研究推荐在急性疼痛的治疗中使用了较新的药物和技术。鉴于过去许多患者都被开具过大量的阿片类药物处方，导致其中一部分人最终对镇痛药物成瘾，造成很大社会影响。得益于政府介入，美国的 50 个州都通过了立法，即在术后的前 1~2 周限制镇痛药的使用。因此，这使得所有外科学科对急性疼痛有效管理的需求增加。

我们编写这部前沿的急性疼痛管理著作，涵盖多个主题，方便读者选择阅读。不仅适用于不同学科的临床执业医生，也适用于医学生、实习生、住院医生和研究人员。历史为我们的现在和未来提供了经验和线索。我们必须时刻警醒药物质量和标准化，保持适当的生物利用度和治疗效果。这是一个直接影响急性疼痛管理药物和技术的黄金时代，我们应该继续改善疼痛患者的生存质量。

Alan David Kaye, MD, PhD, DABA, DABPM, DABIPP, FASA
Vice Chancellor of Academic Affairs, Chief Academic Officer, and Provost
Pain Program Fellowship Director
Professor, Department of Anesthesiology and Pharmacology, Toxicology, and Neurosciences
Louisiana State University School of Medicine
Shreveport, Louisiana

Richard D. Urman, MD, MBA
Associate Professor of Anesthesia
Director, Center for Perioperative Research
Harvard Medical School/Brigham and Women's Hospital
Boston, Massachusetts

译者前言

　　急性疼痛是临床上常见的症状之一，对于患者的临床诊疗效果和生存质量均会产生重要影响。疼痛不仅会让患者感到痛苦、不安和焦虑，影响患者的精神和心理状态，还会影响临床诊疗效果，延长治疗时间，增加医疗护理难度，并可能诱发其他严重的并发症。随着社会经济和文明程度的发展与提升，加之医学理论和技术的不断进步，急性疼痛管理也得到了越来越多的关注和重视。本书旨在及时更新急性疼痛管理领域相关的理念、知识与技术，基于最新的医学理论和实践，为各级医务人员提供更新、更丰富的参考资料。

　　本书汇集了多位美国疼痛相关领域专家学者的经验与智慧。全书包含五篇51章，汇集了麻醉学、外科学、药理学及其他医学相关的专业知识，书中所述涵盖了手术疼痛和非手术疼痛的处理措施，系统讲解了急性疼痛诊治相关的知识和最新进展。值得一提的是，本书采用跨学科视角，充分阐述了不同学科知识和技术在急性疼痛管理中的作用，从多个领域出发，全面深入剖析了急性疼痛管理的各个环节要点，为读者提供参考。本书内容涵盖基本原理、器官系统、特殊人群、治疗方式和相关注意事项等内容，具有很高的实用价值，能够帮助医务人员更好地应对实际工作中的问题。

　　本书的翻译工作主要由北京、天津和河北省各医院的麻醉专家完成，在此衷心感谢他们的辛勤付出。由于中外术语规范及语言表述习惯有所不同，中文版可能遗有疏漏之处，敬请各位读者及同行提出宝贵意见。

天津医科大学总医院

中国人民解放军总医院第一医学中心

原书前言

Acute Pain Management Essentials: An Interdisciplinary Approach 旨在及时更新急性疼痛管理领域的相关内容，继续为医学生、实习生和临床执业医生提供一部最新、简明、循证、插图丰富的著作。本书旨在提高对急性疼痛管理领域的理解，重点是临床实践、技术和程序的最新进展。争取用简单易懂的表述方式讨论麻醉和疼痛管理策略，避免百科全书式的语言和冗长的讨论。

急性疼痛管理作为麻醉的一个主要亚专业越来越得到人们的认可，当前的从业者都希望发展神经轴、区域和麻醉技术，以及优化临床技能和实践。本书内容包含了所有临床相关的急性疼痛管理方面的主题，包括对患者快速评估，并进行风险分层、制订个性化且兼具可行性和安全性的镇痛方案，并向其他团队成员提供专家咨询。全书采用易于阅读的表述方式并搭配大量插图，内容翔实，兼具实用性与临床指导性。

作为临床医生，我们必须不断努力提高自己，为更多患者提供最佳照护。希望你喜欢我们的书！

Alan David Kaye, MD, PhD
Shreveport, Louisiana
Richard D. Urman, MD, MBA, FASA
Boston, Massachusetts

献　词

致我最好的妻子 Kim Kaye 博士，谢谢你对我的支持，你是我的最佳人生伴侣。

致我的母亲 Florence Feldman，她在经历了 7 次背部手术的痛苦和折磨的同时，也使我学会了如何克服疼痛、如何高质量完成任务、如何实现自己梦想和目标。

致我的兄弟 Adam M. Kaye 博士，感谢他在过去 50 多年对我的爱和支持。

感谢亚利桑那大学图森分校、新奥尔良奥克斯纳诊所、波士顿麻省总医院 / 哈佛大学医学院、新奥尔良图兰大学医学院、得克萨斯理工大学健康科学中心、新奥尔良路易斯安那州立医学院和什里夫波特路易斯安那州立医学院的所有老师和同事们。

Alan David Kaye, MD, PhD, DABA, DABPM, DABIPP, FASA
Vice Chancellor of Academic Affairs, Chief Academic Officer, and Provost
Pain Program Fellowship Director
Professor, Department of Anesthesiology and Pharmacology,
Toxicology, and Neurosciences
Louisiana State University School of Medicine
Shreveport, Louisiana

致我的患者们，是你们的启发促使我写下这本书，以此帮助其他医务人员提高他们的医疗水平。

致我的导师们，感谢你们的鼓励和支持。

致我的学生和实习生们，希望你们可以利用这本指南更好地了解患者的需求。

致我的妻子 Zina Matlyuk 医生和我的女儿 Abigail、Isabelle，因为有你们，让我感觉每一天都值得付出和努力。

Richard D. Urman, MD, MBA
Associate Professor of Anesthesia
Department of Anesthesiology, Perioperative and Pain Medicine
Harvard Medical School/Brigham and Women's Hospital
Boston, Massachusetts

致　谢

感谢 Elyse Cornett 博士，感谢她为这本书的创作所做的诸多贡献。

目　录

第四篇　治疗方式

第五篇　其他学科及注意事项

第一篇　基本原则

Basic Principles

第1章　急性疼痛的解剖学和生理学：疼痛通路和神经递质

Anatomy & Physiology of Acute Pain: Pain Pathways and Neurotransmitters

Alex D. Pham　Orlando John Salinas　Matthew R. Eng　Samuel P. Ang　Mark Jones
Elyse M. Cornett　Alan David Kaye　著
于 洋 译　魏昌伟 校

疼痛是一种与实际或潜在组织损伤相关的不愉快的感觉和情感体验[1]。这种令人不快的体验具有保护作用，提醒我们注意潜在危险，采取保护措施以避免受到更大的伤害[2]。疼痛可分为急性和慢性。两者不仅定义不同，持续时间也有所不同。急性疼痛持续时间有限，通常为3~6个月。急性疼痛通常是指由有害刺激引起的一种突然发作的疼痛情况，可由手术、疾病引起，也可由身体特定损伤引起。但这种疼痛在原发的损伤痊愈后会立即消失。

大脑感知疼痛的过程如下：各类伤害性感受器被来自环境的有害刺激激活后通过神经元向脊髓背角传递信号。在脊髓背角，信号经由神经递质调控和修饰，信息进一步整合后再传入中枢神经系统，从而产生疼痛[3]。

因此，充分了解急性疼痛相关的基本解剖学、生理学和神经递质，有助于正确诊断、治疗和缓解急性疼痛。此外，研究这些机制对于通过针对疼痛通路的各个部分来指导开发新的治疗干预措施的发展也很有价值[3]。

一、基本概念：疼痛感知

疼痛是有害刺激和伤害性感受器发出信号后激活相关通路引起的。伤害性感受器遍布全身，可以感受有害刺激，其激活后传入脊髓神经元引发动作电位产生疼痛的感觉。伤害感受性疼痛是指伤害性感受器和相关神经通路对身体潜在危险刺激进行处理的过程。此过程由中枢神经系统和周围神经系统共同完成，可以传达伤害性的机械、化学刺激及热刺激。

疼痛的感知过程分为四个生理过程，即传导、传递、调控和感知。传导是指刺激经伤害性感受器传入感觉神经末梢并将其激活的过程[4]。传递是指疼痛信号沿着神经和脊髓从伤害性感受器传递到大脑。调控是指疼痛信号上升到脊髓并传递至大脑过程中神经冲动发生的改变，这个过程中大脑对有害刺激和环境综合分析形成疼痛信号。最后，对疼痛的感知是对大脑疼痛信号的接收，并对信息的理解后出现的身体或情绪的反应。

疼痛信号以动作电位脉冲的形式沿着外周神经、脊髓和大脑的伤害性感受通路传导[5]。电压门控钠通道介导疼痛信号沿着传入神经元的轴突传导。疼痛信号沿初级传入神经元传入脊髓背角，激活灰质背角的二级疼痛传入细胞，然后，信号交叉至对侧，沿脊髓丘脑束上传至丘脑和大脑。脊髓丘脑束是疼痛信号沿脊髓上传的主要途径。

二、初级伤害性感受器传入

全身的伤害性感受器有两种不同的痛觉纤维，即无髓鞘 C 纤维和 Aδ 纤维 [4]。无髓鞘 C 纤维直径较小，为 0.4～1.2mm，其传导速度比 Aδ 纤维慢，以 0.5～2.0m/s 的低速传导 [6]，主要传递酸痛、灼痛，且定位不准确 [7]。但其数量较 Aδ 纤维多得多，能传递大约 70% 的疼痛 [8]。Aδ 纤维是较粗的有髓鞘神经纤维，传导速度快，主要传递定位准确，呈尖锐、针刺样的快痛 [4]。

组织损伤释放的多种物质可激活伤害性感受器引发动作电位。在机械、化学或热刺激下，释放下列物质：球蛋白和蛋白激酶、花生四烯酸、组胺、神经生长因子、P 物质、降钙素基因相关肽、钾、血清素、乙酰胆碱、酸性溶液、ATP 和乳酸 [4]。此外，球蛋白和蛋白激酶的释放引起受损伤组织的剧烈疼痛。花生四烯酸也会因组织损伤而释放。通过一系列生化反应，前列腺素的代谢引起 G 蛋白介导的蛋白激酶 A 级联反应，而阿司匹林可抑制花生四烯酸形成前列腺素。组织损伤释放的组胺可以激活伤害性感受器以引发疼痛动作电位。组织损伤和炎症会导致 P 物质和降钙素基因相关肽的释放，除了激活作用，这类物质还会引起血管扩张，进而导致组织水肿。组织损伤还会引发钾释放及组织 pH 降低。血清素、乙酰胆碱和 ATP 也会在组织损伤过程中释放，并兴奋伤害性感受器。此外，肌肉痉挛和乳酸会在肌肉过度活跃或肌肉血流受限时激活伤害性感受器。

伤害性感受器对有害刺激做出反应后，动作电位向中枢神经系统传递疼痛信号。在中枢神经系统的灰质中，有一个由 10 层神经元细胞组成

的系统，称为 Rexed 板层 [5]。伤害性轴突通过背根神经节进入脊髓，并向背角投射。在进入背角之前，伤害性信号分支形成 Lissauer 束，加入到上升和下降的脊髓束中。在背角内，疼痛神经元组成不同的 Rexed 板层。板层 I 被称为边缘区，传递痛觉和温度觉。板层 II 被称为胶状质层，传递痛觉、温度觉和光触感。板层 III / IV 是固有核层，传递机械痛觉和温度觉。脊髓丘脑束的一级神经元位于这些区域。

三、脊髓、脑干和大脑皮质水平的疼痛信号传递

脊髓丘脑通路包括前外侧脊髓丘脑束、网状束和脊髓中脑束。快（Aδ）和慢（C）神经纤维构成了脊髓丘脑束内的两条主要通路。快慢传导通路也分别称为新脊髓丘脑束和旧脊髓丘脑束 [9]（图 1-1）。

初级（一级神经元）伤害性传入神经纤维将痛觉和温度觉从周围传递到脊髓。这些初级传入纤维主要是快传导的有髓 Aδ 纤维或慢传导的无髓 C 纤维。快传导的（20m/s）Aδ 纤维传递定位准确，呈尖锐、针刺样的快痛。而慢传导（0.5～2m/s）的 C 纤维则传递关于粗触觉、温度觉、化学或定位不准确的疼痛。快慢初级伤害性传入的突触都位于脊髓背角。在细胞学水平，背角分为 6 个不同的区域，为 Rexed 板层的 I～VI 层 [10]。I 层包含边缘区的次级（二级）神经元。II 层包含胶状质次级神经元。III 层和 IV 层包含固有核三级（三级）神经元。

快 Aδ 伤害性传入神经突触存在于背角第 I 层（边缘区）内或附近。来自边缘区的次级神经元穿过前白联合，在对侧、外侧（大部分）和前脊髓丘脑束中上行，并投射到丘脑腹后外侧核的三级神经元。随后，腹后外侧核发出的三级神经元上行终止于顶叶中央后回的初级感觉皮质。

慢初级 C 伤害性传入神经突触存在于背角第 II 层（胶状质）内，然后，二级神经元从胶状质神经元中延伸一段距离后，投射至同侧背角第 III

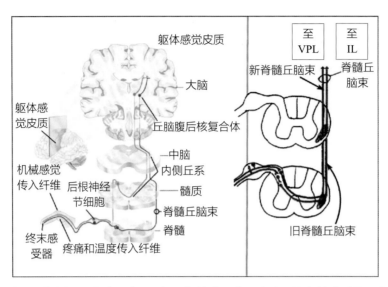

▲ 图 1-1　脊髓丘脑束，包括通过脊髓和脑干上行至躯体感觉皮质的外周伤害性感受器。脊柱/内侧丘系（本体感觉/机械感觉）也以黄色显示

VPL. 腹后外侧核；IL. 椎板内核［引自 Byrne JH，Dafny N，eds. Neuroanatomy Online: An Electronic Laboratory for the Neurosciences. Department of Neurobiology and Anatomy, McGovern Medical School at The University of Texas Health Science Center at Houston（UTHealth）. http://nba.uth.tmc.edu/neuroanatomy. © 2014 至今，版权所有］

和Ⅳ层固有核区内或附近。三级神经元起源于固有核区，穿过前白联合，投射至对侧前（主要）和外侧脊髓丘脑束。来自固有核的三级神经元包括脊髓网状束，终止于髓质和脑桥网状结构。网状结构主要与注意力和意识水平相关，并参与疼痛反应的调节[11]。部分来自固有核的三级神经元，包括脊髓中脑束，行经脊髓丘脑束后，终止于头侧脑桥和中脑下部的中脑导水管周围灰质（periaqueductal gray，PAG）区。脊髓中脑束在抑制疼痛方面起着重要作用。当 PAG 细胞被激活时，释放内源性阿片类物质和其他神经递质，抑制脊髓层面（胶状质）的疼痛传递，发挥抑制疼痛作用[12]。脊髓中脑束的其余三级神经元上行至丘脑，终止于丘脑板内核内的中心核或束旁核。然后，板内核的四级神经元传入轴突弥散性投射到整个大脑皮质。因此，它们与定位不准的疼痛有关。

大脑的脊髓三叉神经束类的传导通路似于脊髓的脊髓丘脑束。脊髓三叉神经束传递痛觉、温度觉和来自头颈部的粗略触觉。来自第Ⅴ、Ⅶ、Ⅸ和Ⅹ对脑神经的初级伤害性传入信号分别在中脑桥、尾脑桥、上延髓和中延髓汇入脊髓三叉神经束。脊髓三叉神经束在其脑干中的尾部走行期间接收来自脑神经的这些初级信号并终止于三叉神经脊束核。三叉神经脊束核贯穿整个脑干（中脑、脑桥和延髓），并延伸至高段颈髓。三叉神经脊束核的大多数次级神经元立即交叉，并在脑干中向对侧和头侧行进，到达腹侧三叉丘脑束中的丘脑，形成腹侧三叉丘脑束。当它通过脑干到达丘脑时，腹侧三叉丘脑束的次级神经元产生分支，并与从脊髓上升的网状束一起，终止于延髓和脑桥网状结构。腹侧三叉丘脑束中剩余二级传入终止于丘脑腹后内侧核和板内核。三级神经元随后从丘脑腹后内侧核发出，终止于中央后回的腹外侧区。丘脑板内核的三级神经元弥散终止在多个大脑皮质区域[13]（图 1-2）。

广动力域神经元存在于脊髓背角中，并包括许多存在于脊髓背角的神经元。它们可能是多突触反应的投射神经元或中间神经元。它们从广泛的感觉信号（Aδ、C、非伤害性 A 纤维）中接收输入，并持续处理环境（如伤害性感受器/本体感觉）和内部（如中间神经元/下行脑干）

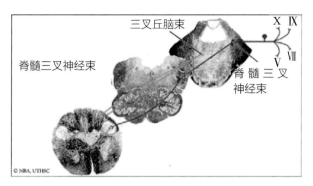

▲ 图 1-2　脑干的脊髓三叉神经束，初级伤害性感受器突触位于延髓尾侧三叉神经核，次级传入神经通过延髓和脑桥向头侧投射

引自 Byrne JH, Dafny N, eds. Neuroanatomy Online: An Electronic Laboratory for the Neurosciences . Department of Neurobiology and Anatomy, McGovern Medical School at The University of Texas Health Science Center at Houston (UTHealth). http://nba.uth.tmc.edu/neuroanatomy. © 2014 至今，版权所有

信号。这种感觉活动有助于区分不同程度的伤害性输入。广动力域神经元从低到高具有很宽泛的接收阈值。其神经元具有可塑性，可以调整感受野的大小。相比之下，特异性伤害性感受纤维感受野较小，无可塑性，只接受 Aδ 纤维和 C 纤维的输入[14]。

疼痛的感知不局限于大脑的一个特定区域。它涉及多个神经结构，包括伤害性感受器、脊髓丘脑束、感觉皮质、丘脑投射（中间站）、前额叶皮质（规划复杂行为和制订决策）、扣带皮质（描述疼痛情绪并帮助协调反应）和岛叶皮质（将情绪与行动联系起来）。其可被视为一个流体系统，因此可以解释为什么疼痛的体验是个体化的。伤害性或非伤害性因素引起的慢性疼痛可引起长时间的疼痛矩阵激活[15]。二级神经元不是特异性的伤害性神经元，而与眶额和边缘系统有关的三级神经元可以利用各种因素调控疼痛体验，包括信念、情绪和期望[16]。这种对伤害性刺激的多因素参与和个体差异称为疼痛矩阵。

四、疼痛调节：易化或抑制疼痛信号

上行和下行通路都可以调节伤害性信号。阿片受体存在于脊髓背角，结合这些受体会引起神经元的超极化。最终抑制神经元放电并阻止 P 物质的释放，从而阻断上行伤害性信号的传递[17]。

PAG 和延髓头端腹内侧区（rostral ventromedial medulla，RVM）共同形成一个控制下行疼痛调节通路的调节回路。这种调节回路通过激活系统中的不同细胞群从而易化或抑制疼痛。PAG 是中脑大脑导水管周围的灰质区域。它接收来自不同边缘系统区域的输入，并在控制下行疼痛调节中发挥重要作用。PAG 投射到 RVM 和蓝斑（locus coeruleus，LC）的 5- 羟色胺（5-HT）能神经元，蓝斑是大脑中参与应激生理反应的一部分。RVM 包括中缝大核（中缝核头侧的组成部分，大脑中产生 5- 羟色胺的主要位置）和其他相邻的核。RVM 接收来自下丘脑、杏仁核、脑岛和 PAG 的传入。RVM 细胞投射到脊髓背角、节前交感神经元和中央管[18]。利用这些连接，RVM 与 PAG 协同工作，作为主要控制中心，调节伤害性传播的下行途径[19]。

RVM 包含 4 种类型的细胞。其中一组被称为 "ON- 细胞" 的细胞在与伤害性信号接触时会增加放电率，从而促进疼痛感知。另一组 "OFF-细胞" 会减少对伤害性刺激的反应，增加对阿片类药物的反应。理论上它们可以抑制伤害性信号的传递。第三组中性细胞对伤害性刺激没有任何显著的反应。第四组 5- 羟色胺能神经元通过下调疼痛信号从而在情绪和伤害性调节中发挥重要作用。抑制性下行通路的激活引起脊髓水平轴突释放 5- 羟色胺（来自 RVM）和去甲肾上腺素（来自 LC）。这反过来又会引起脊髓背角释放脑啡肽，从而抑制脊髓背角水平上行伤害性信号的传输[20]。

P 物质和神经激肽 -1（neurokinin-1，NK-1）是参与伤害性信号调节的其他的重要神经递质。伤害性刺激引起 P 物质在脊髓背角释放。RVM 内存在大量 P 物质和 NK-1 受体，参与伤害性信号的下行调节[21]。

理论上一个健康的机体，存在大量的下行抑制调节系统，感知基线程度疼痛并做出保护措

施。然而，在特定的个体中，疼痛信号的促进性调节可能增加，或者下行抑制性调节可能减少，从而导致疼痛信号传输失衡。最近的研究表明，慢性疼痛患者的下行抑制调节降低。此外，下行抑制的丧失可导致功能障碍性疼痛[22]。

五、抑制性和兴奋性神经递质／疼痛神经肽

躯体感觉系统非常复杂，涉及多种疼痛通路和神经递质。本章我们主要讨论急性疼痛过程中重要的神经递质，包括兴奋性神经递质谷氨酸和天冬氨酸，抑制性神经递质γ氨基丁酸（γ-aminobutyric acid，GABA）和甘氨酸。还有不同类型的抑制性和兴奋性神经肽。考虑到周围和中枢神经系统关于疼痛通路和潜在新靶标的研究正逐步发展，我们希望能对急性疼痛途径的神经递质有更好的了解。

（一）疼痛的兴奋性神经递质

参与疼痛传递的主要兴奋性神经元包括谷氨酸和天冬氨酸。这些神经递质的分布涉及整个躯体的感觉通路，从传入神经元到二级神经元及丘脑[23]。其他兴奋性神经递质包括ATP。

有几种疼痛突触涉及多种类型的谷氨酸受体，包括4类，即NMDA、AMPA、红藻氨酸和代谢型受体[24]。其中AMPA、红藻氨酸和NMDA受体是离子型受体。代谢型受体是G蛋白耦联受体，通过第二信使系统发挥作用[25]。神经系统通过激活这些受体发挥调节作用。代谢型受体存在于调节伤害性信号传导的不同水平[26]。红藻氨酸和AMPA受体是离子型受体，其激活会增加细胞膜对钠钾的通透性[24]。这两种受体类型负责介导任何刺激的大部分快速传入疼痛信号[23]。其中谷氨酸通过Aδ纤维和C纤维促进疼痛信号传递[27]。

NMDA受体也广泛分布于整个躯体感觉通路，在多种类型的感觉神经元上表达[28]。NMDA受体既是离子型的又是电压门控型的，可增加膜对钙的通透性[24]。它们通过躯体感觉通路的广泛

或长时间刺激被激活，最终移除通路中的镁，从而阻断其抑制作用[23]。NMDA受体参与中枢敏化，包括背角神经元的敏化增加。这引起去极化延长、激活阈值降低和感受野增大。

先前的研究表明，突触前NMDA受体的活性可以加强对初级传入神经末梢脊髓背角神经元的兴奋性信号传导。此外，突触后NMDA受体可以通过增加K^+-Cl^-协同转运蛋白-2水解增强兴奋性，同时降低突触抑制性[29]。NMDA和谷氨酸的敏化可以受到其他因素的影响，比如缓激肽释放会引起神经元和星形胶质细胞谷氨酸释放增加。这会进一步加剧严重的疼痛敏感状态，称为中枢敏化疼痛[23]。

谷氨酸转运体存在于神经胶质膜上，谷氨酸转运体可导致谷氨酸释放恶化[23, 30]。如谷氨酸转运体、谷氨酸转运体-1（glutamate transporter-1，GLT-1）和谷氨酸-天冬氨酸转运体（glutamate-aspartate transporter, GLAST）在化疗诱导的神经病变中受到抑制，引起脊髓谷氨酸水平增加。最终导致细胞突触和细胞外谷氨酸水平增加[23]。

代谢型谷氨酸受体是由谷氨酸激活的G蛋白耦联受体，参与了长期变化[24]。它们不是离子通道，而是激活生化链改变蛋白质，包括离子通道。最终引起突触兴奋性的改变。这些受体存在于突触前和突触后神经元中，包括小脑、大脑皮质和海马[31]。值得注意的是，所有代谢型谷氨酸受体（mGlu6受体除外）都在伤害性通路内，以调节疼痛传递。它们还参与中枢敏化的诱导和维持[32]。

代谢型谷氨酸受体分为三组（Ⅰ组、Ⅱ组和Ⅲ组）。Ⅰ组的主要功能是增加NMDA受体活性。Ⅰ组通过Gq/11引起三磷酸肌醇（inositol trisphosphate，IP3）和二酰甘油（diacyl glycerol，DAG）释放，最终分别引起钙释放和蛋白激酶C（protein kinase C，PKC）激活。Ⅱ组和Ⅱ组代谢型受体降低NMDA受体活性。它们通过Gi/Go引起AMP和PKA活性降低[23]。

人们普遍认为，在外周和脊髓的伤害性感受

器传入处激活Ⅰ组代谢型受体会促进疼痛。然而，先前的研究表明，脊髓以上区域的Ⅰ组受体可以增加或减少伤害性感受的传入。例如，Ⅰ组受体激动药可以减少杏仁核的伤害性感受。该区域的受体拮抗药也有类似作用。在丘脑中，Ⅰ组受体激动药增强了丘脑对伤害性感受的反应。在PAG中，正变构调节药降低了伤害性反应[32]。

天冬氨酸是一种与疼痛有关的兴奋性神经递质[23]。关于小鼠的研究支持其在调节伤害性特异性神经元、改变炎症和神经病理性疼痛阈值中发挥重要作用[33]。D-天冬氨酸是NMDA受体激动药。Boccella等对缺乏天冬氨酸代谢酶、D-天冬氨酸氧化酶的小鼠进行了一项研究，发现这些小鼠的D-天冬氨酸浓度升高[33]。他们发现，缺乏这种酶的小鼠，腰部脊髓背角的伤害性神经元诱发活动增强。同时，这些小鼠的机械和热域阈值显著降低。此外该研究还发现缺乏这种酶的小鼠在福尔马林实验中表现出更严重的疼痛行为[33]。

ATP也参与了疼痛的传递，特别是通过P2X受体[34]。P2X受体分布在中枢和外周疼痛纤维中。具体来说，它们位于与背角神经元（第Ⅴ层和第Ⅱ层）形成突触的初级传入纤维上。这引起谷氨酸释放增加[23]。既往涉及P2受体选择性拮抗药的研究支持ATP引发和维持慢性疼痛的概念[35]。Tsuda等2003年的研究表明，小胶质细胞的P2X4受体激活对于触觉异常性疼痛是必需的。P2X4受体的增加也见于神经性疼痛状态下的小胶质细胞[34]。当ATP与小胶质细胞上的P2受体结合时，细胞发生形态学变化。这一改变引起细胞因子受体和P2受体的上调。随后，这些活化的神经胶质细胞释放炎性分子（NGF、NO和细胞因子），导致长期疼痛。先前的研究表明，没有P2X4和P2X7的基因敲除小鼠对热刺激和机械刺激的敏感性降低。P2X2和P2X3与涉及头颈部癌症的神经纤维有关[23]。

（二）抑制性神经递质

体感系统的两种主要抑制性神经递质是GABA和甘氨酸。从解剖学上看，在脊髓水平甘

氨酸最为活跃[27]。而在脊髓水平以上GABA占主导地位[23]。

GABA存在于脊髓第Ⅰ、Ⅱ和Ⅲ层。GABA受体有3种类型，分别是GABA$_A$、GABA$_B$和GABA$_C$。其中GABA$_A$受体是一种配体门控的离子通道，与氯离子通道相连，氯离子通道可被酒精、苯二氮䓬类和巴比妥类药物影响[23, 26]。GABA$_A$受体激动药（如毒蕈碱）和受体拮抗药（如加巴嗪）可影响GABA$_A$受体活性[23]。值得注意的是，GABA$_A$受体与C纤维伤害性感受器和大的有髓纤维相关，引起皮肤内注射辣椒素后异常疼痛[23]。先前的动物研究表明，GABA$_A$受体激动药和受体拮抗药可分别引起抗疼痛和疼痛敏化状态[37]。此外，GABA$_A$受体存在于传入神经末端的突触前和背角神经元的突触后。抑制这些受体会引起痛觉超敏[38]。

GABA$_B$受体是G蛋白耦联受体，与开放钾内流通道、阻滞钙离子通道和激活腺苷酸环化酶有关。GABA$_B$受体分布广泛，包括外周和中枢（如脊髓、丘脑和脑干）。GABA可以通过GABA$_A$和GABA$_B$受体改变背角水平的伤害性信号传递。脊髓的GABA$_B$受体调节背角神经元和肽能初级传入末端神经元的活性。突触前GABA$_B$受体激活，可以阻断谷氨酸和P物质受体。GABA$_B$基因敲除小鼠对机械痛和热痛的敏感性降低，进一步证实了GABA$_B$介导疼痛的存在。此外，巴氯芬的抗疼痛作用与脊髓和腹外侧丘脑中GABA$_B$受体的激活有关。神经病理性疼痛时，脊髓水平的GABA抑制作用降低，最终导致伤害性神经元兴奋性增强，并形成中枢敏化。研究表明，巴氯芬在神经病理性疼痛动物模型中具有抗疼痛作用。有趣的是，释放GABA的中间神经元前体的椎管内移植对神经病理性异常疼痛有积极影响[39]。

（三）神经肽

神经肽也参与躯体感觉通路和疼痛传递。它既可以是兴奋性的，也可以是抑制性的，并且具有明显的多样性。与神经递质的作用相比，神经

肽的作用速度较慢，起效时间更长，持续时间更久。参与疼痛的关键神经肽有 P 物质、神经激肽 A、脑啡肽和生长抑素[23]。

P 物质（substance P，SP）和神经激肽 A 是两种主要的兴奋性神经肽。它们分别通过被称为 NK1R 和 NK2R 的神经激肽 1 和 2 受体发挥作用。这两种肽主要存在于脊髓和脊髓以上水平的神经元中，包括丘脑，在初级传入神经元中也有较高的浓度[23]。P 物质和神经激肽 A 属于速激肽家族。两者都与神经激肽受体（neurokinin receptors，NKR）结合，但 P 物质更倾向于与神经激肽 1（neurokinin 1，NK1）受体结合而神经激肽 A 倾向于与 NK2 结合，两者都属于 GPCR 家族[40]。伤害性刺激持续作用于 C- 伤害性感受器后释放这些神经肽。神经肽在背角的扩散介导突触之间的相互作用[23]。尽管这两种神经肽都参与了疼痛信号传导，但对 P 物质的大量研究揭示了它在疼痛信号传导中的主要作用。

P 物质存在于脊髓背角、杏仁核和黑质中。背根神经节的神经元产生 P 物质，储存在囊泡中，并沿轴突向下转移到脊髓和周围神经。在炎症状态和周围神经损伤期间，神经元的表型发生了改变。负责释放 P 物质的初级传入纤维上调背角中的 NK1 受体。NKR 与磷脂酶 C 相互作用，激活第二信使通路，最终导致膜去极化，并增强 AMPA 和 NMDA 受体活性。SP 还影响炎症分子、细胞因子和转录因子的表达，例如，活化 B 细胞的核因子 κ- 轻链增强子（NF-κB），这是一种活化促炎化合物和促进痛觉过敏的因子。在大鼠疼痛模型中，脊髓神经元中 NK1 受体表达上调。此外，在炎症状态下，辣椒素刺激引起脊髓神经元 NKR 内吞，P 物质释放延长[40]。

主要的抑制性神经肽是生长抑素和脑啡肽。这些抑制性神经肽存在于不同的位置，包括投射到背角的来自脑干不同核团的下行束，以及包括背角神经元在内的脊髓水平[23]。生长抑素抑制神经源性炎症。生长抑素的药理学类似物通过抑制肽能感觉神经末梢和肥大细胞释放炎性介质而发挥急性抗炎作用[41]。此研究中，生长抑素抑制性神经元降低了皮质第 V 锥体神经元的活性，这是神经病理性疼痛的标志之一。研究发现，激活表达生长抑素的细胞可以减少锥体神经元过度活跃和痛觉超敏[42]。

脑啡肽属于内源性阿片肽家族。产生脑啡肽的神经元在体内的广泛分布。包括脊髓 I 层、II 层、V 层及 PAG 区域。在下丘脑和苍白球区域也有集中分布。它们参与许多生理过程，并影响胃肠道、呼吸、心血管和躯体感觉系统[43]。

脑啡肽通过 μ 受体、δ 受体和 κ 受体发挥作用。μ 受体主要存在于中枢神经系统。δ 受体分布于脊髓，κ 受体也在脊髓中发现。脑啡肽对 δ 阿片受体具有更高的亲和力，μ 和 κ 阿片受体次之。这些受体是 G 蛋白耦联受体，下游效应是减少钾和钙内流。中脑 μ 受体激活抑制旁巨细胞网状核和 PAG 下行通路的活性[44]。

有一些神经递质和神经肽类与疼痛相关。必需的兴奋性神经肽包括谷氨酸、天门冬氨酸及 ATP 作为易化因素存在。主要的抑制性神经递质包括 GABA 和甘氨酸。主要的抑制性神经肽包括 P 物质、神经激肽 A、脑啡肽和生长抑素。与急性疼痛有关的神经递质和神经肽非常复杂，未来还需继续研究以充分了解急性疼痛和伤害性感受途径。

结论

从进化的角度来看，疼痛是一种保护机制，旨在防止组织损伤和提醒个体面对威胁。这种不愉快的主观体验可以改变行为，以防止进一步的伤害并促进愈合。疼痛通常分为急性或慢性疼痛。急性疼痛是对有害刺激正常的、直接的反应，最常见的是由身体的某种形式的损伤导致[2]。这种类型的疼痛的特点是在身体受到特定的伤害后突然出现，而且持续时间有限（小于 3～6 个月）。

环境中的有害刺激激活人体内的复杂通路，最终引起中枢神经系统对疼痛的感知。感知疼痛的解剖和生理机制非常复杂，已知涉及许多通路和神经递质，它们在身体的各个部位传递和改变疼痛信号。这些修改后的信号最终被传输到大脑，并被视为一种痛苦的体验[3]。

对急性疼痛的解剖、生理和神经递质有一个基本的了解是十分重要的。这种理解有助于正确诊断受伤位置并判断严重程度。此外，它有助于指导治疗计划，并使我们能够监测创伤和组织损伤的恢复状况。最后，透彻了解这些机制有助于急性疼痛干预措施的完善和未来发展[45]。

参考文献

[1] Williams ACDC, Craig KD. Updating the definition of pain. *Pain.* 2016; 157 : 2420-2423. https://pubmed.ncbi. nlm.nih. gov/27200490/

[2] Nesse RM, Schulkin J. An evolutionary medicine perspective on pain and its disorders. *Philos Trans R Soc B Biol Sci.* 2019; 374(1785): 20190288. https://royalsocietypublishing.org/ doi/10.1098/rstb.2019.0288

[3] Meyr AJ, Steinberg JS. The physiology of the acute pain pathway. *Clin Podiatr Med Surg.* 2008; 25 : 305-326. https:// pubmed.ncbi.nlm.nih.gov/18486847/

[4] Lee GI, Neumeister MW. Pain: pathways and physiology. *Clin Plast Surg.* 2020; 47(2): 173-180.

[5] Steeds CE. The anatomy and physiology of pain. *Surgery.* 2016; 34(2): 55-59.

[6] Hudspith MJ. Anatomy, physiology and pharmacology of pain. *Anaesthesia & Intensive Care Medicine.* 2016;17:425-430.

[7] Steeds CE. The anatomy and physiology of pain. *Surgery(Oxford).* 2009:507-511.

[8] Bourne S, Machado AG, Nagel SJ. Basic anatomy and physiology of pain pathways. *Neurosurg Clin N Am.* 2014; 25(4): 629-638.

[9] Byrne JH, Dafny N, eds. *Neuroanatomy Online: An Open Access Electronic Laboratory for the Neurosciences* [Internet]. Department of Neurobiology and Anatomy—The University of Texas Medical School at Houston. Accessed November 10, 2020. https://nba.uth.tmc.edu/neuroanatomy/

[10] Rexed B. The cytoarchitectonic organization of the spinal cord in the cat. *J Comp Neurol.* 1952; 96(3): 415-495. https://pubmed.ncbi.nlm.nih.gov/14946260/

[11] Martins I, Tavares I. Reticular formation and pain: the past and the future. *Front Neuroanat.* 2017; 11 : 51. www. frontiersin.org

[12] Hemington KS, Coulombe MA. The periaqueductal gray and descending pain modulation: why should we study them and what role do they play in chronic pain? *J Neurophysiol.* 2015; 114(4): 2080-2083. https://pubmed.ncbi.nlm.nih. gov/25673745/

[13] Brodal P. *The Central Nervous System* [Internet]. Oxford University Press; 2010 : 196-200. Accessed November 10, 2020. http://oxfordmedicine.com/view/10.1093/ med/9780190228958.001.0001/med-9780190228958

[14] AI B. *The Senses: A Comprehensive Reference.* Vol. 5. Elsevier; 2008 : 331-338. Accessed November 10, 2020. https://www.elsevier.com/books/the-senses-a-comprehensive-reference/basbaum/978-0-12-370880-9

[15] Moseley GL. A pain neuromatrix approach to patients with chronic pain. *Man Ther.* 2003; 8(3): 130-140.

[16] Garcia-Larrea L, Peyron R. Pain matrices and neuropathic pain matrices: a review. *Pain.* 2013; 154(suppl 1): S29-S43. https://pubmed.ncbi.nlm.nih.gov/24021862/

[17] Kline IV RH, Wiley RG. Spinal μ-opioid receptor-expressing dorsal horn neurons: role in nociception and morphine antinociception. *J Neurosci.* 2008; 28(4): 904-913. https://www.jneurosci.org/content/28/4/904

[18] Mason P. Rostral ventromedial medulla. In: *Encyclopedia of Pain* [Internet]. Springer; 2013 : 3419-3421. Accessed November 10, 2020. https://link.springer.com/referencewor kentry/10.1007/978-3-642-28753-4_3849

[19] Heinricher MM. Pain modulation and the transition from acute to chronic pain. *Adv Exp Med Biol.* 2016; 904 : 105-115.

[20] Budai D, Khasabov SG, Mantyh PW, Simone DA. NK-1 receptors modulate the excitability of on cells in the rostral ventromedial medulla. *J Neurophysiol.* 2007; 97(2): 1388-1395. https://pubmed.ncbi.nlm.nih. gov/17182914/

[21] Brink TS, Pacharinsak C, Khasabov SG, Beitz AJ, Simone DA. Differential modulation of neurons in the rostral ventromedial medulla by neurokinin-1 receptors. *J Neurophysiol.* 2012; 107(4): 1210-1221. https://pubmed. ncbi.nlm.nih.gov/22031765/

[22] Ossipov MH, Morimura K, Porreca F. Descending pain modulation and chronification of pain. *Curr Opin Support Palliat Care.* 2014; 8 : 143-151. ncbi.nlm.nih.gov/pmc/ articles/PMC4301419/?report=abstract

[23] Nouri KH, Osuagwu U, Boyette-Davis J, Ringkamp M, Raja SN, Dougherty PM. Neurochemistry of somatosensory and pain processing. In: Benzon HT, Raja SN, Liu SS, Fishman SM, Cohen SP, eds. *Essentials of Pain Medicine.* 4th ed. Elsevier; 2018 : 11-20.e2.

[24] Purves D, Augustine GJ, Fitzpatrick D, et al. *Neuroscience.* 2nd ed. Sinauer Associates; 2001.

[25] Niswender CM, Conn PJ. Metabotropic glutamate receptors: physiology, pharmacology, and disease. *Annu Rev Pharmacol Toxicol.* 2010; 50 : 295-322.

[26] Goudet C, Magnaghi V, Landry M, Nagy F, Gereau RW IV, Pin JP. Metabotropic receptors for glutamate and GABA in pain. *Brain Res Rev.* 2009; 60(1): 43-56.

[27] Goud DJ. *Neuroanatomy.* 5th ed. Lippincott Williams and Wilkins;2014.

[28] Raja SN, Sivanesan E, Guan Y. Central Sensitization, *N*-methyl-D-aspartate receptors, and human experimental pain models: bridging the gap between target discovery and drug development. *Anesthesiology.* 2019; 131(2): 233-235.

[29] Laumet GO, Chen S-R, Pan H-L. *NMDA Receptors and Signaling in Chronic Neuropathic Pain.* Humana Press Inc; 2017 : 103-110.

[30] Shigeri Y, Seal RP, Shimamoto K. Molecular pharmacology of glutamate transporters, EAATs and VGLUTs. *Brain Res Rev.* 2004; 45(3): 250-265.

[31] López-Bendito G, Shigemoto R, Fairén A, Luján R. Differential distribution of group I metabotropic glutamate receptors during rat cortical development. *Cereb Cortex.* 2002; 12(6): 625-638.

[32] Pereira V, Goudet C. Emerging trends in pain modulation by metabotropic glutamate receptors. *Front Mol Neurosci.* 2019; 11 : 464.

[33] Boccella S, Vacca V, Errico F, et al.D-Aspartate modulates nociceptive-specific neuron activity and pain threshold in inflammatory and neuropathic pain condition in mice. *Biomed Res Int.* 2015; 2015 :905906.

[34] Toulme E, Tsuda M, Khakh BS, et al. On the role of ATP-Gated P2X receptors in acute, inflammatory and neuropathic pain. In: Kruger L, Light AR, eds. *Translational Pain Research : From Mouse to Man.* CRC Press/Taylor & Francis; 2010. Chapter 10. https://www.ncbi.nlm.nih.gov/books/NBK57271/

[35] Gerevich Z, Illes P. P2Y receptors and pain transmission. *Purinergic Signal.* 2004; 1(1): 3-10.

[36] Sigel E, Steinmann ME. Structure, function, and modulation of GABAA receptors. *J Biol Chem.*2012; 287 : 40224-40231.

[37] Potes CS, Neto FL, Castro-Lopes JM. Inhibition of pain behavior by GABA(B) receptors in the thalamic ventrobasal complex: effect on normal rats subjected to the formalin test of nociception. *Brain Res.* 2006; 1115(1): 37-47. doi:10.1016/j.brainres.2006.07.089

[38] Price TJ, Prescott SA. Inhibitory regulation of the pain gate and how its failure causes pathological pain. *Pain.* 2015; 156(5): 789-792.

[39] Malcangio M. GABAB receptors and pain. *Neuropharmacology.* 2018; 136 : 102-105.

[40] Zieglgänsberger W. Substance P and pain chronicity. *Cell Tissue Res.* 2019; 375(1): 227-241.

[41] Helyes Z, Pintér E, Németh J, et al. Anti-inflammatory effect of synthetic somatostatin analogues in the rat. *Br J Pharmacol.* 2001; 134(7): 1571-1579.

[42] Cichon J, Blanck TJJ, Gan W-B, Yang G. Activation of cortical somatostatin interneurons prevents the development of neuropathic pain. *Physiol Behav.* 2018; 176(1): 139-148.

[43] Shenoy SS, Lui F. Biochemistry, endogenous opioids. In: *StatPearls* [Internet]. StatPearls Publishing; 2021.

[44] Cullen JM, Cascella M. Physiology, enkephalin. In: *StatPearls* [Internet]. StatPearls Publishing; 2021.

[45] Bell A. The neurobiology of acute pain. *Vet J.* 2018; 237 : 55-62. https://pubmed.ncbi.nlm.nih.gov/30089546/

第2章　急性疼痛的神经生物学
Neurobiology of Acute Pain

Alex D. Pham　Madelyn K. Craig　Devin S. Reed　William C. Bidwell　William A. Wall
Kiana Fahimipour　Brian M. Nelson　Alan David Kaye　Richard D. Urman　著
王凯元　译　　缪慧慧　校

疼痛是一种主观感受，但客观上，它始于最初的刺激沿痛觉通路传导，直至我们感到疼痛。这种现象可以被描述为痛觉，定义为"神经系统对有害刺激的编码和处理"[1]。虽然疼痛为机体系统提供保护，使其免受威胁，但它也可能是有害的。各种化学、热、机械、神经源性和炎性等刺激，可激活躯体感觉和痛觉通路，并最终进入中枢神经系统（central nervous system，CNS）[1]。疼痛是一种极其复杂的现象，这就是为什么我们要解释急性疼痛的神经生物学及其错综复杂的关系。本章中，我们将探讨从外周的初始刺激到信号传导，再到通过脊髓传递到脊髓上水平的生理过程。我们将解释炎症状态和急性疼痛的生物学原理。此外，我们还将阐述下行疼痛调节和中枢敏化的有害现象，包括神经可塑性及相关的痛觉过敏及痛觉超敏[1, 2]。希望可以向读者提供对痛觉通路的全面了解，以完善急性疼痛的治疗[1, 3]。

一、外周到脊髓的疼痛神经生物学

痛觉被定义为编码和处理有害刺激的外周过程。这些刺激激活了痛觉感受器或分布于外周的神经元，进而引起疼痛发生。痛觉感受器可基于它们做出反应的刺激类型进行分类，例如，是否对热、机械或化学刺激做出一般反应，但也可分为多模式、静息和机械热等类型[4]。感受器可根据其所处的部位进行分类，包括皮肤、关节和内脏。痛觉可以根据神经纤维类型进一步细分，不同神经纤维间轴突的传输速度和纤维直径存在不同特征[5]。

作为绝缘体，髓鞘的存在或缺失决定了信号传输速度。髓鞘化的程度可以有所不同。有髓鞘的纤维作为绝缘体，发出的信号在郎飞结处被打断，但传输速度更快。无髓纤维则提供较慢的连续传导。A型神经纤维有髓鞘包绕，而C型神经纤维则无髓鞘[5]。具体来说，C型神经纤维由小直径的无髓鞘神经轴突捆绑成束组成，外周由施万细胞包围，传导速度较慢。而A型神经纤维是有髓鞘轴突的，传导速度较快，从而介导疼痛的快速发作[5]。A型纤维根据其运动和感觉等特性可进一步分为α、β、δ和ω等亚型，各亚型与其特性相对应，并根据其髓鞘和轴突厚度介导不同的传导速度。此外，感觉的特性由该纤维相关的受体来决定，可分为Ⅰa型、Ⅰb型、Ⅱ型、Ⅲ型和Ⅳ型。

有害刺激转变成疼痛信号需要多个步骤。无包膜的、假单极周围神经末梢起始自背根神经节（dorsal root ganglion，DRG）或三叉神经节，其外周支配皮肤，中枢则连接二级神经元[5]。信号传导过程主要为：对游离神经末梢（C纤维和Aδ纤维）的有害刺激可开放离子门控通道引起膜电位变化进而转变为电化学信号，其他通道可被同步激活，最终使传入神经去极化。这些初级传入神经将这种刺激从周围带到中枢神经系统，主要终止于背角第Ⅰ、第Ⅱ和第Ⅴ层的转接神经元和局部中间神经元[4, 5]。主要的伤害性痛觉传导通道包括酸敏感离子通道（acid-sensing ion channel，ASIC）、瞬时受体电位（transient receptor potential，TRP）、阳离子通道和电压门控钠通道等。ASIC是非电压敏感的蛋白质诱导的钠离子通道，可检测pH的变化并与癫痫、抑郁症、偏头痛和神经性疼痛有关[6]。TRP通道是一组对各种刺激具有不同作用和反应的通道。例如，TRPV1的反应为允许钙离子通过，并被热、酸和辣椒素刺激时反应增强（也称辣椒素受体）。TRPA1则对热、机械和化学刺激敏感[7]。电压门控钠（voltage-gated sodium，Nav）通道在动作电位的产生中起着主要作用，它大量参与了从传导到传输的过程转变[7]。其他常见的电压门控通道包括钙离子通道和钾离子通道[5]。前面提到的ASIC和TRP通道激活可使Nav通道去极化，从而形成动作电位。膜去极化导致细胞外钠内流，这反过来又导致膜电位的增加，从而达到产生动作电位的阈值[7]。

痛觉感受器可对炎症性和非炎症性等不同的介质均做出反应，这与受体类型及在体内的分布均有关系。常见的炎症介质包括5-HT、激肽、组胺、神经生长因子、三磷酸腺苷、前列腺素（PG）、谷氨酸、白三烯、一氧化氮、NE和质子，而非炎症介质包括降钙素基因相关肽、GABA、阿片肽、甘氨酸和大麻素类等[6]。

二、外周疼痛信号的生物学——信号传递

有害刺激的感知，必须首先在周围神经末梢进行传导，然后沿着神经轴突传输到脊髓背角。

许多已被确认的离子通道和与G蛋白耦联受体被证实在有害刺激的传导和传递中起作用。一组被称为瞬时受体电位离子通道（TRP通道）的离子通道通过允许阳离子内流引起细胞膜去极化，从而产生动作电位，然后沿轴突传递到脊髓来传导有害刺激。不同类型的刺激（如温度、化学和机械/强压力）可激活不同亚型的TRP通道。TRP香草酸亚型1（TRPV1）通道和TRP melastatin 8（TRPM8）通道分别对热和冷刺激做出反应。一些TRP通道对温度和化学刺激的反应呈多模态。辣椒素受体TRPV1和薄荷醇受体TRPM8也可对潜在的有害化学刺激做出反应。异氟醚的刺激性气味是由TRP锚蛋白1（TRPA1）通道传导的，该通道是芥末和大蒜的受体[1]。双孔钾离子（K2P-KCNK）通道、电压门控钾离子通道和电压门控钠离子通道是调节对温度刺激的反应的其他类热传感器。TREK-1和TRAAK都是KCNK钾通道家族的一部分，在C纤维中表达并能调节受体兴奋性[8]。有几类钠离子通道在感觉神经元上表达；然而，Nav 1.7、Nav 1.8和Nav 1.9主要分布于痛觉感受器。这些受体的突变可引起痛觉异常及对疼痛不敏感。尽管有一些通道被提出，但机械感觉转换器仍未被明确的鉴定。退化蛋白/上皮钠（DEG/ENac）通道、TRPV1、TRPV4和TRPA1通道，KCNK通道及酸敏感离子通道（ASIC）被认为是在机械超敏中起作用的候选蛋白[8]。阿片类、大麻素、GABAb和α2受体等G蛋白耦联受体可通过调节钙通道以减少钙离子内流而发挥镇痛作用[1]。电压门控的钠和钾离子通道也参与了信号调节。动作电位的上调依赖钠离子通道，而下调则是通过钾离子通道[9]。一组动作电位可编码有害刺激的强度[5]。电压门控钙离子通道也参与了有害刺激的传递。钙离子通道的一个调节亚单位在C纤维中高度表达，尤其在神经损伤后，这是药物加巴喷丁的作用靶点[1]。糖尿病神经病变等疾病的神经损伤后，C纤维上的N型和T型钙通道表达上调[8]。当动作电位到达脊髓背角，信号可被进一步传导并传递至大脑。

三、炎症过程的生物学及如何影响疼痛感觉

炎症期间，免疫系统和循环系统中的细胞可迁移到损伤部位并释放炎症介质。这些介质包括细胞因子、趋化因子、急性时相蛋白、肽类（如缓激肽）、类花生酸（如前列腺素）和血管活性胺（如 5- 羟色胺）等（表 2-1）。参与炎症上调的活化巨噬细胞会分泌促炎症细胞因子如 IL-1β、IL-6 和肿瘤坏死因子（TNF）-α（图 2-1）。这 3 种细胞因子通过激活痛觉神经元受体参与病理性疼痛的过程。例如，IL-1β 在痛觉 DRG 神经元中表达，并被发现可增加胶质细胞及神经元细胞中的 PGE$_2$ 和 P 物质水平[10]。缓激肽是炎症期间疼痛的主要介质之一，它通过提高痛觉神经元的兴奋性来改变其电功能，因此极大促进了疼痛的产生和加剧。缓激肽还能电性敏化介导疼痛的痛觉神经元。据推测，缓激肽可能通过 G 蛋白耦联受体的细胞内信号，增强痛觉神经元中表达的特定效应离子通道的去极化。离子通道 TRPV1、TRPA1 和 ANO1 的开放作为去极化效应器，参与了缓激肽直接诱导神经元放电[11]。

前列腺素是另一种重要的疼痛炎症介质。当花生四烯酸被磷脂酶 A$_2$ 从质膜释放出来后，通过环氧合酶途径（COX-1/COX-2）进一步代谢，

表 2-1　疼痛相关炎性介质
细胞因子
· IL-1β
· IL-6
· TNF-α
趋化因子
急性时相蛋白
肽类
· 缓激肽
类花生酸
· PG 类（包括 PGE$_2$ 和 PGI$_2$）
血管活性胺
· 5- 羟色胺

IL. 白细胞介素；TNF. 肿瘤坏死因子；PG. 前列腺素
引自 Zhang JM, An J. Cytokines, inflammation, and pain. Int Anesthesiol Clin. 2007;45:27–37. https://doi.org/10.1097/AIA.0b013e318034194e; Choi SI, Hwang SW. Depolarizing effectors of bradykinin signaling in nociceptor excitation in pain perception. Biomol Ther. 2018;26:255-267. https://doi.org/10.4062/biomolther.2017.127.

形成并释放出前列腺素。前列腺素 E$_2$（PGE$_2$）和前列腺素 I$_2$（PGI$_2$）是对疼痛信号处理影响最大的前列腺素类介质。PGE$_2$ 是一种含量丰富的前列腺素，具有参与血压调节、生育和免疫反应等多样的生物活性。在炎症过程中，PGE$_2$ 在引起疼痛、发红和肿胀等炎症典型症状的所有过程

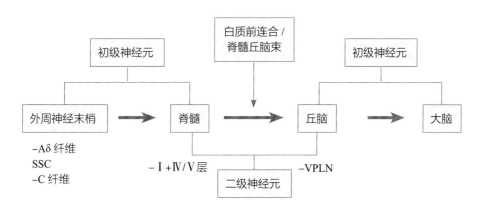

▲ 图 2-1　从巨噬细胞到病理性疼痛的炎性过程

VPLN. 腹后外侧核；SSC. 躯体感觉皮质（引自 Zhang JM, An J. Cytokines, inflammation, and pain. Int Anesthesiol Clin. 2007; 45:27-37. https://doi.org/10.1097/AIA.0b013e318034194e; Choi SI, Hwang SW. Depolarizing effectors of bradykinin signaling in nociceptor excitation in pain perception. Biomol Ther. 2018;26:255-267. https://doi.org/10.4062/biomolther.2017.127.）

中发挥着巨大作用[12]。已确定的 PGE_2 受体的 4 个亚型是 EP_1、EP_2、EP_3 和 EP_4。这些受体通过 G 蛋白耦联信号通路发挥作用。EP_1 可激活磷脂酶 C，产生 IP_3 和甘油二酯，促进钙动员和激活蛋白激酶 C。而 EP_2 和 EP_4 受体被受体激动药激活后，可与 G_s 蛋白耦联，激活腺苷酸环化酶进而产生 AMP（cAMP）及蛋白激酶 A。PGE_2 作用于大脑、脊髓等中枢区域及外周感觉神经元时可产生疼痛。有趣的是，在臂丛神经损伤、损伤的 DRG 撕脱和痛性神经瘤时，EP_1 受体的表达增加。激活的 EP_1 通路可引起脊髓背角细胞钙的动员，这参与了卡拉胶诱导的炎性痛的迟发相。针对 PGE_2 上游和下游信号的药物干预已被用作缓解疼痛的治疗策略[12]。PGI_2 是另一种可诱发水肿和疼痛的炎症介质，能够通过 IP 受体 –cAMP 信号传导途径介导急性炎症期间疼痛。IP 受体 mRNA 存在于包括表达 P 物质在内的 DRG 神经元中，而 P 物质是伤害性疼痛的标志。这种受体也可能参与周围炎症的疼痛脊髓传递过程。有趣的是，有研究推测 PGI_2 的形成也由缓激肽诱导[12, 13]。另一个炎症介质是 5– 羟色胺（5-HT），最近研究表明延髓头端腹外侧核 5-HT 神经元激活可增强疼痛敏感性[13]。

炎症导致多模态痛觉感受器的敏化。由于兴奋阈值降低，即便正常的无害刺激也能激活神经纤维以引起反应；有害刺激则能引起相比无敏化状态时更强烈的反应。外周敏化导致中枢神经系统的痛觉神经元过度兴奋，产生病理生理学上的伤害性疼痛，即痛觉过敏和其他伤害性疼痛。总而言之，炎症介质可以通过激活第二信使系统，改变离子通道的反应特性以诱发外周敏化[14]。

四、脊髓传输水平神经生物学

疼痛信号传递是生存反应的一部分。痛觉传递是一个由有害刺激在外周初级神经元中启动的传入循环。外周刺激必须达到去极化阈值以产生轴突电位。这些初级神经元的细胞体位于邻近的背根神经节，以背根的形式进入脊髓，在 Lissauer 束（背外侧束）中向头侧或尾侧移动几个层次，然后在背角与次级神经元形成突触。

初级神经元在脊髓背角均有独特的终止模式。脊髓背角被经典地划分为不同薄层，与特定的传入突触部位相对应。非有害刺激（如拉伸）由 Aβ 纤维传播，并在第Ⅲ层与中间神经元形成突触[6]。来自热或机械痛觉感受器的有害刺激由 Aδ 纤维或无髓鞘 C 纤维传播。Aδ 纤维终止于第 Ⅰ 层和第Ⅳ/Ⅴ层。C 纤维终止于第Ⅱ层，即胶质区，在该区域刺激神经递质 P 物质[6]。这些纤维通过调节在脊髓背角交叉的上行和下行神经元来影响疼痛信号和反应。这两类痛觉神经元在没有疼痛刺激时保持稳态沉默。

大多数初级神经元在这些脊髓背角薄层中与中间神经元形成突触，使输入信号发生广泛的调节。中间神经元突触中，存在几种不同神经递质释放，可以刺激由信号的药理作用来定义的一系列反应。兴奋性信号交换可能导致 P 物质的释放，可与突触后的 NK1 受体结合；或引起谷氨酸的释放，后者可能与各种受体结合[6, 15]。最终，这些兴奋引发钙离子的大量涌入和中间神经元去极化[15]。抑制性神经递质（如甘氨酸、GABA、内源性大麻素和脑啡肽）在背角提供紧张性抑制。甘氨酸和 GABA 可以减弱兴奋性途径。抑制性脑啡肽在背角与初级传入神经表达的 μ 受体结合，可直接减弱输入信号[15]。额外的外源性阿片类药物往往是镇痛治疗的主要手段。脊髓背角内这种动态的复杂交流的总和决定了上行至大脑的信号输出。

来自背角第 Ⅰ 层和第Ⅳ/Ⅴ层的上行通路在白质前连合处交叉，并沿颅内的脊髓丘脑束中上升到对侧丘脑腹外侧核，再到躯体感觉皮质。脊髓丘脑束由脊髓丘脑侧束和脊髓丘脑前束两部分组成。其中脊髓丘脑侧束侧重于疼痛和温度感觉，而脊髓丘脑前束携带压力感觉信息[15]。其他在背角浅层形成突触的传入信号通过臂旁束向大脑的海马区传递，这些通路负责痛觉相关的记忆和情绪成分[15]。

下行通路，如皮质脊髓束和红核脊髓束在延髓的尾部交叉，沿脊髓后柱向尾部移动到脊髓背角，然后作为脊神经发出。红核脊髓束将下行信息与脊髓背角第Ⅵ层的初始退缩反射整合在一起。这种最初的脊髓反射能使人在意识到损害之前就能对有害刺激进行快速移动性撤退，以避免进一步的损害。红核脊髓束间接携带来自大脑和小脑的调节信号，以抑制伸肌并促进屈肌活动，最终导致对有害刺激的回撤反应[15]。

五、中枢敏化的概念

现代医学对中枢敏化的认识始于 1983 年，当时的实验表明运动神经元的兴奋性增加超出了预期反应[16]。理解中枢敏化往往需要非直觉性的观点，即重复地接触刺激有可能实际上增加反应程度，并进一步放大基线。现在，国际疼痛研究协会已经对中枢敏化确切地定义为"中枢神经系统的痛觉神经元对其正常或阈下传入信号的反应性增加"[16]。

中枢敏化的形成可能是作为更完善的疼痛保护机制的一部分，使机体产生反射性回撤，最终获得时间来愈合[16, 17]。然而，当在慢性疼痛时，中枢神经系统有可能通过痛觉过敏和触觉异常而产生高度灵敏的体验，从而使疼痛反应不再具有保护性[16]。这些灵敏度的提高是神经可塑性的一部分，可促进突触效应能力和膜的兴奋性的增加。进而可以招募更多痛觉通路，包括过度激活上行的 Aβ 纤维，导致疼痛反应增加[16]。

观察初级神经元内的分子变化可发现中枢敏化很大程度上归因于脊髓背角。累积的变化可增加膜的兴奋性，增强了突触强度，并减少了背角神经元的抑制性调控[16, 17]。这些变化是两个不同阶段的结果。首先，谷氨酸是初级神经元的递质，其作用依赖于磷酸化并与突触后神经元上的多个受体结合。最适用于中枢敏化的是谷氨酸对 N- 甲基 -D- 天门冬氨酸受体（N-methyl-D-asparte receptor，NMDAR）的激活。谷氨酸可解除 Mg^{2+}

对 NMDAR 的电压阻滞，允许 Ca^{2+} 内流引起去极化进而激活多种细胞内通路。这是因为释放的 Ca^{2+} 可进一步通过磷酸化 NMDA 受体以增加受体的活性和密度，导致突触后兴奋性增加。促进超敏性更持久变化的第二个阶段是被描述为病理性损伤的新蛋白质转录合成。例如，持续的炎症可在背角神经元中产生过量的环氧合酶 -2 并进一步合成前列腺素 E_2，导致炎性痛觉过敏。这不是一个孤立的例子，因为当炎症暴露于过量的神经生长因子时，可诱发初级感觉神经元出现表型转换。在转录水平上，α- 氨基 -3- 羟基 -5- 甲基 -4- 异噁唑丙酸（AMPA）受体可从 Ca^{2+} 非通透的 GluR2 亚型转变为 Ca^{2+} 通透的 GluR1 亚型。新近被激活的 AMPAR 随着 Ca^{2+} 可用性的增加，又可以激活以前沉默信号通路，使其处于活跃状态并增强持久的中枢敏化作用[16, 17]。

六、疼痛调控的概念

在疼痛最终被大脑翻译和感知之前，疼痛信号在体内传递过程中可能会发生变化。这可解释为什么某些有害刺激在不同的人身上会产生不同的反应，以及为什么伤害感受并不总是与疼痛的体验相关。疼痛信号的调节方式有很多，我们将重点讨论一些主要的理论，例如，闸门理论和内源性、外源性阿片类药物的调节机制，以及自主神经功能和氨基酸调节等。

1965 年，Ronald Melzack 和 Charles Patrick Wall 提出了一个革命性的理论，试图提供一个包含当时许多对立理论的疼痛模型[18]。这个模型被称为"闸门理论"，包括了当时流行的疼痛模型如特异学说和型式学说的许多方面。Melzack 和 Wall 认为，疼痛和触觉纤维在脊髓背角的两个不同的区域形成突触，分别是胶质细胞和一组被他们称为"传递"（transmission）的细胞。皮肤层面上的刺激可产生一个信号，该信号由初级神经发出并传送到胶质细胞或脊髓背角的细胞。胶质细胞可作为闸门调节从初级神经元到传输细胞的信号传输。此闸门受到许多皮质和皮质下结构的调控，此外还有分别携带镇痛和促进疼痛信号的大纤维和小纤维的作用。如果来自小纤维的伤害性感受信号超过并克服了大纤维带来的抑制作用，则会体验到疼痛的感觉[19]。

内源性和外源性阿片类药物的作用是研究得最早和最多的疼痛调节机制之一，其发挥镇痛作用是通过作用于各种阿片受体——μ阿片受体、δ阿片受体、κ阿片受体、痛敏肽/孤啡肽受体和阿片样孤儿受体[19]。一旦与这些受体结合，阿片类药物会抑制钙通道和钾通道，最终抑制疼痛神经递质的释放。大脑中有几种内源性阿片类药物（如内啡肽、脑啡肽和强啡肽），它们作用于各自相应的阿片受体时会产生镇痛作用。这些内源性大脑物质的释放是创伤经历（如撞车）的初期不会感到疼痛的部分原因[19]。相反，外源性阿片类药物在炎性痛的治疗中作用显著。这些药物通过激活外周背根神经节中Aδ纤维和C纤维上的阿片受体，产生强大的镇痛作用；然而，当作用于中枢时，它们会导致显著的不良反应和令人担忧的成瘾性。

自主神经系统通过多巴胺能、5-羟色胺能和去甲肾上腺素能途径参与疼痛调控。尽管多巴胺被认为在疼痛调节中起着重要作用，但其作用的特异性仍不清楚，目前在积极研究中。多巴胺作用于杏仁核中的D2类受体和钾受体，导致谷氨酸释放减少。谷氨酸的减少反过来引起细胞内钙通道的关闭和痛觉减退[19]。5-羟色胺能和去甲肾上腺素能途径在疼痛调节的下行途径中起着关键作用；为了真正理解皮质和皮质下区域如何通过这些途径影响疼痛调节，必须了解中脑导水管周围灰质（periaqueductal gray，PAG）区域和延髓头端腹外侧核（rostroventromedial，RVM）的作用。中脑PAG区被认为是最早涉及疼痛调节的脑区之一，它可以发挥内源性镇痛作用。许多涉及阿片类药物使用和PAG区电刺激的早期动物研究均表明，PAG区介导了阿片类药物的疼痛抑制作用。PAG区接受来自皮质部位输入，以及来自脊髓背角通过臂旁核并与RVM发生相互作

用后的输入。

RVM对下行的疼痛调节同样重要。除了与PAG的相互作用外，RVM还接受来自丘脑、去甲肾上腺素能蓝斑核和臂旁区的输入，并将信号传递给脊髓背角和三叉神经尾状核。这个区域对下行疼痛调节的影响是多方面的，包括抑制和促进疼痛系统。动物研究表明这些系统之间失衡是病理性疼痛的根本原因[20]。虽然RVM可通过5-羟色胺能、GABA能和甘氨酸能等多种途径投射到脊髓，但5-羟色胺的释放被认为是致痛和镇痛效应的原因。脊髓5-羟色胺的作用完全取决于该分子所结合的受体亚型。如$5\text{-}HT_{1A}$、$5\text{-}HT_{1B}$、$5\text{-}HT_{1D}$和$5\text{-}HT_7$受体抑制疼痛，而$5\text{-}HT_{2A}$和$5\text{-}HT_3$促进疼痛[20]。

去甲肾上腺素能投射起源于蓝斑核和Kölliker-Fuse脑桥去甲肾上腺素能核等区域，可作用于下行性疼痛调节环节。这些区域受到刺激后，去甲肾上腺素被释放进入脊髓的脑脊液中，通过突触前和突触后α_2肾上腺素受体调节镇痛作用。研究表明，脊髓α_2肾上腺素受体激动药可与阿片类药物产生协同镇痛作用，而α_1受体的激活则可能促进疼痛[20]。总而言之，促进和抑制疼痛的各种下行通路不断地协同工作以达到痛觉的基线状态，这种状态很容易受到疾病、损伤和炎症的影响。

最后一种调节机制是抑制性氨基酸，主要为GABA和胆囊收缩素（CCK）。GABA是一种在中枢神经系统中发现的抑制性氨基酸，被认为是通过下行调节过程来抑制疼痛。GABA缺失引起的痛觉抑制丧失可导致某些特殊类型如炎性和神经病理性疼痛的进展[19]。相反，CCK是一种常在食物摄入后释放的抑制性氨基酸，可能通过与RVM和大麻素、阿片类等分子的相互作用而促进疼痛。

结论

急性疼痛的神经生物学可能涉及复杂的细胞和分子机制[1]。从外周的初始刺激开始，疼痛涉

及传导、传输、调节和感知等几个阶段，导致有害刺激[1-3]。外周受体对不同的刺激做出反应，将不同类型的信息（温度、机械、伤害性）传递到脊髓背角的不同层区[1, 2]。疼痛的传递和调节中各种上行和下行的参与通道值得继续探索。此外，还有包括初级和二级躯体感觉皮质在内的脊髓上水平参与[2]。急性疼痛的神经生物学是复杂且不断发展的，我们的目标是对导致急性疼痛的伤害性通路提供一个全面的理解。

参考文献

[1] Bell A. The neurobiology of acute pain. *Vet J.* 2018; 237 : 55-62. https://doi.org/10.1016/j.tvjl.2018.05.004

[2] Ringkamp M, Dougherty PM, Raja SN. Anatomy and physiology of the pain signaling process. In: *Essentials of Pain Medicine.* 4th ed. Elsevier; 2018 : 3-10.e1. http://dx.doi.org/10.1016/B978-0-323-40196-8.00001-2

[3] Giordano J. The neurobiology of pain. *Pain Manag A Pract Guid Clin Sixth Ed.* 2001; 353 : 1089-1100.

[4] *Pain Principles (Section 2, Chapter 6) Neuroscience Online: An Electronic Textbook for the Neurosciences.* Department of Neurobiology and Anatomy—The University of Texas Medical School at Houston. n.d. Accessed October 21, 2020. https://nba.uth.tmc.edu/neuroscience/m/s2/chapter06.html

[5] Dubin AE, Patapoutian A. Nociceptors: the sensors of the pain pathway. *J Clin Investig.* 2010; 120 : 3760-3772. https://doi.org/10.1172/JCI42843

[6] Yam MF, Loh YC, Tan CS, Adam SK, Manan NA, Basir R. General pathways of pain sensation and the major neurotransmitters involved in pain regulation. *Int J Mol Sci.* 2018; 19. https://doi.org/10.3390/ijms19082164

[7] McEntire DM, Kirkpatrick DR, Dueck NP, et al. Pain transduction: a pharmacologic perspective. *Expert Rev Clin Pharmacol.* 2016; 9 : 1069-1080. https://doi.org/10.1080/17512433.2016.1183481

[8] Basabaum AI, Bautista DM, Scherrer G, Julius D. Cellular and molecular mechanisms of pain. *Cell.* 2009; 2 : 267-284. https://doi.org/10.1016/j.cell.2009.09.028.Cellular

[9] Fenton BW, Shih E, Zolton J. The neurobiology of pain perception in normal and persistent pain. *Pain Manag.* 2015; 5 : 297-317. https://doi.org/10.2217/pmt.15.27

[10] Zhang JM, An J. Cytokines, inflammation, and pain. *Int Anesthesiol Clin.* 2007; 45 : 27-37. https://doi.org/10.1097/AIA.0b013e318034194e

[11] Choi SI, Hwang SW. Depolarizing effectors of bradykinin signaling in nociceptor excitation in pain perception. *Biomol Ther.* 2018; 26 : 255-267. https://doi.org/10.4062/biomolther.2017.127

[12] Ricciotti E, Fitzgerald GA. Prostaglandins and inflammation. *Arterioscler Thromb Vasc Biol.* 2011; 31 : 986-1000. https://doi.org/10.1161/ATVBAHA.110.207449

[13] Bannister K, Dickenson AH. What do monoamines do in pain modulation? *Curr Opin Support Palliat Care.* 2016; 10 : 143-148. https://doi.org/10.1097/SPC.0000000000000207

[14] Schaible HG, Ebersberger A, Natura G. Update on peripheral mechanisms of pain: beyond prostaglandins and cytokines. *Arthritis Res Ther.* 2011; 13 : 210. https://doi.org/10.1186/ar3305

[15] Urch DC. Normal pain transmission. *Rev Pain.* 2007; 1 : 2. https://doi.org/10.1177/204946370700100102

[16] Latremoliere A, Woolf CJ. Central sensitization: a generator of pain hypersensitivity by central neural plasticity. *J Pain.* 2009; 10 : 895-926. https://doi.org/10.1016/j.jpain.2009.06.012

[17] Woolf CJ. Central sensitization: implications for the diagnosis and treatment of pain. *Pain.* 2011; 152 : S2. https://doi.org/10.1016/j.pain.2010.09.030

[18] Moayedi M, Davis KD. Theories of pain: from specificity to gate control. *J Neurophysiol.* 2013; 109(1): 5-12. https://doi.org/10.1152/jn.00457.2012

[19] Kirkpatrick DR, Mcentire DM, Hambsch ZJ, et al. Therapeutic basis of clinical pain modulation. *Clin Transl Sci.* 2015; 8(6): 848-856. https://doi.org/10.1111/cts.12282

[20] Isenberg-Grzeda E, Ellis J. Editorial supportive care and psychological issues around cancer. *Curr Opin Support Palliat Care.* 2015; 9(1): 38-39. https://doi.org/10.1097/SPC.0000000000000055

第3章 疼痛的评估
Evaluation and Measurement of Pain

Alan David Kaye　Alex D. Pham　Chikezie N. Okeagu　Elyse M. Cornett　著

张 杨 译　丁 超 校

疼痛评估是一项困难的任务。由于疼痛是一种主观感受，不同类型的疼痛评估工具的选择和应用同样也是一种挑战，这些因素可能会导致结果不可靠或出现偏倚[1]。实际上，疼痛的评估和报道是一个波动的过程，受患者、观察者、测试执行、社会经济学状态、患者的种族背景、患者的舒适水平和其他的变量共同影响[2]。鉴于这些影响因素造成的评估困难，对现有疼痛评估方法的总结和研究是很有必要的。在本章中，我们将针对现有的疼痛评估方法在不同人群中的应用进行评价，包括成人、儿童和特殊人群（如认知功能受损或失语患者）。

一、常用的成人评估方法

（一）视觉模拟评分法

视觉模拟评分法（visual analogue scale，VAS）是测量疼痛严重程度的线性量表（图 3-1）。它是为 8 岁以上的患者设计的。VAS 由一条长 10cm 的水平直线构成，从左侧"完全无痛"开始，随着疼痛程度的加重到右侧末端的"剧痛"结束[2]。值得注意的是，VAS 可以是水平的，也可以是垂直的[1]。在应用时，要求患者在这条线上标记其疼痛强度[3]。

大部分研究结果显示这些疼痛评分量表并无差异。然而，与数字分级评分法（numerical rating scale，NRS）和语言分级评分法（verbal rating scale，VRS）相比，VAS 更具优势[1]。VAS 与疼痛的不同表现和评分数值具有很好的相关性[1]。此外，VAS 已经被证实可以反映治疗的有效性[1]。研究者们还注意到，VAS 可以准确地反映出两个不同时间点的疼痛程度差异[3]。

VAS 还有其他版本，其中一种被称为机械 VAS，这一版本在水平线上叠加了可滑动的标志。这种水平 VAS 是在尺子上画出来的，可以依靠尺子背面的刻度进行评分[1]。之前的研究揭示了机械 VAS 具有良好的可重复性[3]。

VAS 也有自身的缺点：①对于有感觉运动障碍的个体，如正在承受慢性疼痛的患者，难以应用 VAS 进行评分[1]；②测试者通常使用尺子作为工具，使用厘米或者毫米评估疼痛强度。这可能提高偏倚出现的风险，由此耗时更多[1]；③有认知障碍的患者可能会增加实施评估的难度[1]。

VAS 经常被用于成人疼痛评估，而在老年患者中的未完成率高于平均水平[1]。之前的研究将老年患者的失败归因于 3 个主要方面：①运动能力水平；②认知功能受损程度；③受教育水平[4]。VAS 实际上要求患者对疼痛有概念性的认识，并可以使用笔对代表他们可能疼痛水平的区域进行标记[4]。所以，相较于 VAS，更推荐老年人群体使用 VRS，既往研究也表明 VRS 的失败率

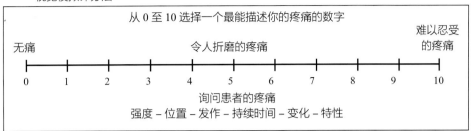

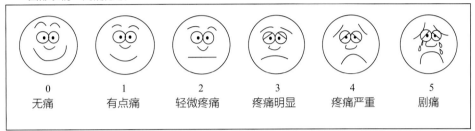

▲ 图 3-1　视觉模拟评分法（VAS）

引自 Gould D, et al. Visual Analogue Scale (VAS). J Clin Nurs. 2001; 10 : 697-706.

更低[1]。

（二）数字分级评分法

数字分级评分法（NRS）是通过使用者圈出相应的数字来评估疼痛（图3-2）。这些数字可以在0～10、0～20，甚至0～100的范围变化。其两端包括代表不疼痛的0和与最严重疼痛状态相关的数字[3]。NRS的评估效果类似于VRS，因为它有数据支持其有效性。之前的研究显示NRS与疼痛治疗效果的评估具有良好的一致性。此评分法可以书面或者口头形式给出。此量表的优势在于易于理解，使用简便，可以轻松地进行疼痛评估[1]。患有多种疼痛症状的患者更适合NRS[2]。

相比于VAS或者图形评分法（graphic rating scale，GRS），这个测试的缺点是不能很好反映出疼痛程度的比例关系[3]。Lazaridou等引用了这方面的一个例子，即NRS上的相等间隔不能反映疼痛的强度差距[1]。这意味着在9和7之间的差距可能并不等同于3和1之间的差距[1]。另一个缺点是可能存在"锚点"，有时患者因为更高评分的限制而"锚定"他们的疼痛，这可能改变他们评定疼痛强度的方式[1]。

（三）语言分级评分法

语言分级评分法（VRS）通过一系列的形容词评估疼痛（图3-3）。这些形容词是按疼痛强度

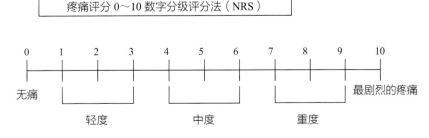

▲ 图 3-2　数字分级评分法

引自 Melzack R. The McGill Pain Questionnaire: major properties and scoring methods. Pain. 1975; 1 (3): 277-299. doi: 10. 1016/0304-3959 (75) 90044-5.

焦虑的类别	患者自评	麻醉医生评估
轻度	VRS 平均值：2.46 中位数：2 范围：0～7 SD：±1.71	VRS 平均值：2.43 中位数：2 范围：0～6 SD：±1.49
	VFAS 最常见的表情 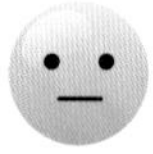　😐	VFAS 最常见的表情 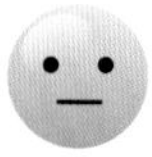　😐
中度	VRS 平均值：5.61 中位数：5 范围：2～8 SD：±1.52	VRS 平均值：5.82 中位数：6 范围：3～9 SD：±1.30
	VFAS 最常见的表情 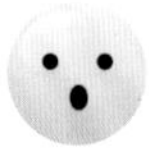　😮	VFAS 最常见的表情 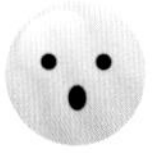　😮
重度	VRS 平均值：8.82 中位数：9 范围：6～10 SD：±1.33	VRS 平均值：9 中位数：9 范围：7～10 SD：±0.93
	VFAS 最常见的表情 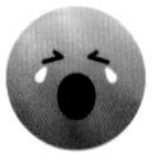　😭	VFAS 最常见的表情 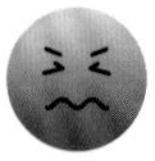　😖

SD. 标准差

▲ 图 3-3　语言分级评分法（VRS）

从最轻到最严重排列的[3]。测试要求患者选择出能真实反映他们疼痛强度的最合适的形容词[1]。每个形容词都与一个评分系统相关[1]。此外，VRS 不止局限于形容词。VRS 的其他形式包含使用短语和行为评分量表，由此患者可以通过句子描述他们的疼痛强度[1,3]。

VRS 有很多优势：①它使用简单，易于施行和评分；② VRS 测量疼痛的有效性是被广泛认可的[1]；③易于理解使其依从性更强[1]。它适用于老年人。VRS 的结果与不同类型的疼痛测量工具具有很好的相关性[1]。从这种意义上讲，VRS 类似于 VAS[3]。

同时 VRS 也存在一些缺点。考虑到患者可能难以选择最准确的结果来代表他们的疼痛[3]，因此 VRS 可能没有合适数字可供患者选择。此外，测试的准确性可能会受到影响，因为从患者

的角度来看，量表上每个单词之间可能没有不同的权重。这可能导致难以准确评估疼痛强度和疼痛变化[3]。VRS 的另一个局限性是，为了使该测试有效，患者必须知道并理解这些描述疼痛的词语的含义[1]。

（四）麦吉尔疼痛问卷

麦吉尔疼痛问卷（McGill pain questionnaire, MPQ）通过几个方面评估疼痛，并被认为是很全面的。它基于 3 个方面来测试患者的疼痛，包括认知类评价、情感类评价和感官类评价。该问卷由 78 个单词组成，可分为 20 个部分[1]。每个部分由描述词组成，按照程度递增的顺序排列。并根据之前提到的 3 个方面编号分组。例如，第 1～10 部分是感官类，第 11～15 部分代表情感类[1]，第 16 部分是评价类[1]，第 17～20 部分是其他相关类。患者选择与他们疼痛严重程度最相

关的词语，选定的词语在各组中有相对应的疼痛指数。之后将这些数字加起来得到相对应的分级[1]。MPQ 还可基于 1～5 的强度范围测量目前疼痛的严重程度[2]。

简化版的 MPQ 也被用于临床实践。包含属于感官类和情感类范畴的 15 个描述词。感官类由 11 个描述词组成，情感类由 4 个描述词组成。等级在 0～3 的范围内递增，其中 0 级被评为"没有"，3 级是最"严重"的疼痛感受[1, 2]。

据报道，简化版 MPQ 已经可以与原始 MPQ 相媲美[2]。简化版 MPQ 可能比原始 MPQ 更容易使用，因为它更短，也更容易实施[2]。这个版本的 MPQ 对产科和外科患者是有益的。简化版 MPQ 已显示出足够的敏感性来反映治疗前后的差异[2]。当然，这个版本可能更适合老年患者[1]。

（五）简明疼痛量表

简明疼痛量表（brief pain inventory，BPI）一开始是为了评估癌症患者的疼痛而发明的。然而随着时间的推移，这种评估工具开始用于一般 / 慢性疼痛患者。它有长和短两个版本。长版本包括 17 个项目，短版本包括 9 个项目[5]（图 3-4）。

长版本 BPI 需要 1 周时间来衡量疼痛干扰和严重程度。这个版本询问使用药物和评估的描述，以准确地报道他们的疼痛[6]。长版本的问题包括缓解疼痛的技术和相关的疼痛缓解时间和百分比[6]。因为这个版本耗时过长，特别是在需要重复进行评估时，尤为明显。因而又制作了短版本[6]。

短版本更常见[5]，这个版本的 BPI 通过两个主要类别来评估疼痛。第一类是疼痛严重程度评分，第二类是疼痛影响评分[5]。疼痛严重程度评分来自描述疼痛严重程度的 4 个选项，包括当前疼痛、平均疼痛、最小疼痛和最大疼痛，这些选项中的每一项的评分为 0～10 分，其中 0 分意味着没有疼痛，10 分为最高分，意味着最严重的疼痛，最后总分为 0～40 分[5]。疼痛影响评分通过 7 个选项来评估，包括工作、一般活动、情绪活动、行走能力、人际关系、生活乐趣和睡眠[6]。这些项目的评分为 0 分时表示没有影响；评分为 10 分时表示完全受影响，此项的总分为 0～70 分[5]。

二、儿科人群

（一）新生儿疼痛评定量表

新生儿疼痛评定量表（neonatal infant pain scale，NIPS）是一种可靠性很高的常用疼痛评估工具[1, 2]（表 3-1）。该量表包括对疼痛行为的检查和评估。包括唤醒状态、上肢活动、呼吸、下肢活动、面部表情和哭泣 6 个类别[1]。每个类别都有自己的评分方式。例如，面部表情类别中，轻松表情得分为 0，因痛苦导致的扭曲表情得分为 1[2]。"哭泣"类别中包括"不哭"得分 0，"大哭"得分为 2[2]。NIPS 评分为 0～7 分，其中总分>3 分是疼痛存在的指标[2]。

（二）Oucher 评分法

Oucher 评分法是一种自我评价工具，适用于 3—12 岁的儿童[7]（图 3-5）。该量表由疼痛等级 0～10 和儿童不同疼痛状态的面部表情图片组成[7]。数字量表适用于年龄较大的儿童（8—12 岁），因为他们可以使用数字为量表评分。其中 0 表示"不疼"，10 表示最严重，表示"你受到过的最重的疼痛"。图片量表适用于年龄较小的儿童[7]。量表底部显示的是一个孩子没有痛苦时的脸部表情，而量表最上面的图片显示了一个孩子剧烈疼痛的表情[7]。

Oucher 评分法按照不同种族人群的表情图片分成了几个不同的版本。这些版本包括欧裔美国人、非洲裔美国人和西班牙裔的面孔[7]。Oucher 评分法具有很高的有效性，尤其是西班牙裔和非裔美国人版本[7]。有相关报道表明在镰状细胞贫血儿童中使用非洲裔美国人版本 Oucher 评分法的有效性。测试结果与其他疼痛评估工具（包括视觉模拟评分法和伤痛评估工具）具有积极的一致性[7]。也有报道称，Oucher 评分法可以检测到这些患者使用镇痛药后的疼痛变化[7]。

Oucher 评分法有几个局限性。用于 3—4 岁

日期 :＿＿＿/＿＿＿/＿＿＿　　时间 :＿＿＿

姓名 :＿＿＿＿＿　＿＿＿＿＿　＿＿＿＿＿
　　　　（姓）　　　（名）　（中间名缩写）

（1）在我们的一生中，我们大多数人都会时不时地感到疼痛（比如轻微的头痛、扭伤和牙痛）。除了这些日常的疼痛，您今天还感到过其他的疼痛吗

　　　A. 有　　　B. 没有

（2）在这个图上，在您感觉到疼痛的地方画上阴影，在最疼的地方画个 X

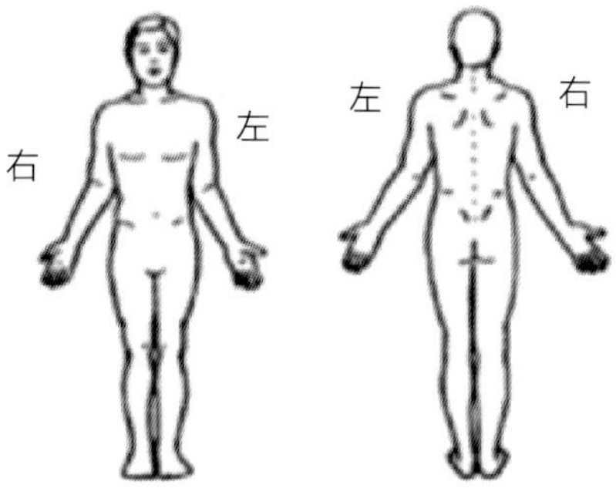

（3）请选择下面一个数字，以表示您在过去 24h 疼痛最剧烈的程度

0　1　2　3　4　5　6　7　8　9　10
不痛　　　　　　　　　　　　　　您能想象的
　　　　　　　　　　　　　　　　最痛的

（4）请选择下面一个数字，以表示您在过去 24h 内疼痛最轻微的程度

0　1　2　3　4　5　6　7　8　9　10
不痛　　　　　　　　　　　　　　您能想象的
　　　　　　　　　　　　　　　　最痛的

（5）请选择下面一个数字，以表示您在过去 24h 内疼痛的平均程度

0　1　2　3　4　5　6　7　8　9　10
不痛　　　　　　　　　　　　　　您能想象的
　　　　　　　　　　　　　　　　最痛的

（6）请选择下面一个数字，以表示您在目前的疼痛程度

0　1　2　3　4　5　6　7　8　9　10
不痛　　　　　　　　　　　　　　您能想象的
　　　　　　　　　　　　　　　　最痛的

（7）您正在接受哪些治疗或药物来缓解疼痛

＿＿＿＿＿＿＿＿＿＿＿＿＿＿＿＿＿＿
＿＿＿＿＿＿＿＿＿＿＿＿＿＿＿＿＿＿

（8）在过去的 24h 内，您的疼痛因药物或治疗得到了多少缓解？请选择下面一个百分数，以表示疼痛缓解的程度

0　10　20　30　40　50　60　70　80　90　100
无缓解　　　　　　　　　　　　　　完全缓解

（9）请选择一个数字，以表示在过去的 24h 里疼痛对您的影响

A. 对日常活动的影响

0　1　2　3　4　5　6　7　8　9　10
不影响　　　　　　　　　　　　　　完全影响

B. 对情绪的影响

0　1　2　3　4　5　6　7　8　9　10
不影响　　　　　　　　　　　　　　完全影响

C. 对行走能力的影响

0　1　2　3　4　5　6　7　8　9　10
不影响　　　　　　　　　　　　　　完全影响

D. 对日常工作的影响（包括外出工作和家务劳动）

0　1　2　3　4　5　6　7　8　9　10
不影响　　　　　　　　　　　　　　完全影响

E. 对与他人的关系的影响

0　1　2　3　4　5　6　7　8　9　10
不影响　　　　　　　　　　　　　　完全影响

F. 对睡眠的影响

0　1　2　3　4　5　6　7　8　9　10
不影响　　　　　　　　　　　　　　完全影响

G. 对生活兴趣的影响

0　1　2　3　4　5　6　7　8　9　10
不影响　　　　　　　　　　　　　　完全影响

▲ 图 3-4　简明疼痛量表（短版本）
简明疼痛量表是由世卫组织癌症护理症状评估合作中心疼痛研究小组开发的一份用于测量疼痛的医学问卷

的患儿时，该量表有效性可能不强[2]。因为对于这一群体来说，数字量表可能具有挑战性。此外，制作这种量表比较昂贵，因为要使用彩色照片制作几个不同版本[7]。

（三）面部表情疼痛评分法

面部表情疼痛评分法（faces pain scale，FPS）包括象征疼痛强度水平等级的卡通面部图片（图

3-6）。从左到右，疼痛程度增加[2]。该量表适用于 3—12 岁的儿童，疼痛等级分为 0～6 级。其中 0 表示"无疼痛"，6 表示"最剧烈的疼痛"。这种疼痛量表有其局限性，比如在儿童患者的使用中受限，并且量表的范围不是 0～10[2]。因此制作了另一个版本的面部表情疼痛评分法，称为修订版面部表情疼痛评分法（faces pain scale-

表 3-1　新生儿疼痛评定量表（NIPS）

参　数	表　现	得　分
面部表情	表情轻松平静	0
	面部肌肉紧张，皱眉	1
哭泣	不哭	0
	啜泣	1
	大哭	2
呼吸模式	放松	0
	呼吸变化	1
上肢活动	受限的	0
	放松的	0
	屈曲的	1
	伸展的	1
下肢活动	受限的	0
	放松的	0
	屈曲的	1
	伸展的	1
唤醒状态	睡着的	0
	清醒的	0
	紧张不安的	1

NIPS: 6 个参数的总分（最低分为 0 分，最高分为 7 分）

引自 Motta Gde C, Schardosim JM, Cunha ML. Neonatal Infant Pain Scale: cross-cultural adaptation and validation in Brazil. J Pain Symptom Manage. 2015; 50 (3): 394-401. https://doi.org/10.1016/j.jpainsymman. 2015. 03. 019.

revised，FPS-R）[2]。

修订后的版本有几个不同之处，特别是没有将哭泣和微笑表情纳入量表，相比之下，修订后的版本由带有因痛苦导致的扭曲表情的中性脸谱组成 [2, 8]。刻度从左到右按递增顺序编号为 0、2、4、6、8 和 10 对应相应的表情脸谱。其中 0 表示没有疼痛，10 表示最严重的疼痛。该量表适用于 4—12 岁的年龄组 [2]。其他报道称，它可以用于大多数 8 岁以上的儿童 [9]。此外，这个量表可以

用 47 种语言表示 [2]。

（四）早产儿疼痛量表

早产儿疼痛量表（premature infant pain profile, PIPP）是一种经验性的量表，用于评估早产儿的急性疼痛（表 3-2）。多维模型包括 7 个用于疼痛评估的项目，其中 3 个行为方面（包括面部表情）、2 个生理方面（包括心率和氧饱和度）及 2 个相关的（胎龄和行为状态）指标 [10]。每一项都是 0～3 分共 4 个等级，总分最高为 21 分。

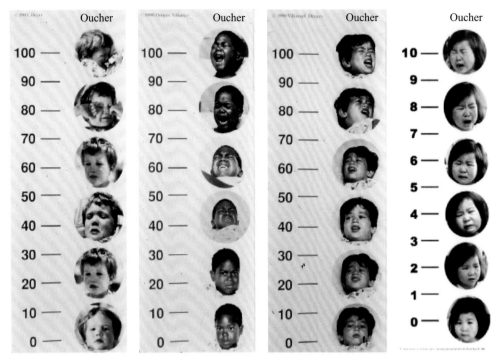

▲ 图 3-5 **Oucher** 评分法

修订版面部表情疼痛评分法

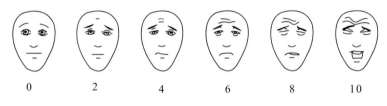

0   2   4   6   8   10

▲ 图 3-6 **面部表情疼痛评分法**

（五）新生儿面部编码系统

新生儿面部编码系统（neonatal facial coding system，NFCS）仅依赖于婴儿疼痛相关的面部表情变化评估疼痛。它的评分范围为 0~8 分，评分≥2 分以上表示疼痛（译者注：和表中不一致，表中是 3 分）[12]（表 3-3）。

（六）新生儿疼痛 / 激惹与镇静量表

新生儿疼痛 / 激惹与镇静量表（neonatal pain, agitation and sedation scale，N-PASS）旨在评估所有新生儿的急性持续疼痛和镇静作用（表 3-4）。该量表依赖于 5 种行为和生理学的疼痛评估标准，包括哭泣和易怒、行为状态、面部表情等[13]。

每个元素分别根据疼痛（0、1、2）和镇静作用（0、-1、-2）进行分级。疼痛评估部分被归类为"疼痛 / 躁动"，因为它们在临床上难以区分。高疼痛评分表现为强烈的行为，而镇静评分低表明镇静水平深。由于早产儿在表达和维持疼痛的行为表现方面能力有限，因此应根据其胎龄增加相应的评分。总分>3 分提示中度 / 重度疼痛，而<4 分表示轻度疼痛。N-PASS 在评估患儿术后和机械通气的疼痛方面都是可靠的。

（七）CRIES 评分法

CRIES 评分法采用 10 分制，通过测量 5 种不同的标准来评估新生儿患者群体的术后疼痛；

指征分值 胎龄	早产儿疼痛评分			
	0	**1**	**2**	**3**
	≥36周	32～35周+6天	28～31周+6天	＜28周
观察新生儿15s				
状态	活跃 清醒 睁开眼睛 面部活动	安静 清醒 睁开眼睛 无面部活动	活跃 睡着 睁开眼睛 面部活动	安静 沉睡 睁开眼睛 无面部活动
记录心率和SpO$_2$				
心率增快	上升0～4次/分	上升5～14次/分	上升15～24次/分	上升≥25次/分
饱和度下降	下降0～2.4%	下降2.5%～4.9%	下降5%～7.4%	下降≥7.5%
观察新生儿30s				
皱眉	无	轻	中	重
挤眼	无	轻	中	重
鼻唇沟	无	轻	中	重

表3-2 早产儿疼痛量表

引自 Stevens B, Johnston C, Petryshen P, Taddio A. Premature Infant Pain Profile: development and initial validation. Clin J Pain. 1996; 12(1): 13-22. doi: 10.1097/00002508-199603000-00004.

表3-3 新生儿面部编码系统（NFCS）

面部动作	0分	1分
皱眉	无	有
挤眼	无	有
鼻唇沟加深	无	有
张口	无	有
嘴水平或垂直伸展	无	有
舌头绷紧	无	有
伸舌	无	有
下颌颤动	无	有

评分≥3分考虑疼痛，最高评分为8分

引自 Grunan RVE, Craig KD. Pain expression in neonates: facial action and cry. Pain. 1987; 28 : 395-410.

表 3-4　新生儿疼痛 / 激惹与镇静量表（N-PASS）			
	护理人员对治疗的建议		
	减　少	不　变	增　加
疼痛：不同意（*n* = 40）			
N-PASS 评分＜ 2（*n*）	0	0	3
N-PASS 评分＞ 2（*n*）	0	37	0
疼痛：同意（*n* = 178）			
N-PASS 评分＜ 2（*n*）	6	170	0
N-PASS 评分＞ 2（*n*）	0	0	2
镇静：不同意（*n* = 33）			
N-PASS 评分＜ 2（*n*）	0	0	3
N-PASS 评分＞ 2（*n*）	1	29	0
镇静：同意（*n* = 185）			
N-PASS 评分＜ 2（*n*）	2	182	0
N-PASS 评分＞ 2（*n*）	0	0	1

新生儿疼痛 / 激惹与镇静量表（N-PASS）是洛约拉大学开发的一种工具，由 Patricia Hummel, RNC, MA, APN/CNP 和 Mary Puchalski, RNC, MS, APN/CNS 开发

啼哭，需要吸氧以维持氧饱和度＞95%，生命体征变化（特别是心率和血压上升），面部表情和睡眠状况不佳[14]（表 3-5）。评分总和＞4 分，提示为中度至重度疼痛。在这种情况下，患者可能需要额外的镇痛。

三、特殊的儿童人群：失语 / 认知障碍

（一）r-FLACC 评分法

在儿童群体中，有几种针对无法表达或认知障碍的观察性疼痛评估方法。r-FLACC 评分法就是这样一种评估工具（表 3-6），它包括表情（face）、腿部活动（legs）、活动度（activity）、哭闹（cry）和可安慰性（consolability）5 项内容。每个类别的分数 0～2 分，总分最高为 10 分[2]。修订版与原版不同之处在于，它允许对患者日常活动的偏离情况加入"开放描述词语"[2]。

修订版还包括针对 CI 患者的改进描述[15]。据报道，这些变化更多地集中在体位和腿部活动上，这两类活动与先前观察者对原始版本对照的一致性较低[15]。此外，我们可以评估疼痛行为的任何变化基线[15]。该测试在许多有障碍的人群中有较高的可信度和有效性[2]。据报道，与儿童非交流疼痛清单 - 术后版本（non-communicating children's pain check list-postoperative version，NCCPC-PV）和儿童非交流和护理疼痛强度评估（nursing assessment of pain intensity，NAPI）等其他评估工具相比，r-FLACC 具有更高的临床实用性[16]。

（二）儿童非交流疼痛清单 - 术后版本

儿童非交流疼痛清单 - 术后版本（NCCPC-PV）是另一种针对不能沟通儿童人群的评估工具。这个疼痛评估工具涵盖了包括四肢、身体、面部表情、社交和声音在内的 6 个类别[2]。这些类别总共包括 27 个项目，每个项目包括 0～3 三个数字。0 表示"一点也不"，3 表示"经常"。该测

表 3–5 CRIES 评分法

	0	1	2
啼哭	无	高声哭	无法安抚
需要吸氧才能维持氧饱和度>95%	不需要	<30%	>30%
生命体征变化	心率和血压≤术前状态	心率和血压升高<术前20%	心率和血压升高>术前20%
表情	无	表情痛苦	表情痛苦、呻吟
睡眠困难	无	经常清醒	始终清醒

引自 Krechel SW, Bildner J. CRIES: a new neonatal postoperative pain measurement score. Initial testing of validity and reliability. Paediatr Anaesth. 1995; 5(1): 53-61. doi: 10.1111/j. 1460-9592. 1995. tb00242.x.

表 3–6 r-FLACC 评分

r-FLACC（括号中内容为残疾儿童的修订版描述）			
种 类	0	1	2
表情	无特殊表情或笑容	偶尔痛苦表情、皱眉或漠然（显得悲伤或担心）	频繁或持续的痛苦表情、皱眉、下巴颤抖、紧咬牙关（表情痛苦的脸，惊恐或恐慌的表情）
腿部活动	正常位置或放松	不安静，紧张（偶尔地抖动）	踢腿，抬腿（痉挛明显增加，持续颤抖或抽搐）
活动度	静卧，正常位置容易移动	急促不安，紧张地来回移动［轻度激动（如头部前后摆动、攻击性）；浅快呼吸，间歇的叹息］	身体成弓型，僵硬，颤动［剧烈头部撞击；颤抖（不僵硬），屏气、喘气或急促吸气，严格束缚］
哭闹	不哭不闹（醒着或睡着了）	呻吟或呜咽（偶尔的哭泣或咕哝）	持续哭泣，尖叫或啜泣（不断地咕哝）
可安慰性	满足的，放松的	通过偶尔的触摸、拥抱消除疑虑，分散注意	难以控制或安慰（推开照顾者，抗拒照顾或需采取安慰措施）

Merkel S, et al. The FLACC: a behavioral scale for scoring postoperative pain in young children. Pediatr Nurse.1997; 23(3): 293-297.

试要求进行测试的人员在评分时观察患者至少10min[2]。据报道，最有效的评价是语音和面部表情部分。一个可能的缺点是，由于该工具是在术后患者中进行测试的，因此对其在患者中的普适性存在疑问[2]。

（三）儿童疼痛概略

在医院和家庭环境中，儿童疼痛概略（pediatric pain profile，PPP）在有认知障碍的儿童人群中显示出较高的可信度和有效性（表 3–7）。这项评估包括 20 个类别，包括情绪、可安慰性、社交性、语气、面部表情、身体和身体动作等[15]。该评分采用 Likert 4 分制，总分为 0～60 分。评分来自5min 观察时间内相应事件发生的频率[2]。

PPP 是用来评估患者疼痛属于"好"的一天或"坏"的一天。这些信息与患者的疼痛史一起被用来帮助确定疼痛状况的基线[2]。PPP 的缺点是对于疼痛的快速评估价值较低，可能需要重新评估[2]。此外，还应进一步研究其在实际应用中

表 3-7　儿童疼痛概略（PPP）						
在最后时刻:＿＿＿＿＿＿ 名字:＿＿＿＿＿＿	一点也不	一点儿	很　多	非　常	无法评估	分　数
是快乐的	3	2	1	0		
善于交际或反应灵敏	3	2	1	0		
显得孤僻或抑郁	0	1	2	3		
哭泣／抱怨／尖叫或呻吟	0	1	2	3		
很难安慰	0	1	2	3		
自残（如咬自己或撞头）	0	1	2	3		
不愿意吃东西／难以喂养	0	1	2	3		
睡眠不安	0	1	2	3		
痛苦表情／挤眼睛	0	1	2	3		
皱眉／眉头紧锁／担忧的表情	0	1	2	3		
看起来很害怕（眼睛睁得大大的）	0	1	2	3		
磨牙或口唇不停活动	0	1	2	3		
坐立不安／焦虑不安	0	1	2	3		
紧绷／痉挛	0	1	2	3		
弓腰或蹬腿	0	1	2	3		
愿意触摸或摩擦特定的部位	0	1	2	3		
不愿被搬动	0	1	2	3		
被触碰时躲避	0	1	2	3		
不停扭动	0	1	2	3		
有无意识的或僵化的动作／跳跃／受惊 或有痉挛发作	0	1	2	3		
总计						

引自 Hunt A, Goldman A, Seers K, et.al.Clinical validation of the paediatric pain profile.Dev Med Child Neurol.2004;46 (1):9-18. doi: 10.1017 / s0012162204000039.

的可行性和难度[15]。值得注意的是，教授护理人员和家长如何使用这种疼痛评估工具，并将这种方式应用于持续的疼痛评估，可能需要一些时间投入[2]。

（四）视觉模拟评分法

VAS 也可用于儿科人群（图 3-1）。这个量表可能更适合 8 岁以上的儿童[2]。也有报道称 VAS 对 6 岁以上儿童具有较高的有效性和可信度。

值得注意的是，先前的研究表明，儿童更喜欢面部表情疼痛评分法而不是 VAS[2]。

结论

疼痛评估的方法已经发展了几十年，在临床工作中为相应的患者人群提供了很多的益处。目前还没有一种非常完善的疼痛评估方法。临床医生必须在临床实践中了解每种方法的优缺点。

参考文献

[1] Lazaridou A, Elbaridi N, Edwards RR, Berde CB. Chapter 5—Pain assessment. In: *Essentials of Pain Medicine.* 4th ed. Elsevier; 2018 : 39-46.e1.

[2] Patel VB, DeZure CP. Ch 37: Measurement of Pain. In: Abd-Elsayed A, ed. *Pain: A Review Guide.* 1st ed. Springer; 2019 : 149.

[3] Haefeli M, Elfering A. Pain assessment. *Eur Spine J.* 2006; 15 (Suppl 1): 17-24.

[4] Herr KA, Garand L. Assessment and measurement of pain in older adults. *Clin Geriatr Med.* 2001; 17 (3): 457-478.

[5] Poquet N, Lin C. The Brief Pain Inventory (BPI). *J Physiother.* 2016; 62 (1): 52.

[6] Cleeland C. *Brief Pain Inventory User Guide.* 2017 : 1-66.

[7] Huguet A, Stinson JN, McGrath PJ. Measurement of self-reported pain intensity in children and adolescents. *J Psychosom Res.* 2010; 68 (4): 329-336.

[8] The Faces Pain Scale-Revised: What this means for patients [Internet]. TriHealth. 2014 [cited 2020 Mar 11]. https://www.trihealth.com/cancer/the-faces-pain-scale-revised-what-this-means-for-patients

[9] IASP-International Association for the Study of Pain. *Faces Pain Scale Revised—Home [Internet].* [cited 2020 Mar 11]. https://www.iasp-pain.org/Education/Content. aspx?ItemNumber=1519

[10] Stevens BJ, Gibbins S, Yamada J, et al. The Premature Infant Pain Profile-Revised (PIPP-R): initial validation and feasibility. *Clin J Pain.* 2014; 30 (3): 238-243.

[11] Desai A, Aucott S, Frank K, Silbert-Flagg J. Comparing N-PASS and NIPS: improving pain measurement in the neonate. *Adv Neonatal Care.* 2018; 18 (4): 260-266.

[12] Peters JWB, Koot HM, Grunau RE, et al. Neonatal Facial Coding System for assessing postoperative pain in infants: item reduction is valid and feasible. *Clin J Pain.* 2003; 19 (6): 353-363.

[13] Hummel P, Puchalski M, Creech SD, Weiss MG. Clinical reliability and validity of the N-PASS: Neonatal Pain, Agitation and Sedation Scale with prolonged pain. *J Perinatol.* 2008; 28 (1): 55-60.

[14] Krechel SW, Bildner J. CRIES: a new neonatal postoperative pain measurement score. Initial testing of validity and reliability. *Paediatr Anaesth.* 1995; 5 (1): 53-61.

[15] Abu-Saad H. The assessment of pain in children. *Issues Compr Pediatr Nurs.* 1981; 5 (5-6): 327-335.

[16] Voepel-Lewis T, Malviya S, Tait AR, et al. A comparison of the clinical utility of pain assessment tools for children with cognitive impairment. *Anesth Analg.* 2008; 106 (1): 72-78.

第4章 现代医学中急性疼痛管理和治疗控制不佳的关键因素及流行病学分析

Epidemiology and Critical Factors in Inadequate Acute Pain Control and Eective Strategies for Treatment in Modern Medicine

Alan David Kaye　Chance M. Hebert　Katherine C. Babin　Winston Suh

Taylor Marie Boudreaux　Andrea E. Stoltz　Elyse M. Cornett　著

于洪丽　译　穆东亮　校

疼痛是一种与实际或潜在的组织损伤相关的不愉快的感觉和情绪情感体验，或与此相似的经历。虽然疼痛反应被认为是各种疾病过程或影响身体的有害外部刺激的警告信号，但未得到控制的疼痛会产生一系列有害的急性与慢性影响。并使个体在未来易患其他问题。尽管与疼痛相关的病理生理学知识日益增加，但目前的疼痛管理对急慢性疼痛管理仍存在不足。

2012年，全球超过3.13亿人接受手术治疗，这使得未经治疗的术后疼痛渗透到生活的各个方面，大量人口容易受到身体、社会和心理功能障碍的影响。急性疼痛控制不佳与发病率增加、生存质量受损和医疗保健费用增加之间的关联已得到充分证实[1]。不受控制的疼痛还会影响到患者的家庭成员、朋友和同事，从而产生一系列的后果[2]。超过80%的患者经历过一定程度的术后疼痛，高达60%的患者进展为慢性疼痛。辨别出术后严重疼痛和慢性疼痛的高风险人群对于改善预后和减轻整个医疗系统的负担至关重要。此类高危人群包括女性、儿童、老年人和少数种族[1]。

此外，疼痛是美国急诊科（emergency department，ED）就诊的一个主要症状。因慢性疼痛管理不当而导致病情加重的急诊也导致医疗费用不断增加[3]。2008年，美国在急性和慢性疼痛方面的年度总成本估计为5600亿～6350亿美元，除直接的医疗费用以外，还涵盖了生产力丧失和残疾导致的损失。主要的疾病包括关节炎、背痛和头痛，这些问题常常致使许多患者永久残疾[2]。促进对这些问题的适当的初级管理，既可减轻患者的痛苦，也可减轻本就负担过重的卫生系统的压力。

传统上，术后疼痛仅作为一个以阿片类药物为主要治疗方案的反应之一来处理。目前的焦点正在转向一种积极的多学科方法，包括术前抗炎药和神经阻滞联合阿片类药物，以达到在疼痛开始之前就能够针对源头对症治疗的效果。最终，这种方法可有效缓解急性术后疼痛，以达到优质镇痛及缩短住院时间的目标[4]。

一、疼痛控制不佳的风险因素

（一）术后疼痛

一项研究针对外科手术相关疼痛的患病率、

后果和可能的预防措施做了系统综述。具体来说，在美国进行了一项全国性调查，观察在过去5年内做过手术的人群中有多少人经历了术后疼痛。在纳入研究的300例成人中，86%出现术后疼痛，其中75%的患者经历了中至重度疼痛。虽然这项具体研究的样本量较小，但它能够准确地代表该人群。根据美国医学研究所的数据，约80%接受外科手术的患者会经历术后疼痛[1]。由于疼痛控制不佳发生率如此之高，因此多项临床研究探索了是否存在术前风险因素。这些术前风险因素会使得患者经历术后疼痛和发展为慢性疼痛（也称为慢性持续性术后疼痛）的概率更大。这些研究共同发现，除了镇痛药/麻醉药的应用和手术类型外，其他风险因素包括术前疼痛、低龄、女性、焦虑和切口大小等[1]。全国范围内的立法将阿片类药物治疗急性疼痛的时间限制在5～7天，这促进了康复外科技术的蓬勃发展。其中包括围术期一些药物的使用——如对乙酰氨基酚、加巴喷丁类药物、非甾体抗炎药、α_2 受体激动药、氯胺酮和其他已被评估为可减少术后阿片类药物用量、缩短患者住院时间的药物，以及超声引导下的神经阻滞等。一般来说，接受了较好急性疼痛管理的患者更不易发展为慢性疼痛。基于所有这些原因，在过去几十年中对急性疼痛缺乏管理的情况已经显著改善，提供了许多生理益处，提高了患者满意度，并降低发展成慢性疼痛可能性，从而减少使用阿片类药物的机会。减少阿片类药物的长期使用可降低成瘾率、生理依赖性，以及药物过量和死亡的可能性。

（二）慢性疼痛/癌痛

癌性疼痛、急慢性疼痛相关的卫生保健、护理、误工等会产生高昂的费用，增加医疗支出，造成巨大的社会经济负担。确诊的癌症患者常常面临失业，这可能会导致经济、心理和家庭关系出现问题。癌症疼痛管理已被证明对许多患者来说是不充分和具有挑战性的，并导致了医疗保健方面的差异。一项研究显示，511例患者中有7%在初级和二级保健诊所的疼痛管理指数为负值。

该指数是通过镇痛效力减去平均疼痛强度计算出来的。这些数据暴露了目前疼痛管理不足的现实[5]。在约旦安曼进行的第二项研究采用横断面设计，以发现患者中与疼痛控制不佳相关的多种风险因素。在接受调查的800例患者中，56.4%的患者报道运动时疼痛评分高于4分（总分10分）。术前药物治疗和术后阿片类药物、麻醉药的使用显著降低了癌症患者疼痛控制不佳的风险。特别需要注意的是，如果仅通过静脉注射药物，患者仍然会有很高的疼痛控制不足风险。然而，如果是口服和静脉注射药物联合应用，患者出现疼痛控制不佳的风险就会降低[6]。临床仍在评估的另一个问题是阿片类药物引起剂量相关的自然杀伤细胞抑制作用，理论上这可增加癌细胞的繁殖，从而加速癌症的扩散。因此，目前正在研究癌症患者的最佳实践策略，以确定肿瘤外科手术的最佳方案，并由此帮助癌症患者获得最佳生存期和生存质量。

（三）急性疼痛

急性疼痛患者在急诊科就诊时往往得不到良好的疼痛控制或者根本没有得到有效治疗。我们进行了一项为期4周纳入3000例患者的前瞻性观察性研究，以确定药物干预对各种疼痛强度的疗效。得出的结论是，大多数患者在服用镇痛药（非甾体抗炎药、阿片类药物或麻醉药）后症状得到缓解。然而，疼痛控制不佳的发生率持续较高的原因与护士对疼痛状态评估不准确有关[7]。就这一点而言，急诊室的患者经常被问及他们的急性疼痛是否真实，以及前来就诊的原因，不是真实的疼痛状态，而是与药物依赖问题有关。

二、疼痛控制不佳的后果

每年，数百万美国人因急性疼痛发作而到急诊科寻求治疗。据估计，疼痛是最常报道的主要症状，占急诊科就诊人数的45.4%，大多数患者描述的疼痛程度为中至重度[8, 9]。疼痛可由各种急性病因引起，包括创伤、疾病或术后疼痛[10]。随着越来越多的外科手术介入的出现，急性疼痛的管理变得越来越重要。然而，疼痛是否得到了适当的治疗是值得商榷的[11]。目前疼痛管理方面存在许多缺陷，包括缺乏医务人员培训、缺乏患者宣教、镇痛药的不良反应及疼痛测量量表的主观性[12]。一项研究表明，急诊科患者的疼痛患病率为 70.7%，其中只有 32.5% 的患者接受了药物治疗[7]。总体而言，在急性期缺乏疼痛管理会对患者造成有害的长期后果。

疼痛控制不佳的结果不仅仅是疼痛本身[13]。疼痛控制不佳会导致生存质量下降，表现为多种形式，包括睡眠障碍、白天嗜睡增加及身体功能受损[14]。另一项研究表明，与那些最初疼痛不太明显的患者相比，术后立即出现"严重"疼痛的患者在长达 6 个月的时间里活动能力明显下降[15]。这些生存质量的改变也会影响患者的心理健康，使急性疼痛发作后 6 个月内的情绪和生活乐趣降低[16]。

疼痛控制不佳也会影响经济[16]。入院前或术后疼痛控制不佳的患者往往会增加住院时间、出院时间、再入院率和外出活动的时间[1]。再入院时疼痛是主要主诉，每次就诊的平均费用为 1869 美元。在美国，慢性疼痛疾病每年给社会造成的成本估计为 5600 亿～6350 亿美元，其中许多可归因于急性疼痛控制不佳[2]。

这对患者的健康还会造成其他后果。疼痛控制不佳的患者更易发生心肌梗死和冠状动脉缺血在内的心脏疾病。通气不足、功能性肺活量下降和肺部感染也是众所周知的疼痛控制不佳的并发症。其他影响包括胃肠蠕动减少和肠梗阻风险、尿潴留增加、凝血障碍、免疫功能受损和伤口愈合，这些都是需要控制的重要因素，尤其是对术后患者而言[17]。

最后，急性疼痛控制不佳的一个重要但知之甚少的后果是慢性持续性疼痛。其定义为手术后疼痛持续超过 3 个月，在接受乳腺手术的患者中高达 50%[18]。其风险因素包括遗传、术前疼痛程度、手术类型，甚至术前焦虑[19-22]。关于这种与急性疼痛控制不佳有关的慢性疼痛的作用机制，人们知之甚少，但普遍认为它涉及外周和中枢神经系统因重复或长时间的有害刺激（如未经治疗的急性疼痛）而产生的中枢敏化[17]。正因如此，多模式镇痛和超前镇痛技术已得到普及，并且许多策略已被编纂为加速手术后恢复的可靠组成部分。

三、疼痛控制不佳的重要临床研究和改进

在处理患者正在使用阿片类药物及出现药物依赖时，疼痛管理变得尤为困难。Raub 等进行了一项基于病例的描述性综述，观察了阿片类药物依赖性住院患者的急性疼痛管理，而 Quinlan 等则对药物依赖综合征患者的急性疼痛管理进行了研究[23, 24]。两个团队都认为阿片类药物治疗急性疼痛患者需要一系列的步骤，包括提供充分的镇痛同时，预防戒断综合征，并制订合适的出院计划。这两项研究还研究了药物辅助疗法对急性疼痛患者管理，特别是使用丁丙诺啡的患者。然而，作为阿片受体部分激动药，它会产生"天花板效应"，从而限制阿片受体完全激动药的结合和最大潜力，不能充分控制疼痛[12]。因此，虽然停用丁丙诺啡并开始使用阿片受体完全激动药以前被认为是一种有利的选择，但双方都表明维持丁丙诺啡并同时增加阿片受体完全激动药的剂量对充分控制疼痛更加有益。最近的研究也支持这一管理方案[25]。

Mura 等还在一个二级城市急诊科进行了一项为期 4 周的前瞻性观察研究，应用数字分级评分法（numerical rating scale，NRS）评估在这样的环境中疼痛的患病率和强度，以及镇痛不足或疼痛管理不佳的原因和解决方案[7]。以前已经研究探索过疼痛管理指数（pain management index，PMI）等量表的弱点，以及无法持续地体现控制不充分的疼痛。但其他研究也表明，其他量表如视觉模拟评分法（visual analogue scale，VAS）和

数字分级评分法（numerical rating scale，NRS）可在紧急情况下使用，并且相对可靠[26, 27]。在 Mura 的文章中，指出了治疗不充分的两个关键原因是患者根本没有得到治疗，或者由于对这种疼痛的评估不足和认为这种疼痛被夸大而在见到临床医生之前就离开了。鉴于此，在分诊时使用 VAS/NRS、建立镇痛方案，并对医务人员进行适当的培训，以改善对疼痛评估和对疼痛管理的态度等建议被证明是成功的[28]。总之，疼痛管理始于院前，要求临床医生合理应用药物和正确评估患者，并继续出院后适当的疼痛管理计划。

结论

超过 1 亿美国人患有慢性疼痛，而急性疼痛是入院治疗的首要症状[29]。对急性疼痛患者的治疗不充分可能会发展成慢性疼痛。急性疼痛可能提示着一种新的诊断，或是先前存在的慢性疼痛状态或疾病过程的恶化。疼痛被列为"第五大生命体征"，这强调了充分识别和治疗的重要性[29]。然而，医生对疼痛的忽视、缺乏培训、缺乏整体治疗方案、药物依赖，并且缺乏标准分类，这些都是阻碍疼痛管理的屏障。这些障碍导致患者的长期预后不佳，并且耗费了卫生保健系统数十亿美元的经费[2]。

这推动了循证方案、药物发现、研究和临床实践指南的发展。Raut 和 Quinlan 等的研究一致认为，疼痛治疗——特别是阿片类药物成瘾或药物依赖综合征患者的治疗，需要采取循序渐进的

方法。综合结论，维持丁丙诺啡并使用阿片类受体完全激动药（相对于以前接受的停用和开始使用阿片类受体完全激动药的想法）可更好地管理该人群的疼痛[23, 24]。这些研究强调了充分控制疼痛的重要性，尤其是因为该患者人群往往治疗不足。

另一项研究旨在强调使用流行的疼痛量表进行标准分类的不足。例如，PMI 量表的组成包括评分 0（无痛）、1（1～4，轻度疼痛）、2（5～6，中度疼痛）或 3（7～10，重度疼痛），然后从处方镇痛药物的最强效水平中减去该值。镇痛药物水平评分为 0（无镇痛）、1（非阿片类）、2（弱阿片类）或 3（强阿片类）。PMI≥0 表明患者已得到充分的治疗[30]。研究表明，由于 PMI 的高度主观性，它在实践中收效甚微[26]。然而，其他研究强调 VAS 和 NRS 是测量急性疼痛的可靠工具[27]。这些研究强调了对疼痛进行评估和分类的重要性。

疼痛管理是一个重大而复杂的问题，它影响到患者、医务人员和整个医疗系统。为实现最佳的疼痛管理，必须首先认识到有效控制所面临的障碍，研究和调查必须致力于打破这些障碍，研究结果必须投入到临床实践中。因此，成功的疼痛管理的关键是医生、护士、患者和行政人员的共同努力。通过持续的调查和临床研究，我们希望能够改善疼痛患者的治疗效果，降低医疗费用，并更好地管理急性和慢性疼痛。

参考文献

[1] Gan TJ. Poorly controlled postoperative pain: prevalence, consequences, and prevention. *J Pain Res.* 2017; 10 : 2287-2298.

[2] Institute of Medicine (US) Committee on Advancing Pain Research Care, and Education. Pain as a Public Health Challenge. *Relieving Pain in America: A Blueprint for Transforming Prevention, Care, Education, and Research.* National Academies Press (US); 2011. https://www.ncbi.nlm.nih.gov/books/NBK92516/

[3] Keating L, Smith S. Acute pain in the emergency department: the challenges. *Rev Pain.* 2011; 5 (3): 13-17.

[4] Johnson Q, Borsheski RR, Reeves-Viets JL. A review of management of acute pain. *Mo Med.* 2013; 110 (1): 74-79.

[5] Majedi H, Dehghani SS, Soleyman-Jahi S, et al. Assessment of factors predicting inadequate pain management in chronic pain patients. *Anesthesiol Pain Med.* 2019; 9 (6): e97229.

[6] El-Aqoul A, Obaid A, Yacoub E, Al-Najar M, Ramadan M, Darawad M. Factors associated with inadequate pain control

among postoperative patients with cancer. *Pain Manag Nurs.* 2018; 19 (2): 130-138.

[7] Mura P, Serra E, Marinangeli F, et al. Prospective study on prevalence, intensity, type, and therapy of acute pain in a second-level urban emergency department. *J Pain Res.* 2017; 10 : 2781-2788.

[8] Chang H-Y, Daubresse M, Kruszewski SP, Alexander GC. Prevalence and treatment of pain in EDs in the United States, 2000 to 2010. *Am J Emerg Med.* 2014; 32 (5): 421-431.

[9] Johnston CC, Gagnon AJ, Fullerton L, Common C, Ladores M, Forlini S. One-week survey of pain intensity on admission to and discharge from the emergency department: a pilot study. *J Emerg Med.* 1998; 16 (3): 377-382.

[10] Apfelbaum JL, Chen C, Mehta SS, Gan TJ. Postoperative pain experience: results from a national survey suggest postoperative pain continues to be undermanaged. *Anesth Analg.* 2003; 97 (2): 534-540.

[11] Guru V, Dubinsky I. The patient vs. caregiver perception of acute pain in the emergency department. *J Emerg Med.* 2000; 18 (1): 7-12.

[12] Sinatra R. Causes and consequences of inadequate management of acute pain. *Pain Med.* 2010; 11 (12): 1859-1871.

[13] Strassels SA, McNicol E, Wagner AK, et al. Persistent postoperative pain, health-related quality of life, and functioning 1 month after hospital discharge. *Acute Pain.* 2004; 6 : 95 – 104. https://www.sciencedirect.com/science/article/pii/S1366007104000725

[14] Pavlin DJ, Chen C, Penaloza DA, Buckley FP. A survey of pain and other symptoms that affect the recovery process after discharge from an ambulatory surgery unit. *J Clin Anesth.* 2004; 16 : 200-206.

[15] Morrison SR, Magaziner J, McLaughlin MA, et al. The impact of post-operative pain on outcomes following hip fracture. *Pain.* 2003; 103 (3): 303-311.

[16] VanDenKerkhof EG, Hopman WM, Reitsma ML, et al. Chronic pain, healthcare utilization, and quality of life following gastrointestinal surgery. *Can J Anaesth.* 2012; 59 (7): 670-680.

[17] Joshi GP, Ogunnaike BO. Consequences of inadequate postoperative pain relief and chronic persistent postoperative pain. *Anesthesiol Clin North Am.* 2005; 23 : 21-36.

[18] Kehlet H, Jensen TS, Woolf CJ. Persistent postsurgical pain: risk factors and prevention. *Lancet.* 2006; 367 (9522): 1618-1625.

[19] Hanley MA, Jensen MP, Ehde DM, Hoffman AJ, Patterson DR, Robinson LR. Psychosocial predictors of longterm adjustment to lower-limb amputation and phantom limb pain. *Disabil Rehabil.* 2004; 26 : 882-893.

[20] Katz J, Poleshuck EL, Andrus CH, et al. Risk factors for acute pain and its persistence following breast cancer surgery. *Pain.* 2005; 119 : 16-25.

[21] Tasmuth T, Estlanderb AM, Kalso E. Effect of present pain and mood on the memory of past postoperative pain in women treated surgically for breast cancer. *Pain.* 1996; 68 : 343-347.

[22] Diatchenko L, Slade GD, Nackley AG, et al. Genetic basis for individual variations in pain perception and the development of a chronic pain condition. *Hum Mol Genet.* 2005; 14 : 135-143.

[23] Raub JN, Vettese TE. Acute pain management in hospitalized adult patients with opioid dependence: a narrative review and guide for clinicians. *J Hosp Med.* 2017; 12 : 375-379. https://www.journalofhospitalmedicine.com/jhospmed/article/136497/hospital-medicine/acute-pain-management-hospitalized-adult-patients-opioid

[24] Quinlan J, Cox F. Acute pain management in patients with drug dependence syndrome. *Pain Rep.* 2017; 2 (4).

[25] Macintyre PE, Russell RA, Usher KAN, Gaughwin M, Huxtable CA. Pain relief and opioid requirements in the first 24 hours after surgery in patients taking buprenorphine and methadone opioid substitution therapy. *Anaesth Intensive Care.* 2013; 41 (2): 222-230.

[26] Sakakibara N, Higashi T, Yamashita I, Yoshimoto T, Matoba M. Negative pain management index scores do not necessarily indicate inadequate pain management: a cross-sectional study. *BMC Palliat Care.* 2018; 17 : 102.

[27] Bijur PE, Latimer CT, Gallagher EJ. Validation of a verbally administered numerical rating scale of acute pain for use in the emergency department. *Acad Emerg Med.* 2003; 10 : 390-392.

[28] Stalnikowicz R, Mahamid R, Kaspi S, Brezis M. Undertreatment of acute pain in the emergency department: a challenge. *Int J Qual Health Care.* 2005; 17 (2): 173-176.

[29] Tompkins DA, Hobelmann JG, Compton P. Providing chronic pain management in the "Fifth Vital Sign" Era: historical and treatment perspectives on a modern-day medical dilemma. *Drug Alcohol Depend.* 2017; 173 (Suppl 1): S11-S21.

[30] Mejin M, Keowmani T, Rahman SA, et al. Prevalence of pain and treatment outcomes among cancer patients in a Malaysian palliative care unit. *Pharm Pract.* 2019; 17 (1): 1397.

第 5 章　基因对疼痛感知和管理的影响

Genetic Influences on Pain Perception and Management

Belal Alammar　Beth Ren　Blake Winston　Dev Vyas　Taylor Marie Boudreaux
Neil Kelkar　George Thomas　Elyse M. Cornett　Alan David Kaye　著
王春艳　译　郭　航　校

　　分子生物学基因组测序的最新进展已经彻底改变了医学,并照亮了精确、个性化医疗护理的前景。疼痛反应可变性和药物基因组多样性的复杂相互作用是治疗疼痛的一个动态挑战。现在,随着 2003 年人类基因组图谱计划的完成和人类疼痛基因数据库(Human Pain Genetics Database,HPGDB)的不断扩展,该领域对个体之间疼痛反应变异性的理解也随之迅速深入。

　　HPGDB 是一个关于基因对疼痛感知和耐受性的影响的全球数据库[1]。截至 2018 年,HPGDB 已经纳入了 294 项同行评议的研究,共报道了 434 个与疼痛体验相关的基因变异[1]。

　　本章将关注那些被广泛认可的与疼痛调节有强烈关联的基因变异[如阿片受体 mu 1、儿茶酚 –O– 甲基转移酶(catechol-O-methyltransferase,COMT)、三磷酸腺苷结合盒转运体 B1(adenosine triphosphate binding cassette transporter B1,ABCB1)和 CYP2D6],以及如何利用对这些基因变异的理解来指导患者的治疗[2]。

　　疼痛是一种复杂的、多变量的体验。患者的疼痛表型受内在基因遗传倾向和环境因素相互交织的影响,包括社会经济地位、心理健康和医学合并症等因素[3]。疼痛表型遗传率估计在 25%~50%[4]。很少情况下,像遗传性神经病变和 Ⅰ~Ⅴ型自主神经病变这样的疼痛情况可能遵循经典的孟德尔遗传定律(表 5-1)[5]。然而,我们认为对于大多数与疼痛相关的基因变异来说,是不遵循孟德尔遗传定律的[5]。

　　国际疼痛研究协会将疼痛定义为"一种不愉快的感觉和情感体验,通常是由实际或潜在的组织损伤引起的或类似于组织损伤引起的"[6]。急性疼痛感觉通常是由直接组织损伤引起的,具有生理保护功能,提醒人们注意潜在的伤害[7]。随着受损组织的愈合,急性疼痛有望缓解;然而,对于一部分人来说,疼痛会持续下去,并发展成一种慢性疾病[8]。

　　与急性疼痛的生理保护功能相比,慢性疼痛更多的是一个病理损害过程。根据内科医学研究所(Institute of Internal Medicine)2011 年的数据,慢性疼痛是一种真正的公共卫生流行病,影响着 1.16 亿美国人,每年的医疗保健费用高达 6000 亿美元[9]。慢性疼痛的病理生理学涉及损伤前后发生的复杂神经可塑性机制[10]。最近的研究集中在与慢性疼痛的发展有关的几个因素之间复杂的相互作用:遗传易感性、神经生长因子调节、小胶质细胞激活和 5'– 单磷酸腺苷活化蛋白激酶调节[10]。针对这些慢性疼痛机制的治疗可能会阻止或改变这一神经整形过程[10]。

表 5-1　遗传性感觉和自主神经病变 I～V 型遵循孟德尔遗传定律		
遗传性感觉和自主神经病变	遗传性变型	遗传特征
I 型	SPTLC1	常染色体显性遗传
II 型	HSN2	常染色体隐性遗传
III 型	IKBKAP	常染色体隐性遗传
IV 型	NTRK1	常染色体隐性遗传
V 型	trkA	常染色体隐性遗传

引自 James S. Human pain and genetics: some basics. Br J Pain. 2013; 7:171-178. https://doi.org/10.1177/ 2049463713506408.

一、受遗传因素影响的疼痛情况

目前人们感兴趣的领域之一是基因多态性，以及这些变异如何影响受体、转运体和酶，从而导致慢性疼痛条件下疼痛敏感性的改变。痛觉可以在细胞水平的不同解剖部位进行调节，在这些部位产生影响的基因组变异的差异与几种已知情况下的疼痛感知差异有关[11-13]。观察到的疼痛敏感性差异的 4 种情况分别是儿茶酚胺诱发的肌肉骨骼疼痛、腰痛（low back pain，LBP）、纤维肌痛和慢性疲劳综合征（chronic fatigue syndrome，CFS）[14]。

儿茶酚胺类神经递质（如多巴胺、肾上腺素、去甲肾上腺素）的升高与慢性肌肉骨骼疼痛相关。疼痛感知的显著差异与 COMT 基因有关，COMT 是一种负责分解外周和中枢儿茶酚胺的酶的基因编码[14-16]。COMT 抑制或下调的患者，β₂ 和 β₃- 肾上腺素能受体的激活增加，导致促炎性 IL-6 的表达增加[16]。这些特异性受体导致儿茶酚胺在其他过程中的活性降低，并导致痛觉过敏和痛觉超敏[14]。

下腰痛（low back pain，LBP）是工业化国家致残的首要原因[14]。LBP 的病因复杂，它与心理、机械和病理学有关条件相关[14]。与 LBP 引起的疼痛反应相关的基因之一是 IL-1 基因。IL-1 基因多态性在控制疼痛强度和持续时间时表现出年龄差异[14, 17-19]。腰椎间盘突出症（lumbar interverte-bral disc herniation，LDH）是研究遗传影响的一个特殊原因。一些与疼痛传递有关的基因的单核苷酸多态性与椎间盘突出有关[18, 20, 21]。研究表明，特定的多态性也可能在预后和症状的缓解方面发挥作用[12, 18]。与 LBP 和 LDH 相关的其他生物标志物和基因变体是 IL-6 和 IL-1Ra（IL-1 抑制药）[14, 19]。

患有纤维肌痛的患者经常会报道疼痛、易怒和注意力不集中。其潜在病因可能是中枢神经系统处理系统的异常[5, 22]。纤维肌痛患者通常报道他们在疼痛强度、家族史和相关疾病方面存在显著差异，提示了潜在的遗传成分[23]。研究表明，COMT、多巴胺 -4、5- 羟色胺（5-HT）和 5- 羟色胺转运体与报道纤维肌痛的患者联系更为频繁[23]。

慢性疲劳综合征（chronic fatigue syndrome，CFS）的特征是出现一种使人虚弱的疼痛障碍，至少 6 个月的严重疲劳、自主神经功能障碍、运动后不适、肌肉 / 关节疼痛、认知困难和睡眠困难[14, 24]。CFS 患者可能伴有或不伴有纤维肌痛[14]。由于 CFS 的高家族易感率，因此已被认为具有遗传易感性[25, 26]。两个可能参与影响这种情况的严重程度的两个基因是 TH2 和 HTT。这两个基因分别负责色氨酸分解和 5- 羟色胺合成，并从细胞中清除 5- 羟色胺代谢物[27]。与不伴有 CFS 的患者相比，有 CFS 患者的 HTT 等位变异比无 CFS 患者更长，这影响了 5-HTT 的转录效率[14]。

二、遗传学与阿片治疗

急性和慢性疼痛最常见的处方治疗是阿片

类药物疗法。阿片类药物的滥用普遍存在于21%～29%的阿片类处方患者中，且有9%的患者中发展为物质使用障碍。在美国，每天有128例患者死于阿片类药物过量。阿片类药物缓解患者体验的巨大差异可能是药物过度使用和随后过量使用的原因之一。遗传差异占阿片反应变异的30%～76%[28]。

细胞色素 P_{450}（cytochrome P450，CYP）酶代谢阿片类物质，这些酶的变化可能与阿片类代谢有关。CYP2D6 是主要的细胞色素 P_{450} 酶，可激活前药中的阿片类物质，或对分解产生的底物进行清除。CYP2D6 激活的前药阿片类药物包括可待因、羟考酮、氢可待因和曲马多。CYP2D6 代谢产生的阿片类药物包括哌替啶、吗啡和美沙酮。CYP2D6 表型包括低代谢产物、中间代谢产物、正常代谢产物和超快速代谢产物。代谢不良和超快速前药导致疗效下降，超快速代谢产物导致不良反应增加影响。药物代谢不良产物进入其底物进行消除，导致不良反应增加，而超快速代谢物导致疗效下降。对患者进行 CYP2D6 等位基因筛查和调整处方剂量可改善疼痛管理。CYP3A4 和 CYP3A5 酶同样影响某些阿片类药物（如芬太尼）的代谢，尽管研究显示对疗效有不同的影响，但并不一定促进等位基因的筛查[29]。

各种其他基因已被证明会影响对阿片类药物的镇痛反应。阿片受体 mu 1 和阿片受体 δ1（opioid receptor delta 1，OPRD1）是人体组织中的阿片受体。ORM1 中的 A118G 等位基因和 OPRD1 中的 T921C 等位基因通过减少受体表达来减少对羟考酮镇痛反应。ABCB1 也称为多药耐药蛋白 1（multidrug resistance protein 1，MDR1），作为血脑屏障的外排受体，用于清除阿片类物质。其中研究最多的是吗啡和羟考酮。ABCB1 的 C3453T 等位基因导致阿片类药物外排减少和不良反应增加。COMT 是一种代谢细胞内儿茶酚胺神经递质的酶——如多巴胺，是一种对阿片类成瘾至关重要的神经递质。COMT 中的

A158G 等位基因降低 COMT 活性和细胞外多巴胺导致阿片类药物成瘾减少[30]。

未来，新型基因疗法和工具可能为疼痛治疗提供阿片类药物的替代方案。RNA 和 DNA 干扰疗法可以使某些疼痛基因沉默。例如，沉默电压门控钠通道 1.7（SCN9A）可以减少烧伤或骨癌啮齿动物的疼痛，但代价是诱导不需要的免疫反应。反义寡核苷酸可以靶向 SCN9A mRNA 的加工，尽管细胞对这些治疗药物的摄取不一致。具有"死亡"Cas9 的簇状规则间隔短回文重复 –Cas9（clustered regularly interspaced short palindromic repeats-Cas9，CRISPR-Cas9）可以暂时抑制痛觉基因，尽管载体的传递载体和压缩包装仍有待研究。制造成本和繁琐的药品审批流程仍在继续阻碍着这些用于疼痛管理的有前景的基因疗法的快速发展，但它们可能是疼痛管理的未来。

三、遗传学与非阿片治疗

（一）非甾体抗炎药

非甾体抗炎药（nonsteroidal anti-inflammatory drug，NSAID）是最常用的镇痛药，因为它们没有成瘾性后遗症。它们会导致严重的胃肠道出血及肾脏和心血管不良反应。非甾体抗炎药通过环氧合酶 1 和 2 抑制前列腺素合成。非甾体抗炎药与 CYP2C9 多态性特别相关，后者调节这些药物的清除。CYP2C9 已被广泛研究，发现 61 个变异等位基因。他们几乎可以存在于所有人群中。功能正常的多态性为 CYP2C9*1[30]，功能减退的多态性是 CYP2C9*2（*5、*8、*11）。最后，无功能的等位基因是 CYP2C9*3（*6、*13）。两个等位基因是遗传的，酶的功能可以根据存在的组合而变化。此外，酶的行为在底物依赖的方式，必须研究各种剂量，以充分了解。非甾体抗炎药主要由肾脏代谢，但首先通过细胞色素 P450 在肝脏转化为亚型 CYP2C9、1A2 和 3A4。临床药物遗传学实施联合会的算法表明，选择不被 CYP2C9 酶（如阿司匹林、酮咯酸、萘普生、舒林酸）代谢的非甾体抗炎药，或降低剂量，以避

免亚酶功能患者的肾损伤[30]。

塞来昔布、氟比洛芬、布洛芬和氯诺昔康在 CYP2C9 正常调节基因（normal regulator，NR）中的半衰期较短。此外，对 5 项研究的 Meta 分析表明 CYP2C9*1/*2 对塞来昔布的暴露没有影响。目前的证据表明，具有批准起始剂量的正常和中间调节基因。活性得分至少为 1.5 分的中间调节基因可以代谢相当于正常调节基因。那些活性评分为 1 分或更低的非调节基因患者的酶功能明显较低，因此延长了非甾体抗炎药的半衰期，血浆浓度较高，导致更大的毒性风险。研究表明，塞来昔布浓度增加 60%，布洛芬浓度增加 40%。对其他药物知之甚少，但建议活性等级低于 1 的中间调节基因从低于建议剂量开始，并根据临床需要进行滴定。应监测此类患者的肾脏和心脏功能障碍。据记载，监管不善导致塞来昔布浓度增加了近 400%。对于这些患者，美国食品药品管理局建议启动建议剂量的 25%～50%。此外，在达到稳定状态之前，不得开始滴定[30]。

美洛昔康的半衰期比布洛芬和塞来昔布都长，因此 CYP2C9 功能受损导致美洛昔康的浓度更高。正常和中间调节基因，那些具有 1.5 的活性功能，建议从最低有效标准剂量开始。活性较低的中间调节基因可使药物浓度提高 80%。这些患者应以建议最低剂量的一半开始治疗，或考虑其他替代方案。较差的调节基因半衰期大于 100h，应开始临床有效的替代方案[31]。

吡罗昔康和替诺昔康的半衰期极长，任何调节能力低于正常水平的患者，包括中间调节者，都应开始替代治疗。醋氯芬酸、阿司匹林、双氯芬酸、吲哚美辛、鲁美昔布、安乃近和萘普生在很大程度上不受 CYP2C9 酶的影响。因此，临床药物遗传学实施联盟的算法表明，对于那些需要替代疗法的患者，应考虑使用此类药物[31]。

（二）氯胺酮

氯胺酮是一种 N- 甲基 -D- 天门冬氨酸受体拮抗药，通过 μ 和 δ 阿片受体提供部分镇痛作用。在其药物可用状态下，氯胺酮以 R（-）和 S（+）对映异构体形式存在，其中 S（+）对映异构体具有更大的药理活性。氯胺酮的两种异构体都通过细胞色素 P_{450} 进行肝转化，特别是使用同工酶 CYP2B6、CYP2C9 和 CYP3A4。

CYP2B6、CYP2C9 和 CYP3A4 的遗传变异与氯胺酮代谢的变异有关。CYP2B6*6 是 CYP2B6 编码基因的已知突变，会降低某些药物的代谢。CYP2B6*6 变异可导致稳态代谢率显著降低，从而导致更高的血浆浓度[32]。这种基因突变还与嗜睡程度显著增加有关。然而，尚未发现这种基因突变会增加氯胺酮诱发的幻觉效应的发生率[33]。

（三）利多卡因

利多卡因属于氨基酰胺类局部麻醉药，应用范围广泛，从表面麻醉到周围神经阻滞，再到硬膜外麻醉。氨基酰胺在体内有多种分子靶点，但主要通过阻滞电压门控钠通道处的钠离子内流来可逆阻断神经传导。钠离子通道本身由 α 和 β 两个亚基组成，不同亚型的钠离子通道在体内不同组织中表达。理论上，可能影响利多卡因疗效的基因变异可以通过钠通道上蛋白质结合的变化，或者通过其代谢来影响药物作用的持续时间，酰胺是由肝脏内的酶促生物转化作用代谢，主要是由 CYP1A2 或 CYP1A2 基因编码的 CYP1A2 酶代谢，这些 CYP1A2 基因内的变化可能对利多卡因的药代动力学有重大影响。然而，Liem 等在 2005 年进行的一项研究调查了黑皮质素 -1 受体（melanocortin-1-receptor，MC1R）的变异与皮下利多卡因提供的镇痛抗性之间的关联，其研究结果表明红头发受试者（MCR1 突变）对热痛更敏感，对皮下利多卡因的作用更耐受[34]。

结论

急性和慢性疼痛最常见的处方治疗是阿片类药物疗法。阿片类药物缓解患者体验的巨大差异可能是药物过度使用和随后过量使用的原因之一。遗传差异占阿片反应变异的 30%～76%。细胞色素 P_{450} 酶代谢阿片类药物，这些酶的变化可能与阿片类代谢有关。CYP3A4 和 CYP3A5 酶同样地影响某些阿片类药物（如芬太尼）的代谢，尽管研究表明对疗效有不同的影响，但不一定促进等位基因筛查。其他各种基因可以影响阿片类药物的镇痛反应。COMT 是一种代谢细胞内儿茶酚胺神经递质的酶（如多巴胺），一种阿片类药物成瘾的核心神经递质。COMT 中的 *A158G* 等位基因降低 COMT 活性和细胞外多巴胺水平，导致阿片成瘾减少。未来，新型基因疗法和工具可能为疼痛治疗提供阿片类药物的替代方案。RNA 和 DNA 干扰疗法可以使某些疼痛基因沉默。制造成本和烦琐的药物审批程序继续阻碍这些有前途的疼痛治疗基因疗法的快速发展，但它们可能是疼痛治疗的未来。非甾体抗炎药是最常用的镇痛药之一，因为它们没有成瘾性后遗症。塞来昔布、氟比洛芬、布洛芬和氯诺昔康在 *CYP2C9* 正常调节基因（*NR*）中表现出较短的半衰期。美洛昔康的半衰期比布洛芬和塞来昔布长，因此

CYP2C9 功能受损导致美洛昔康浓度更高。吡罗昔康和替诺昔康的半衰期极长，任何调节基因能力低于正常水平的患者，包括中间调节基因，都应开始替代治疗。氯胺酮是 *N*– 甲基 –D– 天门冬氨酸受体拮抗药，通过 μ 和 δ 阿片受体提供部分镇痛作用。*CYP2B6*、*CYP2C9* 和 *CYP3A4* 的遗传变异与氯胺酮代谢的变异有关。利多卡因属于氨基酰胺类局部麻醉药，应用范围广泛，从表面麻醉到周围神经阻滞，再到硬膜外麻醉。总之，疼痛是一种多方面的、复杂的感觉，患者的疼痛表型受遗传易感性和复杂环境因素（如社会经济地位、心理健康和医学共病）的影响。最近的研究表明，慢性疼痛的发展涉及许多过程的复杂相互作用，包括遗传易感性、神经生长因子调节、小胶质细胞激活和单磷酸腺苷活化蛋白激酶调节。针对这些慢性疼痛路径的治疗可能能够阻止或改变这种神经增生过程。

参考文献

[1] Meloto CB , Benavides R , Lichtenwalter RN , et al. Human pain genetics database: a resource dedicated to human pain genetics research. *Pain*. 2018; 159 (4): 749-763. doi:10.1097/j.pain.0000000000001135

[2] Fernandez Robles CR , Degnan M , Candiotti KA. Pain and genetics. *Curr Opin Anaesthesiol*. 2012; 25 (4): 444-449. doi:10.1097/ACO.0b013e3283556228.

[3] Mogil JS. Pain genetics: past, present and future. *Trends Genet*. 2012; 28 : 258-266.

[4] Nielsen CS , Knudsen GP , Steingrimsdottir OA. Twin studies of pain. *Clin Genet*. 2012; 82 : 331-340.

[5] James S. Human pain and genetics: some basics. *Br J Pain*. 2013; 7 : 171-178.

[6] The International Association for the Study of Pain Definition of Pain Task Force. IASP. *Proposed New Definition of Pain*. 2019.

[7] Crofford LJ. Chronic pain: where the body meets the brain. *Trans Am Clin Climatol Assoc*. 2015; 126 : 167-183.

[8] Mifflin KA , Kerr BJ. The transition from acute to chronic pain: understanding how different biological systems interact. *Can J Anesth*. 2014; 61 : 112-122.

[9] Institute of Medicine. Relieving pain in America: a blueprint for transforming prevention. *Care Educ Res*. 2011; 181 : 397-399. https://doi.org/10.7205/MILMED-D-16-00012

[10] Cohen I , Lema MJ. What's new in chronic pain pathophysiology. *Can J Pain*. 2020; 4 (4): 13-18. doi:10.1080/24 740527.2020.1752641

[11] Meng W , Adams MJ , Reel P , et al. Genetic correlations between pain phenotypes and depression and neuroticism. *Eur J Hum Genet*. 2020; 28 (3): 358-366. https://doi.org/10.1038/s41431-019-0530-2

[12] Vehof J , Zavos HMS , Lachance G , Hammond CJ , Williams FMK. Shared genetic factors underlie chronic pain syndromes. *Pain*. 2014; 155 (8): 1562-1568. https://doi.org/10.1016/j.pain.2014.05.002

[13] Tsepilov YA , Freidin MB , Shadrina AS , et al. Analysis of genetically independent phenotypes identifies shared genetic factors associated with chronic musculoskeletal pain conditions. *Commun Biol*. 2020; 3 (1): 329. https:// doi.org/10.1038/s42003-020-1051-9

[14] Fincke A. *Genetic Influences on Pain Perception and Treatment*. n.d. Retrieved April 29, 2021, from https:// www.practicalpainmanagement.com/resources/genetic-influences-pain-perception-treatment

[15] Diatchenko L , Slade GD , Nackley AG , et al. Genetic basis for individual variations in pain perception and the development of a chronic pain condition. *Hum Mol Genet*. 2005; 14 (1): 135-143. https://doi.org/10.1093/hmg/ ddi013

[16] Nackley-Neely AG , Tan KS , Fecho K , et al. Catechol-O-methyltransferase inhibition increases pain sensitivity through activation of both β2 and β3 adrenergic receptors. *Pain*. 2007; 128 (3): 199-208. https://doi. org/10.1016/

j.pain.2006.09.022

[17] Solovieva S , Leino-Arjas P , Saarela J , Luoma K , Raininko R , Riihimäki H. Possible association of interleukin 1 gene locus polymorphisms with low back pain. *Pain.* 2004; 109 (1): 8-19. https://doi.org/10.1016/j. pain.2003.10.020

[18] Tegeder I , Lötsch J. Current evidence for a modulation of low back pain by human genetic variants. *J Cell Mol Med.* 2009; 13 (8b): 1605-1619. https://doi.org/10.1111/j.1582-4934.2009.00703.x

[19] Bjorland S , Moen A , Schistad E , Gjerstad J , Røe C. Genes associated with persistent lumbar radicular pain: a systematic review. *BMC Musculoskelet Disord* 2016; 17 : 500. https://doi.org/10.1186/s12891-016-1356-5

[20] Margarit C , Roca R , Inda MDM , et al. Genetic contribution in low back pain: a prospective genetic association study. *Pain Pract.* 2019; 19 (8): 836-847. https://doi.org/10.1111/papr.12816

[21] Kurzawski M , Rut M , Dziedziejko V , et al. Common missense variant of SCN9A gene is associated with pain intensity in patients with chronic pain from disc herniation. *Pain Med Malden Mass.* 2018; 19 (5): 1010-1014.

[22] Chang PF , Arendt-Nielsen L , Graven-Nielsen T , Chen ACN. Psychophysical and EEG responses to repeated experimental muscle pain in humans: pain intensity encodes EEG activity. *Brain Res Bull.* 2003; 59 (6): 533-543. https://doi.org/10.1016/s0361-9230(02)00950-4

[23] Buskila D. Genetics of chronic pain states. *Best Pract Res Clin Rheumatol.* 2007; 21 (3): 535-547. https://doi. org/10.1016/j.berh.2007.02.011

[24] Sapra A , Bhandari P. Chronic fatigue syndrome. In: *StatPearls.* StatPearls Publishing; 2021. http://www.ncbi. nlm.nih.gov/books/NBK557676/

[25] Hickie I , Bennett B , Lloyd A , Heath A , Martin N. Complex genetic and environmental relationships between psychological distress, fatigue and immune functioning: a twin study. *Psychol Med.* 1999; 29 (2): 269-277. https://doi. org/10.1017/s0033291798007922

[26] Hickie I , Kirk K , Martin N. Unique genetic and environmental determinants of prolonged fatigue: a twin study. *Psychol Med.* 1999; 29 (2): 259-268. https://doi.org/10.1017/s0033291798007934

[27] Narita M , Nishigami N , Narita N , et al. Association between serotonin transporter gene polymorphism and chronic fatigue syndrome. *Biochem Biophys Res Commun.* 2003; 311 (2): 264-266. https://doi.org/10.1016/j. bbrc. 2003.09.207

[28] Vega-Loza A , Van C , Moreno AM , Aleman F. Gene therapies to reduce chronic pain: are we there yet? *Pain Manage.* 2020; 10 (4): 209-212. https://doi.org/10.2217/pmt-2020-0021

[29] Bugada D , Lorini LF , Fumagalli R , Allegri M. Genetics and opioids: towards more appropriate prescription in cancer pain. *Cancers.* 2020; 12 (7). https://doi.org/10.3390/cancers12071951

[30] Singh A , Zai C , Mohiuddin AG , Kennedy JL. The pharmacogenetics of opioid treatment for pain management. *J Psychopharmacol.* 2020; 34 (11): 1200-1209. https://doi. org/10.1177/0269881120944162

[31] Theken KN , Lee CR , Gong L , et al. Clinical pharmacogenetics implementation consortium guideline (CPIC) for CYP2C9 and nonsteroidal anti-inflammatory drugs. *Clin Pharmacol Ther.* 2020; 108 (2): 191-200. https://doi.org/10.1002/cpt.1830

[32] Wang PF , Neiner A , Kharasch ED. Stereoselective ketamine metabolism by genetic variants of cytochrome P450 CYP2B6 and cytochrome P450 oxidoreductase. *Anesthesiology.* 2018; 129 (4): 756-768. https://doi. org/10.1097/ALN.0000000000002371

[33] Dinis-Oliveira RJ. Metabolism and metabolomics of ketamine: a toxicological approach. *Forensic Sci Res.* 2017; 2 (1): 2-10. https://doi.org/10.1080/20961790.2017.1285219

[34] Liem EB , Joiner TV , Tsueda K , Sessler DI. Increased sensitivity to thermal pain and reduced subcutaneous lidocaine efficacy in redheads. *Anesthesiology.* 2005; 102 (3): 509-514.

第 6 章 设计全面的急性疼痛治疗计划
Designing a Comprehensive Acute Pain Treatment Plan

Marian Sherman   Stephanie G. Vanterpool   著
耳建旭 译   关 圆 校

制订最佳的疼痛管理综合治疗计划，必须解决患者疼痛和功能受限的所有因素。为了做到这一点，临床医生应该有一个明确的流程来识别和解决潜在的疼痛原因。由于每位患者都是独一无二的，因此相同的治疗计划、剂量或方法可能不会对所有患者都产生相似的效果。当今大多数临床医生认为疼痛控制不佳是一种常见且未解决的现象[1, 2]。与此同时，许多医生对临床疼痛管理知识掌握不足。具体而言，临床报告显示，医学院缺乏设置专门的课程来认识和治疗疼痛，并且课程中没有强调疼痛知识和相关临床能力的评估[3]。未来的医学培训必须扩大和提高疼痛管理教育的质量，以减少疼痛控制不佳对公共健康的负面影响。目前，为了弥合这一差距，我们提出了一个流程，临床医生可以通过该流程确定患者疼痛和功能受限的适用原因，并制订协作和综合计划来解决这些原因。

首先，我们必须深入研究为什么准确识别疼痛的所有潜在原因对于最佳疼痛治疗至关重要。可能有多种原因导致患者发生急性疼痛。可能有生理因素，如痛风发作中出现的无菌性炎症；也可能是解剖学因素，如肌肉骨骼损伤时的骨折；也可能与不良姿势、身体力学或长时间不动相关的功能性因素有关。最后，我们还必须认识到任何疼痛的社会心理因素导致疼痛感知、灾难化和

对治疗的反应。

如果患有多种疼痛病因的患者出现急性疼痛治疗，并且所有因素均未得到适当识别和解决，则有可能导致患者长期忍受病痛并产生中长期功能障碍。因此，制订综合治疗计划必须从了解和准确诊断疼痛的根本因素开始。因此，作为临床医生，我们有责任确保对所有导致疼痛的因素制订有针对性的诊断和治疗方案。

一、疼痛状态和机制

Vardeh 等在具有里程碑意义的文章《基于机制的疼痛诊断方法》(*Toward a Mechanism-Based Approach to Pain Diagnosis*)中强调，了解与疼痛相关的潜在病理过程是改善患者管理的关键[4]。对关键患者的疼痛状态和机制的认识越明确，制订的治疗计划就越有针对性。当存在多种疼痛状态时仅解决一种疼痛状态的治疗计划，或仅针对一种疼痛机制，或更糟的是其方法完全没有针对性，均可能会导致疼痛不完全缓解，并可能产生出乎意料的后果。事实上，我们已经在目前的阿片类药物流行中看到了这一结果，因为非靶向阿片类药物被任意用于治疗疼痛，却忽视潜在的疼痛状态和机制如何，而产生意想不到的不良反应并且无法达到最佳的总体治疗效果。

以下是对疼痛状态和机制的简要讨论，这些

将用于为本章后面介绍的治疗建议提供信息。

（一）疼痛状态

国际疼痛研究协会最近更新了疼痛的定义如下："由存在或潜在的身体组织损伤所引起的不适知觉和心理感觉"[5]。不同的疼痛状态被定义为疼痛经历的持续时间、病因或感知的结果[6]。在本章中，我们将重点讨论疼痛状态，并了解可能导致急性和慢性疼痛的病因。

有 4 种广泛接受的一般疼痛状态，即伤害性疼痛、炎症性疼痛（无菌或感染）、神经性疼痛和中枢/功能障碍性疼痛[4]。表 6-1 显示了可以识别这些疼痛状态的潜在临床证据、体征和症状。虽然这些标准不是非常具体，因为没有诊断这些疼痛状态的金标准，但这些体征和症状通常是帮助临床医生进一步诊断所依据的关键特征。

通常情况下，会同时出现不止一种疼痛状态。例如，患有急性腰椎间盘突出症合并糖尿病控制不佳的患者，可能会同时经历椎间盘突出引起的伤害性疼痛和糖尿病性神经病变引起的慢性周围神经疼痛。因此，重要的是弄清楚患者的所有恰当的疼痛状态。

（二）疼痛机制

一旦确定了疼痛状态，确定适当的靶向治疗的下一步工作就是确定传递和感知疼痛的机制。了解疼痛机制对于指导药物治疗方案的选择至关重要。通过根据疼痛的传递机制调整所选的药物治疗，临床医生可以为患者提供更有针对性和更有效的治疗，同时避免或尽量减少非特异性治疗选择（如阿片类药物）。

5 种疼痛机制为伤害性传导、外周敏化、异位活动、中枢敏化和中枢去抑制[4]。表 6-2 强调了临床一般疼痛机制的诊断标准和具体治疗示例。与疼痛状态一样，疼痛机制的诊断标准不是高度特异性的，而是更多地帮助临床医生辨别存在哪些机制的指南。重要的是，存在多种疼痛必然存在多种疼痛机制。

二、整合全面疼痛治疗计划

在许多急性疼痛情况下，疼痛的主要原因可能很明显，即术后疼痛、创伤后疼痛等。然而，在疼痛表现更为复杂或多因素的情况下，拥有一种能够综合所有适用信息的方法是非常有价值。医生可以考虑进行模板化评估，其中包括识别潜在的疼痛状态、机制、原因及针对每种原因的相应靶向治疗，以确保该计划既全面又有效。表 6-3 中列出了此类评估模板的一个示例。

（一）患者教育和期望设定

患者对康复的期望与临床结果之间存在很强的关联。特别是积极的患者期望与药物治疗后疼痛减轻有关[7]。因此，临床医生必须就疼痛治疗计划对患者进行教育，并且必须设定明确、积极的期望，以优化康复并改善患者的治疗效果。与

表 6-1　疼痛状态		
疼痛状态	病理学	症　状
伤害性疼痛	有受到伤害（机械、热力、化学）刺激的证据	疼痛局限于刺激区域/关节损伤
炎症性疼痛	有炎症的证据（无菌或感染）	患处发红、发热、肿胀
神经性疼痛	有感觉神经损伤的证据	灼烧、刺痛感或休克样自发疼痛；感觉异常、感觉迟钝
中枢/功能障碍性疼痛	无明显病理表现的疼痛	无可识别的有害刺激、炎症或神经损伤；有放大增强或抑制减弱的证据

经书面许可转载，改编自 Table 1 in Vardeh D, Mannion R, Woolf C. Toward a mechanism-based approach to pain diagnosis. J Pain. 2016; 17(9): T50-T69. doi:10.1016/j.jpain. 2016.03.001. Review

表 6-2 一般疼痛机制的诊断标准和具体治疗示例

疼痛机制	临床诊断标准	临床实例	具体治疗示例
痛觉传导	对可识别的有害刺激的相应疼痛反应	机械性神经根压迫	去除机械刺激
外周敏化	伤害性感受器末梢传导阈值降低导致的原发性痛觉过敏	类风湿关节炎、蜂窝织炎	抗炎药（如 NSAID、COXIB）；免疫抑制药
异位活动	无明显触发的自发性疼痛，可通过局部神经阻滞缓解	三叉神经痛	钠通道阻滞药、钙通道阻滞药
中枢敏化	继发性痛觉过敏；时间累积效应，异常性疼痛	复杂性区域疼痛综合征(complex regional pain syndrome，CRPS)	NMDA 受体拮抗药（如氯胺酮）
中枢去抑制	继发性痛觉过敏，异常性疼痛	纤维组织肌痛	GABA-A 亚基受体激动药双胺摄取抑制药（如 SNRI）

NSAID. 非甾体抗炎药；COXIB. 环氧合酶抑制药；SNRI. 5- 羟色胺去甲肾上腺素再摄取抑制药

经书面许可转载，改编自 Table 2 in Vardeh D, Mannion R, Woolf C. Toward a mechanism-based approach to pain diagnosis. J Pain. 2016; 17(9): T50-T69. doi:10.1016/j.jpain.2016.03.001. Review

表 6-3 综合疼痛评估模板的组成部分

患者编号	患者描述（姓名、年龄、相关临床背景）
疼痛主诉	位置和长期性
存在的疼痛状态	（选择所有适用项）：伤害性、炎症性、神经性、中枢性 / 功能失调
存在的疼痛机制	（选择所有适用项）：伤害感受传导、外周敏化、异位活动、中枢敏化、中枢去抑制
疼痛的原因	（选择所有适用项）：生理、解剖、功能、社会心理（根据需要具体说明）——例如，全髋关节置换术后的解剖疼痛、术后疼痛，或因椎间盘突出引起的生理和解剖疼痛，伴有根性症状和关节的异位活动神经
治疗计划的理由	通过全面的多模式治疗计划（M.I.P.S）解决每个原因、状态和机制 • 药物治疗（针对生理原因） • 干预（针对解剖原因） • 物理治疗（针对功能限制） • 心理社会治疗（针对社会心理合并症）

患者建立治疗关系包括疼痛原因的教育、药物管理和（或）程序干预的简要解释，重要的是，讨论对疼痛缓解和功能恢复的现实期望。为了设定切合实际的患者期望，医生应该就预期的疼痛缓解程度进行清晰的对话，并对疼痛缓解的时间表和轨迹进行定性描述。

越来越多的文献表明，患者治疗前的期望可以预测跨多个医学学科的各种健康结局[8, 9]。在疼痛管理结果中也可以观察到这种相关性，人们认识到治疗前患者的期望是镇痛治疗结果的预测因素。简单易用的认知干预已被证明可以提高疼痛治疗的有效性。具体来说，口头暗示、调节和心理意象已被证明可以引导患者期望[10]。通过使用口头建议和言语条件作用，临床医生可以引导患者对疼痛缓解的期望，从而可能提高疼痛治疗计划的有效性（表6-4总结了作者的期望干预措施）。

参加多学科治疗计划的慢性疼痛患者也表明，患者治疗前的期望与治疗结果密切相关。特别是对成功缓解疼痛和改善生存质量抱有高度积极期望的患者对镇痛治疗有更好的反应[11]。反之亦然，那些预期疼痛的患者通常会确实感到疼痛[12]。为了优化对疼痛治疗的反应，临床医生在与患者合作设定切合实际的期望时应讨论以下几个要点，如表6-5所示。

（二）药物治疗——针对生理原因

正如本章前面所述，疼痛管理是多方面的。成果的策略包含药理学、对特定患者的程序性干预、身体恢复的详细步骤及对患者社会心理资源的探索。从药理学开始，选择合适且有效的镇痛药取决于对疼痛生理学的理解。接受手术、遭受外伤或患重病的患者会经历急性疼痛。在分子水平上，疼痛的感觉体验源于伤害性感受器（位于受伤组织部位的专门受体）的激活，这些感受器将热、机械和化学刺激转化为电信号。继伤害性感受器传导，电信号通过Aδ纤维和C纤维从周围神经系统（peripheral nervous system，PNS）传输到中枢神经系统（central nervous system，CNS），在那里信号被调制并最终被感知为疼痛。伤害性传导的常见介质包括前列腺素、P物质、缓激肽和组胺。因此，针对这些信使的药物对于阻断伤害性传导水平的信号最为有效。也可以使用充当膜稳定药的辅助药物。图6-1说明了疼痛的生理途径和药理学选择，并强调了用于设计综合疼痛管理策略的补充药理学选择。

多模式策略是一种经过深思熟虑的急性疼痛治疗方法，即结合两种或两种以上的药物，通过不同的机制来提供镇痛作用。这些药物可以通过相同的途径或不同的途径（即口服、静脉全身途径、外周或中枢神经阻断和经皮肤吸收）进行给药。美国麻醉师协会的《围术期急性疼痛实践指南》（*Practice Guidelines for Perioperative Acute Pain*）建议，除非有禁忌证，多模式镇痛计划应从环氧合酶抑制药（COXIB）、非甾体抗炎药（NSAID）或对乙酰氨基酚的24h用药开始。用

表6-4　预期干预
• 简短的期望干预可以减轻急性手术疼痛
• 关于疼痛缓解预期的准确信息
• 强调镇痛干预的积极预期结果
• 包括对可能的负面影响的讨论

引自 Peerdeman KJ, van Laarhoven AIM, Keij SM, et al. Relieving patients' pain with expectation interventions.Pain. 2016; 157(6):1179-1191.doi:10.1097/j.pain. 0000000000000540.

表6-5　镇痛预期的讨论要点
• 临床医生强调对镇痛期望的简要讨论
• 一些疼痛耐受是必要的，且不太可能完全缓解疼痛
• 查看可能适合缓解疼痛的药物和程序
• 提供有关减轻疼痛的替代方法的建议
• 绘制出恢复时间的预期轨迹
• 探索重返基线或改善身体功能
• 确定支持系统

药方案应在优化疗效的同时，尽量减少不良事件的风险。药物的选择、剂量、途径和疗程应该是个性化的[1]。当单独或联合使用非阿片类药物后镇痛不足时，建议考虑使用阿片类药物来改善疼痛控制。在可能的情况下，阿片类药物应采用口服制剂，以最低的有效剂量和尽可能短的持续时间来给药。应始终审慎讨论与阿片类药物有关的不良反应和并发症，包括滥用的危险及产生耐受性和成瘾性。当慢性疼痛患者发生急性疼痛时，有必要以缓解急性疼痛为目标制订治疗方案，同时所有治疗慢性疼痛的药物应继续使用。表6-2强调了根据疼痛的诊断病因选择适当的药物。

（三）干预措施（区域神经阻滞）：针对解剖学因素

当急性疼痛局限在一个单独的解剖区域时，应考虑区域神经阻滞以有针对性地缓解疼痛。通常情况下，这种临床情况涉及肢体或胸腹区域的创伤（或损伤）。可以咨询麻醉医生和（或）疼痛科医生来选择区域神经阻滞。有针对性的神经阻滞可以通过单次注射进行，疼痛缓解时间有

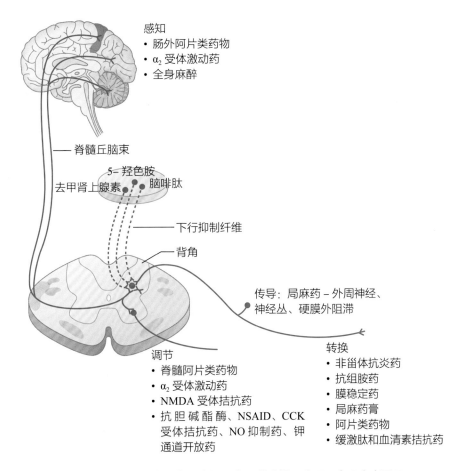

感知
- 肠外阿片类药物
- α₂ 受体激动药
- 全身麻醉

脊髓丘脑束

5- 羟色胺
去甲肾上腺素　脑啡肽

下行抑制纤维

背角

传导：局麻药 – 外周神经、
神经丛、硬膜外阻滞

调节
- 脊髓阿片类药物
- α₂ 受体激动药
- NMDA 受体拮抗药
- 抗胆碱酯酶、NSAID、CCK 受体拮抗药、NO 抑制药、钾通道开放药

转换
- 非甾体抗炎药
- 抗组胺药
- 膜稳定药
- 局麻药膏
- 阿片类药物
- 缓激肽和血清素拮抗药

▲ 图 6-1　疼痛的生理途径和药理学选择：生理 / 病理疼痛图示

引自 Anesthesia Key, https://www.google.com/search?q=neural+transduction+transmission+modulation+perception&rlz=1C1GC EB_enUS911US911&sxsrf=ALeKk03THZo6ISqATgPWPmQhb9HHLeyUAQ:1601826268725&source=lnms&tbm=isch&sa=X &ved=2ahUKEwiuwfTto5vsAhWwiOAKHcD-CLgQ_AUoAXoECBoQAw&biw=1222&bih=524#imgrc=n5YQ4skZe4A87M NSAID. 非甾体抗炎药；CCK. 胆囊收缩素

限，也可以由专科医生选择放置神经周围导管来延长治疗时间。作为多模式疼痛管理的一个重要组成部分，周围神经阻滞已被证明可以减少阿片类药物的使用，并且与阿片类药物为主的疗法相比，可以提供更好的疼痛缓解效果[13]。除减少恶心、呕吐、便秘和呼吸抑制等众所周知的优点外，减少使用阿片类药物镇痛还能减轻患者的镇静程度，保持警觉和清晰的认知功能。警觉清晰的患者可以更安全地进行日常生活活动，并能更好地参与康复活动（如物理治疗）。表 6-6 列出了靶向神经阻断可以缓解疼痛的解剖学区域。

（四）物理治疗：针对功能因素

通过药物治疗和可能的程序干预，可以达到临床疼痛治疗的主要目标，即把疼痛减轻到可以控制的水平，以便患者可以开始功能恢复。换句话说，当疼痛的症状得到充分的控制，使患者能够积极参加物理治疗时，就可以开始进行功能恢复了。通过康复治疗恢复身体功能是一个必要的过渡，可以提高控制疼痛的可能性，同时能让身体功能更持久。物理治疗针对的是疼痛引起的功能限制。清楚地了解患者以前的功能基线和局限性，将有助于为物理治疗提供目标和期望。正式或非正式功能评估可以通过临床医生、护理及物理治疗来实现。物理治疗师不仅促进身体的恢复，而且还可以与患者建立情感的恢复，提高韧性。专业人员清楚地确定了治疗的目标，小而可

表 6-6　疼痛的解剖位置和相关的神经阻断术	
疼痛的解剖学位置	目标外周神经阻断术
上肢	臂丛神经阻滞
下肢（大腿前侧、小腿内侧）	股骨神经阻滞
下肢（大腿后部／腿部、足部）	坐骨神经阻滞（臀下、腘窝）
髋部、下肢（大腿前侧、大腿外侧）	髂骨筋膜阻滞
胸腹腔、前／后胸腔和胸壁镇痛	胸椎旁神经阻滞
臀部、腹腔和腹壁	腰椎旁神经阻滞
腹壁	腹横肌平面阻滞
腹部内脏和腹腔	腰部四头肌阻滞

行的提高活动水平的时间间隔，并在此过程中示范如何适应和恢复。

（五）社会心理治疗：针对社会心理因素

显然，并不是所有的患者都需要正式的心理干预作为康复计划的一部分。但临床医生在设计个体化的疼痛治疗计划时，必须考虑心理或社会心理的合并症及其应对技巧。应对疼痛的两种极端行为反应是对抗和回避[14]。患者的社会心理框架可以影响疼痛治疗计划的成功与否。例如，一个坚信急性疼痛可以被治疗和克服的患者，拥有一个积极的信念，更有可能对抗疼痛，实现康复。相反，一个表现出疼痛灾难化的认知和行为模式（并拒绝疼痛缓解的可能性）的患者，更有可能延续恐惧和持续的功能障碍。纳入心理学和（或）跨学科的护理团队将使那些成功治疗依赖于正式社会心理支持的患者受益。

最后，在建立一个全面的疼痛计划时，评估与阿片类药物滥用有关的患者风险因素是另一个重要的考虑因素。阿片类药物常用于多模式疼痛治疗，在美国目前阿片类药物流行的背景下，对患者进行与长期使用阿片类药物有关的特征筛查既是有意义的，也是负责任的[15]。以便回顾可能增加长期使用阿片类药物和（或）阿片类药物滥用风险的医疗和心理合并症，临床医生可以将风险因素（表 6-7）纳入一系列筛查问题。

表 6-7　与持续使用阿片类药物有关的风险因素
• 与手术后持续新阿片类药物使用有关的风险因素
• 吸烟
• 酒精和药物滥用
• 焦虑／抑郁
• 情绪紊乱
• 背部疼痛／颈部疼痛
• 术前疼痛／集中性疼痛状况

在制订疼痛治疗计划的过程中，尽早解决这些风险，对于设定使用小剂量、短期阿片类药物的预期是很有用的。沟通和风险评估可以提高对整个治疗计划的依从性，产生更好的镇痛效果。

结论

要设计一个全面的疼痛治疗计划以达到最佳疼痛管理效果，就必须对疼痛的病因进行正确的诊断，评估患者的功能受限，并选择多模式的治疗方式，包括药物和程序干预。全面计划的成功实施需要制订符合现实的患者期望，详细说明一个渐进的康复计划，并争取适当的专业人士来支持身体和社会心理的需要。由于每个患者都是独一无二的，成功的治疗计划必须是个性化的。本章介绍了一个建立疼痛治疗计划的基本方法，可用于护理所有出现急性疼痛的患者。

参考文献

[1] Practice guidelines for acute pain management in the perioperative setting: an updated report by the American Society of Anesthesiologists Task Force on Acute Pain Management. *Anesthesiology.* 2012; 116 : 248-273. https://doi.org/10.1097/ALN.0b013e31823c1030

[2] Devin CJ, McGirt MJ. Best evidence in multimodal pain management in spine surgery and means of assessing postoperative pain and functional outcomes. *J Clin Neurosci.* 2015; 22 (6): 930-938.

[3] Shipton EE, Bate F, Garrick R, Steketee C, Shipton EA, Visser EJ. Systematic review of pain medicine content, teaching, and assessment in medical school curricula internationally. *Pain Ther.* 2018; 7 (2): 139-161. doi:10.1007/s40122-018-0103-z

[4] Vardeh D, Mannion R, Woolf C. Toward a mechanism-based approach to pain diagnosis. *J Pain.* 2016; 17 (9): T50-T69.

[5] https://www.iasp-pain.org/PublicationsNews/NewsDetail.aspx?ItemNumber=10475

[6] https://anesth.unboundmedicine.com/anesthesia/view/ClinicalAnesthesiaProcedures/728417/all/Definition_and_Terminology

[7] Bishop FL, Yardley L, Prescott P, Cooper C, Little P, Lewith GT. Psychological covariates of longitudinal changes in back-related disability in patients undergoing acupuncture. *Clin J Pain.* 2015; 31 (3): 254-264. doi:10.1097/AJP.0000000000000108

[8] Mondloch MV, Cole DC, Frank JW. Does how you do depend on how you think you'll do? A systematic review of the evidence for a relation between patients' recovery expectations and health outcomes. *CMAJ.* 2001; 165

(2): 174-179. http://proxygw.wrlc.org/login?url=https://www-proquest-com.proxygw.wrlc.org/docview/205003247?accountid=11243

[9] Sohl SJ, Schnur JB, Montgomery GH. A meta-analysis of the relationship between response expectancies and cancer treatment-related side effects. *J Pain Symptom Manage.* 2009; 38 (5): 775-784. doi:10.1016/j. jpainsymman.2009.01.008

[10] Peerdeman KJ, van Laarhoven AIM, Keij SM, et al. Relieving patients' pain with expectation interventions. *Pain.* 2016; 157 (6): 1179-1191. doi:10.1097/j.pain.0000000000000540

[11] Cormier S, Lavigne GL, Choinière M, Rainville P. Expectations predict chronic pain treatment outcomes. *Pain.* 2016; 157 (2): 329-338. doi:10.1097/.pain.0000000000000379

[12] Bayman EO, Parekh KR, Keech J, Larson N, Mark VW, Brennan TJ. Preoperative patient expectations of postoperative pain are associated with moderate to severe acute pain after VATS. *Pain Med.* 2019; 20 (3): 543-554.

[13] Kumar K, Kirksey MA, Duong S, Wu CL. A review of opioid-sparing modalities in perioperative pain management: methods to decrease opioid use postoperatively. *Anesth Analg.* 2017; 125 (5): 1749-1760. doi:10.1213/ANE.0000000000002497.

[14] Schofferman J. Restoration of function: the missing link in pain medicine? *Pain Med.* 2006; 7 (suppl_1): S159-S165. https://doi.org/10.1111/j.1526-4637.2006.00131.x

[15] Brummett CM, Waljee JF, Goesling J, et al. New persistent opioid use after minor and major surgical procedures in US adults. *JAMA Surg.* 2017; 152 (6):e170504. doi:10.1001/jamasurg.2017.0504

第7章 安慰剂和反安慰剂在疼痛医学中的作用

Placebo and Nocebo, Understanding Their Role in Pain Medicine

Clifford Gevirtz 著

董树安 译 奚春花 校

安慰剂源自拉丁文"我会取悦"的意思，是一种模拟的医疗干预，能让患者产生实际或感知上的改善，此效果被称为"安慰剂效应"。

在医学研究中，安慰剂在多种科学实验设计中充当对照组，其依赖于使用精心安排的和仔细斟酌的骗术来达到效果。常见的安慰剂形式包括：①惰性片剂、假手术和随机放置的针头向患者传达虚假信息[1]；②将盐水或空气注入硬膜外腔。在常见的安慰剂治疗中，研究者给患者服用一种惰性药，并告知患者可能会改善其病情，但患者并不知晓此药实际上是惰性的。这种干预可使患者相信治疗会改变他或她的病情，而这种信念反过来可能产生对治疗效果的主观感知，导致患者感觉病情有所改善。

安慰剂效应体现了感知的重要性，以及在没有任何真正的外部干预的情况下，我们的中枢神经系统如何产生深远的影响。然而，当用于临床疼痛治疗时，安慰剂的使用所涉及的欺骗行为在希波克拉底誓言和医患关系的诚实之间形成了一个主要分歧。

美国骨病协会发表了一份表达其立场的文件[2]，明确禁止使用安慰剂作为治疗的一部分。同样，英国议会科学与技术委员会表示[3]，"……开安慰剂……通常依赖于某种程度的对患者欺骗"，"纯安慰剂是一种不好的药。其效果不可靠且不可预测，不能成为英国国家医疗服务体系任何治疗的唯一依据。"

美国麻醉学委员会疼痛管理课程要求所有疼痛从业者了解安慰剂和反安慰剂在过去医学实践中的作用及其目前在临床研究中的应用。

一、历史回顾

"安慰剂"一词源自 St.Jerome 的《圣经》（*Bible*）拉丁译本[4]的第 114 章："我将在活人之地取悦主。"

安慰剂在 18 世纪首次被用于医学领域。1785 年，《新医学词典》（*Medical Dictionary*）将安慰剂定义为一种"普通的方法或药物"。直到 20 世纪，安慰剂在医学中广泛存在，有时被认为是必要的手段。1903 年，哈佛大学医学院教授、医学博士 Richard Clarke Cabot 表示[5]，他从小就习惯使用安慰剂，但他最终得出的结论是："我还没有发现任何谎言弊大于利的情况。"从这一点开始，作为常规药物疗法一部分的安慰剂使用迅速减少。

在一篇具有里程碑意义的文章《强大的安慰剂》（*The Powerful Placebo*）中[5]，麻省总医院和哈佛大学医学院麻醉科创始主席、医学博士 Henry Beecher 回顾了安慰剂效应及其临床重要作用。他记录了临床试验中的几个显著效果。2001

年，一项针对多项临床试验的系统回顾发现，除了可能在治疗疼痛和某些主观结果外，没有证据表明安慰剂有临床上重要的效应，安慰剂效应受到了极大的挑战[6]。最近，一项关于安慰剂使用的循证医学综述也得出了类似的结论[7]。大多数研究都将从基线到试验结束的差异归因于安慰剂效应，但最近的研究者试图检查拥有安慰剂组和未治疗组的研究，以区分安慰剂效应和疾病的自然进展。然而，尽管安慰剂的作用可能是短暂的，但即使是一些简单的疼痛缓解措施也会对患者产生一些益处。

二、安慰剂的临床定义

安慰剂被定义为"客观上对正在治疗的疾病没有特定治疗活性的物质或过程。"根据这个定义，各种各样的东西都可以是安慰剂并表现出安慰剂效应。通过任何方式给药的许多物质都可以充当安慰剂，包括药丸、洗剂、乳膏、吸入剂和注射剂。经皮神经电刺激装置和超声机等设备放置在预期没有治疗效果的区域时，可以充当安慰剂。假手术和介入治疗、假颅内电极、假针刺，无论是假的针刺或是非针刺点的针刺，均显示出安慰剂效应。即使医生穿着白大褂出现在患者房间里，也被认为是一种安慰。这一点已经在一项关于患者康复的研究中得到了证明，在这项研究中，当医生建议患者"几天后会好起来"时，患者感觉康复会更快。研究还表明，当患者接受治疗，医生告诉患者"治疗肯定会让你更好"，而不是"我不确定我要给你的治疗会有效果"之类的负面话语时，康复会更快。

三、安慰剂反应：机制和解释

这种安慰剂反应现象与患者的感知和期望有关。如果这种物质是有益的，它可以治愈；但如果它是有害的，它会造成负面影响，这就是所谓的"反安慰剂效应"（见下文）。自1978年以来，人们一直在研究安慰剂效应的基本机制，当时证明阿片类受体拮抗药纳洛酮可以阻断安慰剂镇痛

药的效应，这表明其与内源性阿片类药物的作用有关[8]。

四、预期和条件

安慰剂具有"预期"效应，即患者认为是药物的惰性物质具有与实际药物相似的效果。安慰剂可以通过经典的条件反射发挥类似的作用，即安慰剂和实际刺激同时使用，直到安慰剂与刺激的效果相关。条件反射和预期都在安慰剂效应中发挥作用，它们做出了不同类型的贡献。条件反射具有更持久的效果，它可以影响信息处理的早期阶段。通过医生的关心、安慰剂药片大小和颜色的差异或其他发明如注射的使用，可增强预期效果。在一项研究中，当医生以"温暖、关注和自信的态度"对待患者时，对安慰剂的反应从44%增加到62%[9]。已经证明，一系列物质都会产生预期效果。几项针灸研究证明，那些相信治疗有效的人比那些不相信有效的人表现出更强的安慰剂效应。

由于安慰剂效应是基于预期和条件化产生的，因此在当患者被告知其预期是不切实际的或安慰剂干预无效，这种效应就会消失。当解释其存在时，条件性疼痛减轻可以完全消除。例如，被描述为肌肉松弛药的安慰剂会导致肌肉松弛，如果被描述为相反的作用，则会导致肌肉张力增加。

由于安慰剂效应依赖于感知和预期，改变感知的各种因素都会增加安慰剂反应的强度。研究表明，安慰剂药丸的颜色和大小都会产生不同的影响，"暖色"（如红色、黄色）药丸作为兴奋剂效果更好，而"冷色"（如蓝色、紫色）药丸则作为镇静药效果更好（图7-1）。胶囊似乎比片剂更有效，大小也能产生不同的影响。一组研究人员证明，体积越大药丸效果越强[10]，而其他研究则认为，效果取决于文化背景[11]。如果医生与患者属于同一社会群体，并且患者可能与之有共同的联系，则可能会产生更大的效应。更多的药丸、品牌、过去使用类似药丸的经验及更高的价

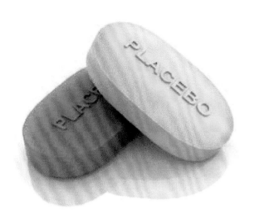

▲ 图 7-1　标记为安慰剂的药丸

格都会增加安慰剂的效果。注射和针灸似乎比药丸有更大的效果。

安慰剂效应可以选择性地起作用。如果在一只手上涂抹止痛安慰剂霜，它只会减轻那只手的疼痛，而不会减轻身体其他部位的疼痛。如果一个人以一个名字或昵称服用安慰剂，他或她的反应是积极的，那么患者以后会以同样的方式服用同名的安慰剂；但如果使用另一个名字时，则不会出现上述效果。

五、安慰剂效应与大脑

功能性 MRI 已被用于研究安慰剂镇痛，并揭示了前扣带皮质、额叶皮质、岛叶皮质、伏隔核、杏仁核和导水管周围灰质的神经元激活有关。这些较高级皮质中枢似乎会向脊髓投射刺激，以回应安慰剂。这些安慰剂反应还表明，在伏隔核的奖赏反应和激励行为回路中，多巴胺和 μ 阿片活性增加。相反，抗镇痛性的安慰剂反应与大脑这一部分的活动减少所致的阿片和多巴胺释放减少有关。镇痛安慰剂在脑干的处理过程是通过增强脊髓伤害性反射的导水管周围灰质的下降抑制作用，而抗镇痛药的作用则相反。镇痛安慰剂激活通过增强作用于脊髓伤害性反射的中脑导水管周围灰质的下降抑制来改变脑干的加工过程，而抗镇痛性安慰剂作用则相反。

总之，安慰剂镇痛的功能成像研究表明，安慰剂反应是由较高到较低的皮质过程产生的，该过程依赖于产生和维持认知预期的额叶皮质区域。多巴胺能途径可能是这些预期的基础。不依赖于主要的"自上而下"或基于皮质的调节的病理学（如脊髓损伤或带状疱疹后神经痛）可能不会出现安慰剂相关的改善。

关于安慰剂效应的其他研究，特别是安慰剂镇痛，主要集中于内源性阿片系统。阿片类受体拮抗药纳洛酮可完全或部分逆转由心理机制（条件反射和预期）引起的安慰剂镇痛反应，表明阿片类系统参与其中[12]。其他证据表明，非阿片类机制和系统（如血清素、激素分泌和免疫反应）也参与其中[13]。

最近已经证明，疼痛增加的反安慰剂效应能够同时产生痛觉过敏和刺激下丘脑 - 垂体 - 肾上腺轴（hypothalamic-pituitary-adrenal axis，HPA）反应，体现在血浆促肾上腺皮质激素和皮质醇的浓度增加[14]。地西泮可拮抗反安慰剂引起痛觉过敏和 HPA 轴功能亢进，表明焦虑参与上述两种过程。给予混合胆囊收缩素（cholecystokinin，CCK）A/B 型受体拮抗药丙谷胺可完全阻断反安慰剂痛觉过敏，但对 HPA 轴功能亢进无影响，这表明 CCK 选择性参与反安慰剂效应痛觉过敏过程，而不参与其焦虑过程。

值得注意的是，在没有反安慰剂诱导的痛觉过敏下，地西泮和丙谷胺都没有镇痛作用。这些发现表明焦虑和反安慰剂痛觉过敏之间有着密切的关系，它们强调了 CCK 能系统作为这种关系的底物的关键作用。综合考虑这些事实，我们可以得出结论，安慰剂镇痛和反安慰剂痛觉过敏分别依赖于功能相反的内源性阿片类和 CCK 能两个系统的活化。

六、"开放 - 隐藏"范式

我们根据从神经生物学和临床影像学中获得的资料，正在重新评估安慰剂的临床应用。其临床应用效应已经在"开放 - 隐藏"模式中得到了证明。在此模式下，要么患者可以完全看到医生治疗，患者接受这种正常的临床"开放"方式治疗；或者在患者不知道正在进行治疗的情况下以"隐藏"方式进行治疗。公开给药治疗疼痛明显比隐蔽给药更有效。

临床医生应该认识到，给药后的总体效果是药物的药理作用和给药时的心理社会环境的共同作用。"开放-隐藏"的模式强调了患者接受治疗的期望和治疗环境的重要性，其中包括安慰剂的作用。

在一项随机给药试验中，预期的效果和临床使用该模式的潜力得到验证。Wager 等[15] 研究了心理预期对区域大脑代谢活动的影响。这项对照研究操纵了受试者的预期，一组患者接受了公开的药物管理，他们知道这是一种兴奋剂，而另一组患者接受了同样的药物，但他们心理预期是安慰剂。尽管两组人都服用了相同剂量的刺激性药物，血浆中药物浓度也相同，但通过功能性核磁共振成像显示，预期服用兴奋剂的人和预期服用安慰剂的人相比，大脑区域代谢活动上存在显著差异。塑造受试者的预期不仅改变了区域大脑代谢活动，还改变了受试者报道的感知"高"的药物反应，再次证明了患者预期在改变神经生物反应方面的力量，这可能会增强对药物治疗的反应。

许多疼痛患者的症状在自然病程中波动，因此很难在个体患者水平上区分安慰剂或反安慰剂反应和疾病的自然病程。同样，无论药物治疗与否，许多不良反应（如头痛）都经常发生，这使得在个体患者的水平上很难区分是治疗引发的不良事件（反安慰剂反应），还是独立于治疗发生的不良事件。

七、安慰剂的负面影响

认识安慰剂会导致与真正治疗相关的不良反应是非常重要的。例如，已经服用阿片类药物的患者在服用安慰剂时可能会表现出呼吸抑制。

在安慰剂治疗后也会出现戒断症状。这在妇女健康倡议关于激素替代疗法治疗绝经期症状的研究[16] 停止后得到了证明。安慰剂组的女性平均参加研究 5.7 年，服用安慰剂的患者中有 40% 报道有中度或重度戒断症状，而接受激素替代治疗的患者中有 63% 报道有中度或重度戒断症状。

八、临床研究中的安慰剂

知情同意书，特别是在交叉试验中，当参与者被告知他们将在试验的某一时刻接受安慰剂时，可能会影响不良反应和治疗效果。由于安慰剂效应，几种类型的试验设计可能特别容易受到试验结果的影响。

交叉设计的优点是将每个患者作为自己的对照，消除了受试者之间的差异所带来的问题。然而，在试验第一部分接受积极治疗的患者在给予对照干预时，安慰剂效应会增强。这似乎是一种条件作用，尽管使用了清除期来消除药物的持续药理作用。

Rothman 和 Michels[17] 曾明确指出，"联邦药品管理局所依据的联邦法规法典在安慰剂对照的可接受性方面是相当模糊的。"在一个地方，该机构建议应该避免使用它们。然而，法规继续建议在研究中同时包括安慰剂对照组和积极治疗对照组："积极治疗研究可能包括其他治疗组（如安慰剂对照组）……"[18]。

在实践中，美国食品药品管理局官员认为安慰剂对照是金标准。此外，许多药物的临床评估指南，特别是镇痛药的临床评估，需要安慰剂组。

加拿大《涉及人类的研究行为准则》（*Code of Conduct for Research Involving Humans*）[19]指出，如果有明显有效的疗法或干预措施，在临床试验中使用安慰剂在伦理上是不可接受的。当提出安慰剂对照试验时，研究人员有必要证明对该疾病没有"明显有效的疗法"。机构研究伦理委员会需要通过咨询未参与研究和医学文献的外部专家和临床医生来验证这些事实。一些研究的设计是先使用安慰剂，然后再引入有效的药物，也就是说，在提供有效治疗方面有轻微的延迟。在大多数疼痛的情况下，1 周的延迟不会对患者造成严重伤害，并将明确安慰剂效应的程度。

九、反安慰剂和反安慰剂效应

与安慰剂效应相反，惰性物质也有可能通过"反安慰剂效应"（来自拉丁语 nocebo，意为"我会伤害"）产生负面影响。在这种效果下，给予惰性物质会产生负面后果。

反安慰剂会使患者感觉更糟，并伴有许多非特异性症状。常见症状有镇静、头痛、轻度头晕、不适和胃部不适。许多卫生专业人员对反安慰剂一无所知；然而，这种不良反应会导致许多患者退出临床试验，停止服用所需的药物，或最终使用其他使治疗复杂化的药物。

反安慰剂效应可能是由条件反射引起的，例如，当患者再次进入之前接受过化疗的房间时可能会感到恶心。药物和给药的房间，以及其他环境因素（如过于温暖的房间），都可以具有反安慰剂效应的象征性特征。红色与刺激有关，蓝色与镇静有关；因此，红色和蓝色药片可能会产生那些明显的不良反应。传染性和完全没有根据的谣言是反安慰剂效应的另一个来源。许多听说过对各种药物过敏的人，错误地认为他们对这些药物过敏是基于谣言和报道反应（例如，因为青霉素会造成胃部不适，有人就会认为他们对青霉素过敏）。

尽管任何人都会经历反安慰剂效应，但似乎只有一小部分人群会对反安慰剂和安慰剂产生强烈反应。在一项实验中，3 组受试者被要求尽可能长时间地把手放在冰水中[20]。其中一组被告知，这可能会产生长达 5min 的有益效果（安慰剂指导）。第二组被告知这可能有害，因此作为预防措施（反安慰剂指导），实验最多在 5min 后停止。第三组只被告知他们对寒冷的反应正在接受测试（中性指导）。在实验前的问卷调查中，对疼痛表现出高度焦虑的人的反应最为明显，这取决于他们把手放在冷水中的时间，不仅是对反安慰剂指令的反应，还取决于安慰剂的持续时间。

任何患有焦虑、抑郁或疑病的人如果开始治疗，都有可能因试图治愈或安慰而出现进一步症状。在这种情况下，反安慰剂效应可能与躯体化有关。躯体形式障碍，通过反复出现的医学上无法解释的身体症状来识别，其基础在于情绪和人格障碍及社会环境。躯体形式的反应也可能因被视为残疾人的优势而增强和放大。这种二次增益应被视为反安慰剂反应的另一种形式。

患者需要在理解和容忍、最小化或忽略反安慰剂和其他躯体形式反应方面得到帮助。每当药物或其他治疗的不良反应模糊不清，或患者一直期望它会引起问题时，这些反应可能起作用。可以询问患者早期在医疗过程中不悦的经历。如果患者说他或她对药物特别敏感，医生可能会指出，预料到不良影响可能是一个自我实现的预言。这可能有助于强调医学的局限性，并解释情绪和身体感觉之间的密切关系，特别是当涉及应激激素时。最重要的是，在开任何药物或在其他治疗中，医生必须始终以一种建立信任、促进患者参与和合作的方式行事。

结论

安慰剂和反安慰剂在临床实践和临床研究中都是重要因素。我们对安慰剂作用的理解，已经从 100 多年前它在医疗实践中的欺骗性使用演变为今天减轻疼痛的一个重要因素。然而，在我们与患者的日常互动中，认识到它的重要影响的需求始终没有得到满足。我们只要花几分钟鼓励和加强患者对抗疼痛的希望和目标，就能产生显著的效果。

参考文献

[1] Colloca L, Barsky AJ. Placebo and nocebo effects. *N Engl J Med.* 2020; 382 (6): 554-561.

[2] Nichols KJ, Galluzzi KE, Bates B, et al. AOA's position against use of placebos for pain management in end-of-life care. *J Am Osteopath Assoc.* 2005; 105: 2-5.

[3] UK Parliamentary Committee Science and Technology Committee. *Evidence Check 2: Homeopathy.* House of Commons London: The Stationery Office Limited; 2010.

[4] Psalm 116:9. Vulgate version by Jerome, "Placebo Domino in regione vivorum," "I shall please."

[5] Beecher HK. The powerful placebo. *J Am Med Assoc.* 1955; 159: 1602-1606.

[6] Hróbjartsson A, Gøtzsche PC. Is the placebo powerless? An analysis of clinical trials comparing placebo with no treatment. *N Engl J Med.* 2001; 344:1594-1602.

[7] Laursen DRT, Hansen C, Paludan-Müller AS, Hróbjartsson A. Active placebo versus standard placebo control interventions in pharmacological randomised trials. *Cochrane Database Syst Rev.* 2020;(7): MR000055. doi:10.1002/14651858. MR000055

[8] Benedetti F. The opposite effects of the opiate antagonist naloxone and the cholecystokinin antagonist proglumide on placebo analgesia. *Pain.* 1996; 64: 535-543.

[9] Howe LC, Goyer JP, Crum AJ. Harnessing the placebo effect: exploring the influence of physician characteristics on placebo response. *Health Psychol.* 2017; 36 (11): 1074.

[10] Ongaro G, Kaptchuk TJ. Symptom perception, placebo effects, and the Bayesian brain. *Pain.* 2019; 160 (1): 1-4. doi:10.1097/j.pain.0000000000001367

[11] Wolf BB, Langley S. Cultural factors and the response to pain: a review. *Am Anthropol.* 2009; 70: 494-501.

[12] Scott DJ, Stohler CS, Egnatuk CM, et al. Placebo and nocebo effects are defined by opposite opioid and dopaminergic responses. *Arch Gen Psychiatry.* 2008; 65: 220-231.

[13] Lanotte M, Lopiano L, Torre E, et al. Expectation enhances autonomic responses to stimulation of the human subthalamic limbic region. *Brain Behav Immun.* 2005; 19: 500-509.

[14] Oken BS. Placebo effects: clinical aspects and neurobiology. *Brain.* 2008; 131: 2812-2823.

[15] Zunhammer M, Spisák T, Wager TD, Bingel U. Meta-analysis of neural systems underlying placebo analgesia from individual participant fMRI data. *Nat Commun.* 2021; 12 (1): 1-11.

[16] Ockene JK, Barad DH, Cochrane BB, et al. Symptom experience after discontinuing use of estrogen plus progestin. *JAMA.* 2005; 294: 183-193.

[17] Rothman KJ, Michels KB. The continuing unethical use of placebo controls. *N Engl J Med.* 1994; 331: 394-398. http://www.nejm.org/toc/nejm/331/6/

[18] U.S. Food and Drug Administration. Revised April 1, 2010. CFR– Code of Federal RegulationsTitle21. http:// www.accessdata.fda.gov/scripts/cdrh/cfdocs/cfcfr/CFRSearch.cfm?fr=314.126

[19] Canada Tri-Council Working Group on Ethics. *Code of Conduct for Research Involving Humans ("Final" Version).* Minister of Supply and Services; 1997.

[20] Staats P, Hekmat H, Staats A. Suggestion/placebo effects on pain: negative as well as positive. *J Pain Symptom Manage.* 1998; 15: 235-243.

第 8 章 超前镇痛与外科疼痛
Preemptive Analgesia and Surgical Pain

Islam Mohammad Shehata　Mahmoud Alkholany　Elyse M. Cornett　Alan David Kaye　著
周文昱　译　彭文平　校

外科切口导致的组织损伤是一种有害刺激，可以导致"炎症液"（inflammatory soup）的形成，激活伤害性感受器。基于神经系统的可塑性，有害刺激激发神经系统反应性改变的类型有两种，即外周和中枢神经敏化。外周敏化发生在持续性炎症反应部位，由受损组织和炎性细胞释放的细胞因子和趋化因子介导，以降低外周伤害性感受器传入神经末梢的阈值[1]。此机制使伤害性冲动传向中枢的传导改进和增强。损伤部位的伤害性感受器受到重复不断的疼痛刺激，经过小直径有髓鞘的 A 纤维和无髓鞘的 C 纤维，增强中枢神经系统中伤害感受神经的兴奋性，这种活动依赖性的中枢敏化（wind-up，上发条现象）对外周传入的刺激有放大效果。这可能会导致中枢的超兴奋性，造成超出不良刺激的持续存在的疼痛感[2]。因此，从初始环节进行干预可能阻止后续的改变，从而减轻随后的疼痛体验。

一、超前镇痛的定义

超前镇痛的定义尚未达成一致。但是，超前镇痛可以被广泛地定义为一种镇痛模式，即在伤害或有害刺激（包括手术切口）发生前，给予镇痛干预，预防中枢敏化的形成，并贯穿于手术的各个阶段和术后早期[3]，从而减少手术引起的急性疼痛并可能最小化术后慢性疼痛发生的风险[4]。

这与预防性镇痛不同，预防性镇痛是指一种镇痛药物具有减轻疼痛或减少镇痛药物用量的作用，且作用超过预期的镇痛持续时间（通常为 5.5 个半衰期）[5]。因此，预防性镇痛指的是镇痛药物产生的镇痛时间较预期延长，与镇痛干预的时机无关。

二、超前镇痛的机制

病理性疼痛（手术导致的疼痛）与生理性疼痛不同，它具有更高的强度和更快的传导速度。此外，外周和中枢的敏化，使低强度的刺激也可激活痛觉，造成手术后的触诱发痛和痛觉过敏[6]。充分理解疼痛上行和下行抑制通路、神经递质和受体，对于理解超前镇痛预防术后疼痛的机制非常重要[7]。超前镇痛以疼痛通路的不同水平为作用目标，在有害刺激发生前进行干预来达到镇痛作用。因此，超前镇痛能提前抑制伤害诱发的躯体感觉系统中神经生理学和生物化学的改变，减少过度兴奋，减轻术后疼痛及慢性疼痛的发展。这一理论得到了动物试验和体内外实验室研究的支持[8, 9]。

三、基础生理学

感觉通路上有 4 个不同的生理过程，即传导、传递、调制和知觉。每个过程都给超前镇痛提供了潜在的作用靶点[10]。

（一）传导

化学物质和前列腺素类酶（前列腺素、白三烯和羟基酸）从受损的组织中释放，增强痛觉刺激的传导。在手术切口前阻断这些介质的释放可能潜在地减少围术期疼痛和外周痛觉敏化的风险[10]。

（二）脊髓背角的痛觉传递

疼痛刺激从 Aδ 纤维和 C 纤维传递到脊髓后索背角的二级神经元涉及几种介质，包括 P 物质和降钙素基因相关肽[11, 12]。P 物质引起兴奋性氨基酸（excitatory amino acid，EAA）的释放，如天门冬氨酸和谷氨酸，这些 EAA 作用于 2- 氨基 -3- 羟基 -5- 甲基 -4- 异噁唑 - 丙酸(2-amino-3-hydroxy-5-methyl-4-isoxazole-propionic acid，AMPA）和 N- 甲基 -D- 天门冬氨酸（N-methyl-D-aspartate，NMDA）受体，有助于"上发条"（wind-up）现象的进展。手术切口前阻断这些介质的释放 / 活性，可能降低过度兴奋的风险、减少中枢敏化的形成和减轻慢性疼痛。

（三）知觉

参与感觉辨别和疼痛的情感成分的脊髓上结构的激活由 EAA 介导（如谷氨酸）[13]。然而，参与中枢伤害性信息处理的神经递质尚未阐明，这是未来研究和开发的一个领域。

（四）调制

调制代表在脊髓背角中兴奋性和下行抑制性通路的相互作用，如中脑导水管周围灰质。包括去甲肾上腺素、5- 羟色胺和阿片类物质(内啡肽）在内的神经递质参与了脑干抑制通路，在脊髓水平调节疼痛。抗抑郁药物抑制去甲肾上腺素和 5- 羟色胺的再摄取及阿片类药物的效果，因此具有镇痛作用[14]。γ- 氨基丁酸（gamma-aminobutyric acid，GABA）和甘氨酸是作用于脊髓背角的两种重要的抑制性神经递质。阻断脊髓 GABA 和甘氨酸即清除了 NMDA 受体的抑制药，这会导致痛觉过敏[15]。

四、超前镇痛的形式

多模式镇痛指的是联合应用不同作用机制的镇痛药物来管理疼痛[16]。联合用药作用于疼痛传导通路（外周、脊髓或脊髓上）上的一处或多处，使镇痛作用相叠加，有效地缓解疼痛并减少不良反应[17, 18]。超前镇痛的不同形式包括无阿片镇痛、阿片镇痛和区域阻滞技术（表 8-1）。

（一）无阿片镇痛

1. 对乙酰氨基酚

对乙酰氨基酚（N- 乙酰 -p- 氨基酚）是一种中枢作用药物，可以抑制前列腺素合成和环氧合酶，与非甾体抗炎药（NSAID）尤其是选择性 COX-2 抑制药作用类似。对乙酰氨基酚是一种常见的解热镇痛药（主要缓解轻度疼痛）。与 NSAID 相比，其外周抗炎作用较弱，耐受性较好[19]。多项研究表明对乙酰氨基酚（1g）预先给药在各种类型的外科手术中均具有较好的应用前景。对乙酰氨基酚预给药能降低疼痛评分，减少阿片类药物的用量，缩短住院时间[20-22]。

2. NSAID 类药物

非甾体抗炎药抑制 COX-1 和 COX-2 发挥作用。但是，这些非选择性药物导致血小板功能抑制和胃肠道不良反应[23]。NSAID 在超前镇痛中的作用是有争议的，经静脉给予 NSAID 类药物，在切皮前用药与切皮后用药相比，产生的效果倾向于没有统计学意义[24]。但是，许多研究发现，选择性 COX-2 抑制药在超前镇痛中有令人满意的效果，可以减轻术后疼痛和减少阿片类药物的使用量，尤其是塞来昔布（口服 200mg）[25-27]。但要注意的是，选择性 COX-2 抑制药对血栓素 A₂ 没有影响，血栓素 A₂ 可以导致血栓前状态和血管收缩。因此，选择性 COX-2 抑制药与一些心血管事件相关，尤其是患有缺血性心脏病的患者[28]。

（二）NMDA 受体拮抗药

1. 氯胺酮

氯胺酮具有镇痛、抗炎、抗抑郁特性。氯胺酮能够结合不同的受体，包括 NMDA 受体（在

			表 8–1　超前镇痛的形式		
给药途径	形 式	药 物	作用机制	剂 量	备 注
口服	—	加巴喷丁	GABA 的衍生物与电压依赖钙离子通道的 $\alpha_2\delta$ 亚单位结合，修饰 NMDA 敏感的谷氨酸受体、M 通道、轴突蛋白 –1α 和血小板反应蛋白	400mg	镇静、恶心、呕吐，老年人和肾损伤患者为著
		普瑞巴林		150mg	
		塞来昔布	选择性 COX-2 抑制药	200mg	增加缺血性心脏病患者的心血管风险
		对乙酰氨基酚	中枢性药物，抑制前列腺素合成和环氧合酶（COX）	1g	耐受性良好的药物
		NSAID	非选择性阻断 COX-1 和 COX-2		· 血小板功能障碍 · 肾功能障碍 · 消化性溃疡
静脉用药	无阿片镇痛	氯胺酮	NMDA 受体拮抗药，与 GABA、胆碱能、电压门控钠离子通道结合	0.15～0.5mg/kg	精神类症状
		硫酸镁	阻滞钙离子通道和拮抗 NMDA 受体	50mg/kg	减少丙泊酚（诱导及维持）、肌松药和芬太尼的需要量
	阿片镇痛	阿片受体兴奋剂	μ、κ 和 δ 受体激动药	—	· 术后呼吸抑制 · 尿潴留 · 肠梗阻 · 恶心和呕吐 · 寒颤
区域阻滞技术	神经轴索镇痛	阿片受体制剂（二乙酰吗啡）			
	外科切口局部浸润	布比卡因、左布比卡因、布比卡因脂质体	酰胺类局部麻醉药，使电压依赖性钠通道失活	—	· 与手术伤口感染无明显相关性 · 局麻药的全身毒性：中枢神经系统和心血管系统（心搏骤停）
	外周神经阻滞				

GABA. γ– 氨基丁酸；NMDA. N– 甲基 –D– 天门冬氨酸；NSAID. 非甾体抗炎药

预防 "wind-up" 现象中起重要作用）、GABA 受体、胆碱能受体和电压门控钠离子通道。与电压门控钠离子通道结合可以产生局麻药作用的效果[29]。一项随机对照研究的 Meta 分析评估了氯胺酮的超前镇痛，未能得到有利证据[24]。然而，最近有很多研究证明，切皮前氯胺酮的预处理在减轻术后早期疼痛评分和降低阿片类药物的用量（剂量范围为 0.15～0.5mg/kg）上有可靠作用，且无毒副作用[30-32]。

2. 硫酸镁

另一个众所周知的 NMDA 受体拮抗药是硫酸镁。硫酸镁有很多药理作用，如镇痛、解痉和抗心律失常等。这些作用是通过干扰钙离子通道和 NMDA 受体来达成[33]。此外，镁离子还具有 α 肾上腺能拮抗特征，能抑制儿茶酚胺的释放，从而减轻外周的痛觉。硫酸镁（50mg/kg）在超前镇痛中的作用被很多研究证实，使用硫酸镁可以降低疼痛评分，减少阿片类药物使用量及预防慢性神经性疼痛[34-36]。但是该剂量的硫酸镁会导致麻醉药物的需要量减少，并延长非去极化肌松制剂的作用时间[37]。

3. 加巴喷丁类药物

加巴喷丁是 GABA 的衍生物，具有抗癫痫、抗焦虑和抗伤害性感受作用的特性。加巴喷丁具有多个结合位点，最主要的位点是电压门控钙离子通道的 $\alpha_2\delta$ 亚单位。此外，近期研究发现加巴喷丁通过与 $\alpha_2\delta$-1 结合，修饰 NMDA 敏感的谷氨酸受体子集、M 通道、轴突蛋白 -1α 和血小板反应蛋白的功能[38, 39]。因此，加巴喷丁类药物通常被用作治疗神经性疼痛和慢性疼痛等多种临床适应证的辅助治疗药物。

不同的研究评价了术前口服加巴喷丁（300～1200mg）的效果，结果表明加巴喷丁可以作为阿片集约药物有效控制术后急性疼痛[40]。然而，一项前瞻性的、随机的安慰剂对照研究表明，口服 400mg 加巴喷丁是最佳剂量，增加剂量到 800mg 和 1200mg 没有明显益处[41]。多项研究证实，口服 150mg 普瑞巴林可以有效应用于超前

镇痛[42, 43]。大多数研究记录到加巴喷丁有嗜睡、恶心和呕吐等常见的不良反应，尤其是在年老体弱和有肾功能异常的患者中更为常见。

（三）阿片镇痛

尽管阿片类药物在治疗中至重度疼痛中具有非常确切的作用，一项系统性综述表明，阿片类药物用于超前镇痛并没有改善对术后疼痛的控制[44]。此外，众所周知阿片类药物会诱发痛觉过敏现象，这个现象与围术期使用镇痛效价强、作用时间短的阿片类药物如瑞芬太尼相关。阿片类药物诱发的痛觉过敏会扩大术后痛觉并导致兴奋性神经重塑，理论上会造成慢性疼痛形成[45]。因此，多模式镇痛的阿片集约效果可以减少阿片类药物引起的不良作用。它的不良反应包括术后呼吸抑制、尿潴留、肠梗阻、恶心呕吐和寒战[46]。

（四）区域阻滞麻醉

在针对下肢、妇科、胸部和腹部的手术中，有大量的研究证实了不同形式的区域阻滞麻醉用于超前镇痛的效果，包括硬膜外麻醉（阿片类、布比卡因或两者联合用药）、神经阻滞麻醉、脊麻及外科切口局部浸润[47]。

1. 外科切口局部浸润

一个最有前景的超前镇痛方式是手术切口前的局麻药局部浸润。局麻药伤口浸润是一种被充分证实的无阿片多模式镇痛方法。它操作简单易执行，且能有效地减轻术后疼痛和阿片类药物使用量[48]。而且，没有研究证实局部浸润麻醉与伤口感染的风险增加有相关性。手术切口前局部麻醉浸润手术切口被广泛研究，尤其是腹部外科等大外科手术[49, 50]。很多比较研究发现，它对术后疼痛的控制与椎管内镇痛技术和静脉阿片药物的效果相当[51, 52]。联合术前和术后伤口局部浸润的效果比单独使用要更好[53]。

2. 神经轴索镇痛

鞘内注射或硬膜外使用阿片类（尤其是二乙酰吗啡），具有显著的控制术后疼痛的作用，而不增加不良反应[54, 55]。但是，没有确切证据证明它能减轻中枢敏化。此外，它不会阻碍术后早期

的炎症传入[48]。因此，区域麻醉联合抗痛觉过敏药物可能增加多模式镇痛的成功率。

结论

超前镇痛的理论目标是减轻术后疼痛，减少镇痛药物的使用量，限制疼痛相关的病理性神经调控，它的作用贯穿整个围术期（从手术伤口到随之而来的炎性反应）[56]。超前镇痛的临床意义是具有争议的。多种原因导致目前没有确切的证据证实超前镇痛的有效性，包括研究缺乏一致性、临床试验设计的差异、完全阻断有害刺激传

入的困难及临床实验中对不同结果的采用[56, 57]。

因此，我们不应关注镇痛干预的时机，而应关注其在控制围术期疼痛和预防致敏方面的作用持续时间和疗效[58]。这引进了一个更广泛的概念，即保护性或预防性镇痛，它指的是实施多模式镇痛方案（机制不同但作用协同），这个方案能产生超出单独用药的作用持续时间，而与用药时机没有关系[7, 59]。因此，理想的镇痛方案应该个体化，提前预防并且将其获得的效果贯穿整个围术期，从而预防中枢敏化和减少发展为术后慢性疼痛的风险。

参考文献

[1] Silva RL, Lopes AH, Guimarães RM, Cunha TM. CXCL1/CXCR2 signaling in pathological pain: role in peripheral and central sensitization. *Neurobiol Dis.* 2017; 105 : 109-116.

[2] Neblett R. The central sensitization inventory: a user's manual. *J Appl Biobehav Res.* 2018; 23 (2): e12123.

[3] Kissin I, Weiskopf RB. Preemptive analgesia. *J Am Soc Anesthesiol.* 2000; 93 (4): 1138-1143.

[4] Carroll I, Hah J, Mackey S, et al. Perioperative interventions to reduce chronic post-surgical pain. *J Reconstr Microsurg.* 2013; 29 (4): 213-222.

[5] Katz J, Clarke H, Seltzer ZE. Preventive analgesia: quo vadimus? *Anesth Analg.* 2011; 113 (5): 1242-1253.

[6] Kuner R. Central mechanisms of pathological pain. *Nat Med.* 2010; 16 (11): 1258-1266.

[7] Dahl JB, Møiniche S. Pre-emptive analgesia. *Br Med Bull.* 2005; 71 (1): 13-27.

[8] Kissin I, Lee SS, Bradley EL Jr. Effect of prolonged nerve block on inflammatory hyperalgesia in rats: prevention of late hyperalgesia. *Anesthesiology.* 1998; 88 : 224-232.

[9] Brennan TJ, Umali EF, Zahn PK. Comparison of pre- versus post-incision administration of intrathecal bupivacaine and intrathecal morphine in a rat model of postoperative pain. *Anesthesiology.* 1997; 87 : 1517-1528.

[10] Kelly DJ, Ahmad M, Brull SJ. Preemptive analgesia I: physiological pathways and pharmacological modalities. *Can J Anaesth.* 2001; 48 (10): 1000-1010. doi:10.1007/BF03016591

[11] Murase K, Randic M. Actions of substance P on rat spinal dorsal horn neurons. *J Physiol (Lond).* 1984; 346 : 203-217.

[12] Skofitsch G, Jacobowitz DM. Calcitonin gene-related peptide coexists with substance P in capsaicin sensitive neurons and sensory ganglia of the rat. *Peptides.* 1985; 6 : 747-754.

[13] Jensen TS, Yaksh TL. Brainstem excitatory amino acid receptors in nociception: microinjection mapping and

pharmacological characterization of glutamate-sensitive sites in the brainstem associated with algogenic behavior. *Neuroscience.* 1992; 46 : 535-547.

[14] Fields HL, Heinricher MM, Mason P. Neurotransmitters in nociceptive modulatory circuits. *Ann Rev Neurosci.* 1991; 14 : 219-245.

[15] Yaksh TL. Behavioral and autonomic correlates of the tactile evoked allodynia produced by spinal glycine inhibition: effects of modulatory receptor systems and excitatory amino acid antagonists. *Pain.* 1989; 37 : 111-123.

[16] Chaparro L, Wiffen PJ, Moore RA, et al. Combination pharmacotherapy for the treatment of neuropathic pain in adults. *Cochrane Database Syst Rev.* 2012; 2012 : CD008943.

[17] Gilron I, Jensen TS, Dickeson AH. Combination pharmacotherapy for management of chronic pain: from bench to bedside. *Lancet Neurol.* 2013; 12 (11): 1084-1095.

[18] Remy C, Marret E, Bonnet F. Effects of acetaminophen on morphine side-effects and consumption after major surgery: meta-analysis of randomized controlled trials. *Br J Anaesth.* 2005; 4 : 505-513.

[19] Graham GG, Davies MJ, Day RO, Mohamudally A, Scott KF. The modern pharmacology of paracetamol: therapeutic actions, mechanism of action, metabolism, toxicity and recent pharmacological findings. *Inflammopharmacology.* 2013; 21 (3): 201-232.

[20] Arici S, Gurbet A, Türker G, Yavaşcaoğlu B, Sahin S. Preemptive analgesic effects of intravenous paracetamol in total abdominal hysterectomy. *Agri.* 2009; 21 (2): 54-61.

[21] Arslan M, Celep B, Çiçek R, Kalender HÜ, Yılmaz H. Comparing the efficacy of preemptive intravenous paracetamol on the reducing effect of opioid usage in cholecystectomy. *J Res Med Sci.* 2013; 18 (3): 172.

[22] Hassan HI. Perioperative analgesic effects of intravenous paracetamol: preemptive versus preventive analgesia in

elective cesarean section. *Anesth Essays Res.* 2014; 8 (3): 339.

[23] Tacconelli S, Bruno A, Grande R, Ballerini P, Patrignani P. Nonsteroidal anti-inflammatory drugs and cardiovascular safety–translating pharmacological data into clinical readouts. *Expert Opin Drug Saf.* 2017; 16 (7): 791-807.

[24] Ong CK, Lirk P, Seymour RA, Jenkins BJ. The efficacy of preemptive analgesia for acute postoperative pain management: a meta-analysis. *Anesth Analg.* 2005; 100 (3): 757-773.

[25] Kashefi P, Honarmand A, Safavi M. Effects of preemptive analgesia with celecoxib or acetaminophen on postoperative pain relief following lower extremity orthopedic surgery. *Adv Biomed Res.* 2012; 1 : 66.

[26] Al-Sukhun J, Al-Sukhun S, Penttilä H, Ashammakhi N, Al-Sukhun R. Preemptive analgesic effect of low doses of celecoxib is superior to low doses of traditional nonsteroidal anti-inflammatory drugs. *J Craniofac Surg.* 2012; 23 (2): 526-529.

[27] Kaye AD, Baluch A, Kaye AJ, Ralf G, Lubarsky D. Pharmacology of cyclooxygenase-2 inhibitors and preemptive analgesia in acute pain management. *Curr Opin Anesthesiol.* 2008; 21 (4): 439-445.

[28] Martín Arias LH, Martín González A, Sanz Fadrique R, Vazquez ES. Cardiovascular risk of nonsteroidal antiinflammatory drugs and classical and selective cyclooxygenase-2 inhibitors: a meta-analysis of observational studies. *J Clin Pharmacol.* 2019; 59 (1): 55-73.

[29] Zanos P, Moaddel R, Morris PJ, et al. Ketamine and ketamine metabolite pharmacology: insights into therapeutic mechanisms. *Pharmacol Rev.* 2018; 70 (3): 621-660.

[30] Lee J, Park HP, Jeong MH, Son JD, Kim HC. Efficacy of ketamine for postoperative pain following robotic thyroidectomy: a prospective randomised study. *J Int Med Res.* 2018; 46 (3): 1109-1120.

[31] Ye F, Wu Y, Zhou C. Effect of intravenous ketamine for postoperative analgesia in patients undergoing laparoscopic cholecystectomy: a meta-analysis. *Medicine.* 2017; 96 (51):e9147.

[32] Yang L, Zhang J, Zhang Z, Zhang C, Zhao D, Li J. Preemptive analgesia effects of ketamine in patients undergoing surgery. A meta-analysis. *Acta Cir Bras.* 2014; 29 (12): 819-825.

[33] Verma VK, Kumar A, Prasad C, Hussain M. Effect of single-dose magnesium sulfate on total postoperative analgesic requirement in patients receiving balanced general anesthesia—a prospective, randomized, placebo controlled study. *Indian J Clin Anaesth.* 2019; 6 (1): 148-151.

[34] Kiran S, Gupta R, Verma D. Evaluation of a single-dose of intravenous magnesium sulphate for prevention of postoperative pain after inguinal surgery. *Indian J Anaesth.* 2011; 55 (1): 31.

[35] Omar H. Magnesium sulfate as a preemptive adjuvant to levobupivacaine for postoperative analgesia in lower abdominal and pelvic surgeries under epidural anesthesia (randomized controlled trial). *Anesth Essays Res.* 2018; 12 (1): 256.

[36] Ghezel-Ahmadi V, Ghezel-Ahmadi D, Schirren J, Tsapopiorgas C, Beck G, Bölükbas S. Perioperative systemic magnesium sulphate to minimize acute and chronic post-thoracotomy pain: a prospective observational study. *J Thorac Dis.* 2019; 11 (2): 418.

[37] Rodríguez-Rubio L, Nava E, Del Pozo JS, Jordán J. Influence of the perioperative administration of magnesium sulfate on the total dose of anesthetics during general anesthesia. A systematic review and meta-analysis. *J Clin Anesth.* 2017; 39 : 129-138.

[38] Taylor CP, Harris EW. Analgesia with gabapentin and pregabalin may involve N -methyl-D-aspartate receptors, neurexins, and thrombospondins. *J Pharmacol Exp Ther.* 2020; 374 (1): 161-174.

[39] Manville RW, Abbott GW. Gabapentin is a potent activator of KCNQ3 and KCNQ5 potassium channels. *Mol Pharmacol.* 2018; 94 (4): 1155-1163.

[40] Penprase B, Brunetto E, Dahmani E, Forthoffer JJ, Kapoor S. The efficacy of preemptive analgesia for postoperative pain control: a systematic review of the literature. *AORN J.* 2015; 101 (1): 94-105.

[41] Tomar GS, Singh F, Cherian G. Role of preemptive gabapentin on postoperative analgesia after infraumbilical surgeries under subarachnoid block—a randomized, placebo-controlled, double-blind study. *Am J Ther.* 2019; 26 (3): e350-e357.

[42] Eman A, Bilir A, Beyaz SG. The effects of preoperative pregabalin on postoperative analgesia and morphine consumption after abdominal hysterectomy. *Acta Med Mediter.* 2014; 2014 (30): 481.

[43] Kim JH, Seo MY, Hong SD, et al. The efficacy of preemptive analgesia with pregabalin in septoplasty. *Clin Exp Otorhinolaryngol.* 2014; 7 (2): 102.

[44] Møiniche S, Kehlet H, Dahl JB. A qualitative and quantitative systematic review of preemptive analgesia for postoperative pain relief: the role of timing of analgesia. *Anesthesiology.* 2002; 96 (3): 725-741.

[45] Simonnet G. Preemptive antihyperalgesia to improve preemptive analgesia. *Anesthesiology.* 2008; 108 (3): 352-354.

[46] Lavand'homme P, Steyaert A. Opioid-free anesthesia opioid side effects: tolerance and hyperalgesia. *Best Pract Res Clin Anaesthesiol.* 2017; 31 (4): 487-498.

[47] Kelly DJ, Ahmad M, Brull SJ. Preemptive analgesia II: recent advances and current trends. *Can J Anesth.* 2001; 48 (11): 1091.

[48] Scott NB. Wound infiltration for surgery. *Anaesthesia.* 2010; 65 : 67-75.

[49] Kong M, Li X, Shen J, Ye M, Xiang H, Ma D. The effectiveness of preemptive analgesia for relieving postoperative pain after video-assisted thoracoscopic surgery (VATS): a prospective, non-randomized controlled trial. *J Thorac Dis.* 2020; 12 (9): 4930.

[50] Cantore F, Boni L, Di Giuseppe M, Giavarini L, Rovera F, Dionigi G. Pre-incision local infiltration with levobupivacaine reduces pain and analgesic consumption after laparoscopic cholecystectomy: a new device for day-case procedure. *Int J Surg.* 2008; 6 : S89-S92.

[51] Wongyingsinn M, Kohmongkoludom P, Trakarnsanga A, Horthongkham N. Postoperative clinical outcomes and inflammatory markers after inguinal hernia repair using

local, spinal, or general anesthesia: a randomized controlled trial. *PLoS One.* 2020; 15 (11): e0242925.

[52] Relland LM, Tobias JD, Martin D, et al. Ultrasound-guided rectus sheath block, caudal analgesia, or surgical site infiltration for pediatric umbilical herniorrhaphy: a prospective, double-blinded, randomized comparison of three regional anesthetic techniques. *J Pain Res.* 2017; 10 : 2629.

[53] Fouladi RF, Navali N, Abbassi A. Pre-incisional, post-incisional and combined pre-and post-incisional local wound infiltrations with lidocaine in elective caesarean section delivery: a randomised clinical trial. *J Obstet Gynaecol.* 2013; 33 (1): 54-59.

[54] Wang Y, Guo X, Guo Z, Xu M. Preemptive analgesia with a single low dose of intrathecal morphine in multilevel posterior lumbar interbody fusion surgery: a double-blind, randomized, controlled trial. *Spine J.* 2020; 20 (7): 989-997.

[55] Aglio LS, Abd-El-Barr MM, Orhurhu V, et al. Preemptive analgesia for postoperative pain relief in thoracolumbosacral spine operations: a double-blind, placebo-controlled randomized trial. *J Neurosurg Spine.* 2018; 29 (6): 647-653.

[56] Gottschalk A, Smith DS. New concepts in acute pain therapy: preemptive analgesia. *Am Fam Physician.* 2001; 63 (10): 1979.

[57] Grape S, Tramèr MR. Do we need preemptive analgesia for the treatment of postoperative pain? *Best Pract Res Clin Anaesthesiol.* 2007; 21 (1): 51-63.

[58] Pogatzki-Zahn EM, Zahn PK. From preemptive to preventive analgesia. *Cur Opin Anesthesiol.* 2006; 19 (5): 551-555.

[59] Rosero EB, Joshi GP. Preemptive, preventive, multimodal analgesia: what do they really mean? *Plast Reconstr Surg.* 2014; 134 (4S-2): 85S-93S.

第 9 章　疼痛是一种主观多维体验

Pain as a Subjective Multidimensional Experience

Yvonne Nguyen　Amy S. Aloysi　Bryant W. Tran　著
章艳君　译　叶　博　校

无论文化、年龄或生活经历如何，疼痛都是一种所有人都能感受到的感觉。科学进步影响着我们对疼痛的理解，但它的表现并不总是可以预测。实际上，这一主观体验随着不同个体、医疗问题和所处环境的不同而各不相同，因此用数字评分进行疼痛评估过于简单化。1979 年，国际疼痛研究协会将疼痛定义为"一种不愉快的感觉和情感体验，通常是由实际或潜在的组织损伤引起的或类似于组织损伤引起的[1]。"随着对疼痛理解的不断加深，许多人质疑这个定义是否仍然充分。现在疼痛被认为是一种主观的、多维的体验。个人的认知塑造了他们对主观体验的处理。这包括前文定义的感官和情感体验之外的因素（图 9-1）。

一、疼痛的生理过程

随着科技的进步，我们对疼痛的理解也在发展变化。此前，大脑对疼痛的感觉处理被认为是丘脑处理的一部分，或者仅仅是一种感觉处理过程。然而，包括成像研究在内的解剖学研究，如功能磁共振成像和正电子发射断层扫描，已经揭示了几个与疼痛有关的皮质区域。几项研究一致认为，顶叶、岛叶和前扣带回皮质在急性疼痛感知中发挥着重要作用，可能各自处理疼痛的不同方面[2-4]。这让我们相信，疼痛不应该被认为是

躯体感觉和情感行为两个截然不同的分支。相反，这些因素在神经网络中相互作用，导致多维疼痛。这些研究揭示了疼痛刺激引起的多种生理变化。例如，在人与动物中，大脑特定区域的脑血流量会随着疼痛刺激而增加。功能成像研究反映了当急性疼痛被传至慢性疼痛部位与急性疼痛被传至无痛部位时的不同反应[5]。这些发现表明，疼痛的复杂生理过程不仅仅是传统所熟知的神经通道（图 9-2）。

二、个人疼痛体验

与许多其他的疾病一样，疼痛体验因人而异。从功能成像研究的客观数据来看，研究结果依然支持疼痛感知的个体差异[6]。除了生理差异外，还有几个因素影响着疼痛的体验，包括家族史、文化、性别和心理因素。研究发现，家族史可以塑造一个人的疼痛体验。父母的模式影响个人的反应，包括对疼痛的反应，同时也影响着患者报道疼痛的频率。这反映了从小到大对应激源的应对机制。疼痛家族史可以作为患者疼痛体验的预测因素，在考虑治疗时是一个重要的关注要点，尤其是在儿科人群中[7-8]。这可能提示未来的方向是管理家庭的疼痛和应对技巧，而不是只专注于个人层面。

在研究疼痛体验的性别差异时，一些研究发

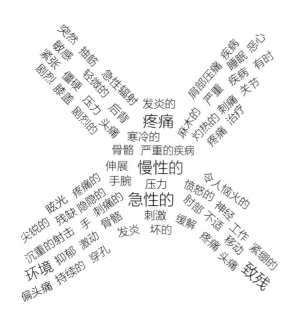

▲ 图 9-1　与疼痛相关的感官和情感体验

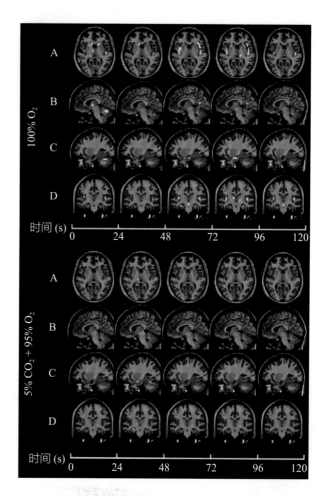

▲ 图 9-2　功能 MRI 显示疼痛过程

引自 Macey PM, Woo MA, Harper RM. Hyperoxic brain effects are normalized by addition of CO_2. PLoS Med. 2007;4（5）:e173. doi:10.1371/journal.pmed.0040173.

现女性经历的慢性疼痛更多，偏头痛、纤维肌痛和腰痛的发生率更高。然而，当观察急性疼痛时，例如，观察术后疼痛情况时，男性和女性之间的临床差异很小[9]。在研究疼痛感知的性别差异中，女性对疼痛的调节能力更强，对反复疼痛刺激的抑制反应也更强。女性往往对自己的疼痛有更强的感知，但这并不意味着报道疼痛的频率更高[10]。人们提出了许多理论来解释男性和女性之间不同的疼痛阈值和反应，但目前还未完全清楚[9]。许多学者认为，鉴于大多数研究都集中在同质文化样本组，社会经济和文化因素可能会歪曲关于疼痛性别差异的数据。然而，因为女性和男性对疼痛干预的反应不同，这仍然是一个重要的研究领域。为了优化急性和慢性疼痛的管理，必须进行更多的研究，以更好地了解性别对多维疼痛的影响。

　　在过去的 10 年中，随着医学领域向个体化治疗转变，疼痛的遗传学受到越来越多的关注。在过去，因为许多药物都经过肝脏代谢，细胞色素 P_{450} 变体在麻醉领域被广泛地研究和讨论。例如，人们普遍认为 CYP2D6（一种细胞色素 P_{450} 酶）的变体影响患者对可待因的反应，因为它在将

可待因代谢为其活性形式吗啡方面发挥作用[11]。许多人研究了通常与红发有关的黑素皮质素受体 1 的遗传因素和其镇痛、镇静的作用。最近，基因研究对慢性疼痛有了更深入的了解，并可能在未来用于预测术后疼痛。*COMT* 是最广泛被研究的基因之一，*COMT* 是一种与儿茶酚 –O– 甲基转移酶编码相关的基因，在肾上腺素能通路中发挥着重要作用。它与几种慢性疼痛有关，多种基因多态性与慢性疼痛风险增加有关。其他一些基因的多态性，例如，*ADRB2*、*HTR2A*、*SLC6A4* 和 *SERPINA1*，表明心理障碍和慢性疼痛易感性之间存在重要的遗传联系[12]。这些多态性强调了心理障碍的生理影响。随着疼痛遗传因素研究的发

展，可能将揭示更多与基因多态性相关的临床表型，并指导对患者具有潜在疼痛基因调控能力的药理制剂产生疗效。这可能会发展成一个基于基因数据的靶向疼痛调节的个性化治疗时代，从而更好地控制疼痛，将不良反应降到最低，并改善心理障碍管理的整合。

三、疼痛的心理因素

疼痛是一种感官体验，顾名思义，它与情感体验深深交织在一起。拉丁语单词"dolor"本身有两个维度，既有躯体层面的含义，也有心理层面的含义。"dolor"的心理层面可以翻译为："每一种痛苦、压抑的感觉的统称（痛苦、苦恼、伤心、磨难、折磨、悲伤、悲痛、忧虑、烦恼、屈辱、懊恼）[13]。"

外周的疼痛刺激在大脑错综复杂的情绪中心区域进行处理，导致焦虑、恐惧、悲伤和抑郁的感觉。伤害性感觉的情绪处理区域被认为是前岛叶皮质，在那里产生内感受，或对身体状态的有意识察觉。特别是，吻侧粒状岛叶皮质与边缘皮质有多种联系，并调节疼痛的情感方面[14]。

疼痛是一种独特的主观体验，患者过去的经历、性格和期望会影响症状的表现。疼痛的心理体验驱使人们渴望逃离或摆脱有害刺激，感觉、情绪和认知都参与其中[14]。患者可能会感到无法摆脱疼痛，从而陷入困境，越来越专注于疼痛，并伴有沉思、抑郁、焦虑，甚至自杀念头。抑郁和焦虑是慢性疼痛的常见合并疾病，影响近 70%的慢性疼痛患者，并且与较高的致残率相关[15]。

在疼痛体验中，一种常见的认知扭曲是"放大化"，即预测最坏的结果，并伴随着痛苦的放大。疼痛放大化的特征是放大了疼痛刺激的威胁、感到无助，以及在经历之前、期间或之后无法停止对疼痛的思考[16]。疼痛放大化与许多负面结果相关，包括疼痛评分更高、适应能力更差，甚至术后急性疼痛[17]。

急性疼痛可演变为慢性疼痛，持续时间超过3 个月的疼痛定义为慢性疼痛。疼痛慢性化的过程可能与岛叶回路功能连接改变有关[14]。最初几个月的早期干预可能有助于预防疼痛综合征患者的焦虑和痛苦[18]。与较低的疼痛评分和更好地适应相关的因素，包括自信心、疼痛应对策略、改变意愿和接受程度。包括认知行为疗法在内的心理干预可以帮助患者掌握这些技能，以减轻因急性和慢性疼痛而致残的负担。

四、多维疼痛的探讨

为了更深入地了解导致疼痛表现的不同因素，尽管对疼痛的研究如火如荼，但重要的是要同时考虑疼痛管理的其他方面。心理健康是一个人健康的重要组成部分，但在临床评估中往往被忽视。它在患者的临床过程和疼痛体验中发挥着重要作用。然而，疼痛往往被视为一种非常客观的对立性标志。通常情况下，疼痛的评分范围是 10 分，但实际上，一个简单的数值难以全面评估患者的疼痛。这个问题在姑息治疗的背景中愈发明显，疼痛是姑息治疗中最常见的症状，而疼痛的管理是患者福祉的目标。姑息治疗中心已经致力于开发疼痛评估调查，以更好地阐明患者疼痛的原因及其对生存质量的影响[19]。为试图改变评估疼痛的常规方式，已经开发了更具描述性的疼痛评估，以便在姑息治疗背景之外了解患者的疼痛，与传统疼痛评分相比，它们被发现是指导多维疼痛管理的更好工具[20]。这些新评估的主要内容包括抑郁、焦虑、生存质量和对生活的影响。

虽然很难提供疼痛的"预防措施"，但可以提高对疼痛的期望。在开具镇痛药时，患者可能不了解药物有多大疗效或药物可能带来的显著不良反应。这些重要的交流都需要纳入疼痛管理中去。它允许患者权衡治疗的风险和获益，并在干预后建立他们生命健康的心理保障。

疼痛是一个不断发展的领域。因此，疼痛的其他方面可能会得到更好的解读，并有针对性地进行管理。在此之前，研究疼痛的每个因素并了解患者的心理健康状况很重要。

参考文献

[1] Merskey H, Albe Fessard D, Bonica JJ, et al. Pain terms: a list with definitions and notes on usage. Recommended by the IASP subcommittee on taxonomy. *Pain.* 1979; 6 : 249-252.

[2] Talbot JD, Marrett S, Evans AC, et al. Multiple representations of pain in human cerebral cortex. *Science.* 1991; 251 : 1355-1358.

[3] Jones AKP, Derbyshire SWG. PET imaging of pain-related somatosensory cortical activity. In: Bromm B, Desmedt JE, eds. *Pain and the Brain: From Nociception to Cognition, Advances in Pain Research and Therapy.* Lippincott-Raven; 1995.

[4] Derbyshire SWG, Jones AKP, Gyulai F, et al. Pain processing during three levels of noxious stimulation produces differential patterns of central activity. *Pain.* 1997; 73 : 431-445.

[5] Apkarian AV, Krauss BR, Fredrickson BE, et al. Imaging the pain of low back pain: functional magnetic resonance imaging in combination with monitoring subjective pain perception allows the study of clinical pain states. *Neurosci Lett.* 2001; 299 : 57-60.

[6] Peyron R, García-Larrea L, Grégoire MC, et al. Parietal and cingulate processes in central pain. A combined positron emission tomography (PET) and functional magnetic resonance imaging (fMRI) study of an unusual case. *Pain.* 2000; 84 (1): 77-87.

[7] Edwards PWB, Zeichner A, Kuczmierczyk AR, et al. Familial pain models: the relationship between family history of pain and current pain experience. *Pain.* 1985; 21 (4): 379-384.

[8] Schanberg LE, Anthony KK, Gil KM, et al. Family pain history predicts child health status in children with chronic rheumatic disease. *Pediatrics.* 2001; 108 (3): E47.

[9] Fillingim RB, King CD, Ribeiro-Dasilva MC, et al. Sex, gender, and pain: a review of recent clinical and experimental findings. *J Pain.* 2009; 10 (5): 447-485.

[10] Koutantji M, Pearce SA, Oakley DAB. The relationship between gender and family history of pain with current pain experience and awareness of pain in others. *Pain.* 1998; 77 (1): 25-31.

[11] Ulrike MS, Lehnen K, Höthker F, et al. Impact of CYP2D6 genotype on postoperative tramadol analgesia. *Pain.* 2003; 105 (1): 231-238.

[12] Diatchenko L, Fillingim RB, Smith SB, et al. The phenotypic and genetic signatures of common musculoskeletal pain conditions. *Nat Rev Rheumatol.* 2013; 9 (6): 340-350.

[13] Lewis & Short: Latin-English Dictionary. Ed. Charles Short. 1879. Oxford University Press. https://www. latinitium.com/latin-dictionaries?t=lsn14669,do130,do157

[14] Lu C, Yang T, Zhao H, et al. Insular cortex is critical for the perception, modulation, and chronification of pain. *Neurosci Bull.* 2016; 32 (2): 191-201.

[15] de Heer EW, Gerrits MM, Beekman AT, et al. The association of depression and anxiety with pain: a study from NESDA. *PLoS One.* 2014; 9 (12): e115077.

[16] Quartana PJ, Campbell CM, Edwards RR. Pain catastrophizing: a critical review. *Expert Rev Neurother.* 2009; 9 (5): 745-758.

[17] Sobol-Kwapinska M, Bbel P, Plotek W, Stelcer B. Psychological correlates of acute postsurgical pain: a systematic review and meta-analysis. *Eur J Pain.* 2016; 20 (10): 1573-1586.

[18] Keefe FJ, Rumble ME, Scipio CD, et al. Psychological aspects of persistent pain: current state of the science. *J Pain.* 2004; 5 (4): 195-211.

[19] Hølen JC, Hjermstad MJ, Loge JH, et al. Pain assessment tools: is the content appropriate for use in palliative care? *J Pain Symptom Manage.* 2006; 32 (6): 567-580.

[20] van Boekel RLM, Vissers KCP, van der Sande R, et al. Moving beyond pain scores: multidimensional pain assessment is essential for adequate pain management after surgery. *PLoS One.* 2017; 12 (5): e0177345.

第 10 章 术后持续性疼痛的预测与预防

Prediction and Prevention of Persistent Postsurgical Pain

Alan David Kaye   Nicole Rose Rueb   Lindsey K. Xiong   Stewart J. Lockett

Victoria L. Lassiegne   Elyse M. Cornett   著

李新鹏 译   张 灏 校

术后持续性疼痛（persistent postsurgical pain，PPSP）是指外科手术后持续至少 3 个月的慢性疼痛。PPSP 不能是其他任何原因（如感染或癌症导致的疼痛），且必须与术前的任何疼痛明确区分 [1, 2]。PPSP 可发生于疝修补术、剖宫产术、开胸手术、乳腺癌根治术和子宫切除术等各种手术后 [3]。PPSP 发生率为 10%～50%。在接受手术的成年人，严重 PPSP 发病率可达 2%～10%。PPSP 可能病因包括持续炎症或周围神经损伤导致的神经病理性疼痛。

炎性疼痛是指由组织损伤和炎症引起的疼痛。炎性疼痛是炎症介质释放导致痛觉感受器阈值降低，神经元兴奋性增加导致的。神经病理性疼痛则是神经损伤导致异常信号传递到脊髓和大脑。PPSP 发生的两个最重要的决定因素为可引起神经病理性疼痛的医源性神经损伤和患者术前疼痛严重程度 [4]。严重的术前疼痛与持续的伤害性输入导致中枢神经系统敏化相关。阿片类药物可能会进一步增强伤害性输入，导致术后疼痛反应过度 [5]。PPSP 发病的其他危险因素还包括术后疼痛强度、多次手术、年轻、女性、手术部位及遗传和心理因素 [2]。

PPSP 不能通过一个单纯明确的原因预测，而且与心理、情绪、行为和遗传影响有关的因素很难预测 [6]。可以在术前、术中和术后进行干预，以降低 PPSP 发生率。术前应及时识别 PPSP 高危患者，并给予个体化疼痛管理 [7]。术中应尽可能减少神经损伤。患者急性术后疼痛强度与 PPSP 风险相关，必须管理好急性疼痛 [4]。先前对 PPSP 的研究主要集中在药物治疗和给药方式，包括患者自控镇痛和椎管内给药方法。然而，PPSP 往往没有得到充分的治疗。目前的研究重点已经转移到患者对疼痛反应增强和镇痛药物反应不足的个体化评估。定量感觉测试（quantitative sensory testing，QST）主要评估对机械、热或电刺激的可量化疼痛反应，可用来评估术前疼痛 [5]。QST 测量疼痛阈值，以最佳量化痛觉敏化 [8]。QST 可能是预测术后疼痛的一个有效工具 [6]。

PPSP 可导致康复时间延长、手术效果不佳，并增加心血管和肺部并发症风险 [7]。术前筛查 PPSP 易感性和实施个体化治疗可能会降低 PPSP 引起的短期和长期并发症发病率 [5]。下一章将阐述 PPSP 发病的危险因素、预防和干预。

一、术后持续性疼痛的危险因素

PPSP 的危险因素包括遗传、人口统计学、心理社会、疼痛、内科合并症和手术因素 [9]。

（一）人口统计学因素

在包括乳腺、心脏手术和疝修补术等多种手术类型中，低龄是 PPSP 发病的危险因素[9-15]。少量研究认为女性是术后疼痛的危险因素[9, 16-18]。然而，最近更多的分析表明，性别影响 PPSP 发病的结论还不明确，需要进一步研究[9, 13, 15, 19-21]。

（二）遗传因素

对 PPSP 研究最广泛的遗传靶点是 COMT 基因，其编码儿茶酚 -O- 甲基转移酶，并已被广泛研究与实验性疼痛、慢性疼痛和急性术后疼痛的关系[9, 22-26]。然而，只有少数研究表明 COMT 基因多态性与 PPSP 相关，并且这种相关性只发生在疼痛灾难化这一危险因素同时存在时[25, 27-29]。

（三）内科合并症

术前有无内科合并症、合并症数量和严重程度可能是多种手术类型 PPSP 的重要预测因素，尤其是合并症数量对预测结果尤为重要[30-32]。

（四）心理社会因素

心理社会因素，包括抑郁、特质、焦虑状态、疼痛灾难化和压力等，往往与 PPSP 发病相关。然而，Meta 分析显示，这些危险因素的效应存在不确定性[33-38]。疼痛灾难化指在疼痛刺激时放大疼痛威胁和感到无助的倾向，是 PPSP 发病的关键危险因素之一[32-34, 39-42]。Theunissen 等通过 Meta 分析发现，纳入的 55% 的研究发现术前焦虑和疼痛灾难化是 PPSP 发病的预测因子，差异具有统计学意义；没有研究显示术前焦虑和疼痛灾难化与 PPSP 发病负相关；所有较大样本量的研究均表明术前焦虑和疼痛灾难化与 PPSP 发病正相关[9, 3]。结合 Giusti 等最近的 Meta 分析，研究人员认为抑郁症、焦虑状态、焦虑特质、自我效能、疼痛灾难化和 PPSP 间存在具有统计学和临床意义的较为微弱的关联[33, 35, 37]。

（五）疼痛因素

在多种手术类型中，疼痛一直被认为是 PPSP 的最强预测因子。术前疼痛包括持续时间、部位和强度是术后急性疼痛（acute postsurgical pain，APSP）和 PPSP 发生的主要危险因素[4, 9, 12, 14, 17, 21, 26, 34, 38, 43]。在多项疝修补术研究中，术前疼痛与 PPSP 发生率增加有关[12, 44, 45]。类似相关性同样出现在截肢前疼痛和截肢后幻肢痛、术前乳腺疼痛和乳腺切除术后幻象痛人群中[46-48]。此外，文献也报道了重视 APSP 管理与不同手术类型 PPSP 发病的关系[9, 14, 43, 49, 50]。一般术前疼痛、与手术部位有关的术前疼痛、APSP 和 PPSP 的关系复杂。术前疼痛可能与多种危险因素有关，包括其他内科合并症。而 APSP 则可能来自术前或术后疼痛管理不善导致的疼痛易感性增加[9, 34, 36, 49]。此外，Willingham 等发现，术后并发症是 PPSP 最强的独立预测因子，风险可增加 2 倍。这进一步提示术后疼痛可转化为 PPSP[15]。

（六）手术因素

手术部位和技术、持续时间（>3h）、医院手术病房数量、术中神经处理、传统手术方式或腹腔镜手术方式、组织缺血都与 PPSP 的风险增加有关。然而对于这些危险因素影响的效应值大小，目前没有定论[9, 14, 36, 44, 51-56]。

二、术后持续性疼痛的预防

（一）优化手术治疗

医生应慎重使用外科治疗，并将其作为治疗轻度障碍或高度症状性障碍及潜在生命威胁事件的最后手段。PPSP 预防的第一步是尽可能避免手术。如果需要手术，可进行一些优化，以降低 PPSP 风险。一种改进是减少手术中分离和牵拉的神经数量[3]。分离和切除的神经数量增加与 PPSP 的严重程度呈正相关[3]。可通过实施微创手术来减少神经损伤。其他手术因素还包括手术入路（视频与开放）、切口类型（横切口与中线切口）或肌肉运动类型（牵拉或切除）[3]。此外，应采用较小范围的手术，包括缩短时间、减少侵入性伤口和麻醉时间。

（二）药物治疗

抗惊厥药加巴喷丁和普瑞巴林是神经病理性疼痛的一线治疗药物，已被研究用作治疗 PPSP[3]。研究表明，加巴喷丁和普瑞巴林具有预防性镇痛作用[3]。三环类抗抑郁药（tricyclic antidepressant，TCA）和 5- 羟色胺去甲肾上腺素再摄取抑制药可以用于治疗慢性疼痛和与慢性疼痛相关的抑郁，但未发现对 PPSP 有效[3]。非甾体抗炎药和对乙酰氨基酚可治疗急性疼痛，但对 PPSP 的预防作用尚未得到证实。类固醇激素具有抗炎作用，在临床试验中似乎有积极作用，但仍存在许多争议[57]。

（三）预防性和围术期疼痛干预

硬膜外和脊髓阿片类药物可在短时间内使神经末梢脱敏，但并不完全有效[58]。术前镇痛性阻滞可显著降低术后急性疼痛[58]。区域镇痛技术，包括外周敏化、伤口浸润和肋间神经阻滞已被用于治疗 PPSP[3]。然而，尽管所有这些方法都能有效治疗急性疼痛，但没有一种方法对 PPSP 有临床治疗意义[3]。

类固醇激素影响下丘脑 - 垂体 - 肾上腺轴。有证据表明下丘脑 - 垂体 - 肾上腺轴活性降低与某些手术后不良结局有关[57]。此外，NDMA 拮抗药与术后 6 个月 PPSP 发病率降低相关。α_2 受体激动药（如可乐定）目前已用于治疗围术期急性疼痛。这些药物可能具有抗神经敏化和抗炎效应。一些证据表明，它们可预防 PPSP 的发生[3]。阿片类药物是术中和术后疼痛控制的首选镇痛药。不幸的是，阿片类药物与"幻象痛"有强相关性。幻象痛是一种从不存在或目前没有感觉或知觉的身体部位放射出来的疼痛。然而，阿片类药物可以预防严重的术后疼痛，而术后疼痛是 PPSP 的一个危险因素；在合适的临床情形下，阿片类药物可用作预防性治疗[3]。

（四）心理治疗

目前的研究已经明确术前心理因素是 PPSP 发生的危险因素[38]。Kinrichs-Rocker 在 2009 年发表的一项系统评价发现，抑郁、心理脆弱、压力和较晚重返工作可能与 PPSP 相关[3]。接纳与承诺疗法（acceptance and commitment therapy，ACT）通过教会患者冥想，来应对术后疼痛，从而帮助他们克服疼痛、痛苦，并避免使用阿片类

药物的恶性循环，以提高生存质量[38]。临床结果表明，接受治疗性疼痛专家护理的患者疼痛降低、阿片类药物减少，但同时接受 ACT 治疗的患者每日使用阿片类药物减少幅度更大，报道的疼痛和抑郁更少[38]。ACT 干预包括疼痛灾难化管理、疼痛教育、疼痛重定向，以及用预先录制的音频放松[38]。这些研究表明了心理治疗方法和 PPSP 间的良好相关性。

三、重要的临床研究

由于充分的疼痛控制可以改善预后和患者满意度，许多研究已经将注意力转向开发预测工具，以预测 PPSP 高风险患者。一项研究运用监督式机器学习算法，观察患者冷痛试验表现对 PPSP 的预测效能[2]。900 例女性在乳腺癌手术后接受了 3 年的随访，其中 763 例被纳入最终数据分析。患者将双手浸入冷水（2～4℃）中，测试可浸没的最长时间，90s 封顶。采用数字分级评分法（numerical rating scale，NRS）进行疼痛评分。在术后 3 年内不同时间点发送调查问卷，并使用软件包收集和分析调查信息。763 例女性中有 61 例报道了 PPSP，监督式机器学习分析发现该模型的阴性预测值（negative predicted value，NPV）高达 95%，表明该测试有助于排除 PPSP 低危患者。由此，研究人员建议讲患者对冷水浸泡反应作为排除 PPSP 的生物标志物[2]。然而，该试验的阳性预测值仅为 10%，表明假阳性数量多，并非 PPSP 高危患者的最佳检测方法。

这些研究人员进一步通过软件开发了一个比目前问卷更短的 PPSP 预测问卷。目前使用的调查问卷非常长，需要花费受试者大量时间和注意力。这些问卷旨在评估某些可纠治的 PPSP 相关的心理问题。机器学习首先采用一些已知与疼痛相关的心理问卷进行训练，并优化生成了一个含有 7 个项目、69 个问题的综合问卷，用于预测术后疼痛。该项问卷具有 95% 的 NPV，将有助于排除发展 PPSP 低危患者。

另一项研究制订了简洁的用于乳腺癌术后疼

痛预测的术前疼痛风险评分。该评分包括 4 个项目：①手术部位的术前疼痛；②抑郁史；③年龄 ＜50 岁；④个人对高强度疼痛预期（＞6 分的疼痛，满分为 10 分）[4]。研究通过一项前瞻性观察性研究，纳入 200 例接受乳腺癌手术的女性，评估了该风险评分的预测能力。危险因素赋分根据 Logistic 模型的回归系数确定。评分≥2（满分为 5 分）时，患者术后 4 个月内发生疼痛的风险为 > 30%[4]。下一步需要扩大研究并包括不同手术类型，以制订具有更好预测效能的评分表（表 10-1），并通过这些模型对患者 PPSP 风险进行有效预测。

效预测。

结论

术后持续性疼痛是指术后持续至少 3 个月的疼痛，这种疼痛可以是术后急性疼痛的延续，也可以是无症状期之后重新出现的疼痛。PPSP 位于手术野内或在手术受影响的皮区内。最后，PPSP 与由可识别的因素（如术前疼痛、癌症或感染等）无关 [1, 2]。尽管目前麻醉技术取得了进步，但 PPSP 仍然难以治疗，并极大地降低了患者的生存质量，造成了功能和心理损害。术后急性疼痛可

作者（年份）	研究组别和干预	结果和发现	结 论
表 10-1	与术后疼痛相关的重要临床研究		
Ramsay（2000）[58]	在这篇综述中，讨论了适当的术后疼痛控制对所有手术患者的重要性	研究认为术后疼痛控制不足可能会导致并发症发病率和死亡率增加	新的手术技术、药物镇痛和医护重视是有助于减少术后疼痛的关键可控因素
Lotsch（2017）[61]	一项针对 763 例女性的研究，观察冷疼痛试验结果与乳腺癌术后疼痛的相关性。患者将双手浸入 2~4℃的冷水中，并对疼痛程度进行评分（NRS），分值为 0~10 分	应用机器学习的方法对数据进行分析。61 例患者有持续性术后疼痛。冷疼痛试验预测术后慢性痛的 NPV 为 95%，提示该试验使其有助于排除术后疼痛低危患者。PPV 仅为 10%，提示假阳性率很高	冷痛试验有助于排除术后持续性疼痛低危患者，准确率达 95%
Lotsch（2018）[62]	利用监督学习生成一份简短的问卷，该问卷对 1000 名乳腺癌术后随访 3 年的女性的疼痛持久性的预测效能与完整的、长时间的调查问卷相同	由原始心理问卷优化成的 7 个问题，提供了与完整问卷相同的预测效能。7 个项目问卷可更快、更准确地鉴别出术后持续性疼痛低危女性（约 95%NPV）	应用机器学习的方法，从 Beck 抑郁量表（Beck depression Inventory, BDI）和状态 – 特质焦虑量表（State-Trait anxiety inventory, STAI）优化的 7 个项目的简短问卷被提议作为乳腺癌手术后持续性疼痛预测的基础工具
Dereu（2018）[63]	前瞻性观察研究，测试了术前疼痛风险评分对 200 例乳腺癌手术患者术后持续疼痛的预测效能。评分包括 4 个项目：①手术部位术前疼痛；②抑郁史；③年龄＜50 岁；④个人对高强度疼痛预期（满分 10 分，评估为＞6 分的疼痛）	该评分的得分点基于 logistic 回归模型的系数。评分≥2 时，术后 4 个月发生临床意义疼痛的风险＞30%，曲线下面积为 0.81	研究了计划接受乳腺癌手术的患者持续疼痛的已知危险因素，并构建了一个足够简单的术前风险评分，以便在未来的预防性研究中选择高危患者

通过中枢敏化引起痛觉感受器机械阈值降低，导致 PPSP 的发生。有害刺激引起的伤害性感受器过度反应导致痛觉过敏和异常性疼痛[3, 14]。

术后持续性疼痛很难治疗，因此最好的治疗方法是控制症状而不是改变疾病。预防是降低 PPSP 发病率的最佳方法之一。外科医生肩负着避免术中神经损伤的重大责任。他们必须在解剖和牵拉过程中保持警惕，以减少神经损伤。其诱发的炎症反应可能导致慢性神经性疼痛，外科医生必须采用技术来减少炎症发生。微创技术也可以用来进一步降低神经损伤的风险，且已被证明可以降低 PPSP 的发病率。Fletcher 研究发现，腹腔镜胆囊切除术患者 PPSP 的发生率仅为 8.8%，而开腹胆囊切除术患者 PPSP 的发生率为 28%[59]。PPSP 高风险人群一直未被充分筛查[4]。进一步分析导致疼痛差异的术前患者因素，如性别、年龄、既往病史、认知、情感和文化因素，将有助于确定 PPSP 发生最重要的风险因素。围术期危险因素，如手术时间和手术类型、神经损伤数量、术后急性疼痛严重程度和持续时间等也应量化，以确定风险患者。在充分的识别和干预成为预防 PPSP 标准之前，术前和术后疼痛控制应该是优先考虑的事项，因为术前和术后疼痛的严重程度往往与 PPSP 风险相关[2]。急性创伤后的神经可塑性可将急性疼痛转化为慢性疼痛，所以有必要积极治疗术前疼痛[60]。

总之，PPSP 仍然是患者、外科、疼痛管理和麻醉医生等所有相关人员需要面对的问题。尽管药理学取得了进步，PPSP 防治依然存在困难。PPSP 很难治疗，不能治愈，最多只能控制好症状。积极的术前和术后疼痛干预研究及 PPSP 风险量化预测研究有助于预防 PPSP 的发生。

参考文献

[1] Werner MU, Kongsgaard UE. I. Defining persistent post-surgical pain: is an update required? *Br J Anaesth.* 2014; 113 (1): 1-4.

[2] Williams G, Howard RF, Liossi C. Persistent postsurgical pain in children and young people: prediction, prevention, and management. *Pain Rep.* 2017; 2 (5): e616.

[3] Thapa P, Euasobhon P. Chronic postsurgical pain: current evidence for prevention and management. *Korean J Pain.* 2018; 31 (3): 155-173.

[4] Kehlet H, Jensen TS, Woolf CJ. Persistent postsurgical pain: risk factors and prevention. *Lancet.* 2006; 367 (9522): 1618-1625.

[5] Werner MU, Mjöbo HN, Nielsen PR, Rudin Å, Warner DS. Prediction of postoperative pain: a systematic review of predictive experimental pain studies. *Anesthesiology.* 2010; 112 (6): 1494-1502.

[6] Raja SN, Jensen TS. Predicting postoperative pain based on preoperative pain perception: are we doing better than the weatherman? *Anesthesiology.* 2010; 112 (6): 1311-1312.

[7] Abrishami A, Wong J. Preoperative pain sensitivity and its correlation with postoperative pain and analgesic consumption: a qualitative systematic review. *Anesthesiology.* 2011; 114 (2): 445-457.

[8] Martinez V, Fletcher D, Bouhassira D, Sessler DI, Chauvin M. The evolution of primary hyperalgesia in orthopedic surgery: quantitative sensory testing and clinical evaluation before and after total knee arthroplasty. *Anesth Analg.* 2007; 105 (3): 815-821.

[9] Schug SA, Bruce J. Risk stratification for the development of chronic postsurgical pain. *Pain Rep.* 2017; 2 (6): e627.

[10] Kroman N, Jensen M-B, Wohlfahrt J, Mouridsen HT, Andersen PK, Melbye M. Factors influencing the effect of age on prognosis in breast cancer: population based study. *BMJ.* 2000; 320 (7233): 474-479.

[11] Poleshuck EL, Katz J, Andrus CH, et al. Risk factors for chronic pain following breast cancer surgery: a prospective study. *J Pain.* 2006; 7 (9): 626-634.

[12] Poobalan AS, Bruce J, King PM, Chambers WA, Krukowski ZH, Smith WCS. Chronic pain and quality of life following open inguinal hernia repair. *Br J Surg.* 2001; 88 (8): 1122-1126.

[13] Gjeilo KH, Klepstad P, Wahba A, Lydersen S, Stenseth R. Chronic pain after cardiac surgery: a prospective study. *Acta Anaesthesiol Scand.* 2010; 54 (1): 70-78.

[14] Bruce J, Quinlan J. Chronic post surgical pain. *Rev Pain.* 2011; 5 (3): 23-29.

[15] Willingham M, Rangrass G, Curcuru C, et al. Association between postoperative complications and lingering post-surgical pain: an observational cohort study. *Br J Anaesth.* 2020; 124 (2): 214-221.

[16] Thomas T, Robinson C, Champion D, McKell M, Pell M. Prediction and assessment of the severity of postoperative pain and of satisfaction with management. *Pain.* 1998; 75 (2-3): 177-185.

[17] Perkins FM, Kehlet H. Chronic pain as an outcome of surgery. *Anesthesiology.* 2000; 93 (4): 1123-1133.

[18] Kalkman JC, Visser K, Moen J, Bonsel JG, Grobbee ED, Moons MKG. Preoperative prediction of severe postoperative pain. *Pain.* 2003; 105 (3): 415-423.

[19] Caumo W, Schmidt AP, Schneider CN, et al. Preoperative predictors of moderate to intense acute postoperative pain in patients undergoing abdominal surgery. *Acta Anaesthesiol Scand.* 2002; 46 (10): 1265-1271.

[20] Taillefer M-C, Carrier M, Bélisle S, et al. Prevalence, characteristics, and predictors of chronic nonanginal postoperative pain after a cardiac operation: a cross-sectional study. *J Thorac Cardiovasc Surg.* 2006; 131 (6): 1274-1280.

[21] Johansen A, Schirmer H, Stubhaug A, Nielsen CS. Persistent post-surgical pain and experimental pain sensitivity in the Tromso study: comorbid pain matters. *Pain.* 2014; 155 (2): 341-348.

[22] Diatchenko L, Slade GD, Nackley AG, et al. Genetic basis for individual variations in pain perception and the development of a chronic pain condition. *Hum Mol Genet.* 2005; 14 (1): 135-143.

[23] Diatchenko L, Nackley AG, Slade GD, et al. Catechol-O-methyltransferase gene polymorphisms are associated with multiple pain-evoking stimuli. *Pain.* 2006; 125 (3): 216-224.

[24] Kambur O, Kaunisto MA, Tikkanen E, Leal SM, Ripatti S, Kalso EA. Effect of Catechol-o-methyltransferasegene (COMT) variants on experimental and acute postoperative pain in 1,000 women undergoing surgery for breast cancer. *Anesthesiology.* 2013; 119 (6): 1422-1433.

[25] Hoofwijk DMN, van Reij RRI, Rutten BP, Kenis G, Buhre WF, Joosten EA. Genetic polymorphisms and their association with the prevalence and severity of chronic postsurgical pain: a systematic review. *Br J Anaesth.*2016; 117 (6): 708-719.

[26] Montes A, Roca G, Sabate S, et al. Genetic and clinical factors associated with chronic postsurgical pain after hernia repair, hysterectomy, and thoracotomy: a two-year multicenter cohort study. *Anesthesiology.* 2015; 122 (5): 1123-1141.

[27] Rut M, Machoy-Mokrzyska A, Rcławowicz D, et al. Influence of variation in the catechol-O -methyltransferase gene on the clinical outcome after lumbar spine surgery for one-level symptomatic disc disease: a report on 176 cases. *Acta Neurochir (Wien).* 2014; 156 (2): 245-252.

[28] George SZ, Wallace MR, Wright TW, et al. Evidence for a biopsychosocial influence on shoulder pain: pain catastrophizing and catechol-O-methyltransferase (COMT) diplotype predict clinical pain ratings. *Pain.* 2008; 136 (1): 53-61.

[29] Hoofwijk DMN, van Reij RRI, Rutten BPF, et al. Genetic polymorphisms and prediction of chronic postsurgical pain after hysterectomy—a subgroup analysis of a multicenter cohort study. *Acta Anaesthesiol Scand.* 2019; 63 (8): 1063-1073.

[30] Peters ML, Sommer M, Kleef M, van Marcus MAE. Predictors of physical and emotional recovery 6 and 12 months after surgery. *Br J Surg.* 2010; 97 (10): 1518-1527.

[31] Gerbershagen HJ, Dagtekin O, Rothe T, et al. Risk factors for acute and chronic postoperative pain in patients with benign and malignant renal disease after nephrectomy. *Eur J Pain.* 2009; 13 (8): 853-860.

[32] Forsythe ME, Dunbar MJ, Hennigar AW, Sullivan MJ, Gross M. Prospective relation between catastrophizing and residual pain following knee arthroplasty: two-year follow-up. *Pain Res Manag.* 2008; 13 (4): 335-341.

[33] Theunissen M, Peters ML, Bruce J, Gramke H-F, Marcus MA. Preoperative anxiety and catastrophizing: a systematic review and meta-analysis of the association with chronic postsurgical pain. *Clin J Pain.* 2012; 28 (9): 819-841.

[34] Katz J, Seltzer Z. Transition from acute to chronic postsurgical pain: risk factors and protective factors. *Expert Rev Neurother.* 2009; 9 (5): 723-744.

[35] Hinrichs-Rocker A, Schulz K, Järvinen I, Lefering R, Simanski C, Neugebauer EAM. Psychosocial predictors and correlates for chronic post-surgical pain (PPSP)—a systematic review. *Eur J Pain.* 2009; 13 (7): 719-730.

[36] VanDenKerkhof EG, Peters ML, Bruce J. Chronic pain after surgery: time for standardization? A framework to establish core risk factor and outcome domains for epidemiological studies. *Clin J Pain.* 2013; 29 (1): 2-8.

[37] Giusti EM, Lacerenza M, Manzoni GM, Castelnuovo G. Psychological and psychosocial predictors of chronic postsurgical pain: a systematic review and meta-analysis. *Pain.* 2021; 162 (1): 10-30.

[38] Weinrib AZ, Azam MA, Birnie KA, Burns LC, Clarke H, Katz J. The psychology of chronic post-surgical pain: new frontiers in risk factor identification, prevention and management. *Br J Pain.* 2017; 11 (4): 169-177.

[39] Osman A, Barrios FX, Gutierrez PM, Kopper BA, Merrifield T, Grittmann L. The Pain Catastrophizing Scale: further psychometric evaluation with adult samples. *J Behav Med.* 2000; 23 (4): 351-365.

[40] Osman A, Barrios FX, Kopper BA, Hauptmann W, Jones J, O'Neill E. Factor structure, reliability, and validity of the Pain Catastrophizing Scale. *J Behav Med.* 1997; 20 (6): 589-605.

[41] Quartana PJ, Campbell CM, Edwards RR. Pain catastrophizing: a critical review. *Expert Rev Neurother.* 2009; 9 (5): 745-758.

[42] Sullivan MJL, Bishop SR, Pivik J. The Pain Catastrophizing Scale: development and validation. *Psychol Assess.* 1995; 7 (4): 524-532.

[43] Althaus A, Hinrichs-Rocker A, Chapman R, et al. Development of a risk index for the prediction of chronic post-surgical pain. *Eur J Pain.* 2012; 16 (6): 901-910.

[44] Liem SL, Van Duyn B, Van Der Graaf JMV, Van Vroonhoven JMV. Recurrences after conventional anterior and laparoscopic inguinal hernia repair: a randomized comparison. *Ann Surg.* 2003; 237 (1): 136-141.

[45] Wright D, Paterson C, Scott N, Hair A, O'Dwyer PJ. Five-year follow-up of patients undergoing laparoscopic or open groin hernia repair. *Ann Surg.* 2002; 235 (3): 333-337.

[46] Karanikolas M, Aretha D, Tsolakis I, et al. Optimized perioperative analgesia reduces chronic phantom limb pain intensity, prevalence, and frequency a prospective, randomized, clinical trial. *Anesthesiology.* 2011; 114 (5):

1144-1154.

[47] Krøner K, Knudsen UB, Lundby L, Hvid H. Long-term phantom breast syndrome after mastectomy. *Clin J Pain.* 1992; 8 (4): 346-350.

[48] Nikolajsen L, Ilkjaer S, Krøner K, Christensen JH, Jensen TS. The influence of preamputation pain on postamputation stump and phantom pain. *Pain.* 1997; 72 (3): 393-405.

[49] Gerbershagen HJ. Transition from acute to chronic postsurgical pain. *Schmerz.* 2013; 27 (1): 81-96.

[50] Roth RS, Qi J, Hamill JB, et al. Is chronic postsurgical pain surgery-induced? A study of persistent postoperative pain following breast reconstruction. *Breast.* 2018; 37 : 119-125.

[51] Fregoso G, Wang A, Tseng K, Wang J. Transition from acute to chronic pain: evaluating risk for chronic postsurgical pain. *Pain Physician.* 2019; 22 (5): 479-488.

[52] McGreevy K, Bottros MM, Raja SN. Preventing chronic pain following acute pain: risk factors, preventive strategies, and their efficacy. *Eur J Pain Suppl.* 2011; 5 (2): 365-372.

[53] Wildgaard K, Ravn J, Kehlet H. Chronic post-thoracotomy pain: a critical review of pathogenic mechanisms and strategies for prevention. *Eur J Cardiothorac Surg.* 2009; 36 (1): 170-180.

[54] Peters ML, Sommer M, de Rijke JM, et al. Somatic and psychologic predictors of long-term unfavorable outcome after surgical intervention. *Ann Surg.* 2007; 245 (3): 487-494.

[55] Cerfolio RJ, Price TN, Bryant AS, Sale Bass C, Bartolucci AA. Intracostal sutures decrease the pain of thoracotomy. *Ann Thorac Surg.* 2003; 76 (2): 407-411; discussion 411-412.

[56] Tasmuth T, Blomqvist C, Kalso E. Chronic post-treatment symptoms in patients with breast cancer operated in different surgical units. *Eur J Surg Oncol.* 1999; 25 (1): 38-43.

[57] Richebé P, Capdevila X, Rivat C. Persistent postsurgical pain: pathophysiology and preventative pharmacologic considerations. *Anesthesiology.* 2018;129(3):590-607.

[58] Ramsay MA. Acute postoperative pain management. *Proc (Bayl Univ Med Cent).* 2000; 13 : 244-247.

[59] Fletcher D, Stamer UM, Pogatzki-Zahn E, et al. Chronic postsurgical pain in Europe: an observational study. *Eur J Anaesthesiol.* 2015; 32 (10): 725-734.

[60] Kraychete DC, Sakata RK, Lannes L de OC, Bandeira ID, Sadatsune EJ. Postoperative persistent chronic pain: what do we know about prevention, risk factors, and treatment. *Braz J Anesthesiol.* 2016; 66 (5): 505-512.

[61] Lötsch J, Ultsch A, Kalso E. Prediction of persistent post-surgery pain by preoperative cold pain sensitivity: biomarker development with machine-learning-derived analysis. *Br J Anaesth.* 2017;119(4):821-829. doi:10.1093/bja/aex236

[62] Lötsch J, Sipilä R, Tasmuth T, et al. Machine-learning-derived classifier predicts absence of persistent pain after breast cancer surgery with high accuracy. *Breast Cancer Res Treat.* 2018;171(2):399-411. doi:10.1007/s10549-018-4841-8

[63] Dereu D, Savoldelli GL, Combescure C, Mathivon S, Rehberg B. Development of a simple preoperative risk score for persistent pain after breast cancer surgery: a prospective observational cohort study. *Clin J Pain.* 2018;34(6):559-565. doi:10.1097/AJP.0000000000000575

第 11 章　开展术后疼痛管理服务
Running a Postoperative Pain Management Service

Alex D. Pham　Matthew R. Eng　Oscar A. Alam Mendez　Oren Cohen
Alan David Kaye　Richard D. Urman　著
赵茗姝　译　　刘永哲　校

术后疼痛是主要问题。临床上高达 86% 的患者经历过术后疼痛，其中 75% 患者报道为中至重度疼痛[1]。实际上，根据 Tennant 等报道，通过对该团队治疗组患者进行的随访发现，一半以上患者术后镇痛管理不充分[2]。术后疼痛处理有以下几个原因。1999—2018 年，阿片类药物的流行已导致近 45 万人因包括调查及药物处方等原因在内的药物过量死亡，阿片类药物的规范使用及减轻术后疼痛至关重要[3]。过量的阿片类药物处方现已被认为是滥用阿片类药物的重要原因之一[4]。此外，急性疼痛是否会转变成为慢性疼痛也是需要担心的问题[4]。某些特定的外科手术可以增加由术后急性疼痛转为慢性疼痛的风险，如腹股沟疝修补术、开胸手术及乳腺手术[5]。术后疼痛是导致意外入院与延迟出院的最常见因素之一[5]。考虑到这些因素及控制术后疼痛所具有的挑战性，制订更有效的术后镇痛管理方案尤为必要。

在本章中，我们将讨论与回顾：①目前现有的术后疼痛管理模式；②一般的术后疼痛治疗策略；③疼痛专家在现场的效用；④规范的疼痛评估测量工具；⑤持续对患者进行疼痛教育及团队参与；⑥更新镇痛指南，如加速术后康复（enhanced recovery after surgery，ERAS）指南；

⑦镇痛方案的记录及后续计划；⑧团队参与患者治疗工作中保持沟通的重要性。我们的目标是通过回顾现有指南与模型，以便更有效地控制患者术后疼痛，优化术后疼痛管理方案。

一、目前的术后疼痛管理模式

围术期镇痛可直接影响手术预后。如患者经历了严重疼痛且未得到较好缓解可造成总体满意度下降，并难以参与后期的康复治疗。这将导致术后恢复时间延长、发病率及病死率增加，术后发展为持续疼痛的风险增加[6-8]。因此，急性疼痛服务（acute pain service，APS）是由专注于疼痛管理的多学科团队创建的，关注术前、术中、术后各阶段患者疼痛控制及功能改善的服务。

一个 APS 团队是由具有区域阻滞麻醉与多模式镇痛知识的医疗工作者组成。他们在围术期制订镇痛计划并实施外周或神经轴阻滞[9-10]。然而，这个团队也可以包括其他专业的专家，帮助提供全面的患者治疗方案。

正式的镇痛管理包括多学科团队（麻醉医生、护士、外科医生、社会工作者、物理和职业治疗师），在镇痛及患者功能恢复方面有着明确的目标[11-13]。这涉及财政、结构与人力资源的分配，通过特定方案以简化患者管理流程，从而降低可变量和工作量，提高整个围术期患者的管理水平[10]。

不是每一种方案都能严格适用于每一种情况。在某些时候，必须针对每个患者的情况对原计划做出及时调整。这些情况可能是手术史、既往史、用药史及患者意愿。做出这些调整需要在疼痛管理、药理学、多模式镇痛方面具备更深度的知识（包括介入性疼痛管理如神经轴或外周神经阻滞），以选择最有效、最安全的镇痛方案。

正如 N. Rawal 于 2002 年在区域麻醉与疼痛医学社论中描述的那样，现代 APS 仍然是当今该学科的核心目标[14]。现代 APS 的基本组成包括：① APS 必须全天候提供咨询并处理严重的急性疼痛；②团队领导必须围绕患者，评估疼痛的严重性及治疗的有效性；③ APS 团队必须以患者康复为目的地进行外科团队、病房护士、物理 / 职业治疗师、药理学家之间的沟通；④ APS 团队必须为所有医疗提供者进行医疗安全与镇痛的持续教育；⑤对于患者的治疗期望与可用治疗的持续教育；⑥ APS 团队必须进行定期审核及质量控制反馈，以确保该系统处于最佳状态。

自 20 世纪 90 年代，美国的门诊手术量增长超过 100%[15, 16]，门诊外科手术量预计由 2008 年的 12.9 亿增长至 2023 年的 14.4 亿。APS 应为接受门诊手术患者提供最佳的术后疼痛管理方案。

这种情况的复杂性在于在一个高速流通中心中如何有效利用时间与资源。在短时间内，APS 团队应快速识别出术后疼痛程度增加的高风险患者（慢性疼痛患者、药物滥用史患者、骨科矫形手术患者），并为每位患者制订最佳镇痛方案以防止急诊就诊、延迟出院及非计划再入院（因不可控的恶心、呕吐或疼痛；伴有呼吸抑制的过度镇静或区域麻醉相关并发症）[5]。基于以上原因，应采用多模式镇痛（包括区域阻滞技术与留置外周神经阻滞导管）以尽量减少阿片类药物使用。术后即刻应用药物对恶心、呕吐和疼痛进行积极治疗。同时应该评估神经阻滞的有效性及可能出现的并发症。

出院后，应首先指导患者继续使用非阿片类镇痛药物。在需要使用阿片类药物的情况下，应予以短效阿片类药物。在慢性疼痛患者中，药物使用应个体化并建议患者尽早至慢性疼痛门诊随诊[5]。对于留置神经阻滞导管镇痛的门诊手术患者，应对其进行清晰地、针对性地进行关于导管维护及预期拔除方面的宣教。APS 团队应每天电话随访患者直至拔除导管。

二、一般治疗策略

疼痛为与实际或潜在组织损伤相关的不愉快的感官和情感体验[17]。对疼痛的感知可能是复杂的，并且可由很多变量定义[18]。围术期良好的疼痛管理不仅仅是人道的，且研究证实术后镇痛不足与发病率和死亡率增加相关[17, 19-22]，继而使患者无法参与术后早期康复，延长出院时间和康复时间[19]，增加术后持续疼痛风险，从而导致我们所面临的阿片危机[23]。

伤害感受是对有害刺激反应的过程，主要有传导、传输、调制、感知 4 个主要过程。传导即外周伤害性感受器将刺激转化为信号或电脉冲的过程；传输即脉冲由外周向中枢神经系统传递的过程；调制即脊髓神经背角通过释放兴奋性或抑制性神经肽，使信号放大或抑制的过程[24]；感知即感觉皮质对信号的处理过程。许多药物通过靶向作用于单个或多个疼痛感知区域发挥其镇痛作用。一般治疗方案见表 11-1。

目前为止，阿片类药物是治疗中重度伤害性疼痛的主要方法，尤其在针对肿瘤相关性疼痛的治疗中发挥着重要作用。一项涉及全美 380 间医院的回顾性研究表明，在接受外科手术治疗的患者中，约 95% 使用了阿片类药物[25]。

相较于其流行度，阿片类药物可有效缓解疼痛，且有多种给药途径和配方（口服、静脉内、透皮吸收、舌下含服、经直肠给药、皮下注射、肌内注射、经鼻给药或鞘内注射），无"天花板"效应。并且阿片类药物可通过多种模式给药，即按照预定模式或按需患者自控镇痛（patient-

表 11-1 一般治疗方案汇总[17-39]

1. 阿片类药物（口服、静脉内、透皮吸收、舌下含服、经直肠给药、皮下注射、肌内注射、经鼻给药或鞘内注射）
2. 多模式镇痛
   - 非甾体抗炎药
     - 酮咯酸
     - 布洛芬
     - 塞来昔布
   - 对乙酰氨基酚
   - 加巴喷丁类
     - 普瑞巴林
     - 加巴喷丁
   - 局部麻醉药（硬膜外腔、蛛网膜下腔、外周神经）
   - 氯胺酮

controlled analgesia，PCA）模式及持续输注模式给药，此外，对于阿片类药物的研究也很广泛。

阿片类药物主要作用机制为激活位于外周和中枢神经的 G 蛋白耦联受体（μ 受体、κ 受体和 δ 受体），使上述受体发生超极化，引起具备传导、调节、感知疼痛的神经元兴奋性降低等作用，这也解释了阿片类药物的不良反应，即呼吸抑制、镇静、欣快感及胃动力下降与上述作用机制有关[26]。与此同时，阿片类药物带来的不良反应也与患者发病率增高、死亡率增加及住院时间延长相关[17, 19, 20]，因此，为了达到完善的术后镇痛效果，我们急需转变术后镇痛管理方案。

多模式镇痛旨在通过联合应用多种具有不同镇痛机制的药物，以达到更好的镇痛效果，从而减少对阿片类药物的依赖，减少阿片类药物的消耗，进而消除其不良反应[27]。常用药物包括非甾体抗炎药（nonsteroidal anti-inflammatory drug，NSAID）、对乙酰氨基酚、加巴喷丁类、NMDA 拮抗药和区域麻醉。

非甾体抗炎药如酮咯酸、布洛芬或塞来昔布可干扰疼痛的传导和感知。它们通过抑制位于外周痛觉感受器和脊髓背角的环氧合酶 1（cyclooxygenase 1，COX-1）和（或）环氧合酶 2（COX-2）发挥作用，进而阻断花生四烯酸生成前列腺素，减轻炎症反应。已有研究表明，NSAID 类药物可降低中重度疼痛患者对阿片类药物的需求，提高患者满意度[28-30]。NSAID 类药物的相关不良反应来源于其自身作用机制；通过抑制 COX-1，前列腺素 E_2（prostaglandins E_2，PGE_2）生成减少，胃黏膜更易发生溃疡；PGE_2 和前列腺素 I_2（prostaglandin I_2，PGI_2）的减少可损害肾血流，增加肾衰竭发生及加重的风险；阻断血小板 COX-1 可减少血栓素 A_2 的形成并且干扰血小板聚集和出血。一些选择性 COX-2 抑制药，如塞来昔布等具有不增加出血及胃肠道溃疡风险的优势，然而也有研究表明其心血管事件风险略有增加[31]。

对乙酰氨基酚属于解热和镇痛类药物，虽然其作用机制尚不明确，但通过阻断 COX-1 和 COX-2，可减少大脑中前列腺素的产生。此外，研究证实可能通过存在的另一种变异体环氧合酶 3（COX-3）发挥作用[32]，同时也证实了其在减少阿片类药物需求方面的优势[30]。与 NSAID 类药物不同，对乙酰氨基酚缺乏外周抗炎性，因此可以与 NSAID 联合使用，减少阿片类药物消耗的效果优于两种药物单独使用[33]。尽管对乙酰氨基酚具有良好的安全性，但每日服用超过 4000mg 仍具有肝毒性风险。

加巴喷丁类药物（普瑞巴林和加巴喷丁）通过阻滞位于脊髓背角的电压门控钙离子通道 $\alpha_2\delta$ 亚基参与疼痛调节[31]。虽然属于超适应证用药，但已证实具有阿片类药物节约效应，降低术后 24h 疼痛评分和改善神经性疼痛[34]。研究表明此类药物可通过抑制中枢敏化缓解术后持续疼痛[33]，其不良反应包括增强镇静作用和视力损害。

区域麻醉现广泛运用于胸外科及腹部外科手术，如硬膜外麻醉、蛛网膜下腔麻醉或周围神经阻滞。通过阻滞钠离子通道和神经元去极化，区域麻醉可干扰疼痛刺激的传导和传输。

硬膜外麻醉可减少术中出血量、降低术中血栓栓塞事件的发生、减轻术后疼痛和改善术后肺功能[23]，从而减少手术不良事件，然而这一说法仍有待商榷[35, 36]。多项随机对照试验结果表明，相较于 PCA，硬膜外麻醉在术后 72h 内的镇痛效果更满意[19]。由于硬膜外导管放置引起的常见并发症包括低血压、尿潴留和镇痛不足，其发生率在腰段硬膜外麻醉为 27%、胸段硬膜外麻醉为 32%[19]。硬膜外麻醉的主要适应证为接收大手术的高危患者，而其在微创手术中的获益仍有待讨论。

周围神经阻滞是一种有效性极高且优于静脉阿片类药物镇痛的镇痛方式，多项随机对照试验结果表明，区域神经阻滞技术可预防胸外科手术及乳腺癌术后发生持续性疼痛，并减少术后恶心、呕吐和需阿片类药物相关的镇静的机会[17]。尽管具备强力证据，区域神经阻滞技术的临床应用仍较少[37]。

亚麻醉药量的氯胺酮正逐步用于术后管理，其作用机制复杂，包括拮抗 NMDA 受体、μ 阿片受体、毒蕈碱受体、单胺能受体和 GABA 受体[38]。研究表明在腹部大手术的术中大剂量给药及术后 48h 持续输注氯胺酮可减少吗啡消耗、疼痛评分和术后恶心[38, 39]。氯胺酮的问题在于其精神类不良反应。

三、疼痛学专家在现场的效用（急性疼痛/区域专家）

一个有效的 APS 团队可优化医疗资源，提高医疗机构经济效益和患者就医体验及满意度[40]。在院内的患者中，无论接受外科手术还是经历急性疼痛，疼痛专家主导的服务对他们来说都是有益的。成本效益和缩短住院时长在多个患者群体中得到证实[40-42]。疼痛管理不良的患者其并发症包括术后肠梗阻、便秘、恶心、呕吐、瘙痒、呼吸抑制和谵妄[43]。麻醉或镇痛药诱发的恶心、呕吐对患者的威胁甚至大于疼痛本身[44]。由专业医生指导下的疼痛管理可缩短住院时长、改善疼痛管理、提升患者满意度并减少疼痛药物治疗相关并发症。

区域麻醉疼痛治疗在疼痛服务中发挥了很大作用[43, 45]，实施靶向区域疼痛治疗可降低患者阿片类药物需求。接受矫形外科手术的患者可从上肢或下肢神经阻滞治疗中获益，上肢神经阻滞包括肌间沟神经阻滞、锁骨上神经阻滞、锁骨下神经阻滞或腋路神经阻滞；下肢神经阻滞包括股神经阻滞、隐神经阻滞、腘动脉与膝关节后囊间阻滞、髋关节囊周围神经阻滞或腘窝神经阻滞。腹部疼痛可采用多种神经阻滞治疗，如腹横肌平面神经阻滞、腹直肌鞘神经阻滞、腰方肌阻滞或竖脊肌阻滞。区域神经阻滞可单次注射进行，注射后可缓解几小时至数天的疼痛，或者置入导管由输注泵持续给药缓解疼痛。神经轴阻滞也可通过缓解下肢疼痛或腹部疼痛使患者受益。拥有疼痛专家的优势（图 11-1）。

对于医生来说，患者长期应用阿片类药物是一个挑战性问题[46, 47]，患者疼痛治疗不足或药物过量的风险同时存在。一名经验丰富的疼痛服务专家可提供安全而有效的治疗方案。此外，疼痛管理不当也会引起伦理、心理或生理方面的一系列负面结果。通常，区域神经阻滞技术、NSAID 类药物、抗惊厥药和其他非阿片类镇痛药均可用于多模式镇痛中。

四、常规患者疼痛评估/护理查房/疼痛评估工具

APS 团队依赖于有效的患者宣教和精准的疼痛评估[40]。有效的术前宣教可使患者对不同镇痛方案、不良反应和预后有所了解，需要充分告知其用药种类、频次及预期疗效；根据其疼痛程度，向患者解释其常规用药计划表及必要时用药；许多机构设有交流板、疼痛评估和疼痛管理计划，患者可一目了然。此外，药物的不良反应和潜在并发症也应一并告知患者；有效的宣教应包括过度治疗和治疗不足两种风险；最后，对运用何种药物或介入性镇痛操作的预期效果都应解释到位，例如，许多药物或介入性区域神经阻滞可能不能完全缓解疼痛，将患者的期望值与治疗

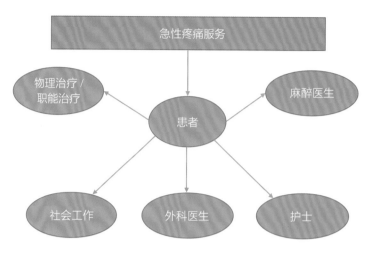

▲ 图 11-1　急性疼痛专家的优势 [40-47]

预期效果相匹配，可提高患者对疼痛治疗的信任度和满意度。

精准的疼痛评估是正确选择疼痛治疗方案的关键[48-50]。在这之前，患者通常难以表达或量化他们所经历的疼痛程度，护理图表工具应常规用于检测患者疼痛水平，包括数字分级评分法（numerical rating scale，NRS）和 4P 量表［存在（presence）、疼痛（pain）、体位（position）、个人需求（personal need）］。11 点数字评分法（NRS-11）包括从 0（无疼痛）到 10（所能想到的最痛）的 11 个数字；NRS 可定性描述为：0～3 轻度疼痛，4～6 中度疼痛，7～10 重度疼痛；由护理人员定期评估可优化疼痛的诊断和治疗，通常为白天每 2 小时进行 1 次评估，夜间每 4 小时进行 1 次评估。另一种常见的疼痛评估工具是视觉模拟评分法（visual analogue scale，VAS），与用数字量化疼痛不同的是，患者需在一条水平线上找到一个点，直线左侧代表完全没有疼痛，右侧代表非常剧烈的疼痛。

五、对麻醉医生、外科医生、护理人员和患者进行持续疼痛宣教的必要性

以团队为基础的疼痛管理方案对于优化患者护理至关重要[51]。医疗团队中所有成员都应是沟通和管理患者疼痛中的利益相关者。其中麻醉医生、外科医生、护理人员和患者都扮演着独特的角色。麻醉医生或疼痛专家是提供药物治疗计划或介入性操作缓解患者疼痛的专业顾问；外科医生也应介入患者疼痛管理。术前计划可使团队为术后高危疼痛人群做好准备；术中应使用长效局部麻醉药物浸润以减少术后疼痛；术后外科医生应严密监测住院患者的疼痛管理，以指导患者出院后的疼痛管理计划。护理人员对于急性疼痛管理团队至关重要，护理人员可向患者提供疼痛管理预期教育、疼痛评估工具和经外科医生允许范围内的治疗。

六、制订和实施疼痛指南：加速术后康复指南

加速术后康复（enhanced recovery after surgery，ERAS）计划是基于证据的指导，旨在缩短术后康复时间的指南，主要关注指标包括术前咨询、预防感染、营养管理、多模式镇痛、预防术后恶心／呕吐、血液保护策略和术后早期活动。

ERAS 代表了围术期护理模式的重要转变，需要包括术前麻醉门诊、护理、物理治疗师、麻醉医生和外科医生在内的多个学科合作协调。

在术前就诊时，患者及其家属应了解其在康复过程中的重要作用，以及即将经历的围术期过程和治疗预期效果，这样可减轻患者焦虑，并减

少因预知疼痛带来的抗焦虑药物运用，以达到更好的术后疼痛管理[52]。应对患者进行术前禁食宣教，包括术前 6h 禁食固体食物和术前 2h 禁饮液体碳水化合物[52, 53]；术前应识别并纠正贫血；术前建议戒烟和戒酒，改善代谢状态，避免可能的呼吸道并发症[53-55]。

手术当日，抗焦虑药物仅限于有明确症状或症状前状态下的患者；在使用镇静药物的同时应避免应用长效阿片类药物或苯二氮䓬类药物，以免延长住院时间[56]；手术室应于诱导前30～60min 调高室温以维持患者术中体温，低体温可增加感染风险、术中失血量和患者氧耗[57]。

阿片类药物的应用，尤其长效阿片类药物，会带来许多不良反应，如呼吸抑制、镇静、尿潴留和便秘，从而增加发病率和死亡率[6, 30, 52, 53]。因此，围术期采用多模式镇痛以减少阿片类药物的使用是必然的，包括区域神经阻滞、加巴喷丁、NSAID 类药物、对乙酰氨基酚、NMDA 受体拮抗药和 α_2 受体激动药[19, 30, 55]。

手术期间，应持续空气加热防止患者发生低体温；采用机械方法（如阶段性加压）或药物治疗（如普通或低分子肝素）预防血栓栓塞事件的发生；尽可能进行目标导向液体治疗预防液体超负荷；以及预防围术期恶心、呕吐和感染。

术后阶段，肠梗阻是延长出院时间的独立主要危险因素[58-60]，其归因于手术应激介导的炎症因子释放[61]、阿片类药物的使用及液体超负荷。为避免此并发症，应尽可能采用腔镜手术，且由外科医生制订术后每日活动计划。此外，胸段硬膜外麻醉、咀嚼口香糖和防止液体超负荷也是 ERAS 计划的重要组成部分[62]。

加速术后康复对于传统围术期护理来说是一个挑战[53, 63]，因此这会是一个漫长的过程。它需要多学科合作，需克服体系制度、经济、人员和患者相关的种种障碍，最终制订和实施完善的标准化方案[61]。

大量证据表明 ERAS 方案可改善术后结局，例如，缩短患者住院时长、提升患者镇痛和满意度、缩短肠道功能恢复时间和减少并发症和再入院率[52, 53, 55, 56, 62]。这一方案的成功实施与方案的高度依从性有着直接关系[53, 64-66]，这更加强调了具有凝聚力的 ERAS 团队的重要性，该团队要专注于持续学习以不断设计和审核、优化更具有依从性的方案[67]。

七、每日住院 / 出院随访和计划文档的重要性

有效术后疼痛管理方案中一个经常被忽略的方面是每日入院 / 出院患者的随访和计划。通常情况下，疼痛管理不足可能由初始和后续对于疼痛评估的记录欠缺导致（即随时间推移对疼痛描述的准确性），应准确评估疼痛类型和位置。对已使用药物的疗效及反应，以及后续准确而简明的计划都应考虑在内。上述内容大致可分为 3 类：①护理查房 / 随访的质量；②疼痛管理效果的准确记录；③准确而简明的后续计划。在术后疼痛管理中有效实施以上 3 点可大幅减少麻醉药物过量和再入院率，提升患者满意度，优化术后早期活动，从而加快患者康复。总体来说，这些简单的措施可减少并发症，例如，心肺并发症、深静脉血栓（deep vein thrombosis，DVT）、慢性疼痛、阿片类药物依赖及成瘾，特别是可减少护理成本、加速患者出院[20]。

在疼痛管理设置中，术后患者有质量的护理查房和随访为改善疼痛控制和提升满意度提供了基础。获得国家认可的疼痛评估工具是 10 分制疼痛量表，其中 1 分代表最轻疼痛，10 分代表最重疼痛，该量表最显著的局限性是患者反应的主观性，以及对患者近期用药剂量、饮食或睡眠相关的反应时间；因此，可以通过评估患者临床症状的改善如呼吸舒适度、活动、食欲和总体情绪来实现量表的客观性[20]。由于这些特点多数取决于患者最近一次用药剂量，因此引入一种标准化的方案，利用护理人员、呼吸治疗师和物理治疗师进行跨学科间断记录主观及客观疼痛评估，可提供有价值的患者疼痛趋势，这些在日常记录中

是无法获得的。一项研究分析了 720 份术后患者疼痛管理护理记录文件，发现这些记录文件存在局限性，包括模糊的主观陈述，对于疼痛性质、部分及持续时间的遗漏（$n=430$，60%）。研究发现近乎一半的记录仅提供了护理目标而缺乏可测量的数据且未实行疼痛评分；而当实行疼痛评分后，又缺少与镇痛药物相关的一致性结果，从而无法提供有益于定制疼痛管理计划的数据[68]。虽然此项研究重点是护理人员，但有质量的文献资料应由多学科共同努力创造。实施兼顾患者主观感受和客观感受的标准化方案可显著提高患者结局和满意度。

在出院患者和随访计划中，已存在大量有关于患者自我疼痛报告日志的研究，这一应用虽然有效，但多年的经验也指出其存在的两大重要局限性：①患者依从性；②基于反馈改变诊疗方案。随着电子病历（electronic medical record, EMR）系统的普及，Marceau 等使用电子疼痛日志取代了之前的纸质日志，从而发现患者会更频繁地进行记录，而医生会根据患者记录调整用药方案（$P < 0.05$），这使得患者对自身情况、症状和整体改善有了更深的了解[69]。大多数关于电子疼痛日志的研究均针对慢性疼痛，而有关其在急性疼痛应用中的有效性尚不明确。

八、急性疼痛服务团队间保持沟通和组织的重要性

急性疼痛服务（APS）团队间保持沟通和组织的重要性，包括住院患者疼痛服务，外科医生、术前 / 术中人员、术后人员、患者安全和资源有效利用（人力、药品和时间）优先性。如上所述，跨学科为术后患者急性疼痛管理奠定了基石，从而显著改善患者预后，减少并发症；同样，研究表明术前、术中和术后的跨学科交流也可提升整体预后。

一项研究就术前与患者的沟通进行分析，主要内容包括整个康复过程中疼痛程度的变化、内啡肽作为直接镇痛药物的使用、非阿片类药物应用的有效性及阿片类药物的不良反应；试验组接受术前宣教，对照组则不接受；结果显示试验组中 90% 的患者术后拒绝阿片类药物，而对照组患者则全部使用阿片类药物，且对照组患者平均疼痛评分更高（$P < 0.05$）、疼痛持续时间更长（$P < 0.05$）[70]。

住院疼痛服务者与外科医生恰当的交流可显著改善患者术后疼痛，降低术后并发症，包括讨论可行的术前神经阻滞方案、限制性使用阿片类镇痛药、术后神经阻滞方案选择等；多学科交流是成功实施 APS 的关键点；有效的 APS 可使护理指南和疼痛管理方案更具组织化和结构化，且可补齐限制术后镇痛管理的知识短板[71]。一项关于实施 APS 的介入性研究显示，671 例接受外科手术患者的 VAS 评分显著降低（$P < 0.05$）[71]；此项研究重点在于制订了一份质量手册，并将其分发给外科病房人员、外科医生和麻醉医生，并将责任划分给患者住院期间遇到的各阶层工作人员。该模型使围术期疼痛管理设施标准化，并加强了外科医生、麻醉医生和护理人员间的沟通。

九、多渠道沟通的重要性：接受多种服务、回复咨询、在院 / 出院患者随访

2001 年，联合国委员会将疼痛作为"第五大生命体征"；与此同时，在院患者疼痛管理的有效性已普遍认为可明显增强患者预后。一个有效的 APS 团队可提供多学科跨科室服务，医院可借此减少患者阿片类药物依赖、缩短整体康复时间、增加患者满意度；我们见证了急性疼痛管理从围术期服务到全院范围疼痛咨询服务这一角色的转变，这一转变推动了其他特色学科向 APS 模式的转变，如药物成瘾、精神病学、PM&R 及慢性镇痛药[72]。此项服务的最终目标是解决和讨论介入性和药物性疼痛治疗的风险及获益，提供可减少远期痛苦和发病率的治疗。2005 年，Rawal 阐述了如何使 APS 的实施成为医院有效资源，其中之一即要求聘用一位全天候疼痛管理专家作为顾问[10]。APS 模式的这些转变，使其做到了从围术期专科

医学到全院范围疼痛管理顾问服务的拓展。

结论

术后镇痛管理具有挑战性，阿片类药物的滥用夺走了许多生命，高危手术可使患者急性疼痛转变为慢性疼痛，术后镇痛意义重大 [3, 5]。术后疼痛可延长出院时间和周转时长 [5]；严重的术后疼痛也与术后肺部及心血管并发症相关 [5]。综上所述，为优化术后镇痛策略，制订高效的术后疼痛管理方案是必要的。

参考文献

[1] Ismail S, Siddiqui AS, Rehman A. Postoperative pain management practices and their effectiveness after major gynecological surgery: an observational study in a tertiary care hospital. *J Anaesthesiol Clin Pharmacol.* 2018; 34: 478-484.

[2] Tennant F, Ciccone TG. New guidelines for post-op pain management. *Pract Pain Manag.* 2016. https://www.practicalpainmanagement.com/resources/news-and-research/new-guidelines-post-op-pain-management

[3] Understanding the Epidemic [Internet]. Centers for Disease Control and Prevention. https://www.cdc.gov/drugoverdose/epidemic/index.html

[4] The Lancet. Best practice in managing postoperative pain. *Lancet.* 2019; 393 (10180): 1478. http://dx.doi. org/10.1016/S0140-6736(19)30813-X

[5] Vadivelu N, Kai AM, Kodumudi V, Berger JM. Challenges of pain control and the role of the ambulatory pain specialist in the outpatient surgery setting. *J Pain Res.* 2016; 9: 425-435.

[6] Rodgers A, Walker N, Schug S, et al. Reduction of postoperative mortality and morbidity with epidural or spinal anaesthesia: results from overview of randomised trials. *BMJ.* 2000; 321: 1493-1497.

[7] Kehlet H, Holte K. Effect of postoperative analgesia reduces on surgical outcome. *Br J Anaesth.* 2001; 87: 62-72.

[8] Beattie WS, Badner NH, Choi P. Epidural analgesia reduces postoperative myocardial infarction: a metaanalysis. *Anesth Analg.* 2001; 93: 853-858.

[9] Le-Wendling L, Glick W, Tighe P. Goals and objectives to optimize the value of an acute pain service in perioperative pain management. *Tech Orthop.* 2017; 32: 200-208.

[10] Rawal N. Organization, function, and implementation of acute pain service. *Anesthesiol Clin North Am.* 2005; 23: 211-255.

[11] Cronin AJ, Keifer JC, Davies MF, et al. Postoperative sleep disturbance: influences of opioids and pain in humans. *Sleep.* 2001; 24 (1): 39-44.

[12] Wu CL, Richman JM. Postoperative pain and quality of recovery. *Curr Opin Anaesthesiol.* 2004; 17 (5): 455-460.

[13] Taylor RS, Ullrich K, Regan S, et al. The impact of early postoperative pain on health-related quality of life. *Pain Pract.* 2013; 13 (7): 515-523.

[14] Rawal N. Acute pain services revisited—good from far, far from good? *Reg Anesth Pain Med.* 2002; 27: 117-121.

[15] Rapp SE, Ready LB, Nessly ML. Acute pain management in patients with prior opioid consumption: a casecontrolled retrospective review. *Pain.* 1995; 61 (2): 195-201.

[16] US Outpatient Surgical Procedures Market by Surgical Procedure Type, Patient Care Setting-US Forecast to 2023. https://www.researchandmarkets.com/research/tfnm9z/united_states?w=5

[17] Rawal N. Current issues in postoperative pain management. *Eur J Anaesthesiol.* 2016; 33 (3): 160-171.

[18] Hanoch Kumar K, Elavarasi P. Definition of pain and classification of pain disorders. *J Adv Clin Res Insight.* 2016; 3: 87-90. doi:10.15713/ins.jcri.112

[19] Lee B, Schug SA, Joshi GP, Kehlet H; PROSPECT Working Group. Procedure-specific pain management (PROSPECT)—An update. *Best Pract Res Clin Anaesthesiol.* 2018; 32: 101-111.

[20] Ramsay MA. Acute postoperative pain management. *Proc (Bayl Univ Med Cent).* 2000; 13: 244-247.

[21] Sharrock NE, Cazan MG, Hargett MJ, Williams-Russo P, Wilson PD Jr. Changes in mortality after total hip and knee arthroplasty over a ten-year period. *Anesth Analg.* 1995; 80: 242-248.

[22] Katz J, Jackson M, Kavanagh BP, Sandler AN. Acute pain after thoracic surgery predicts long-term postthoracotomy pain. *Clin J Pain.* 1996; 12: 50-55.

[23] Garimella V, Cellini C. Postoperative pain control. *Clin Colon Rectal Surg.* 2013; 26: 191-196.

[24] Levy BF, Tilney HS, Dowson HM, Rockall TA. A systematic review of postoperative analgesia following laparoscopic colorectal surgery. *Colorectal Dis.* 2010; 12 (1): 5-15.

[25] Oderda G, Gan T. Effect of opioid-related adverse events on outcomes in selected surgical patients. *J Pain Palliat Care Pharmacother.* 2013; 27: 62-70.

[26] Minami M, Satch M. Molecular biology of the opioid receptors: structures, functions and distributions. *Neurosci Res.* 1995; 23: 121-145.

[27] Savarese JJ, Tabler NG Jr. Multimodal analgesia as an alternative to the risks of opioid monotherapy in surgical pain management. *J Healthc Risk Manag..* 2017; 37 (1): 24-30.

[28] Hu G, Huang K, Hu Y, et al. Single-cell RNA-seq reveals distinct injury responses in different types of DRG sensory neurons. *Sci Rep.* 2016; 6: 31851.

[29] Djouhri L, Lawson SN. A beta-fiber nociceptive primary afferent neurons: a review of incidence and properties in relation to other afferent A-fiber neurons in mammals. *Brain Res Brain Res Rev.* 2004; 46 (2): 131-145.

[30] Gupta A, Bah M. NSAIDs in the treatment of postoperative pain. *Curr Pain Headache Rep.* 2016; 20 (11): 62.

[31] Obeng OA, Hamadeh I, Smith M. Review of opioid pharmacogenetics and considerations for pain management. *Pharmacotherapy.* 2017; 37 (9): 1105-1121.

[32] Osterweis M, Kleinman A, Mechanic D, eds. *Pain and Disability: Clinical, Behavioral, and Public Policy Perspectives.* National Academies Press; 1987: 204.

[33] Mishriky BM, Waldron NH, Habib AS. Impact of pregabalin on acute and persistent postoperative pain: a systematic review and meta-analysis. *Br J Anaesth.* 2015; 114 (1):10- 31.

[34] Marret E, Kurdi O, Zufferey P, et al. Effects of nonsteroidal antiinflammatory drugs on patient-controlled analgesia morphine side effects: meta-analysis of randomized controlled trials. *Anesthesiology.* 2005; 102 (6):1249- 1260.

[35] Pöpping DM, Elia N, Van Aken HK, et al. Impact of epidural analgesia on mortality and morbidity after surgery. Systematic review and meta-analysis of randomized controlled trials. *Ann Surg.* 2014; 259: 1056-1067.

[36] Leslie K, Myles P, Devereaux P, et al. Neuraxial block, death and serious cardiovascular morbidity in the POISE trial. *Br J Anaesth.* 2013; 111: 382-390.

[37] Chandrasekharan NV, Dai H, Turepu KL, et al. COX-3, a cyclooxygenase-1 variant inhibited by acetaminophen and other analgesic/antipyretic drugs: cloning, structure, and expression. *Proc Natl Acad Sci U S A.* 2002; 99: 13926-13931.

[38] Schwenk ES, Viscusi ER, Buvanendran A, et al. Consensus guidelines on the use of intravenous ketamine infusions for acute pain management from the American Society of Regional Anesthesia and Pain Medicine, the American Academy of Pain Medicine, and the American Society of Anesthesiologists. *Reg Anesth Pain Med.* 2018; 43: 456-466.

[39] Radvansky BM, Shah K, Parikh A. Role of ketamine in acute postoperative pain management: a narrative review. *Biomed Res Int.* 2015; 2015.

[40] Werner MU, Nielsen PR. The acute pain service: present and future role. *Curr Anaesth Crit Care.* 2007; 18: 135-139. doi:10.1016/j.cacc.2007.03.017

[41] Lee A, Chan SKC, Ping Chen P, Gin T, Lau ASC, Hung Chiu C. The costs and benefits of extending the role of the acute pain service on clinical outcomes after major elective surgery. *Anesth Analg.* 2010; 111: 1042-1050. doi:10.1213/ANE.0b013e3181ed1317

[42] Watcha MF, White PF. Economics of anesthetic practice. *Anesthesiology.* 1997; 86: 1170-1196. doi:10.1097/00000542-199705000-00021

[43] Hopkins PM. Does regional anaesthesia improve outcome? *Br J Anaesth.* 2015; 115: ii26-ii33. doi: 10.1093/bja/ aev377

[44] Cao X, White PF, Ma H. An update on the management of postoperative nausea and vomiting. *J Anesth.* 2017; 31: 617-626. doi:10.1007/s00540-017-2363-x

[45] Herrick MD, Liu H, Davis M, Bell JE, Sites BD. Regional anesthesia decreases complications and resource utilization in shoulder arthroplasty patients. *Acta Anaesthesiol Scand.* 2018; 62: 540-547. doi:10.1111/aas.13063

[46] Salama-Hanna J, Chen G. Patients with chronic pain. *Med Clin North Am.* 2013; 97: 1201-1215. doi:10.1016/j. mcna.2013.07.005

[47] Moseley GL. A pain neuromatrix approach to patients with chronic pain. *Man Ther.* 2003; 8: 130-140. doi:10.1016/ S1356-689X(03)00051-1

[48] Williamson A, Hoggart B. Pain: a review of three commonly used pain rating scales. *J Clin Nurs.* 2005; 14: 798-804. doi:10.1111/j.1365-2702.2005.01121.x

[49] Herr K, Coyne PJ, Key T, et al. Pain assessment in the nonverbal patient: position statement with clinical practice recommendations. *Pain Manag Nurs.* 2006; 7: 44-52. doi:10.1016/j.pmn.2006.02.003

[50] Song W, Eaton LH, Gordon DB, Hoyle C, Doorenbos AZ. Evaluation of evidence-based nursing pain management practice. *Pain Manag Nurs.* 2015; 16: 456-463. doi:10.1016/ j.pmn.2014.09.001

[51] Chou R, Gordon DB, De Leon-Casasola OA, et al. Management of postoperative pain: A clinical practice guideline from the American pain society, the American society of regional anesthesia and pain medicine, and the American society of anesthesiologists' committee on regional anesthesia, executive committee, and administrative council. *J Pain.* 2016; 17: 131-157. doi:10.1016/j.jpain. 2015. 12.008

[52] Lassen K, Soop M, Nygren J, et al.; Enhanced Recovery After Surgery (ERAS) Group. Consensus review of optimal perioperative care in colorectal surgery: Enhanced Recovery After Surgery (ERAS) Group recommendations. *Arch Surg.* 2009; 144 (10): 961-969.

[53] Pdziwiatr M, Mavrikis J, Witowski J, Adamos A, Major P, Nowakowski M. Current status of Enhanced Recovery After Surgery (ERAS) protocol in gastrointestinal surgery. *Med Oncol.* 2018; 35: 95.

[54] Ljungqvist O. To fast or not to fast before surgical stress. *Nutrition.* 2005; 21: 885-886.

[55] Kahokehr A, Sammour T, Zargar-Shoshtari K, et al. Implementation of ERAS and how to overcome the barriers. *Int J Surg.* 2009; 7: 16-19.

[56] Fearon KC, Ljungqvist O, Von Meyenfeldt M, et al. Enhanced recovery after surgery: a consensus review of clinical care for patients undergoing colonic resection. *Clin Nutr.* 2005; 24 (3): 466-477.

[57] de Brito Poveda V, Clark AM, Galvão CM.: A systematic review on the effectiveness of prewarming to prevent perioperative hypothermia. *J Clin Nurs.* 2013; 22: 906-918.

[58] Hoffmann H, Kettelhack C. Fast-track surgery—conditions and challenges in postsurgical treatment: a review of elements of translational research in enhanced recovery after surgery. *Eur Surg Res.* 2012; 49: 24-34.

[59] Hah JM, Bateman BT, Ratliff J, et al. Chronic opioid use after surgery: implications for perioperative management in the face of the opioid epidemic. *Anesth Analg.* 2017; 125 (5): 1733-1740.

[60] Brat GA, Agniel D, Beam A, et al. Postsurgical prescriptions for opioid naive patients and association with overdose and misuse: retrospective cohort study. *BMJ.* 2018; 360: j5790.

[61] Luckey A, Wang L, Jamieson PM, Basa NR, Million M, Czimmer J. Corticotropin-releasing factor receptor 1-deficient mice do not develop postoperative gastric ileus. *Gastroenterology.* 2003; 125: 654-659.

[62] Marret E, Remy C, Bonnet F. Meta-analysis of epidural analgesia versus parenteral opioid analgesia after colorectal surgery. *Br J Surg.* 2007; 94: 665-673.

[63] Pearsall EA, Meghji Z, Pitzul KB, et al. A qualitative study to understand the barriers and enablers in implementing an enhanced recovery after surgery program. *Ann Surg.* 2015; 261: 92-96.

[64] Segerdahl M, Warren-Stomberg M, Rawal N, et al. Clinical practice and routines for day surgery in Sweden: results of a nation-wide survey. *Acta Anaesthesiol Scand.* 2008; 52: 117-124.

[65] Wind J, Polle SW, Fung Kon Jin PHP, et al. Systematic review of enhanced recovery programmes in colonic surgery. *Br J Surg.* 2006; 93: 800-809.

[66] Spanjersberg WR, Reurings J, Keus F, van Laarhoven CJ. Fast track surgery versus conventional recovery strategies for colorectal surgery. *Cochrane Database Syst Rev.* 2011; (2): CD007635.

[67] Nadler A, Pearsall EA, Victor JC, Aarts M-A, Okrainec A, McLeod RS. Understanding surgical residents' postoperative practices and barriers and enablers to the implementation of an Enhanced Recovery After Surgery (ERAS) Guideline. *J Surg Educ.* 2014; 71: 632-638.

[68] Shoqirat N, Mahasneh D, Dardas L, et al. Nursing documentation of postoperative pain management: a documentary analysis. *J Nurs Care Qual.* 2019; 34 (3): 279-284.

[69] Marceau LD, Link C, Jamison RN, Carolan S. Electronic diaries as a tool to improve pain management: is there any evidence? *Pain Med.* 2007; 8 (suppl_3): S101-S109. https://doi.org/10.1111/j.1526-4637.2007.00374.x

[70] Sugai DY, Deptula PL, Parsa AA, et al. The importance of communication in the management of postoperative pain. *Hawaii J Med Public Health.* 2013; 72 (6): 180-184.

[71] Bardiau FM, Taviaux NF, Albert A, Boogaerts JG, Stadler M. An intervention study to enhance postoperative pain management. *Anesth Analg.* 2003; 96 (1): 179-185. doi: 10.1213/00000539-200301000-00038

[72] Upp J, Kent M, Tighe PJ. The evolution and practice of acute pain medicine. *Pain Med.* 2013; 14 (1): 124-144. https://doi.org/10.1111/pme.12015

第 12 章　患者及家庭教育的作用
The Role of Patient and Family Education

Ahmad Elsharydah　Maria Michaelis　著
郝　伟　译　周　雁　校

　　术后疼痛仍然是医疗保健中的一个重要问题，因为有相当比例的患者术后会经历严重疼痛，而且居家的疼痛管理更具有挑战性。对于患者和医疗保健专业人员来说，有效的疼痛管理有几个障碍[1]，而对患者进行教育是克服这些障碍的有效方法。从入院到出院，向患者解释什么是术后疼痛，以及从入院到出院对患者进行结构化教育对于患者的体验和康复非常重要。由熟练的医疗保健专业人员提供的关于术后疼痛的患者教育可能会改善患者的术后康复，并有可能改善患者的预后。在本章中，我们将探讨患者和家庭教育在急性疼痛管理方面的重要性及其对总体结果的影响、患者和家庭对更好地控制疼痛的责任、对疼痛控制的现实期望，以及患者 / 家庭可以参与的康复活动。此外，我们还添加了一个部分来探讨儿科患者的特殊注意事项。

一、患者和家庭教育对急性疼痛管理的意义

　　对患者和家庭进行有关受伤或手术后急性疼痛管理的教育在成功控制疼痛和加速康复过程中起着重要作用。及时和适当的教育也减少了患者对术后疼痛的焦虑和担忧。一项患者调查显示，超过一半的受访患者担心手术后会感到疼痛，这导致他们中的一些人甚至推迟了手术[2]。强调患者和家庭教育并不新鲜。1992 年，卫生与公众服务部发布了《急性疼痛管理临床实践指南》（ _Acute Pain Clinical Practice Guide Guideline_ ）[3]，强调了患者和家庭教育对于急性疼痛管理的重要性。如这些指南所述，疼痛教育的基本要素（图 12-1）包括告诉患者以下内容。

- 预防和控制疼痛对您的护理很重要。
- 有许多干预措施可用于控制疼痛。其中镇痛药（阿片类药物和非阿片类药物）是治疗急性疼痛最有效的药物。
- 由于不良反应和成瘾风险，有些人害怕使用阿片类药物。可以通过一些药物有效控制不良反应。使用阿片类药物控制急性疼痛时成瘾的风险极低。
- 要实现良好的疼痛控制，您的责任是告诉我们您何时感到疼痛或疼痛的性质或程度何时发生变化。
- 通常无法完全缓解疼痛；但是，我们将与您一起将疼痛控制在您进行康复和回家进行必要的活动所需的水平。

　　最好在住院期间和出院后就设定疼痛管理目标。这些目标以手术或受伤后恢复期间的功能需求为中心。功能要求需要达到目标的示例是可以移动、物理治疗和深呼吸。这些活动促进恢复并改善结果。这些目标最好通过医生、护理人员、患者、家庭成员和其他参与患者治疗和康复的医疗保健提供者共同协调来确定[4]。计划的一个方面是在物理治疗或换药等活动这些过程中建立可容忍和可接受的疼痛水平。了解患者的疼痛史对

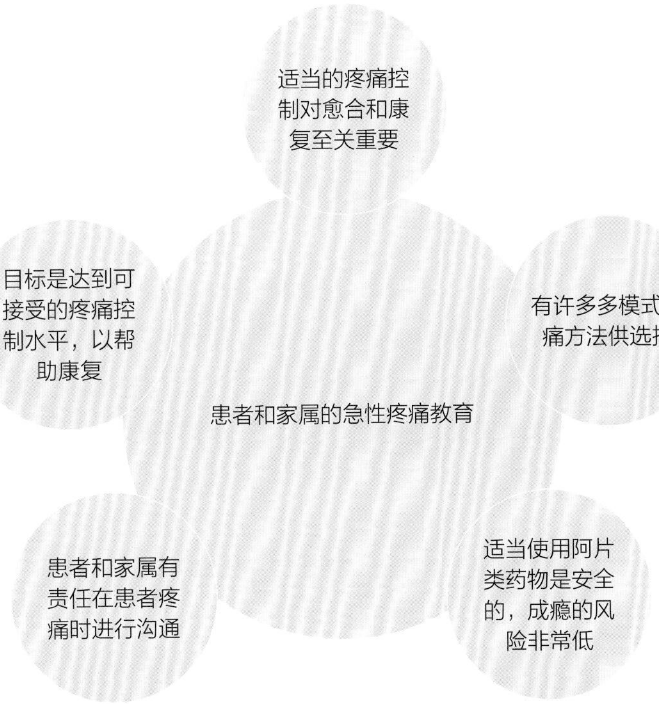

▲ 图 12-1　关于急性疼痛管理的患者和家庭教育的基本要素

于为当前住院或家庭康复期制订有效的疼痛管理计划至关重要。

二、患者对急性疼痛管理的现实预期

患者期望可能是一个难以量化的概念，但设定适当的期望对患者的治疗效果起着重要作用，尤其是会影响患者对其整体手术体验和疼痛控制的整体满意度。此外，患者预期的程度有时很难定义，但通常涉及患者对事件的预期，如手术后关节功能的增加 [5]。此外，医生和患者之间通常存在期望差距。在手术前提前确认这一差距，可以最大限度地减少期望未能满足所带来的负面影响。年龄、性别和健康状况等几个因素也会影响患者对手术后康复的期望 [6]。卫生保健提供者对这些因素的认识也可能会加快康复进度，从而提高患者的总体满意度。

三、患者和医疗保健提供者之间的期望差距

医学文献中充分记录了患者和他们的医生对

医疗的期望之间的差异。即使在对什么构成"生存质量"的基本理解上，医生和患者的看法也可能存在巨大的差异。如果生存质量问题和潜在的不同观点没有被解决并整合到患者的评估中，可能会导致患者对治疗效果缺乏了解甚至缺乏依从性 [7]。一项研究调查了关节置换患者之间的期望差距以了解这一现象：168 例接受全髋关节或全膝关节置换术的患者填写了一份问卷，内容涉及他们将如何看待手术引起的疼痛程度会造成的影响，以及对功能和整体健康的期望。与此同时，他们的外科医生填写了一份关于他们对患者的期望的相同问卷。该研究揭示了这两组被调查者的期望之间存在巨大差距，52.5% 的患者的期望超出了外科医生的期望 [5]。最小化这种差距的一种方法是在手术前外科医生和患者之间进行坦率的讨论，包括对手术进行彻底的风险收益分析。在这次谈话期间，患者和医生可以合作就手术是否是满足他们个人需求的最佳选择做出明智的决定。这个过程很耗时，但可以帮助患者建立切合实际的期望并降低手术后出现患者不满意的风

险[8]。其他可能有助于减少期望差距的方法是使用心理干预。在一项研究中，接受心脏手术的患者接受了基于心理学的术前干预，以帮助管理他们对手术的期望。与未接受术前干预的对照组相比，这些患者从失能中恢复的程度增强，重返工作岗位的能力更强，心理生存质量也更高[9]。

四、患者和家属的责任

当涉及急性疼痛管理时，家庭成员/护理人员需要做很多事情。通常，这些人最了解患者。他们知道患者已经拥有什么样的应对机制，同样，他们知道在应对术后疼痛方面存在哪些差距。对患者和家属进行教育的一个重要方面是，在不受控制的疼痛或疼痛特征的变化妨碍康复之前，必须进行沟通。此外，患者和家属需要知道，不受控制的疼痛可能会导致术后持续疼痛，有时会导致难以控制的慢性疼痛。

此外，患者及其家属必须充分参与康复过程。非药物方法，包括提高患者及其家属在疼痛管理和控制方面的知识，可以减少患者的疼痛体验。一项旨在调查以家庭为导向的教育干预对骨科手术后疼痛的影响研究表明，与对照组相比，接受家庭成员参与的术前和术后教育干预的患者队列，疼痛严重程度和阿片类药物的使用有所减轻[5]。

五、患者和家庭疼痛控制教育方法

有效的疼痛管理教育可能早在外科门诊明确手术计划或麻醉术前评估门诊中就开始了。教育过程分为3个阶段：首先，医疗保健提供者必须评估患者的教育需求和潜在的学习障碍；其次，在下一步的教育教学开始之前，需要设定合理的、可实现的教育目标；最后，应定期评估患者的理解情况。有几种方法可以对患者和家庭进行疼痛管理教育，教学范围从术前手术和麻醉访问期间的面对面指导，到使用书面或视觉教育材料（如小册子或视频）。医疗团队决定使用的方法取决于他们的实践经验、这些方法的可用性及患者

的具体需求。例如，对于小型门诊手术，大部分教育可以在手术前1天通过电话进行，并由出院护士进行简短提醒。

六、阿片类药物的使用和风险教育

提高患者对药物合理处置的重要性和方法的认知，对患者的行为和意愿有显著影响，包括适当处理在受伤或术后的未使用过的阿片类药物，并增强药物回收能力，这可能会促进并鼓励更多的患者使用这些服务[10]。接受过药物处置咨询的患者更有可能合理地处置未使用的阿片类药物[11]。一些宣传手册可以改善对术后未使用的阿片类药物的处置。这种低成本、易于实施的干预措施可以改善对未使用的阿片类药物的处置和最终减少在社区流通的过量阿片类药物[12]。

一些患者害怕使用阿片类药物来控制急性疼痛，因为他们害怕阿片类药物带来的不良反应和成瘾。因此，患者和家庭教育的一部分是向他们保证，使用阿片类药物仍然是他们疼痛管理的重要组成部分，尤其是在范围较广而痛苦的外科手术和重大创伤之后。阿片类药物的不良反应可以成功控制，如果使用得当，成瘾风险极低。阿片类药物使用教育具有积极的行为后果，可以降低滥用风险[13]，并改善未使用阿片类药物的处置[14]。此外，关于多模式镇痛概念的患者教育增加了非甾体抗炎药的使用，并减少了阿片类药物的需求。

七、儿科患者的急性疼痛管理

美国麻醉医师协会（American Society of Anesthesiologists，ASA）急性疼痛管理工作组认为[15]，对婴儿和儿童（包括青少年）的最佳护理需要特别注意疼痛的生物心理社会性质。这个特定的患者群体在他们对疼痛和痛苦的体验和表达，以及他们对镇痛药物治疗的反应方面表现出发育差异。家庭和医院的护理人员可能对镇痛的重要性及其风险和益处存在误解。在没有明确的疼痛来源或明显的疼痛行为的情况下，护理人员

可能会认为疼痛不存在并推迟治疗。由于担心阿片类药物引起的呼吸抑制，在临床上对儿科患者不能充分使用安全的镇痛方法。疼痛的情绪成分在婴儿和儿童中尤为强烈。没有父母、安全对象和熟悉的环境可能会造成与手术切口同等程度的痛苦。儿童对注射的恐惧使得肌内注射或其他侵入性给药途径变得厌恶。即使是有价值的注射前局部镇痛技术也不能减轻这种恐惧。多种技术可有效地为儿科患者提供镇痛。虽然许多镇痛方法与成人相同，但有些技术（如骶管镇痛）更常用于儿童。

积极主动的进行疼痛管理是改善传统上的儿童疼痛治疗不足所必须的。对正在进行痛苦手术或进行手术围术期护理的儿童，均需要进行适当的疼痛评估和治疗。镇痛治疗应取决于年龄、体重和合并症。除非有禁忌证，否则镇痛治疗应采用多模式方法。在可行的情况下，应采用行为技术，这在解决疼痛的情绪因素方面尤其重要。

对护理人员进行教育，让他们了解如何特别考虑为他们的孩子提供最佳围术期镇痛，以及提供良好镇痛的可用方法，这一点至关重要。能够理解指令的大一点的孩子应该从一开始就参与疼痛管理讨论。

总而言之，关于手术或受伤后疼痛控制的重要性、可用的疼痛疗法、在术后恢复期疼痛管理可以起到的作用，以及患者和家庭教育在参与康复活动的患者实现安全和可接受的疼痛管理也是至关重要的。这最终会导致更高的患者满意度和更好的结果。医疗保健提供者也应认识到处理儿科患者急性疼痛的特殊注意事项。作为医疗保健提供者，我们对所有年龄段患者管理的总体目标应该是完全康复和达到最佳疼痛控制效果。

参考文献

[1] Ingadótti B, Zoëga S. Role of patient education in postoperative pain management. *Nurs Stand.* 2017; 32: 50-63.

[2] Apfelbaum JL, Chen C, Mehta SS, Gan TJ. Postoperative pain experience: results from a national survey suggest postoperative pain continues to be undermanaged. *Anesth Analg.* 2003; 97: 534-540.

[3] Carr DR, Jacox AK, Chapman CR, et al. *Acute Pain Management: Operative or Medical Procedures and Trauma, No 1.* U.S. Dept. of Health and Human Services; 1992. AHCPR Pub No 92-0032; Public Health Service.

[4] Gittell JH, Fairfield KM, Bierbaum B, et al. Impact of relational coordination on quality of care, postoperative pain and functioning, and length of stay: a nine-hospital study of surgical patients. *Med Care.* 2000; 38: 807-819.

[5] Ghomlawi HM, Fernando NF, Mandl LA, et al. How often are patient and surgeon recovery expectations for total knee arthroplasty aligned? Results of a pilot study. *HSS J.* 2011; 7: 229-234.

[6] Achaval MS, Kallen MA, Amick B, et al. Patent expectations about total knee arthroplasty outcomes. *Health Expect.* 2015; 19: 299-308.

[7] Janse AJ, Gemke RJ, Viterwaal CS, van der Turl I, Kimpen JL, Sinnema G. Quality of life: patients and doctors don't always agree: a meta-analysis. *J Clin Epidemiol.* 2004; 87: 653-661.

[8] Choi YJ, Ra HJ. Patient satisfaction after total knee arthroplasty. *Knee Surg Relat Res.* 2016; 28: 1-15.

[9] Rief W, Shedden-Mora MC, Laferton JA, et al. Preoperative optimization of patient expectations improves long-term outcome in heart surgery patients: results of the randomized controlled PSY-HEART trial. *BMC Med.* 2017; 15: 4.

[10] Buffington DE, Lozicki A, Alfieri T, Bond TC. Understanding factors that contribute to the disposal of unused opioid medication. *J Pain Res.* 2019; 12: 725-732.

[11] Varisco TJ, Fleming ML, Bapat SS, Wanat MA, Thornton D. Health care practitioner counseling encourages disposal of unused opioid medications. *J Am Pharm Assoc (2003).* 2019; 59: 809-815.

[12] Hasak JM, Roth Bettlach CL, Santosa KB, Larson EL, Stroud J, Mackinnon SE. Empowering postsurgical patients to improve opioid disposal: a before and after quality improvement study. *J Am Coll Surg.* 2018; 226: 235-240.

[13] Hero JO, McMurtry C, Benson J, Blendon R. Discussing opioid risks with patients to reduce misuse and abuse: evidence from 2 surveys. *Ann Fam Med.* 2016; 14: 575-577.

[14] Lewis ET, Cucciare MA, Trafton JA. What do patients do with unused opioid medications? *Clin J Pain.* 2014; 30: 654-662.

[15] American Society of Anesthesiologists Task Force on Acute Pain Management. Practice guidelines for acute pain management in the perioperative setting: an updated report by the American Society of Anesthesiologists Task Force on Acute Pain Management. *Anesthesiology.* 2012; 117: 248-273.

第二篇　器官系统
Organic Systems

第 13 章　急性心脏相关疼痛与鉴别诊断
Acute Cardiac Related Pain and Differential Diagnoses

Kunal Mandavawala　Stuart M. Sacks　Kheng Sze Chan　**著**
王鹤昕　**译**　　李正迁　**校**

一、医学性心脏痛

（一）缺血性心脏病

最常见的急性疼痛之一即为心源性的缺血性心脏病，其中包括稳定型心绞痛和急性冠状动脉综合征（acute coronary syndrome，ACS）。冠状动脉或其分支的狭窄或完全闭塞，随之而来的冠状动脉血液供应和氧气需求之间的失代偿，导致心肌组织灌注不足，最终使疼痛产生。决定耗氧量的 4 个主要因素包括心率、收缩压（后负荷）、心肌壁张力或压力（前负荷）和心肌收缩力。心肌供氧受冠状动脉直径、冠状动脉灌注压力和心率的影响。心率与心肌供氧相关是因为冠状动脉血流主要发生在舒张期，但舒张期随心率增加而缩短[1]。

（二）冠状动脉解剖学

心肌组织的血液供应来自冠状动脉，而左冠状动脉和右冠状动脉都是从主动脉分支出来的。左冠状动脉进一步分支为左前降支和左回旋支（left circumflex artery，LCX）。在 70%～80% 的人群中，右冠状动脉产生后降支（posterior descending artery，PDA），为左心室后壁和下壁提供血液供应，即右优势型。5%～10% 的人群为左优势型，即 PDA 起源于 LCX。10%～20% 的人群为均衡型，PDA 由 LCX 和右冠状动脉共同供血[2]。由于 PDA 发出供应房室结的分支，因此其血供来源有重要意义。

（三）稳定型心绞痛

1. 诊断

稳定型心绞痛是由于固定动脉粥样硬化病变导致一条或多条冠状动脉狭窄引起的。稳定型心绞痛患者往往会在胸骨后区感受到疼痛或压迫感，疼痛或压迫感会通过牵涉疼痛机制辐射到左臂、肩膀或下颌[3]。这一类型疼痛的典型表现是通常不会在休息时出现，而是随着身体活动或情绪压力而发生。疼痛和其他相关症状，包括劳累性呼吸困难、疲劳及恶心（又称"心绞痛等同症状"），随着休息或服用硝酸甘油缓解[4]。而患者通常很难将这些疼痛定位到特定位置。

如果患者症状持续至少 2 个月，且严重程度、特征或诱发因素没有变化，则被定义为慢性稳定型心绞痛[5]。

诊断稳定型心绞痛通常依靠病史、体格检查、心电图和实验室检查。病史通常可以解释胸痛或其他心绞痛等同症状，这些症状随着活动或压力而出现，随着休息或服用硝酸甘油而缓解。在心绞痛发作期间捕获的心电图通常会显示 ST 段压低，但当患者无症状时心电图可能是正常的。因此通常对无症状患者在初步评估中进行压力测试[6]。

对于实验室检查，心脏标志物［如肌钙蛋白、肌酸肌酶同工酶（CK-MB）］也可能有帮助。然而，对于真正的稳定型心绞痛患者，这些标志物往往是阴性的，这是由于心脏标志物的正价往往表明心肌损伤，而这应被诊断为 ACS[7]。

2. 治疗

稳定型心绞痛相关疼痛的药物治疗包括两个部分，即控制心绞痛症状和急性症状处理。

多种药物常可用作抗心绞痛治疗，包括 β 受体拮抗药、钙通道阻滞药、硝酸酯类及较新的药物雷诺嗪。它们均可以用于单一药物治疗，但通常会需要联合治疗来优化症状控制。

β 受体拮抗药致使心率下降会导致心肌氧供增加（心室舒张期延长）和氧耗减少，通常作为一线用药。同时心肌收缩力的降低也可以导致氧耗的进一步减少。

如果患者不能耐受 β 受体拮抗药，则可以使用包括长效硝酸酯类或钙通道阻滞药在内的其他疗法。

钙通道阻滞药可以单一使用或联合使用，其止痛机制来自于扩张冠状动脉和外周血管、降低心肌收缩力。

长效硝酸酯类药物可缩短心绞痛发作时间，提高运动耐受性。

联合疗法可能是有效的[8]，如果其他疗法失败，可以加入钠通道阻滞药雷诺嗪。

治疗急性心绞痛症状的基础是舌下含服短效硝酸酯类药物。如果硝酸酯类不能缓解疼痛，则需要考虑病情是否发展到了 ACS。

3. 血供重建术

经皮冠状动脉介入治疗（percutaneous coronary intervention，PCI）的血供重建通常适用于药物治疗失败或不耐受药物治疗的患者。对于药物治疗未能控制症状的患者，PCI 通常会改善症状[9]。根据冠状动脉病变的严重程度和位置，也可采用其他干预措施，如冠状动脉旁路移植术（coronary artery bypass grafting，CABG）等。本书内容不包括上述方法。

4. 其他治疗方式

(1) 胸段硬膜外麻醉：使用经胸段硬膜外麻醉产生心脏交感神经阻滞已被证明能扩张冠状动脉，而且已被用于不稳定型心绞痛患者的疼痛控制。这一方法已被证明有效，原因是心肌缺血引起的疼痛是由交感传入神经介导的[9]。胸段硬膜外麻醉用于难治性心绞痛患者也十分有效，显著改善了患者的生存质量[10]。

(2) 增强型体外反搏：增强型体外反搏是美国食品药品管理局批准的一种非侵入性治疗难治性心绞痛的方法。其作用机制类似于主动脉内球囊泵（intra-aortic balloon pump，IABP），即在舒张期给予强烈的压力搏动以改善冠状动脉灌注。然而，与主动脉内球囊泵不同，增强型体外反搏不是通过内部装置，而是通过外部血压袖带实现这一作用。研究表明，增强型体外反搏可能会改善心绞痛症状，从而提高生存质量，有 Ⅱb 类证据支持其使用[11]。

(3) 经心肌激光血供重建术：经心肌激光血供重建术是一种当 CABG 或 PCI 不适用时，治疗难治性心绞痛的方法。心肌激光血供重建术的可能机制是刺激血管生成，从而减少心绞痛症状。研究表明，经心肌激光血供重建术可以降低心绞痛评分，增加运动耐受时间，改善患者生存质量[12]。

(4) 脊髓刺激：研究难治性心绞痛的其他治疗方法目前仍在进行，包括使用脊髓刺激。这是一种在 1987 年首次被描述为慢性难治性心绞痛的治疗方法[13]。这是一种通过低压电流刺激脊髓缓解疼痛的疗法。它的潜在机制可能是疼痛的"门控"理论，即电刺激产生"关闭门"的效果从而抑制疼痛信号从产生来源传导到大脑[14]。目前，脊髓刺激的使用被给予 Ⅱb 类建议，证据水平为 B 和 C[15]。

（四）急性冠状动脉综合征

1. 诊断

急性冠状动脉综合征（acute coronary syndromes，ACS）的 3 种类型包括不稳定型心绞痛（unstable angina，UA）、急性非 ST 段抬高心肌梗死（non-ST-elevation myocardial infarction，NSTEMI）和急性 ST 段抬高心肌梗死（ST-elevation myocardial infarction，STEMI）。在已知心绞痛的患者中，有多种表现应考虑是否存在 ACS：持续超过 20min 的心绞痛、明显限制活动的新发心绞痛，以及比先前发作更频繁、持续更长时间或劳力更轻引起的心绞痛增加。

有上述任何表现的患者均是不稳定型心绞痛的诊断对象，无论心电图是否变化，以及是否检测到心肌损伤标志物（如肌钙蛋白）。

非 ST 段抬高心肌梗死在临床上很难与 UA 区分，但肌钙蛋白升高可以作为鉴别因素。

ST 段抬高心肌梗死除了伴有心肌缺血症状，还伴随着心电图上 ST 段抬高或出现新的左束支传导阻滞，以及心肌损伤标志物升高[16]。

与 ACS 相关的疼痛机制与稳定型心绞痛相同，但与 ACS 相关的疼痛是持续的。

2. 治疗

管理这些患者需要组合多种医疗方式：减轻疼痛，考虑是否进行血供重建。对于疑似 ACS 患者的药物治疗包括舌下含服 325mg 阿司匹林，考虑是否静脉给予硝酸甘油、β 受体拮抗药（如果患者没有心力衰竭或心动过缓的迹象）、吗啡（以减轻疼痛）、肝素和阿托伐他汀。

对于诊断为 STEMI 的患者，血供重建是治疗的核心。直接经皮冠状动脉介入治疗是首选的治疗方法。但如果无法进行经皮冠状静脉介入治疗，且无相关禁忌证，则可采用纤溶治疗。所有患者都应接受双联抗血小板治疗和抗凝治疗（无论是否使用纤溶）[17]。

STEMI 患者较少需要手术干预，手术干预通常发生在复杂 PCI 或 PCI 失败、发生心源性休克或并发心梗后机械性二尖瓣反流之后。

对于诊断为 UA 或 NSTEMI 的患者，无论是否进行 PCI，所有患者都应接受双联抗血小板聚集治疗和抗凝治疗[18]。如果这些患者接受血供重建，应优先考虑 PCI，然而在多支冠状动脉病变

的患者中，通常首选 CABG[19]。

如果发生 ACS 与使用可卡因有关，必须确保不能使用 β 受体拮抗药，可以使用苯二氮䓬类药物缓解症状。

3. 血管痉挛性心绞痛

作为另一种情况，血管痉挛性心绞痛是存在或没有阻塞性冠状动脉病变的患者血管痉挛的结果。血管痉挛性心绞痛的临床表现为静息型心绞痛，伴随心电图上 ST 段抬高或压低，通常舌下含服硝酸酯类药能迅速改善。其诊断包括 3 个部分，即对硝酸酯类药的反应性、无明显诱因短暂的缺血性心电图改变和血管造影证实冠状动脉痉挛。危险因素和触发因素包括某些药物（如可卡因）的影响。

长期治疗侧重于预防复发，通常包括使用钙通道阻滞药。二线用药则为长效硝酸酯类药物。由于可能使冠状动脉 α 受体兴奋性增加，应避免使用非选择性 β 受体拮抗药[20]。

4. 急性心包炎 / 心肌炎

心包是一个围绕心脏的纤维弹性囊，由外层壁层和内层脏层两层组成。心包液被包裹在这两层之间。

急性心包炎是心包腔炎症的结果。急性心包炎患者往往表现为突然发作的胸痛，疼痛感被描述为锐痛和胸膜性的（随咳嗽或呼吸而恶化），而在坐起和前倾后改善。坐起和前倾可以减轻心包壁上的压力，从而缓解疼痛。疼痛也可能辐射到斜方肌嵴（颈部）。这种疼痛的放射是由于牵涉痛引起的[21]。

心包炎在发达国家最常见的病因是病毒感染，通常伴随着流感或胃肠道综合征。而在发展中国家，结核病是最常见的病因。其他原因包括自身免疫性疾病，如系统性红斑狼疮、甲状腺功能减低、辐射、癌症和心脏损伤后综合征，这种综合征可能会在 PCI、起搏器植入或经导管主动脉瓣置换术（transcatheter aortic valve replacement，TAVR）后出现。然而，心包炎通常并不能找到病因，因而大多数病例被归类为特发性。

诊断包括病史、体格检查、实验室检查和影像学检查。病史包括具有上述特征的胸痛。在体格检查时，由于心包层之间的炎症引起的摩擦，患者前倾时可能会听到心包摩擦音。典型的心电图表现为弥漫性 ST 段抬高和 PR 段偏移。

如果患者有心肌受累，肌钙蛋白可能会升高，但这并不提示患者的预后[22]。如果心肌受累严重，左室壁运动可能会受到严重抑制。炎症指标，如红细胞沉降率（ESR）和 C 反应蛋白（CRP）在大多数情况下会升高，但这种情况并非特异性表现。不过有研究表明，高敏 CRP 可识别复发风险较高的患者[23]。

影像检查也有助于诊断，通常超声心动图就能满足临床需要。超声心动图检查既可以帮助识别并发症（如心脏压塞和缩窄性心包炎），又有助于识别和量化任何相关的心包积液，还可用于评估心肌梗死可能发生时的心肌功能[24]。

抗炎药物是急性心包炎及其相关疼痛的主要治疗方法。非甾体抗炎药（nonsteroidal anti-inflammatory drug，NSAID）是这些患者的一线治疗方法。可以选择的药物包括布洛芬、吲哚美辛和酮咯酸（如果患者不能口服药物）。如果患者合并冠状动脉疾病，阿司匹林可以优先使用。同时还可以加用秋水仙碱，一种微管蛋白抑制药，因为它已经被证明可以减少"持续性和复发性心包炎"[25]。类固醇已被用作二线或三线治疗，低剂量类固醇优于高剂量类固醇，低剂量的类固醇有更低的治疗失效率和复发率[26]。其他抗炎药，如 IL-1 抑制药的试验研究仍在进行中。

侵入性治疗适用于出现心脏压塞或缩窄性心包炎的患者。对于心脏压塞的患者，可以进行心包穿刺术或心包开窗手术。如果患者患有炎症活动期的缩窄性心包炎，应首先尝试抗炎治疗，心包剥脱术仅在难治性病例中进行。如果缩窄性心包炎不伴活动性炎症，心包剥脱术为一线治疗方法。

5. 主动脉夹层

主动脉夹层是一种罕见的临床疾病，临床表现为剧烈的胸痛或背痛，以及急性血流动力学不稳定。最常见的情况是，主动脉夹层是由内膜撕裂导致的血液"夹层"，血液沿膜间隙流动，并沿其流动使组织分离。这种夹层可以延伸到髂动脉，甚至更远。

主动脉夹层有多种并发症，包括心包破裂导致心脏压塞、主动脉瓣环急性夹层导致急性主动脉瓣反流、夹层延伸至冠状动脉导致心肌梗死，以及由于动脉分支如肾动脉或颈动脉阻塞而导致的肾或其他末端器官衰竭。

主动脉夹层有两种解剖学分类，DeBakey 和 Stanford 分型，但 Stanford 分型（也称 Daily 分型）使用更为广泛。涉及整支升主动脉的夹层被分类为 Stanford A 型，而只涉及升主动脉远端部位的夹层则被分类为 Stanford B 型。

主动脉夹层的危险因素包括高血压（最重要的因素）、使用可卡因（导致血压突然变化）、结缔组织疾病（如 Marfan 综合征或 Ehlers-Danlos 综合征）、先前存在的主动脉瘤、主动脉瓣二叶瓣、主动脉植入物或手术史、主动脉缩窄、Turner 综合征和血管炎（如 Takayasu 动脉炎和巨细胞动脉炎）等[27, 28]。

急性主动脉夹层患者可能会有不同的症状，这取决于夹层和组织受影响的程度。与主动脉夹层相关的疼痛通常是位于胸背部急性的、锐性的疼痛。患者将此描述为他们从未经历过的疼痛。A 型主动脉夹层往往表现为前胸更痛，而 B 型主动脉夹层则表现为背部更痛。疼痛可以放射到胸腹部的任何地方。其他表现症状可能是晕厥、心力衰竭或脑卒中，尽管无痛夹层相对少见。

其他可能被注意到的症状包括在某些情况下由于夹层在锁骨下动脉的延伸导致双上肢之间的脉搏差异。此外，如果夹层延伸到髂血管，下肢脉搏可能会受到影响。患者还可能出现局灶性神经功能缺损及急性主动脉瓣反流。

主动脉夹层的诊断通常结合病史、体格检查和影像学检查。如果患者血流动力学稳定，CT 血管造影是用于诊断的最常见的成像研究，但也可以使用经食管超声心动图（trans esophageal echocardiography，TEE）。事实上，如果患者血流动力学不稳定，通常建议应用 TEE 进行诊断，因为这表明患者的夹层累及升主动脉[29]。

根据患者患有 A 型还是 B 型主动脉夹层，管理方法有所不同。总体来说，A 型夹层需要紧急手术，而 B 型夹层则需要保守治疗。早期治疗侧重于通过"冲动控制"疗法控制疼痛和限制夹层的传播。通常会保持收缩压在 100～120mmHg，心率＜60 次 / 分来控制血压。以此为目的，常用药物包括艾司洛尔或拉贝洛尔，以及硝普钠或尼卡地平等血管扩张药物。需要注意，由于血管扩张药会导致反射性心动过速，必须在 β 受体拮抗药产生作用后才能开始使用血管扩张药。针对镇痛，首选静脉使用阿片类药物[30]。

如上所述，A 型主动脉夹层是一种外科急症。有灌注不足证据的 B 型夹层可通过主动脉支架植入或手术治疗，但没有灌注不足的 B 型夹层则进行包括脉搏控制和连续成像分析的保守治疗。

二、外科心脏疼痛

（一）解剖

1. 总体解剖要点

胸骨正中切开术是心脏直视手术最常见的切口，这是由于它提供了进入纵隔的最佳途径，并使除左心房后部外每个心腔和瓣膜都更容易暴露[31]。胸骨正中切开纵向切开胸骨的三个部分，即胸骨柄、胸骨体和剑突。总体而言，胸前壁由肋间神经支配，肋间神经由 T_1～T_{11} 脊神经的前支形成[32]。自椎间孔发出后，这些神经向前穿内侧肋间肌行进。当肋间神经通过内乳动脉后，会向前走行，成为肋间神经的前皮支[3]。具体来说，前侧胸壁由第 2～6 肋间神经的前皮支支配，而后侧胸壁和胸侧壁则由第 2～11 肋间神经支配。除 T_1 支外，每支胸神经为胸壁的带状区域提供神经支配，而 T_1 支则支配背部的一小部分和前臂内侧的大部分[32]。胸骨柄和胸骨体上部的区域由锁骨上神经支配，锁骨上神经来自 C_3 和 C_4 神经根。

皮区范围如图 13-1 所示。

如果不需要开放全纵隔腔，那么就可以使用各种入路开胸来替代完全胸骨切口。切口的具体位置取决于需要进行的手术。右前外侧开胸术可用于三尖瓣、二尖瓣和主动脉瓣手术，而左前外侧开胸术可用于经心尖主动脉瓣置换术，以及特定的冠状动脉旁路移植手术[37]。胸廓切开手术的相关解剖结构与胸骨切开术相似，这是由于其神经支配同为肋间神经。然而，贯穿肋间外侧肌和前锯肌的肋间神经外侧皮支在侧位开胸手术中更为重要[38]。外侧胸壁的神经支配比前壁的神经分布更密集。因此，尽管侧位开胸手术的切口通常小于正中胸骨切开术，但患者往往痛感更强[39]。

传统心脏手术的切口疼痛还包括体外循环插管部位的疼痛。虽然经典的中心性插管部位（即升主动脉和右心房）可以通过胸骨切开术进入，但在许多情况下可能需要进行外周插管。最常见的外周插管路径是腋动脉和股动静脉。腋动脉通过锁骨下方的切口进入。该区域由第 2 肋间神经和第 3、4 颈神经根支配。股血管切口位于腹股沟韧带下方，腹股沟韧带由髂腹股沟神经和生殖股神经支配[32, 38]。

2. 特定解剖要点

（1）冠状动脉旁路移植术：冠状动脉旁路移植术是世界上最常用的心脏手术[40]。手术解剖学需要考虑其他心脏手术中不存在的移植部分的额外疼痛。左乳内动脉（left internal mammary artery，LIMA）被认为是首选的旁路血管，尤其是对于左前降支冠状动脉病变。获取 LIMA 通常需要额外地撑开胸骨以显露术野，但这样已被证明会增加术后疼痛的强度，尤其是左乳头下外侧可能疼痛更重[41]。在无法获得 LIMA 或多支搭桥的情况下，通常获取桡动脉或隐静脉作为桥血管。开放性获取桡动脉需要一个长切口，通常覆盖前臂的长度，而内镜下获取桡动脉只需要手腕附近一个较小的 3cm 切口[42]。大隐静脉获取也可以通过开放式或内镜下进行，前者则需要更大的切口[43]。

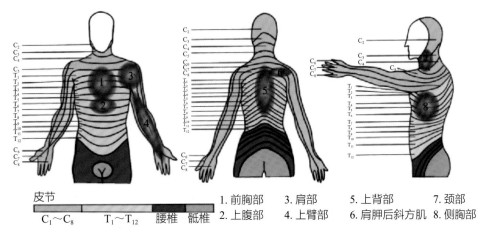

皮节

$C_1 \sim C_8$　　$T_1 \sim T_{12}$　　腰椎　骶椎

1. 前胸部　　3. 肩部　　　5. 上背部　　7. 颈部
2. 上腹部　　4. 上臂部　　6. 肩胛后斜方肌　8. 侧胸部

疼痛病因

急性冠状动脉综合征（ACS）：钝痛，压迫感，窒息感；1，2，3，4，5，6，7，8

主动脉夹层：锐痛，撕裂感，裂开感；1，2，5

急性心包炎：胸膜炎性；1，2，6，8

主动脉瓣／二尖瓣／肺动脉高压：心绞痛/ACS

苯丙胺／甲基苯丙胺中毒：心绞痛/ACS

肋软骨炎：锐痛，压痛；1

膈肌炎症：钝／锐痛，窒息感；2，3

食管疾病：1，2，7

胃食管反流（GERD）：烧灼感，压榨感；1，2，3，7

肝脏／胆囊病：1，2，3，8

内脏穿孔：锐痛，2，3

心脏压塞：锐痛，充实感：1

胸膜炎：胸膜炎性；1，8

肺炎：胸膜炎性；1，8

肺结核：胸膜炎性；1，8

开胸术后疼痛：锐痛，烧灼感，窒息感；1，8

肺梗死：胸膜炎性；1，8

胸廓出口综合征（TOS）：非特异性；3，7

气管支气管炎：胸膜炎性；1，8

创伤／挤压伤／肋骨骨折：锐痛，窒息感；位置对应受损器官／组织

▲ 图 13-1　按病因划分的相对皮肤疼痛分布区域

引 自 Klineberg E, Mazanec D, Orr D, Demicco R, Bell G, McLain R. Masquerade: medical causes of back pain. Cleve Clin J Med. 2007;74(12):905-913; Netterimages.com. Visceral Referred Pain. 2020. Accessed August 23, 2020. https://www.netterimages.com/visceral-referred-pain-labeled-reynolds-2e-rehabilitation-frank- h-netter-73698.html; McConaghy J, Oza R. Outpatient diagnosis of acute chest pain in adults. 2020. Accessed August 23, 2020. https://www.aafp.org/afp/2013/0201/p177.html; Hollander J, Chase M. Uptodate. Uptodate.com. 2020. Accessed September 7, 2020.https://www.uptodate.com/contents/evaluation-of-the-adult-with-chest-pain-in-the-emergency-department/contributors, 文献 [33-36]

　　(2) 经皮穿刺技术：如前所述，股动静脉通路是为体外循环外周插管和经皮瓣膜修复和置换的常用通路。二尖瓣修复常通过股静脉进行，而经导管主动脉瓣置换（transcatheter aortic valve replacements，TAVR）则通过股动脉进行[38]。

　　（二）急性术后心脏疼痛的流行病学与定位

　　如前解剖学部分所述，心脏手术后的急性疼痛有很多部分组成。手术主要切口，无论是正中胸骨切开术还是侧位开胸术，通常只导致术后即刻疼痛的一部分。其他因素还包括组织收缩、牵拉和切开脏器、放置大口径血管通路、胸腔引流管、手术台上的长时间固定，以及术后即刻的卧床休息。

　　一项针对 200 例接受心脏手术的患者进行的前瞻性研究报道，86.5% 的拔管患者在术后 1 天（postoperative day，POD）出现疼痛，在术后 2 天时增加到 90%，在术后 3 天时保持类似。到术后 7 天时，77% 的患者继续报道存在某种程度的疼痛。报道还表明，术后 2 天的疼痛最为严重。应用 10 分制的疼痛量表进行评估，术后 7 天的疼痛仅减少了 1.3 分[44]。一项对 705 例患者的前瞻性研究报道了类似的情况，患者在术后 6 天的床上移动、深呼吸，甚至在休息时，都会存在显著的疼痛[45]。

　　最常见的术后即刻疼痛部位是胸骨、上腹部和左乳房，分别有 68%、31.5% 和 15.5% 的患者在术后 1 天存在这些部位疼痛。其他的显著疼痛部位包括上背部、左肩和右乳房。到了术后 7 天，胸骨仍然是疼痛最常见的部位，但出现两个肩膀的疼痛的现象越来越多。这种变化可能是由于胸腔引流管被移除，同时由于长时间的制动和卧床休息，肌肉和骨骼疼痛开始变得更加明显。在此项研究中，下肢疼痛仅见于剥取大隐静脉搭桥的患者，且与胸骨和肩部疼痛相比，下肢疼痛的发生率和程度都较低[44]。

（三）治疗方式

1. 阿片类药物

阿片类药物仍然是治疗急性外科心脏疼痛的主要药物，这可能是由于其镇痛效果、相对血流动力学稳定性，以及无须过多考虑患者术后呼吸抑制和镇静深度，因为绝大多数患者术后回 ICU 进行插管和镇静。过去，心脏外科患者的全麻诱导常使用大剂量吗啡（高达 3mg/kg）。然而，这一技术随着快通道心脏麻醉的日益普及而逐渐失宠，这是由于大剂量的吗啡会导致术后严重的呼吸抑制[46]。20 世纪 70 年代后期，应用大剂量芬太尼（25μg/kg）被证明足以诱导和维持麻醉，同时在血流动力学稳定性和拔管时间方面均优于吗啡[46]。舒芬太尼和瑞芬太尼在心脏手术中也越来越受欢迎。相较于芬太尼，舒芬太尼药效更佳，而瑞芬太尼半衰期更短。

心脏手术中的另一个流行趋势是术中阿片类药物剂量的减少。由于越来越多的证据表明阿片类药物引起了剂量依赖性的痛觉超敏，以及国家对减少阿片类药物使用的关注，这一变化已广受欢迎。一项最近的针对 1400 例患者的 Meta 分析比较了高剂量和低剂量阿片类药物治疗对 ICU 住院时间和数个次要结局的影响。芬太尼的临界分组剂量为 20μg/kg，舒芬太尼为 2μg/kg，吗啡为 2mg/kg，瑞芬太尼的总剂量为 1.7 mg 或输注速率为 0.1μg/（kg·min）。分析结果显示，ICU 停留时间、住院时间、拔管时间、血管活性、药物需求、心梗率和脑卒中率无差异[47]。虽然在 Meta 分析中没有专门评价疼痛，但研究中使用药物的剂量已在心脏手术期间发挥了有效的镇痛效果。还有一点针对瑞芬太尼可能特别重要：与芬太尼和舒芬太尼相比，瑞芬太尼术后即刻需求阿片类药物的剂量更多[48, 49]。

最近还有针对术中美沙酮的使用的调查。在一项 2015 年的双盲随机对照试验中，对 156 例接受胸骨正中切口心脏手术的患者进行了术中使用美沙酮 0.3mg/kg 和芬太尼 12μg/kg 效果的比较。结果显示，单次使用美沙酮显著降低了术后首个 24h（包括拔管后 12h）的吗啡需求，而美沙酮组的疼痛评分在整个 72h 的研究中继续保持较低水平[50]。一项随访研究表明，术中接受美沙酮治疗的患者在术后 1 个月时每周疼痛发作的次数少于接受芬太尼治疗的患者[51]。

当患者转入 ICU，就会继续使用阿片类药物控制疼痛。在此类患者中，比较患者自控镇痛（patient-controlled analgesia，PCA）与更传统的护士管理镇痛的作用产生了很大的争论。尽管由于镇静和机械通气，PCA 通常不可能在心脏手术后立即进行，但是快通道心脏麻醉的普及增加了其应用比例。关于 PCA 的使用已经进行了广泛的研究；一项包含 600 多例患者，涉及 10 组随机对照试验的 Meta 分析得出结论，虽然 PCA 患者在术后 48h 内使用了更多的吗啡当量，但他们的疼痛评分显著改善。不过有趣的是，这项研究并没有发现术后 24h 疼痛评分改善[52]。考虑到 PCA 组阿片类药物使用率的增加，这一研究结果表明护士控制的镇痛在护理密切监控的术后早期可能同样有效。在有限的范围内，最佳的阿片类 PCA 药物研究已经完成。一项研究比较了术中推注芬太尼和从手术结束时开始应用吗啡、芬太尼和瑞芬太尼的 PCA 镇痛效果。研究发现，尽管 3 组患者在拔管后 24h 内疼痛评分相似，但瑞芬太尼组的恶心和瘙痒程度均低于吗啡组和芬太尼组[53]。当然，这项研究结果只局限于不停跳冠状动脉旁路移植（off-pump CABG）患者。

2. 多模式镇痛

阿片类药物的过度使用和令人担忧的不良反应增加了人们对术后多模式阿片类药物镇痛方案的兴趣。现今许多中心都有"心脏手术后加速康复"方案，通常包括对乙酰氨基酚、加巴喷丁类药物和其他非甾体抗炎药。给药时机有时在术前，然后在术中和术后再次给药，以期具有不同作用机制的镇痛药产生协同效应。

有证据表明，多模式镇痛在心脏手术中是有效的。一项包含 180 例接受胸骨正中切口心脏手术的患者的随机对照试验，将联合酮咯酸、对乙酰氨基酚、加巴喷丁和地塞米松的多模式方案与吗啡合用对乙酰氨基酚进行了比较。两种方案均在拔管时开始，并持续到拔管后 4 天。结果显示多模式组的疼痛评分明显较低，恶心和呕吐的发生率也较低。研究没有提到多模式方案有安全性问题，但在多模式组中一些患者确实存在肌酐水平升高的趋势[54]。虽然在这项研究中不重要，但心脏手术后使用非甾体抗炎药的肾损伤风险似乎很高。在另一项包含 180 例患者的随机对照试验中，研究者比较了在心脏手术后使用布洛芬与羟考酮的效果。结果显示，尽管两组之间的死亡率没有差异，但布洛芬组急性肾损伤的发生率显著增加，而且在停用布洛芬后急性肾损伤得以缓解[55]。

氯胺酮是一种强效麻醉药和镇痛药，以其拟交感神经作用而闻名。尽管机制仍存在争议，但研究表明氯胺酮实际上是一种直接的心肌抑制药，并通过释放内源性儿茶酚胺间接发挥其拟交感神经作用。因此使用氯胺酮可导致显著的心动过速，并且在动物模型中，氯胺酮被发现可使心肌氧需求增加 50%。一项研究发现，心脏手术中使用氯胺酮在诱导期有明显的心动过速，但总体血流动力学仍然稳定[56]。心脏手术后使用氯胺酮镇痛的有关数据非常有限。一项研究将氯胺酮与安慰剂进行了比较，发现疼痛评分有所改善，同时阿片类药物消耗量有所减少，而另一项研究则发现，单独使用氯胺酮或联合使用氯胺酮与加巴喷丁类药物可显著改善心脏手术后 24h 的疼痛[56, 57]。心脏手术术后使用氯胺酮镇痛的数据缺乏，一部分原因可能因为前面提到的拟交感神经效应；事实上，《静脉注射氯胺酮用于急性疼痛管理的共识指南》似乎不鼓励在这些患者中使用氯胺酮，给予了 C 级证据，并指出"心血管疾病控制不佳的患者应避免使用氯胺酮[58]。"

3. 硬膜外麻醉

胸段硬膜外麻醉长期以来都被认为在心脏手术中具有许多优点。使用胸部高位硬膜外麻醉除了可以麻醉产生肋间神经的胸神经外，还可影响 $T_1 \sim T_4$ 心脏交感神经。这可以防止心动过速和儿茶酚胺释放，减少心肌氧需求。此外，阻滞脊髓层面的有害刺激已被证明可以减小手术应激反应，并改善冠状动脉血流和心室功能[59, 60]。

然而由于担心硬膜外血肿发生的可能性，胸段硬膜外麻醉在此类患者中并未广泛使用。一项 Meta 分析收集了超过 88 000 例心脏手术中接受硬膜外麻醉的患者，并得出硬膜外血肿发生的风险为 1/3352[61]。虽然风险较低，但这种血肿的可能性仍高达普通人群的 3 倍。这种风险增加很可能是由于体外循环需要全身肝素化。因此，最新的美国区域麻醉和疼痛医学学会（ASRA）指南依旧指出，此类患者实施硬膜外麻醉的风险似乎大过预期的益处。为进一步降低风险，指南建议在硬膜外置管后至少 60min 内避免肝素化，并且在发生穿刺损伤时至少延迟 24h 再进行手术[62]。指南推荐患者应在手术前 1 天入院接受硬膜外置管术，这在当今的医疗环境中通常难以实现。

尽管如此，心脏手术患者会不时使用胸段硬膜外麻醉，而且其控制术后疼痛效果明确。最近的一项 Cochrane 系统评价发现，与全身性镇痛药相比，硬膜外给予镇痛药物在术后 72h 内减轻了疼痛。更进一步来说，文章引用了 10 项研究，发现在手术后 6~8h，硬膜外技术使 10 分制的疼痛减轻了 1.35 分。没有足够的证据可以给予硬膜外镇痛和周围神经阻滞两者得出比较性结论[63]。

4. 区域神经阻滞

鉴于上述对胸段硬膜外阻滞的顾虑，以及超声引导周围神经阻滞在其他疾病患者中应用广泛普及，促成了心脏手术患者开始受益于这一技术。适合心脏手术患者使用的阻滞技术包括竖脊肌平面阻滞、胸横肌平面阻滞、椎旁间隙阻滞、胸骨旁肋间神经阻滞和胸神经阻滞。总之，这些技术提高了手术安全性和镇痛效果，并减少了可能的血流动力学不稳定。如表 13-1 所示，每种技术都有不同的考虑因素。图 13-2 则概述了各阻滞区域的典型分布。

总体而言，这些技术都是有效的，但将这些技术相互比较的数据仍十分缺乏。最近一项包含 17 项研究的 Meta 分析表明，无法评价一种阻滞技术相对于另一种技术的相对优势。然而此 Meta 分析确实表明，上述每种区域性阻滞技术在控制心脏手术后疼痛方面至少与常规镇痛技术一样有效 [68]。

三、鉴别诊断

还有各种其他的疾病症状可能会类似于心脏性胸痛包括肺部 / 胸膜、胃肠道、肌肉骨骼和精神类疾病。

肺炎或支气管炎等呼吸道感染常与咳嗽和胸部不适有关，当哮喘加重时患者可出现胸闷症状。控制这些与潜在疾病相关的疼痛通常是简单地对因治疗疾病本身。

胃肠道疾病包括胃食管反流病、食管痉挛、Boer-haave 综合征和胰腺炎。事实上胃食管反流病的疼痛位于胸骨后，会产生类似心绞痛的症状。临床上通常会使用质子泵抑制药或 H_2 受体阻断药治疗胃食管反流病，抗酸药也是一个可选项。食管痉挛也可能会被误认为心绞痛，因为其症状可能会像心绞痛一样对硝酸甘油或钙通道阻滞药产生反应。不过这些患者还倾向于出现固体和液体吞咽困难的症状 [69, 70]。

表 13-1 躯干区域阻滞明细			
神经阻滞名称	优 势	风 险	定 位
椎旁阻滞	• 操作简易 • 操作安全性高 • 血流动力学稳定性 • 与硬膜外镇痛效果相当 • 与硬膜外相比，恶心和尿潴留减少	• 局麻注射误入硬膜外、硬膜下、蛛网膜下腔、椎动脉风险 • 神经损伤，包括喉上神经、喉返神经、膈神经、颈交感神经节（Horner 综合征） • 局麻全身毒性反应（LAST）	• 注入靠近椎体的椎旁间隙，脊髓神经从椎间孔中发出 • 局麻药液向上方和下方扩散连续阻滞同侧躯体和交感神经
胸部神经阻滞	• 咳嗽减少 • 避免阿片类药物 • 血流动力学稳定性 • 操作安全性高	• 双侧阻滞（增加局麻的时间和量） • LAST • 胸肩峰动脉损伤 • 胸长神经损伤 • 气胸	• PEC1 阻滞：在胸大肌和胸小肌之间，第 2～3 肋骨水平注射。阻断胸内侧和外侧神经 • PEC2 阻滞：在胸小肌和前锯肌之间，第 3～4 肋骨水平注射 • 阻断肋间神经 T_2～T_6 的外侧皮支，包括肋间臂神经、长胸神经和肋间神经
竖脊肌平面阻滞	• 咳嗽减少 • 避免阿片类药物 • 血流动力学稳定性 • 操作安全性高	• 双侧阻滞（增加局麻的时间和量） • LAST • 气胸	• 局麻药液在竖脊肌腹侧与 T_5 水平横突表面之间扩散。阻断脊神经背侧支和腹侧支（T_2～T_9 水平）
前锯肌平面阻滞	• 咳嗽减少 • 避免阿片类药物 • 血流动力学稳定性 • 操作安全性高	• 双侧阻滞（增加局麻的时间和量） • LAST • 胸肩峰动脉损伤 • 胸长神经损伤 • 气胸	• 在第 4～6 肋骨水平的前锯肌上方或下方注射。阻断肋间神经（T_3～T_9）的外侧皮支，包括肋间臂神经、胸长神经、胸背神经

（续表）

神经阻滞名称	优 势	风 险	定 位
胸骨旁阻滞	• 避免阿片类药物 • 血流动力学稳定性 • 操作安全性高 * 技术上比胸横肌平面阻滞更容易，因为如果胸横肌很小，在超声上很难看到胸横肌	• 双侧阻滞（增加局麻的时间和量） • LAST • 气胸 • 神经损伤	• 在胸大肌和肋间肌之间注射。阻断肋间神经前支（$T_2 \sim T_7$）
胸横肌平面阻滞	• 避免阿片类药物 • 血流动力学稳定性 • 操作安全性高	• 双侧阻滞（增加局麻的时间和量） • LAST • 气胸 • 神经损伤 • 出血 / 血肿 * 可能具有挑战性，靠近胸膜和内乳动脉	• 在肋间肌和胸横肌之间注射，第 3～5 肋骨水平。阻断肋间神经前皮支（$T_2 \sim T_7$）

引自 Chakravarthy M. Regional analgesia in cardiothoracic surgery: a changing paradigm toward opioid-free anesthesia? Ann Cardiac Anaesth. 2018;21(3):225; Liu H, Emelife P, Prabhakar A, et al. Regional anesthesia considerations for cardiac surgery. Best Pract Res Clin Anaesthesiol. 2019; 33(4):387-406; Mittnacht A, Shariat A, Weiner M, et al. Regional techniques for cardiac and cardiac-related procedures. J Cardiothorac Vasc Anesth. 2019;33(2):532–546; Kelava M, Alfirevic A, Bustamante S, Hargrave J, Marciniak D. Regional anesthesia in cardiac surgery: an overview of fascial plane chest wall blocks. Anesth Analg. 2020; 131(1): 127-135, 文献 [64–67].

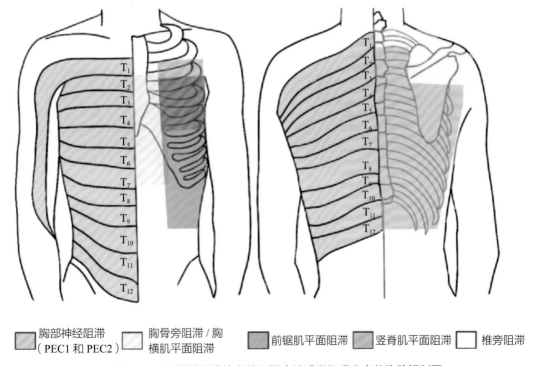

▲ 图 13-2 各区域阻滞技术的预期皮肤感觉阻滞分布的胸壁解剖图

引自 Chakravarthy M. Regional analgesia in cardiothoracic surgery: a changing paradigm toward opioid-free anesthesia? Ann Cardiac Anaesth. 2018;21(3):225; Liu H, Emelife P, Prabhakar A, et al. Regional anesthesia considerations for cardiac surgery. Best Pract Res Clin Anaesthesiol. 2019;33(4):387-406; Mittnacht A, Shariat A, Weiner M, et al. Regional techniques for cardiac and cardiac-related procedures. J Cardiothorac Vasc Anesth. 2019;33(2):532-546; Kelava M, Alfirevic A, Bustamante S, Hargrave J, Marciniak D. Regional anesthesia in cardiac surgery: an overview of fascial plane chest wall blocks. Anesth Analg. 2020;131(1): 127-135. 文献 [64~67]

胸部不适时需要考虑的因素也包括精神原因，因为经历恐慌发作的患者可能会感到胸部沉重或压迫，并伴有濒死感。此类精神问题治疗方法多种多样，但 SSRI 类药物和苯二氮䓬类药物被证明有效。

肌肉骨骼因素也包含在胸部疼痛的原因之内，包括肋软骨炎、肋间肌肉拉伤和创伤后的肋骨挫伤或骨折。对于单独的肌肉骨骼类胸痛，可以先尝试非药物治疗（如应用冷敷和热敷）。如果需要药物治疗，通常使用对乙酰氨基酚或其他低剂量 NSAID。而对于中度疼痛，可以使用更强效的口服 NSAID。

纤维肌痛、类风湿关节炎和脊椎关节炎也会导致胸壁疼痛。与镰状细胞病相关的肿瘤和急性胸部综合征也可能是胸痛的肌肉骨骼类病因。与这些病症相关的疼痛治疗针对原发病症本身。

参考文献

[1] Crossman DC. The pathophysiology of myocardial ischaemia. *Heart.* 2004; 90 (5): 576-580. doi:10.1136/hrt.2003.029017

[2] Gorlin R. Coronary anatomy. *Major Probl Intern Med.* 1976; 11: 40-58.

[3] Foreman RD. Neurological mechanisms of chest pain and cardiac disease. *Cleve Clin J Med.* 2007; 74: S30-S33.

[4] Garratt KN. Stable angina pectoris. *Curr Treat Options Cardiovasc Med.* 2000; 2 (2): 161-172.

[5] Kaski J, Arrebola-Moreno A, Dungu J. Treatment strategies for chronic stable angina. *Expert Opin Pharmacother.* 2011; 12: 2833-2844.

[6] Sylvén C, Beermann B, Jonzon B, Brandt R. Angina pectoris-like pain provoked by intravenous adenosine in healthy volunteers. *Br Med J (Clin Res Ed).* 1986; 293 (6541): 227-230. https://doi.org/10.1136/bmj.293.6541.227

[7] Fihn SD, Blankenship JC, Alexander KP, et al. 2014 ACC/AHA/AATS/PCNA/SCAI/STS focused update of the guideline for the diagnosis and management of patients with stable ischemic heart disease: a report of the American College of Cardiology/American Heart Association Task Force on Practice Guidelines, and the American Association for Thoracic Surgery, Preventive Cardiovascular Nurses Association, Society for Cardiovascular Angiography and Interventions, and Society of Thoracic Surgeons. *J Am Coll Cardiol.* 2014; 64 (18): 1929-1949. https://doi.org/10.1016/j.jacc.2014.07.017

[8] Emanuelsson H, Egstrup K, Nikus K, et al. Antianginal efficacy of the combination of felodipine-metoprolol 10/100 mg compared with each drug alone in patients with stable effort-induced angina pectoris: a multicenter parallel group study. The TRAFFIC Study Group. *Am Heart J.* 1999; 137 (5): 854-862. https://doi.org/10.1016/s0002-8703(99)70409-6

[9] Bishop VS, Malliani A, Thorén P. Cardiac mechanoreceptors. In: Shepherd JT, Abboud FM, eds. *Handbook of Physiology: The Cardiovascular System, III.* Lippincott Williams & Williams; 1983: 497-555.

[10] Richter A, Cederholm I, Fredrikson M, Mucchiano C, Träff S, Janerot-Sjoberg B. Effect of long-term thoracic epidural analgesia on refractory angina pectoris: a 10-year experience. *J Cardiothorac Vasc Anesth.* 2012; 26 (5): 822-828.

[11] Jan R, Khan A, Zahid S, et al. The effect of enhanced external counterpulsation (EECP) on quality of life in patient with coronary artery disease not amenable to PCI or CABG. *Cureus.* 2020; 12 (5): e7987. https://doi.org/10.7759/cureus.7987

[12] Burkhoff D, Schmidt S, Schulman SP, et al. Transmyocardial laser revascularisation compared with continued medical therapy for treatment of refractory angina pectoris: a prospective randomised trial. *Lancet.* 1999; 354 (9182): 885-890.

[13] Murphy DF, Giles KE. Dorsal column stimulation for pain relief from intractable angina pectoris. *Pain.* 1987; 28: 365-368.

[14] Melzack R, Wall PD. Pain mechanisms: a new theory. *Science.* 1965; 150: 971-979.

[15] Fihn SD, Gardin JM, Abrams J, et al.; American College of Cardiology Foundation/American Heart Association Task Force. 2012 ACCF/AHA/ACP/AATS/PCNA/SCAI/STS guideline for the diagnosis and management of patients with stable ischemic heart disease: a report of the American College of Cardiology Foundation/American Heart Association task force on practice guidelines, and the American College of Physicians, American Association for Thoracic Surgery, Preventive Cardiovascular Nurses Association, Society for Cardiovascular Angiography and Interventions, and Society of Thoracic Surgeons. *Circulation.* 2012; 126: 354-471. http://dx.doi.org/10.1161/CIR.0b013e318277d6a0

[16] Thygesen K, Alpert JS, Jaffe AS, et al. Fourth universal definition of myocardial infarction (2018). *J Am Coll Cardiol.* 2018; 72: 2231.

[17] O'Gara PT, Kushner FG, Ascheim DD. ACCF/AHA guideline for the management of ST-elevation myocardial infarction: a report of the American College of Cardiology Foundation/American Heart Association Task Force on Practice Guidelines. *J Am Coll Cardiol.* 2013; 61 (4): e78-e140.

[18] Amsterdam EA, Wenger NK, Brindis RG, et al. 2014 AHA/ACC guideline for the management of patients with

non-ST-elevation acute coronary syndromes: a report of the American College of Cardiology/American Heart Association Task Force on Practice Guidelines. *J Am Coll Cardiol.* 2014; 64 (24): e139-e228.

[19] Eagle KA, Guyton RA, Davidoff R, et al. ACC/AHA 2004 guideline update for coronary artery bypass graft surgery: a report of the American College of Cardiology/American Heart Association Task Force on Practice Guidelines (Committee to Update the 1999 Guidelines for Coronary Artery Bypass Graft Surgery). *Circulation.* 2004; 110 (14): e340-e437.

[20] Beltrame JF, Crea F, Kaski JC, et al. International standardization of diagnostic criteria for vasospastic angina. *Eur Heart J.* 2017; 38: 2565-2568.

[21] Chiabrando JG, Bonaventura A, Vecchié A, et al. Management of acute and recurrent pericarditis: JACC stateof- the-art review. *J Am Coll Cardiol.* 2020; 75: 76.

[22] Bonnefoy E, Godon P, Kirkorian G, Fatemi M, Chevalier P, Touboul P. Serum cardiac troponin I and STsegment elevation in patients with acute pericarditis. *Eur Heart J.* 2000; 21: 832-836.

[23] Imazio M, Brucato A, Maestroni S, et al. Prevalence of C-reactive protein elevation and time course of normalization in acute pericarditis: implications for the diagnosis, therapy, and prognosis of pericarditis. *Circulation.* 2011; 123: 1092-1097.

[24] Klein AL, Abbara S, Agler DA, et al. American Society of Echocardiography clinical recommendations for multimodality cardiovascular imaging of patients with pericardial disease: endorsed by the Society for Cardiovascular Magnetic Resonance and Society of Cardiovascular Computed Tomography. *J Am Soc Echocardiogr.* 2013; 26: 965-1012.e15.

[25] Imazio M, Brucato A, Cemin R, et al. A randomized trial of colchicine for acute pericarditis. *N Engl J Med.* 2013; 369: 1522-1528.

[26] Imazio M, Brucato A, Cumetti D, et al. Corticosteroids for recurrent pericarditis: high versus low doses: a nonrandomized observation. *Circulation.* 2008; 118: 667-671.

[27] Pape LA, Awais M, Woznicki EM, et al. Presentation, diagnosis, and outcomes of acute aortic dissection: 17-year trends from the international registry of acute aortic dissection. *J Am Coll Cardiol.* 2015; 66 (4): 350-358. doi:10.1016/j.jacc.2015.05.029

[28] Nienaber CA, Eagle KA. Aortic dissection: new frontiers in diagnosis and management: Part I: from etiology to diagnostic strategies. *Circulation.* 2003; 108 (5): 628-635. doi:10.1161/01.CIR.0000087009.16755.E4

[29] Nienaber CA, von Kodolitsch Y, Nicolas V, et al. The diagnosis of thoracic aortic dissection by noninvasive imaging procedures. *N Engl J Med.* 1993; 328 (1): 1-9. doi:10.1056/NEJM199301073280101

[30] Hiratzka LF, Bakris GL, Beckman JA, et al. 2010 ACCF/AHA/AATS/ACR/ASA/SCA/SCAI/SIR/STS/ SVM guidelines for the diagnosis and management of patients with Thoracic Aortic Disease: a report of the American College of Cardiology Foundation/American Heart Association Task Force on Practice Guidelines, American Association for Thoracic Surgery, American College of Radiology, American Stroke Association, Society of Cardiovascular Anesthesiologists, Society for Cardiovascular Angiography and Interventions, Society of Interventional Radiology, Society of Thoracic Surgeons, and Society for Vascular Medicine [published correction appears in Circulation. 2010 Jul 27;122(4):e410]. *Circulation.* 2010; 121 (13): e266-e369. doi: 10.1161/CIR.0b013e3181d4739e

[31] Zhu X. *Surgical Atlas of Cardiac Anatomy.* Springer Netherlands; 2015.

[32] Moore K. *Clinically Oriented Anatomy.* 6th ed. Wolters Kluwer Health; 2009.

[33] Klineberg E, Mazanec D, Orr D, Demicco R, Bell G, McLain R. Masquerade: medical causes of back pain. *Cleve Clin J Med.* 2007; 74 (12): 905-913.

[34] Netterimages.com. Visceral Referred Pain. 2020. Accessed August 23, 2020. https://www.netterimages.com/ visceral-referred-pain-labeled-reynolds-2e-rehabilitation-frank-h-netter-73698.html

[35] McConaghy J, Oza R. Outpatient diagnosis of acute chest pain in adults. 2020. Accessed August 23, 2020. https://www.aafp.org/afp/2013/0201/p177.html

[36] Hollander J, Chase M. Uptodate. Uptodate.com. 2020. Accessed September 7, 2020. https://www.uptodate. com/contents/evaluation-of-the-adult-with-chest-pain-in-the-emergency-department/contributors

[37] Sellke F, Ruel M. *Atlas of Cardiac Surgical Techniques.* 2nd ed. Elsevier; 2018.

[38] Netter F. *Atlas of Human Anatomy.* 7th ed. Elsevier; 2019.

[39] Ball M, Falkson SR, Adigun OO. Anatomy, angle of Louis. [Updated 201 Jul 31]. In: *StatPearls* [Internet]. StatPearls Publishing.

[40] Eisenberg E, Pultorak Y, Pud D, Bar-El Y. Prevalence and characteristics of post coronary artery bypass graft surgery pain (PCP). *Pain.* 2001; 92: 11-17.

[41] Mueller XM, Tinguely F, Tevaearai HT, Revelly JP, Chioléro R, von Segesser LK. Pain pattern and left internal mammary artery grafting. *Ann Thorac Surg.* 2000; 70 (6): 2045-2049. doi:10.1016/s0003-4975(00)01947-0

[42] Blitz A, Osterday RM, Brodman RF. Harvesting the radial artery. *Ann Cardiothorac Surg.* 2013; 2 (4): 533-542. doi:10.3978/j.issn.2225-319X.2013.07.10

[43] Altshuler P, Welle NJ. Saphenous vein grafts. [Updated 201 Feb 13]. In: *StatPearls* [Internet]. StatPearls Publishing.

[44] Mueller XM, Tinguely F, Tevaearai HT, Revelly JP, Chioléro R, von Segesser LK. Pain location, distribution, and intensity after cardiac surgery. *Chest.* 2000; 118 (2): 391-396. doi:10.1378/chest.118.2.391

[45] Milgrom LB, Brooks JA, Qi R, Bunnell K, Wuestfeld S, Beckman D. Pain levels experienced with activities after cardiac surgery. *Am J Crit Care.* 2004; 13 (2): 116-125.

[46] Kwanten LE, O'Brien B, Anwar S. Opioid-based anesthesia and analgesia for adult cardiac surgery: history and narrative review of the literature. *J Cardiothorac Vasc Anesth.* 2019; 33 (3): 808-816. doi:10.1053/j. jvca.2018.05.053

[47] Rong LQ, Kamel MK, Rahouma M, et al. High-dose versus low-dose opioid anesthesia in adult cardiac surgery: a meta-analysis. *J Clin Anesth.* 2019; 57: 57-62. doi:10.1016/ j.jclinane.2019.03.009

[48] de Hoogd S, Ahlers SJGM, van Dongen EPA, et al. Randomized controlled trial on the influence of intraoperative remifentanil versus fentanyl on acute and chronic pain after cardiac surgery. *Pain Pract.* 2018; 18 (4): 443-451. doi:10.1111/papr.12615

[49] Zakhary WZA, Turton EW, Flo Forner A, von Aspern K, Borger MA, Ender JK. A comparison of sufentanil vs. remifentanil in fast-track cardiac surgery patients. *Anaesthesia.* 2019; 74 (5): 602-608. doi:10.1111/anae.14572

[50] Murphy GS, Szokol JW, Avram MJ, et al. Intraoperative methadone for the prevention of postoperative pain: a randomized, double-blinded clinical trial in cardiac surgical patients. *Anesthesiology.* 2015; 122 (5): 1112-1122.

[51] Murphy GS, Avram MJ, Greenberg SB, et al. Postoperative pain and analgesic requirements in the first year after intraoperative methadone for complex spine and cardiac surgery. *Anesthesiology.* 2020; 132 (2): 330-342. doi:10.1097/ALN.0000000000003025

[52] Bainbridge D, Martin JE, Cheng DC. Patient-controlled *versus* nurse-controlled analgesia after cardiac surgery—a meta-analysis. *Can J Anesth.* 2006; 53: 492.

[53] Gurbert A, Goren S, Sahin S, Uckunkaya N, Korfali G. Comparison of analgesic effects of morphine, fentanyl, and remifentanil with intravenous patient-controlled analgesia after cardiac surgery. *J Cardiothorac Vasc Anesth.* 2005; 18: 755-758.

[54] Rafiq S, Steinbrüchel DA, Wanscher MJ, et al. Multimodal analgesia versus traditional opiate based analgesia after cardiac surgery, a randomized controlled trial. *J Cardiothorac Surg.* 2014; 9: 52. doi:10.1186/1749-8090-9-52

[55] Qazi SM, Sindby EJ, Nørgaard MA. Ibuprofen—a safe analgesic during cardiac surgery recovery? a randomized controlled trial. *J Cardiovasc Thorac Res.* 2015; 7 (4): 141-148. doi:10.15171/jcvtr.2015.31

[56] Mazzeffi M, Johnson K, Paciullo C. Ketamine in adult cardiac surgery and the cardiac surgery Intensive Care Unit: an evidence-based clinical review. *Ann Card Anaesth.* 2015; 18: 202-209.

[57] Anwar S, Cooper J, Rahman J, Sharma C, Langford R. Prolonged perioperative use of pregabalin and ketamine to prevent persistent pain after cardiac surgery. *Anesthesiology.* 2019; 131 (1): 119-131. doi:10.1097/ALN.0000000000002751

[58] Schwenk E, Viscusi E, Buvanendran A, et al. Consensus guidelines on the use of intravenous ketamine infusions for acute pain management from the American Society of Regional Anesthesia and Pain Medicine, the American Academy of Pain Medicine, and the American Society of Anesthesiologists. *Reg Anesth Pain Med.* 2018; 43 (5): 456-466. doi:10.1097/AAP.0000000000000806

[59] Kirnö K, Friberg P, Grzegorczyk A, Milocco I, Ricksten SE, Lundin S. Thoracic epidural anesthesia during coronary artery bypass surgery: effects on cardiac sympathetic activity, myocardial blood flow and metabolism, and central hemodynamics. *Anesth Analg.* 1994; 79 (6): 1075-1081.

[60] Hutchenson J, Sonntag H, Hill E, et al. High thoracic epidural anesthesia's effect on myocardial blood flow, oxygen consumption, myocardial work and markers of ischemia during coronary artery bypass grafting: a randomised controlled trial. *Anesth Analg.* 2006; 102:SCA13.

[61] Landoni G, Isella F, Greco M, Zangrillo A, Royse CF. Benefits and risks of epidural analgesia in cardiac surgery. *Br J Anaesth.* 2015; 115 (1): 25-32.

[62] Horlocker T, Vandermeulen E, Kopp S, Gogarten W, Leffert L, Benzon H. Regional anesthesia in the patient receiving antithrombotic or thrombolytic therapy: American Society of Regional anesthesia and pain medicine evidence-based guidelines (fourth edition). *Reg Anesth Pain Med.* 2018; 43 (3): 263-309. doi:10.1097/AAP.0000000000000763

[63] Guay J, Kopp S. Epidural analgesia for adults undergoing cardiac surgery with or without cardiopulmonary bypass. *Cochrane Database Syst Rev.* 2019;(3): CD006715. doi:10.1002/14651858.CD006715.pub3.

[64] Chakravarthy M. Regional analgesia in cardiothoracic surgery: a changing paradigm toward opioid-free anesthesia? *Ann Card Anaesth.* 2018; 21 (3): 225.

[65] Liu H, Emelife P, Prabhakar A, et al. Regional anesthesia considerations for cardiac surgery. *Best Pract Res Clin Anaesthesiol.* 2019; 33 (4): 387-406.

[66] Mittnacht A, Shariat A, Weiner M, et al. Regional techniques for cardiac and cardiac-related procedures. *J Cardiothorac Vasc Anesth.* 2019; 33 (2): 532-546.

[67] Kelava M, Alfirevic A, Bustamante S, Hargrave J, Marciniak D. Regional anesthesia in cardiac surgery: an overview of fascial plane chest wall blocks. *Anesth Analg.* 2020; 131 (1): 127-135.

[68] Kar P, Ramachandran G. Pain relief following sternotomy in conventional cardiac surgery: A review of non neuraxial regional nerve blocks. *Ann Card Anaesth.* 2020; 23: 200-208.

[69] Drenth JP, Bos LP, Engels LG. Efficacy of diltiazem in the treatment of diffuse oesophageal spasm. *Aliment Pharmacol Ther.* 1990; 4: 411.

[70] Orlando RC, Bozymski EM. Clinical and manometric effects of nitroglycerin in diffuse esophageal spasm. *NEngl J Med* 1973; 289: 23.

第 14 章　急性血管病和血液学病相关的疼痛及鉴别诊断
Acute Vascular- and Hematologic-Related Pain and Differential Diagnosis

Gopal Kodumudi　Vijay Kata　Islam Mohammad Shehata　Alan David Kaye　著

李　栩　译　葛彦虎　校

急性血管相关疼痛有多种病因，包括外周动脉疾病，大、小血管炎，血栓形成和缺血性坏死（avascular necrosis，AVN）。血液学相关的疼痛包括镰状细胞病（sickle cell disease，SCD）的并发症，如急性胸部综合征（acute chest syndrome，ACS）和阴茎异常勃起。在这些疾病过程中遇到的疼痛可能是多种机制（伤害性机制、炎症性机制、神经病理性机制）的组合。本章讨论了这些血管和血液学相关疼痛状态的每种病因的临床特征、诊断特征和治疗方法。

一、外周动脉疾病

外周动脉疾病（peripheral arterial disease，PAD）是一种常见的疾病，涉及下肢肢体末端动脉粥样硬化和部分或完全闭塞。调查表明，全球有 10%～15% 的人口，约有 2 亿人患有这种疾病。外周动脉疾病的危险因素包括吸烟（最强相关性）和糖尿病[1]。在所有 PAD 患者中，只有 10%～30% 的患者实际出现间歇性跛行症状。动脉粥样硬化会导致动脉狭窄，最终会完全闭塞动脉。当血管舒张和侧支血管等代偿机制失效时，最终会发生缺血。缺血的严重程度取决于闭塞的范围。间歇性跛行常发生在下肢肢体末端，在体力活动时血流在明显减少症状出现，但在休息时血流量足够症状缓解。严重缺血是血流不足的终末期，组织灌注减少导致休息时疼痛，病情继续进展最终导致坏疽。

目前外周动脉疾病的治疗方案包括抗血小板治疗，一些口服抗凝药物，如利伐沙班（口服华法林并不能显示治疗益处），减少危险因素暴露（如控制高血压和 ACEI/ARB 和高胆固醇血症），药物治疗（如西洛他唑、萘呋胺、肉碱、丁氟米丁、肌醇），最后的治疗手段是进行血供重建。

二、神经性跛行

脊柱狭窄发生在退行性关节炎导致的椎管和神经孔狭窄时，就会发生脊柱狭窄。其他可能导致这些间隙狭窄的原因包括小关节突连接关节病，椎间盘高度丧失，黄韧带肥大。按神经性跛行发生频率降序排列，最常见的区域是 L_4～L_5、L_5～S_1 和 L_3～L_4[2]。60 岁以上的人更容易受到这种情况的影响。对神经根直接压迫和神经根的缺血也会导致神经性跛行。神经性跛行可能的症状包括下背部、臀部和腿部的疼痛、不适、无力、麻木或感觉异常。站立时脊柱伸展（行走、站立）会加重症状。严重的症状可包括膀胱尿失禁。腰椎屈曲至 20°～40°（弯腰、坐着）可缓解疼痛。治疗方案包括物理治疗、硬膜外类固醇药物注射和手术。

三、骨关节炎

骨关节炎是一种退行性关节疾病，是老年人慢性活动障碍最常见的原因。主要病变是关节间的透明软骨由于过度使用而退化。症状包括活动后加重的疼痛、活动范围缩小和僵硬。下肢常见的部位包括膝关节和髋关节。

四、巨细胞性动脉炎

大血管炎（如巨细胞动脉炎和 Takayasu 动脉炎），是发生血管壁肉芽肿性炎症的情况，特别是发生在主动脉和主动脉分支。

巨细胞动脉炎发生在老年人群中，更常见的是女性，平均诊断年龄为 72 岁。肉芽肿性炎症最常表现在头部颅外动脉，主要位于第 2～5 级主动脉分支。

北欧人后裔的发病率较高[3]。多核巨细胞和组织细胞的肉芽肿浸润可影响动脉壁的所有层。血管外膜是巨细胞性动脉炎（giant cell arteritis, GCA）的重点部位[4]。

（一）诊断

巨细胞动脉炎最常用的诊断方法是颞浅动脉活检。其他可能的病变动脉包括眼动脉、椎睫状后动脉、视网膜中央动脉、颈外动脉和颈内动脉。巨细胞性动脉炎的症状包括尖锐、迟钝或搏动的头痛。其严重并发症和眼科急诊情况是眼动脉受累导致的视力丧失。运动、发热或姿势引起的短暂视物模糊被称为黑矇，如果不紧急治疗，可能会导致完全失明。

巨细胞性动脉炎的另一种表现是由颈动脉颅外分支至颞肌或咬肌的血流量减少引起的颌骨运动障碍。巨细胞性动脉炎也可表现为不明原因的发热和寒冷。颞动脉活检是确诊巨细胞动脉炎的

方式。颈动脉、腋 - 锁骨下动脉、股动脉动脉炎和主动脉炎是巨细胞性动脉炎中常见的其他形式的大血管动脉炎。

（二）实验室指标异常

大多数巨细胞性动脉炎患者的红细胞沉降率较高。C 反应蛋白也是一种有用的实验室诊断指标。血小板计数升高、碱性磷酸酶升高和低色素性或正常色素性贫血是其他的实验室指标异常。

（三）巨细胞性动脉炎的治疗

糖皮质激素治疗巨细胞性动脉炎导致的失明非常有效，症状通常在用药后 48h 内得到缓解[5]。

五、Takayasu 动脉炎

Takayasu 动脉炎是一种罕见的疾病，主要发生在女性。病变发生时，大的弹性动脉肉芽肿增生，平滑肌被纤维组织取代，就会发生主动脉壁扩张和主动脉瘤。在 Takayasu 动脉炎中，浸润细胞的主要成分是 CD8 T 细胞，可导致细胞溶解性组织损伤。

Takayasu 动脉炎的最初表现包括莫名的不适、盗汗、食欲不振、腹痛和体重减轻。血管闭塞性疾病、椎动脉和颈动脉的缺血性改变可导致头痛和脑卒中等眼科症状等[6]。锁骨下动脉和头臂动脉闭塞可导致血压变化、无脉搏和手臂运动异常。主动脉大动脉炎可导致心律失常、充血性心力衰竭、缺血性心脏病和主动脉扩张。

Takayasu 动脉炎伴血管闭塞和全身炎症反应的诊断是通过常规血管造影、血管成像进行的。糖皮质激素长期免疫抑制治疗是选择强的松每日 40～60mg，也是病程进展或复发的患者所需的治疗[7]。抗血小板药物如阿司匹林被推荐作为糖皮质激素的治疗的补充治疗。Takayasu 动脉炎被认为是一种破坏力很大的疾病。手术治疗，例如，血管旁路移植术联合糖皮质激素免疫抑制治疗可取得更好的预后。

六、结节性多动脉炎

结节性多动脉炎是中小动脉的炎症，不累及

大动脉。在超过 70% 的病例中，结节性多动脉炎累及肾动脉，其中约 50% 的病例累及胃肠道。实验室检查结果没有非特异性。

神经传导异常可通过神经传导速度检查和肌电图检查诊断。全层皮肤活检可确诊结节性多动脉炎。在使用糖皮质激素治疗的同时，进行 6 周以上血浆置换治疗，然后进行抗病毒治疗[3]。

七、Buerger 病

Buerger 病又称闭塞性血栓血管炎（thromboangiitis obliterans，TAO），可以累及上肢和下肢肢体末端，是一种中小动脉的节段性炎症性疾病。它常表现为全身性炎症反应[8]。

TAO 的临床表现可为末端肢体疼痛或跛行，随后是缺血性静息疼痛，并伴有手指和脚趾的溃疡。建议患者严格戒烟。TAO 病变不是动脉粥样硬化，粥样硬化累及动脉中膜和内膜。在 TAO 中，动脉壁的 3 层均为圆形细胞的浸润。TAO 没有特异性的实验室检测指标。动脉造影检查发现，闭塞血管周围的小侧支动脉可被描述为"竖起螺旋状"或"猪尾状"围绕在闭塞血管周围。疾病的治疗包括戒烟。对于症状的控制，使用血管扩张药如钙通道阻滞药和类前列腺素进行治疗[9]。

八、无血管性坏死

无血管性坏死也被称为缺血性骨坏死、无菌性坏死或骨坏死。病变为软骨下血液供应的损害，从而导致骨细胞的死亡。当长骨的骨骺受到影响时，其中负重关节就会塌陷。髋关节是最常见的发病关节，通常与糖皮质激素的大量使用有关[10]。

无血管性坏死的其他常见部位包括股骨头、肱骨头、膝关节和距骨。缺血性坏死的预后较差，多数进展到功能完全丧失，需要手术干预（如关节置换术）。手术后并发症如假体功能障碍、神经血管损伤和手术部位感染是额外的挑战[11]。

九、缺血性栓塞

深静脉血栓形成（deep vein thrombosis，DVT）累及腿部静脉、肾静脉或腋 - 锁骨下静脉。当这些血栓脱落并进入肺部时，就会发生肺栓塞。血栓脱落导致的栓塞发生率最高依次为心肌梗死、脑梗死和肺栓塞，肺栓塞经常被漏诊[12]。血栓栓塞到肺血管，增加右心室后负荷，可导致低血压和心搏骤停[13]。

增加血栓栓塞的发病率的疾病包括进展期癌症、活动不便、近期大手术、心肺疾病（如充血性心力衰竭和慢性阻塞性肺疾病）。急性肺栓塞的症状包括突然性呼吸困难、晕厥、心动过速、呼吸急促、低血压、胸膜炎性胸痛和咯血。肺栓塞没有特异性的实验室指标。通气灌注扫描（VQ 扫描）和胸部 CTA 有助于排除肺栓塞。超声检查是诊断深静脉血栓的有效手段。抗凝治疗可降低深静脉血栓症和肺栓塞患者的死亡率。早期抗凝治疗是降低急性肺栓塞的死亡率的重要因素[14]。

十、压迫性神经病变

最常见的周围神经压迫性神经病变是神经根病和腕管综合征。对周围神经的刺激或压迫会导致周围神经压迫性神经病变，其中最常见的是腕管综合征。其他常见的压迫性神经病变是肘管综合征和坐骨神经痛，后者是由椎间盘突出压迫或神经根受到刺激所致。导致压迫性神经病变的危险因素包括缺血、纤维化、全身性疾病、脱髓鞘和中枢神经系统的改变。长时间缺血可引起脱髓鞘[15]。压迫性神经病变过程中，神经损伤导致动作电位幅度降低，最终导致传导功能丧失[16]。

神经系统炎症可导致神经病理性疼痛，机制是激活轴突受损部位的免疫细胞。物理治疗、局部类固醇药物注射、手术减压如椎管减压术和微创腰椎椎间盘切除术治疗坐骨神经痛都取得了不同程度的成功。

十一、镰状细胞病疼痛综合征

镰状细胞病是一组红细胞疾病，由血红蛋白分子β链的点突变引起，影响红细胞运输氧气的能力。红细胞变成镰状细胞，并引起血管并发症。镰状细胞病患者住院治疗最常见的原因是急性胸部综合征和阴茎异常勃起。

十二、急性胸部综合征

（一）病理生理学

急性胸部综合征（acute chest syndrome，ACS）是一种急性或慢性肺部病变，导致镰状红细胞聚集，并引起肺部炎症反应，导致血管闭塞性危象。病理生理学还包括血管细胞黏附分子-1水平的增加（一种内皮黏附分子受体）及一氧化氮水平的降低[17]。急性胸部综合征是一种疼痛状态的疾病，与多种危险因素相关，包括感染、支气管高反应、缺氧、基因型遗传和阿片类药物使用[18]。

（二）临床诊断

急性胸部综合征的临床诊断通常包括发热、呼吸道症状（如胸痛、咳嗽、呼吸急促）和低氧血症。患者胸部X线片显示节段性肺浸润，通常无肺不张并有呼吸道症状。儿童和成人出现不同的并发症和病变因素，从而有不同的临床表现。在急性胸部综合征的病例中，儿童通常表现为咳嗽、发热、呼吸困难和喘息，而成人更容易出现呼吸困难、胸痛和可能的血管闭塞性危象[19]。儿科患者也可表现为低血红蛋白和动脉血低氧分压。

（三）治疗

任何急性胸部综合征治疗的目标都是支持治疗，包括使用抗生素、疼痛控制、补水和通气支持[19]。早期治疗的优点包括死亡率低、住院时间短、复发机会少。使用激励性肺活量测定装置防止肺不张，以及胸部物理治疗可以帮助患者维持足够的通气。同时应当使用第3代头孢菌素预防肺炎球菌感染，必要时应用万古霉素应对耐甲氧西林金黄色葡萄球菌感染。镇痛药在镰状细胞病患者急性胸部综合征发作的管理中一直很重要。镇痛药的目的是实现镇痛，同时防止呼吸抑制导致通气不足。用于镰状细胞病患者急性胸部综合征的药物还包括一种名为立赞利珠单抗（Crizanlizumab）的单克隆抗体，它能结合P-选择素。在198例患者的样本中，发现使用高剂量立赞利珠单抗的患者疼痛危象发生率约为平均每年1.63次，而服用安慰剂的患者的发生率的中位数为每年2.98次[20]。此外，立赞利珠单抗的使用缩短了平均住院天数，并延缓了首次急性胸部综合征疼痛危象发作的时间。这些研究结果具有重要意义，表明立赞利珠单抗是一种安全有效的药物，可以提高急性胸部综合征患者的生存质量。

十三、阴茎异常勃起

镰状细胞病的另一个并发症是阴茎异常勃起。阴茎异常勃起是一种导致阴茎持续勃起的情况，不是由于性唤起或欲望，而是由于血管并发症[21]。1934年，发现阴茎异常勃起与镰状细胞病和疼痛相关。长时间的研究表明，它对1/4～1/3的男性一生都有影响。

（一）病理生理学

镰状细胞病的阴茎异常勃起是由于内皮中可用性一氧化氮减少的慢性病变。一氧化氮的降低是由于溶血引起的血红蛋白结合游离一氧化氮，导致一氧化氮水平降低[22]。精氨酸酶是一种分解L-精氨酸的酶，在持续性溶血过程中释放，并进一步破坏L-精氨酸形成一氧化氮。内皮细胞中一氧化氮产生的长时间减少导致cGMP和磷酸二酯酶5（phosphodiesterase 5，PDE5）的减少，低水平cGMP未能放松海绵体而促进阴茎勃起[22]。

（二）临床诊断

镰状细胞病患者的全血细胞计数显示血红蛋白水平低，白细胞、血小板、网织红细胞、平均红细胞体积、胆红素和平均红细胞血红蛋白水平升高，这有助于判断阴茎异常勃起的严重程度[23]。阴茎异常勃起的时间主要发生在夜间，疼痛程度因患者而异。此外，由于患者隐瞒、医生认识不够和前瞻性研究不足，镰状细胞病中阴茎异常勃起的诊断受到限制[21]。阴茎异常勃起的其他诊断措施包括血气检查，用来区分缺血性和非缺血性阴茎异常勃起、影像学检查、实验室检查和体格检查。

识别阴茎异常勃起的亚型有助于制订一个更有针对性的治疗计划。不同类型的阴茎异常勃起包括缺血性（低流量）、非缺血性（高流量）和断续的（复发性和间歇性）阴茎异常勃起。缺血性阴茎异常勃起是最常见的，是由于静脉血回流障碍导致。缺血性阴茎异常勃起可以通过海绵体静脉血血气分析诊断，标准为 $PO_2 < 30mmHg$，$PCO_2 > 60mmHg$，$pH < 7.25$，同时要结合临床表现和全血细胞计数分析[24]。非缺血性阴茎异常勃起是由于进入海绵体的动脉血流量增加所致。非缺血性阴茎异常勃起可通过动脉瘘引起的会阴部压缩征、体格检查和血气分析显示正常的动脉 PO_2、PCO_2 和 pH 来诊断。断续性阴茎异常勃起是镰状细胞病患者中最常见的类型。这是由于一氧化氮表达降低导致 PDE5 水平降低，导致海绵体松弛缺陷[24]。

在一项对美国各地的患者进行抽样调查的研究中，发现 89% 的人在 20 岁之前经历过阴茎异常勃起[25]。第一次发作的平均年龄为 12 岁，平均发作次数为 15.7 次，每次发作的时间通常为 $125min$[25]。通过更好地了解该疾病的病理生理学，利用循证策略优化药物和治疗，以增加镰状细胞病患者的积极预后。

（三）治疗

阴茎异常勃起可以持续数小时，因此有效的治疗技术，如身体抽吸、身体注射拟交感神经药物、药物治疗、激素治疗、远端分流、阴茎抽吸/引流和阴茎假体，都对镰状细胞病患者显示出了良好的效果[24]。交感神经模拟药物引起 α- 肾上腺素能受体介导的血管收缩，并引起海绵体平滑肌收缩，导致勃起停止[22]。PDE5 抑制药在海绵体中重建 cGMP 的基础水平，以修复镰状细胞病中由溶血和血管内皮损伤引起的一氧化氮功能障碍。激素治疗如抗雄激素治疗、雌激素受体激动药和 GnRH 受体拮抗药对预防促勃起的状态是有用的[22]。其他治疗方案包括静脉输液、阿片类药物、碱化、羟基脲和换血疗法[26]。羟基脲与血红蛋白反应生成一氧化氮，恢复镰状细胞病患者溶血产生的一氧化氮不足。对阴茎勃起引起的疼痛，患者寻求的常见治疗方法包括温水淋浴、射精、非处方镇痛药和体育锻炼。

参考文献

[1] Essa H, Torella F, Lip GYH. Current and emerging drug treatment strategies for peripheral arterial disease. *Expert Opin Pharmacother*. 2020; 21: 1603-1616.

[2] Munakomi S, Foris LA, Varacallo M. Spinal stenosis and neurogenic claudication. In: *StatPearls* [Internet]. StatPearls Publishing; 2020. https://www.ncbi.nlm.nih.gov/books/NBK430872/

[3] Weyand CM, Goronzy JJ. Vasculitides. *Primer Rheum Dis*. 2008: 398-450.

[4] Weyand CM, Goronzy JJ. The immune response of GCA leans towards a T cell mediated immune pathology. Medium- and large-vessel vasculitis. *N Engl J Med*. 2003; 349: 160-169.

[5] Hayreh SS, Zimmerman B, Kardon RH. Visual improvement with corticosteroid therapy in giant cell arteritis. Report of a large study and review of literature. *Acta Ophthalmol Scand*. 2002; 80 (4): 355-367.

[6] Arnaud L, Haroche J, Mathian A, Gorochov G, Amoura Z. Pathogenesis of Takayasu's arteritis: a 2011 update. *Autoimmun Rev*. 2011; 11 (1): 61-67.

[7] Liang P, Hoffman GS. Advances in the medical and surgical treatment of Takayasu arteritis. *Curr Opin Rheumatol*. 2005; 17 (1): 16-24.

[8] Olin JW. Thromboangiitis obliterans: 110 years old and little progress made. *J Am Heart Assoc*. 2018; 7 (23): e011214.

[9] Fazeli B, Dadgar Moghadam M, Niroumand S. How to treat a patient with thromboangiitis obliterans: a systematic review. *Ann Vasc Surg*. 2018; 49: 219-228.

[10] Weinstein RS. Glucocorticoid-induced osteonecrosis. *Endocrine*. 2012; 41: 183-190.

[11] Franceschi F, Franceschetti E, Paciotti M, et al. Surgical management of osteonecrosis of the humeral head: a systematic review. *Knee Surg Sports Traumatol Arthrosc.* 2017; 25 (10): 3270-3278.

[12] Weinberg AW, Jaff MR, Tapson VF. Pulmonary embolism: an international crisis. *Endovasc Today.* 2019: 3-4.

[13] Piazza G, Goldhaber SZ. Acute pulmonary embolism: part I : epidemiology and diagnosis. *Circulation.* 2006; 114 (2): e28-e32.

[14] Smith SB, Geske JB, Maguire JM, Zane NA, Carter RE, Morgenthaler TI. Early anticoagulation is associated with reduced mortality for acute pulmonary embolism. *Chest.* 2010; 137 (6): 1382-1390.

[15] Gupta R, Rowshan K, Chao T, Mozaffar T, Steward O. Chronic nerve compression induces local demyelination and remyelination in a rat model of carpal tunnel syndrome. *Exp Neurol.* 2004; 187: 500-508.

[16] Tampin B, Vollert J, Schmid AB. Sensory profiles are comparable in patients with distal and proximal entrapment neuropathies, while the pain experience differs. *Curr Med Res Opin.* 2018; 34: 1899-1906.

[17] Jain S, Bakshi N, Krishnamurti L. Acute chest syndrome in children with sickle cell disease. *Pediatric Allergy Immunol Pulmonol.* 2017; 30 (4): 191-201.

[18] Farooq S, Omar MA, Salzman GA. Acute chest syndrome in sickle cell disease. *Hosp Pract.* 2018; 46 (3): 144-151.

[19] Friend A, Girzadas D. Acute chest syndrome. In: *StatPearls* [Internet]. StatPearls Publishing; 2020. https:// www.ncbi. nlm.nih.gov/books/NBK441872/

[20] Ataga KI, Kutlar A, Kanter J, et al. Crizanlizumab for the prevention of pain crises in sickle cell disease. *N Engl J Med.* 2017; 376 (5): 429-439.

[21] Arduini GA, Marqui AB. Prevalence and characteristics of priapism in sickle cell disease. *Hemoglobin.* 2018; 42 (2): 73-77.

[22] Anele UA, Morrison BF, Burnett AL. Molecular pathophysiology of priapism: emerging targets. *Curr Drug Targets.* 2015; 16 (5): 474-483.

[23] Alkindi S, Almufargi SS, Pathare A. Clinical and laboratory parameters, risk factors predisposing to the development of priapism in sickle cell patients. *Exp Biol Med.* 2019; 245 (1): 79-83.

[24] Shigehara K, Namiki M. Clinical management of priapism: a review. *World J Mens Health.* 2016; 34 (1): 1-8. doi:10.5534/wjmh.2016.34.1.1.

[25] Mantadakis E, Cavender JD, Rogers ZR, Ewalt DH, Buchanan GR. Prevalence of priapism in children and adolescents with sickle cell anemia. *J Pediatr Hematol Oncol.* 1999; 21: 518-522.

[26] Kato GJ. Priapism in sickle-cell disease: a hematologist's perspective. *J Sex Med.* 2012; 9 (1): 70-78.

第 15 章 急性胸膜和胸腔相关疼痛：临床考虑因素

Acute Pleuritic- and Thoracic-Related Pain: Clinical Considerations

Benjamin Cole Miller   Megan A. Boudreaux   Erica V. Chemtob   G. Jason Huang
Elyse M. Cornett   Alan David Kaye 著
王存斌 译   林多茂 校

胸膜性疼痛是一种与肺膜（称为胸膜）有关的胸痛。常表现为吸气或呼气时胸部突然出现锐痛、刺痛或灼痛[1]。肺本身对疼痛不敏感，因此与呼吸系统疾病相关的不适一定是由胸膜、气管支气管树或胸壁引起的[2]。正因为如此，胸膜性疼痛通常表现出心脏、心包、腹部和肌肉骨骼疾病的症状[2]。因此，患有任何类型胸痛的患者都应进行广泛的鉴别诊断，以确定疼痛的位置。

总体而言，胸痛约占每年初级保健就诊患者的 1%[3]。在急诊室等环境中，这一比例甚至更高[2]。尽管病例数量众多，但大多数是相对良性的，最常见的原因是胸壁疼痛、反流性食管炎和肋软骨炎[3]。然而，由于引起更严重胸痛相关的原因包括肺栓塞、心肌梗死、心包炎、肺炎、主动脉夹层和气胸，因此在临床医生考虑更多的良性原因之前，必须集中检查以排除这些原因[4]。在一般性胸痛患者中，急性冠状动脉综合征（acute coronary syndrome，ACS）是最常见的危及生命的疾病，ACS 是一个术语，用于描述与心脏供血减少有关的一系列疾病——如心肌梗死和心绞痛[5]。肺栓塞是另一种常见的危及生命的疾病，主要表现为胸膜性疼痛，但也可能表现为胸壁疼痛，这取决于栓塞的位置[6]。

在美国，心脏病目前是导致死亡的主要原因，这使得医生在患者出现症状时不要错过这些迹象显得更加重要。然而，由于胸膜炎和胸痛存在如此大的差异，而且大约只有 1.5% 的患者因危及生命的原因而就诊于初级保健办公室，医生很难区分严重原因与良性原因[3]。因此对于医生来说，快速且准确地进行良好的病史采集和查体至关重要[7]。症状发作的时间进程是病史中用于缩小鉴别诊断范围的最重要的信息，因为急性发作通常是胸痛的最致命原因[1]。在病史和体检过程中，重要的是能够识别有生命危险迹象的患者，他们需要进一步检查，包括心电图（electrocardiogram，ECG）、超声心动图或紧急转移到导管室[5]。

急性胸膜炎和胸痛是非常常见的疼痛形式，如果没有被识别和得到适当的治疗，可能会危及生命。这种类型的疼痛需要广泛的鉴别诊断，这使识别和治疗更加困难[7]。因此，任何类型的胸痛都应该在高度怀疑的情况下进行评估，重点是首先排除危及生命的原因，然后找出良性的原因[2]。

一、病原学、流行病学、危险因素、病理生理学

（一）病原学和流行病学

胸痛有许多不同的病因，每一种病因都需要不同的诊断研究和治疗。在评估急性胸痛患者的整个过程中，首先区分紧急原因和非紧急原因非常重要。立即危及生命的胸痛原因包括心肌缺血、胸主动脉夹层、张力性气胸或肺栓塞[8]。

除了要记住哪些诊断是最危险的，更重要的是要记住胸痛最常见的原因。据估计，胸痛是5%急诊患者的主诉。因此，能够快速评估患者并制订计划至关重要。胸痛急诊科就诊最常见的原因包括急性冠状动脉综合征（ACS）、胃肠反流和肌肉骨骼原因[9]。

根据 Freurfaard 及其同事进行的一项研究表明，ACS 是以胸痛为主诉的急诊科就诊的最常见原因。在所有因急性胸痛到急诊科就诊的患者中，约有31%与ACS有关。主动脉瘤是另一种心血管疾病，约占所有急诊科就诊的1%。胃肠道反流性疾病和肌肉骨骼疾病分别占胸痛病例的30%和28%。在肺部病理方面，肺栓塞（pulmonary embolism，PE）占急诊科就诊病例的2%，肺炎/胸膜炎也占急诊科就诊病例的2%[10]。

（二）病理生理学和危险因素

了解与胸痛鉴别相关的病理生理学和各种危险因素非常重要。获得完整的病史以评估患者与胸痛的各种病因相关的危险因素将指导临床医生进行诊断。一旦医生确定了诊断，了解诊断背后的病理生理学将进一步指导治疗和干预。

胸痛最常见的、危及生命的原因是急性冠状动脉综合征。ACS 是一个总称，包括不稳定型心绞痛、非 ST 段抬高心肌梗死和 ST 段抬高心肌梗死（ST-segment elevation myocardial infarction，STEMI）。不稳定型心绞痛和心肌梗死之间的关键区别在于患者血清中是否存在心肌生物标志物。因为缺血事件在心绞痛中是短暂的，所以心肌生物标志物如肌钙蛋白不会显著升高。然而，在心肌梗死中，生物标志物将升高，表明发生了心肌坏死[11]。与 ACS 相关的关键危险因素包括糖尿病、高血压、高脂血症和既往心肌梗死史[9]。

由肌肉骨骼原因引起的胸壁疼痛也很常见。胸痛的肌肉骨骼原因的关键诊断特征是疼痛在触诊时的可重复性。肌肉骨骼引起胸痛最常见的原因之一是肋软骨炎，即肋软骨的炎症。肋软骨炎是一种自限性疾病，通常与可识别的触发因素无关。通常认为，重复的运动和活动可以促进肋软骨炎的发展。由于这种情况的非特异性，只有在排除了其他更危及生命的急性胸痛原因后，才能将肋软骨炎作为排除诊断[12]（表 15-1）。

二、评估和诊断

迅速准确地识别急性胸痛的危及生命的原因是医生的一项艰巨而关键的任务。采用系统的方法可以改善对急性胸痛患者的评估和诊断。风险分层的第一步是仔细询问病史和体检。早期诊断测试，包括心肌生物标志物、D- 二聚体、心电图和超声心动图，可以进一步缩小鉴别范围。

病史和体格检查

症状的发作时间和性质对于确定危及生命的诊断至关重要。致死性病因通常在数分钟内急性发作，而较良性的病因则在数天至数周内逐渐恶化。疼痛的特征、辐射范围和位置是进一步缩小检查范围的线索。"锐痛"或"刺痛"更多地表现为非心脏病因，而"压力样"疼痛则指向急性心肌梗死（acute myocardial infarction，AMI）[1]。放射到背部的疼痛与主动脉夹层有关，放射到肩部的疼痛可能指向 AMI[2]。当患者直立并前倾时疼痛减轻是心包炎的典型表现。针对性的查体可以进一步缩小检查范围。心动过速或呼吸急促是肺栓塞或 AMI 的典型表现。低血压或脉压明显增宽应提示主动脉夹层的评估。肺炎会导致呼吸音减弱，而气胸会导致高共振。其他重要的病史和查体结果详见表 15-2。

表 15-1　急性胸痛的常见原因			
器官系统	诊　断	病理生理学	危险因素
心脏	急性冠状动脉综合征	冠状动脉粥样硬化斑块的急性破裂，随后导致血栓的形成[11]	• 糖尿病 • 心肌梗死史 • 心脏病家族史 • 高血压 • 高脂血症[9]
	胸主动脉夹层	主动脉壁的炎症病变使得中膜变性和平滑肌细胞凋亡导致血管损伤，继而主动脉壁各层依次分离并且血液流入分层之中[13]	• 非裔美国人种族 • 男性性别 • 年龄增长（50—65 岁发病率最高） • 结缔组织疾病史（马方综合征）[13]
	心肌炎	感染性或心脏毒性物质相关的继发性心肌细胞坏死导致的心肌炎症[14]	• 在美国：常见的感染性原因包括细小病毒 B19 和人类疱疹病毒 6 • 在发展中国家：常见的传染性原因包括继发于未经治疗的链球菌感染的风湿性心脏病或美洲锥虫病 • 常见的心脏毒性药物包括酒精、可卡因和各种药物[14]
肺部	肺炎	继发于病毒、真菌或细菌引起的肺组织感染[15]	• 近期上呼吸道感染住院治疗 • 气管插管和通气 • 昏迷患者（咳嗽受限） • 免疫功能易感性增加（HIV 和器官移植受者） • 黏液纤毛清除率降低（吸烟者和卡塔格纳综合征）[15]
	气胸	最常见的是医源性 / 创伤相关的大疱或水疱破裂引起的[16]	• 吸烟 • 高、瘦体型 • 妊娠 • 马方综合征 • 慢性阻塞性肺病 • 哮喘 • 肺结核 • 囊性纤维化 • 医源性原因（胸膜活检、正压通气）创伤[16]
	肺栓塞	继发于源自其他位置（腿部深静脉）的血栓导致的肺动脉和（或）其分支的血液受阻[17]	• 深静脉血栓形成或肺栓塞病史 • 激素使用（口服避孕药） • 近期手术 • 恶性肿瘤 • 长时间无活动状态[9]

（续表）

器官系统	诊　断	病理生理学	危险因素
胃小肠	胃肠疾病	食管下括约肌（lower esophageal sphincter，LES）张力降低 [18]	• 老年 • 肥胖 • 吸烟 • 焦虑 / 抑郁 • 体力活动减少 [18]
	消化性溃疡病	胃酸增加导致胃内膜的破坏，侵及黏膜下层 / 固有肌层 [19]	• 幽门螺杆菌感染 • 非甾体抗炎药（NSAID）使用 • Zollinger-Ellison 综合征 • 恶性肿瘤 • 压力 • 非裔美国人 / 西班牙裔种族 [20]
	食管破裂	食管壁全层撕裂，导致胃内容物和唾液漏入胸腔 [21]	• 外伤史 • 异物 • 医源性原因 • 干呕（Boerhaave 综合征）[21]
骨骼肌	肋软骨炎	肋软骨的炎症 [12]	• 常特发性 • 可能继发于重复性运动 • 女性和西班牙裔患者发病率更高 [22]
	纤维肌痛	不能用其他病理过程来解释的弥漫性肌肉骨骼疼痛和压痛的排除性诊断 [23]	• 女性 • 风湿病患者发病率增加 • 焦虑 / 抑郁 [24]

三、诊断测试和成像

（一）心脏病因学

排除急性冠状动脉综合征的早期诊断检查包括心肌生物标志物、心电图和超声心动图。高敏心肌肌钙蛋白（hs-cTn）检测在检测心脏损伤方面具有很高的准确性，对损伤的精确量化定位在第 99 百分位左右，应在 60min 内进行 [3]。心电图应在到达后的前 10min 内进行检查并解读 [4]。经胸超声心动图适用于 ACP 患者和高度怀疑 ACS 或急性主动脉综合征、心肌炎或心包炎；血流动力学不稳定；急性心力衰竭；或潜在的心脏病的患者 [5]。当怀疑主动脉夹层时，经食管超声心动图是一线检查和最敏感的影像学检查 [6]。运动心电图或无创负荷试验用于低风险患者出院前测试 [7]。

（二）非心脏病因

计算机断层扫描血管造影（CTA）用于无创检查冠状动脉或肺动脉，具有很高的准确性。当怀疑主动脉夹层时，主动脉 CTA 是首选的一线影像学检查，如果怀疑高危 PE（伴有休克、低血压），则肺动脉 CTA 是一线影像学检查 [8]。对于高度怀疑有急性危及生命的疾病，如心包积液、肺炎、PE、气胸或主动脉夹层的患者，应在 30min 内进行胸部 X 线检查 [9]。肺部超声检查也可用于检测气胸或胸腔积液，对液体或气体与胸部 X 线检查相比具有更高的灵敏度和特异度（> 90%）[10]。腹部超声或 CT 用于鉴别急性胸痛的胃肠道原因，如胰腺炎、胆囊炎或胆绞痛。

四、治疗 / 管理

急性肺部和胸部疼痛的管理和治疗在很大程度上取决于可疑的潜在病因。有许多临床工具可以帮助进行鉴别诊断，如马尔堡心脏评分 [25]、实

判 断	病 史	查 体	影像学检查	化验与检查
		表 15-2 危及生命的胸痛病因		
急性心肌梗死	压力性疼痛、恶心 / 呕吐、放射到手臂或肩膀的疼痛	大汗、第三心音、低血压	胸部 X 线正常	心肌肌钙蛋白水平，心电图提示 ST 段抬高心肌梗死
肺栓塞	呼吸困难，近期飞行史，OCP 病史，既往深静脉血栓病史，或恶性肿瘤	窦性心动过速，呼吸急促、缺氧	CTA 提示充盈缺损的影像学表现	D- 二聚体，心电图提示右心衰竭
主动脉夹层	撕裂感，疼痛会辐射到背部或腹部	血压 / 桡动脉脉搏差异，主动脉反流杂音	CTA 提示异常	D- 二聚体
气胸	呼吸困难	叩诊清音，呼吸音减少，低血压，气管偏移	胸部 X 线提示胸腔内存在空气	
肺炎	咳嗽、发热、产痰或恶臭痰	羊鸣音、胸膜摩擦音、干啰音	胸部 X 线或胸部 CT 提示实变	全血细胞计数
恶性胸膜溢液	恶性肿瘤史、年龄、体状（盗汗、体重减轻）	呼吸音的减低，叩诊浊音	胸部 X 线提示胸腔内存在积液	胸水细胞学检查，胸水 Light 标准的评估
心包炎	剧烈的疼痛，最近或当前的病毒感染	坐起时加重的胸膜炎性胸痛	胸部 X 线提示心脏肥大	心电图显示弥漫性向上抬起的 ST 段，PR 段压低，无 T 波反转
食管破裂	吞咽困难、呕血、颈部肿胀	皮下肺气肿、低血压、气胸 / 胸管持续漏气	• 胸部 X 线提示纵隔或游离腹膜气体 • 胸部 CT 提示纵隔增宽，食管外气体	Gastrogran（水溶性造影剂）食管造影

引自 Overview of Acute Coronary Syndromes (ACS)—Cardiovascular Disorders (Internet). Merck Manuals Professional Edition. (cited 2021 May 2). https://www.merckmanuals.com/professional/cardiovascular-disorders/coronary-artery-disease/overview-of-acute-coronary-syndromes-acs

验室检查结果和影像学检查，这在上一节中有更详细的讨论。疼痛管理的其他考虑因素可能包括个体药物基因组学影响[26]和药物过敏[27]。氯胺酮不作为治疗急性肺部和胸部疼痛的常规药物，在此不作讨论。

（一）阿片类药物

阿片类药物也被常规用于控制急性疼痛。吗啡长期以来一直是控制疼痛的主要药物，也是目前研究最多的药物之一，我们学过的记忆法 MONA 就证明了这一点[28]。

尽管吗啡被证明可以控制疼痛，但在心血管缺血患者中常规使用吗啡控制疼痛仍存在一些争议。2005 年 CRUSADE 的研究发现，接受吗啡治疗的心肌梗死患者与未接受吗啡治疗的患者相比预后较差，梗死面积较大，再灌注成功率欠佳[29]。这种关联似乎在其他研究中也得到了重复[30]。有研究指出吗啡对抗血小板药物如替格瑞洛具有延缓和衰减作用[31, 32]。然而，也有与之矛盾的研究发现吗啡治疗对 ST 段抬高心肌梗死的预后没有影响[33, 34]。

（二）非甾体抗炎药和皮质类固醇

非甾体抗炎药（nonsteroidal anti-inflammatory drug，NSAID）和皮质类固醇因其抗炎作用和疼痛控制而被长期使用。吲哚美辛已被充分证实可用于控制胸膜疼痛[35, 36]，类效应已被广泛应用，并被常规用于病毒性或非特异性胸膜炎性胸痛[36, 37]。

然而，值得注意的是非甾体抗炎药已发现其与 AMI 风险增加有关，特别是萘普生[38]。关于选择性 COX-2 是否在非甾体抗炎药增加心血管风险中起作用仍存在一些争议；Gunter 等发现罗非昔布使 COX-2 选择组的心血管风险数据出现偏差[39]。众所周知，它会刺激胃黏膜，并可能导致胃炎和消化性溃疡[40]。

由于与皮质类固醇相关的显著不良反应，其在控制疼痛方面的应用有所减少。然而，它仍然用于非甾体抗炎药可能无法耐受的病例和结核性胸膜炎，因为它也可以减少渗出和相关症状[37, 41]。

秋水仙碱是正在开发的一种替代药物。Deftereos 等已经发现了可能的潜在益处，但还没有足够的证据支持，还有待进一步研究证实[42]。

（三）抗酸剂和"GI 鸡尾酒"疗法

"GI 鸡尾酒"疗法是许多急症护理和急救中心常用的治疗方法。它常被用于紧急缓解由消化不良和胃灼热引起的急性胸痛。虽然成分有所不同，但大多数配方包括抗酸剂和局部麻醉药。一些处方包括双环胺或多纳塔尔在内的抗胆碱能药物。

随着 Kagan 等的早期研究发现与仅针对胃灼热和恶心的抗酸剂相比，添加双环胺能显著地早期和更好地缓解疼痛，这使得 GI 鸡尾酒越来越多地被普及和使用[43]。他们后来还发现，双环素胺单独使用和双环胺加抗酸剂一样有效[44]。然而，这些为期数周的研究是在门诊环境下进行的。即使在当时，研究结果也是存在争议的，因为 Stephens 等并没有发现这样的优势[45]。

当发现单独使用 Mylanta Ⅱ 不如使用混合盐酸利多卡因的 Mylanta Ⅱ 时，局部麻醉药作为"GI 鸡尾酒"疗法的一部分被添加到抗酸剂和抗胆碱能药物中[46]。将局部麻醉药如苯佐卡因替换到 Maalox 和 Donnatal "GI 鸡尾酒"疗法时，我们发现其效果并不劣于盐酸利多卡因[47]。然而，Berman 等完全质疑"GI 鸡尾酒"疗法的使用，因为他们发现液体抗酸剂与添加利多卡因或 Donnatal 或两者都添加之间并没有显著性差异[48]。

一个特别值得关注的问题是"GI 鸡尾酒"疗法的使用有助于诊断。不要盲目相信它可以提高鉴别诊断的准确性，并且不能可靠地排除缺血等情况[49]。此外，有报道称"GI 鸡尾酒"疗法掩盖了缺血性疼痛[50]。

（四）氧气和硝酸甘油

氧气已成为缓解缺血相关疼痛的主要手段[28, 51]。然而，与吗啡一样，有些研究对其常规用于没有明显缺氧或低氧血症心肌梗死的患者提出了质疑。Hofmann 等发现，氧气的使用并不能降低 $PO_2 > 90\%$ 的疑似 AMI 患者 1 年内的 ALL 死亡率。Ranchord 等和 Abuzaid 等发现没有证据表明 STEMI 患者使用氧气是有益或有害的[52, 53]。然而，值得关注的是，研究发现了提示可能存在有害的关联。而 Cabello 等没有发现达到统计学显著性差异的关联[51]。Rawles 等注意到，吸氧组窦性心动过速频率增加，且吸入高浓度氧气对大脑、肾脏和视网膜血管收缩，以及冠状动脉血流减少均无益处[54]。值得关注的是，Stub 等研究结果发现，有氧组心肌梗死复发率较无氧组增加，且心律失常发生率增加，心肌梗死面积增加[55]。

硝酸甘油被证实可改善心绞痛[56]，并已成为心血管缺血性疼痛控制的主要药物[28]。早期硝酸甘油治疗与前 10 天内较低的梗死并发症（CHF、梗死扩展或心源性死亡）发生率相关。早期治疗组的 3 个月死亡率较低[57]。它还可以降低心肌梗死后充血性心力衰竭的肺毛细血管楔压，改善利尿剂治疗的肺水肿[58]。

结论

胸膜炎和胸痛是医学专业中常见的主诉。这

些表现大多与良性原因有关；然而，它们通常与更严重的病症表现相似。这些严重的病症通常会危及生命，需要进行快速、简洁的检查和管理，以防止出现不良后果。在所有医疗领域中这种类型的疼痛是一种常见的可能危及生命的主诉。因此，医生和所有级别的医疗保健团队成员都要了解不同的表现，以及如何准确地进行处理就显得尤为重要，这可能会挽救这些患者的生命。

肺对疼痛不敏感，通常会导致邻近系统感到疼痛，包括胸膜、气管支气管树和胸壁。这可能导致其表现与其他病症相重叠。当评估一个胸痛患者时，重要的是要从一个很大的差异开始，并强调首先排除危及生命的原因。胸痛可由多个系统引起，包括心脏、心包、胸膜、腹部和肌肉骨骼。为了及时缩小病因范围，必须获得全面的病史和体检资料。症状发作的敏锐度通常可以表明潜在病症的严重程度。几分钟内出现的严重症状比几周到几个月出现的症状更预示着一种危及生命的症状。因为病因会因根本原因而略有不同，疼痛的特征、辐射范围和位置也可以作为指导治疗的关键性因素。通过描述疼痛的类型，医学专科医生依靠全面深入的病情检查将能够更好地识

别症状。

通过病史和查体来指导需要完成的诊断检查和影像学检查。对于出现急性危及生命的心脏相关胸痛警告信号的患者，必须及时进行影像学诊断。严重胸痛的初步检查包括心电图、肌钙蛋白和胸部 X 线检查。这些检查的结果将进一步确定下一步要采取的行动。对于非心脏相关的疼痛，胸部 X 线和 CTA 通常用于初步指导治疗。至关重要的是，医学专科医生能够使用从病史和查体中获得的信息来指导他们进行必要的影像学诊断。通过影像学检查，医学专科医生将知道如何治疗潜在的疾病。治疗因病因而异。由于胸膜性疼痛常与其他病因同时发生，因此确定病因的诊断检查将有助于提供适当的治疗。

胸膜炎和胸痛是患者寻求医疗帮助的常见原因。由于临床表现的相似性，很难区分严重病因和良性病因。正因为如此，它落在了医学专科医生的手中，以系统的方式处理胸膜炎和胸疼痛，旨在首先排除危及生命的原因。通过了解详细的病史和查体并了解需要注意的问题，医学专科医生将能够确定必要的诊断成像，从而确定患者所需的治疗方法。

参考文献

[1] Reamy BV, Williams PM, Odom MR. Pleuritic chest pain: sorting through the differential diagnosis. *Am Fam Physician.* 2017; 96 (5): 306-312.

[2] Jones K, Raghuram A. Investigation and management of patients with pleuritic chest pain presenting to the accident and emergency department. *J Accid Emerg Med.* 1999; 16 (1): 55-59.

[3] McConaghy JR. Outpatient diagnosis of acute chest pain in adults. *Am Fam Physician.* 2013; 87 (3): 6.

[4] Johnson K, Ghassemzadeh S. Chest pain. In: *StatPearls* [Internet]. StatPearls Publishing; 2021 [cited 2021 Apr 14]. http://www.ncbi.nlm.nih.gov/books/NBK470557/

[5] Stepinska J, Lettino M, Ahrens I, et al. Diagnosis and risk stratification of chest pain patients in the emergency department: focus on acute coronary syndromes. A position paper of the Acute Cardiovascular Care Association. *Eur Heart J.* 2020; 9 (1): 76-89.

[6] Kass SM, Williams PM, Reamy BV. Pleurisy. *Am Fam*

Physician. 2007; 75 (9): 1357-1364.

[7] Jackson M, Lee R, Hodgson L, Adams N. Problem based review: pleuritic chest pain. *Acute Med.* 2012; 11 : 172-182.

[8] Chest Pain—Cardiovascular Disorders [Internet]. Merck Manuals Professional Edition. [cited 2021 Apr 30]. https://www.merckmanuals.com/professional/cardiovascular-disorders/symptoms-of-cardiovascular-disorders/chest-pain

[9] Johnson K, Ghassemzadeh S. Chest pain. In: *StatPearls* [Internet]. StatPearls Publishing; 2021 [cited 2021 May 2]. http://www.ncbi.nlm.nih.gov/books/NBK470557/

[10] Fruergaard P, Launbjerg J, Hesse B, et al. The diagnoses of patients admitted with acute chest pain but without myocardial infarction. *Eur Heart J.* 1996; 17 (7): 1028-1034.

[11] Overview of Acute Coronary Syndromes (ACS)—Cardiovascular Disorders [Internet]. Merck Manuals Professional Edition. [cited 2021 May 2]. https://www.merckmanuals.com/professional/cardiovascular-disorders/

coronary-artery-disease/overview-of-acute-coronary-syndromes-acs

[12] Schumann JA, Sood T, Parente JJ. Costochondritis. In: *StatPearls* [Internet]. StatPearls Publishing; 2021 [cited 2021 May 2]. http://www.ncbi.nlm.nih.gov/books/NBK532931/

[13] Aortic Dissection—Cardiovascular Disorders [Internet]. Merck Manuals Professional Edition. [cited 2021 May 2]. https://www.merckmanuals.com/professional/cardiovascular-disorders/ diseases-of-the-aorta-and-its-branches/aortic-dissection

[14] Myocarditis—Cardiovascular Disorders [Internet]. Merck Manuals Professional Edition. [cited 2021 May 2]. https://www.merckmanuals.com/professional/cardiovascular-disorders/myocarditis-and-pericarditis/myocarditis

[15] Jain V, Vashisht R, Yilmaz G, Bhardwaj A. Pneumonia pathology. In: *StatPearls* [Internet]. StatPearls Publishing; 2021 [cited 2021 May 2]. http://www.ncbi.nlm.nih.gov/books/NBK526116/

[16] McKnight CL, Burns B. Pneumothorax. In: *StatPearls* [Internet]. StatPearls Publishing; 2021 [cited 2021 May 2]. http://www.ncbi.nlm.nih.gov/books/NBK441885/

[17] Vyas V, Goyal A. Acute pulmonary embolism. In: *StatPearls* [Internet]. StatPearls Publishing; 2021 [cited 2021 May 2]. http://www.ncbi.nlm.nih.gov/books/NBK560551/

[18] Clarrett DM, Hachem C. Gastroesophageal reflux disease (GERD). *Mo Med.* 2018; 115 (3): 214-218.

[19] Narayanan M, Reddy KM, Marsicano E. Peptic ulcer disease and *Helicobacter pylori* infection. *Mo Med.* 2018; 115 (3): 219-224.

[20] Malik TF, Gnanapandithan K, Singh K. Peptic ulcer disease. In: *StatPearls* [Internet]. StatPearls Publishing; 2021 [cited 2021 May 2]. http://www.ncbi.nlm.nih.gov/books/NBK534792/

[21] Kassem MM, Wallen JM. Esophageal perforation and tears. In: *StatPearls* [Internet]. StatPearls Publishing; 2021 [cited 2021 May 2]. http://www.ncbi.nlm.nih.gov/books/NBK532298/

[22] Disla E, Rhim HR, Reddy A, Karten I, Taranta A. Costochondritis. A prospective analysis in an emergency department setting. *Arch Intern Med.* 1994; 154 (21): 2466-2469.

[23] Practitioners TRAC of G. RACGP—Musculoskeletal chest wall pain [Internet]. [cited 2021 May 2]. https://www.racgp.org.au/afp/2015/august/musculoskeletal-chest-wall-pain/

[24] Bhargava J, Hurley JA. Fibromyalgia. In: *StatPearls* [Internet]. StatPearls Publishing; 2021 [cited 2021 May 2]. http://www.ncbi.nlm.nih.gov/books/NBK540974/

[25] Harskamp RE, Laeven SC, Himmelreich JC, Lucassen WAM, van Weert HCPM. Chest pain in general practice: a systematic review of prediction rules. *BMJ Open.* 2019; 9 (2):e027081.

[26] Cornett EM, Carroll Turpin MA, Pinner A, et al. Pharmacogenomics of pain management: the impact of specific biological polymorphisms on drugs and metabolism. *Curr Oncol Rep.* 2020; 22 (2): 18.

[27] Patil SS, Sun L, Fox CJ, et al. Multiple drug allergies: recommendations for perioperative management. *Best Pract Res Clin Anaesthesiol.* 2020; 34 (2): 325-344.

[28] American Heart Association. Part 7: the era of reperfusion. *Circulation.* 2000; 102 (suppl_1): I-172.

[29] Meine TJ, Roe MT, Chen AY, et al. Association of intravenous morphine use and outcomes in acute coronary syndromes: Results from the CRUSADE Quality Improvement Initiative. *Am Heart J.* 2005; 149 (6): 1043-1049.

[30] de Waha S, Eitel I, Desch S, et al. Intravenous morphine administration and reperfusion success in ST-elevation myocardial infarction: insights from cardiac magnetic resonance imaging. *Clin Res Cardiol.* 2015; 104(9): 727-734.

[31] Kubica J, Adamski P, Ostrowska M, et al. Morphine delays and attenuates ticagrelor exposure and action in patients with myocardial infarction: the randomized, double-blind, placebo-controlled IMPRESSION trial. *Eur Heart J.* 2016; 37 (3): 245-252.

[32] Lapostolle F, Van't Hof AW, Hamm CW, et al. Morphine and ticagrelor interaction in primary percutaneous coronary intervention in ST-segment elevation myocardial infarction: ATLANTIC-Morphine. *Am J Cardiovasc Drugs.* 2019; 19 (2): 173-183.

[33] Bonin M, Mewton N, Roubille F, et al. Effect and safety of morphine use in acute anterior ST-segment elevation myocardial infarction. *J Am Heart Assoc.* 2018; 7 (4): e006833. https://www.ahajournals.org/doi/10.1161/JAHA.117.006833

[34] Gwag HB, Park TK, Song YB, et al. Morphine does not affect myocardial salvage in ST-segment elevation myocardial infarction. *PLoS One.* 2017; 12 (1): e0170115.

[35] Klein RC. Effects of indomethacin on pleural pain. *South Med J.* 1984; 77 (10): 1253-1254.

[36] Sacks PV, Kanarek D. Treatment of acute pleuritic pain. *Am Rev Respir Dis.* 1973; 108 (3): 666-669.

[37] Reamy BV, Williams PM, Odom MR. Pleuritic chest pain: sorting through the differential diagnosis. *Am Fam Physician.* 2017; 96 (5): 7.

[38] Bally M, Dendukuri N, Rich B, et al. Risk of acute myocardial infarction with NSAIDs in real world use: bayesian meta-analysis of individual patient data. *BMJ.* 2017; 357 : j1909.

[39] Gunter BR, Butler KA, Wallace RL, Smith SM, Harirforoosh S. Non-steroidal anti-inflammatory drug-induced cardiovascular adverse events: a meta-analysis. *J Clin Pharm Ther.* 2017; 42 (1): 27-38.

[40] Hawkey CJ. Healing and prevention of NSAID-induced peptic ulcers. *Scand J Gastroenterol Suppl.* 1994; 201 : 42-44.

[41] Ryan H, Yoo J, Darsini P. Corticosteroids for tuberculous pleurisy. *Cochrane Database Syst Rev.* 2017; 3 (3): CD001876. http://doi.wiley.com/10.1002/14651858.CD001876.pub3

[42] Deftereos S, Giannopoulos G, Angelidis C, et al. Anti-inflammatory treatment with colchicine in acute myocardial infarction: a pilot study. *Circulation.* 2015; 132 (15): 1395-1403.

[43] Kagan G, Rose R. A comparison of an antacid plus antispasmodic combination and aluminium hydroxide in dyspepsia. *Curr Med Res Opin.* 1977; 5 (2): 200-203.

[44] Kagan G, Huddlestone L, Wolstencroft P. Comparison of

dicyclomine with antacid and without antacid in dyspepsia. *J Int Med Res.* 1984; 12 (3): 174-178.

[45] Stephens C, Lever L, Hoare A. Dicyclomine for idiopathic dyspepsia. *Lancet.* 1988; 1 : 1004.

[46] Welling LR, Watson WA. The emergency department treatment of dyspepsia with antacids and oral lidocaine. *Ann Emerg Med.* 1990; 19 (7): 785-788.

[47] Vilke GM, Jin A, Davis DP, Chan TC. Prospective randomized study of viscous Lidocaine versus Benzocaine in a GI cocktail for dyspepsia. *J Emerg Med.* 2004; 27 (1): 7-9.

[48] Berman DA, Porter RS, Graber M. The GI Cocktail is no more effective than plain liquid antacid: a randomized, double blind clinical trial. *J Emerg Med.* 2003; 25 (3): 239-244.

[49] Chan S, Maurice AP, Davies SR, Walters DL. The use of gastrointestinal cocktail for differentiating gastrooesophageal reflux disease and acute coronary syndrome in the emergency setting: a systematic review. *Heart Lung Circ.* 2014; 23 (10): 913-923.

[50] Dickinson MW. The "GI Cocktail" in the evaluation of chest pain in the emergency department. *J Emerg Med.* 1996; 14 (2): 245-246.

[51] Cabello JB, Burls A, Emparanza JI, Bayliss S, Quinn T. Oxygen therapy for acute myocardial infarction. *Cochrane Database Syst Rev.* 2016; (12) : CD007160.

[52] Abuzaid A, Fabrizio C, Felpel K, et al. Oxygen therapy in patients with acute myocardial infarction: a systemic review and meta-analysis. *Am J Med.* 2018; 131 (6): 693-701.

[53] Ranchord AM, Argyle R, Beynon R, et al. High-concentration versus titrated oxygen therapy in ST-elevation myocardial infarction: a pilot randomized controlled trial. *Am Heart J.* 2012; 163 (2): 168-175.

[54] Rawles JM, Kenmure AC. Controlled trial of oxygen in uncomplicated myocardial infarction. *BMJ.* 1976; 1 (6018): 1121-1123.

[55] Stub D, Smith K, Bernard S, et al. Air versus oxygen in ST-segment–elevation myocardial infarction. *Circulation.* 2015; 131 : 2143-2150.

[56] Copelan HW. Nitroglycerin for angina pectoris. *JAMA.* 1978; 239 (22): 2340.

[57] Flaherty JT, Weiss JL, Silverman KJ, Weisfeldt ML. A randomized prospective trial of intravenous nitroglycerin in patients with acute myocardial infarction. *Circulation.* 1983; 68 (3): 13.

[58] Gold HK, Leinbach RC, Sanders CA. Use of Sublingual nitroglycerin in congestive failure following acute myocardial infarction. *Circulation.* 1972; 46 (5): 839-845.

第 16 章　急性骨科相关疼痛（如骨折、椎间盘突出、关节炎等）及鉴别诊断

Acute Orthopedic (eg, Bone Fracture, Disc Herniation, Arthritis) and Differential Diagnosis Related Pain

Chikezie N. Okeagu　Meredith K. Shaw　Devin S. Reed　Justin Y. Yan　著

赵丽娜　译　　李卫霞　校

急性骨科疼痛，或肌肉骨骼系统（简称肌骨系统）疼痛可能是所有急性疼痛中最常见的。肌骨系统能够产生疼痛的部位多，它包括的范围很广，由所有的肌肉、骨骼、关节及相关的肌腱韧带组成。不像其他疼痛状况有特定年龄或性别等易感人群，肌骨系统的疼痛没有特定的易感人群。几乎每个人都经历过某种形式的急性肌骨系统相关疼痛。所以，恰当的预防、鉴别和治疗非常重要。

急性骨科疼痛一般有两种发生机制，即损伤或手术。肌肉骨骼损伤很常见，将近 1/3 的急诊科患者就诊是因受伤或创伤[1]。损伤的原因很多，有骨折、椎间盘突出、肌肉、韧带和肌腱的扭伤、拉伤或撕裂等。在这些损伤中，最常见的损伤部位是背部和脊柱，最常见的损伤方式是扭伤、脱位和骨折，两者结合几乎占到了肌骨系统损伤的 50%[2]。矫形手术被认为是疼痛程度非常高的手术，所以术后急性疼痛也是这类手术该重要考量的因素。骨膜是疼痛阈值最低的深部组织结构，因此手术造成的骨损伤比其他组织损伤痛感更强烈。随着矫形手术数量的连年攀升，这类手术引起的急性肌骨系统疼痛问题日益突出。

Kurtz 等预测，全膝关节置换手术作为最常见的矫形手术之一，其手术例数在 2005—2030 年将增长 673%，达到每年近 350 万台。髋关节置换也是这种趋势，预计这段时间内将增加 174%[3]。

除了矫形手术数量的增长，门诊手术和术后早期出院的趋势也已经改变了手术后的疼痛管理模式。曾经主要由住院医生和病房护士负责住院工作，住院时间的缩短迫使外科医生和麻醉医生制订新的策略来缓解疼痛，才能允许患者出院。随着门诊手术量的增加，人们已经认识到，术后疼痛管理不善易使患者发生术后并发症，如静脉血栓栓塞、心肌缺血、肺部并发症和伤口愈合不良[4, 5]。此外，疼痛控制不佳，急性疼痛往往会发展为慢性疼痛[2, 4]。本章将对与损伤或手术相关的急性骨科疼痛患者的评估和管理方法进行全面概述。

一、评估和患者宣教

详尽的病史和体格检查是急性肌骨疼痛评估中必不可少的。痛觉感受复杂，它不仅有创伤性因素，还涉及社会、情感和心理因素。因此疼痛是一种高度主观的体验，要准确评定患者的不适

程度非常有挑战性。事实上，多项研究提示，没有发现肌肉骨骼损伤（如脚踝扭伤和骨折）的严重程度与患者报道的疼痛强度之间存在关联[6]。正因如此，目前已经开发了很多工具，用来辅助评估患者的疼痛程度。虽然这些工具的形式不同，但它们的目标一致，即帮助量化疼痛以选择合适的治疗方法。

（一）病史和体格检查

病史采集非常重要，内容包括疼痛发生的起病情况、位置、性质、严重程度、加重/减轻因素及相关症状或活动。这些信息有助于鉴别是损伤相关的骨科疼痛，还是其他病因引起的急性疼痛，如痛风或脓毒性关节炎。疼痛病因将决定其治疗方法。虽然大多数原因引起的急性肌骨疼痛治疗方法相似，但也有一些例外。例如，脓毒性关节炎是外科急症，必须迅速识别。同样地，尽管痛风患者可能会从其他原因引起的肌肉骨骼疼痛的镇痛方法中获益，但是对他们来说，改变生活方式和预防性用药防止病情发展也非常重要。

（二）单一疼痛评分量表

单一疼痛评分量表使用广泛。这类量表包括数字分级评分法（numerical rating scale，NRS）、语言分级评分法（verbal rating scale，VRS）、视觉模拟评分法（visual analog scale，VAS）和面部表情疼痛评分法（图16-1）。这些疼痛量表的基本组成部分都是在两端包含了诸如"没有疼痛"和"可想象的最严重的疼痛"等锚点[4]。这使得患者可以根据这些参考点来评估他们当前的症状。

由于使用方便，NRS是医疗中最常用的量表之一。该量表应用时要求患者对他们的疼痛按数字刻度分级，通常用0～10表示，0表示没有疼痛，10表示可以想象到的最严重的疼痛。研究已证明了这一量表的有效性，同时其简单性使其在临床上能够快速实施。此外，由于只使用数字，该量表可以在不需要翻译的情况下广泛应用。尽管NRS有很多优点，但它确实也有一些缺点。该量表只能评估疼痛的强度，并没有提供一种方法来评估疼痛的其他几个维度（如情感或心理纬度）。数字之间的间隔不一定相等；也就是说，量表上1与2之间的区别很可能和9与10之间的区别不一样。此外，患者通常可以对他们当前的疼痛或前24h内最严重的疼痛程度进行评分。这样使用NRS不能很好地考量疼痛波动情况[4, 7]。

VRS与NRS的不同之处在于，它用描述性词语如"轻度""中度""重度"代替数字进行疼痛分级。像NRS中一样，终点如"一点都不疼""非常疼痛"等用作参考点。和NRS相同，VRS也已证实是一个可靠的评估工具。词语替代数字可能会使评估需要更多的时间，因为患者在做出选择前必须阅读所有可能的疼痛选项。同样地，治疗那些不熟悉量表语言的患者时可能会有障碍。由于选项有限，患者可能会很难选择哪个是最适合评价他们疼痛的选项。最后，就像NRS一样，轻度疼痛和中度疼痛之间的差异，不一定等同于中度和重度疼痛之间的差异[4, 7]。

VAS是使用最广泛的疼痛评估工具之一。它由一条线段组成，端点代表疼痛的极端程度痛（0或"没有疼痛"和10或者"可想象的最严重的疼痛"）。患者需要在线上符合他们疼痛程度的位置做标记。刻度的左侧与标记之间的距离表示患者的疼痛程度。VAS的演变有机械VAS，即患者使用一个线性比例尺上的滑块而不是绘制标记，和基于计算机的VAS模型。有时一些描述性术语或数字量表也归为VAS。在这些情况下，量表被称为图形评定量表。和其他单一评级量表一样，VAS和图形评定量表已证实是评估疼痛的有效工具。此外，VAS测定的疼痛强度差异就代表了患者经历的疼痛强度差异，这是VAS的独特优势。对于一些患者来说VAS难以理解，那么在疼痛评估时就更容易出错[4, 7]。

最后，已经证实面部表情疼痛评分法与其他疼痛强度评估工具正相关。患者需要选择能够代表其疼痛程度的一些面部表情。与NRS相似，

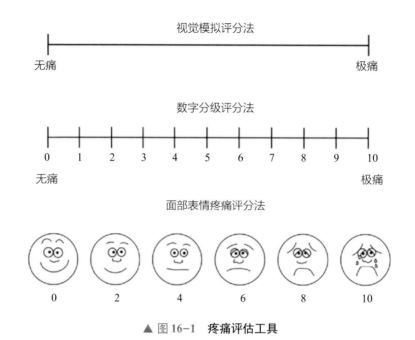

▲ 图 16-1　疼痛评估工具

这个量表的优点也是不需要患者识字就能完成疼痛评估[4]。

（三）疼痛评估问卷

使用问卷可以从不同维度对疼痛进行全面的评估。麦吉尔疼痛问卷（McGill pain questionnaire，MPQ）是这一类中最常用的评估方法。问卷的第一部分是一个人形轮廓，患者要在上面标出他们疼痛的位置。第二部分允许患者以1～5级的评分反映他们当前疼痛的强度。第三部分由78个单词组成，涵盖20个与疼痛相关的部分。不同部分与疼痛的不同成分相关联，即情感类、感觉类、评价类和其他类。每个单词都被赋予一个分值，患者标记尽可能多的词来描述他们的疼痛。通过计算总分得出疼痛评分指数。使用麦吉尔疼痛问卷耗时且麻烦。因此，更常用一个简版的麦吉尔疼痛问卷来快速完成评估[4, 7, 8]。

（四）术后疼痛评估

在手术后应该进行一系列疼痛评估，单一评估结果只是一个"快照"，有时不能恰当地反映患者的疼痛水平。而且应根据个人情况选择合理的时间间隔。上述任何一种工具都可以用来评估患者的疼痛状况。还应该持续评估来监测疼痛的进展和疼痛干预的效果[4]。

（五）患者预期管理

无论用哪种方法来评估疼痛，有关自身病情和可预期治疗效果的患者教育都是至关重要的。患者和医务人员常常对成功的治疗有不同的理解。Ghomrawi 等的研究显示，超过50%的关节置换手术患者在术后疼痛缓解、功能和健康方面的预期高于他们的外科医生[9]。治疗急性疼痛时，要让患者明白治疗可能是不安全的，或者不能完全消除他们的疼痛。Schutte 等的研究中调查了计划接受手术的患者对于术后疼痛的满意度情况。最初，41%的患者表示"没有疼痛"是术后疼痛的合理水平。在接受指导教育后，对于术后实际能达到的疼痛控制程度，超过80%的患者能够接受较高程度的疼痛[10]。最后，在整个手术后阶段或急性肌骨疼痛治疗时期，与患者保持交流沟通非常重要。恢复可能需要几周到几个月的时间，在此期间患者可能会经历疼痛症状的波动。医生应该持续告知患者治疗预期结果的最新情况。

二、治疗

治疗骨科损伤引起的急性疼痛最好的方法是多模式镇痛方案。虽然7.7%的阿片类药物处方出自骨科医生，但实际上，他们只占所有医生数量的 2.5%[1]。更好地理解骨科损伤的疼痛管理有助于降低患者群体中阿片类药物滥用。这些方法包括但不限于口服镇痛药、外周神经阻滞、神经轴索阻滞和局部浸润。社会心理支持作为辅助治疗，也证实可以改善治疗效果[1]。阿片类镇痛与其他治疗方式——如非甾体抗炎药（NSAID），联合应用比其单独使用有更好的疼痛治疗效果[1, 2]。为减少阿片类药物使用，药物处方由单一医生开具，且在最短有效时间内使用最低有效剂量非常重要。

（一）口服镇痛药物

在升级为阿片类药物处方之前，非阿片类口服镇痛药是急性骨科疼痛管理时很好的选择。严重骨科损伤后的非阿片类药物住院治疗方案包括酮咯酸，然后是布洛芬、加巴喷丁和规律使用对乙酰氨基酚。出院后的治疗方案包括布洛芬、加巴喷丁和规律使用对乙酰氨基酚。有研究表明，与阿片类药物比较，非甾体抗炎药可以提供等效的镇痛作用[2]。非甾体抗炎药抑制环氧合酶（cyclooxygenase，COX）、防止生成下游的炎症和疼痛介质。加巴喷丁和对乙酰氨基酚的镇痛作用机制尚不清楚。研究认为加巴喷丁与背角神经元上电压依赖性钙通道的 $\alpha_2\delta$ 亚基结合，从而减少钙离子进入、抑制神经功能。理论上，对乙酰氨基酚通过降低中枢神经系统的伤害性感受发挥作用[3]。近年来使用 NSAID 和骨折愈合受损之间的关系受到了质疑[2]。在人类研究中，NSAID 延缓骨折愈合的观点在很大程度上缺乏数据支持[1, 2]。

（二）阿片类镇痛药物

阿片类药物是严重骨科损伤时最常用的处方药物。阿片类药物的危害已经有详细的阐述。过去 15 年间阿片类药物过量使用翻了 3 倍，涉及 61% 的过量用药死亡[4]。已经制订了有关阿片类药物处方安全的建议和指南。其中包括要开具速释剂型不是缓释剂型，每个患者要有单一处方医生，要提供多模式镇痛方案而非阿片类药物单一治疗[1, 4]。遵守这些指南可以减少成瘾性、药物

滥用和精神涣散。严重骨科创伤后的住院用药方案通常是羟考酮 / 对乙酰氨基酚和氢吗啡酮联合使用。出院后可以联合使用羟考酮 / 对乙酰氨基酚，氢可酮 / 对乙酰氨基酚和曲马多。阿片类药物主要是通过结合内源性阿片类受体发挥作用。这些受体都是 G 蛋白耦联受体，可以抑制中枢痛觉信号传导[4, 5]。指南中阿片类药物的处方剂量是基于每日吗啡的等效剂量（MEQ/d）。普通医生的阿片类药物处方上限每天 50mg 吗啡等效剂量（morphine equivalent dose per day，MEQ/d），专科医生是每天 90mg 吗啡等效剂量（MEQ/d）[4]。处方剂量超过 100mg（MEQ/d）则和阿片类药物过量导致的风险成倍增加相关[4]。

（三）区域麻醉

区域麻醉（如外周神经或神经轴索阻滞），是口服镇痛药物良好的辅助治疗方案。区域神经阻滞是在目标神经周围注射镇痛药物，从而阻断任何下游神经纤维的疼痛传导。联合应用区域阻滞可以降低术后疼痛评分，同时减少阿片类药物应用总量[4, 6]。可选择的方法有单次注药神经阻滞或区域阻滞置管技术。单次神经阻滞是一次性药物注射，而留置导管可以为患者提供持续的镇痛方案。单次注射阻滞可以降低术后疼痛评分长达 8h。而留置导管连续神经阻滞则可以降低术后 72h 的疼痛评分[6]。然而区域麻醉和疼痛反弹、爆发痛有关，这会严重影响疼痛缓解的效果。反弹痛是指区域阻滞效果消失 8～24h 后出现的痛觉过敏。爆发痛是指在一种治疗方案可以很好地控制先前疼痛时却出现疼痛突然加剧的现象。多模式镇痛策略可以缓解反弹痛和爆发痛。多模式镇痛策略包括区域阻滞效果消失前使用阿片类药物，类固醇和非甾体消炎镇痛药物和区域阻滞同时应用，采用持续神经阻滞技术及加入佐剂延长区域阻滞时间等。

局部浸润是治疗急性骨科疼痛的另一种镇痛方案。局部浸润可以使身体局部的表面感觉丧失。与其他治疗方式相比，已证实局部浸润可以同样有效降低术后疼痛评分。一种选择是使用脂

质体布比卡因悬液，它重要的优点是单次注射或局部浸润镇痛时间可以长达 72h，它的阻滞效果类似置入导管，但却可以降低患者骨科住院时间。然而，髋关节和膝关节手术使用脂质体布比卡因仅使阿片类药物的消耗量略有减少，而髋关节和膝关节手术的疼痛评分无显著变化，这表明骨科手术后的效用有限 [7]。

（四）患者自控镇痛

患者自控镇痛（patient-controlled analgesia，PCA）是一种允许患者自己控制镇痛药输入的疼痛控制方法。一般患者自控镇痛需要使用电脑化输注泵，泵内装有医生开具设定量的镇痛药物。自控镇痛泵不但可以提供镇痛药物基础持续输注量，还可以通过按压按钮实现患者自控给予追加剂量的镇痛药物 [11, 12]。自控镇痛泵可以通过静脉输注药物，也可以通过麻醉医生放置的硬膜外导管或其他部位导管给药。PCA 泵的内置安全装置可以限制在任何给定时间内或者是输注泵使用期间内患者使用的镇痛药物总量。但是操作人员或技术问题引起的程序错误仍然需要关注，因为这些程序错误可能会导致过度镇静、呼吸抑制甚至死亡。PCA 泵的使用应该由接受过详细培训的人员进行监控。

术后疼痛控制不佳可能会增加患者的疼痛强度，引起神经内分泌和代谢紊乱，从而导致伤口愈合不良，可能会延长患者恢复时间。所以在疼痛管理中正确使用 PCA 泵对患者的康复非常重要。伤口愈合不良使得患者需要进一步伤口处理，延迟术后治疗疗程、影响术后活动，从而可能会导致术后其他并发症，如肺炎和深静脉血栓形成等 [11]。

（五）经皮神经电刺激

经皮神经电刺激（transcutaneous electrical nerve stimulation，TENS）是一种常见的非药物且无创的疼痛辅助治疗方法。TENS 使用一种患者可以自控的小型便携式仪器，通过贴在皮肤上的电极发放低压电流来调控疼痛。当 TENS 刺激大直径周围传入神经纤维时，通过激活内源性下行抑制途径中的中枢阿片类、5- 羟色胺能及毒蕈碱受体和外周阿片类受体及 α_2- 去甲肾上腺素能受体来减轻患者感知的疼痛 [6, 13]。植入起搏器或除颤器的患者、电极片放置部位有开放伤口的患者，或者淋巴水肿的患者禁用 TENS。

一项有关 TENS 和其他疼痛辅助治疗方法的 Meta 分析发现，与 TENS 安慰组手术相比，对伤口周围进行 TENS 治疗可以减少 26.5% 的镇痛药物总量（-6%～51%）。然而，TENS 治疗有效性可能取决于 TENS 提供的电流振幅，这是由患者自控的 [6, 14]。患者接受 TENS 治疗时必须接受培训，知晓低强度和高强度的区别，低强度时患者可以有明显的感觉但没有运动收缩，高强度时有无痛性运动收缩 [13]。一些关于术后 TENS 治疗的研究表明，TENS 治疗降低了术后疼痛程度，从而减少了术后对阿片类镇痛的需求 [6, 15-17]。

（六）冷冻疗法

冷冻疗法（或者称为一种应用外部冷源的控制治疗方法）可以用来降低组织温度。常用的外部冷源有冰袋、凝胶包、冰浴浸泡、有或无气体压缩的气体冷冻治疗等。温度下降可以在多方面降低疼痛刺激。通过降低组织水肿、减少炎性介质释放、血管收缩降低血流量和整体降低手术损伤组织的代谢需求，冷冻疗法提高了患者的疼痛耐受力 [6, 18-22]。有研究表明，与安慰剂比较，冷冻疗法能否控制术后疼痛、减少镇痛药物使用还存在争议；但是研究仍然倾向于认为冷冻治疗在这两方面对患者是有益的 [6, 23, 24]。此外，各种冷冻治疗模式之间比较的研究结果仍存在不确定性，所以没有哪一种方法可做首选 [6]。不过患者和疼痛医生必须接受每种冷冻疗法的正确技术培训，避免出现神经麻痹和冻伤等并发症 [25, 26]。

三、治疗方法／治疗理念

（一）多模式方法

多模式镇痛是一种疼痛管理方法，它利用不同作用机制的多种镇痛药物提高镇痛效果 [27]。这包括使用局部麻醉药、阿片类药物和非阿片类药物，还有非药物性治疗方法。应用多模式镇痛方法可以避免大剂量单独使用一种药物，从而减轻了剂量依赖性不良反应、防止药物相关毒性反应[28]。重要的是，这种方法可以减少对阿片类药物的需求[27]。研究还表明，基于叠加和协同效应，多模式方法能够改善镇痛效果[29]。多模式疼痛管理应该根据患者既往史和个体化需求选择合适的治疗方案。

（二）急性疼痛管理服务

急性疼痛管理服务在医院和门诊越来越普遍。疼痛服务由接受过疼痛管理专业训练的医护人员组成；他们通常由外科医生、药剂师和护士组成的多学科团队组成。疼痛控制水平和治疗方案取决于患者个人情况、用药史和损伤或手术类型。因此，为患者量身定做的方案才是理想的最佳疼痛管理。疼痛服务要与患者及其家属一起设计个体化的治疗方案，这样也有益于患者教育。疼痛服务包括评估围术期疼痛管理，保证照护质量，管理静脉自控镇痛、区域阻滞及口服药物相关处方[28]。

（三）预防性镇痛

预防性镇痛是指在组织损伤出现之前实施的镇痛治疗，目的是减轻手术后疼痛。这包括手术前使用阿片类药物、NSAID 药物或区域阻滞[28]。预防性治疗阻断了感觉神经元对疼痛或损伤性刺激的感知，其中包括手术损伤和受损组织释放的炎性介质所诱发的疼痛刺激[30]。尽管临床研究结果复杂，但仍有研究证实预防性镇痛可以推迟康复期间第一次应用镇痛药物时间，并将持续性疼痛的严重程度降到最低[28, 31, 32]。

结论

如前所述，由损伤或手术引起的骨科疼痛可以采用多模式方法来治疗。最佳的治疗方案必须由麻醉医生根据患者的个体化情况制订，这是因为损伤程度相似的患者可能表现出不同强度的疼痛，需要采用不同的方法治疗才能达到相似的效果。此外，如上所述，一些技术方法的治疗效果有限，这取决于多种与患者相关的因素。这些因素包括但不限于患者的年龄、病史、损伤方式、疼痛的位置和许多其他因素。同时，为了患者的舒适度和预防术后并发症，转向门诊手术治疗的趋势迫使麻醉医生寻找不同的疼痛控制方法，这样才能更有效地预防和治疗患者的疼痛。这通常要采用多模式镇痛方法预防疼痛发作，并利用不同的疼痛感受器来最大限度地提高疗效。采用多模式方法需要麻醉医生精通和了解所有疼痛控制技术的各个方面，以便尽可能地为患者提供最佳照护。优化疼痛治疗在所有外科领域都是非常必要的。同时，通过物理和职业治疗对骨骼和肌肉骨骼进行术后早期处理也是十分重要的，有助于建立成功的长期康复。

参考文献

[1] Todd KH, Ducharme J, Choiniere M, et al. Pain in the emergency department: results of the pain and emergency medicine initiative (PEMI) multicenter study. *J Pain.* 2007; 8 (6): 460-466.

[2] Ekman EF, Koman LA. Acute pain following musculoskeletal injuries and orthopaedic surgery: mechanisms and management. *J Bone Joint Surg Am.* 2004; 86 (6): 1316-1327.

[3] Kurtz S, Ong K, Lau E, Mowat F, Halpern M. Projections of primary and revision hip and knee arthroplasty in the United States from 2005 to 2030. *J Bone Joint Surg Am.* 2007; 89 (4): 780-785.

[4] Jadon A, Hospital TM. Chapter-114 Pain Management in Orthopedic Patient. 2017;(January 2016).

[5] Tetzlaff JE. Treatment of acute pain in the orthopedic patient. *Pract Pain Manag.* 2020; 4 (4). https://www.practicalpainmanagement.com/treatments/pharmacological/treatment-acute-pain-orthopedic-patient

[6] Hsu JR, Mir H, Wally MK, Seymour RB. Clinical practice guidelines for pain management in acute musculoskeletal injury. *J Orthop Trauma.* 2019; 33 (5): e158-e182.

[7] Haefeli M, Elfering A. Pain assessment. *Eur Spine J.* 2006; 10: S17.

[8] Waldman SD. Pain assessment tools for adults. In: *Pain Review.* Elsevier; 2009: 375-380.

[9] Ghomrawi HMK, Ferrando NF, Mandl LA, Do H, Noor N, Gonzalez Della Valle A. How often are patient and surgeon recovery expectations for total joint arthroplasty aligned? Results of a pilot study. *HSS J.* 2011; 7 (3): 229-234.

[10] Schutte SS, Le-Wendling LT. When expectations outpace reality: a survey of patient knowledge gaps in postoperative pain management. *J Clin Anesth.* 2020; 66: 109942.

[11] Miaskowski C. Patient-controlled modalities for acute postoperative pain management. *J Perianesth Nurs.* 2005; 20 (4): 255-267.

[12] Viscusi ER. Emerging techniques for postoperative analgesia in orthopedic surgery. *Am J Orthop.* 2004; 33: 13-16.

[13] DeSantana JM, Walsh DM, Vance C, Rakel BA, Sluka KA. Effectiveness of transcutaneous electrical nerve stimulation for treatment of hyperalgesia and pain. *Curr Rheumatol Rep.* 2008; 10: 492-499.

[14] Bjordal JM, Johnson MI, Ljunggreen AE. Transcutaneous electrical nerve stimulation (TENS) can reduce postoperative analgesic consumption. A meta-analysis with assessment of optimal treatment parameters for postoperative pain. *Eur J Pain.* 2003; 7 (2): 181-188.

[15] Tedesco D, Gori D, Desai KR, et al. Drug-free interventions to reduce pain OR opioid consumption after total knee arthroplasty a systematic review and meta-analysis. *JAMA Surg.* 2017; 152 (10): e172872.

[16] Rakel BA, Zimmerman MB, Geasland K, et al. Transcutaneous electrical nerve stimulation for the control of pain during rehabilitation after total knee arthroplasty: a randomized, blinded, placebo-controlled trial. *Pain.* 2014; 155 (12): 2599-2611.

[17] Mahure SA, Rokito AS, Kwon YW. Transcutaneous electrical nerve stimulation for postoperative pain relief after arthroscopic rotator cuff repair: a prospective double-blinded randomized trial. *J Shoulder Elbow Surg.* 2017; 26 (9): 1508-1513.

[18] Algafly AA, George KP. The effect of cryotherapy on nerve conduction velocity, pain threshold and pain tolerance. *Br J Sports Med.* 2007; 41 (6): 365-369.

[19] White GE, Wells GD. Cold-water immersion and other forms of cryotherapy: physiological changes potentially affecting recovery from high-intensity exercise. *Extrem Physiol Med.* 2013; 2: 26.

[20] Adie S, Kwan A, Naylor JM, Harris IA, Mittal R. Cryotherapy following total knee replacement. *Cochrane Database Syst Rev.* 2012;(9): CD007911.

[21] Nadler SF, Weingand K, Kruse RJ. The physiologic basis and clinical applications of cryotherapy and thermotherapy for the pain practitioner. *Pain Physician.* 2004; 7 (3): 395-399.

[22] Ho SSW, Coel MN, Kagawa R, Richardson AB. The effects of ice on blood flow and bone metabolism in knees. *Am J Sports Med.* 1994; 22 (4): 537-540.

[23] Wittig-Wells D, Johnson I, Samms-McPherson J, et al. Does the use of a brief cryotherapy intervention with analgesic administration improve pain management after total knee arthroplasty? *Orthop Nurs.* 2015; 34 (3): 148-153.

[24] Kuyucu E, Bülbül M, Kara A, Koçyiit F, Erdil M. Is cold therapy really efficient after knee arthroplasty? *Ann Med Surg.* 2015; 4 (4): 475-478.

[25] Bassett FH, Kirkpatrick JS, Engelhardt DL, Malone TR, Grana W. Cryotherapy-induced nerve injury. *Am J Sports Med.* 1992; 20: 516-518.

[26] Brown WC, Hahn DB. Frostbite of the feet after cryotherapy: a report of two cases. *J Foot Ankle Surg.* 2009; 48 (5): 577-580.

[27] Beaussier M, Sciard D, Sautet A. New modalities of pain treatment after outpatient orthopaedic surgery. *Orthop Traumatol Surg Res.* 2016; 102: S121-S124.

[28] Sinatra RS, Torres J, Bustos AM. Pain management after major orthopaedic surgery: current strategies and new concepts. *J Am Acad Orthop Surg.* 2002; 10: 117-129.

[29] Raffa RB, Pergolizzi JV, Tallarida RJ. The determination and application of fixed-dose analgesic combinations for treating multimodal pain. *J Pain.* 2010; 11: 701-709.

[30] Kissin I. Preemptive analgesia. *Anesthesiology.* 2000; 93: 1138-1143.

[31] McQuay HJ, Carroll D, Moore RA. Postoperative orthopaedic pain—the effect of opiate premedication and local anaesthetic blocks. *Pain.* 1988; 33: 291-295.

[32] Brull SJ, Lieponis JV, Murphy MJ, Garcia R, Silverman DG. Acute and long-term benefits of iliac crest donor site perfusion with local anesthetics. *Anesth Analg.* 1992; 74: 145-147.

第 17 章　急性神经系统相关疼痛
Acute Nervous System Related Pain

Madelyn K. Craig　Gopal Kodumudi　Devin S. Reed　William C. Bidwell　Alan David Kaye 著
于明懂　章艳君 译　郑铁华 校

一、急性神经系统疼痛的分类

急性神经系统疼痛大致可分为急性中枢神经系统疼痛和急性周围神经系统疼痛。其中中枢神经系统急性疼痛可进一步分为原发性中枢神经系统疼痛和继发性中枢神经系统疼痛。周围神经系统急性疼痛则主要根据其病因进行分类。

在本章中，我们回顾了急性神经系统相关疼痛的各种病因和治疗方法，讨论了原发性和继发性中枢神经系统疼痛及引起疼痛的各种病因，以及周围神经系统病变引起的疼痛，并回顾了中枢和外周神经系统急性疼痛的临床特征和治疗方法。

与中枢神经系统相关的急性疼痛

头痛是一种常见的医学主诉，多达 1/7 的美国人被诊断为偏头痛[1]。偏头痛、丛集性头痛和紧张性头痛是最常见的原发性中枢神经系统急性疼痛。

偏头痛可表现为中到重度的疼痛，通常是单侧疼痛，畏光恐响。无先兆偏头痛通常持续 3～72h，而先兆偏头痛通常持续数分钟，先伴有一侧的感觉性视觉、语言和言语系列症状，随后出现头痛和偏头痛症状。慢性偏头痛一般持续 3 个月以上，且每个月持续 15 天以上，其中至少 8 天出现典型特征。

丛集性头痛是一种罕见但剧烈的原发性头痛，头痛单侧发作，至少伴有一种同侧自主神经症状，头痛发作期持续几周到几个月，缓解期长达几个月甚至几年，头痛发作频率从隔日一次到一日多次。丛集性头痛的疼痛发作和血管扩张之间存在一定的联系。

紧张性头痛也称为肌肉收缩性头痛，通常双侧发作，不会恶化，持续几分钟或几周，描述为紧绷或压迫性头痛，可出现畏光，但通常无恶心或呕吐。

急性原发性头痛可以通过几个因素加以区分，在表 17-1 中，列举了几种原发性头痛的特点，包括部位、特征、患者表现、持续时间和伴发症状。

二、治疗方法

（一）偏头痛与紧张性头痛

长期以来，非甾体抗炎药（NSAID）和对乙酰氨基酚一直是偏头痛和紧张性头痛的首选治疗药物，但也有其他治疗方案可供选择，包括曲普坦、镇吐药、双氢麦角胺和周围神经阻滞。新的治疗方法包括神经调节、降钙素基因相关肽（calcitonin gene-related peptide，CGRP）受体拮抗药和拉米坦。表 17-2 列举了各种药物治疗的证据等级，需要注意的是，阿片类药物一般不推

表 17-1　不同类型的头痛特点			
	偏头痛	紧张性头痛	丛集性头痛
疼痛部位	成人：单侧疼痛占 60%～70%，双额或全脑疼痛占 30% 儿童和青少年：大部分以双侧为主	双侧	单侧，通常始于眼睛或太阳穴周围
疼痛特征	逐渐发作，逐渐增强；搏动性；中至重度；因日常体力活动而加重	压力性或绷紧感，交替出现	疼痛发作迅速，在几分钟内达到高峰；表现为剧烈的、持续的、痛苦的、爆发性的疼痛
患者表现	患者更喜欢在黑暗、安静的房间里休息	患者可能仍在活动或可能需要休息	患者仍处于活动状态
持续时间	4～72h	0.5h～7 天	15min～3h
伴发症状	恶心、呕吐、畏光、恐响；可能有先兆（通常是视觉先兆，但也可能涉及其他感官，或导致言语和运动障碍）	无	同侧流泪和眼睛发红，鼻塞，流鼻涕，苍白，出汗，霍纳综合征，躁动或不安，罕见的局灶性神经症状，对酒精敏感性增加

荐使用。

应该根据起病、进展情况、不良反应和持续时间来选择治疗方法。大多数偏头痛通常在凌晨发病，在睡眠时已经有进展，一旦确诊便很难治疗，所以考虑积极的治疗。对于进展迅速、持续时间较长或伴有恶心呕吐的头痛，应考虑非口服治疗。同一患者的发作往往会有不同的情况[2]。不推荐在开始治疗时采用循序渐进的方法，分层治疗效果更好。

对于效果不佳、对药物治疗有禁忌或本人要求替代治疗的患者，可以选择非药物治疗，主要包括神经调节和周围神经阻滞。

体外三叉神经刺激 / 经皮对眶上神经和滑车上神经刺激眶上神经和滑车上神经，持续 60min 可缓解急性发作的偏头痛。而每晚持续 20min 的刺激则可用于偏头痛的预防性治疗。单脉冲经颅刺激（single pulse transcranial stimulation, STMS）可使磁信号到达枕骨，这些脉冲阻止神经元的扩散去极化（spreading depolarizations, SD），并抑制丘脑皮质疼痛通路。重复经颅磁脉冲刺激用于缓解偏头痛的急性发作，每天 2 次的四脉冲刺激（最高不得高于每天 17 次）。迷走神经刺激使用手持式设备来抑制迷走神经传入，抑制大脑皮质的扩散去极化和丘脑皮质通路，如果疼痛不缓解，间隔 15min 后重复为期 2min 的治疗[3]。必须指出的是，虽然神经调控治疗的数据来自小型随机对照试验，但也已经被美国食品药品管理局批准用于治疗偏头痛，它与药物治疗效果相同。

外周神经阻滞用于治疗偏头痛，包括枕神经节和蝶腭神经节阻滞。枕神经阻滞可在枕大、小神经附近注射 0.5% 布比卡因或罗哌卡因 5ml，蝶腭神经节阻滞是将浸透 4% 利多卡因的棉絮涂药器，沿着鼻甲的上缘插入，直至触及覆盖在蝶腭神经节的黏膜[4]。

拉米地坦和降钙素基因相关肽（CGRP）受体拮抗药是新型治疗药物。拉米地坦于 2019 年被美国食品药品管理局批准用于急性偏头痛的治疗，它是一种选择性 5- 羟色胺 1F 受体激动药，其初始剂量为 50mg，后续维持剂量可增加至 100～200mg。24h 内不能重复用药。拉米地坦的不良反应包括头晕、疲劳和恶心[5]。CGRP 受体拮抗药（乌布吉泮和瑞美吉泮）对三叉神经血管性疼痛有调节作用，临床用量瑞美吉泮单

表17-2 各种药物治疗的证据等级

A 级	B 级	C 级	U 级	其 他
镇痛药 • 对乙酰氨基酚 1000mg（用于非失能性发作）	**镇吐药** • 氯丙嗪 12.5mg，静脉滴注 • 氟哌利多 2.75mg，静脉滴注 • 甲氧氯普胺 10mg，静脉滴注 • 异丙嗪 10mg，静脉滴注/肌内注射；25mg，灌肠	**抗癫痫药** • 丙戊酸盐 400~1000mg，静脉滴注	**NSAID** • 塞来昔布 400mg	**B 级证据阴性** • 奥曲肽 100μg，皮下注射
麦角类药物 • 双氢麦角胺（DHE） • 鼻喷剂 2mg • 吸入剂 1mg	**麦角类药物** • DHE 1mg，静脉滴注/肌内注射/皮下注射 • 麦角胺/咖啡因 1/100mg	**麦角类** • 麦角胺 1~2mg	**其他** • 利多卡因，静脉滴注 • 氢化可的松 50mg，静脉滴注	**C 级证据阴性** **镇吐药** • 氯丙嗪 1mg/kg，肌内注射 • 格拉司琼 40~80μg/kg，静脉滴注
非甾体抗炎药（NSAID） • 阿司匹林 500mg • 双氯芬酸 50mg/100mg • 布洛芬 200mg/400mg • 萘普生 500mg/550mg	**NSAID** • 氟比洛芬 100mg • 酮洛芬 100mg • 酮咯酸 30~60mg，静脉滴注/肌内注射	**NSAID** • 安替比林 1000mg		**NSAID** • 酮咯酸氨丁三醇鼻喷剂
阿片类药物 • 布托啡诺鼻喷剂 1mg		**阿片类药物** • 布托啡诺 2mg，肌内注射 • 可待因 30mg，口服 • 哌替啶 75mg，口服 • 美沙酮 10mg，肌内注射 • 曲马多 100mg，静脉滴注		**镇痛药** • 对乙酰氨基酚 1000mg，静脉滴注

曲坦类药物
• 阿莫曲坦 12.5mg
• 伊立曲坦 20mg/40mg/80mg
• 罗曲坦 2.5mg
• 那拉曲坦 1mg/2.5mg
• 利扎曲坦 5mg/10mg
• 舒马曲坦
  25mg/50mg/100mg，口服
  10mg/20mg，鼻喷
  6.5mg，贴剂
  4mg/6mg，皮下注射
• 佐米曲坦
  2.5mg/5mg，鼻喷
  2.5mg/5mg，口服
	其他
	• 硫酸镁（有先兆的偏头痛）1~2g，静脉滴注
	• 异美汀 65mg
		类固醇类
		• 地塞米松 4~16mg，静脉滴注		

（续表）

A 级	B 级	C 级	U 级	其 他
联合用药 • 对乙酰氨基酚/阿司匹林/咖啡因（AAC）500mg/500mg/130mg • 舒马曲坦/萘普生 85mg/500mg	联合用药 • 可待因/对乙酰氨基酚 25mg/400mg • 曲马多/对乙酰氨基酚 75mg/650mg	其他 • 布他比妥 50mg • 利多卡因，鼻内 联合治疗方案 • 布他比妥/对乙酰氨基酚/咖啡因/可待因 50mg/325mg/40mg/30 mg • 布他比妥/对乙酰氨基酚/咖啡因 50mg/325mg/40mg		

引自 Marmura MJ, Silberstein SD, Schwedt TJ. The acute treatment of migraine in adults: the American headache society evidence assessment of migraine pharmacotherapies. Headache. 2015; 55 (1): 3-20.

剂 75mg/d；乌布吉泮 50～100mg/d，每日不超过 200mg[6]。

丛集性头痛通常是单侧的，进展迅速，与自主神经症状有关（表 17-1）。丛集性头痛的治疗应尽早使用氧气和曲普坦（如果鼻内用药，则对侧用药），由于偏头痛的治疗主要基于经验数据，因此治疗方法较多且具有很大差异。

（二）继发性头痛

任何有潜在病因的头痛均称为继发性头痛，继发性头痛的治疗主要针对潜在的病因。

巨细胞动脉炎最常见的症状是头痛。治疗方法是用强的松减轻血管炎症，通常为 40～60mg/d（或等效剂量类固醇），持续 2～4 周，然后每 2 周减少 10mg 剂量至 20mg/d；然后每 2～4 周减少 2.5mg 剂量至 10mg/d。如无复发，每 1～2 个月减量 1mg[7]。

占位性病变通常由于血管源性、细胞内、渗透性水肿及肿块效应（较少见）而引起头痛，这种继发性头痛会随着病变的切除或消退而缓解。控制水肿的策略包括渗透疗法（甘露醇）、利尿剂、糖皮质激素、低体温、过度通气、液体限制和抬高床头。地塞米松是首选的类固醇，常规剂量为每 6～8 小时给予 4～6mg。如头痛仍不缓解，则可考虑阿片类药物等传统的治疗方法[8]。

蛛网膜下腔出血通常表现为突然出现的剧烈头痛，通常被患者描述为一生中最严重的头痛。缓解这类头痛最常用的是使用短效阿片类药物（如吗啡等），也可用其他传统疗法，但是在治疗动脉瘤之前应避免应用阿司匹林。每 4 小时给予 60mg 的尼莫地平可显著改善血管痉挛[9]。虽然机制尚不明确，但已显示出可以改善预后。

特发性颅内高压多见于肥胖的年轻女性，通常表现为进行性头痛，症状严重，界定不清，伴有水平复视。治疗措施包括减轻体重、碳酸酐酶抑制药和托吡酯。连续间断腰椎穿刺可以缓解头痛，是避免药物治疗或妊娠期间的一种选择，但一般不建议。如果上述治疗无效，则使用传统的偏头痛治疗方法[10]。

与中枢神经系统感染相关的头痛主要通过控制感染来治疗，传统的偏头痛治疗方法可以用作辅助治疗。在中心静脉血栓形成患者中，大约有 14% 的患者因头痛的原因而住院治疗[11]。对于颅内压升高的患者，控制颅内压的急性治疗类似于蛛网膜下腔出血中概述的治疗方法。严重的头痛可以通过托吡酯、治疗性腰椎穿刺术甚至腰腹腔分流术[12]。

在治疗头痛中使用过量的治疗性药物，可能会导致撤药性头痛，但最常见的是镇痛药。这种过度使用可能是由于治疗头痛或其他疗法。治疗方法是立即停用滥用的药物，但巴比妥酸盐、苯二氮䓬类药物、阿片类药物和任何有突然停药禁忌证的药物必须逐渐减量停止使用，通常采用桥接 / 戒断疗法，包括传统的偏头痛治疗方法，桥接疗法的选择必须根据要停药的药物来确定，应避免使用相同类别的药物[12]。

三、急性周围神经病的病因

急性周围神经病的病因包括遗传性、感染性、代谢性、创伤性和中毒性原因。

四、糖尿病周围神经病变

疼痛性糖尿病周围神经病变（diabetic peripheral neuropathy，DPN）是一种常见的疼痛性神经病变[13]，大约 90% 的 1 型和 2 型糖尿病患者都患有 DPN[14]。糖尿病神经病理性疼痛通常与足部溃疡、肾病和视网膜病变有关[15]。急性神经病理性疼痛主要通过排除其他疾病来诊断，治疗包括预防性严格控制血糖和服用镇痛药。这些药物，包括加巴喷丁和普瑞巴林等一线抗惊厥药物，以及杜洛西汀和文拉法辛等抗抑郁药，可以抑制去甲肾上腺素和 5- 羟色胺的摄取。有些临床证据也提示阿片类药物可用于治疗 DPN[16]。

利多卡因贴剂和辣椒素等局麻药也应用于临床并取得了有效数据。DPN 或糖尿病神经性疼痛的病理生理机制尚不完全清楚，但与高血糖有一定的关系[17]。

异常痛或触摸痛提示中枢神经系统也可受DPN影响。此异常痛、情绪变化和抑郁会导致生存质量下降，使DPN患者的治疗更加复杂[14]。

五、带状疱疹和带状疱疹后神经痛

与神经受累相关的急性疼痛可发生在带状疱疹和带状疱疹后神经疼痛中。在美国，每年约有100万人罹患带状疱疹，其中10%～15%的患者会出现带状疱疹后神经痛，1/3的患者终身携带带状疱疹，这就是为什么接种疫苗对最大限度地减少患这种疼痛性疾病如此重要。带状疱疹更常见于因白血病、霍奇金病、系统性红斑狼疮、类风湿关节炎和器官移植等疾病而免疫受损的患者[18]。

初级感觉神经元受到水痘－带状疱疹病毒感染影响，初级感觉神经元上极度兴奋的异位起搏点可导致带状疱疹和带状疱疹后的神经疼痛。这些异位起搏点的信号传入中枢神经系统会进一步放大。带状疱疹是一种病毒的重新激活，这种病毒感染导致水痘－带状疱疹。带状疱疹的其中一个并发症是带状疱疹后神经痛（发病率为10%～15%。美国每年新增病例10万～15万例），在最初的72h内使用镇痛药和抗病毒药物治疗有助于减轻带状疱疹和带状疱疹后遗神经痛的严重程度和并发症[19]。

治疗带状疱疹疼痛和带状疱疹后神经痛的药物包括抗惊厥药物（如加巴喷丁和普瑞巴林）、三环类抗抑郁药、外用镇痛药（如辣椒素）、曲马多和阿片类药物及口服镇痛药[20]。带状疱疹后遗神经痛是由于潜伏性水痘－带状疱疹重新激活所致。目前加巴喷丁（如格瑞斯）和普瑞巴林的缓释制剂，可减少镇静和头晕的发生率。

六、癌痛

尽管有几种有效的治疗方法，但约50%癌症患者的疼痛仍未得到充分控制[21]。因术后损伤引起的癌痛可用短效阿片类药物、非甾体抗炎药、局麻药和对乙酰氨基酚控制。在使用阿片类药物时，最大限度地减少不良反应和优化镇痛是至关重要的，可根据实际情况选择合适的给药途径。例如，吗啡可以通过口服液、静脉注射、栓剂、皮下注射、速释药物或每天1～2次的缓释长效制剂给药。芬太尼可以通过经鼻腔和透皮贴剂给药，还有其他多种用于癌症疼痛的阿片类药物，包括羟考酮、羟吗啡酮、氢可酮和氢吗啡酮。中度到重度的癌症疼痛也可以用他汀达多或曲马多来治疗，它能与μ受体结合，也能阻止单胺的摄取。阿片类药物滥用通常用丁丙诺啡或美沙酮治疗，这些药物除了治疗阿片成瘾外，还可以用于治疗疼痛。癌症疼痛患者提供最佳和安全的止痛方案需要辅助镇痛剂、剂量滴定和随访方案[22]。美沙酮是另一种可用于癌症疼痛患者的阿片类药物，它没有活性代谢物，半衰期长达24h，可通过多种途径如舌下、口服、静脉、直肠和皮下给药，并在阿片类药物的循环使用中发挥作用。

七、吉兰－巴雷综合征

吉兰－巴雷综合征（Guillain-Barré syndrome，GBS）是一种免疫相关的神经病变，通常是感染造成的，这也是急性和迟缓性神经肌肉麻痹的常见原因之一。呼吸道疾病及胃肠道感染与GBS有关[23]。手足可见上行性无力、近端和远端无力及感觉障碍[24]，GBS患者常主诉疼痛，GBS患者残疾与疼痛之间的关系尚不清楚，高达80%的GBS患者伴有疼痛[25]，GBS患者表现为不同类型的疼痛，包括内脏痛、关节痛、感觉异常、肌肉痛、坐骨神经和背部疼痛、感觉异常、感觉障碍和脑膜体征，这表明疼痛的起源可能是神经性和伤害性的[26]。用于治疗GBS疼痛的药物有吗啡、地塞米松和瑞芬太尼[27]。

八、血管炎相关毒性

各种原因引起的血管炎症可导致30多种血管的病变[28]。当血管炎的病因为原发时，称为原发性全身性血管炎。血管炎的病因尚不清楚，包括Takayasu动脉炎、贝赫切特综合征、发生在幼儿中的川崎病，以及在老年人中出现的巨细胞动脉炎。血管炎有多种症状影响多个系统，包括复视、双眼视力丧失、紫癜、血尿、肺浸润性病变、缺血事件、肾小球肾炎、鼻窦炎和GBS。

GBS是一种免疫介导的周围神经系统炎症性疾病，具有潜在的致命性，通常由感染引发，可伴有腿部、手臂和头部肌肉的感觉和运动能力减弱，自主神经系统受累可导致血压不稳定和心律失常的血流动力学改变，呼吸衰竭患者的比例很高（20%），治疗重点是处理并发症和相关后遗症。

危重症多神经病变是一种最常见的与无法摆脱机械通气患者相关的综合征，特点是肌肉无力和萎缩，远端多于近端，面部肌肉结构稀少。电生理学证实，多发性神经病变更多是运动性的，而不是感觉性的[29]。

复杂性区域疼痛综合征（complex regional pain syndrome，CRPS）是一种在神经损伤或创伤后可能发生的疼痛状况，通常影响四肢，并经常与孤立和抑郁的心理有关，其他用于描述这种疾病的术语包括反射性交感神经营养不良、灼热痛和慢性疼痛。CRPS进一步分为CRPS Ⅰ（以前称为反射性交感神经营养不良）和CRPS Ⅱ（以前称为灼痛症），前者与神经损伤无关，后者与神经损伤有关。

慢性CRPS也会导致中枢神经系统的结构变化，人们尝试了各种治疗方法，并取得了不同的成功，包括药物治疗，如非甾体抗炎药、双膦酸盐和类固醇，以及更具侵入性的治疗（如交感神经阻滞和脊髓刺激等）[22,30]。

周围神经受压时可发生卡压或压迫性神经病变，周围神经受压后早期会出现水肿和缺血，如果神经受压时间延长，则会出现沃勒氏轴突变性。腕管综合征（发生于腕部正中神经卡压）、尺神经病变和桡神经病变都是慢性压迫所致的神经卡压。压迫纯感觉神经如股外侧皮神经会导致感觉异常症，表现为疼痛、感觉异常和麻木。踝管综合征是一种罕见的在踝管压迫胫神经的综合征。膝关节水平的Baker囊肿压迫胫神经导致胫骨近端神经病变已有报道。易患卡压性神经病的内科疾病包括糖尿病、肢端肥大症、肥胖、慢性肾脏疾病和甲状腺功能减退症。

九、HIV感觉神经病变

HIV最常见的神经系统并发症之一是远端对称性多发性神经病变，约50%的患者可出现，远端肢体感觉减退包括疼痛和感觉异常，呈长袜手套分布，深肌腱反射减弱。缓解疼痛的药物包括普瑞巴林、拉莫三嗪和加巴喷丁等抗惊厥药物；达洛西汀和阿米替林等抗抑郁药物，以及利多卡因和辣椒素贴片等局部药物。联合抗逆转录病毒治疗cART延长了艾滋病毒感染患者的生存期[31]。

十、神经性癌痛

神经病理性癌痛是由肿瘤直接损伤神经引起的，其原因可能是肿瘤压迫神经和肿瘤治疗（如放疗、手术和化疗）。可累及一条或多条神经，导致神经病变和神经丛病变，神经受累包括浸润、纤维化绞窄，疼痛通常被描述为电击感或灼烧感，可伴发感觉减退和肌肉无力。治疗方法包括抗惊厥药物、抗抑郁药物、阿片类药物、辣椒素和利多卡因等外用药物及手术[32]。

十一、营养缺乏相关神经病变

营养素缺乏的原因包括吸收不良、营养不良、服用抑制营养的药物、自身免疫状况不佳（如恶性贫血）、酗酒、减肥手术导致的营养吸收不良及腹泻导致的营养流失，大多数与营养缺乏相关的神经病变都累及感觉神经，严重程度取决于营养缺失时间的长短。必需的营养素硫胺素是参与氨基酸和碳水化合物代谢及肌肉收缩反射的几种酶的辅酶，缺乏维生素 B_1 会导致可引起周围神经系统神经病变的干性脚气病，以及影响心血管系统的湿性脚气病。过量的营养物质也会导致神经病变，一般来说，必需营养素的缺乏或过量都会导致神经疾病。

钴胺是辅助甲基化的一种维生素，钴胺缺乏会导致侧索、后索、视神经和周围神经的脱髓鞘[33]。

十二、中枢性神经痛

（一）压迫性脊髓病

压迫性脊髓病是由脊髓受压引起的，有许多病因可导致压迫脊髓，这里只讨论其中几个。

1. 脊髓型颈椎病

脊髓型颈椎病是一种椎体和椎间盘进行性的退行性病变，可导致椎管和神经孔变窄。椎间盘突出、骨赘形成、韧带增厚和椎体不稳定都会造成椎管狭窄。已被证实颈椎病有几种危险因素，包括先天性狭窄、遗传因素、重复体力劳动和吸烟。男性比女性更易患病。在 55 岁以上的人群中，它是导致脊髓病的主要原因。大多数颈椎病患者没有症状，但出现症状的脊髓型颈椎病患者可能会伴有根性特征（上肢疼痛 / 无力 / 感觉异常 / 麻木）、伴有屈颈的 "Lhermitte 征"（如现有感觉异常加重或肢体电击感觉）、步态障碍 / 不稳定，以及括约肌功能障碍（较晚发现）。脊髓病 Nurick 分级见表 17-3。

表 17-3　脊髓病 Nurick 分级	
0 级	有神经根受累的体征 / 症状，但无脊髓疾病的证据
1 级	有脊髓疾病的体征，无行走困难
2 级	行走有轻微困难，但不妨碍全职工作
3 级	行走困难，妨碍全职工作或完成家务，但不需要辅助行走
4 级	需要辅助器具或其他人的帮助下行走
5 级	依赖轮椅或者卧床

Nurick 分级为 0 级的脊髓病患者可采取保守治疗，包括抗炎、抗痉挛和硬领治疗。不幸的是，这些患者中有一半会出现病情加重，需要手术干预，治疗的目的是防止神经功能恶化。

2. 后纵韧带骨化

后纵韧带骨化是后纵韧带钙化的结果，骨化后的后纵韧带可累及任何脊椎节段，好发于颈椎和胸椎。在亚洲人群中更常见，与某些疾病有关（如类风湿关节炎）。随着骨化的进展，几乎都需要手术干预，脊椎受累节段的数量决定手术采用前入路还是后入路，也可以行椎体切除术。

3. 肿瘤性脊髓压迫

脊柱是肿瘤转移的常见部位之一，尤其是乳腺癌、肺癌、前列腺癌和肾癌。胸椎硬膜外压迫是最常见。治疗方案包括激素、化疗、放疗、类固醇或手术干预，在决定每个患者治疗方案时，必须考虑多个因素。大剂量类固醇可有效治疗转移性脊髓压迫引起的脊椎疼痛。硬膜外软组织转移所致的压迫、稳定性椎体病变或禁用手术干预时，可选择放射治疗。患者预期寿命超过 6 个月，可考虑手术干预，手术的其他指征包括疼痛、不稳定性椎体病变和神经功能缺损。神经鞘瘤、神经纤维瘤和脑膜瘤通过椎板切除手术而治愈。立体定向直线加速器放射治疗用于复发或恶变转移情况下，无法接受手术的患者。硬膜内脊髓内病变，包括室管膜瘤、星形细胞瘤、血管母细胞瘤、脂肪瘤、海绵状瘤和表皮样 / 皮样病变，通常采用手术切除。放射治疗存在争议，但高分级星形细胞瘤、切除后残留肿瘤或肿瘤复发，可以考虑放射治疗。

4. 脊柱感染

硬膜外脓肿是一种罕见的具有潜在毁灭性的感染，病灶可以扩大，压迫脊髓引起严重症状，永久性神经功能障碍甚至导致死亡。症状包括发热、身体不适、背痛、中线压痛和神经功能障碍。穿刺或活检确定病原体是治疗计划的重要组成部分，保守治疗包括静脉注射抗生素至少 6～8 周，后继续口服抗生素一段时间。手术减压的适应证包括神经功能障碍、脊柱不稳定、败血症、环形强化病变和抗生素治疗失败，老年患者、免疫功能低下患者、耐甲氧西林金黄色葡萄球菌感染和糖尿病合并症都是手术的适应证。对于拒绝手术或病情不稳定不适合手术的患者，也可以选择单独使用抗生素[34]。

（二）HIV 脊髓病

相对于周围神经系统疾病而言，脊髓病在 HIV 患者中并不常见。HIV 相关脊髓病，也称为空泡性脊髓病（vacuolar myelopathy，VM），可在任何时候发生，但在疾病未得到控制的患者中更为常见。由于缺乏症状或诊断不足，目前还没有关于 HIV 脊髓病发病率和患病率的可靠数据。在一项研究中，46% 的艾滋病患者尸检时发现 VM。脊髓后索、胸椎侧索空泡样变性可导致类似于维生素 B_{12} 缺乏所致的脊髓亚急性联合变性。不幸的是，VM 患者的钴胺素水平通常正常，补充维生素并不会影响疾病进展。双侧下肢无力伴痉挛、肠道和膀胱功能障碍、勃起功能障碍、步态共济失调和各种感觉障碍，通常会在数周到数个月内出现，治疗方式多为支持性治疗，主要是应用抗痉挛药物和物理治疗来控制症状[35]。

（三）多发性硬化症相关疼痛

疼痛是多发性硬化症患者的常见症状，发病率约为 60%。头痛、周围神经性疼痛、背痛、Lhermitte 征、痛性痉挛和三叉神经痛是常报道的疼痛综合征[36, 37]。多发性硬化症的疼痛可分为伤害感受性疼痛和神经病理性疼痛。

伤害感受性疼痛包括腰痛、肌肉痉挛性疼痛和视神经炎。腰痛的治疗包括 NSAID、对乙酰氨基酚、抗抑郁药和阿片类药物，加巴喷丁是治疗痉挛的一线药物，其次是口服巴氯芬和大麻素，鞘内注射巴氯芬用于对口服药物无效的严重痉挛患者，大剂量类固醇能缓解视神经炎继发的疼痛，加巴喷丁、普瑞巴林、拉莫三嗪、静脉注射利多卡因和口服美西律已被用于治疗痛性强直性痉挛。由于利多卡因静脉注射已成功用于治疗强直性痉挛性疼痛，建议患者应用口服药物卡马西平和奥卡西平，这两种药物能阻滞钠通道。

多发性硬化症的神经病理性疼痛分为阵发性疼痛（三叉神经痛、Lhermitte 征或"MS 拥抱感"）和持续性疼痛（感觉障碍性肢体疼痛）。三叉神经痛的特征是在某些面部区域反复出现突然、短暂、类似电击的疼痛，三叉神经痛的一线治疗用药是钠通道阻滞药，卡马西平或奥卡西平。多数情况下，治疗失败是由于药物的不良反应。不能耐受治疗剂量卡马西平或奥卡西平的患者，可尝试与拉莫三嗪、巴氯芬或普瑞巴林 / 加巴喷丁联合治疗。如果患者没有反应，这些药物中的任何一种也可以用作卡马西平 / 奥卡西平的替代品。药物治疗失败，可以手术干预，与其他外科手术相比，微血管减压术疼痛缓解时间最长。其他手术选择包括通过化学（甘油阻滞治疗）、机械（球囊压迫）或热能（射频热凝）机制切断神经根[38]。

Lhermitte 征的特征是表现为一种短暂的电击感，通常由颈部屈曲引起，辐射到脊柱或四肢，虽然不是多发性硬化特有的，但常与多发性硬化相关。Lhermitte 征的症状通常不经治疗即可自行消失，复发的治疗方案包括加巴喷丁、普瑞巴林、卡马西平或奥卡西平，钠通道阻滞药（利多卡因和美西律）也与改善疼痛相关[39]。

"MS 拥抱感"或"蟒蛇征"是胸腹部的一种压力感，感觉像是被抓住或挤压，可导致呼吸受限或疼痛。它被认为与脊髓或胸腹部肌肉痉挛引起的神经病理性疼痛有关。神经源性的治疗选择包括阿米替林、加巴喷丁、普瑞巴林或含有神经病理性镇痛药的局部用药、非甾体抗炎药或局麻药。如与痉挛有关，可使用巴氯芬、替扎尼丁或加巴喷丁进行治疗。

持续性神经病理性疼痛通常表现为双侧下肢持续灼痛。一线治疗包括钙通道阻滞药，加巴喷丁和普瑞巴林；三环类抗抑郁药（tricyclic antidepressant，TCA）；5- 羟色胺去甲肾上腺素再摄取抑制药（serotonin-noradrenalin reuptake inhibitor，SNRI）、度洛西汀和文拉法辛。在几项研究中，大麻类药物已被证明可以缓解神经性疼痛；然而，长期研究结果显示，在高危人群中，大麻类药物的停用率很高，并有引发精神病的风险，已被归为二线治疗，其他治疗方法失败的情况下才推荐使用。

（四）帕金森病相关疼痛

肌肉骨骼疼痛是帕金森病最常见的疼痛类型，其次是肌张力障碍型疼痛，其他少见的疼痛类型都是神经性疼痛（神经根性和中枢性疼痛）。肌肉骨骼疼痛表现为疼痛或痉挛，尽管运动功能受损和姿势异常可能与该类型疼痛有关，但通常是由于肌肉僵硬和严重的运动迟缓引起。肌张力障碍疼痛是由肌肉持续剧烈收缩导致的姿势扭曲和畸形引起的。中枢性疼痛表现为原因不明的刺痛、灼热或无神经根源性的灼热感。治疗帕金森病相关疼痛的第一步是优化他们的多巴胺能或其他抗帕金森症药物。RECOVER 研究表明，罗替戈汀可以改善疼痛，罗替戈汀推荐用于全部 3 种帕金森病相关疼痛（肌肉骨骼疼痛、肌张力障碍所致疼痛和神经病理性疼痛）。阿扑吗啡推荐用于肌肉骨骼和肌张力障碍型疼痛，对乙酰氨基酚是多数帕金森病相关疼痛的一线治疗药物，阿片类药物是二线治疗药物。加巴喷丁或普瑞巴林可用于神经根性疼痛，度洛西汀被推荐用于中枢神经病理性疼痛，肉毒杆菌毒素注射已被用于多巴胺能治疗优化无反应的肌张力障碍性疼痛患者。手术治疗包括脑深部电刺激术、苍白球毁损术和脊髓刺激。丘脑底核深部电刺激可治疗帕金森病的几种疼痛类型，经治疗多数患者可完全改善。肌张力障碍型疼痛和某些类型的肌肉骨骼痛可以采用苍白球毁损术，脊髓后索刺激是治疗神经根性 / 周围神经病理性疼痛的一种选择 [40]。

（五）放射后脊髓病

放射性脊髓病是一种由电离辐射引起的脊髓损伤，通常分为早期和延迟两种形式。一种短暂的、早期的迟发性脊髓病可能在辐射后几周到几个月内发生，它的特点是 Lhermitte 征，即颈部屈曲引发沿脊椎向下肢或四肢的短暂电击感，症状通常会在 3～6 个月后自行消失，一般不需要治疗。如果症状严重，卡马西平或加巴喷丁可能会起到一定的缓解作用。晚期迟发型脊髓病可在放射治疗后 6～12 个月出现，与早期放射性脊髓病不同，它通常是不可逆的，最初症状可能轻微，例如，体温下降，持续几个月；也可能严重，例如急性发作的截瘫，几小时到几天内发生。治疗最常从糖皮质激素开始，但没有一种治疗方法能够提供持续有效的长期效果，其他治疗方法包括贝伐单抗（一种抗 VEGF-a 的单克隆抗体）和高压氧 [41]。

（六）脑卒中后疼痛

据报道，脑卒中后患者会出现几种不同类型的疼痛 [42]。常见的疼痛类型包括中枢性脑卒中后疼痛（central poststroke pain，CPSP）、继发于痉挛状态的疼痛、肩痛、复杂性区域疼痛综合征和头痛。

中枢性脑卒中后疼痛的特点是随着感觉丧失的改善，疼痛感逐渐出现，包括 3 种疼痛类型，即持续性疼痛、自发性间歇性疼痛和痛觉过敏 / 异常性疼痛。药物治疗包括 TCA、选择性 5- 羟色胺再摄取抑制药（SSRI）、拉莫三嗪和加巴喷丁 / 普瑞巴林。另外，静脉注射利多卡因和氯胺酮也已有报道。非药物治疗包括运动皮质刺激和重复经颅磁刺激。痉挛性疼痛通常采用局部神经肌肉阻滞或药物治疗，见多发性硬化症部分所述。

肩关节半脱位和挛缩在脑卒中后很常见，通过被动活动范围和增加稳定性进行预防非常重要。半脱位通常采用机械稳定治疗，挛缩可以用 NSAID、对乙酰氨基酚、抗痉挛药、经皮神经肌肉电刺激、功能性电刺激和肉毒杆菌毒素等药物治疗，肌挛缩症的外科手术包括肌腱松解、肩袖修复和肩胛骨松动术。

复杂性区域疼痛综合征没有明确的治疗方法。目前的治疗重点是减轻疼痛、保持关节活动度和恢复功能，职业疗法和物理治疗是治疗复杂性区域疼痛综合征不可或缺的一部分，星状神经节神经阻滞可用于抑制交感神经效应，用于治疗 CRPS 的其他疗法包括脱敏、运动想象和镜像疗法。治疗抑郁症和焦虑症是治疗计划中另一个不容忽视的组成部分，药物治疗包括美金刚、加巴喷丁、卡马西平、杂环类抗抑郁药、双膦酸盐和口服糖皮质激素等。

（七）创伤后脊髓损伤疼痛

疼痛是脊髓损伤后的常见症状，分为伤害性疼痛或神经病理性疼痛。伤害性疼痛包括痉挛和肌肉骨骼疼痛，之前曾在多发性硬化和帕金森病部分讨论过。神经病理性疼痛患者的一线治疗用药包括加巴喷丁、普瑞巴林和并存抑郁症患者给予阿米替林。拉莫三嗪是一种专门治疗不完全性脊髓损伤的替代药物。静脉注射利多卡因、氯胺酮和吗啡可显著缓解疼痛；然而，这些药物对于门诊患者来说并不实用。度洛西汀对中枢神经性疼痛患者有疗效。非药物疗法包括颅骨刺激、经皮神经肌肉电刺激和认知行为疗法[43, 44]。

（八）脊髓空洞症

脊髓空洞症是指脊髓内充满液体的囊腔或空洞，通常见于 $C_2 \sim T_9$。虽然脊髓空洞症有多种原因，包括感染、炎症、肿瘤和创伤，但最常见的是由 Chiari 畸形 I 型所致，脊髓空洞症是一种慢性进行性疾病，其严重程度随着时间的推移而进展，疼痛是其常见的临床症状之一，为神经根性疼痛，在肩胛骨和中央脊髓之间，呈披风状向肩部放射疼痛。近一半的患者会有灼热感、针刺感或绷紧感。非手术治疗包括控制疼痛、维持功能和生存质量，镇痛药、抗抑郁药、抗癫痫药物和 GABA 类似物已被用于治疗疼痛或疼痛性感觉异常，神经功能恶化或顽固性疼痛的患者应转诊进行手术减压和（或）分流管置入术，手术干预的目的是恢复脑脊液的正常循环[45, 46]。

（九）急性播散性脑脊髓炎

急性播散性脑脊髓炎是一种炎症性、免疫介导的脱髓鞘疾病，主要影响中枢神经系统的脑白质，儿童多见，多有病毒感染史，其特征是急性发作性脑病，由病变部位决定的多灶性神经功能异常，且进展迅速。急性播散性脑脊髓炎常见的神经功能障碍包括单侧或双侧锥体束征、脑神经麻痹、伴有或不伴有视力丧失的视神经炎、言语障碍、偏瘫、共济失调、癫痫和脊髓病变综合征。急性播散性脑脊髓炎的标准治疗是大剂量糖皮质激素，在病情严重或对糖皮质激素无效的患者中，无论是否使用糖皮质激素和免疫球蛋白，血浆置换都显示出一些益处，低温或去骨瓣减压术已被用于暴发性急性播散性脑脊髓炎和脑水肿患者[47, 48]。

十三、急性神经系统疼痛

（一）急性神经系统疼痛的风湿病因

风湿性疾病是疼痛的常见原因，也是致残的主要原因，通常表现为四肢关节疼痛。神经末梢分布于关节囊的间质和血管周围组织。关节感受器包括四种类型：I 型感受器是一种小的有髓神经纤维供应的小体，具有缓慢适应拉伸的特点；II 型感受器是较大的有髓神经纤维，具有快速适应加速的特点；III 型感受器形态最大，广泛的髓鞘分支进入韧带，具有高阈值、慢适应的特点；IV 型感受器是细小的无髓神经纤维，起伤害性感受器的作用[49]。

在评估所有风湿性疾病患者时，了解详细的病史有助于诊断，包括不同系统受累情况、疼痛程度及对患者生活的影响。体格检查通常包括全面检查皮肤和关节，以确定慢性炎症的外部表现。诊断性检查从标准化影像到血样检测评估炎症标志物、某些抗体的滴度、滑液显微镜检查或潜在活检样本，然而，没有哪一种单一的筛查试验对所有风湿性疾病都是理想的。

骨性关节炎无论是原发性病理原因还是继发于创伤或先天性异常的病因，特征都是关节软骨的进行性丢失，导致关节疼痛和活动受限，随着软骨细胞的消失，关节边缘的骨赘使软骨下骨增厚，形成 X 线检查可见的骨赘。软骨细胞无法维持合成和破坏之间的平衡，导致降解酶释放，触发滑膜巨噬细胞释放金属蛋白酶，进一步抑制 II 型胶原合成。骨性关节炎通常影响第一腕掌关节、髋关节、膝关节和趾间关节。

虽然骨性关节炎的疼痛主要来自机械感受器和伤害性感受器，但类风湿关节炎是炎症相关疾病，细胞因子刺激引起滑膜增生和中性粒细胞聚集，滑膜 B 细胞合成免疫球蛋白，在关节囊中形成免疫复合物，触发多形核白细胞的趋化吞噬作用，并释放破坏性蛋白水解酶。类风湿关节炎女性多于男性，关节侵蚀会导致典型的掌指尺侧偏斜，并累及多个器官系统[49]。中小血管的风湿性脉管炎可引起多发性单神经炎、肠穿孔或心脏症状。颈椎滑膜受累可导致寰枢椎不稳或半脱位，表现为伴有神经根症状或跛行的颈部疼痛，导致血管受损（椎动脉）影响意识，在手术前必须评估麻醉的安全性。治疗通常从抗炎药物和职业疗法开始；然而，能够调节免疫功能的抗风湿药物被更早地用于治疗，以预防和减少导致残疾的侵蚀性关节改变。

脊柱关节病也属于炎症性关节炎类型，但这类疾病的类风湿因子免疫球蛋白复合物血清反应为阴性。强直性脊柱炎是一种附着点炎，引起肌腱和韧带附着处的炎症，使纵向韧带和盘环骨化，导致特征性的"竹节脊柱"，同时损伤功能活动，这可能导致多节段神经孔狭窄或马尾神经综合征，强直性脊柱炎可发展为虹膜炎、肺上部纤维化和主动脉扩张损害心脏传导或瓣膜功能。反应性关节炎（Reiter 综合征）由泌尿系统或眼部炎症激活伤害性感受器，导致不对称性关节病，主要影响下肢[50]。银屑病炎症可导致关节异常，皮肤病可引起瘙痒，同样可通过抑制炎症来控制。

晶体性关节炎也会引起急性疼痛。二羟焦磷酸钙或尿酸盐晶体沉积在关节软骨和关节周围组织中，可导致剧痛。两者分别是焦磷酸盐或嘌呤代谢紊乱的结果。较低温度下在四肢关节堆积和结晶，导致慢性关节炎性改变和痛风石形成。分析滑液时，二羟焦磷酸钙为短菱形结晶，呈现弱的正双折射；而尿酸盐结晶为长针状，在偏振光显微镜下呈现强烈的负双折射。这些可能是由于代谢产物过量或酶降解不足、肾脏清除力差、饮酒或暴食高嘌呤食物及利尿剂等药物作用所致[49]。

其他可导致急性疼痛的风湿性疾病包括风湿性多肌痛、多发性肌炎、干燥综合征和狼疮。每种疾病都会导致炎症，通过影响多个器官系统引起急性和慢性疼痛。通常这些综合征会削弱正常的生活能力，伤害性感受器和机械性感受器的激活传递这些疼痛。针对潜在的炎症过程和免疫调节进行干预是控制疼痛最好的方法。

（二）急性神经系统疼痛的代谢原因

代谢引起的疼痛性神经病变有很多种，这里我们将讨论几种常见的病因：糖尿病、尿毒症和淀粉样变性。治疗为改善潜在代谢紊乱，然而神经功能恢复和症状缓解并不一致。

糖尿病神经病变常见的为远端对称性多发性神经病变，以长度依赖的方式影响神经元，导致典型的"手套袜套"样进行性感觉异常，其疼痛是由于神经系统中多个部位的病理变化所致。髓鞘的渗透和血糖紊乱可能影响感觉和本体感觉。也有证据表明初级传入神经元钠通道表达发生了变化，脊髓中抑制性中间神经元失调，下行疼痛抑制也发生了变化。代谢综合征的疼痛机制也有类似的假说，其特征是一系列表现，即向心性肥胖、空腹高血糖、高血压和血脂异常（高甘油三酯血症或高密度脂蛋白降低）。

尿毒症神经病变是另一种周围神经病变，由于肾滤过减少和有机废物蓄积所致，它发生在终末期肾病肾小球滤过减少的患者中，其中在透析患者中占 60%～100%。尿毒症神经病变是一种远端对称性感觉运动性多发性神经病变，影响下肢通常由节段性轴索脱髓鞘引起，确切发病机制尚不清楚，可能是继发于电解质紊乱和毒素积聚等因素造成的。高钾血症和高磷血症导致慢性神经去极化，破坏正常离子梯度及钙介导的过程，导致轴突死亡。胍类化合物、甲状旁腺激素和肌醇积聚与自由基激活有关。尿毒症神经病变症状各不相同，包括感觉异常、反常热感、痛觉过敏和不宁腿综合征，这些症状可加重为肌无力和肌萎缩、平衡能力差和腱反射受损。尿毒症性视神经病变引起视力减退已有报道。尿毒症神经病变还与维生素（如硫胺素、锌或生物素等）缺乏有关，它们可独立引起神经功能退化。总之，最好通过神经传导检测进行诊断，治疗包括血液透析、腹膜透析和肾移植[51]。

淀粉样神经病变是淀粉样变性的一种常见的早期表现，由细胞外低分子蛋白质纤维沉积在反平行的β-褶皱片层中引起。虽然有许多蛋白质前体，但在大体和微观病理下都呈猪油状，经过刚果红染色，在偏振光显微镜下呈现"苹果绿"

的双折射特征。可溶性糖胺聚糖单体聚集成低聚物，在结膜、肺、皮肤、心脏、泌尿或神经组织等各种组织形成不溶性沉积物。淀粉样变可引起周围神经和自主神经病变，自主神经功能障碍可表现为瞳孔反射异常、无汗、阳痿或直立性低血压。预后可能很差，治疗的重点是减少甲状腺激素的合成或稳定四聚体以防止沉积物形成，肝移植可能会有所裨益。

参考文献

[1] Burch RC, Loder S, Loder E, Smitherman TA. The prevalence and burden of migraine and severe headache in the United States: updated statistics from government health surveillance studies. *Headache.* 2015; 55 (1): 21-34.

[2] Marmura MJ, Silberstein SD, Schwedt TJ. The acute treatment of migraine in adults: the American headache society evidence assessment of migraine pharmacotherapies. *Headache.* 2015; 55 (1): 3-20.

[3] Tepper SJ. Acute treatment of migraine. *Neurol Clin.* 2019; 37 (4): 727-742.

[4] Binfalah M, Alghawi E, Shosha E, Alhilly A, Bakhiet M. Sphenopalatine ganglion block for the treatment of acute migraine headache. *Pain Res Treat.* 2018; 2018: 2516953.

[5] Oswald JC, Schuster NM. Lasmiditan for the treatment of acute migraine: a review and potential role in clinical practice. *J Pain Res.* 2018; 11: 2221-2227.

[6] Diener HC, Dodick D, Evers S, et al. Pathophysiology, prevention, and treatment of medication overuse headache. *Lancet Neurol.* 2019; 18 (9): 891-902.

[7] Dasgupta B, Borg FA, Hassan N, et al. BSR and BHPR guidelines for the management of giant cell arteritis. *Rheumatology (Oxford).* 2010; 49 (8): 1594-1597.

[8] Loghin M, Levin VA. Headache related to brain tumors. *Curr Treat Options Neurol.* 2006; 8 (1): 21-32.

[9] Muehlschlegel S. Subarachnoid hemorrhage. *Continuum (Minneap Minn).* 2018; 24 (6): 1623-1657.

[10] Friedman DI, Rausch EA. Headache diagnoses in patients with treated idiopathic intracranial hypertension. *Neurology.* 2002; 58 (10): 1551-1553.

[11] Ferro JM. Prognosis and treatment of cerebral vein and dural sinus thrombosis. *Clin Adv Hematol Oncol.* 2005; 3 (9): 680-681.

[12] Ferro JM, Bousser MG, Canhão P, et al. European Stroke Organization guideline for the diagnosis and treatment of cerebral venous thrombosis—Endorsed by the European Academy of Neurology. *Eur Stroke J.* 2017; 2 (3): 195-221.

[13] Boulton AJ, Vinik AI, Arezzo JC, et al. Diabetic neuropathies: a statement by the American Diabetes Association. *Diabetes Care.* 2005; 28 (4): 956-962.

[14] Schreiber AK, Nones CF, Reis RC, Chichorro JG, Cunha JM. Diabetic neuropathic pain: physiopathology and treatment. *World J Diabetes.* 2015; 6 (3): 432-444.

[15] Tesfaye S, Boulton AJ, Dickenson AH. Mechanisms and management of diabetic painful distal symmetrical polyneuropathy. *Diabetes Care.* 2013; 36 (9): 2456-2465.

[16] Watson CP, Moulin D, Watt-Watson J, Gordon A, Eisenhoffer J. Controlled-release oxycodone relieves neuropathic pain: a randomized controlled trial in painful diabetic neuropathy. *Pain.* 2003; 105 (1–2): 71-78.

[17] Oyibo SO, Prasad YD, Jackson NJ, Jude EB, Boulton AJ. The relationship between blood glucose excursions and painful diabetic peripheral neuropathy: a pilot study. *Diabet Med.* 2002; 19 (10): 870-873.

[18] Cohen JI. Herpes zoster. *N Engl J Med.* 2013; 369 (18): 1766-1767.

[19] Devor M. Rethinking the causes of pain in herpes zoster and postherpetic neuralgia: the ectopic pacemaker hypothesis. *Pain Rep.* 2018; 3 (6): e702.

[20] Schmader K. Herpes zoster and postherpetic neuralgia in older adults. *Clin Geriatr Med.* 2007; 23 (3): 615-632, vii-viii.

[21] Caraceni A, Martini C, Zecca E, et al. Breakthrough pain characteristics and syndromes in patients with cancer pain. An international survey. *Palliat Med.* 2004; 18 (3): 177-183.

[22] Rosenblum A, Marsch LA, Joseph H, Portenoy RK. Opioids and the treatment of chronic pain: controversies, current status, and future directions. *Exp Clin Psychopharmacol.* 2008; 16 (5): 405-416.

[23] Fokke C, van den Berg B, Drenthen J, Walgaard C, van Doorn PA, Jacobs BC. Diagnosis of Guillain-Barré syndrome and validation of Brighton criteria. *Brain.* 2014; 137 (Pt 1): 33-43.

[24] Tosun A, Dursun, Akyildiz UO, Oktay S, Tatarolu C. Acute motor-sensory axonal neuropathy with hyperreflexia in Guillain-Barré syndrome. *J Child Neurol.* 2015; 30 (5): 637-640.

[25] Ruts L, Drenthen J, Jongen JL, et al. Pain in Guillain-Barré syndrome: a long-term follow-up study. *Neurology.* 2010; 75 (16): 1439-1447.

[26] Pentland B, Donald SM. Pain in the Guillain-Barré

syndrome: a clinical review. *Pain.* 1994; 59 (2): 159-164.

[27] Johnson DS, Dunn MJ. Remifentanil for pain due to Guillain-Barré syndrome. *Anaesthesia.* 2008; 63 (6): 676-677.

[28] Jennette JC, Falk RJ, Bacon PA, et al. 2012 revised International Chapel Hill Consensus Conference Nomenclature of Vasculitides. *Arthritis Rheum.* 2013; 65 (1): 1-11.

[29] van Mook WN, Hulsewé-Evers RP. Critical illness polyneuropathy. *Curr Opin Crit Care.* 2002; 8 (4): 302-310.

[30] Shim H, Rose J, Halle S, Shekane P. Complex regional pain syndrome: a narrative review for the practising clinician. *Br J Anaesth.* 2019; 123 (2): e424-e433.

[31] Schütz SG, Robinson-Papp J. HIV-related neuropathy: current perspectives. *HIV AIDS (Auckl).* 2013; 5: 243-251.

[32] Yoon SY, Oh J. Neuropathic cancer pain: prevalence, pathophysiology, and management. *Korean J Intern Med.* 2018; 33 (6): 1058-1069.

[33] Cai Z, Li Y, Hu Z, et al. Radiation-induced brachial plexopathy in patients with nasopharyngeal carcinoma: a retrospective study. *Oncotarget.* 2016; 7 (14): 18887-18895.

[34] Ismail A, Pop-Vicas A, Opal S. Spinal epidural abscess. *Med Health R I.* 2012; 95 (1): 21-22.

[35] Bilgrami M, O'Keefe P. *Neurologic Diseases in HIV Infected Patients.* 1st ed. Elsevier; 2014.

[36] Foley KM. Opioids and chronic neuropathic pain. *N Engl J Med.* 2003; 348 (13): 1279-1281.

[37] Foley PL, Vesterinen HM, Laird BJ, et al. Prevalence and natural history of pain in adults with multiple sclerosis: systematic review and meta-analysis. *Pain.* 2013; 154 (5): 632-642.

[38] Maarbjerg S, Di Stefano G, Bendtsen L, Cruccu G. Trigeminal neuralgia—diagnosis and treatment. *Cephalalgia.* 2017; 37 (7): 648-657.

[39] Truini A, Galeotti F, Cruccu G. Treating pain in multiple sclerosis. *Expert Opin Pharmacother.* 2011; 12 (15): 2355-2368.

[40] Geroin C, Gandolfi M, Bruno V, Smania N, Tinazzi M. Integrated approach for pain management in Parkinson disease. *Curr Neurol Neurosci Rep.* 2016; 16 (4): 28.

[41] Rampling R, Symonds P. Radiation myelopathy. *Curr Opin Neurol.* 1998; 11 (6): 627-632.

[42] Wunsch H, Angus DC, Harrison DA, et al. Variation in critical care services across North America and Western Europe. *Crit Care Med.* 2008; 36 (10): 2787-2793, e1-e9.

[43] Widerström-Noga E. Neuropathic pain and spinal cord injury: phenotypes and pharmacological management. *Drugs.* 2017; 77 (9): 967-984.

[44] Paolucci S, Martinuzzi A, Scivoletto G, et al. Assessing and treating pain associated with stroke, multiple sclerosis, cerebral palsy, spinal cord injury and spasticity. Evidence and recommendations from the Italian Consensus Conference on Pain in Neurorehabilitation. *Eur J Phys Rehabil Med.* 2016; 52 (6): 827-840.

[45] Vandertop WP. Syringomyelia. *Neuropediatrics.* 2014; 45 (1): 3-9.

[46] Todor DR, Mu HT, Milhorat TH. Pain and syringomyelia: a review. *Neurosurg Focus.* 2000; 8 (3): E11.

[47] Alper G. Acute disseminated encephalomyelitis. *J Child Neurol.* 2012; 27 (11): 1408-1425.

[48] Pohl D, Alper G, Van Haren K, et al. Acute disseminated encephalomyelitis: updates on an inflammatory CNS syndrome. *Neurology.* 2016; 87 (9 Suppl 2): S38-S45.

[49] Gardner G. *Bonica's Management of Pain.* 4th ed. Lippincott Williams & Wilkins; 2010.

[50] Jovey RD, Ennis J, Gardner-Nix J, et al. Use of opioid analgesics for the treatment of chronic noncancer pain—a consensus statement and guidelines from the Canadian Pain Society, 2002. *Pain Res Manag.* 2003; 8 Suppl A: 3A-28A.

[51] Walk D, Backonja M. *Bonica's Management of Pain.* 4th ed. Lippincott Williams & Wilkins; 2010.

第18章 胃肠道系统和急性内脏疼痛
Gastrointestinal System and Acute Visceral Pain

Ken Lee Alan David Kaye Henry Liu 著

魏昌伟 王 晶 译 李建立 校

胃肠道（gastrointestinal, GI）是一条起自口腔，延续咽、食管、胃、小肠、大肠，终止于肛门的空心肌肉管状器官，在尸检标本中长约 30 英尺（1 英尺 =0.3m）[1]。其基本生理功能是摄取、转运和消化食物、吸收营养及排泄废物。与近端小肠毗邻的周围实质性器官有肝脏、胆囊和胰腺[1]。本章重点介绍与胃肠道腹腔内结构相关的急性非癌症性内脏疼痛。根据美国医疗保健研究与质量局公布的数据：腹痛已经成为急诊科最常见的医疗主诉，2006 年约有 450 万人次因腹痛就诊，而在 2014 年已经增至 600 万人次[2]。这 32% 的上升趋势以及复杂的鉴别诊断给临床医生在鉴别和治疗急性腹痛患者时带来巨大挑战。

一、胃肠神经解剖学

（一）胃肠道神经支配

胃肠道相关的内脏器官主要由自主神经系统支配，包括肠神经系统、交感神经系统和副交感神经系统[3]。肠神经系统存在于消化道壁内，由两种神经丛组成，一种是位于胃肠壁黏膜下层的黏膜下神经丛（Meissner 神经丛），另一种是位于肌层之间的肌间神经丛（Auerbach 神经丛）。它们的功能是调节胃肠道运动、分泌及灌注，并受交感神经和副交感神经的调节。交感神经兴奋时可抑制胃肠道功能，如减少蠕动、减少腺细胞

腔内分泌，以及收缩肠道血管床。交感神经节前纤维起自胸腰段脊髓中外侧核（$T_5 \sim L_2$）。大部分此类纤维在交感神经干中形成突触，但部分纤维穿过交感神经干在腹正中线的腹腔神经节如腹腔神经丛换元，形成内脏神经。其相应的节后神经纤维分布到胃、小肠及结肠等部分的胃肠平滑肌、血管平滑肌及内在神经元。与之相反，副交感神经主要促进胃肠功能，例如，增加蠕动、促进腺细胞分泌、松弛括约肌，以及舒张肠道血管床。副交感神经的节前纤维，有时也称为颅骶部输出，或走行于近端胃肠道的迷走神经内，或由脊髓灰质外侧角发出构成远端胃肠道的盆内脏神经。这些纤维随后在邻近目标器官肌层和黏膜下丛的神经节形成突触（图 18-1）。

（二）内脏疼痛和相关通路

内脏疼痛源于器官本身的有害刺激，并由自主神经系统传导。消化道疼痛信号首先由内脏器官结缔组织内的有髓 Aδ 和无髓 C 纤维的游离神经末梢感知[4]。传入纤维主要与交感神经、内脏神经及其各自的交感神经丛伴行，在脊髓背角形成突触。这些传入纤维的胞体位于背根神经节。脊髓背角是关键的初级感觉中枢，传入的疼痛信号持续接受外周局部及下行中间神经元活动的调节。二级纤维从脊髓背角发出上行投射于脑干和间脑结构，如丘脑、下丘脑、导水管周围灰质和

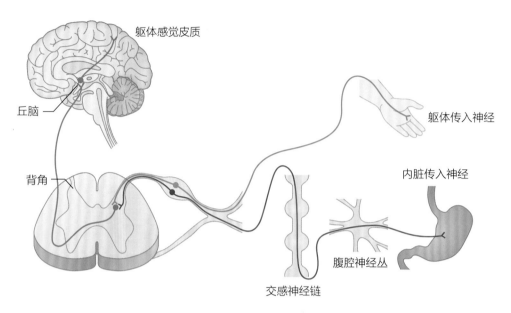

躯体感觉皮质

丘脑

背角

交感神经链

躯体传入神经

内脏传入神经

腹腔神经丛

▲ 图 18-1　内脏和躯体疼痛传导通路

内脏传入神经纤维（红色）通过椎前丛（在此为腹腔神经丛）、交感神经链，在脊髓背角换元，第二级神经元上行至丘脑换元，第三级神经元最终投射到躯体感觉皮质产生痛觉。躯体疼痛传入神经纤维（蓝色）的可能在同一背角中间神经元上换元，引起牵涉痛

网状结构，脊髓丘脑束为此痛觉传导通路之一（图 18-1）。最终，由丘脑中的第三级神经元投射到躯体感觉皮质。

如前所述，内脏疼痛主要由交感神经系统介导。副交感神经的盆腔内脏神经也参与部分远端胃肠脏器（即结肠远端和直肠）疼痛信号的传递[1]。此外，副交感神经系统发挥着更为重要的生理作用，传入信号包括饱腹感、恶心及扩张等不良体验，传出信号促进腺体分泌、胃肠蠕动和松弛括约肌，这主要由迷走神经介导。

（三）躯体痛和牵涉痛

躯体疼痛主要由体表结构（腹膜壁层、腹壁肌肉和皮肤）的有害刺激所致。躯体疼痛对挤压和切割类型的损伤敏感，而内脏疼痛主要由炎症、缺血和扩张所致。Aδ 纤维和无髓 C 纤维也是躯体疼痛的主要传入神经，但分布更为集中，因此比内脏疼痛定位更明确。躯体痛传入纤维经由胸腹神经的前根，而非经过交感神经通路，这可解释为何内脏疼痛多与情绪紊乱和自主神经失调（如恶心）有关。从脊髓开始，躯体痛与内脏痛信号共享相同的上行传导系统[5]。

躯体痛和内脏痛的感觉传入在脊髓水平的第二级神经元出现了会聚，从而引起一种不良感受，称之为牵涉痛[5]。牵涉痛定义为在远离伤害性刺激的部位感受到的疼痛，是由躯体和内脏传入神经在脊髓背角的同一个中间神经元换元所介导（图 18-1）。例如，心肌缺血（内脏刺激）表现为左臂疼痛（体感）。

二、腹痛的病因

（一）炎性反应

炎性反应是机体组织受到损伤或感染时引发的一系列复杂的免疫过程，是急性腹痛综合征的主要原因（表 18-1）。炎症反应过程是细胞及释放的化学物质发生的复杂相互反应，从而发挥保护和修复作用。此过程会造成一些不良影响包括患处红、肿、热、痛，主要是炎症导致组织受损处血管舒张和血流量增加的结果，以便提供更多的修复因子。另外，疼痛是一种提示机体制动进而促进修复的适应性机制[6]。多种炎性因子介导了疼痛。首先，局部巨噬细胞在组织损伤时释放急性期反应物缓激肽和肿瘤坏死因子 –α。经证

病因学	机　制	受体及参与分子	举　例
炎症	• 感染 • 黏膜结构受损	• 细胞因子 • 前列腺素 • 儿茶酚胺	• 消化性溃疡病 • 阑尾炎
缺血	肠系膜血管栓塞	• 乳酸中毒 • 自由基 • 酸感应离子通道	急性肠系膜缺血
梗阻 / 扩张	• 腹腔内粘连 • 肿瘤	黏膜机械感受器	小肠梗阻

表 18-1　比较胃肠道疼痛的不同病因

实，缓激肽是由 9 个氨基酸构成的肽类，通过激活感觉传入神经末梢的 B_1 和 B_2 受体发挥作用，是引发炎症痛觉过敏的主要介质。值得注意的是，B_2 受体呈结构性表达，而 B_1 受体在生理条件下表达弱，炎症因子、内毒素或组织损伤等病理刺激可诱导 B_1 受体表达[7]。另外，TNF-α 启动一系列级联效应，诱导白介素（IL）-1、IL-6、IL-8 等的合成及释放，造成炎性环境。IL-6 和 IL-1β 通过诱导花生四烯酸和环氧合酶 -2（COX-2）的活性从而上调前列腺素的表达。IL-8 刺激肾上腺素能儿茶酚胺（如去甲肾上腺素）的释放。前列腺素和肾上腺素能儿茶酚胺均与疼痛阈值的降低有关[6]。

（二）缺血

缺血性疼痛主要由供氧不足引起的。此类疼痛常见于周围血管疾病，但肠系膜缺血是一种胃肠道疾病，也伴有严重的疼痛。在细胞水平上，线粒体电子传递链通过氧化磷酸化形成 ATP，但缺氧阻碍了这一过程。ATP 的缺乏导致钠钾泵无法维持细胞膜内外适当的电化学梯度，进而造成膜损伤和活性氧的形成[8]。此外，低氧血症导致无氧代谢增加和乳酸酸中毒。酸敏感离子通道（acid-sensing ion channel，ASIC）是配体（H^+）门控通道，感觉性 Aδ 纤维和 C 纤维通过此通道受到酸中毒的刺激[9]。乳酸盐、ATP、ADP 和自由基等参与缺血的各种代谢产物，进一步增加了

传入纤维对有害刺激的敏感度，加重疼痛[10]。此外，缺血性组织损伤引发局部炎性因子反应，上述炎症机制同时参与了缺血性疼痛的发生。

（三）梗阻 / 扩张

胃肠道疼痛的最后一个因素是组织的扩张和牵拉。这可以由管腔梗阻和伴随的梗阻邻近器官壁的扩张来证明，比如胆结石所致胆道梗阻或外部粘连压迫小肠导致的疼痛。机械敏感受体的亚群在位置分布和敏感性上存在差异。黏膜和浆膜中的机械感受器主要对钝性刺激有反应，而平滑肌中的机械感受器主要对周向拉伸更为敏感[11]。此外，与壁内血管相关的神经末梢也受到中空内脏的牵拉和扩张的刺激[12]。体内研究中，低阈值和高阈值机械敏感性传入纤维已被区分。研究样品的大多数（75%～80%）为低阈值机械感受器，可被低膨胀压力（<5mmHg）激活，但能够感知 25～30mmHg 内的伤害性刺激。其余少数（20%～25%）为高阈值机械感受器，只在压力大于 25～30mmHg 情况下被激活。因此，低阈值传入神经可能编码正常的生理感觉（如饱腹感），高阈值传入神经则与急性病理情况相关。

机械感受器和化学感受器可能在 Aδ 纤维和 C 纤维的传入纤维神经末梢处发生重叠。动物研究表明，机械感受器的传入纤维还对化学刺激和热损伤产生反应，炎症或组织损伤还会引起这些神经纤维敏化。然而，并非所有传入纤维都

具备固有感受机械刺激的能力，此类纤维称为机械不敏感性传入纤维（mechanically insensitive afferent，MIA），25% 小鼠结肠神经支配的纤维属于这类 [13]。值得注意的是，这类纤维可以在炎症介质的刺激性下获得暂时的机械敏感性。这表明固有的机械敏感性传入纤维和 MIA 在炎症的级联过程和产生疼痛方面都起着不可或缺的作用。

三、急性腹痛的鉴别诊断

（一）病史和体格检查结果

急性腹痛的鉴别诊断十分广泛，患者评估应该从病史开始。解剖学基础上可以从疼痛的初始位置推断受累器官。疼痛的发生时间、持续时长、严重程度、疼痛性质，以及加重和缓解的因素可进一步缩小诊断范围。其相关症状可提供重要线索，例如，小肠梗阻出现便秘或胆汁淤积性疾病出现黄疸。详细询问既往病史，例如，大量饮酒史或既往腹部手术史，也对诊断有所帮助。此外，高热、持续性呕吐、晕厥和疼痛严重程度的突然变化等症状可能提示临床情况恶化。

体格检查应首先关注生命体征和一般情况，以快速确定腹痛的严重程度。心动过速和低血压提示休克状态；低血容量性休克和分布性休克均可见于胃肠道急症。确定是否存在典型的腹膜刺激征（压痛、肌紧张、反跳痛）也是重中之重。若生命体征稳定，应通过视诊、叩诊、触诊和听诊来检查疼痛区域。

（二）实验室检查

通过病史和体格检查，决定需要做哪些实验室检查。实际上，对于首诊于急诊室的中毒性休克患者，通常要求做全面的血液检查。在胃肠液丢失及低血容量的情况下，基本代谢检查可评估电解质紊乱和肾功能情况。全血细胞计数可识别白细胞增多症和粒细胞增多症，用以评估是否存在持续感染。肝功能检查对肝胆疾病的鉴别诊断很重要，而淀粉酶和脂肪酶有助于胰腺炎的排查。尿常规检查、尿细菌培养及妊娠试验用以排除泌尿生殖系统和妇科疾病。

（三）影像学检查

多种影像学检查可用于评估急性腹痛，选择何种检查在很大程度上取决于疼痛的位置。尽管胆道核素显像具有优越的灵敏度和特异度，但由于 B 超检查成本低且便于快速筛查，常作为右上腹部疼痛的检查手段 [14]。相比而言，左上腹痛的鉴别诊断更广，首先可以使用 CT 进行评估，但如果患者合并疑似胃或食管病变的病史和体格检查，则可选择上消化道内镜进行评估。右下腹疼痛提示阑尾炎，可由静脉造影剂增强 CT 进行评估，而左下腹疼痛提示憩室病，最好由静脉或口服造影剂增强 CT 进行评估。X 线片可快速通过膈下游离空气诊断腹腔内脏器穿孔，或通过扩张的肠襻提示存在肠梗阻。产科患者因其特殊性遵循不同的诊断途径，为避免辐射暴露，通常采用腹部或经阴道超声检查。

（四）常见的基于器官的鉴别诊断

1. 胃

胃是位于腹膜内的消化道最近端器官。胃具有丰富的血管侧支来保证血供，故其很少发生缺血性疼痛 [15]。因此，造成胃痛最主要的原因是胃炎和消化性溃疡等疾病中的黏膜炎症。胃体具有相对扩张性，由于消化道最上方的口腔起到类似减压阀的作用，故呕吐（而非疼痛）常为早期症状。在美国，消化性溃疡病的年发病率为 1‰[16]，常见的病因包括长期使用非甾体抗炎药（NSAID）导致起到胃酸保护作用的前列腺素下调，以及幽门螺杆菌感染使黏膜防御机制退化和胃酸生成增加。消化性溃疡患者会出现上腹钝性疼痛，这通常与摄入食物有关，因为它会刺激胃酸的产生。消化性溃疡病的诊断可依赖病史和体格检查，但最终确诊还是以上消化道内镜检查为准（表 18-2）。粪便抗原检测或尿素呼气试验可检测是否感染幽门螺杆菌。如果溃疡侵犯血管引起胃出血或透壁穿孔造成急性腹膜炎和急腹症，需要立即手术干预，这将显著增加死亡率。

器　官	诊　断	体征 / 症状	实验室检查	成像 / 诊断程序
胃	消化性溃疡病	与进餐相关的上腹部疼痛	幽门螺杆菌的粪便抗原或尿素呼气试验	上消化道内镜检查
胰腺	胰腺炎	持续性上腹部疼痛，向背部放射	脂肪酶和淀粉酶升高	CT 或 MRI
胆道	胆囊炎	右上腹绞痛，可放射至肩胛骨下方	红细胞沉降率和 C 反应蛋白升高	超声或 CT
	胆管炎	同上，更易发热和寒战	肝功能指标升高（碱性磷酸酶）	超声、CT 或 MRCP
	急性肝炎	同上，可能并发肝性脑病、黄疸、腹水	肝功能指标升高（AST 和 ALT）	肝活检
肠道	小肠梗阻	脐周绞痛伴停止排气排便	无特异性实验室指标	口服和静脉造影剂增强 CT
	肠系膜缺血	突发剧烈疼痛	乳酸升高	CT 或 MRA
	憩室炎	持续性左下腹疼痛	无特异性实验室指标	口服和静脉造影剂增强 CT
阑尾	阑尾炎	定位不清的脐周疼痛，后进展为右下腹尖锐痛	无特异性实验室指标	超声或 CT

AST. 天冬氨酸转氨酶；ALT. 丙氨酸转氨酶；CT. 计算机断层扫描；MRA. 磁共振血管成像；MRCP. 磁共振胰胆管成像

2. 胰腺

胰腺是胃肠道的重要器官之一，分泌强力的消化酶与胆汁一起参与食物的消化。因此，任何原因导致胰腺结构完整性受损，均会引发严重的炎症。在美国，急性胰腺炎是入院的主要原因之一，每年超过 30 万人次[17]。胆结石可引发胆道梗阻，胆汁逆流至胰腺，增加急性胰腺炎的风险。此外，长期饮酒是另一主要病因，饮酒刺激胰腺细胞产生过量的消化酶。患者常主诉持续数小时上腹部疼痛，并伴有恶心呕吐等症状。这种疼痛常被描述为逐渐加重并持续存在，约 50% 的患者主诉背部放射痛。体格检查时患者常有上腹部压痛。实验室检查中，血清脂肪酶和淀粉酶血液水平通常在起病早期升高，对急性胰腺炎的诊断具有较高的特异度和灵敏度。CT 和 MRI 均可用于急性胰腺炎的诊断，前者应用范围更广，读取结果也非常迅速；而后者使用更安全的静脉造影剂和非电离辐射，更适合妊娠患者[18]。

3. 胆囊和胆道

胆囊位于肝脏后方，胆汁储存于胆囊内，后排放至十二指肠。胆汁产物的沉淀会导致胆结石的形成，大多数是胆固醇胆结石，少数是色素性胆结石，多见于慢性溶血病患者[19]。尽管胆结石通常不会引起明显的症状，但胆结石非常常见，有 10%～15% 的美国成年人患有胆结石[20]。胆囊炎和胆管炎分别为胆囊和（或）胆管系统阻塞的继发炎症反应。这种梗阻最常见于胆结石，但也可由恶性肿瘤或胆管狭窄引起。此类疾病症状和体征相似，包括右上腹疼痛、发热、寒战和炎症因子增多。右上腹的疼痛范围局限，呈绞痛，并向右肩胛骨下方或肋骨后放射。胆管炎可出现黄疸，并伴有肝功能（尤其是 ALT 和 AST）、脂肪酶和淀粉酶的升高。影像学检查对诊断是必不可少的，其中腹部超声和 CT 应用最为广泛。胆囊炎常有胆囊增大、壁增厚、胆囊周围积液、可见结石。若合并胆总管扩张则提示胆管炎[21]。近来迅速发展的磁共振胆胰管成像（MRCP）利用更高分辨率的 MRI 可清楚显示病变位置[22]。MRCP 的开展使得侵入性内镜逆行胰胆管造影术在临床上仅仅作为一种治疗（即取出阻塞性胆结石）手段而并不是将它用于诊断。

肝脏是胆道的主要器官，在胆结石造成梗阻时会引发肝炎。然而，对乙酰氨基酚服用过量和病毒感染是急性肝炎和肝衰竭更为常见的原因。这些患者有一系列典型的临床特征，其中右上腹疼痛较为常见，更为严重的临床特征表现为肝性脑病、肝脏合成功能减退、黄疸、腹水以及有效循环血量不足[23]。影像学检查对于诊断帮助有限，需要进行肝活检确诊。

4. 肠道

就长度和面积而言，小肠和大肠占据了胃肠道的大部分。因此有多种因素的功能障碍会导致急性疼痛，比如小肠梗阻、肠系膜缺血和憩室炎症。其中小肠梗阻最常见，美国每年有 35 万患者因小肠梗阻住院，而且占腹痛入院率的 15%[24]。多种腔外和腔内因素会引发小肠机械性梗阻。然而，80% 梗阻由腹腔内粘连、肿瘤和疝所致。小肠梗阻导致的疼痛多为绞痛，位于脐周，每几分钟出现一次疼痛高峰，这与丛集性收缩、腔内压力升高和肠壁牵拉有关[25]。其余症状包括恶心、呕吐和停止排气排便。体格检查时，患者除压痛外可出现肠鸣音亢进或减弱、叩诊时鼓音、可触及包块。影像学检查中，腹部 X 线检查可以快速发现扩张的肠襻，出现腹内游离空气则提示肠穿孔。腹部 CT，尤其是口服和静脉造影剂增强 CT，可以提供病变的其他细节，如梗阻部位、严重程度（部分与完全）、病因（如肿块或疝气）和炎症改变。

急性肠系膜缺血占手术入院率的 0.09%～0.2%，虽不常见，但却有约 50% 的死亡率[26]。急性肠系膜缺血常被定义为肠道血液供应的中断，可分为闭塞性和非闭塞性，闭塞性即肠系膜动脉和静脉栓塞或血栓形成，非闭塞性通常是肠系膜上动脉血管收缩出现低流量状态的结果。患者通常表现为突然发作的剧烈腹痛，但缺乏特异性体征。患者可出现恶心、呕吐和便血。如果高度疑诊，且患者血流动力学不稳定，则需要紧急剖腹手术来切除坏死的肠道。否则，CT 或 MRA 是定位闭塞部位的常用方法。

憩室炎由憩室病发展而来，突出的结肠壁发生急性炎症。超过半数的 60 岁以上美国人患有憩室病。憩室是由于结肠壁薄弱加上异常收缩力，使得结肠黏膜和黏膜下层经肌层向外突出的袋状结构[27]。值得注意的是，据统计 5% 的憩室病患者会并发急性憩室炎，但憩室炎的病理生理机制尚不完全清楚。既往的经典理论受到了挑战，它认为憩室颈部梗阻导致细菌过度增殖和缺血是主要病因，但最近的研究表明慢性炎症和肠道微生物群的改变更为重要[27, 28]。憩室炎最常累及乙状结肠，故腹痛多为持续性左下腹痛[29]。体格检查常伴有发炎部位的压痛，如果出现穿孔，则会导致血流动力学不稳定和腹膜刺激征（压痛、反跳痛和肌紧张）。诊断手段以腹盆部 CT 最为重要，可发现憩室伴肠壁增厚以及冠周脂肪搁浅[30]。

5. 阑尾

阑尾是盲肠的盲端管状结构。在美国，急性阑尾炎十分常见，终身患病风险为 1/15，每年造成约为 30 亿美元的医疗保健系统开销[31]。1/3 的急性阑尾炎患者会并发肠穿孔，需要急诊手术。与憩室炎类似，经典的理论认为其发病机制由梗阻所致，通常由粪便、结石、感染或肿瘤引起。然而，大多数阑尾炎患者在影像学上并未发现阑尾结石，偶然发现的阑尾结石也不会发展成阑尾炎[32]。腹痛的发作早期多为脐周，且与内脏痛传导通路一致，早期阶段常不能确切定位。当炎症波及浆膜层和壁腹膜时，提示发生穿孔，疼痛转移到右下腹即众所周知的 McBurney 点。这种疼痛被描述为局部尖锐痛，与躯体疼痛传导通路一致。腹痛常伴随厌食、恶心和呕吐等症状。腹部 CT 和腹部超声均可用于诊断。

四、胃肠道内脏疼痛的治疗

理想情况下，急性胃肠道疼痛的主要治疗是处理病因为主。对于小肠梗阻，应胃肠减压，静脉输液，必要时可通过外科手术缓解梗阻；对于胆石性胰腺炎，可行经内镜逆行胰胆管造影术进行取石。然而，患者往往伴有难以忍受的剧烈疼痛，在病因纠正治疗前应先缓解疼痛症状。现有治疗主要以药物为主，尤其是静脉注射药物，因为大多数胃肠道疾病患者有严格禁食要求。外周神经阻滞和其他介入性疼痛治疗很少用于急性内脏疼痛的治疗，但可作为减轻胃肠手术后疼痛和慢性疼痛的辅助手段。

（一）药理学方法

几乎所有种类的镇痛药都可用于治疗急性内脏疼痛。然而，缺乏针对治疗躯体疼痛和神经病理性内脏疼痛的方法[33]。由于内脏疼痛的传递依赖于多种神经递质和受体，因此没有单独的药物可以提供完全的镇痛。目前用于治疗内脏疼痛的药物包括加巴喷丁类药物、解痉药、抗抑郁药、N- 甲基 -D- 天门冬氨酸受体拮抗药和 α_2 受体激动药，但对乙酰氨基酚、非甾体抗炎药和阿片类药物是最常用的镇痛药。

对乙酰氨基酚和非甾体抗炎药在治疗胃肠道内脏疼痛方面均有效，且在动物模型中显示出协同作用[34, 35]。有研究证实，对乙酰氨基酚即使在推荐剂量下也可致肝转氨酶升高，因此胆道病变所致急性肝损伤的患者必须慎用[36]。非甾体抗炎药可能是造成胃黏膜损伤的主要因素之一，因此不应用于治疗胃炎或消化性溃疡患者。

阿片类药物在内脏疼痛治疗中起着重要的作用。阿片类药物具有极好的临床疗效，医生通常为剧烈疼痛的急诊患者或首次住院患者使用。然而，鉴于美国阿片类药物使用的限制，从业者在开具阿片类药物的处方时更加谨慎，并且更愿意将阿片类药物作为辅助药物来控制疼痛。阿片类药物抑制胃肠道活动，并激活中枢化学受体诱发恶心和呕吐。因此，阿片类药物会加重小肠梗阻患者的症状[37]。阿片类药物还会诱导 Oddi 括约肌收缩增强，并可能导致胆绞痛[38]。传统上认为吗啡对 Oddi 括约肌的张力有更大的影响。在胆绞痛等情况下，Oddi 括约肌收缩增强可能会加剧已经高压的胆道系统；然而，在实践中，阿片类药物依然常用于此类疼痛。

（二）非药理学方法

如前所述，由于疼痛的时间相对较短，并且在潜在病因得到治疗之前药物可以缓解疼痛，因此介入性疼痛治疗策略的使用在此类患者群体中受到限制。在某些情况下，周围神经阻滞可被使用。大多数急性胃肠道疼痛需要手术干预，例如，阑尾炎时行阑尾切除术，以及小肠梗阻时行剖腹探查术和肠切除术。神经阻滞技术因手术部位的差异有不同的选择：腹横肌平面阻滞、腹直肌鞘阻滞、腰方肌阻滞，这些都旨在阻滞胸和腰椎感觉神经的分支。由于术后切口痛是通过躯体传入途径传导，因此外周神经阻滞对改善这类疼痛非常有效（图 18-1）。

另外，外周神经阻滞对内脏疼痛（即器官本身的残余炎症）效果不佳，而交感神经阻滞更为有效。同样，交感神经阻滞多用于患有慢性腹痛的患者，例如，胃肠道恶性肿瘤和慢性胰腺炎，而很少用于缓解急性疼痛。大多数胃肠道结构的交感神经纤维，包括胃、胰腺、胆道、小肠和近端结肠，穿过腹腔神经丛，而来自远端结肠、乙状结肠和直肠近端的交感神经纤维穿过上腹下神经丛[39]。X 线透视或 CT 引导下交感神经阻滞可以有效控制内脏起源的腹痛。局部麻醉药在临时缓解疼痛或在使用酒精或苯酚进行神经毁损术之前应用，以获得更持久的治疗效果。脊髓刺激也被证明在改善慢性内脏腹痛方面具有积极的作用[40]。

针灸在传统中国医学中应用广泛，最近美国部分医疗机构已将针灸作为替代和补充手段纳入医学诊疗中。针灸通过在不同的皮肤部位用细针进行针刺来产生镇痛作用，其镇痛机制可能通过促进内源性阿片类类似物的释放（如脑啡肽、β-

内啡肽和啡肽）发挥作用[41]。既往已有多项随机对照试验记录了针灸治疗腹痛的疗效，这在中国文献中记录更多。例如，通过刺激两个穴位改善急性胰腺炎的疼痛评分[42]。然而，也有学者认为这些研究设计不够严谨并存在一定的偏倚[43]，因此针灸尚未引入临床实践，且其疗效有待进一步研究。其他类似针灸的镇痛方式可能以同样的机制发挥镇痛作用，如经皮神经电刺激，也可有效缓解腹痛[44]。

参考文献

[1] Agur A, Dalley A, Moore K. Abdomen. In: Agur A, Dalley A, Moore K, eds. *Moore's Essential Clinical Anatomy.* 6th ed. Wolters Kluwer; 2019: 253-317.

[2] Moore BJ, Carol S, Owens PL. Trends in Emergency Department Visits, 2006–2014. Healthcare Cost and Utilization Project; Statistical Brief #227. Agency for Healthcare Research and Quality; September 2017.

[3] Mark LO, Sabouri AS. Gastrointestinal physiology and pathophysiology. In: Miller RD, Eriksson I, Fleisher LA, Wiener-Kronish JP, Cohen NH, Young WL, eds. *Miller's Anesthesia.* 9th ed. Elsevier; 2014: 403-419.

[4] Almeida TF, Roizenblatt S, Tufik S. Afferent pain pathways: a neuroanatomical review. *Brain Res.* 2004; 1000 (1–2): 40-56. doi:10.1016/j.brainres.2003.10.073

[5] Steeds C. The anatomy and physiology of pain. *Surgery.* 2016; 34 (2): 55-59. doi:10.1016/j.mpsur.2015.11.005

[6] Chen L, Deng H, Cui H, et al. Inflammatory responses and inflammation-associated diseases in organs. *Oncotarget.* 2017; 9 (6): 7204-7218. doi:10.18632/oncotarget.23208

[7] Golias CH, Charalabopoulos A, Stagikas D, Charalabopoulos K, Batistatou A. The kinin system—bradykinin: biological effects and clinical implications. Multiple roles of the kinin system—bradykinin. *Hippokratia.* 2007; 11 (3): 124-128.

[8] Romanelli MR, Thayer JA, Neumeister MW. Ischemic pain. *Clin Plast Surg.* 2020; 47 (2): 261-265. doi:10.1016/j.cps.2019.11.002

[9] Waldmann R, Champigny G, Bassilana F, Heurteaux C, Lazdunski M. A proton-gated cation channel involved in acid-sensing. *Nature.* 1997; 386 (6621): 173-177. doi:10.1038/386173a0

[10] Queme LF, Ross JL, Jankowski MP. Peripheral mechanisms of ischemic myalgia. *Front Cell Neurosci.* 2017; 11: 419. doi:10.3389/fncel.2017.00419

[11] Bielefeldt K, Gebhar G. Visceral pain: basic mechanisms. In: McMahon S, Koltzenburg M, Tracey I, Turk DC, eds. *Wall & Melzack's Textbook of Pain.* 6th ed. Elsevier; 2013: 703-717.

[12] Humenick A, Chen BN, Wiklendt L, et al. Activation of intestinal spinal afferent endings by changes in intramesenteric arterial pressure. *J Physiol.* 2015; 593 (16): 3693-3709. doi:10.1113/JP270378

[13] Prato V, Taberner FJ, Hockley JRF, et al. Functional and molecular characterization of mechanoinsensitive "silent" nociceptors. *Cell Rep.* 2017; 21: 3102-3115. doi:10.1016/j.celrep.2017.11.066

[14] Revzin MV, Scoutt LM, Garner JG, Moore CL. Right upper quadrant pain: ultrasound first! *J Ultrasound Med.* 2017; 36: 1975-1985. doi:10.1002/jum.14274

[15] Tang SJ, Daram SR, Wu R, Bhaijee F. Pathogenesis, diagnosis, and management of gastric ischemia. *Clin Gastroenterol Hepatol.* 2014; 12 (2): 246-252.e1. doi:10.1016/j.cgh.2013.07.025

[16] Lin KJ, García Rodríguez LA, Hernández-Díaz S. Systematic review of peptic ulcer disease incidence rates: do studies without validation provide reliable estimates? *Pharmacoepidemiol Drug Saf.* 2011; 20 (7): 718-728. doi:10.1002/pds.2153

[17] Krishna SG, Kamboj AK, Hart PA, Hinton A, Conwell DL. The changing epidemiology of acute pancreatitis hospitalizations: a decade of trends and the impact of chronic pancreatitis. *Pancreas.* 2017; 46 (4): 482-488. doi:10.1097/MPA.0000000000000783

[18] Sun H, Zuo HD, Lin Q, et al. MR imaging for acute pancreatitis: the current status of clinical applications. *Ann Transl Med.* 2019; 7 (12): 269. doi:10.21037/atm. 2019. 05.37

[19] Lammert F, Gurusamy K, Ko CW, et al. Gallstones. *Nat Rev Dis Primers.* 2016; 2: 16024. doi:10.1038/ nrdp.2016.24

[20] Cao AM, Eslick GD. Epidemiology and pathogenesis of gallstones. In: Cox M, Eslick G, Padbury R, eds. *The Management of Gallstone Disease.* Springer, Cham; 2018. https://doi.org/10.1007/978-3-319-63884-3_3

[21] Miura F, Okamoto K, Takada T, et al. Tokyo Guidelines 2018: initial management of acute biliary infection and flowchart for acute cholangitis. *J Hepatobiliary Pancreat Sci.* 2018; 25 (1): 31-40. doi:10.1002/jhbp.509

[22] Lee SL, Kim HK, Choi HH, et al. Diagnostic value of magnetic resonance cholangiopancreatography to detect bile duct stones in acute biliary pancreatitis. *Pancreatology.* 2018; 18 (1): 22-28. doi:10.1016/j.pan.2017.12.004

[23] Stravitz RT, Lee WM. Acute liver failure. *Lancet.* 2019; 394 (10201): 869-881. doi:10.1016/S0140-6736(19)31894-X

[24] Rami Reddy SR, Cappell MS. A systematic review of the clinical presentation, diagnosis, and treatment of small bowel obstruction. *Curr Gastroenterol Rep.* 2017; 19 (6): 28. doi:10.1007/s11894-017-0566-9

[25] Shi XZ, Lin YM, Hegde S. Novel insights into the mechanisms of abdominal pain in obstructive bowel disorders. *Front Integr Neurosci.* 2018; 12: 23. doi:10.3389/fnint.2018.00023

[26] Bala M, Kashuk J, Moore EE, et al. Acute mesenteric

ischemia: guidelines of the World Society of Emergency Surgery. *World J Emerg Surg.* 2017; 12: 38. doi:10.1186/s13017-017-0150-5

[27] Strate LL, Morris AM. Epidemiology, pathophysiology, and treatment of diverticulitis. *Gastroenterology.* 2019; 156 (5): 1282-1298.e1. doi:10.1053/j.gastro.2018.12.033

[28] Munie ST, Nalamati SPM. Epidemiology and pathophysiology of diverticular disease. *Clin Colon Rectal Surg.* 2018; 31 (4): 209-213. doi:10.1055/s-0037-1607464

[29] Swanson SM, Strate LL. Acute colonic diverticulitis [published correction appears in Ann Intern Med. 2020 May 5;172(9):640]. *Ann Intern Med.* 2018; 168 (9): ITC65-ITC80. doi:10.7326/AITC201805010

[30] Kandagatla PG, Stefanou AJ. Current status of the radiologic assessment of diverticular disease. *Clin Colon Rectal Surg.* 2018; 31 (4): 217-220. doi:10.1055/s-0037-1607466

[31] Ferris M, Quan S, Kaplan BS, et al. The global incidence of appendicitis: a systematic review of populationbased studies. *Ann Surg.* 2017; 266 (2): 237-241. doi:10.1097/SLA.0000000000002188

[32] Khan MS, Chaudhry MBH, Shahzad N, et al. Risk of appendicitis in patients with incidentally discovered appendicoliths. *J Surg Res.* 2018; 221: 84-87. doi:10.1016/j.jss.2017.08.021

[33] Davis MP. Drug management of visceral pain: concepts from basic research. *Pain Res Treat.* 2012; 2012: 265605. doi:10.1155/2012/265605

[34] Tomi MA, Vuckovi SM, Stepanovi-Petrovi RM, Ugresi ND, Prostran MS, Boskovi B. Synergistic interactions between paracetamol and oxcarbazepine in somatic and visceral pain models in rodents. *Anesth Analg.* 2010; 110 (4): 1198-1205. doi:10.1213/ANE.0b013e3181cbd8da

[35] Fraquelli M, Casazza G, Conte D, Colli A. Non-steroid anti-inflammatory drugs for biliary colic. *Cochrane Database Syst Rev.* 2016; 9 (9): CD006390. doi:10.1002/14651858.CD006390.pub2

[36] Hayward KL, Powell EE, Irvine KM, Martin JH. Can paracetamol (acetaminophen) be administered to patients with liver impairment? *Br J Clin Pharmacol.* 2016; 81 (2): 210-222. doi:10.1111/bcp.12802

[37] Kassam AF, Kim Y, Cortez AR, Dhar VK, Wima K, Shah SA. The impact of opioid use on human and health care costs in surgical patients. *Surg Open Sci.* 2020; 2 (2): 92-95. doi:10.1016/j.sopen.2019.10.001

[38] Camilleri M, Lembo A, Katzka DA. Opioids in gastroenterology: treating adverse effects and creating therapeutic benefits. *Clin Gastroenterol Hepatol.* 2017; 15: 1338-1349. doi:10.1016/j.cgh.2017.05.014

[39] Cornman-Homonoff J, Holzwanger DJ, Lee KS, Madoff DC, Li D. Celiac plexus block and neurolysis in the management of chronic upper abdominal pain. *Semin Intervent Radiol.* 2017; 34 (4): 376-386. doi:10.1055/s-0037-1608861

[40] Kapural L, Gupta M, Paicius R, et al. Treatment of chronic abdominal pain with 10-kHz spinal cord stimulation: safety and efficacy results from a 12-month prospective, multicenter, feasibility study. *Clin Transl Gastroenterol.* 2020; 11 (2): e00133. doi:10.14309/ctg.0000000000000133

[41] Han JS. Acupuncture and endorphins. *Neurosci Lett.* 2004; 361 (1–3): 258-261. doi:10.1016/j.neulet.2003.12.019

[42] Li J, Zhao Y, Wen Q, Xue Q, Lv J, Li N. Electroacupuncture for severe acute pancreatitis accompanied with paralytic ileus:a randomized controlled trial. *Zhongguo Zhen Jiu.* 2016; 36 (11): 1126-1130. doi:10.1370 3/j.0255-2930.2016.11.002

[43] Paley CA, Johnson MI. Acupuncture for the relief of chronic pain: a synthesis of systematic reviews. *Medicina.* 2020; 56: 6. doi:10.3390/medicina56010006

[44] Chen KB, Huang Y, Jin XL, Chen GF. Electroacupuncture or transcutaneous electroacupuncture for postoperative ileus after abdominal surgery: a systematic review and meta-analysis. *Int J Surg.* 2019; 70: 93-101. doi:10.1016/j.ijsu.2019.08.034

第 19 章　急性泌尿生殖系统相关疼痛
Acute Genitourinary System Related Pain

Wesley R. Pate　Natalie P. Tukan　著
缪慧慧　梁舒婷　译　韩霜　校

引起急性泌尿生殖系统疼痛的原因有许多，从极其常见的尿路感染到相对罕见的睾丸扭转等。有时疼痛的病因可以根据病史和体格检查来做出明确诊断，但在其他情况下则需要更多的检查来进行鉴别诊断。根据诊断的不同，治疗方法也各不相同，包括口服和注射止痛药、外科手术、抗生素以及局部和区域麻醉技术。本章虽然并不详尽，但将重点介绍急性泌尿生殖系统疼痛的几个最重要病因的背景、诊断和治疗。

一、尿路感染

（一）背景

尿路感染（urinary tract infection，UTI）是成人最常见的感染性疾病之一，包括局限于膀胱的下尿路感染（膀胱炎）和（或）伴有肾实质感染的上尿路感染（肾盂肾炎）[1]。无其他合并症的健康个体的尿路感染最为常见，被称为单纯的尿路感染。复杂的尿路感染与尿路结构或功能异常、宿主免疫缺陷和医源性感染等因素有关。男性感染通常被视为复杂的尿路感染[2]。

女性在整个育龄期的 UTI 发病率比男性高10 倍，到老年期该差异下降为 2∶1[3]。女性患UTI 的终生风险大约为 60%[4]。感染率的性别差异可以解释为女性尿道短，从而促进会阴的细菌迁移到膀胱，而男性较长的尿道更有利于通过排

尿的方式清除尚未到达膀胱的细菌[3]。近期性活动也是感染的重要风险因素，因为这进一步促进了细菌通过尿道进行传播[3]。肾盂肾炎通常由来自下尿路的上行感染引起，但也可能通过血行或淋巴播散引起，尽管这在健康的、非住院的患者中非常罕见[1]。与遗传变异和解剖性、生理性或功能性的泌尿系统异常（如神经源性膀胱、糖尿病或尿不尽）相关的宿主因素在决定进入膀胱的细菌最终能否与黏膜表面结合并导致感染中起着重要作用[1,3]。

在年轻健康的女性中，超过 3/4 的非住院尿路感染和超过 90% 的肾盂肾炎是由大肠埃希菌引起的，剩余的大多数感染由其他革兰阴性杆菌（包括正常的结肠菌群）导致[3,5]。在约 10% 的性活跃女性中，腐生葡萄球菌也是致病细菌[3]。

（二）症状和诊断

由于细菌对尿道和膀胱黏膜的刺激，急性细菌性膀胱炎通常表现为排尿困难、尿频和尿急等症状。更罕见的症状有耻骨上压痛或血尿[1]。膀胱炎的鉴别诊断包括其他急性疾病，如肾盂肾炎、尿道炎、膀胱结石、急性细菌性前列腺炎（acute bacterial prostatitis，ABP）或阴道炎等。慢性尿路疾病也是诊断时需要考虑到的，如间质性膀胱炎、慢性骨盆疼痛综合征或膀胱过度活动症[6]。

急性肾盂肾炎的临床表现可能有很大差异，

但最常见的表现是腰部疼痛、全身症状如发热和寒战，也可能有下尿路症状[5]。鉴别诊断除了膀胱炎，还包括其他尿路原因如尿石症，妇科病因如盆腔炎，以及腹部病变如阑尾炎或胆囊炎。如果腰部疼痛放射到腹股沟，则非常有可能是尿石症[5]。阴道分泌物增多表明更有可能是妇科病因，而影像学检查对于排除可疑的腹部病变很重要。

膀胱炎的诊断主要通过对清洁中段尿进行尿液分析，结果提示脓尿和（或）菌尿，并伴有烦人的泌尿系统症状。如果在没有 UTI 症状的情况下发现尿液细菌，则将其归类为无症状细菌尿，而不是细菌性膀胱炎，并且不需要治疗，除非在特殊情况下（如怀孕或接受某些泌尿外科手术的患者）则需要治疗[7]。对于疑似肾盂肾炎的病例，还需进行尿培养以明确病原体和抗生素敏感性[1]。对于更有可能出现复杂感染的患者，例如，有尿石症病史或已知的尿路解剖异常的患者，或尽管接受了适当的抗生素治疗但症状仍持续的患者，应考虑进行影像学检查[6]。

（三）治疗

尿路感染的治疗基础是适当的抗菌治疗，以根除病原体。根据 IDSA 指南，在美国，根据可用性和局部耐药模式等因素，推荐用于治疗急性膀胱炎的一线抗菌药物是呋喃妥因、甲氧苄啶 – 磺胺甲噁唑和磷霉素。对于急性肾盂肾炎，应始终基于尿培养的抗生素敏感性进行治疗，根据患者的临床状况和合并症进行住院注射治疗或门诊口服治疗[5, 8]。通过适当的抗菌治疗，膀胱炎症状可在 24h 内显著改善甚至完全消失，肾盂肾炎症状可在约 48h 内消失[3]。在此时间后的持续发热或持续症状应警惕其他诊断，如尿石症导致的梗阻、肾病或肾周脓肿的发展[5]。

暂时缓解疼痛的选择包括非那吡啶和非甾体抗炎药（NSAID）镇痛药等。非那吡啶是一种偶氮染料，通过对泌尿道黏膜施加局部麻醉而起到泌尿道镇痛的作用[9]。几项使用非甾体抗炎药与抗生素的对比研究表明，尽管许多女性仅对症治疗即可康复，但抗生素治疗可使症状缓解更快，

且进展为肾盂肾炎的风险更小，这表明使用非甾体抗炎药可作为一种辅助治疗策略，但不是唯一的治疗策略[10-12]。具有衰弱症状的患者可能还需要短期的阿片类药物治疗[3]。

对于复发性 UTI 的患者，预防性措施对于控制症状也很重要，根据感染的频率、严重程度以及患者的偏好，预防性措施有多种选择，包括在出现 UTI 症状时由患者自发开始治疗，每天预防性使用抗生素 3～12 个月，或对性活动相关的 UTI 女性进行性交后预防[13]。对于非抗生素的选择，有少量证据表明蔓越莓提取物可以降低 UTI 的复发率，因为它含有原花色素，可以防止细菌黏附到尿路上皮[3, 13]。其他经过测试的措施，例如乳酸菌益生菌或增加水摄入量，尚未显示有任何临床效果[13]。

二、尿石症和肾绞痛

（一）背景

尿石症是指尿路结石的形成，即沿着整个泌尿生殖道的任何部位形成结石。最常见的是，结石形成于排出肾脏的集成系统中，被称为肾结石。当结石引起肾脏梗阻或尿路感染时，就会出现问题。结石疼痛最常见的原因是结石通过输尿管，有些患者认为这是他们一生中最痛苦的经历。

尿石症的风险因素包括肥胖、饮食因素、糖尿病、尿液特征、家族史、某些遗传病和干旱环境[14]。性别也很重要，因为结石病对男性的影响大于女性，尽管性别差距随着时间的推移一直在缩小。尽管总体来说结石病在儿科人群中很少见，但评估尿石症年龄分布的不同研究之间仍存在显著差异[15]。

最近对美国国家健康和营养调查研究数据的分析估计，美国肾结石的发病率为 8.8%，男性发病率（10.6%）高于女性（7.1%）[16]。有趣的是，首次发作后 5 年内再次形成结石的患者比例估计高达 30%～40%[17]。全球包括美国在内的肾结石发病率和患病率一直在上升。对此，各种原

因已被提出，包括饮食模式的改变、肥胖率的增加以及进行影像学检查时对于无症状结石识别能力的增加[15, 18]。大多数结石由草酸钙单独或与磷酸钙一起组成，其余由尿酸、鸟粪石和胱氨酸组成[14]。

（二）症状和诊断

尿石症引起的疼痛因患者而异，通常是偶发性的。随着结石的移动和输尿管痉挛引起的疼痛是间歇性的，并且这种疼痛被描述为"绞痛"。结石通常在通过输尿管时引起疼痛，而结石在肾脏中或在输尿管中不动时则不会[19]。疼痛产生的原因尚不清楚，目前存在两种理论，即集合系统的快速扩张导致肾实质受压和尿液外渗[19]。根据结石在泌尿系统中的位置，疼痛的部位也有所不同，这是来自相应皮节的牵涉痛的反映。例如，当结石处于肾盂和输尿管近端，疼痛出现在肋脊角和腰部，并可能与肾盂肾炎、胆囊炎或急性胰腺炎等疾病相混淆，这取决于结石在哪一侧。当结石处于输尿管远端，疼痛放射至腹股沟，表现为髂腹股沟神经或生殖股神经的牵涉性疼痛，需要与睾丸扭转或附睾炎等疾病相鉴别[20]。出现结石性绞痛的患者通常无法安静地躺着，而其他急性腹部疾病的患者会为了防止疼痛而避免活动，这一点是不同的[19, 20]。

结石的诊断通过影像学检查来进行，非对比计算机断层扫描被认为是金标准，据报道其具有97%的灵敏度和98%的特异度（图19-1）[15]。患者俯卧位成像最能提供信息，因为对于输尿管膀胱连接处的远端结石，俯卧位可以鉴别结石是否仍在输尿管中或者已经进入膀胱[21]。近年来出现的超声检查具有低成本和无辐射的特点；然而，其在疑似肾绞痛患者中的作用仍然存在争议，因为文献中报道的灵敏度和特异度差异很大[22]。Ray等的研究发现，输尿管结石的灵敏度和特异度分别为45%和94%，肾结石的灵敏度和特异度分别为45%和88%[23]。此外，使超声检查识别结石难度增加的情况包括：由于结石<3mm而没有声影，可能被肠气掩盖的输尿管结石，以及毗邻具有回声的肾窦脂肪的结石[22, 23]。为了避免辐射暴露，AUA、EAU和ACR建议将超声作为儿科（<14岁）和妊娠这两类患者的一线影像学检查方法[24-26]。除了影像学检查，实验室检查还应分别测定白细胞计数和血清肌酐，以确定是否存在白细胞增多或急性肾损伤。还应进行尿液分析和尿液培养，以评估尿路感染。

（三）治疗

对于尿路结石的治疗，首要且最重要的是确定结石是否处于应该进行药物干预或进行手术的

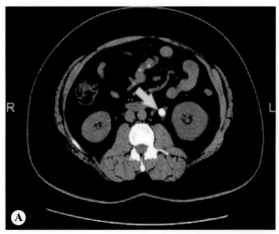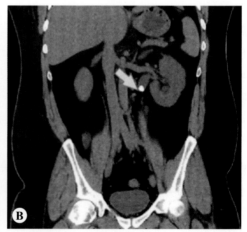

▲ 图 19-1　输尿管结石的患者的肾脏非增强 CT 扫描影像

左侧输尿管近端 1/3 处（箭）为肾结石。A. 轴位；B. 冠状位（引自 Pena A, Ferretti JA. Stone disease imaging: there is more to x-rays than what we see! In: Schulsinger D, ed. *Kidney Stone Disease*. Springer; 2015.）

紧急情况。需要早期干预的情况包括伴有梗阻的尿源性脓毒血症、对液体复苏无反应的急性肾损伤、孤立肾梗阻、无法耐受口服摄入，或疼痛控制不佳。急性情况下的紧急干预包括放置输尿管支架或经皮肾造瘘管，以绕过结石并降低肾集合系统的压力[27]。对于无并发症且输尿管结石＜10mm的患者，美国泌尿外科学会（American Urologic Association，AUA）指南建议在控制疼痛和积极补液的情况下进行观察。如果结石位于远端输尿管，患者可接受药物排石治疗（medical expulsive therapy，MET），同时使用α-肾上腺素能受体拮抗药[27]。在此期间，疼痛管理至关重要，尤其是如果需要在数周内对结石进行药物治疗。控制疼痛可以选择各种镇痛药，如对乙酰氨基酚、非甾体抗炎药和阿片类药物等。药物的选择很大程度上取决于患者的临床病程。静脉注射阿片类药物和非甾体抗炎药通常用于快速有效地控制急性情况下的剧烈疼痛。如果患者需要门诊治疗，则可选择口服药物[19]。对于药物治疗失败且再次出现顽固性疼痛或数周后结石未自行排出的患者，通常会进行手术干预。对于根治结石的方案选择，在很大程度上取决于结石的特性、部位和患者偏好。干预类型包括体外冲击波碎石术、输尿管镜和激光碎石术、经皮肾镜取石术，以及罕见的腹腔镜和机器人取石术或肾切除术[27]。

在需要输尿管支架置入术的患者中，支架置入后出现不良反应极为常见，80%的患者至少出现一种症状[28]。这些症状包括腰部和耻骨上疼痛、血尿、排尿困难、尿频、尿急、感染、尿不尽、尿失禁和结痂[28, 29]。虽然导致这些症状的原因尚不完全清楚，但认为与排尿时尿液沿着支架回流以及支架在肾脏、输尿管和膀胱内移动有关[30]。针对支架相关疼痛的药物包括α受体拮抗药、抗胆碱能药和普瑞巴林。

α受体拮抗药主要用于治疗高血压和良性前列腺增生，但也可超适应证使用于MET和输尿管支架疼痛的治疗[30]。坦索罗辛是一种α受体拮抗药，作用于位于前列腺、膀胱颈和输尿管平滑肌上的α₁受体。它在MET和输尿管支架疼痛中的应用与这些受体存在于输尿管有关，其中远端输尿管的分布最多[30]。前文所提及的AUA/泌尿外科学会指南肯定了α受体拮抗药在MET中的作用，尤其是对于远端输尿管小于10mm的结石，而相关的Meta分析并未显示出其对近端或中段输尿管结石有明确的益处[27]。关于支架带来的不适，α受体拮抗药有助于扩张输尿管的管腔，减少输尿管痉挛和蠕动，松弛膀胱三角平滑肌，以及通过松弛膀胱颈来降低膀胱内压和反流[30]。应告知患者可能出现直立性低血压、头晕、头痛、疲劳和逆行射精等不良反应。

抗胆碱能药在泌尿外科的作用主要是用于膀胱过度活动症，但也用于输尿管支架相关的疼痛。关于它们是单独使用还是与α受体拮抗药联合使用更获益，数据存在争议。从生理学角度来看，抗胆碱能药物被认为可降低与棘手的排尿症状相关的逼尿肌过度活动[30]。无论是单独使用还是与其他药物联合使用，都必须考虑抗胆碱能药物的不良反应，包括痴呆、视物模糊、头痛、口干、直立性低血压、肠梗阻和尿潴留。

最近有证据表明，对于治疗输尿管支架疼痛，普瑞巴林是最后的药物选择。Ragab等的一项研究将489例接受输尿管镜检查并放置支架的患者随机分为抗胆碱能药物和普瑞巴林联合组、抗胆碱能药物组、普瑞巴林组和安慰剂组，他们发现所有试验组的症状评分都比安慰剂组低。关于普瑞巴林在支架疼痛中的作用，其背后的假设是通过减少机械刺激来减少无髓鞘C纤维的放电[31]。

三、阴茎异常勃起

（一）背景

美国泌尿学学会将阴茎异常勃起定义为：与性刺激无关，阴茎持续勃起4h或时间更长[32]。阴茎异常勃起分为3种类型，即缺血型、非缺血型和反复发作型。缺血型阴茎异常勃起的特征是海绵体静脉闭塞，这本质上是筋膜室综合征的一种形式。非缺血型阴茎异常勃起具有较高的海绵体动脉流入；而反复发作型阴茎异常勃起是缺血型阴茎异常勃起的一种，在反复疼痛的勃起之间有消肿期[32]。缺血型阴茎异常勃起持续超过24h，具有高达90%的长期勃起功能障碍的风险，因此及时诊断和治疗至关重要[33]。相反，非缺血性阴茎异常勃起不是急症，通常通过保守治疗来解决。

阴茎异常勃起很罕见，过去20年的流行病学研究表明，年发病率为每10万名男性有0.84～5.34例[34-36]。超过95%的病例属于缺血型[37]。从过去来看，在缺血型阴茎异常勃起的患者中，有约2/3的儿童病例和1/4的成人病例的病因是镰状细胞病，而更大比例的成人病例则归因于其他病因，如阴茎海绵体内注射用于治疗勃起功能障碍的药物（如曲唑酮）[33]。

（二）症状和诊断

阴茎异常勃起的诊断被认为是明确无误的，主要目标是区分缺血型和非缺血型阴茎异常勃起。病史、体格检查和实验室检查的主要特征有助于区分不同类型的阴茎异常勃起。缺血型阴茎异常勃起会因阴茎充分勃起而疼痛，其患者更有可能有血液异常史，如镰状细胞病，或近期有海绵体血管活性药物注射史，海绵体血气通常表现为缺氧、高碳酸血症和酸中毒[32]。相反，非缺血型阴茎异常勃起由于阴茎不会充分勃起，很少会疼痛，海绵体血气正常，这更有可能与近期的会阴外伤史有关[37]。彩色多普勒超声检查被认为是海绵体血气采样的替代或辅助方法，缺血型阴茎异常勃起患者的阴茎海绵体动脉血流很少或没有，而非缺血型阴茎异常勃起患者的血流正常或较高[32]。

（三）治疗

AUA指南建议缺血型阴茎异常勃起的治疗包括治疗性抽吸（冲洗或者不冲洗），然后在海绵体内注射拟交感神经药，其血管活性特性是通过引起海绵体内α介导的血管收缩来促进消肿[32]。

最常用的药物是 α_1 受体激动药去氧肾上腺素，因为与去甲肾上腺素或肾上腺素等其他药物相比，它可以最大限度地减少由于全身吸收导致的心血管不良反应。尽管如此，在海绵体内注射期间和之后，对患者进行监测是至关重要的，因为患者可能会出现全身不良反应，如高血压、头痛和反射性心动过缓。如果抽吸和拟交感神经注射都失败，手术分流可被视为一种抢救的选择，分流手术有几种不同的选择，但由于发病率和成功率的原因，它们不是一线选择[32]。最近，早期植入阴茎假体可作为改善难治性缺血型阴茎异常勃起患者的远期结果的一种更获益的治疗手段，尤其是对于阴茎异常勃起持续时间较长的患者，他们几乎一定会进展为勃起功能障碍[38,39]。

大多数非缺血型阴茎异常勃起的病例仅通过观察即可恢复，抽吸（阴茎海绵体血气采样除外）和注射拟交感神经药都不起作用。如果阴茎异常勃起不能自行消退或患者要求治疗，可以考虑在介入放射下进行选择性动脉栓塞，而手术干预是最后的手段[32]。

虽然避免远期并发症是缺血型阴茎异常勃起的主要目标，但在等待消肿的同时，控制疼痛是重要的辅助手段。可以考虑给予对乙酰氨基酚、非甾体抗炎药或小剂量阿片类药物进行全身镇痛。对于镰状细胞病的患者，缺血型阴茎异常勃起可能是由镰状细胞危象引起的，此时阿片类镇痛药和补液尤为重要[40]。类似于环形阻滞或阴茎背神经阻滞的局部麻醉可用于控制阴茎异常勃起相关的疼痛，并为抽吸和药物消肿的治疗性干预提供镇痛[40]。阴茎环形阻滞就只是环着皮下注射局部麻醉药。一些学者已经报道过该技术，其中在一项成人接受包皮环切术的麻醉的对照研究中，将1%利多卡因和0.5%布比卡因的1:1混合液10ml环着阴茎根部进行皮下注射，而阴茎背神经阻滞则使用更多麻醉药（约2/3）[41]。

更具针对性的阴茎背神经阻滞也已用于多种其他阴茎疾病，包括阴茎异常勃起、阴茎外伤和包皮环切术[42]。阴茎背神经由阴茎根部的阴部神经（S~2~4~）的分支形成，深入至 Buck 筋膜，但位于包裹着阴茎海绵体的白膜表面，为阴茎皮肤提供主要的感觉神经支配[42, 43]。传统上，阴茎背神经阻滞在背神经起点的附近进行，是一种基于标志的方法。盲视技术需要大量的局部麻醉药以达到充分的麻醉效果，并存在无意中注入海绵体、麻醉失败或局部麻醉药中毒的风险[42]。最近，超声引导技术已被用作替代基于标志法的方法，该方法可更精确地阻滞背神经，并将盲视技术的风险降至最低。

一般步骤：患者取仰卧位，将高频探头横向放置在阴茎根部的背侧，并找到阴茎海绵体表面的 Buck 筋膜[42]。使用平面内方法，看到针尖穿透 Buck 筋膜后，注射少量（<10ml）局部麻醉药，同时观察其在筋膜和海绵体之间的扩散情况（图 19-2 和图 19-3）[42, 43]。只能单纯使用局部麻醉药，因为添加肾上腺素会增加阴茎缺血和坏死的

风险。重要的是，背深静脉和成对的背动脉位于 Buck 筋膜和海绵体之间，必须注意避免血管内注射[43]。与其他超声引导的阻滞一样，回抽和超声显像用于确认针头的确切位置。由于 Buck 筋膜是连续环绕在阴茎周围的，所以阴茎背神经阻滞的另一个好处是，单次注射就可以提供环形的麻醉[42]。

四、嵌顿包茎

（一）背景

嵌顿包茎（paraphimosis）被定义为回缩的包皮无法复位。这与包茎不同，包茎是指包皮不能回缩至阴茎之上。该词起源于希腊语，因为"para"的意思是相似，"phimosis"的意思是限制，尽管有时会写作"paraphymosis"，因为"phyma"的意思是肿胀[44]。嵌顿包茎是一种罕见的疾病，4 个月至 12 岁未接受割礼的男孩的发病率为 0.2%，16 岁以上男性的发病率估计为 1%

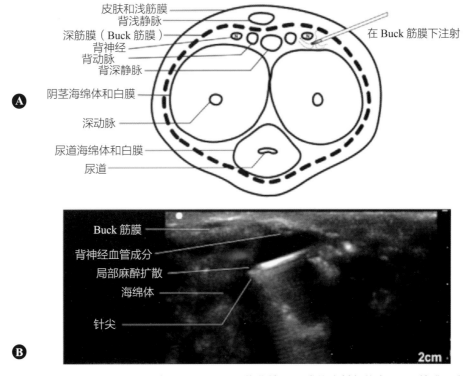

▲ 图 19-2　**A. 阴茎根部的横断面解剖图显示了阴茎背神经阻滞的注射部位在 Buck 筋膜下方；
B. 超声图像显示针尖置于 Buck 筋膜下方，低回声的局部麻醉药使阴茎海绵体向下移**

引自 Flores S, Herring AA. Ultrasound-guided dorsal penile nerve block for ED paraphimosis reduction. *Am J Emerg Med.* 2015;33:863.e3-865.

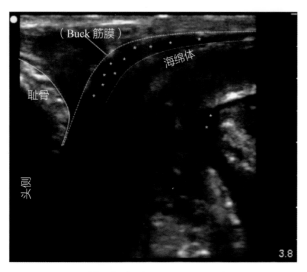

▲ 图 19-3　注射局部麻醉药进行阴茎背神经阻滞后的阴茎矢状面的超声图像

引自 Flores S, Herring A A. Ultrasound-guided dorsal penile nerve block for ED paraphimosis reduction. *Am J Emerg Med.* 2015; 33: 863. e3-865.

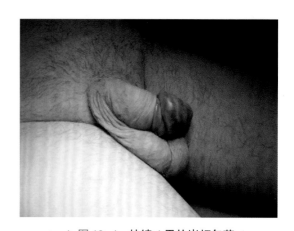

▲ 图 19-4　持续 4 天的嵌顿包茎

引自 http:// commons.wikimedia.org/wiki/ File:Paraphimosis.jpg

左右 [45, 46]。

嵌顿包茎是由于阴茎头上方的包皮无法复位所致。这最常发生于正常包皮回缩后因疏忽而长时间留在那个位置（图 19-4）。不太常见的是，包茎患者勃起使包皮回缩至龟头上方。在这两种情况下，被称为阴茎系带或包皮系带的环形狭窄皮肤在阴茎头冠后面是不可移动的 [44, 47]。在嵌顿包茎期间，会有一系列的生理反应导致龟头和内包皮的肿胀。阴茎系带的压迫导致静脉回流减少，从而导致龟头肿胀，以及包皮无法自然回缩。淋巴管堵塞或血管充血会导致内包皮和龟头都出现水肿。这种水肿会加重绞窄的情况，并且随着嵌顿包茎存在的时间越长，越难以解决 [44, 47]。虽然长时间的嵌顿包茎可能会因动脉供血不足而导致龟头坏死，但这种情况很少见，最常见的是在收缩的阴茎系带和水肿的内包皮和龟头出现糜烂和轻微的溃疡 [44]。

（二）症状和诊断

嵌顿包茎被认为是泌尿外科的急症，因为长时间不复位有组织缺血和坏死的风险。它的诊断是通过临床病史，以及最重要的是体格检查显示龟头和包皮疼痛、肿胀和水肿 [47, 48]。嵌顿包茎通常与延迟就诊有关，延迟就诊的发生是由于社交尴尬、老年人缺乏看护或在年幼儿童中没有意识到它的存在 [44]。一项研究表明，只有 4% 的患者在几小时内就诊，20% 在 24h 内就诊，大多数（68%）在 2～4 天内就诊 [49]。最常见的鉴别诊断是假性嵌顿包茎，它是由于包皮肿胀而引起与嵌顿包茎相似的情况。据报道，这种情况的病因包括生殖器穿孔、软下疳、梅毒性龟头炎、血管性水肿、虫咬、白屈菜汁接触过敏、使用自慰金属环和性交相关的阴茎损伤 [50-55]。

（三）治疗

嵌顿包茎的治疗集中于复位龟头上肿胀的包皮。有许多手法复位的方法，包括简单的手法复位、使用辅助的手法复位、器械相关复位和手术复位 [44, 47]。对这些不同方法的详细解释不在本章范围内，通常建议进行泌尿外科咨询以协助复位。包皮环切术在紧急情况下并不常见，因为缝合后组织发炎和水肿会导致不良后果 [44, 47]。间歇期行择期包皮环切术对于想要预防将来发作的患者、包茎患者或在复位前出现撕裂或溃疡的患者非常重要 [44]。

嵌顿包茎的复位通常是极其痛苦的，因此除了使用口服和静脉注射镇痛药，还有几种麻醉技术可以使复位更易耐受。这些技术包括阴茎背神经阻滞、阴茎环形阻滞、表面麻醉药或清醒镇静。阴茎背神经阻滞和阴茎环形阻滞在先前关于阴茎异常勃起部分中已有描述，这同样适用于嵌顿包茎。至于表面麻醉药和程序化镇静，Burstein和Paquin在2017年进行了一项回顾性队列研究，比较了这两种技术在18岁以下儿童中进行嵌顿包茎复位的应用。这项研究中使用的局部麻醉药包括LET凝胶（4%利多卡因、0.1%肾上腺素、0.5%丁卡因）或2%的盐酸利多卡因凝胶，然后在嵌顿包茎复位用封闭敷料包裹30min。对没有氯胺酮禁忌证的患者实施程序化镇静，初始剂量为1～2mg/kg，随后根据需要增加剂量。他们发现表面麻醉和程序化镇静在复位成功率上没有差异；然而，表面麻醉药可减少不良事件和缩短急诊的住院时间[56]。

五、阴茎折断

（一）背景

阴茎折断是指阴茎白膜破裂，通常是在性交或用力自慰时，勃起的阴茎发生屈曲[57]。阴茎折断很罕见，在美国的年发生率估计为每10万名男性中只有略高于1例。但它的诊断很重要，因为延迟治疗会带来远期并发症的风险，包括勃起功能障碍和阴茎畸形[58]。

（二）症状和诊断

阴茎折断的典型表现是性交时听到破裂声或断裂声，随后立即疲软（勃起消退）和发生疼痛，以及体格检查发现阴茎瘀斑和肿胀[57]。由于肿胀、瘀斑和偏离白膜破裂的一侧，这种表现通常被描述为"茄子畸形"（图19-5）[59]。通常，病史和检查就足以诊断，但是当诊断不确定时，超声或MRI可作为诊断的方法以寻找白膜破裂处。超声作为一种低成本且容易获得成像的选择，变得越来越受欢迎（图19-6），而MRI具有高度的灵敏度和特异度，但受到成本和可用性的限

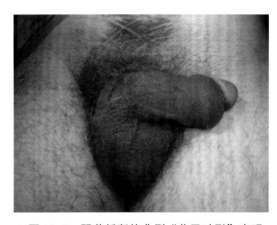

▲ 图 19-5　阴茎折断的典型"茄子畸形"表现，伴有肿胀、瘀斑和偏离损伤侧。这种阴茎折断是在性交过程中造成的

经许可转载，引自 Morey AF, Simhan J. Genital and lower urinary tract trauma. In: Partin AW, Dmochowski RR, Kavoussi LR, Peters CA, eds. *Campbell-Walsh-Wein Urology*. 12th ed. Elsevier; 2020

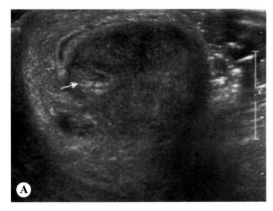

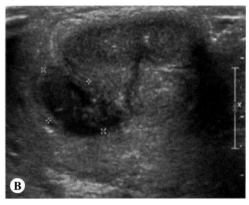

▲ 图 19-6　疑似阴茎折断的患者的超声检查

A. 白膜破裂的证据（箭）；B. 破裂的白膜附近的血肿（经许可转载，引自 Morey AF, Simhan J. Genital and lower urinary tract trauma. In: Partin AW, Dmochowski RR, Kavoussi LR, Peters CA, eds. *Campbell-Walsh-Wein Urology*. 12th ed. Elsevier; 2020.）

制 [60, 61]。逆行尿路造影也适用于疑似尿道损伤的情况 [62]。阴茎折断的主要鉴别诊断是阴茎瘀斑或阴茎浅表血肿，与阴茎折断不同的是，后者没有白膜破裂和海绵体内血肿 [62]。

（三）治疗

对于怀疑阴茎折断的患者，AUA 指南建议进行紧急手术探查和修复，包括评估伴发的尿道损伤，这种损伤可能出现在多达 1/4 的病例中 [57]。延迟手术治疗的主要问题是出现勃起功能受损或阴茎弯曲等并发症的风险较高 [63]。然而，一些研究表明，水肿消退后再行手术修复更有利于微创定位和修复撕裂的白膜，且远期结果不一定会更差 [64-66]。除了作为临时措施以外，镇痛在接受即时修复的患者治疗中的作用很小。对于计划延迟手术修复的患者，冰敷或热敷、抗炎药物和抗生素是术前治疗的主要手段 [66]。如果做出了阴茎瘀斑或阴茎浅表血肿等鉴别诊断，保守治疗同样包括冰敷和非甾体抗炎药，以及使用加压敷料 1~2 周，并停止性活动 1 个月 [62]。

六、睾丸扭转

（一）背景

当睾丸绕着精索扭转时，就会发生睾丸扭转，这导致睾丸的血供中断，如果不复位，会有缺血和梗死的危险。睾丸扭转最常见于儿童和青少年，年发病率为每 10 万名 18 岁以下的男孩中有 3.8 例，但任何年龄的男性如果出现急性阴囊疼痛或肿胀，都应考虑睾丸扭转 [67]。睾丸扭转是外科急症，因为受累睾丸的挽救与复位时间密切相关。几乎所有在出现症状后 6h 内接受手术复位的患者，睾丸都能存活，而 12h 后存活率则下降至 60% 以下，24h 后睾丸就基本无法存活 [68]。

睾丸扭转有两种类型。即鞘膜内型和鞘膜外型。鞘膜内扭转是指睾丸在鞘膜内绕着精索旋转，这往往与睾丸未正常固定在阴囊后壁的畸形有关，称为铃舌样畸形 [69]。鞘膜外扭转更为罕见，发生在分娩前后的新生儿中，是指鞘膜在内的整个精索发生扭转 [70]。本章仅对鞘膜内扭转进

行进一步讨论。

（二）症状和诊断

睾丸扭转的典型表现是突发严重的睾丸疼痛，并常伴有恶心或呕吐。鉴别诊断包括各种阴囊病变，但附睾炎和附件扭转是两种最需要与睾丸扭转相鉴别的诊断 [69]。符合睾丸扭转的检查结果包括非常软的高位睾丸、提睾反射消失和精索增粗 [71]。提睾反射消失是体格检查中最具敏感性的表现 [72]。与睾丸扭转相比，附睾炎患者的不适感往往更加缓慢和轻微，以及更有可能出现排尿困难和阴囊红斑或水肿 [72]。

与睾丸扭转不同，附件扭转指睾丸附件和附睾附件的胚胎残留物的扭转和自发性梗死。患者可能出现急性阴囊疼痛和肿胀，这与睾丸扭转相似，但不太可能出现恶心和呕吐等全身症状 [69]。体格检查时，可见患者睾丸位置正常，睾丸上极触诊时出现孤立性触痛，梗死的附件皮肤可能出现"蓝点征" [72]。附件扭转通常采取保守治疗，包括温水浴、抗炎药物和暂时限制活动等 [73]。

病史和检查发现有睾丸扭转倾向的患者应尽快接受阴囊多普勒超声检查，如果睾丸动脉没有血流则提示发生睾丸扭转（图 19-7） [68]。对于疑似睾丸扭转的确诊，彩色多普勒超声的灵敏度和特异度很高，灵敏度约为 100%，特异度约为 97% [72]。

（三）治疗

情况允许的话，任何怀疑有睾丸扭转的患者都应行紧急手术探查，对患侧睾丸进行复位，并行双侧睾丸固定术，以尽量减少复发的概率。对于延迟就诊的患者或探查时发现睾丸不能存活的患者，将行睾丸切除术而不是复位术（图 19-8） [71]。睾丸扭转是泌尿生殖系统疼痛最剧烈的疾病之一，但疼痛治疗的作用有限，因为确诊后应尽快进行手术探查，这是明确的治疗策略。当然，镇痛药或抗焦虑药物可以作为术前麻醉计划的一部分。一些临床医生会尝试手动复位作为一项临时措施，以恢复血流，以及在等待手术时减轻疼

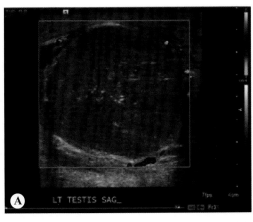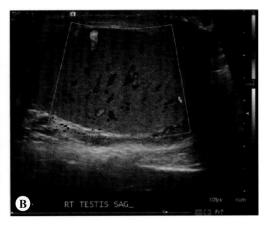

▲ 图 19-7 阴囊的彩色多普勒超声显示左侧睾丸扭转

A. 左侧睾丸未检测到血流；B. 右侧睾丸血流正常［引自 Wang J-H. Testicular torsion. *Urol Sci.* 2012; 23(3):85.］

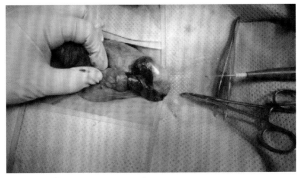

▲ 图 19-8 55 岁患者右侧睾丸梗死的术中图像

引自 Tang YH, Yeung VH, Chu PS, Man CW. A 55-year-old man with right testicular pain: too old for torsion? *Urol Case Rep.* 2017; 11:74-75.

痛[74]。进行手动复位是痛苦的，因此患者可以在手术前应用镇痛药物、轻度镇静药，或通过精索阻滞来实现局部麻醉[69, 75]。

精索阻滞更常用于门诊泌尿外科阴囊内容物手术的麻醉，例如输精管吻合术、睾丸鞘膜积液切除术或睾丸切除术，但也用于手动复位术[75, 76]。与很多其他的区域麻醉技术一样，这种阻滞在过去也是使用基于标志的盲探法来注射局部麻醉药的，现在超声引导越来越受欢迎，因其在实现阻滞效果最好的同时，可以将血管内注射、血肿或精索内容物损伤等风险降至最小[77]。

Wipfli 等描述了这项技术的操作过程。在腹股沟管浅环远端的腹股沟—阴囊交界处横向放置

高频探头，通过助手轻轻捏住精索并将其拉至皮肤表面以获得最佳的视野（图 19-9）[77]。首先找到的精索是一个半圆形结构，随后看到其内容物，多普勒超声显示睾丸动脉有搏动性血流，而输精管没有血流，尽管两者都是圆形且不可压缩的（图 19-10）。使用精索在短轴上的平面外视图，在注射局部麻醉药之前，将针尖对准输精管，在睾丸动脉和输精管的周围和之间注入局部麻醉药，目标是使其弥漫至精索（图 19-11）[77]。使用的局部麻醉药类型可能取决于机构的偏好，但阴囊皮肤浸润大约用十多毫升应该就足够了[75, 77]。

七、急性前列腺感染

（一）背景

前列腺炎在男性中很常见，估计有 35%～50% 的男性在其一生中有过前列腺炎的症状[78]。美国国立卫生研究院将前列腺炎分为 4 型，其中Ⅰ型是 ABP，其他 3 型要么是慢性的，要么是无症状的。目前最常见的前列腺炎（90%）属于Ⅲ型，即慢性非细菌性前列腺炎，也称为慢性骨盆疼痛综合征[78]。鉴于 ABP 在急性泌尿生殖系统疼痛中的重要性，本节专门讨论 ABP。它呈双峰分布，最常见于 20—40 岁和 70—79 岁人群[79]。虽然总体上这不是一种常见的疾病，但当其发生时，通常与免疫功能低下、膀胱出口梗阻或前列

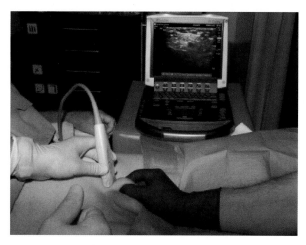

▲ 图 19-9　超声引导下精索阻滞的正确定位：横向放置超声探头。注意操作时抓住精索并将其提起至皮肤表面，可以获得更好的显像

引　自 Wipfli M, Birkhäuser F, Luyet C, Greif R, Thalmann G, Eichenberger U. Ultrasound-guided spermatic cord block for scrotal surgery. *Br J Anaesth*. 2011; 106(2): 255-259.

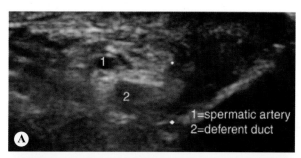

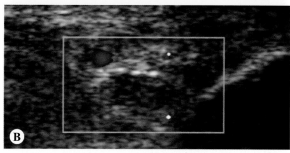

▲ 图 19-10　精索的超声图像

A. 受压的精索，以及低回声的精索动脉和输精管。静脉丛受压后不可见；B. 应用彩色多普勒鉴别精索动脉和输精管〔引自 Wipfli M, Birkhäuser F, Luyet C, Greif R, Thalmann G, Eichenberger U. Ultrasound-guided spermatic cord block for scrotal surgery. *Br J Anaesth*. 2011;106(2): 255-259. 〕

腺手术操作有关[80]。致病的细菌通常来自肠杆菌科，大肠杆菌占 50%～90%。也有通过性传播的微生物，包括淋球菌、沙眼衣原体和解脲支原

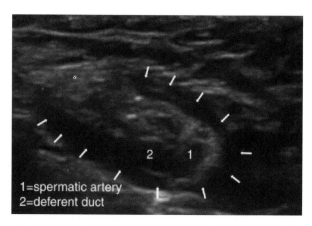

▲ 图 19-11　注射局部麻醉药后（箭）精索超声的表现

引自 Wipfli M, Birkhäuser F Luyet C, Greif R, Thalmann G, Eichenberger U. Ultrasound-guided spermatic cord block for scrotal surgery. *Br J Anaesth*. 2011;106(2): 255-259.

体。免疫功能低下的患者更有可能感染非典型病原体，特别是沙门菌、分枝杆菌、葡萄球菌以及念珠菌和隐球菌[80]。

　　ABP 的一个潜在并发症是发展为前列腺脓肿，尽管与抗生素出现前的时代相比，发病率已显著下降[81]。免疫功能低下的患者患病风险尤其高，发病率为 3%～14%，而普通人群的发病率为 0.5%[81, 82]。前列腺脓肿的鉴别至关重要，因为死亡率为 3%～30%[83]。

（二）症状和诊断

　　ABP 患者的主要症状是令人烦恼的泌尿系统症状（排尿困难、尿频和尿急）、尿潴留、发热、不适、肌痛和骨盆疼痛[81]。在体格检查中，直肠指检通常会提示前列腺肥大且触痛严重[81]。美国家庭医师学会建议不要对怀疑患有 ABP 的患者进行前列腺按摩。美国家庭医师学会还建议要进行中段尿的尿液分析和尿培养，以确认致病微生物[84]。对于免疫功能低下、脓毒症或者接受了适当治疗但临床病情仍在恶化的患者，带或不带造影剂的计算机断层扫描成像或经直肠超声可用于识别前列腺脓肿[80, 82, 85]。

（三）治疗

　　虽然 ABP 极度疼痛，并且在疼痛开始的时候使用非甾体抗炎药和（或）阿片类药物对于控

制疼痛是有益的，但最终的治疗还是要基于尿培养和抗生素敏感性的结果给予恰当的抗生素治疗。幸运的是，大多数抗生素对于急性状态下的细菌性前列腺炎都具有良好的渗透性。应避免使用的一种抗生素是呋喃妥因，因为它在前列腺中达不到治疗的程度[86]。经验性抗生素的选择通常取决于患者的临床病情是否稳定。胃肠外使用哌拉西林 – 他唑巴坦或第三代头孢菌素更适用于全身性疾病的患者，而口服氟喹诺酮可用于病情稳定的患者。治疗持续时间通常为 2 周，但如果患者就诊时出现菌血症，则可延长至 4 周[86]。

急性细菌性前列腺炎也可能与尿潴留有关，患者应在排尿后行膀胱超声以评估尿潴留的情况，这称为排尿后残余量。对于尿潴留的患者，放置尿管或耻骨上导管以及泌尿外科会诊非常重要[80]。虽然大量研究都只针对于慢性前列腺炎，但 α 受体拮抗药可能有利于放松膀胱颈，从而促进膀胱更好地排空并减少前列腺内反流[80, 82]。

参考文献

[1] American College of Obstetricians and Gynecologists. ACOG Practice Bulletin No. 91: treatment of urinary tract infections in nonpregnant women. *Obstet Gynecol.* 2008; 111(3): 785-794. doi:10.1097/AOG.0b013e318169f6ef

[2] Cooper KL, Badalato GM, Rutman MP. Infections of the urinary tract. In: Partin AW, Dmochowski RR, Kavoussi LR, Peters CA, eds. *Campbell-Walsh-Wein Urology.* 12th ed. Elsevier; 2020.

[3] Payne CK, Potts JM. Urinary tract infection: beyond uncomplicated cystitis. In: Potts JM, ed. *Essential Urology: A Guide to Clinical Practice.* 2nd ed. Springer; 2012.

[4] Foxman B, Barlow R, D'Arcy H, Gillespie B, Sobel JD. Urinary tract infection: self-reported incidence and associated costs. *Ann Epidemiol.* 2000; 10(8): 509-515. doi:10.1097/01. ju.0000155596.98780.82

[5] Johnson JR, Russo TA. Acute pyelonephritis in adults [published correction appears in N Engl J Med. 2018 Mar 15;378(11):1069]. *N Engl J Med.* 2018; 378(1): 48-59. doi:10.1056/nejmcp1702758

[6] Hanno PM. Lower urinary tract infections in women and pyelonephritis. In: Hanno PM, Guzzo TJ, Malkowicz SB, Wein AJ, eds. *Penn Clinical Manual of Urology.* 2nd ed. Saunders; 2014.

[7] Nicolle LE, Gupta K, Bradley SF, et al. Clinical practice guideline for the management of asymptomatic bacteriuria: 2019 update by the Infectious Diseases Society of America. *Clin Infect Dis.* 2019; 68(10): e83-e110. doi:10.1093/cid/ ciy1121

[8] Gupta K, Hooton TM, Naber KG. International clinical practice guidelines for the treatment of acute uncomplicated cystitis and pyelonephritis in women: a 2010 Update by the Infectious Diseases Society of America and the European Society for Microbiology and Infectious Diseases. *Clin Infect Dis.* 2011; 52(5): e103-e120. doi:10.1093/cid/ciq257

[9] Huang Y, Li JM, Lai ZH, Wu J, Lu TB, Chen KM. Phenazopyridine-phthalimide nano-cocrystal: release rate and oral bioavailability enhancement. *Eur J Pharm Sci.* 2017; 109: 581-586. doi:10.1016/j.ejps.2017.09.020

[10] Gágyor I, Bleidorn J, Kochen MM, Schmiemann G, Wegscheider K, Hummers-Pradier E. Ibuprofen versus fosfomycin for uncomplicated urinary tract infection in women: randomised controlled trial. *BMJ.* 2015; 351: h6544. doi:10.1136/bmj.h6544

[11] Kronenberg A, Butikofer L, Odutayo A, et al. Symptomatic treatment of uncomplicated lower urinary tract infections in the ambulatory setting: randomised, double blind trial. *BMJ.* 2017; 359: j4784. doi:10.1136/bmj. j4784

[12] Vik I, Bollestad M, Grude N, et al. Ibuprofen versus pivmecillinam for uncomplicated urinary tract infection in women-A double-blind, randomized non-inferiority trial. *PLoS Med.* 2018; 15(5): e1002569. doi:10.1371/journal. pmed.1002569

[13] Anger J, Lee U, Ackerman AL, et al. Recurrent uncomplicated urinary tract infections in women: AUA/ CUA/ SUFU guideline. *J Urol.* 2019; 202(2) 282-289. doi:10.1097/JU.0000000000002963

[14] Humphreys MR, Lieske JC. Evaluation and medical management of kidney stones. In: Potts JM, ed. *Genitourinary Pain and Inflammation: Diagnosis and Management.* Humana Press; 2016.

[15] Miller NL, Borofsky MS. Evaluation and medical management of urinary lithiasis. In: Partin AW, Dmochowski RR, Kavoussi LR, Peters CA, eds. *Campbell-Walsh-Wein Urology.* 12th ed. Elsevier; 2020.

[16] Scales CD Jr, Smith AC, Hanley JM, Saigal CS; Urologic Diseases in America Project. Prevalence of kidney stones in the United States. *Eur Urol.* 2012; 62(1): 160-165. doi:10.1016/j.eururo.2012.03.052

[17] Johnson CM, Wilson DM, O'Fallon WM, Malek RS, Kurland LT. Renal stone epidemiology: a 25-year study in Rochester, Minnesota. *Kidney Int.* 1979; 16(5): 624-631. doi:10.1038/ki.1979.173

[18] Romero V, Akpinar H, Assimos DG. Kidney stones: a global picture of prevalence, incidence, and associated risk factors. *Rev Urol.* 2010; 12(2–3): e86-e96.

[19] Palmieri M, Dave SK. Managing your pre-operative and post-operative pain. In: Schulsinger DA, ed. *Kidney Stone Disease: Say NO to Stones!* Springer International

Publishing; 2016.

[20] Stoller ML. Urinary stone disease. In: McAninch JW, Lue TF, eds. *Smith & Tanagho's General Urology.* 19th ed. McGraw-Hill; 2020. Accessed September 07, 2020. https://accessmedicine-mhmedical-com.ezp-prod1.hul. harvard. edu/content.aspx?bookid=2840&sectionid=241660803

[21] Meissnitzer M, Meissnitzer T, Hruby S, et al. Comparison of prone vs. supine unenhanced CT imaging in patients with clinically suspected ureterolithiasis. *Abdom Radiol(NY).* 2017; 42(2): 569-576. doi: 10.1007/s00261-016-0918-1

[22] Brisbane W, Bailey MR, Sorensen MD. An overview of kidney stone imaging techniques. *Nat Rev Urol.* 2016; 13(11): 654-662. doi:10.1038/nrurol.2016.154

[23] Ray AA, Ghiculete D, Pace KT, Honey RJ. Limitations to ultrasound in the detection and measurement of urinary tract calculi. *Urology.* 2010; 76(2): 295-300. doi:10.1016/j.urology.2009.12.015

[24] Coursey CA, Casalino DD, Remer EM, et al. ACR Appropriateness Criteria® acute onset flank pain—suspicion of stone disease. *Ultrasound Q.* 2012; 28(3): 227-233. doi:10.1097/RUQ.0b013e3182625974

[25] Fulgham PF, Assimos DG, Pearle MS, Preminger GM. Clinical effectiveness protocols for imaging in the management of ureteral calculous disease: AUA technology assessment. *J Urol.* 2013; 189(4): 1203-1213. doi:10.1016/j.juro.2012.10.031

[26] Türk C, Petřík A, Sarica K, et al. EAU guidelines on interventional treatment for urolithiasis. *Eur Urol.* 2015; 69: 475-482.

[27] Assimos D, Krambeck A, Miller NL, et al. Surgical management of stones: American Urological Association/Endourological Society Guideline, PART II. *J Urol.* 2016; 196(4): 1161-1169. doi:10.1016/j.juro.2016.05.091

[28] Joshi HB, Okeke A, Newns N, Keeley FX Jr, Timoney AG. Characterization of urinary symptoms in patients with ureteral stents. *Urology.* 2002; 59(4): 511-516. doi:10.1016/s0090-4295(01)01644-2

[29] Fischer KM, Louie M, Mucksavage P. Ureteral stent discomfort and its management. *Curr Urol Rep.* 2018; 19(8): 64. doi:10.1007/s11934-018-0818-8

[30] Koprowski C, Kim C, Modi PK, Elsamra SE. Ureteral stent-associated pain: a review. *J Endourol.* 2016; 30(7): 744-753. doi:10.1089/end.2016.0129

[31] Ragab M, Soliman MG, Tawfik A, et al. The role of pregabalin in relieving ureteral stent-related symptoms: a randomized controlled clinical trial. *Int Urol Nephrol.* 2017; 49(6): 961-966. doi:10.1007/s11255-017-1561-7

[32] Montague DK, Jarow J, Broderick GA, et al. American Urological Association guideline on the management of priapism. *J Urol.* 2003(reviewed 2010); 170(4): 1318-1324. doi: 10.1097/01.ju.0000087608.07371.ca

[33] Levey HR, Segal RL, Bivalacqua TJ. Management of priapism: an update for clinicians. *Ther Adv Urol.* 2014; 6(6): 230-244. doi:10.1177/1756287214542096

[34] Eland IA, van der Lei J, Stricker BH, Sturkenboom MJ. Incidence of priapism in the general population. *Urology.* 2001; 57(5): 970-972. doi:10.1016/s0090-4295(01)00941-4

[35] Roghmann F, Becker A, Sammon JD, et al. Incidence of priapism in emergency departments in the United States. *J Urol.* 2013; 190(4): 1275-1280. doi:10.1016/j.juro.2013.03.118

[36] Earle CM, Stuckey BG, Ching HL, Wisniewski ZS. The incidence and management of priapism in Western Australia: a 16 year audit. *Int J Impot Res.* 2003; 15(4): 272-276. doi:10.1038/sj.ijir.3901018

[37] Broderick GA, Kadioglu A, Bivalacqua TJ, Ghanem H, Nehra A, Shamloul R. Priapism: pathogenesis, epidemiology, and management. *J Sex Med.* 2010; 7(1 Pt 2): 476-500. doi:10.1111/j.1743-6109.2009.01625.x

[38] Zacharakis E, Garaffa G, Raheem AA, Christopher AN, Muneer A, Ralph DJ. Penile prosthesis insertion in patients with refractory ischaemic priapism: early vs delayed implantation [published correction appears in BJU Int. 2016 Apr;117(4):E7]. *BJU Int.* 2014; 114(4): 576-581. doi:10.1111/bju.12686

[39] Ralph DJ, Garaffa G, Muneer A, et al. The immediate insertion of a penile prosthesis for acute ischaemic priapism. *Eur Urol.* 2009; 56(6): 1033-1038. doi:10.1016/j.eururo.2008.09.044

[40] Berger R, Billups K, Brock G, et al. Report of the American Foundation for Urologic Disease(AFUD) thought leader panel for evaluation and treatment of priapism. *Int J Impot Res.* 2001; 13(suppl 5): S39-S43. doi:10.1038/sj.ijir.3900777

[41] Szmuk P, Ezri T, Ben Hur H, Caspi B, Priscu L, Priscu V. Regional anaesthesia for circumcision in adults: a comparative study. *Can J Anaesth.* 1994; 41(12): 1181-1184. doi:10.1007/BF03020658

[42] Flores S, Herring AA. Ultrasound-guided dorsal penile nerve block for ED paraphimosis reduction. *Am J Emerg Med.* 2015; 33: 863.e3-863.e865. doi:10.1016/j.ajem.2014.12.041

[43] Rose G, Costa V, Drake A, Siadecki SD, Saul T. Ultrasound-guided dorsal penile nerve block performed in a case of zipper entrapment injury. *J Clin Ultrasound.* 2017; 45(9): 589-591. doi:10.1002/jcu.22459

[44] Fahmy MA. Paraphimosis. In: Fahmy MA, ed. *Normal and Abnormal Prepuce.* Springer International Publishing; 2020.

[45] Herzog LW, Alvarez SR. The frequency of foreskin problems in uncircumcised children. *Am J Dis Child.* 1986; 140(3): 254-256.

[46] Bragg BN, Leslie SW. Paraphimosis. In: *StatPearls.* StatPearls Publishing; 2020.

[47] Simonis K, Rink M. Paraphimosis. In: Merseburger A, Kuczyk M, Moul J, eds. *Urology at a Glance.* Springer; 2014.

[48] Manjunath AS, Hofer MD. Urologic emergencies. *Med Clin North Am.* 2018; 102(2): 373-385. doi:10.1016/j.mcna.2017.10.013

[49] Jadhav SE, Jadhav SS. Clinical study of proportion of predisposing events and causes of paraphimosis. *Indian J Appl Res.* 2013; 3: 373-374.

[50] Jones SA, Flynn RJ. An unusual(and somewhat piercing) cause of paraphimosis. *Br J Urol.* 1996; 78(5): 803-804. doi:10.1046/j.1464-410x.1996.25435.x

[51] Harvey K, Bishop L, Silver D, Jones T. A case of chancroid. *Med J Aust.* 1977; 1(26): 956-957.

[52] Nadimi AE, Carver CM. Syphilis presenting with paraphimosis: painless no longer. *J Am Acad Dermatol.* 2016; 74(5): AB154.

[53] Mainetti C, Scolari F, Lautenschlager S. The clinical spectrum of syphilitic balanitis of Follmann: report of five

cases and a review of the literature. *J Eur Acad Dermatol Venereol.* 2016; 30(10): 1810-1813. doi:10.1111/jdv.13802

[54] Fariña LA, Alonso MV, Horjales M, Zungri ER. Balanopostitis alérgica de contacto y parafimosis por aplicación tópica de jugo de celidonia [Contact-derived allergic balanoposthitis and paraphimosis through topical application of celandine juice]. *Actas Urol Esp.* 1999; 23(6): 554-555.

[55] Verma S. Coital penile trauma with severe paraphimosis. *J Eur Acad Dermatol Venereol.* 2005; 19(1): 134-135. doi:10.1111/j.1468-3083.2004.00955.x

[56] Burstein B, Paquin R. Comparison of outcomes for pediatric paraphimosis reduction using topical anesthetic versus intravenous procedural sedation. *Am J Emerg Med.* 2017; 35(10): 1391-1395. doi:10.1016/j. ajem.2017.04.015

[57] Morey AF, Brandes S, Dugi DD III, et al. Urotrauma: AUA guideline. *J Urol.* 2014(amended 2017); 192(2): 327-335. doi: 10.1016/j.juro.2014.05.004

[58] Rodriguez D, Li K, Apoj M, Munarriz R. Epidemiology of penile fractures in United States Emergency Departments: access to care disparities may lead to suboptimal outcomes. *J Sex Med.* 2019; 16(2): 248-256. doi:10.1016/j.jsxm.2018.12.009

[59] Morey AF, Simhan J. Genital and lower urinary tract trauma. In: Partin AW, Dmochowski RR, Kavoussi LR, Peters CA, eds. *Campbell-Walsh-Wein Urology.* 12th ed. Elsevier; 2020.

[60] Zare Mehrjardi M, Darabi M, Bagheri SM, Kamali K, Bijan B. The role of ultrasound(US) and magnetic resonance imaging(MRI) in penile fracture mapping for modified surgical repair. *Int Urol Nephrol.* 2017; 49(6): 937-945. doi:10.1007/s11255-017-1550-x

[61] Saglam E, Tarhan F, Hamarat MB, et al. Efficacy of magnetic resonance imaging for diagnosis of penile fracture: a controlled study. *Investig Clin Urol.* 2017; 58(4): 255-260. doi:10.4111/icu.2017.58.4.255

[62] Metzler IS, Reed-Maldonado AB, Lue TF. Suspected penile fracture: to operate or not to operate? *Transl Androl Urol.* 2017; 6(5): 981-986. doi:10.21037/tau.2017.07.25

[63] Bozzini G, Albersen M, Otero JR, et al. Delaying surgical treatment of penile fracture results in poor functional outcomes: results from a large retrospective multicenter European study. *Eur Urol Focus.* 2018; 4(1): 106-110. doi:10.1016/j.euf.2016.02.012

[64] Naraynsingh V, Hariharan S, Goetz L, Dan D. Late delayed repair of fractured penis. *J Androl.* 2010; 31(2): 231-233. doi:10.2164/jandrol.109.008268

[65] el-Assmy A, el-Tholoth HS, Mohsen T, Ibrahiem el-HI. Does timing of presentation of penile fracture affect outcome of surgical intervention? *Urology.* 2011; 77(6): 1388-1391. doi:10.1016/j.urology.2010.12.070

[66] Nasser TA, Mostafa T. Delayed surgical repair of penile fracture under local anesthesia. *J Sex Med.* 2008; 5(10): 2464-2469. doi:10.1111/j.1743-6109.2008.00851.x

[67] Zhao LC, Lautz TB, Meeks JJ, Maizels M. Pediatric testicular torsion epidemiology using a national database: incidence, risk of orchiectomy and possible measures toward improving the quality of care. *J Urol.* 2011; 186(5): 2009-2013. doi:10.1016/j.juro.2011.07.024

[68] Ludvigson AE, Beaule LT. Urologic emergencies. *Surg Clin North Am.* 2016; 96(3): 407-424. doi:10.1016/j. suc.2016.02.001

[69] Bourke MM, Silverberg JZ. Acute scrotal emergencies. *Emerg Med Clin North Am.* 2019; 37: 593-610.

[70] Callewaert PR, Van Kerrebroeck P. New insights into perinatal testicular torsion. *Eur J Pediatr.* 2010; 169(6): 705-712. doi:10.1007/s00431-009-1096-8

[71] Ross JH. Pediatric potpourri. In: Potts JM, ed. *Essential Urology: A Guide to Clinical Practice.* 2nd ed. Springer; 2012.

[72] Kadish HA, Bolte RG. A retrospective review of pediatric patients with epididymitis, testicular torsion, and torsion of testicular appendages. *Pediatrics.* 1998; 102(1 Pt 1): 73-76. doi:10.1542/peds.102.1.73

[73] Hills-Dunlap JL, Rangel SJ. Pediatric surgery. In: Doherty GM, ed. *Current Diagnosis & Treatment: Surgery.* 15th ed. McGraw-Hill; 2020. Accessed July 19, 2020.

[74] Demirbas A, Demir DO, Ersoy E, et al. Should manual detorsion be a routine part of treatment in testicular torsion? *BMC Urol.* 2017; 17(1): 84. doi:10.1186/s12894-017-0276-5

[75] Kiesling VJ, Schroeder DE, Pauljev P, et al. Spermatic cord block and manual reduction: primary treatment for spermatic cord torsion. *J Urol.* 1984; 132(5): 921-923. doi:10.1016/s0022-5347(17)49947-2

[76] Kaye KW, Lange PH, Fraley EE. Spermatic cord block in urologic surgery. *J Urol.* 1982; 128(4): 720-721. doi:10.1016/s0022-5347(17)53154-7

[77] Wipfli M, Birkhäuser F, Luyet C, Greif R, Thalmann G, Eichenberger U. Ultrasound-guided spermatic cord block for scrotal surgery. *Br J Anaesth.* 2011; 106(2): 255-259. doi:10.1093/bja/aeq301

[78] Potts JM. Prostatitis and chronic pelvic pain syndrome. In: Potts JM, ed. *Essential Urology.* Springer; 2012.

[79] Roberts RO, Lieber MM, Rhodes T, Girman CJ, Bostwick DG, Jacobsen SJ. Prevalence of a physician-assigned diagnosis of prostatitis: the Olmsted County Study of Urinary Symptoms and Health Status Among Men. *Urology.* 1998; 51(4): 578-584. doi:10.1016/s0090-4295(98)00034-x

[80] Khan FU, Ihsan AU, Khan HU, et al. Comprehensive overview of prostatitis. *Biomed Pharmacother.* 2017; 94: 1064-1076. doi:10.1016/j.biopha.2017.08.016

[81] Ackerman AL, Parameshwar PS, Anger JT. Diagnosis and treatment of patients with prostatic abscess in the post-antibiotic era. *Int J Urol.* 2018; 25(2): 103-110. doi:10.1111/iju.13451

[82] Reddivari AKR, Mehta P. Prostate abscess. In: *StatPearls.* November 2019. Accessed September 1, 2020. https://www.statpearls.com/kb/viewarticle/27832

[83] Ludwig M, Schroeder-Printzen I, Schiefer HG, Weidner W. Diagnosis and therapeutic management of 18 patients with prostatic abscess. *Urology.* 1999; 53(2): 340-345. doi:10.1016/s0090-4295(98)00503-2

[84] Coker TJ, Dierfeldt DM. Acute bacterial prostatitis: diagnosis and management. *Am Fam Physician.* 2016; 93(2): 114-120.

[85] Chou YH, Tiu CM, Liu JY, et al. Prostatic abscess: transrectal color Doppler ultrasonic diagnosis and minimally invasive therapeutic management. *Ultrasound Med Biol.* 2004; 30(6): 719-724. doi: 10.1016/j. ultrasmedbio. 2004.03.014

[86] Lipsky BA, Byren I, Hoey CT. Treatment of bacterial prostatitis. *Clin Infect Dis.* 2010; 50(12): 1641-1652. doi: 10.1086/652861

第20章 急性内分泌系统相关疼痛
Acute Endocrine System-Related Pain

Erica Seligson　Matthew B. Allen　Richard D. Urman　著

丁　超　译　姜　丽　校

内分泌系统疾病相关的疼痛在临床表现、病理生理学和治疗方面有其特殊性，本章将介绍与糖尿病、肾上腺功能减退、甲状腺炎和甲状旁腺功能障碍等内分泌系统疾病相关的疼痛的评估和治疗。

一、糖尿病相关疼痛

全球有 4.25 亿人患糖尿病，预计到 2045 年这一数字将超过 6 亿[1]。随着病情的进展，1/3 的糖尿病患者会出现疼痛性糖尿病周围神经病变（painful diabetic peripheral neuropathy，pDPN），这是糖尿病最常见的并发症和最常见的神经病变形式。

（一）临床特征

最早在 1885 年，疼痛性糖尿病周围神经病变（pDPN）被描述为一种"持续性烧灼感，夜间尤甚"的病变[2]。糖尿病患者神经病变的危险因素包括年龄、病程长和血糖控制不良[1]。患者可以出现一系列典型的症状，有的患者则没有，这些症状包括（如烧灼感、刺痛或电击样疼痛）、感觉异常和麻木，这些症状通常呈对称的"手套和袜套"样分布，且可随着疾病进展向近端延伸[3]。这类患者体格检查的常见特征包括本体感觉受损，轻触感、温觉缺失[1]。还可能出现震颤和针刺感以及踝关节深部肌腱反射减弱或缺失[1]。

周围神经病变的鉴别诊断包括各种全身性疾病（如慢性肾脏或肝脏疾病、单克隆丙种球蛋白增多症、炎性多发性神经病、血管炎）、药物不良反应、中毒史、遗传性疾病和营养缺乏，非糖尿病原因引起的神经病变的临床特征包括局灶性或不对称症状、起病迅速、非时间依赖性以及以运动无力为主要表现，相关的实验室检查包括空腹血糖、全血细胞计数、综合代谢谱、红细胞沉降率、维生素 B_{12} 和促甲状腺素水平。进一步的诊断性检查包括筛查风湿病或副肿瘤综合征的标志物，以及电生理检查。

（二）病理生理学

pDPN 的病理特征涉及多种病理机制，其中许多机制可归因于高血糖的有害影响和由此产生的代谢变化。Yagihashi 等描述了长期高血糖导致的下游代谢级联反应，包括多元醇途径过度活跃、晚期糖基化最终产物和活性氧的增加[4]。这些产物激活蛋白激酶，损害神经内膜微血管和神经组织，最终导致周围神经的功能和结构发生改变。此外，神经水平的代谢异常，可通过细胞因子的释放和巨噬细胞的迁移引发炎症反应，进而导致神经病变的发展，最终，炎症介导缺血再灌注的发生，加速了潜在的神经损伤[4]。

pDPN 的发展可能还涉及中枢敏化和中枢疼痛处理系统的改变，由于丘脑系统涉及整个痛觉通路，因此，这一区域的改变很可能导致 pDPN 的发病，一些证据表明，pDPN 患者中枢神经系统中兴奋性和抑制性神经递质的比例出现失衡。具体来说，这些患者的丘脑内的谷氨酸 / 氨基丁酸比率较之正常人更高[5]。

（三）治疗

控制血糖是糖尿病管理的基本措施，但在不同类型的糖尿病患者中，对神经病理性疼痛发展的影响是不同的。糖尿病控制和并发症试验发现，严格的血糖控制可使 1 型糖尿病患者的神经性疼痛率降低 60%，但对 2 型糖尿病患者则没有同样的效果[6]。目前尚无可预防或逆转 pDPN 的推荐药物。因此，pDPN 的管理以症状治疗为中心，以求改善患者功能状态、提高患者生存质量。

治疗指南建议使用以下一线或二线药物：普瑞巴林、加巴喷丁、度洛西汀、文拉法辛和阿米替林[7]。美国食品药品管理局仅批准普瑞巴林、度洛西汀、氟西汀和他喷他多用于 pDPN 的治疗（表 20-1）。药物的选择因人而异，需要考虑药物不良反应和患者共病情况。关于使用抗抑郁药和加巴喷丁类药物治疗疼痛的更多信息，见第 36 章。

加巴喷丁和普瑞巴林是 GABA 类似物，通过高亲和力结合和调节背根神经节的钙通道 $\alpha2\text{-}\delta$ 蛋白起到镇痛作用[8]。这些通道的调节减少了突触前膜内融合的突触囊泡的数量，从而限制了神经递质（GABA、谷氨酸、去甲肾上腺素、P 物质和降钙素基因相关肽）释放入突触间隙，加巴喷丁也被证明可以抑制受损的周围神经的异位放电活动，此外，有一些证据支持加巴喷丁增强了 GABA 介导通路的抑制性输入，并且可以拮抗中枢神经系统 NMDA 受体和阻滞钙通道，因此其具有抗痛觉过敏作用[9]。

一项针对加巴喷丁用于 pDPN 的试验的系统评价和 Meta 分析表明，当加巴喷丁剂量达 1200mg 或以上时，可将疼痛强度降低至少 50%，需治疗数量（NNT）的获益（NNT for benefit，NNTB）为 5.9[1]。此外，一项针对 165 例 pDPN 患者的双盲、安慰剂对照多中心研究报告称，加巴喷丁组的平均每日疼痛评分在统计学意义上显著降低，其 NNT 为 3.8[9]。考虑到其药代动力学

药　物	初始剂量	极　量	常见不良反应	可以使用的并存疾病（基于药物不良反应和作用机制）	禁止使用的并存疾病（基于药物不良反应和作用机制）
加巴喷丁	100～300mg，每日 3 次	1200mg，每日 3 次	头晕、疲劳、嗜睡、共济失调	失眠、特发性震颤、不宁腿综合征	药物滥用失常
普瑞巴林	75mg，每日 2 次	150mg，每日 2 次			
度洛西汀	20～30mg，每日 2 次	120mg，每日 1 次	恶心、口干、嗜睡、疲劳	抑郁、焦虑	有 5- 羟色胺综合征风险的患者（例：服用其他 5- 羟色胺能药物的患者）
阿米替林	25mg，每晚睡前使用	150mg，每日 1 次（150mg，每日 1 次或 75mg，每晚睡前使用）	嗜睡、口干、便秘、排尿困难、头晕、性功能障碍、头痛		QT 间期延长、心律失常

表 20-1　FDA 批准用于治疗糖尿病神经病变的药物

是非线性的，加巴喷丁用量通常从较低剂量开始（如100～300mg，每日3次），然后逐渐加量以达到治疗效果[10]。最大剂量为每次1200mg，每日3次。

证明普瑞巴林疗效的证据也同样有力。一项系统评价和Meta分析显示，每日服用600mg普瑞巴林，可使疼痛至少减轻50%，NNT为7.8[11]。普瑞巴林比加巴喷丁更有效，其初始剂量为75mg，每日2次，必要时可增加到300mg/d的最大剂量（在欧洲普瑞巴林最高剂量为600mg/d，此剂量用于其他适应证）。加巴喷丁和普瑞巴林都是经肾脏排泄，因此，肾功能受损的患者需要调整剂量。

近2/3服用加巴喷丁类药物治疗神经性疼痛的患者出现不良反应，最常见的症状是头晕、疲劳、嗜睡和共济失调[11]。加巴喷丁类药物由于缺乏与蛋白质结合和参与代谢的机制，与其他药物之间的相互作用并不常见，但加巴喷丁和普瑞巴林与阿片类药物和苯二氮䓬类药物共同使用确实增加了患者药物过量和死亡的风险，考虑到加巴喷丁类药物滥用的可能，对其进行了处方限制，同时要进一步强调在给药物滥用患者开具此类药物时需更加谨慎[1]。加巴喷丁和普瑞巴林的不良反应使它们成为失眠、特发性震颤或不宁腿综合征患者的合理选择。急性停用加巴喷丁类药物，患者可出现一系列戒断症状（如焦虑、失眠、头痛），因此建议停药前应逐渐减少药量[1]。

米洛巴林是一种新兴的α2-δ亚基配体神经性疼痛治疗药物，在最近的随机对照试验中显示了良好的镇痛效果和安全性，与加巴喷丁和普瑞巴林不同的是，前两者是α2-δ-1和α2-δ-2的非选择性配体，而米罗巴林对α2-δ-1亚基有更高选择性，因此，它可能成为未来神经性疼痛治疗的一个更具吸引力的选择[1]。

1.5-羟色胺去甲肾上腺素再摄取抑制药

度洛西汀抑制5-羟色胺和去甲肾上腺素的再摄取，增强了与pDPN相关疼痛的下行抑制系统信号的传导。一些安慰剂对照随机对照试验发现度洛西汀在剂量为60mg和120mg时对pDPN的疗效优于安慰剂[12]。与其他药物疗效相比，度洛西汀的疗效参差不齐。两项随机对照试验和一项综合分析显示，它的疗效优于300mg剂量的普瑞巴林[13-15]。但也有其他研究表明它与加巴喷丁类药物的疗效相似，甚至更差。每日服用度洛西汀60mg，其疼痛减少50%的NNTB为5.0。

文拉法辛是另一种常用于治疗pDPN的5-羟色胺去甲肾上腺素再摄取抑制药（SNRI），并已证明在150/225mg剂量时优于安慰剂。然而，这些研究规模小且样本数量有限。此外，有一些研究报道它有发生心房颤动、恶心、头痛和失眠等不良反应的风险[16]。总的来说，SNRI治疗pDPN的效果满意，它们的作用机制和临床疗效使其成为抑郁症和（或）焦虑症共病患者的合理选择，值得注意的是，SNRI与5-羟色胺能药物（尤其是曲马多或单胺氧化酶抑制药）联合使用会增加5-羟色胺综合征发生的风险，应避免联合使用这两种药物[17]。与度洛西汀不同，文拉法辛没有获得美国食品药品管理局的批准以用于治疗pDPN。

2. 阿米替林

在三环类抗抑郁药（TCA）中，阿米替林是最常用于神经性疼痛和pDPN治疗的药物，这种药物的确切镇痛机制尚不清楚，可能涉及抑制去甲肾上腺素和5-羟色胺从突触间隙的再摄取、抗胆碱能抑制、间接多巴胺能作用和钠通道的阻滞[18-20]。

尽管阿米替林作为神经性疼痛的一线药物已经使用了几十年，但支持其使用的可靠数据有限。一项系统评价发现阿米替林在pDPN治疗中比安慰剂更有效，尽管其他数据库Meta分析发现阿米替林疗效仅高于安慰剂，安全性最低，收益-风险平衡最低[21]。国际循证医学协作组得出的结论是：尚缺乏有效、公正的证据来证明阿米替林的疗效[11]。

TCA阿米替林治疗神经性疼痛的剂量为10～25mg/d，几周后增至最大剂量75mg/d。TCA

经口吸收良好,其亲脂性使其在人体内广泛分布,并可渗透到中枢神经系统中[7]。由于肝脏的首过效应,它们的生物利用度不稳定,一般需要6~8周的逐步增量才能达到有效的镇痛,此类药物的不良反应主要源于抗胆碱能作用,包括嗜睡、口干、便秘、排尿困难、头晕、性功能障碍和头痛,阿米替林可致心律失常,因此,QT间期延长和其他心脏并发症患者应避免使用。

3. 阿片类药物

他喷他多缓释药是一种相对较新的作用于中枢的 μ 阿片受体激动药,是美国食品药品管理局批准的第4种,也是最新一种用于治疗神经性疼痛的药物,其剂量范围为 50~700mg/d。该药抑制去甲肾上腺素和 5- 羟色胺的再摄取,与 μ 受体有很强的亲和力,后者在脊髓水平上阻断疼痛信号上行传导的突触传递,同时激活下行抑制系统。3 个大型随机对照试验证明,与安慰剂相比,他喷他多对 pDPN 患者的镇痛更有效[22-24]。与传统的阿片类药物相比,他喷他多滥用的可能性较低,这使其成为成年 pDPN 患者的更优选择。

曲马多是另一种作用于中枢的合成类阿片类药物,但与他喷他多相比,其与 μ 受体的亲和力较弱,总的来说,支持曲马多可缓解 pDPN 的疗效的证据是有限的,这种药物的早期研究表明其很有前景;然而,Cochrane 的一项合作研究(国际循证医学协作组的一项研究)发现,在 pDPN 患者中,证明曲马多镇痛效果的证据质量较低。此外,其导致包括 5- 羟色胺综合征、意识混乱、头晕和癫痫等不良事件的发生率也不容忽视。尽管有这些缺点,剂量为 200~400mg/d 的曲马多常作为二线或三线治疗,用于那些对一线治疗无反应或仍有症状的患者的爆发性疼痛。

尽管通常不鼓励使用传统的阿片受体激动药作为糖尿病神经性疼痛的一线治疗药物,但在 pDPN 治疗中往往优先使用阿片类药物。羟考酮、吗啡和美沙酮是用于治疗糖尿病神经性疼痛的镇痛效果最强的阿片类药物[25]。一些研究表明这些药物与安慰剂相比有更加显著的镇痛作用[26]。然而,上述研究中镇痛治疗持续时间较短,并且没有评估 pDPN 患者滥用阿片类药物的风险。Cochrane 的一篇合作性综述研究了神经性疼痛患者使用 10 种不同的阿片类药物的情况,与安慰剂相比,患者的平均疼痛评分改善了 1.5 分(满分 10 分)[27]。另一个共识是也会存在阿片类药物用药过量、阿片类药物滥用和耐药的风险,长期使用这些药物与全身并发症包括骨折、心肌梗死和内分泌功能紊乱相关[28]。

尽管许多其他的疗法也被尝试用于治疗神经性疼痛,但是支持其使用有效性的证据极其有限。丙戊酸钠、卡马西平、奥卡西平、托吡酯、拉科酰胺、苯妥英钠、左乙拉西坦和唑尼沙胺都已进行了实验观察,但均未取得有意义的、可重复的结果。一篇 Cochrane 综述报告没有证据或者缺乏充分的证据证明抗癫痫药物用于治疗神经性疼痛有效果。最近,越来越多的证据表明,一些神经外科治疗手段(如有创的神经调节治疗),可能对药物难治性 PDN 患者有效。一项由 2 项随机对照试验提供证据的系统综述和 Meta 分析支持使用强直性脊髓电刺激(t-SCS)治疗药物难治性严重 PDN,这种疗法包括将有规律的电脉冲(约 50Hz)传送到脊髓背侧柱,在疼痛区域引起感觉异常,以竞争性抑制其他疼痛信号的传导,达到镇痛效果,其机制是疼痛的闸门控制理论。

总体而言,在 pDPN 治疗方面仍然存在很大挑战,其发病机制还不完全清楚,药物治疗主要是对症治疗,目前所有的指南都支持以小剂量开始的个性化方法,以求达到最好的治疗效果和最大程度的减小不良反应。

二、甲状腺疾病相关疼痛

有部分患者患有疼痛性的甲状腺疾病,亚急性甲状腺炎(subacute thyroiditis,SAT)和疼痛性桥本甲状腺炎(painful Hashimoto thyroiditis,pHT)是其中最常见的两种疾病。

(一)亚急性甲状腺炎的临床特征

亚急性甲状腺炎(SAT)又称 de Quervain 甲

状腺炎，是一种自限性病毒性炎性疾病，最常见于 40—50 岁的女性，年发病率为 12.1/10 万[29]。SAT 临床病程不可预测，但通常几个月的时间内病程进展到第 3 或第 4 阶段。在急性期，患者出现急性发作的单侧或双侧甲状腺疼痛，放射到下颌或耳部，可因咳嗽或头部运动加重，体格检查显示甲状腺肿大，质软。常见的临床表现包括发热、甲状腺功能亢进相关症状（包括心悸、出汗和体重减轻）以及发病前的上呼吸道感染史。由于急性炎症的影响，甲状腺激素释放到血液循环中，导致一过性甲状腺功能亢进（血清游离 T_4 和 T_3 升高，血清 TSH 降低）。随后甲状腺功能短暂恢复正常，大多数患者还会出现短暂的亚临床甲状腺功能减退（游离 T_4 和 T_3 恢复正常，TSH 升高）[30]。大约 15% 的患者发展为永久性甲状腺功能减退症，需要行甲状腺激素替代治疗[29]。根据临床特征可以基本确诊 SAT，但还需要其他实验室检查辅助诊断，包括非特异性炎症标志物（ESR 和 CRP）升高、转氨酶升高及白细胞数量增多。

（二）亚急性甲状腺炎的治疗

治疗的重点在于缓解甲状腺疼痛和甲状腺功能亢进症状（如果存在的话），轻、中度疼痛的症状通常可以通过短期服用非甾体抗炎药或阿司匹林缓解，如果患者有剧烈的颈部疼痛和全身症状，建议使用糖皮质激素，可以缩短病程[30]。通常情况下，口服强的松 2～8 周疗程能充分缓解症状，每周减量 5～10mg，以找到能缓解症状的最低剂量。

（三）疼痛性桥本甲状腺炎的临床特点

通常来说，SAT 是在没有已知的潜在甲状腺疾病的情况下发生的[31]。这与 pHT 不同，pHT 是桥本甲状腺炎急性加重的罕见变种。事实上，一项对 1957—2019 年所有 pHT 病例报告的文献综述发现，这些年间共报道 70 例 pHT 患者，且主要是年轻成年女性，其中大多数人都有已知的甲状腺病史，抗甲状腺抗体的存在证明了这一点。pHT 通常表现为发热伴隐匿性进行性疼痛，

或既往无病毒感染性疾病病史的情况下发生的急性的无法忍受的甲状腺疼痛，许多这样的患者最初被误诊为 SAT，但对非甾体抗炎药（NSAID）、糖皮质激素或左甲状腺素治疗反应不佳，对于这类患者，需要重新进行评估[32]。

（四）疼痛性桥本甲状腺炎（pHT）的治疗管理

全甲状腺切除术是治疗 pHT 的金标准，这是基于病例报告和病例分析总结证明的唯一一项能长期缓解疼痛的治疗方法[31]。

（五）病理生理学

在亚急性甲状腺炎 SAT 所有症状中，颈部疼痛被认为是甲状腺炎症导致的结果，其原因是病毒感染或者是病毒感染后的炎症反应所致，最终破坏了甲状腺滤泡，并激活储存在滤泡中的甲状腺球蛋白水解，这一过程也解释了一过性生化性甲亢，然而，疼痛性甲状腺炎 pHT 引起甲状腺相关疼痛的病理生理学机制仍然不清楚，一种流行的假说将疼痛归因于甲状腺迅速增大导致的包膜牵拉。然而，也有很多患者甲状腺大小不变或萎缩，同样感到疼痛[31]。

最后，颈部疼痛还有其他很多原因，包括甲状腺来源和非甲状腺来源都应当排除，甲状腺相关颈部疼痛的鉴别诊断包括急性感染性（化脓性）甲状腺炎、里德尔甲状腺炎、原发性甲状腺淋巴瘤和甲状腺结节出血，非甲状腺来源的颈部疼痛包括胃食管反流或痉挛、颈部肌肉挛缩、牙痛和心绞痛引起的牵涉痛。

三、甲状旁腺疾病相关疼痛

原发性甲状旁腺功能亢进（primary hyperparathyroidism，PHPT）的经典体征和症状反映了甲状旁腺激素分泌增加和高钙血症的共同作用，称为"骨病、结石、腹部不适和精神症状"。

（一）临床特征

在美国，PHPT 的患病率为 0.86%，大多数病例是 50—60 岁的中年女性[33]。大多数 PHPT 病例（90%）发生于可以生成甲状旁腺素的散发

良性腺瘤，10%为家族型（多发性腺瘤或增生），1%来自甲状旁腺癌[33]。

最常见的症状是孤立性骨痛，但PHPT也可能引起与病理性骨折、骨骼畸形和全身肌肉无力相关的疼痛，这种症状是由于甲状旁腺素的分解代谢作用导致骨密度降低所致，通常发生在桡骨远端和髋关节，更严重者会发生于腰椎[33]。PHPT患者也会有风湿病的疼痛症状，主要包括肩部近端和盆腔肌肉的关节痛和肌痛，通常类似于风湿性多部位肌痛，而广泛的疼痛和疲劳可能导致误诊为肌纤维痛[34]。除了肌肉骨骼症状外，患者还可能会出现严重的腹痛、胰腺炎和消化性溃疡等症状，这与血清钙水平升高导致的神经肌肉兴奋性降低和胃泌素升高有关[33]。最后，疼痛性肾结石也是PTPH高钙尿症的典型表现，约2%~8%的肾结石患者被诊断为PHPT。

虽然高钙血症和甲状旁腺激素水平升高通常可以确诊患者，其他实验室检查也应开展相关化验。重点关注的指标包括全段甲状旁腺素、24h尿钙和血清25-羟维生素D，以区分PHPT与其他可能伴有身体疼痛和高钙血症的疾病。鉴别诊断包括隐匿性恶性肿瘤如甲状旁腺激素相关蛋白引起顽固性的高钙血症，以及直接引起骨质破坏的恶性肿瘤、家族性低尿钙高钙血症、继发性甲状旁腺功能亢进和肉芽肿性疾病。

（二）病理生理学

血浆的总钙水平由甲状旁腺激素精细调节，血浆钙水平需要严格控制，以确保细胞信号传导、肌肉收缩和骨骼发育再生等正常功能。甲状旁腺通过主细胞上的钙敏感受体对血钙浓度变化做出反应。在PHPT中，甲状旁腺功能异常，其细胞失去对钙浓度变化的敏感性，产生过量甲状旁腺素，最终导致高钙血症[33]。虽然80%~90%的病例是在无症状高钙血症的基础上诊断的，但10%~20%患者经历了与高钙血症影响相关的一系列疼痛症状。

（三）治疗

所有PHPT典型症状或并发症的患者都建议行甲状旁腺手术，手术可以达到治愈性效果，改善骨密度，从而降低骨折及肾结石的风险，并改善了包括身体疼痛在内的重要生存质量指标[35]。

四、肾上腺疾病相关疼痛

与糖尿病和甲状腺疾病相比，文献中关于肾上腺功能不全的疼痛表现描述较少。由于肾上腺素不足症的临床特征可能难以察觉，因此通常会延迟做出正确的诊断。此外，由于缺乏对其疼痛特征分类的研究，使得在流行病学领域研究该综合征相当具有挑战性。

（一）临床特征

疼痛在肾上腺危象（也称为急性肾上腺功能不全或艾迪森病危象）和症状较轻的慢性肾上腺功能不全的情况下都有报道。肾上腺危象是一种危及生命的疾病，定义为与低血压相关的健康状况的急性恶化，并在使用糖皮质激素后1~2h消退。该疾病的死亡率为每年0.5/100例患者，病因是皮质醇的绝对或相对缺乏，最终导致组织糖皮质激素活性不足，无法维持体内平衡[36]。除了休克之外，大约1/3的患者会出现胃肠道不适的症状，包括腹部压痛和绞痛、恶心和呕吐；除了胃肠道症状外，弥漫性肌痛、肌肉骨骼和下背部疼痛也有报道，在肾上腺坏死（由出血、栓塞或败血症引起）的病例中，高达85%的患者会出现腹部、侧腹部和背部疼痛[37]。

虽然肾上腺危象是肾上腺功能不全最严重的表现，但慢性肾上腺功能减退也能导致疼痛，尽管不易发现，但高达13%的慢性肾上腺功能不全患者有肌肉骨骼症状，包括肌痛、关节痛、僵硬、肌肉痉挛和腰痛[38]。一些综述文章描述了以肌肉骨骼症状为主要临床特征的肾上腺素减少病例。2008年，Sathi等描述了3个肾上腺功能不全的病例。第1例是慢性膝关节疼痛患者，在对其不适、体重减轻和慢性低血压等症状进行进一步检查后，最终诊断为肾上腺功能不全，使用氢化可的松后，这些症状有所缓解[39]。另两名患者有一系列慢性弥漫性全身肌痛的症状，常与屈曲挛缩畸形等体格检查相关。同样，一旦诊断出肾上腺素不足，以氢化可的松或氟化可的松进行皮质醇替代治疗可缓解此类症状。值得注意的是，在这些病例中，排除诊断延误了确诊，如系统性红斑狼疮、类风湿关节炎、风湿性多肌痛和纤维肌痛[39]。最后，还有一项研究甄别出 10 名以胸痛和腹痛为主要症状表现的原发性肾上腺素功能不全患者，最终发现与肾上腺皮质激素降低导致的浆膜炎有关[40]。

由于急性肾上腺功能不全几乎不是一个独立的过程，根据其潜在的病因，鉴别诊断是相当广泛的，对于出现精神状态改变、胃肠道不适、发热和低血压的患者，应考虑肾上腺危象的可能性。值得注意的是，腹部不适可能是肾上腺危象的一个主要症状，这类患者可能会被误诊为胃肠炎，支持慢性肾上腺功能不全诊断的特征包括慢性疲劳、肌无力、腹痛、低血压、体重减轻、头痛和皮肤变化。正如上述，鉴于症状不易察觉，通常很难及时对慢性肾上腺功能不全做出明确诊断。更广泛的鉴别诊断包括肌萎缩性脊髓侧索硬化症、重症肌无力、多发性肌炎、结节样肌病、颞动脉炎和骨软化症。辅助诊断的特征包括电解质紊乱，如低钠血症、高钾血症和低血糖。其他实验室异常包括嗜酸性粒细胞增多症、正常细胞正常色素性贫血、高钙血症、醛固酮水平低或正常。明确肾上腺危象的诱发原因是很重要的，无论是败血症、感染、创伤、身体或情绪压力，还是心肌梗死或未坚持糖皮质激素替代疗法都有可能诱发肾上腺危象。对于无已知肾上腺病理性改变的患者，若出现液体治疗、血管升压药或其他治疗方法难以纠正的低血压，应首先考虑肾上腺危象。

（二）病理生理学

目前对肾上腺功能不全所致疼痛的病理生理学机制还知之甚少，通常归因于其潜在的原发病因。一般来说，皮质醇缺乏会导致内源性糖皮质激素对炎症细胞因子的正常抑制作用丧失，随后细胞因子水平迅速升高，引发不适和弥漫性疼痛[36]。也有研究认为，肌肉骨骼的疼痛表现可能是由于皮质类固醇激素缺乏导致骨骼肌萎缩，一些接受皮质类固醇治疗的患者显示肌肉纤维比例和直径增加可以支持这一理论[38]。此外，皮质醇也可能通过脊髓背角的皮质类固醇受体影响疼痛的处理，且皮质类固醇受体在伤害感受性疼痛的传递中起着至关重要的作用[41]。

（三）治疗

一旦患者确诊肾上腺危象，应立即静脉注射氢化可的松 100mg，然后每 24 小时连续输注 200mg，或每 6 小时注射 50mg，后续剂量根据患者临床反应而定[36]。由于氢化可的松具有类似于生理剂量糖皮质激素的药代动力学特征、血浆蛋白结合、组织分布和糖皮质激素-盐皮质激素的平衡作用，因此作为治疗肾上腺危象的首选药物，在治疗肾上腺危象期间，应根据标准的复苏方案结合患者相关合并症给予晶体液，同时还需要诊断和处理相关并存疾病。对肾上腺危象进行处理后，氢化可的松剂量应根据患者情况在 3 天内逐渐减少到维持剂量，同时应评估可预防的突发事件并制订相关预防策略。

结论

内分泌系统紊乱可表现出各种疼痛症状，激素失衡的早期诊断和治疗对缓解相关疼痛症状至关重要。

参考文献

[1] Alam U, Sloan G, Tesfaye S. Treating pain in diabetic neuropathy: current and developmental drugs. Drugs. 2020; 80 (4): 363-384.

[2] Pavy FW. Introductory address to the discussion on the clinical aspect of glycosuria. Lancet. 1885; 126 (3250): 1085-1087.

[3] Raghu ALB, Parker T, Aziz TZ, et al. invasive electrical neuromodulation for the treatment of painful diabetic neuropathy: systematic review and meta-analysis. *Neuromodulation*. 2021; 24 (1): 13-21. 10.1111/ner.13216.

[4] Yagihashi S, Mizukami H, Sugimoto K. Mechanism of diabetic neuropathy: where are we now and where to go? J *Diabetes Investig*. 2011; 2: 18-32.

[5] Schreiber AK, Nones CFM, Reis RC, Chichorro JG, Cunha JM. Diabetic neuropathic pain: physiopathology and treatment. *World J Diabetes*. 2015; 6 (3): 432-444.

[6] Albers JW, Herman WH, Pop-Busui R, et al. Effect of prior intensive insulin treatment during the Diabetes Control and Complications Trial (DCCT) on peripheral neuropathy in type 1 diabetes during the Epidemiology of Diabetes Interventions and Complications (EDIC) Study. *Diabetes Care*. 2010; 33 (5): 1090-1096.

[7] Khdour MR. Treatment of diabetic peripheral neuropathy: a review. *J Pharm Pharmacol*. 2020; 72 (7): 863-872.

[8] Taylor CP. Mechanisms of analgesia by gabapentin and pregabalin–calcium channel alpha2-delta [Cavalpha2- delta] ligands. *Pain*. 2009; 142 (1-2): 13-16.

[9] Rose MA, Kam PC. Gabapentin: pharmacology and its use in pain management. *Anaesthesia*. 2002; 57: 451-462.

[10] Bockbrader HN, Wesche D, Miller R, Chapel S, Janiczek N, Burger P. A comparison of the pharmacokinetics and pharmacodynamics of pregabalin and gabapentin. *Clin Pharmacokinet*. 2010;49(10):661-669.

[11] Derry S, Bell RF, Straube S, Wiffen PJ, Aldington D, Moore RA. Pregabalin for neuropathic pain in adults. *Cochrane Database Syst Rev*. 2019;(1):CD007076.

[12] Raskin J, Pritchett YL, Wang F, et al. A double-blind, randomized multicenter trial comparing duloxetine with placebo in the management of diabetic peripheral neuropathic pain. *Pain Med*. 2005; 6 (5): 346-356.

[13] Tesfaye S, Wilhelm S, Lledo A, et al. Duloxetine and pregabalin: high-dose monotherapy or their combination? The "COMBO-DN study"—a multinational, randomized, double-blind, parallel-group study in patients with diabetic peripheral neuropathic pain. *Pain*. 2013; 154 (12): 2616-2625.

[14] Tanenberg RJ, Clemow DB, Giaconia JM, Risser RC. Duloxetine compared with pregabalin for diabetic peripheral neuropathic pain management in patients with suboptimal pain response to gabapentin and treated with or without antidepressants: a post hoc analysis. *Pain Pract*. 2014; 14 (7): 640-648.

[15] Griebeler ML, Morey-Vargas OL, Brito JP, et al. Pharmacologic interventions for painful diabetic neuropathy: an umbrella systematic review and comparative effectiveness network meta-analysis. *Ann Intern Med*. 2014; 161 (9): 639-649.

[16] NICE. Neuropathic pain in adults: pharmacological management in non-specialist settings [CG173]. 2013. https://www.nice.org.uk/guidance/cg173.

[17] Knadler MP, Lobo E, Chappell J, Bergstrom R. Duloxetine: clinical pharmacokinetics and drug interactions. *Clin Pharmacokinet*. 2011; 50 (5): 281-294.

[18] Lawson K. A brief review of the pharmacology of amitriptyline and clinical outcomes in treating fibromyalgia. *Biomedicines*. 2017; 5 (2): 24.

[19] Chong MS, Hester J. Diabetic painful neuropathy: current and future treatment options. *Drugs*. 2007; 67 (4): 569-585.

[20] Sindrup SH, Otto M, Finnerup NB, Jensen TS. Antidepressants in the treatment of neuropathic pain. *Basic Clin Pharmacol Toxicol*. 2005; 96 (6): 399-409.

[21] Rudroju N, Bansal D, Talakokkula ST, et al. Comparative efficacy and safety of six antidepressants and anticonvulsants in painful diabetic neuropathy: a network meta-analysis. *Pain Phys*. 2013; 16 (6): E705-E714.

[22] Vinik AI, Shapiro DY, Rauschkolb C, et al. A randomized withdrawal, placebo-controlled study evaluating the efficacy and tolerability of tapentadol extended release in patients with chronic painful diabetic peripheral neuropathy. *Diabetes Care*. 2014; 37 (8): 2302-2309.

[23] Niesters M, Proto PL, Aarts L, Sarton EY, Drewes AM, Dahan A. Tapentadol potentiates descending pain inhibition in chronic pain patients with diabetic polyneuropathy. *Br J Anaesth*. 2014; 113 (1): 148-156.

[24] Vadivelu N, Kai A, Maslin B, Kodumudi G, Legler A, Berger JM. Tapentadol extended release in the management of peripheral diabetic neuropathic pain. *Ther Clin Risk Manag*. 2015; 11: 95-105.

[25] Chou R, Fanciullo GJ, Fine PG, et al.; American Pain Society–American Academy of Pain Medicine Opioids Guidelines Panel. Clinical guidelines for the use of chronic opioid therapy in chronic noncancer pain. *J Pain*. 2009; 10 (2): 113-130.

[26] Finnerup NB, Attal N, Haroutounian S, et al. Pharmacotherapy for neuropathic pain in adults: a systematic review and meta-analysis. *Lancet Neurol*. 2015; 14 (2): 162-173.

[27] McNicol ED, Midbari A, Eisenberg E. Opioids for neuropathic pain. *Cochrane Database Syst Rev*. 2013; (8): CD006146.

[28] Paone D, Dowell D, Heller D. Preventing misuse of prescription opioid drugs. *City Health Information*. 2011; 30: 23-30.

[29] Fatourechi V, Aniszewski JP, Fatourechi GZ, Atkinson EJ, Jacobsen SJ. Clinical features and outcome of subacute thyroiditis in an incidence cohort: Olmsted County, Minnesota, study. *J Clin Endocrinol Metab*. 2003; 88: 2100-2105.

[30] Benbassat CA, Olchovsky D, Tsvetov G, Shimon I. Subacute thyroiditis: clinical characteristics and treatment outcome in fifty-six consecutive patients diagnosed between 1999 and 2005. *J Endocrinol Invest*. 2007; 30: 631-635.

[31] Rotondi M, Capelli V, Locantore P, Pontecorvi A, Chiovato L. Painful Hashimoto's thyroiditis: myth or reality? *J Endocrinol Invest*. 2017; 40 (8): 815-818.

[32] Peng CC, Huai-En Chang R, Pennant M, Huang HK, Munir KM. A literature review of painful Hashimoto thyroiditis: 70 published cases in the past 70 years. *J Endocr Soc*. 2019; 4 (2): bvz008.

[33] Oberger Marques JV, Moreira CA. Primary hyperparathyroidism. *Best Pract Res Clin Rheumatol*. 2020; 34 (3): 101514. https://doi.org/10.1016/j.berh.2020.101514

[34] Borgia AR, et al. Hiperparatiroidismo, una causa olvidada de dolor músculo-esquelético difuso. *Reumatol Clin*. 2012. http://dx.doi.org/10.1016/j.reuma.2012.02.008

[35] Ambrogini E, Cetani F, Cianferotti L, et al. Surgery or surveillance

for mild asymptomatic primary hyperparathyroidism: a prospective, randomized clinical trial. *J Clin Endocrinol Metab*. 2007; 92 (8): 3114e21.

[36] Rushworth RL, Torpy DJ, Falhammar H. Adrenal crisis. *N Engl J Med*. 2019; 381 (9): 852-861.

[37] Rao RH, Vagnucci AH, Amico JA. Bilateral massive adrenal hemorrhage: early recognition and treatment. *Ann Intern Med*. 1989; 110: 227.

[38] Hoshino C, Satoh N, Narita M, Kikuchi A, Inoue M. Painful hypoadrenalism. *BMJ Case Rep*. 2011; 2011: bcr0120113735.

[39] Sathi N, Makkuni D, Mitchell WS, Swinson D, Chattopadhyay C. Musculoskeletal aspects of hypoadrenalism: just a load of aches and pains?. *Clin Rheumatol*. 2009; 28 (6): 631-638.

[40] Tucker WS Jr, Niblack GD, McLean RH, et al. Serositis with autoimmune endocrinopathy: clinical and immunogenetic features. *Medicine (Baltimore)*. 1987; 66: 138.

[41] Pinto-Ribeiro F, Moreira V, Pêgo JM, et al. Antinociception induced by chronic glucocorticoid treatment is correlated to local modulation of spinal neurotransmitter content. *Mol Pain*. 2009; 5: 41.

第 21 章　急性耳鼻喉痛

Acute Ear, Nose, and Throat Pain

Lauren K. Eng , Matthew R. Eng , Sahar Shekoohi　Elyse M. Cornett　Alan David Kaye　**著**

陶飞宇　穆东亮　**译**　　黄立宁　**校**

一、耳痛

（一）耳的解剖

脑神经 V（三叉神经）、脑神经Ⅶ（面神经）、脑神经Ⅸ（舌咽神经）、脑神经 X（迷走神经）或颈神经 $C_1 \sim C_3$ 发炎或受到刺激可导致耳部的疼痛，称为耳痛[1]。耳痛可分为原发性耳痛和继发性耳痛。原发性耳痛是由耳朵本身疾病引起的耳部疼痛，继发性耳痛是由另一个原发因素导致的耳部疼痛[2]（表 21-1）。耳的解剖包括耳廓、外耳道、鼓膜和中耳。

（二）原发性耳痛

在儿童中，原发性耳痛是中耳炎或外耳炎的典型症状[2-4]。这种临床表现在成人中并不常见，而在儿童中更为普遍。中耳炎和外耳炎一般是急性或慢性炎症性疾病。急性中耳炎（acute otitis media，AOM）通常有近期上呼吸道感染史和鼓膜炎症性表现。急性中耳炎是儿童原发性耳痛最常见的病因。外耳炎通常表现为近期水接触史（如游泳），伴有耳道流液或分泌物。手术、外伤、皮肤病变或刺激、病毒感染，或者晒伤也可导致原发性耳痛。

（三）继发性耳痛

继发性耳痛在成人中更常见，是继发于另一种病理因素的耳部疼痛[5]。继发性耳痛的常见病

表 21-1　耳痛的分类	
原发性耳痛	中耳炎
	外耳炎
	颞下颌关节（TMJ）综合征
	咽炎
继发性耳痛	扁桃体炎
	牙科病因
	颈椎关节炎
	头部 / 颈部 / 胸部恶性肿瘤
神经痛	三叉神经痛
	蝶腭神经痛
	鼓膜切开术
术后耳痛	乳突根治术
	鼓膜成形术

因有颞下颌关节（temporomandibular jaw，TMJ）综合征、咽炎、扁桃体炎、牙科疾病、颈椎关节炎，或头部、颈部、胸部的恶性肿瘤等。颞下颌关节综合征会引起咀嚼或说话时候的耳痛，并伴有 TMJ 处的捻发音和压痛。鼻窦、咽部和扁桃体的感染也可能导致继发性耳痛。同样，牙齿感染

也可导致继发性耳痛，特别是臼齿受累时。诊断继发性耳痛时应全面了解病史，并检查面部、口腔、牙齿、颈部和咽部等。应特别考虑高危患者中存在恶性肿瘤的可能性。例如，胸部恶性肿瘤可通过迷走神经（脑神经Ⅹ）引起耳痛。其他因素，如胃食管反流、肌筋膜疼痛、唾液腺疾病、鼻窦炎、心肌梗死、颞动脉炎、胸部动脉瘤，都是耳痛的非典型病因。

（四）神经痛

脑神经 V、Ⅶ、Ⅸ 的炎症通常与耳痛有关[5]。最常见的神经痛是三叉神经痛和蝶腭神经痛。疼痛可以由涉及中耳和乳突触诊的耳部检查引出。

（五）术后耳痛

耳痛可能发生在涉及耳部和乳突的手术后。鼓膜切开 / 置管术、中耳或乳突手术可导致术后耳痛[6-9]。疼痛常见于乳突根治术后，其特征为乳突腔压痛。除了术后疼痛外，这些手术通常伴有术后恶心呕吐。乳突根治或鼓膜成形术的术后疼痛通常持续 2 周。这种疼痛可通过口服布洛芬或对乙酰氨基酚等止疼药物控制[8]。接受鼓膜切开术的儿童围术期疼痛管理可采用鼻内或静脉给予芬太尼[7]。此外，局麻药物或类固醇类药物可用于治疗急性术后疼痛[6]。

（六）急性原发性耳痛的管理

对于中耳炎或外耳炎等急性病程引起的原发性耳痛，治疗包括使用局部抗菌药物联合口服非甾体抗炎药或对乙酰氨基酚。儿科患者的疼痛使用抗生素后会在更短的时间内缓解[10]。在未发生鼓膜（tympanic membrane，TM）穿孔的情况下，与中耳炎相关的急性疼痛还可选择局部使用普鲁卡因或利多卡因制剂。在持续疼痛的急性中耳炎（AOM）中，如果未给予局部抗菌药物，则应开始使用。

在治疗急性外耳炎时，医生应根据疼痛的剧烈程度提供止疼方案。对于持续疼痛的患者，应重新评估其他引起耳痛的原因或建议采用不同的抗菌药物治疗。

（七）急性继发性疼痛和牵涉痛的管理

对于牵涉痛或继发性耳痛，应注重于治疗原发病[2, 3, 5]。因此，最重要的是正确诊断疼痛的病因。继发性耳痛的初步治疗可给予口服非甾体抗炎药（NSAID）。因为阿片类药物会掩盖诊断所必需的症状和体征，因此应避免使用。如果患者接受 2～3 周治疗后仍然有持续疼痛，则应重新检查。如需短期或快速缓解疼痛，应考虑使用局部麻醉。对于鼻咽部受累的情况，可考虑使用喷雾或特定神经阻滞。对于喉部受累的情况，可考虑予患者 4% 利多卡因漱口或经气道给药。对于耳道受累的情况，应用局部麻醉药或鼓室注射是有效的。许多不常见的原发病都可表现为耳痛，因此，对患者进行全面的病史和体格检查并正确诊断对治疗继发性耳痛是最有效的。

二、鼻痛

（一）鼻的解剖

外鼻呈三角锥形，由皮肤、鼻骨、上下软骨组成。内外侧脚和鼻小柱组成鼻尖。内鼻中的鼻中隔将鼻分为两个鼻腔。侧壁包括上鼻甲、中鼻甲和下鼻甲。

（二）病因学

慢性鼻痛可由各种炎症和感染因素引起。挖鼻可使鼻黏膜感染金黄色葡萄球菌，进而导致溃疡、疼痛和出血。HSV-1 感染也可累及鼻黏膜。分枝杆菌、梅毒、鼻硬结病和真菌感染也可导致鼻痛，但发生率较低。鼻内药物如可卡因也会导致慢性鼻痛。免疫缺陷患者可发生铜绿假单胞菌感染，进而影响鼻黏膜[11]。鼻窦区域的良恶性肿瘤以及急慢性鼻炎主要表现为鼻塞和流涕，鼻痛并不常见。创伤是鼻痛最常见的非感染性病因之一。结节病是一种罕见的临床疾病，可引起炎症和肉芽肿形成，并导致鼻痛。鼻中隔穿孔是另一种不常见的鼻痛原因，可由癌症、可卡因滥用或鼻整形术并发症引起。

三、急性喉痛

急性喉痛是患者就诊时最常见的主诉之一。大多数病毒感染引起的急性咽炎是自限性的，而病毒性和其他类型的急性咽炎症状通常是重叠的。为了避免不适当的抗生素治疗并明确患者是否存在严重病情，如气道阻塞等，需要一种全面、系统的诊疗方法。

（一）喉的解剖

食管、气管（气道）、声匣（喉部）、扁桃体和会厌都位于喉部。咽部是一个肌肉管状结构，从鼻后部向下延伸至颈部。其分为3个部分，即鼻咽、口咽和喉咽，也称为下咽。会厌是位于舌下方颈后部的瓣状组织。它的主要作用是在进食时覆盖气管（气道），防止食物进入气道[12]。

（二）病因学

喉痛的病因分为非感染性和感染性。呼吸道病毒和A组链球菌（group A *Streptococcus*，GAS）是最常见的感染源。

（三）感染性病因

1. 呼吸道病毒（包括SARS-CoV-2）

25%～45%的急性咽炎病例与病毒感染有关。腺病毒、冠状病毒和鼻病毒是病毒性咽炎最常见的病因。其他发生率较低的病毒有流感病毒、副流感病毒、RSV和肠病毒等。呼吸道病毒可引起咽痛外的其他症状，包括鼻塞、咳嗽、打喷嚏和结膜炎。除新型冠状病毒感染外，这些患者的发热程度通常较低[13, 14]。

2. A组链球菌

5%～15%的急性咽炎是由GAS引起的，这种微生物是细菌性咽炎最常见的原因。这些患者的症状和体征包括喉痛、咽部水肿、发热、扁桃体渗出和颈部淋巴结肿大。GAS可侵入咽部以外的部位，引起蜂窝织炎和脓肿，也可与风湿热等免疫介导的并发症有关[15-18]。

3. 其他细菌

(1) C组和G组链球菌：5%～10%的急性咽炎病例是由这些类型的细菌引起的，其患病率低于GAS咽炎。其症状和体征与GAS感染相似，然而它们与肾小球肾炎或风湿热等免疫介导的并发症无关。

(2) 支原体和衣原体类：这些病原体主要在儿童和年轻人中引起急性咽炎，它们通常也涉及下呼吸道[19, 20]。

(3) 白喉棒状杆菌：这种类型的感染很罕见，但有旅游史且疫苗接种史未知的患者应特别考虑。其症状和体征包括进行性的喉痛、低热、颈部淋巴结肿大和剥脱时出血的灰色伪膜。

4. HIV和性传播感染

(1) 急性HIV感染：大约40%的急性HIV感染患者会伴有急性咽炎。这些患者的咽部渗出物很少见，而通常有疼痛明显的黏膜皮肤缺损。这些患者也会出现发热和颈部淋巴结肿大。

(2) 淋病奈瑟菌：这种类型的咽炎在同性恋男性中最常见。症状和体征包括喉痛、咽部渗出和颈部淋巴结肿大。

(3) 梅毒螺旋体：大约50%的二期梅毒患者会出现咽炎。检查时通常可见口腔黏膜和舌上被粉色/灰色膜覆盖的黏膜斑。这种情况下的其他常见症状包括手掌和脚掌皮疹伴全身淋巴结肿大。症状通常发生在初次感染后数个月。

(4) EB病毒（EBV）和其他疱疹病毒：约85%的传染性单核细胞增多症患者出现急性咽炎。症状和体征包括高热、颈后部淋巴结肿大及压痛、咽部斑片状渗出伴腭部瘀斑。这类患者的症状持续时间较长，通常持续2～3周。CMV也会引起急性咽炎，然而症状通常比EB病毒（*Epstein-Barr* virus，EBV）感染轻。单纯疱疹病毒感染也可导致急性咽炎。HSV-1感染患者最常见的症状和体征是咽部红斑和渗出伴颈部淋巴结肿大。HSV-2也可通过性传播导致症状相似的咽炎[20, 21]。

（四）非感染性病因

包括ACE抑制药和一些化疗药在内的药物可能会导致急性喉痛。过敏性鼻炎和鼻窦炎是其他最常见的病因。胃食管反流病患者也可出现急性喉痛。吸烟、暴露于二手烟或干燥空气也会引起咽炎症状。自身免疫病包括白塞综合征、川崎病和周期性发热伴口疮性口腔炎、咽炎、淋巴结炎（PFAPA）是咽炎的其他重要病因 [22]。

参考文献

[1] Önerci M, Önerci TM. Ear anatomy. In: *Diagnosis in Otorhinolaryngology.* Springer; 2009.

[2] Neilan RE, Roland PS. Otalgia. *Med Clin North Am.* 2010; 94 (5): 961-971.

[3] Ely JW, Hansen MR, Clark EC. Diagnosis of ear pain. *Am Fam Physician.* 2008; 77: 621-628.

[4] Earwood JS, Rogers TS, Rathjen NA. Ear pain: diagnosing common and uncommon causes. *Am Fam Physician.* 2018; 97 (1): 20-27.

[5] Charlett SD, Coatesworth AP. Referred otalgia: a structured approach to diagnosis and treatment. *Int J Clin Pract.* 2007; 61 (6): 1015-1021.

[6] Lawhorn CD, Bower CM, Brown RE, et al. Topical lidocaine for postoperative analgesia following myringotomy and tube placement. *Int J Pediatr Otorhinolaryngol.* 1996; 35 (1): 19-24.

[7] Dewhirst E, Fedel G, Raman V, et al. Pain management following myringotomy and tube placement: intranasal dexmedetomidine versus intranasal fentanyl. *Int J Pediatr Otorhinolaryngol.* 2014; 78 (7): 1090-1094.

[8] Watcha MF, Ramirez-Ruiz M, White PF, Jones MB, Lagueruela RG, Terkonda RP. Perioperative effects of oral ketorolac and acetaminophen in children undergoing bilateral myringotomy. *Can J Anaesth.* 1992; 39 (7): 649-654.

[9] Güven M, Kara A, Yilmaz MS, Demir D, Güven EM. Comparison of incidence and severity of chronic postsurgical pain following ear surgery. *J Craniofac Surg.* 2018; 29 (6): e552-e555.

[10] Venekamp RP, Sanders SL, Glasziou PP, Del Mar CB, Rovers MM. Antibiotics for acute otitis media in children. *Cochrane Database Syst Rev.* 2015;(6): CD000219.

[11] Gaafar HA, Gaafar AH, Nour YA. Rhinoscleroma: an updated experience through the last 10 years. *Acta Otolaryngol.* 2011; 131 (4): 440-446.

[12] Albahout KS, Lopez RA. Anatomy, head and neck, pharynx. In: *StatPearls [Internet].* StatPearls Publishing; 2021. [cited 2021 Aug 17]. http://www.ncbi.nlm.nih.gov/books/NBK544271/

[13] Huovinen P, Lahtonen R, Ziegler T, et al. Pharyngitis in adults: the presence and coexistence of viruses and bacterial organisms. *Ann Intern Med.* 1989; 110 (8): 612 – 616.

[14] Bisno AL. Acute pharyngitis. *N Engl J Med.* 2001; 344 (3): 205-211.

[15] Snow V, Mottur-Pilson C, Cooper RJ, Hoffman JR; American Academy of Family Physicians, American College of Physicians-American Society of Internal Medicine, et al. Principles of appropriate antibiotic use for acute pharyngitis in adults. *Ann Intern Med.* 2001; 134 (6): 506-508.

[16] Centor RM, Atkinson TP, Ratliff AE, et al. The clinical presentation of Fusobacterium-positive and streptococcal-positive pharyngitis in a university health clinic: a cross-sectional study. *Ann Intern Med.* 2015; 162 (4): 241-247.

[17] Shulman ST, Bisno AL, Clegg HW, et al. Clinical practice guideline for the diagnosis and management of group A Streptococcal pharyngitis: 2012 update by the Infectious Diseases Society of America. *Clin Infect Dis.* 2012; 55 (10): 1279-1282. Oxford Academic [Internet]. [cited 2021 Aug 17]. https://academic.oup.com/cid/article/55/10/e86/321183

[18] Llor C, Madurell J, Balagué-Corbella M, Gómez M, Cots JM. Impact on antibiotic prescription of rapid antigen detection testing in acute pharyngitis in adults: a randomised clinical trial. *Br J Gen Pract.* 2011; 61 (586): e244-e251.

[19] Waites KB, Atkinson TP. The role of Mycoplasma in upper respiratory infections. *Curr Infect Dis Rep.* 2009; 11 (3): 198-206.

[20] Glezen WP, Clyde WA Jr, Senior RJ, Sheaffer CI, Denny FW. Group A Streptococci, mycoplasmas, and viruses associated with acute pharyngitis. *JAMA.* 1967 Nov 6; 202 (6): 455-460.

[21] Luzuriaga K, Sullivan JL. Infectious mononucleosis. *N Engl J Med.* 2010; 362 (21): 1993-2000. [cited 2021 Aug 17]. https://www.nejm.org/doi/full/10.1056/nejmcp1001116

[22] Renner B, Mueller CA, Shephard A. Environmental and non-infectious factors in the aetiology of pharyngitis (sore throat) [Internet]. *Inflamm Res.* 2012; 61 (10): 1041-1052. [cited 2021 Aug 17]. https://www.ncbi.nlm.nih. gov/pmc/articles/PMC3439613/

第 22 章　急性皮肤病
Acute Dermatologic Disorders

Jennifer S. Xiong　著
郭　航　译　　薄立军　校

　　各种急性皮肤病可伴随中至重度皮肤疼痛。这种疼痛性皮肤病包括但不限于 Stevens-Johnson 综合征和中毒性表皮坏死松解症、坏疽性脓皮病（pyoderma gangrenosum，PG）、化脓性汗腺炎和钙化。建议在就诊早期，请皮肤科会诊为所有急性皮肤病患者指导诊断和治疗。疼痛管理是急性皮肤病治疗管理的一个重要方面，通常遵循世界卫生组织提出的阶梯式镇痛管理原则[1]。

一、Stevens-Johnson 综合征和中毒性表皮坏死松解症

　　Stevens-Johnson 综合征和中毒性表皮坏死松解症（Stevens-Johnson syndrome and toxic epidermal necrolysis，SJS/TEN）表现为一系列严重的皮肤不良反应，其特征是发热、全身功能紊乱以及与高发病率和高死亡率显著相关的表皮脱落。SJS/TEN 通常由各种药物（如磺胺类药物、抗癫痫药物和抗生素）诱发。因此，快速识别和停用致病药物对于充分控制和降低这种严重反应的死亡率至关重要。SJS/TEN 的主要治疗方法是支持性治疗。

　　Stevens-Johnson 综合征和中毒性表皮坏疽的特征是黏膜皮肤坏死性疼痛和表皮分离（图 22-1）。根据病损类型和表皮分离程度进行分类。SJS 为广泛的红斑伴小于 10% 体表面积的表皮分

离，而 TEN 涉及大于 30% 体表面积的表皮分离。SJS/TEN 是第三种类型患者的表皮分离范围占体表面积 10%～30%[2]（图 22-2）。鉴别诊断包括病毒性皮疹、其他药物皮疹和多形性红斑，但是严重皮肤疼痛是 SJS/TEN 特有的鉴别要点。

　　皮肤疼痛是 SJS/TEN 的一个突出特征，皮肤疼痛往往与皮肤的表现不成比例。存在严重的皮肤疼痛应提醒评估医生考虑 SJS/TEN，因为早期识别对于降低死亡率是必要的。应尽快进行皮肤科会诊，以进一步指导诊断和治疗。可通过组织病理学皮肤活检进行诊断性检查。但是组织学表现既不具有特异性，也不具有诊断性。诊断在很大程度上依赖于临床特征，包括药物暴露史、发热和不适等前驱症状，进行性疼痛的皮疹，严重疼痛的黏膜侵蚀，尼氏征阳性[3]。

　　早期识别和停用疑似致病药物对于快速控制反应和降低 SJS/TEN 的死亡率至关重要。在出现水疱和侵蚀之前停药，可以降低 30% 的死亡率[4]。常见的致病药物包括抗生素（如磺胺甲噁唑、多西环素）、抗癫痫药物（如拉莫三嗪、卡马西平）、别嘌呤醇和非甾体抗炎药（如双氯芬酸）。

　　SJS/TEN 的管理包括伤口护理、营养补充、感染预防和疼痛控制等对症支持治疗。根据疾病的严重程度和受影响的体表面积的百分比，患者可能需要转到烧伤中心或 ICU 进行进一步的支

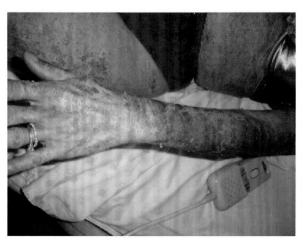

▲ 图 22-1　与 SJS/TEN 相关的表皮脱落和脱离

引自 Ofoma UR, Chapnick EK. Fluconazole induced toxic epidermal necrolysis: a case report. Cases J. 2009; 2: 9071. doi:10.1186/1757-1626-2-9071

持护理。疼痛管理是 SJS/TEN 管理的一个重要部分，因为皮肤疼痛反应是 SJS/TEN 的一个显著特征，严重的皮肤疼痛往往与皮肤表现不成比例，最严重的疼痛部位是表皮脱离部位。伤口护理也将进一步加剧皮肤疼痛，如更换敷料。虽然没有研究比较 SJS/TEN 患者的不同镇痛方案，但治疗通常是根据世界卫生组织的阶梯式镇痛进行的 [5]。因此，SJS/TEN 疼痛的治疗取决于疼痛的强度，其严重程度可以通过 0～10 来进行数值描述。对于疼痛强度等级＜4 的轻度疼痛，患者可使用口服非阿片类镇痛药（如阿司匹林、对乙酰氨基酚），并可补充轻度口服阿片类药物（如可待因）或合成阿片类药物（如曲马多）。对于疼

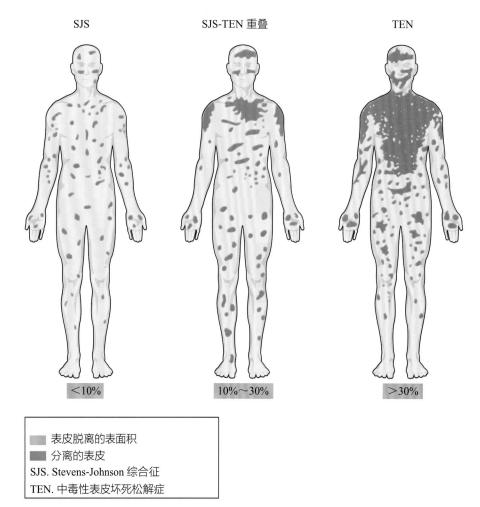

SJS　　　　　　SJS-TEN 重叠　　　　　　TEN

＜10%　　　　　10%～30%　　　　　＞30%

> ▨ 表皮脱离的表面积
> ▧ 分离的表皮
> SJS. Stevens-Johnson 综合征
> TEN. 中毒性表皮坏死松解症

▲ 图 22-2　SJS、SJS-TEN 重叠和 TEN 的图示，表明受表皮脱离影响的体表面积百分比

引自 Harr T, French LE. Toxic epidermal necrolysis and Stevens-Johnson syndrome. Orphanet J Rare Dis. 2010; 5: 39.

痛强度等级＞4的中重度疼痛，患者应定期接受阿片类药物（如吗啡、芬太尼）进行肠内给药、PCA或静脉输注，并持续定期重新评估疼痛评分（图22-3）。对于标准辅助药物和静脉注射阿片类药物无法控制的严重疼痛，患者可能需要氯胺酮镇静或进行全身麻醉[6]。

二、坏疽性脓皮病

坏疽性脓皮病（pyoderma gangrenosum，PG）是一种罕见的炎症性和溃疡性中性粒细胞性皮肤病，是最痛苦的皮肤疾病之一[1]。

坏疽性脓皮病的典型表现始于下肢的小丘疹或脓疱，逐渐演变为大的疼痛性溃疡，边界明显，呈紫质破坏（图22-4）[7]。PG溃疡的典型表现为中央坏死，周围表皮和真皮溃疡伴有炎症细胞浸润。PG最常发生在50—60岁的成年人，超过50%的PG患者还患有潜在的系统性疾病（如慢性炎性肠病、炎性关节炎、血液系统恶性肿瘤）[7]。PG的相关症状常有发热、肌痛和关节痛。

PG的鉴别诊断包括由感染、恶性肿瘤、血管炎和糖尿病引起的类似表现的皮肤溃疡。诊断检测可包括对病变部位的活检，以确定是否存在中性粒细胞浸润。然而，组织病理学的表现往往是可变的和非特异性的[7]。因此，在所有其他腿部溃疡病因被排除后，可以通过有或没有PG的临床或组织学特征，决定是否诊断PG[1]。

目前还没有已发表的PG治疗的金标准，当前的治疗大多是经验性的，并基于有限的病例研究和随机对照试验数据。一般来说，患者可以联合局部用药和全身治疗，抑制与PG相关的炎症过程（如皮质类固醇、局部他克莫司、环孢素、英夫利昔单抗）[8]。伤口精细的护理也可以优化伤口愈合。治疗相关的系统性疾病也可能有助于降低PG的严重程度。

PG治疗还包括疼痛管理。与PG相关的严重的深层炎症和溃疡可导致疼痛，患者通常将疼痛的性质描述为"刺痛"。反复伤口换药将进一步加剧这种疼痛。应遵循世界卫生组织镇痛阶梯指

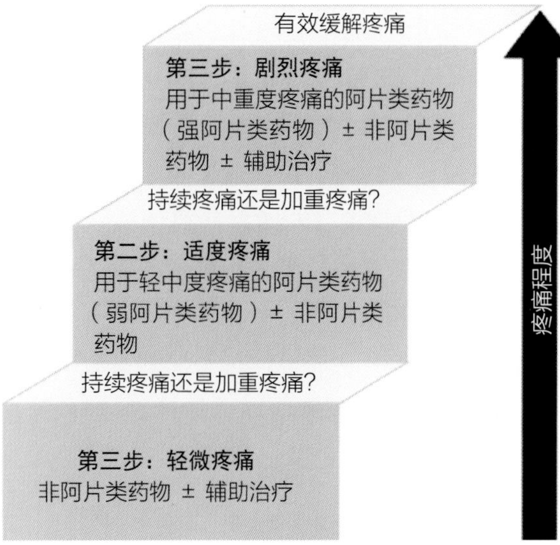

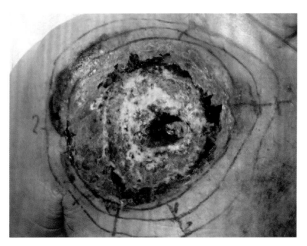

▲ 图 22-3　**WHO** 组织镇痛阶梯的应用

引自 Samuelly-Leichtag G, Adler T, Eisenberg E. Something must be wrong with the implementation of cancer-pain treatment guidelines. A lesson from referrals to a pain clinic. Rambam Maimonides Med J. 2019; 10 (3): e0016.

▲ 图 22-4　坏疽性脓皮病大溃疡，创面呈紫边状，中心坏死

引自 Inan I, Myers PO, Braun R, et al. Pyoderma gangrenosum after totally implanted central venous access device insertion. World J Surg Onc. 2008; 6: 31.

南，对肠内和（或）肠外镇痛药物实施充分的疼痛管理。在几个案例研究中显示，高压氧疗法可以显著减轻与PG相关的疼痛，同时通过提高溃疡中的氧张力来帮助伤口愈合；然而，高压氧治疗既昂贵又未广泛使用，所以其应用受到限制[9]。

三、化脓性汗腺炎

化脓性汗腺炎（hidradenitis suppurativa, HS）是一种具有炎症性疼痛的疾病，其特征是疼痛反复发作 - 缓解，部位通常位于大汗腺区域（如腋窝和腹股沟）。HS 的发病机制被认为与导管角质形成细胞增殖导致的腺管阻塞有关，导致腺管角质过度和堵塞[10]。诊断基于经典的临床特征，治疗可能需要从非甾体抗炎药到口服阿片类药物，再到添加抗惊厥药和选择性 5- 羟色胺再摄取抑制药或 5- 羟色胺去甲肾上腺素再摄取抑制药。

HS 的表现因严重程度而异，疼痛的严重程度与生存质量密切相关。该病表现为深部炎性疼痛结节，主要发生于大汗腺区域（如腋窝、腹股沟区、乳腺下区、阴囊等）。伴有窦道形成、异味的脓肿和瘢痕等并发症（图 22-5）。HS 的鉴别诊断包括寻常痤疮、克罗恩病脓肿表现、腹股沟肉芽肿和卵泡性皮质瘤。HS 的诊断依赖于彻底的病史和体格检查，并有 3 个主要临床特征：典型病变［多发的深部炎症结节、墓碑粉刺、窦道、脓肿和（或）纤维化瘢痕］、典型位置（腋窝、腹股沟、乳下区域；通常是双侧分布）、复发和慢性病程[11]。由于该疾病表现为急性或慢性的疼痛，所以 HS 患者存在抑郁和焦虑的高风险[12]。

HS 的管理包括伤口的皮肤护理、减轻疾病负担和疼痛管理。适当的伤口护理包括用简单的凡士林进行伤口湿敷，以尽量减少皮肤创伤。用于减轻疾病负担的常见药物包括外用克林霉素、口服四环素、二甲双胍、抗雄激素药物（如螺内酯、口服避孕药）、克林霉素 - 利福平联合治疗、阿维甲素和口服氨苯砜。急性炎性结节可用病灶内注射皮质类固醇或穿刺清创术来缓解。

对 HS 患者进行适当的疼痛管理是必要的，因为对疼痛的治疗不足可能会增加焦虑和抑郁的风险[12]。虽然抗炎药物可以减轻 HS 相关性疼痛，但辅助应用镇痛药如局部镇痛药和口服对乙酰氨基酚通常是管理 HS 患者疼痛的必要方法。

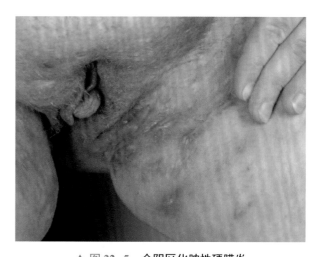

▲ 图 22-5　会阴区化脓性硬膜炎

引自 Alharbi Z, Kauczok J, Pallua N. A review of wide surgical excision of hidradenitis suppurativa. BMC Dermatol. 2012; 12: 9.

如果应用这些药物后疼痛仍不缓解，可以按照世界卫生组织的逐步镇痛阶梯原则考虑口服阿片类药物。此外，抗惊厥药、三环类药物、选择性 5- 羟色胺再摄取抑制药和 5- 羟色胺去甲肾上腺素再摄取抑制药具有神经性镇痛特性，不仅可以提供 HS 患者的长期疼痛控制，还可以解决任何同时发生的抑郁症[13]。

四、钙化防御

钙化防御，也称为钙化尿毒症性动脉病，是终末期肾病患者的一种罕见和严重的并发症。它是一种发生在真皮内和皮下脂肪组织的小血管病变，表现为继发于皮肤缺血和坏死的剧痛。因为钙化防御的预后较差，死亡率高达 80%，所以其治疗是支持性的，重点是疼痛管理和姑息治疗[15]。

钙化防御表现为疼痛性缺血性坏死。其形成的常见部位包括最易肥胖的区域，包括下肢远端和近端、躯干和上肢近端[14]。钙化防御的特征性病变包括紫质、硬化状、斑块状结节，最终进展为带有焦痂的坏死性溃疡（图 22-6）。其鉴别诊断包括华法林坏死、血管炎、动脉粥样硬化、胆固醇栓塞和蜂窝织炎。其诊断是基于典型的疼痛性溃疡性病变，伴有黑色焦痂形成。皮肤活检也

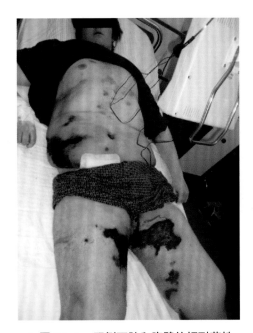

▲ 图 22-6 双侧下肢和腹壁的钙耐药性

引自 Tsolakidis S, Grieb G, Piatkowski A, et al. Calciphylaxis—a challenging & solvable task for plastic surgery? A case report. BMC Dermatol. 2013; 13: 1.

可能有助于确诊，因此，皮肤科的参与有助于初始评估中。

钙化防御的发病机制尚不清楚，其进展为皮下和血管的钙化和损伤。治疗通常包括支持性护理，如伤口护理、感染治疗、电解质异常管理、优化透析患者的透析，以及根据世界卫生组织的疼痛阶梯指南的疼痛管理。硫代硫酸钠具有钙螯合和抗氧化特性，也已成为一种新兴的药物选择，可增加体内钙的清除，减少血管钙化[16]。最终，钙化防御进展为溃疡是预后不良的标志，与之相关的死亡率高达80%[15]。姑息治疗专家的早期参与可能有利于减缓预后恶化，升级镇痛方案，是终末护理的桥梁[14]。

参考文献

[1] Beiteke U, Bigge S, Reichenberger C, Gralow I. Pain and pain management in dermatology. *J Dtsch Dermatol Ges.* 2015; 13 (10): 967-987.

[2] Bastuji-Garin S. Clinical classification of cases of toxic epidermal necrolysis, Stevens-Johnson syndrome, and erythema multiforme. *Arch Dermatol.* 1993; 129 (1): 92-96.

[3] Schwartz R, McDonough P, Lee B. Toxic epidermal necrolysis. *J Am Acad Dermatol.* 2013; 69 (2): 187.e1-187. e16.

[4] Garcia-Doval I, LeCleach L, Bocquet H, Otero X, Roujeau J. Toxic epidermal necrolysis and Stevens-Johnson syndrome: does early withdrawal of causative drugs decrease the risk of death? *Arch Dermatol.* 2000; 136 (3): 323-327.

[5] WHO. WHO's cancer pain ladder for adults. Published 2020. https://www.who.int/cancer/palliative/painladder

[6] Valeyrie-Allanore L, Ingen-Housz-Oro S, Colin A, Thuillot D, Sigal M, Binhas M. Prise en charge de la douleur dans le syndrome de Stevens-Johnson/Lyell et les autres dermatoses bulleuses étendues. *Ann Dermatol Venereol.* 2011; 138 (10): 694-697.

[7] Burns T, Breathnach S, Cox N, Griffiths C. *Rook's Textbook of Dermatology.* 8th ed. Wiley-Blackwell;2010.

[8] Brooklyn T, Dunnill G, Probert C. Diagnosis and treatment of pyoderma gangrenosum. *BMJ.* 2006; 333 (7560): 181-184.

[9] Tutrone W, Green K, Weinberg J, Caglar S, Clarke D. Pyoderma gangrenosum: dermatologic application of hyperbaric oxygen therapy. *J Drugs Dermatol.* 2007; 6 (12): 1214-1219.

[10] von Laffert M, Stadie V, Wohlrab J, Marsch W. Hidradenitis suppurativa/acne inversa: bilocated epithelial hyperplasia with very different sequelae. *Br J Dermatol.* 2010; 164 (2): 367-371.

[11] Jemec G. Hidradenitis suppurativa. *N Engl J Med.* 2012; 366 (2): 158-164.

[12] Brennan F, Carr D, Cousins M. Pain management: a fundamental human right. *Anesth Analg.* 2007; 105 (1): 205-221.

[13] Horváth B, Janse I, Sibbald G. Pain management in patients with hidradenitis suppurativa. *J Am Acad Dermatol.* 2015; 73 (5): S47-S51.

[14] Polizzotto M, Bryan T, Ashby M, Martin P. Symptomatic management of calciphylaxis: a case series and review of the literature. *J Pain Symptom Manage.* 2006; 32 (2): 186-190.

[15] Fine A, Zacharias J. Calciphylaxis is usually non-ulcerating: risk factors, outcome and therapy. *Kidney Int.* 2002; 61 (6): 2210-2217.

[16] Yu Z, Gu L, Pang H, Fang Y, Yan H, Fang W. Sodium thiosulfate: an emerging treatment for calciphylaxis in dialysis patients. *Case Rep Nephrol Dial.* 2015; 5 (1): 77-82.

第 23 章　疼痛管理中的急性 / 慢性感染疾病和带状疱疹后神经痛注意事项

Acute/Chronic Infection Diseases and Postherpetic Neuralgia Considerations in Pain Management

Karla Samaniego　Varsha D. Allampalli　Alexandra R. Cloutet　Stephen P. Patin
Vijayakumar Javalkar　Elyse M. Cornett　Alan David Kaye　著
关　圆　译　　邸立超　校

疼痛是一种与实际存在或潜在的组织损伤相关（或类似）的不愉悦的感觉和情绪体验[1]。慢性疼痛通常是指持续 12 周以上的各种疼痛。疼痛通常是许多感染过程的特征表现，如脓肿、尿路感染或任何引起炎症的细菌感染。本章主要阐述神经痛，如带状疱疹后神经痛（postherpetic neuralgia，PHN），该疾病牵涉神经通路受累并最终导致神经病理性疼痛。神经病理性疼痛与伤害性疼痛不同。伤害性疼痛是组织损伤导致神经通路发生继发性激活的结果。神经病理性疼痛（或神经痛）与神经系统病变或功能障碍有关，可由不同机制所导致，如外周神经系统敏化、传入神经阻滞或神经源性炎症[2, 3]。

带状疱疹后神经痛是临床上常见的与感染有关的神经痛。带状疱疹（herpes zoster，HZ）的年发病率约为 4‰ 人，在美国每年发患者数约为 100 万例。在 HZ 患者中，大约 15% 的成人患者进展为 PHN，美国每年新发病 15 万例[4]。初次被水痘病毒感染以后，病毒会持续隐匿于背根经节和脑神经节（如膝状神经节）。由多种病因导致的细胞介导的免疫力降低可以导致带状疱疹病毒再激活，如应激、疾病、药物、衰老或特发性原因等[5]。

皮疹是 PHN 的特征临床表现，病变皮肤区发生红斑丘疹，随后在该皮区出现刺痛或烧灼痛。胸、腰部皮肤受累最为常见。通常 HZ 后疼痛持续 3 个月或更长时间[6]。在免疫功能低下的患者中，可见多皮肤区域受累[7]。膝状神经节处水痘 – 带状疱疹病毒（varicella-zoster virus，VZV）再激活，表现为耳部水疱性皮疹并伴有面神经麻痹[8]，简称 Ramsay Hunt 综合征。三叉神经眼支受累时，三叉神经节内潜伏的病毒再激活可以导致眼部带状疱疹，可能引起角膜炎、巩膜炎、葡萄膜炎、视网膜炎和脉络膜炎[9]。其他脑神经感染较为罕见，如展神经和迷走神经受累，无典型皮疹[10]。HZ 感染可以导致神经系统并发症还包括脑炎、运动神经病变[11]、脊髓炎[12]、脑卒中[13]和吉兰 – 巴雷综合征[14]。本章重点介绍慢性和急性感染疾病及其评价、诊断和鉴别诊断。

一、病理生理学

水痘 – 带状疱疹病毒是一种人类疱疹病毒，

可引起水痘和 HZ 两种截然不同的疾病。在水痘消退后，这种 DNA 病毒仍然潜伏在感觉神经节内。多种致病因素引起细胞免疫下降，从而导致病毒再度被激活。VZV 沿周围神经的转运与急性神经炎相关[15]。外周和中枢神经纤维受损会逐渐导致动作电位阈值降低和自发性放电，从而引起外周神经敏化[16]。多种外周和中枢机制导致 PHN。从性质而言，具有不同疼痛特点的 PHN 可能具有不同的潜在机制[17]。

急性 HZ 表现为周围神经、背根神经和背根神经节的出血性炎症。炎症可向中枢蔓延至脊髓和软脑膜[18]。目前缺乏与 PHN 病例相关的尸检研究数据。一项研究报道了 5 例病例，其中 3 例为重度 PHN，另外 2 例无持续性疼痛[19]。在持续性疼痛患者中，常与脊髓背角萎缩，神经细胞、轴突和髓鞘脱失伴感觉神经节纤维化有关。有趣的是，神经和（或）感觉根的轴突和髓鞘脱失并不特发于疼痛患者中。

目前尚不清楚哪些神经递质会引发 PHN。在一例对 PHN 患者进行的解剖学研究中，与健侧相比，在感染侧的脊髓背角中未发现神经递质水平的改变[20]。在该研究中，也无法证明受累背角中发生阿片受体缺乏。在发生 PHN 的皮肤区域进行穿刺活检，然后对提取的细胞因子谱进行评价，发现与健侧对比，患侧皮肤活检结果无显著性差异[21]，不过其表皮内的神经纤维密度较低。

二、流行病学和风险因素

在一生当中，人群中每 3 人就有 1 人会发生 HZ[22]。据估计，HZ 患者中 5%～20% 可发生 PHN[23]。PHN 的发生频率和严重程度随年龄增长而增加，在 60—65 岁的人群中，急性 HZ 患者中发生率为 20%；在年龄大于 80 岁的人群中，其发生率超过 30%[24]。除年龄外，HZ 后发生 PHN 的风险因素包括：存在前驱症状［定义为皮疹发作前疼痛和（或）感觉异常］、重度皮疹（定义为 >50 处病变：丘疹、水疱或结痂的水疱）和急性期重度疼痛[25]。最近的一项 Meta 分析还将眼部受累确认为风险因素。其他潜在的风险因素包括：系统性红斑狼疮、糖尿病和近期发生心理创伤[26]。免疫功能低下患者发生 VZV 再激活以及神经系统并发症的风险增加[12]。

Lai 和 Yew[27] 对 5 项研究（$n = 4169$）进行了 Meta 分析，证明了家族史是 HZ 感染的显著风险因素（OR=3.03；95%CI 1.86～4.94）。一项遗传机制涉及人类白细胞抗原（human leukocyte antigens，HLA），特别是 HLA-A，其表达多肽形成 CD8$^+$ 受体，从而引起免疫应答。IE6862 是一种 VZV 转录因子蛋白，并诱发 CD8$^+$ 应答。Meysman 等进行的一项研究发现，IE62 蛋白 HLA-A 表达能力较低的患者患 HZ 的风险提高 60%[28]。

与高加索人相比，黑种人似乎更不易于患上 HZ。黑种人个体对水痘感染的暴露强烈，导致了细胞介导的免疫反应[29]。在以往研究和临床中，遗传变异和种族差异可能需要用其他机制解释[30]。

三、评价和诊断

由于 PHN 呈慢性疼痛特征，因此通常在初级诊疗中难以充分诊断。PHN 一般为临床诊断，而且需要良好的病史和体格检查。本病的怀疑指数在老年患者中对应增加。PHN 的发病风险随年龄增长而上升，Olmsted County 研究发现，73% 的 PHN 患者年龄在 60 岁以上[31]。诊断标准包括：既往发生 HZ 感染伴相应皮区分布单侧皮疹（最常受累的神经为胸神经、颈神经和三叉神经）；皮疹分布区内（或周围）发生持续性（≥3 个月）的灼痛或刺痛、触痛、感觉异常或痛觉过敏[32]。报道中，约 90% 的 PHN 患者发生触痛。该病的另一种常见表现是受累皮区发生麻木。患者常出现振动、触觉、热觉和针刺觉的缺失[33]。对于无法回忆疱疹感染分布区域的患者，对皮肤瘢痕进行检查可以有效确认[34]。此外，一些患者的病损皮区发生自主神经变化，如出汗增加[34]。

需要强调的是，在 PHN 的诊断中，还存在与常见诊断标准不同的变异情况。其中一种被称为无疱型带状疱疹（zoster sine herpete，ZSH），患者长期忍受皮肤灼痛和触痛，但在此之前没有发生皮疹，这是一类非典型症状[35]。除病史和体格检查以外，诊断 ZSH 可能需要更多证据。

诊断 PHN 通常不需要使用实验室检查。然而，诊断 VZV 则需要使用 IgG 和 IgM 滴度的血清学检测[32]。这些检测对于 PHN 的典型病例而言通常是非必要的，因为它们既不敏感也不特异。然而，它们可能对诊断 PHN 的非典型表现有价值，如 ZSH[32]。临床上很难区分由 VZV 引起的水疱性病变和由单纯疱疹病毒引起的水疱性病变。皮肤刮痕的免疫荧光染色检测可用于表征存在的病毒[32]。

此外，区分 VZV 与单纯疱疹病毒引起的水疱性病变是非常困难的。使用皮肤刮片的免疫荧光染色，有助于特异性区分病毒种类[32]。已经发现了一些新的、有应用前景的生物标志物。半乳糖凝集素 –3（Galectin-3）作为一种新生物标志物，目前正在研究其在 PHN 发病机制中的作用。半乳糖凝集素 –3 是半乳糖凝集素结合凝集素家族的一部分，对机体有促炎作用。研究发现，与有 VZV 病史但未发生 PHN 的患者相比，有 VZV 病史且发生 PHN 的患者中该生物标志物的水平升高。这可能是未来诊断非典型 PHN 中具有价值的方法[36]。也有初步证据表明，MRI 可能在诊断非典型 PHN 中有用，并有助于区分 HZ 和 PHN，因为我们连续分辨这两种疾病之间在局部脑活动的差异[37]（表 23–1）。

四、鉴别诊断和治疗 / 管理

在确定急性疼痛可能与之相关的感染性病因时，应考虑到多种鉴别诊断的可能性。鉴别诊断应以临床信息为指导，即人口统计学数据、现病史和体格检查。这些信息可以帮助临床医生对疼痛类型进行分类，进而确定引起疼痛的可能的致病感染原因[38]。

随着糖尿病患病率的增加，以及临床症状

表 23-1　带状疱疹后神经痛

病史
- 老年
- 既往有单侧皮疹史
- 慢性疼痛（≥3 个月）
- 疼痛干扰日常生活活动

体格检查
- 皮肤瘢痕分布
- 触痛，痛觉过敏，痛觉减退
- 触觉，热觉，振动刺激的感觉缺失
- 皮肤的自主变化

实验室检查
- PHN 诊断不需要实验室检查
- VZV IgG 和 IgM 滴度有助于亚临床疾病的诊断
- 免疫荧光染色可鉴别 VZV 和单纯疱疹病毒感染

引自 Nalamachu S, Morley-Forster P. Diagnosing and managing postherpetic neuralgia. Drugs Aging. 2012;29 (11): 863-869.

与其他原因引起的神经性疼痛相重叠，糖尿病神经病变应在各类神经性疼痛患者中受到重视[39]。应考虑到慢性中枢神经系统疾病，如多发性硬化、帕金森病、脊髓空洞症等，应在进一步临床评价的基础上扩大检测。应考虑到一般性神经根病（如颈椎、胸椎、腰骶椎），因为这些疾病涉及的神经卡压可以导致与其他疾病相似的神经性疼痛。毒素相关（酒精、化疗等）神经病变可以通过全面的病史来确定[40]。可导致神经性疼痛的感染性病因包括人类免疫缺陷病毒和由 VZV 再激活导致的 HZ[41]。在较小程度上而言，巨细胞病毒也可引起类似症状，应当予以考虑。

PHN 既是 HZ 最常见的并发症，也是较难治疗的并发症之一。最好的治疗方法是预防，特别是使用 HZ 疫苗[42]。无论是减弱病毒活力机制还是糖蛋白 E 机制，该疫苗旨在增加 VZV 特异性细胞介导的免疫，希望既能够防止病毒的再激活，又可以避免已经发生再激活患者发生 PHN 的风险。一般情况下，50 岁或以上的人推荐使用这种疫苗，不过提供疫苗的医生应该考虑到特殊情况。

对于那些未实现 HZ 预防的患者（也正因此导致了 PHN），从口服和使用外用药物开始进行治疗。一线治疗包括口服 TCA，其机制是缓解心理症状（抑制去甲肾上腺素和 5- 羟色胺摄取），并提供镇痛作用（α_2- 肾上腺素能受体抑制药）[45]。然而临床医生必须考虑到，TCA 的不良反应较强，对患者健康影响较大。因此，还可以选用其他一线治疗药物，包括加巴喷丁类药物（如口服普瑞巴林或加巴喷丁）和 5% 利多卡因贴剂。许多临床医生选择首先使用加巴喷丁类药物，以避免这些抗胆碱能、α 受体拮抗药相关和抗组胺能作用[46]。目前已经研发出一种加巴喷丁的缓释制剂格雷莱斯（Gralise）。由于该药物缓慢释放从而提高了疗效并降低不良反应，临床上可以使用更高的血药水平和每日 1 次的给药方法。其他药物治疗包括辣椒素乳膏，大多在普通药店即可销售。然而其有效性缺乏相关数据支持。还可以使用 SNRI/SSRI（5- 羟色胺去甲肾上腺素再摄取抑制药和选择性 5- 羟色胺再摄取抑制药），其疗效与 TCA 相似。输注氯胺酮（NMDA 受体拮抗药）应用逐渐变得广泛，但数据的可靠性不足[47]。

PHN 的侵入性治疗包括注射肉毒杆菌毒素、局部注射麻醉药以阻断交感神经作用、脊髓刺激，甚至硬膜外 / 鞘内注射。然而，大多数侵入性治疗的疗效数据有限。而且，除注射肉毒杆菌外，这些治疗大多不良反应过高，因此不适合[48]。

结论

传染性疾病导致的神经痛困扰了大量患者。不幸的是，就 PHN 而言，人们无法获得高效的带状疱疹疫苗。PHN 是一种神经疼痛综合征，可以在带状疱疹消退后持续数个月甚至数年，典型表现为时好时坏，女性和老年人更为好发。HZ 皮疹是由 VZV 再激活所致。据估计，约 1/3 的成人在其一生中会发生 HZ，在美国每年约有 100 万新发病例。在发生 HZ 的患者中，约 15% 或 15 万人将经历 PHN 并发症。与 PHN 相关的疼痛可能使人虚弱，并对日常生活和总体生存质量产生严重不良影响。

PHN 发生的精确机制尚不完全清楚。与 VZV 再激活相关的炎症反应导致中枢和周围神经损伤，进一步引起外周敏化；然而，参与该过程的神经递质尚不清楚。由于这种外周敏化，PHN 患者出现触痛、痛觉过敏和持续或间歇性的疼痛。发生 PHN 的风险因素包括高龄、免疫功能低下、前驱症状、重度皮疹和 HZ 急性期的重度疼痛。PHN 的诊断基于病史和体格检查。与诊断相关的病史包括受 HZ 病毒感染的皮区发生皮疹和同一皮区发生持续至少 3 个月的疼痛。体格检查可以通过皮疹的瘢痕显示受损皮区，并能发现皮肤感觉缺失或自主神经变化。实验室检查可以选择，但不是必要性选择，但当患者有 PHN 的非典型表现（如无既往皮疹史）时除外。对于非典型表现，使用生物标志物半乳糖凝集素 –3 和 MRI 检查显示出在诊断中的良好应用前景。

PHN 的一线治疗包括口服和外用药物。TCA 是一线治疗用药，但具有较强的不良反应，其他一线治疗药物包括加巴喷丁类和 5% 利多卡因贴剂。对于口服或外用药物对疼痛疗效不佳的，也可选择侵入性治疗。包括肉毒杆菌注射、脊髓刺激、注射局麻药和硬膜外 / 鞘内注射；然而，侵入性治疗有效性的数据还是有限的。

总之，由于 PHN 使人衰弱且通常难以治疗，因此预防 HZ 是最重要的治疗。预防的最佳方法是 HZ 疫苗，建议在 50 岁以上的人群中使用，以防止 VZV 再激活或发生 PHN。

参考文献

[1] Raja SN, Carr DB, Cohen M, et al. The revised International Association for the Study of Pain definition of pain: concepts, challenges, and compromises. *Pain.* 2020; 161 (9): 1976-1982.

[2] Kerstman E, Ahn S, Battu S, Tariq S, Grabois M. Neuropathic pain. In: *Handbook of Clinical Neurology [Internet].* Elsevier; 2013 : 175-187. https://linkinghub.elsevier.com/retrieve/pii/B9780444529015000150

[3] Nicholson B. Differential diagnosis: nociceptive and neuropathic pain. *Am J Manag Care.* 2006; 12 (9 Suppl): S256-S262.

[4] https://www.cdc.gov/shingles/hcp/clinical-overview.html#:~:text=Postherpetic%20neuralgia%20(PHN)%20is%20the,herpes%20zoster%20increases%20with%20age

[5] Hadley GR, Gayle JA, Ripoll J, et al. Post-herpetic neuralgia: a review. *Curr Pain Headache Rep.* 2016; 20 (3): 17.

[6] Hadley GR, Gayle JA, Ripoll J, et al. Erratum to: post-herpetic neuralgia: a review. *Curr Pain Headache Rep.* 2016; 20 (4): 28.

[7] Lewis DJ, Schlichte MJ, Dao H. Atypical disseminated herpes zoster: management guidelines in immunocompromised patients. *Cutis.* 2017; 100 (5):321;324:330.

[8] Jeon Y, Lee H. Ramsay Hunt syndrome. *J Dent Anesth Pain Med.* 2018; 18 (6): 333-337.

[9] Gnann JW. Varicella-zoster virus: atypical presentations and unusual complications. *J Infect Dis.* 2002; 186 (Suppl 1): S91-S98.

[10] Joo T, Lee YC, Kim TG. Herpes zoster involving the abducens and vagus nerves without typical skin rash: a case report and literature review. *Medicine (Baltimore).* 2019; 98 (19): e15619.

[11] Gopal KVT, Sarvani D, Krishnam Raju PV, Rao GR, Venkateswarlu K. Herpes zoster motor neuropathy: a clinical and electrophysiological study. *Indian J Dermatol Venereol Leprol.* 2010; 76 (5): 569-571.

[12] Nagel MA, Gilden D. Neurological complications of varicella zoster virus reactivation. *Curr Opin Neurol.* 2014; 27 (3): 356-360.

[13] Amlie-Lefond C, Gilden D. Varicella zoster virus: a common cause of stroke in children and adults. *J Stroke Cerebrovasc Dis.* 2016; 25 (7): 1561-1569.

[14] Kang J, Sheu J, Lin H. Increased risk of Guillain-Barré syndrome following recent herpes zoster: a populationbased study across Taiwan. *Clin Infect Dis.* 2010; 51 (5): 525-530.

[15] Burke BL, Steele RW, Beard OW, Wood JS, Cain TD, Marmer DJ. Immune responses to varicella-zoster in the aged. *Arch Intern Med.* 1982; 142 (2): 291-293.

[16] Gharibo C, Kim C. Postherpetic neuralgia: an overview of the pathophysiology, presentation, and management. *Pain Medicine News.* 2011; 8.

[17] Fields HL, Rowbotham M, Baron R. Postherpetic neuralgia: irritable nociceptors and deafferentation. *Neurobiol Dis.* 1998; 5 (4): 209-227.

[18] Denny-Brown D. Pathologic features of herpes zoster: a note on "geniculate herpes." *Arch Neur Psych.* 1944; 51 (3):
216.

[19] Watson CPN, Deck JH, Morshead C, Van der Kooy D, Evans RJ. Post-herpetic neuralgia: further post-mortem studies of cases with and without pain. *Pain.* 1991; 44 (2): 105-117.

[20] Watson CPN, Morshead C, Van der Kooy D, Deck J, Evans RJ. Post-herpetic neuralgia: post-mortem analysis of a case. *Pain.* 1988; 34 (2): 129-138.

[21] Üçeyler N, Valet M, Kafke W, Tölle TR, Sommer C. Local and systemic cytokine expression in patients with postherpetic neuralgia. *PLoS One.* 2014; 9 (8): e105269.

[22] Harpaz R, Ortega-Sanchez I, Seward J. Prevention of herpes zoster recommendations of the Advisory Committee on Immunization Practices (ACIP). *MMWR Recomm Rep.* 2008; 6 (57): 1-30.

[23] Klompas M, Kulldorff M, Vilk Y, Bialek SR, Harpaz R. Herpes zoster and postherpetic neuralgia surveillance using structured electronic data. *Mayo Clin Proc.* 2011; 86 (12): 1146-1153.

[24] Fashner J, Bell AL. Herpes zoster and postherpetic neuralgia: prevention and management. *Am Fam Physician.* 2011; 83 (12): 1432-1437.

[25] Nagasako EM, Johnson RW, Griffin DRJ, Dworkin RH. Rash severity in herpes zoster: correlates and relationship to postherpetic neuralgia. *J Am Acad Dermatol.* 2002; 46 (6): 834-839.

[26] Forbes HJ, Thomas SL, Smeeth L, et al. A systematic review and meta-analysis of risk factors for postherpetic neuralgia. *Pain.* 2016; 157 (1): 30-54.

[27] Lai YC, Yew YW. Risk of herpes zoster and family history: a meta-analysis of case-control studies. *Indian J Dermatol.* 2016; 61 (2): 157-162.

[28] Meysman P, De Neuter N, Bartholomeus E, et al. Increased herpes zoster risk associated with poor HLA-A immediate early 62 protein (IE62) affinity. *Immunogenetics.* 2018; 70 (6): 363-372.

[29] Schmader K, George LK, Burchett BM, Hamilton JD, Pieper CF. Race and stress in the incidence of herpes zoster in older adults. *J Am Geriatr Soc.* 1998; 46 (8): 973-977.

[30] Joon Lee T, Hayes S, Cummings DM, et al. Herpes zoster knowledge, prevalence, and vaccination rate by race. *J Am Board Fam Med.* 2013; 26 (1): 45-51.

[31] Yawn BP, Saddier P, Wollan PC, St Sauver JL, Kurland MJ, Sy LS. A population-based study of the incidence and complication rates of herpes zoster before zoster vaccine introduction. *Mayo Clin Proc.* 2007; 82 (11): 1341-1349.

[32] Gruver C, Guthmiller KB. Postherpetic neuralgia. In: *StatPearls* [Internet]. StatPearls Publishing; 2021 [cited 2021 May 1]. http://www.ncbi.nlm.nih.gov/books/NBK493198/

[33] Bowsher D. Pathophysiology of postherpetic neuralgia: towards a rational treatment. *Neurology.* 1995; 45 (12 Suppl 8): S56-S57.

[34] Nalamachu S, Morley-Forster P. Diagnosing and managing postherpetic neuralgia. *Drugs Aging.* 2012; 29 (11): 863-

869.

[35] Gilden DH, Wright RR, Schneck SA, Gwaltney JM Jr, Mahalingam R. Zoster sine herpete, a clinical variant. *Ann Neurol.* 1994; 35 (5): 530-533.

[36] Wang T, Fei Y, Yao M, Tao J, Deng J, Huang B. Correlation between galectin-3 and early herpes zoster neuralgia and postherpetic neuralgia: a retrospective clinical observation. *Pain Res Manag.* 2020; 2020.

[37] Cao S, Li Y, Deng W, et al. Local brain activity differences between herpes zoster and postherpetic neuralgia patients: a resting-state functional MRI study. *Pain Physician.* 2017; 20 (5): E687-E699.

[38] Alpay Kanitez N, Celik S, Bes C. Polyarthritis and its differential diagnosis. *Eur J Rheumatol.* 2019; 6 (4): 167-173.

[39] Forouhi NG, Wareham NJ. Epidemiology of diabetes. *Medicine.* 2014; 42 (12): 698-702.

[40] Nicholson B. Differential diagnosis: nociceptive and neuropathic pain. *Am J Manag Care.* 2006; 12 (9): 7.

[41] Gershon AA, Breuer J, Cohen JI, et al. Varicella zoster virus infection. *Nat Rev Dis Primers.* 2015; 1 (1): 15016.

[42] Lang P-O, Ferahta N. Recommandations pour le traitement et la prévention du zona et des douleurs associées chez la personne âgée. *Rev Med Interne.* 2016; 37 (1): 35-42.

[43] Weinberg A, Zhang JH, Oxman MN, et al. Varicella-Zoster virus–specific immune responses to herpes zoster in elderly participants in a trial of a clinically effective zoster vaccine. *J Infect Dis.* 2009; 200 (7): 1068-1077.

[44] Weinberg A, Lazar AA, Zerbe GO, et al. Influence of age and nature of primary infection on varicella-zoster virus–specific cell-mediated immune responses. *J Infect Dis.* 2010; 201 (7): 1024-1030.

[45] Obata H. Analgesic mechanisms of antidepressants for neuropathic pain. *Int J Mol Sci.* 2017; 18 (11): 2483.

[46] Argoff CE. Review of current guidelines on the care of postherpetic neuralgia. *Postgrad Med.* 2011; 123 (5): 134-142.

[47] Kim YH, Lee PB, Oh TK. Is magnesium sulfate effective for pain in chronic postherpetic neuralgia patients comparing with ketamine infusion therapy? *J Clin Anesth.* 2015; 27 (4): 296-300.

[48] Johnson RW, Rice ASC. Postherpetic neuralgia. *N Engl J Med.* 2014; 371 (16): 1526-1533.

第三篇　特殊人群

Special Populations

第 24 章　儿科患者
Pediatric Patient

Lindsey K. Xiong　Cassandra M. Armstead-Williams　Sonja A. Gennuso　著
奚春花　张 伊 译　李志华 校

区域麻醉近年来在儿科患者中颇受欢迎。它可降低有害的手术应激，提供良好的镇痛，并可降低挥发性麻醉药的最低肺泡有效浓度。已有充分的证据表明，新生儿镇痛不足会导致儿童期的生物行为改变，并影响未来的疼痛反应。例如，功能性磁共振成像研究显示，暴露于有害刺激的新生儿重症监护患者表现出对初级躯体感觉皮质和前扣带回皮质疼痛的过度反应。区域麻醉还有助于简化气道工具，从而允许患者在某些外科手术中保留自主呼吸[1]。表 24-1 概述了区域麻醉在小儿中的优势。

除了提供较少或不使用阿片类药物的镇痛之外，区域麻醉通常是安全的。这些技术应该只由专业的儿科麻醉医生实施。在小儿区域麻醉中，一般采用轻度镇静至全身麻醉，因为儿童往往不如成人配合[2]。

超声技术的进步使医生能够提供充分的术后镇痛，从而减少阿片类药物的使用，以及降低术后恶心和呕吐和呼吸道并发症的发生率（表 24-2）。法国儿童麻醉师协会（ADARPEF）发表了大规模前瞻性研究，证明了儿童在全身麻醉下进行区域麻醉的安全性。其并发症的发生率为 0.12%，置信区间为 95%。在这个结果中，接受骶管阻滞的 6 个月以下儿童的并发症发生率增加 4 倍（18 650例接受骶管阻滞的患者中发生率 1.9%）[3, 4]。

来自儿童区域麻醉网络注册中心和英国国家儿童硬膜外麻醉审计的其他数据支持儿童区域麻醉并发症的发生率较低。常见并发症与导管断开、移位等故障有关。与椎管内麻醉技术相关的其他并发症包括无永久性后遗症的短暂性神经功能缺损（2.4/10 000），2 例硬膜外脓肿，1 例硬膜穿刺后头痛，5 例严重神经病变 / 神经根病，但在 10 个月内消失[5]。

一、儿童超声应用的技术考虑

在儿童群体中增加使用区域麻醉的安全性需要在针刺技术和超声成像方面进行充分的综合培训[6]。

建议儿童使用 10～15MHz 的高频超声探头。探头长度应在 25～30mm。神经外观可能不同，神经直径、超声波束的频率和角度可以确定神经表现为低回声或高回声结构。一般而言，神经丛类的神经结构是更集中和紧凑的，往往产生更多的低回声图像。相反，外周终末神经表现为更高回声。平面内（in-plane，IP）技术是小儿区域麻醉的首选技术。这种 IP 技术有助于在阻滞穿刺期间显示穿刺针的全长[7]。

二、儿童与成人患者的解剖学和生理学差异

新生儿、婴儿、大龄儿童和成人在解剖学、

表 24-1 小儿区域麻醉的优势

患者获益	降低早产儿术后呼吸暂停的风险 • 降低 MAC • 降低潜在神经毒性 • 降低全身麻醉的风险 • 更平稳的苏醒
	降低应激反应
	减少对术后呼吸机支持的需求
	更好的术后镇痛管理
	减少术中失血
	改善胃肠道功能和术后食欲
	维持血流动力学稳定：8 岁以下
	缩短住院时间
医院获益	缩短第一阶段恢复观察时间
	减少术后呼吸支持的需要

与接受全身麻醉的患者相比评估获益
改编自 nysora.com/foundations-of-regional-anesthesia/sub-specialities/pediatric-anesheisa.

表 24-2 超声用于小儿区域麻醉的优势

• 更精确的进针 / 减少组织损伤
• 减少局麻药用量
• 解剖变异和结构的可视化
• 减少对周围神经刺激器的需求
• 允许筋膜平面阻滞
• 阻滞成功率更高
• 阻滞起效更快
• 无电离辐射

生理学和药代动力学均存在差异。局麻药的全身吸收增加和蓄积源于其心排血量增加和肝功能不成熟（表 24-3）。

三、局麻药

局麻药是脂溶性弱碱性，通过结合电压依赖性钠通道发挥作用。这种结合阻止了细胞膜的有效去极化，并阻断了传入疼痛信号的传导和传出运动信号的传递。局麻药在较高浓度时也可阻断钾和钙通道。

局麻药分为酯类或酰胺类。酯类局麻药通过血浆假性胆碱酯酶快速代谢，而酰胺类局麻药需要肝脏的细胞色素 P450 酶参与代谢。酰胺类局麻药所必需的肝脏生物转化在新生儿尚不成熟。相反，血浆假性胆碱酯酶在新生儿体内是存在的。

人血清白蛋白和 α_1- 酸性糖蛋白（alpha-1-acid glycoprotein，AGP）是血液中与局麻药结合的两种蛋白质。AGP 是结合局麻药的主要蛋白质，尽管在新生儿出生时其血清中的浓度较低。婴儿和新生儿的局麻药游离血药浓度高于成人，可能会增加局麻药全身毒性的风险。

局麻药的一种罕见而严重危及生命的并发症是局麻药全身毒性反应（local anesthetic systemic toxicity，LAST）。婴幼儿 LAST 发病居多，年发病率为（0.76～1.6）/10 000。早期识别 LAST 是很困难的，因为大多数接受区域麻醉的儿童通常处于镇静或全身麻醉状态。根据 ADARPEF 的研究报道有 1 例 LAST 病例导致惊厥。同样，英国国家儿童硬膜外麻醉审计报道了 2 例呼吸衰竭和 1 例癫痫发作[8]。

快速识别 LAST 对于避免循环衰竭和死亡是必要的。LAST 引起急性神经和心血管表现（表 24-4）。气道管理、氧疗、通气和生命支持是 LAST 治疗的最初流程。进一步治疗需要用脂质乳剂 Intralipid 进行脂质复苏。儿童麻醉协会和 ESRA/ASRA 联合委员会的最新指南将脂质复苏治疗的最大累积量限制在 10ml/kg。表 24-5 概述了儿童麻醉协会指南中对儿科患者的 LAST 治疗。

小儿区域麻醉中首选的局麻药是左旋布比卡因和罗哌卡因。酰胺类局麻药往往具有较高的脂溶性、较好的水解稳定性，且作用时间较长，过敏反应发生率较低。ESRA/ASRA 联合委员会建议使用不含防腐剂的鞘内吗啡或可乐定，来提高

表 24-3　小儿和成人解剖学及生理学的关键差异

解剖学	特　性	临床关注点
	新生儿	
	• 脊髓末端位于 L_3（成人位于 L_1）	• 骶管麻醉时硬脑膜穿刺的风险增加
	• 嵴间线位于 $S_5 \sim S_1$（成人位于 $L_4 \sim L_5$）	• 在 L_4 以下进行腰麻
	• 硬膜囊终止于 $S_3 \sim S_4$（成人于 S_2）	
	• 神经直径较短	
	• 髓鞘不完整	• 运动阻滞延长以及感觉和运动阻滞起效快的风险增加
	• 神经内膜周围结缔组织较少	
	• 肌腱、血管和神经更细、更表浅	• 神经和周围结构损伤风险增加

生理学	特　性	临床关注点
	• 儿童腰椎的正交感神经发育不良	• 椎管内麻醉后发生低血压的风险更小
	• <1 岁婴儿的 α_1- 酸性糖蛋白浓度较低	• 重复给药和（或）连续输注后血清中
	• <9 个月婴儿的局麻药肝生物转化减少	• 局麻药游离药物浓度的风险增加
	更高的心排血量	
	• 更多的心脏钠离子门控通道开放	• 心脏毒性风险较高
	• 更多的全身吸收	

改编自 BJA Education: General Principles of Regional Anesthesia in Children. Management of local anesthetic toxicity in children.

表 24-4　局麻药全身毒性反应的全身表现

心血管表现
• 低浓度下血管收缩
• 高浓度下血管扩张
• 负性肌力作用
• 心肌收缩力下降
• 浦肯野纤维的快速去极化相抑制
• 窦房结自发放电抑制

中枢神经系统表现
• 听觉和视觉障碍
• 头晕目眩
• 震颤和肌肉抽搐
• 癫痫发作

阻滞持续时间和镇痛质量。与单纯局麻药相比，周围神经阻滞中 α_2 受体激动药可乐定和右美托咪定可改善术后镇痛效果[9]。

四、儿童的椎管内麻醉

（一）骶管和硬膜外麻醉

硬膜外镇痛可在胸椎、腰椎或骶管水平实现。除了良好的术后疼痛管理外，硬膜外镇痛有利于降低循环应激激素水平，有利于脱离机械通气，促进早期下床活动。需考虑常见因素，如室温、尽量减少热量损失和监测生命体征。

与成人相比，儿童存在各种解剖学差异。新生儿和婴儿的脊髓圆锥位于 L_3。直到大约 1 岁时，脊髓圆锥才和成人一样位于 L_1。儿童的骶骨也更窄、更平。骶骨板直到 8 岁左右才骨化。年龄较小的儿童往往有更多的头位骶管裂孔（P_{233} L_8），1 岁以下儿童的硬膜囊可能在 S_4 附近更靠近尾部。与成人相比，新生儿和婴儿的骨盆成比例更小。因此，Tuffier 线，即延伸至髂嵴顶部的假想线，对应于儿童的 $L_4 \sim L_5$ 或 $S_5 \sim S_1$ 间隙，而不是成

表24-5 SPA 指南：儿科患者 LAST 的管理

- 停止注射局麻药
- 求助
- 给予 100% 氧气，维持气道通畅，考虑插管
- 如癫痫发作，给予苯二氮草类药物
- 肾上腺素最大剂量 1μg/kg 治疗低血压
- 避免使用 β 受体拮抗药、钙通道阻滞药、异丙酚和血管加压素
- 静脉注射 20% 脂质乳剂 1.5mg/kg，超过 1min
- 开始以 0.25ml/（kg·min）的速度静脉滴注 20% 脂质乳剂
- 如果血流动力学不稳定，输液滴定至 0.5ml（kg·min）
- 每 3~5 分钟重复注射 20% 脂质乳剂至 4.5ml/kg，直至达到血流动力学稳定
- 最大剂量不应超过 10ml/kg
- 遵守 CPR/PALS/APLS 指南
- 保持充分的胸外按压，有时延长按压时间
- 如果 6min 后没有出现自主循环，可以考虑心肺转流术 /ECMO
- 监测 / 纠正高碳酸血症、高钾血症、酸中毒

改编自 BJA Education: General Principles of Regional Anesthesia in Children. Management of local anesthetic toxicity in children: SPA guidelines.
LAST. 局麻药全身毒性反应；CPR. 心肺复苏；PALS. 儿科高级生命支持；APLS. 高级儿科生命支持课程

人的 L_3~L_4 间隙。这使得这一标记适用于所有儿科患者。

婴儿和新生儿的脑脊液（cerebrospinal fluid，CSF）约为 4ml/kg，是成人 2ml/kg 的 2 倍。儿童的大部分脑脊液在椎管内。新生儿因脊髓无髓鞘，较低浓度的局麻药即可实现镇痛效果。

儿童硬膜外腔距离皮肤的深度可以用各种公式来确定。粗略估计从皮肤到硬膜外间隙的长度为 1mm/kg。用 0.05 乘以体重（kg）加上 0.8 就得到了以厘米（cm）为单位的估计深度。例如，深度（cm）=0.05× 体重（kg）+0.8；以 cm 为单位的深度也可以通过儿童的年龄，以岁为单位的年龄来进行估计。例如，深度（cm）=0.15× 年龄（岁）+1。

单次注射药物或连续输注均可获得镇痛效

应。体重可用于预测局麻药的扩散，推荐使用按重量计算局麻药的剂量（表 24-6）。例如，稀释局麻药溶液的剂量为 1.0ml/kg，至骶管水平最大容积为 20ml。对于 <20kg 的儿童，0.5ml/kg 可满足骶部手术水平麻醉镇痛，1.0ml/kg 可满足高位腰椎手术水平，1.25ml/kg 可满足低位胸部手术水平（NYSORA）麻醉镇痛。使用 0.1% 罗哌卡因或 0.125% 布比卡因，在新生儿或大龄儿童分别以 0.2mg/（kg·h）或 0.4mg/（kg·h）的速度连续输注 48h 已被证实是安全有效的镇痛方式，并可避免毒性积累。

肾上腺素、阿片类药物、可乐定和氯胺酮是在儿童患者硬膜外麻醉中研究广泛的辅助药物。1∶200 000 肾上腺素可以降低局麻药的全身吸收率，还可能体现意外的血管内注射。硬膜外给予阿片类药物如芬太尼、吗啡可延长镇痛时间；但可能会导致恶心呕吐、呼吸抑制、瘙痒和尿潴留（表 24-7）。因此，阿片类佐剂似乎更利于监测下的住院患者。对于单次注射骶管麻醉，建议 2μg/kg 芬太尼配合局麻药溶液一起使用。对于儿童的持续硬膜外输注，1~2μg/ml 芬太尼复合 0.1% 布比卡因被证明是有效的。新生儿硬膜外输注应避免使用芬太尼。对于可能继发呼吸抑制的儿童，建议使用阿片类药物时进行脉搏血氧饱和度监测。由于吗啡是亲水性分子，可向头端扩散，因此建议骶管麻醉时使用 30~90μg/kg 吗啡，可增加阻滞水平。可乐定是硬膜外阿片类药物的替代品，可以延长局麻药的作用时间而无不必要的不良反应。可乐定刺激下行去甲肾上腺素能延髓通路，抑制脊髓背角伤害性神经递质的释放。对于单次硬膜外注射，1~5μg/kg 可乐定是有效的。硬膜外输注可乐定 0.1μg/（kg·h）是有益的，不会引起低血压和心动过缓。此外，低剂量不含防腐剂的氯胺酮可增强局部麻醉药的镇痛效果。剂量为 1mg/kg 的氯胺酮可单独用于硬膜外麻醉。单次注射硬膜外阻滞麻醉药中加入 0.23~0.5mg/kg 氯胺酮不会引起精神类不良反应。然而，关于氯胺酮在新生儿中的使用存在争议。目前尚不清楚

表 24-6　ASRA/ESRA 关于儿童椎管内麻醉和外周神经阻滞单次注射局麻药剂量的建议

神经阻滞	药物与佐剂	剂量（ml/kg）
上肢	0.2% 罗哌卡因，0.25% 布比卡因、左旋布比卡因	0.5～1.5
下肢	0.2% 罗哌卡因，0.25% 布比卡因、左旋布比卡因	0.5～1.5
筋膜阻滞	0.2% 罗哌卡因，0.25% 布比卡因	0.2～0.75
骶管阻滞	0.2% 罗哌卡因，0.25% 左旋布比卡因	0.5～1.2
脊髓麻醉	体重＜5kg 0.5% 重比重布比卡因	1
	体重 5～15kg 0.5% 重比重布比卡因	0.4
	体重＞15kg 0.5% 重比重布比卡因	0.3
	0.5% 丁卡因	0.5～1

鞘内佐剂

肾上腺素 1 : 200 000	
芬太尼	2μg/kg
无防腐剂吗啡	10～20μg/kg
可乐定	1～2μg/kg

PNB 佐剂

可乐定	最小有效剂量
右美托咪定	最小有效剂量

表 24-7　硬膜外麻醉并发症

神经损伤	硬膜外血肿	感染
PDPH	全脊髓麻醉	LAST
瘙痒	恶心、呕吐	尿潴留
镇静作用	呼吸抑制	过度通气

PDPH. 硬脊膜穿破后体位性头痛；LAST. 局麻药全身毒性反应

氯胺酮是否会导致发育中的大脑产生凋亡性神经退行性变，还是具有神经保护作用。

（二）脊髓麻醉

脊髓麻醉最常用于早产儿的腹股沟疝修补术，目前已成功地用于各种手术，如儿童的腹部手术，泌尿外科手术和矫形外科手术。当考虑对小儿进行脊髓麻醉时，需要考虑的重要因素是小儿的气道、手术时长、手术部位和手术体位。对未使用镇静药的儿童进行脊髓麻醉的一个主要禁忌证是手术时间超过 60min。其他禁忌证包括心室分流、癫痫发作控制不佳、严重解剖畸形、全身感染或穿刺部位感染、潜在凝血功能障碍、血流动力学不稳定和有神经肌肉疾病的儿童。

对于体重 < 10kg 的儿童，使用 0.5% 布比卡因 0.5～1mg/kg 进行脊椎麻醉。可添加肾上腺素稀释液、1μg/kg 可乐定或 10μg/kg 吗啡（用于心脏手术）。0.5% 布比卡因的给药剂量见表 24-8。

在脊髓麻醉之前，应基于患者的年龄以及脊髓麻醉是否与镇静 / 全身麻醉联合使用来综合考虑。例如，手术室应该足够温暖，可以使用加热灯和（或）加热毯给婴儿保温。在阻滞之前，应准备标准的监测设备，如血压袖带、心电图和脉搏血氧仪。如果使用复方局麻药乳膏，对于非常小的早产儿必须考虑高铁血红蛋白血症的风险。

脊髓麻醉可以在坐位或侧卧位下完成。需要一个助手固定好孩子的体位。如果选择坐位，注意避免颈部屈曲，从而防止婴儿气道阻塞。在婴儿中，颈部屈曲并不能辅助脊髓麻醉的实施。Tuffier 线是一条横跨髂嵴顶部的假想线，对应于婴儿的 $L_4 \sim L_5$ 或 $L_5 \sim S_1$ 间隙。然而，在年龄较大的儿童中，该区域与成人一样对应于 $L_3 \sim L_4$ 间隙，一般推荐正中入路。通常使用较短的 22 号或 25 号腰椎穿刺针进行操作。考虑到局麻药的总剂量，脊麻局麻药的正确剂量应该在胰岛素注射器中计算和准备。这个体积包括针头接头处相对应的体积。儿童的韧带松软，硬脑膜被穿透后可能没有成人硬脑膜穿透后的特征性感觉。一旦有明确的脑脊液从针头流出，可缓慢给予局部麻醉药。一旦注射药物，避免抬起婴儿的下肢和头低足高位，因为这可能导致全脊髓麻醉。2 岁以上儿童可采用 Bromage 量表评估阻滞情况。例如，如果患者的膝盖和足部可以自由活动，则阻滞失败。足部运动自由但膝关节仅能屈曲为部分阻滞。不能屈膝，但可以屈脚，属于基本完全阻滞。脚或腿均不能运动为完全阻滞。针刺或对冷刺激的反应可以用来评估婴儿的阻滞情况。麻醉医生应观察通气量和模式的变化，以确定阻滞的水平。表 24-9 列出了儿童脊髓麻醉并发症。

表 24-8　0.5% 布比卡因在 < 10 kg 儿童中的脊髓麻醉给药剂量

剂量（mg/kg）	年龄（月）	体重（kg）
1	1	3
0.8	2	4
0.6	3	5
0.4	> 4	6

表 24-9　儿童脊髓麻醉并发症

低血压[a]	心动过缓
PDPH[b]	一过性神经根症状
全脊髓麻醉	

a. 低血压在儿童中不常见。但如果需要补液，可以给予 10ml/kg 液体量

b. 0.3ml/kg 血液用于硬膜外血贴治疗儿童持续性硬脊膜穿破后体位性头痛（PDPH）

五、儿童的周围神经阻滞

（一）头颈部阻滞

头颈部阻滞是感觉神经阻滞，因其安全性、术后镇痛效果和易于实施而越来越受欢迎。

1. 眶上神经和滑车上神经（三叉神经 V_1 分支）

三叉神经的 V_1 分支（第 V 对脑神经）发出眶上神经、滑车上神经和眼神经。V_1 从眶上裂处穿过颅骨，分为额神经、泪道神经和鼻睫状神经。眶上神经和滑车上神经均为额神经分支，穿过眶上和滑车上切迹。这些神经分布于额部头皮、前额、上眼内侧和鼻梁。眶上神经和滑车上神经阻滞适用于眉毛及以上区域和上眼睑区的手术。手术包括脑室—腹腔分流术，新生儿 Ommaya 囊置入术，头皮损伤修补术和中线处皮肤手术。

诱导后，通过触诊眶缘中线定位眶上孔。该位置与瞳孔的中点相关。眶下孔距中线的距离 =

21mm+0.5×年龄（岁）。清洁皮肤，穿刺针穿过皮肤，直到接触到骨头。将针头回退约1mm，并回抽检查未入血管。然后注射局麻药0.5～2ml（0.25%布比卡因与肾上腺素按1:200 000比例配比）。穿刺区域加压使局麻药扩散，并防止血肿的形成。这种阻滞的并发症很少见，包括血管内注射、血肿和眼球外伤。

2. 眶下神经（三叉神经V_2分支）

眶下神经是上颌神经的一个分支，其穿过眶下孔，然后分为下睑神经、外鼻神经和上唇神经。V_2分支配下眼睑、眶底、上唇、鼻尖和部分鼻中隔的感觉。眶下阻滞可用于唇裂修补术、鼻中隔修补术和鼻内镜手术[10]。

眶下神经阻滞有两种方式。第一种方法是口外入路。在眶缘底部触及眶下孔，用一根27号的穿刺针穿过这个孔。回抽后，最多注入1ml的局麻药。取出针后，按压1min。

第二种方法是口内注射法。在第一前磨牙处，针沿眶下孔方向穿过颊黏膜。将针弯曲70°便于针头通过上颌突。回抽后注射1ml局麻药。将一个手指放在眶下孔外，以防止穿透眼球。该区域的感觉麻木会持续几小时。因此，预防措施要到位，避免咬伤上唇。

3. 腭大神经（V_2）

腭大神经支配硬腭和牙龈的黏膜。腭大神经阻滞是腭裂修复术常用神经阻滞。腭大神经起源于翼腭神经节穿出腭大孔进入硬腭。诱导后，患者取仰卧位及中线中立位。垫牙垫使嘴巴张开。腭大孔位于第一磨牙的内侧和前方。使用27号针在黏膜中回抽后注射1ml局麻药。

4. 三叉神经V_3分支下颌分叉

V_3分支支配颞顶头皮、下唇和下颌部分的感觉。颏神经在中线水平出颏孔，与眶上孔和眶下孔一致。它是儿童最有针对性的神经。全麻诱导后，将27号针对准下切牙水平，朝向眶下孔刺入。回抽无血后，注射1.7ml。为了阻滞外侧头皮，在耳廓与眼角之间的中点注射1～2ml局麻药，阻滞耳颞神经。

5. 枕大神经

枕大神经源自C_2神经根。该神经支配头皮的后部，可用于颅后窝手术的头皮镇痛和慢性枕神经痛。诱导后，通过触诊枕骨粗隆进行神经阻滞。枕动脉走行于枕骨粗隆的下方和外侧。通过触诊确定动脉后，使用27号针于动脉外侧刺入。回抽无血后，注射1.5～2ml含1:200 000肾上腺素的0.25%布比卡因。

超声也可用于进行枕大神经阻滞。识别C_1椎体棘突，向尾侧移动以识别C_2椎体。将线性探头旋转90°，横向外侧扫描以确定沿斜方肌走行的枕大神经。采用平面内方法，使用27号针刺入，回抽并注射2ml局麻药溶液。

6. 耳大神经（颈浅丛）

颈浅丛支配耳后区、头皮外侧、颈部前外侧皮肤和腮腺。其来源于C_2～C_4神经根。在环状软骨水平，颈丛包绕胸锁乳突肌（SCM）并分为4个分支：耳大神经、枕小神经、锁骨上神经和颈横神经。颈浅丛阻滞可为耳成形术、甲状腺手术、鼓室乳突手术和前颈手术提供镇痛。诱导后，从C_6处的颈动脉结节到SCM锁骨头的后缘画一条线。沿SCM后缘刺入一根弯曲60°的27号针。回抽后注入最多3ml局麻药（1～3ml含1:200 000肾上腺素的0.25%布比卡因）。这种阻滞可能导致Horner综合征，表现为瞳孔大小不等、眼睑下垂、下眼睑抬高、虹膜颜色变浅。可能出现的其他并发症包括血管内注射、颈深丛阻滞、喉返神经麻痹、单侧膈神经麻痹和血肿[11]。

7. 阿诺德神经

迷走神经耳支即阿诺德（Arnold）神经，为鼓膜下半部和听道提供感觉神经支配。该阻滞可为鼓膜切开术提供镇痛。诱导后，在耳屏后软骨内注射0.5～1ml局麻药。

（二）小儿上肢阻滞

臂丛提供上肢神经支配。神经丛来源于C_5～C_8前支和T_1前支的一部分。臂丛阻滞应在超声引导下完成。0.5～1ml/kg布比卡因或罗哌卡因可安全使用，联合右美托咪定可延长神经阻滞时间。儿童臂丛神经阻滞最常见的入路是肌间沟入路、锁骨上入路、锁骨下入路和腋窝入路。由于适应证有限和并发症的增加，肌间沟阻滞很少用于年龄较小的儿童。上肢阻滞的并发症包括血肿、神经鞘内注射、血管内注射和气胸（腋窝阻滞除外）[12]。

1. 肌间沟阻滞

该阻滞为接受肩部手术、肱骨近端和锁骨外侧 2/3 手术的年龄较大的儿童和青少年提供了良好的镇痛效果。超声探头位于环状软骨水平 SCM 肌外侧缘的横断面上。或者，神经束可以位于锁骨上窝，然后向头侧追踪到 C_5、C_6 和 C_7 神经根排列呈类似"红绿灯"的位置。这种阻滞的并发症可能是致命的，包括气胸、椎动脉注射、神经鞘内注射。虽然超声引导可以减少并发症，但成功的肌间沟阻滞可导致 Horner 综合征、喉返神经麻痹和单侧膈肌麻痹。

2. 锁骨上阻滞

锁骨上阻滞可覆盖臂丛的主干和分支。锁骨上神经阻滞适用于上臂外科手术。臂丛神经的这一部分位于锁骨上窝，锁骨下动脉的外侧和浅表处。注意首选穿刺点在臂丛神经的下内侧，以免损伤臂丛神经 2cm 范围内的肺胸膜。这种阻滞的并发症包括气胸、神经内注射和血管内注射[11]。

3. 锁骨下阻滞

锁骨下神经阻滞在神经束的水平阻滞臂丛神经，适用于肘部以下的外科手术。胸大肌和胸小肌位于神经束的表面，它们将在肩胛骨喙突的内侧和下方延伸。腋血管位于神经束深处。内侧束在腋动、静脉之间，后束走行于腋动脉深处。此神经阻滞的并发症是气胸和血管损伤[12]。

（三）下肢阻滞

1. 股神经阻滞

股神经由 $L_2 \sim L_4$ 的背侧支形成。离开腰丛后，走行于腹股沟韧带下方和髂腰肌表面，位于股、动静脉的外侧，为大腿的前内侧及部分股骨、髋关节和膝关节提供感觉支配。因此，股神经阻滞可为髋部和股骨骨折、髌骨损伤和大腿前部损伤提供镇痛。股神经阻滞的并发症包括血肿形成、血管内注射、神经内注射和感染[13]。

2. 隐神经阻滞

隐神经是股神经的皮支。为膝盖和小腿内侧提供感觉支配。如果在近端的内收肌管水平阻滞，可对膝关节产生镇痛作用。如果在远端的隐静脉水平阻滞，则对小腿内侧提供镇痛作用。

3. 坐骨神经阻滞

坐骨神经起源于骶丛，由 $L_4 \sim S_3$ 神经纤维组成。坐骨神经阻滞为大腿后部、小腿和足部提供镇痛作用。坐骨神经可在臀下和腘窝处进行阻滞。

坐骨神经阻滞的并发症与股神经阻滞相同。

（四）躯干阻滞

1. 腹横肌平面（TAP）阻滞

腹横肌平面（transversus abdominal plane，TAP）阻滞为前腹壁提供镇痛作用。腹横肌平面包含胸腰神经根，位于腹内斜肌和腹横肌层之间。TAP 阻滞适用于腹部切口的术后镇痛。TAP 阻滞的并发症包括感染、局麻药全身毒性、肠管损伤和血管内注射。

2. 髂腹股沟 / 髂腹下神经阻滞

此阻滞提供腹股沟区和阴囊的术后镇痛，能为睾丸鞘膜积液切除术、腹股沟疝修补术和睾丸固定术后提供良好的镇痛效果。该神经阻滞的并发症包括感染、局麻药全身毒性、肠管损伤、血管内注射和股神经麻痹。

3. 腹直肌鞘阻滞

腹直肌鞘由腹外斜肌、腹内斜肌和腹横肌的腱膜组成，其前后鞘包绕腹直肌。此阻滞适用于腹部正中切口，如脐疝修补术和腹腔镜手术。并发症包括感染、局麻药全身毒性、肠管损伤和血管内注射[14]。

参考文献

[1] Suresh S, Schaldenbrand K, Wallis B, De Oliveira GS. Regional anaesthesia to improve pain outcomes in paediatric surgical patients: a qualitative systematic review of randomized controlled trials. *Br J Anaesth.* 2014; 113 (3): 375-390.

[2] Liu Y, Seipel C, Lopez ME, et al. A retrospective study of multimodal analgesic treatment after laparoscopic appendectomy in children. *Paediatr Anaesth.* 2013; 23 (12): 1187-1192.

[3] Ecoffey C, Lacroix F, Giaufré E, Orliaguet G, Courrèges P; Association des Anesthésistes Réanimateurs Pédiatriques d'Expression Française (ADARPEF). Epidemiology and morbidity of regional anesthesia in children: a follow-up one-year prospective survey of the French-Language Society of Paediatric Anaesthesiologists (ADARPEF). *Paediatr Anaesth.* 2010; 20 (12): 1061-1069.

[4] Giaufré E, Dalens B, Gombert A. Epidemiology and morbidity of regional anesthesia in children: a oneyear prospective survey of the French-Language Society of Pediatric Anesthesiologists. *Anesth Analg.* 1996; 83 (5): 904-912.

[5] Suresh S, Long J, Birmingham PK, De Oliveira GS. Are caudal blocks for pain control safe in children? An analysis of 18,650 caudal blocks from the Pediatric Regional Anesthesia Network (PRAN) database. *Anesth Analg.* 2015; 120 (1): 151-156.

[6] Bosenberg A. Regional anaesthesia in children: an update. *South Afr J Anaesth Analg.* 2013; 19 (6): 282-288.

[7] Boretsky KR. Regional anesthesia in pediatrics: marching forward. *Curr Opin Anaesthesiol.* 2014; 27 (5): 556-560.

[8] Llewellyn N, Moriarty A. The national pediatric epidural audit. *Paediatr Anaesth.* 2007; 17 (6): 520-533.

[9] Richman JM, Liu SS, Courpas G, et al. Does continuous peripheral nerve block provide superior pain control to opioids? A meta-analysis. *Anesth Analg.* 2006; 102 (1): 248-257.

[10] Chiono J, Raux O, Bringuier S, et al. Bilateral suprazygomatic maxillary nerve block for cleft palate repair in children: a prospective, randomized, double-blind study versus placebo. *Anesthesiology.* 2014; 120 (6): 1362-1369.

[11] Kapral S, Krafft P, Eibenberger K, Fitzgerald R, Gosch M, Weinstabl C. Ultrasound-guided supraclavicular approach for regional anesthesia of the brachial plexus. *Anesth Analg.* 1994; 78 (3): 507-513.

[12] Marhofer P, Sitzwohl C, Greher M, Kapral S. Ultrasound guidance for infraclavicular brachial plexus anaesthesia in children. *Anaesthesia.* 2004; 59 (7): 642-646.

[13] Marhofer P, Harrop-Griffiths W, Willschke H, Kirchmair L. Fifteen years of ultrasound guidance in regional anaesthesia: part 2—Recent developments in block techniques. *Br J Anaesth.* 2010; 104 (6): 673-683.

[14] Kaye AD, Green JB, Davidson KS, et al. Newer nerve blocks in pediatric surgery. *Best Pract Res Clin Anaesthesiol.* 2019; 33 (4): 447-463.

第 25 章　老年患者的急性疼痛管理
Acute Pain Management Considerations in the Older Adult

Sarahbeth R. Howes　Tyson Hamilton　Elyse M. Cornett　Alan David Kaye　著

杜淑卉　彭文平　译　　霍树平　校

一、历史回顾

由于患者群体的局限性，许多针对老年患者慢性疼痛的治疗方法没有得到很好的研究。这些局限性包括社会认知的误区，认为疼痛是老年、衰弱患者群体的一部分，这一群体可能有多种合并症以及治疗相关合并症的多种药物[1, 2]。然而，据报道，60% 独立自理的老年患者和 80% 长期需要社会支持的老年患者被疼痛所困扰[3]。尽管老年人疼痛的发病率很高，但疼痛很可能被低估了，原因主要包括以下几个方面：认为疼痛与衰老有关；患者与医生检查或医生与工作人员评估过程中的沟通障碍；将疼痛归因于先前存在的另一种合并症；患者的认知障碍；因为可能反映当前或先前存在的疾病进展，患者不愿主诉疼痛，或担心处方药物成瘾；医生因患者多重用药而导致开具处方困难[1-4]。

世界卫生组织（WHO）目前的疼痛治疗指南包括一种阶梯疗法，从治疗轻度疼痛的非阿片类药物开始，到对中到重度疼痛添加弱阿片类药物，如果疼痛不缓解则用强阿片类药物取代，并将疼痛归为重度疼痛[3, 5]。可以从两方面来考虑老年人群中的疼痛：癌症相关与非癌症相关[3]。阿片类药物的使用对癌症相关的疼痛有效；然而，非癌症相关疼痛的管理选择很少[3]。老年人群非癌症相关疼痛最常见的是关节炎，如骨关节炎和类风湿关节炎[3]。此外，带状疱疹后遗神经痛（postherpetic neuralgia，PHN）和慢性全身性疾病引起的疼痛也是常见的原因[1, 3]。这些疾病所产生的疼痛背后的病理生理学是不同的，但治疗疼痛的选择仍然是相同的。

除了不同表现形式外，老年患者还有几个局限性。既往对老年人的药效学和药代动力学进行了大量的研究，所有这些研究都显示了衰老如何影响常见镇痛药物的代谢能力[1]。鉴于糖尿病和心脏疾病的患病率高，很难用现有的药物来控制疼痛，比如与心血管和肾脏并发症相关的非甾体抗炎药（NSAID）[1]。且老年群体抑郁和痴呆的患病率增加，最新研究表明这类患者的神经元通路与疼痛神经元通路重叠[6]。

有证据表明，慢性疼痛与患者对疼痛的预期有关，特别是当患者的预期很消极的情况下[1]。例如，在一项研究中，接受全膝关节镜（total knee arthroscopy，TKA）的患者在围术期参加了一次接纳与承诺治疗（acceptance and commitment therapy，ACT）研讨会后，与接受传统标准护理治疗的对照组相比，他们阿片类药物的使用减少了，并且疼痛缓解速度更快[7]。在减轻疼痛方面，以小组为基础的教育和锻炼不亚于个性化认知功能疗法[8]。目前针对慢性腰痛（chronic low back pain，CLBP）的国际指南建议在锻炼的基础上进行心理治疗[9]。有了这些证据，当使用多模式、生物心理社会方法时，老年患者的疼痛可以得到最佳缓解[1, 8, 10]（图 25-1）。

二、疼痛治疗或管理

（一）基本信息的重要性：正确的病史和体格检查

管理必须首先从正确的病史和体格检查开始，以便最好地识别和描述困扰患者的疼痛类型。缺乏如何评估老年患者疼痛的信息，特别是那些由于生活或长期护理需要而依赖护工进行沟通的患者，可能是正确评估疼痛类型的主要障碍[4]。这种疼痛由于目前的合并症或既往手术造成的可能性很高[1]。在考虑药物治疗选择时，真实的病史很重要，因为这将受到其他医疗条件和可能的药物相互作用的限制。当其他治疗团队参与到治疗时，如物理治疗、职业治疗、心理干预或介入治疗时，一份高质量的体格检查可以提供治疗背景。医生可以由此确定患者对疼痛的态度，并根据护理目标调整治疗方案。

（二）非药物管理

在考虑康复时，重要的是要了解康复计划的目的是恢复功能；然而如果恢复的可能性不大，治疗的重点可以专注于改善患者的残疾[1]。例如，早在 20 世纪 90 年代的研究表明，力量训练可以改善骨关节炎患者的疼痛和活动能力[1]。在鼓励和小组练习中增加积极的社交互动，对可能的疼痛缓解充满希望，受过适当教育和监督的患者更有可能坚持进行推荐的训练[1]。物理疗法已经被证明可以阻断疼痛信号从周围神经系统到中枢神经系统（central nervous system，CNS）的传导[1]。老年患者的护理人员必须考虑这些非药物的、低风险的治疗方式，并考虑他们通过生物心理社会方法促进疼痛消退的能力，甚至可能在考虑使用更高风险的药物之前。

（三）药理管理

从生理学上来说，疼痛始于周围神经系统的

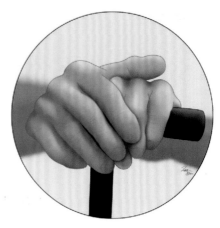

▲ 图 25-1　由于疼痛无法控制，老年患者使用拐杖支撑身体

（由医学插图画家 Rachel Glenn 绘制）

信号，最终被传导到中枢神经系统[1]。这一过程涉及到达中枢神经系统之前的一系列信号链。这些特异性的激活刺激突出了正确识别疼痛类型的重要性。以下讨论的药理学管理选择将遵循WHO 目前建议的阶梯疗法。

1. 轻度疼痛：非阿片类药物治疗

(1) 对乙酰氨基酚：对乙酰氨基酚是治疗轻度疼痛的一线推荐药物。虽然对乙酰氨基酚的作用机制还不完全清楚，但人们普遍认为它在中枢和外周水平均有作用[5]。一般认为对乙酰氨基酚是通过刺激血清素能下行通路来抑制疼痛的[5]。在分子水平上，认为对乙酰氨基酚在双功能酶前列腺素 H 合成酶（peroxidase site of bifunctional enzyme prostaglandin H synthase，PGSH）、环氧合酶（cyclooxygenase，COX）的过氧化物酶切位点上起特异性作用[5]。通过这种方式，酶的破坏导致 COX 的外周抑制[5]。

对乙酰氨基酚在治疗肌肉骨骼疼痛方面尤其有帮助，并且安全性高（证据质量高，强烈推荐）[10]。

与阿片类药物不同，对乙酰氨基酚具有天花板效应；然而已经证明高达 4g 的用药不会导致肝功能障碍或彻底衰竭[3]。但使用该药时，需要认识到对乙酰氨基酚和大多数药物一样，是由肝脏代谢的。众所周知，衰老的肝脏可能延缓药物的清除[10]。值得注意的是，使用对乙酰氨基酚是肝衰竭患者的绝对禁忌[10]。

与非甾体抗炎药不同的是，对乙酰氨基酚没有任何抗炎作用，严格地作为一种解热镇痛药[3, 5]。这一不利条件是有害的，因为老年人最主要的非癌症相关疼痛的病因是关节炎性炎症疾病，如骨关节炎和类风湿关节炎[11]。进一步的研究还表明，未经控制的炎症性疼痛可导致神经源性炎症引起疼痛循环。直接组织损伤，如骨关节炎这样的"磨损性"疾病，通过花生四烯酸转化为前列腺素，并将伤害性感受器的刺激从大脑传递到CNS，导致炎症介质产生[3, 12]。

(2) 非甾体抗炎药：非甾体抗炎药（NSAID）可以单用或与对乙酰氨基酚合用。非甾体抗炎药通过抑制环氧合酶（COX）从而抑制花生四烯酸转化为前列腺素 H_2（PGH_2）的过程。因此，它抑制了 COX 和后续的前列腺素（D 系列）、前列环素和血栓素的合成[5]。这一作用机制是非甾体抗炎药具有镇痛、解热和抗炎作用的原因[5]。

非甾体抗炎药在老年人中的使用受到其不良不良反应的限制。非甾体抗炎药的特异性不同，不良反应也不同。由于 COX 有两种同工酶，COX-1（PGHS-1）和 COX-2（PGHS-2），NSAID 可分为非选择性和选择性[1, 5]。非选择性 NSAID 同时抑制 COX-1 和 COX-2，而选择性 NSAID 只抑制 COX-2。两者都与心血管风险、肾毒性和胃肠道不良反应有关，胃肠道不良反应包括从轻度消化不良、恶心、腹泻到与发病率和死亡率增加相关的胃肠道严重黏膜损伤[1]。选择性 COX-2 非甾体抗炎药可降低不良胃肠道反应的发生率[1]。

2. 中度疼痛：非阿片类药物治疗 + 弱阿片类药物治疗

由于缺乏老年患者的随机对照试验，除了根据 WHO 的阶梯疗法使用对乙酰氨基酚外，还缺乏临床证据来说明哪些阿片类药物是最安全、有效和可耐受的[2]。这种证据的缺乏进一步突出了基于医生的临床判断的重要性[2]。由于对引起谵妄的误解，临床医生有时会避免在老年人中使用阿片类药物。多项研究反驳了这一错误观点，事实上疼痛控制不佳会加重老年人的谵妄，或者实际上会加剧认知能力的下降[3, 6, 13]。研究还认为，慢性疼痛可能是早逝的一个可归因风险因素[13]。因此，对于中重度疼痛或降低生存质量的疼痛，建议使用阿片类药物[10]。

下列被认为是弱阿片类药物：可待因、二氢可待因、曲马多和他喷他多[1, 2, 14]。与对乙酰氨基酚联合使用的弱阿片类药物包括氢可酮、丙氧酚和羟考酮[10]。国际指南将低剂量吗啡或羟考酮列为 WHO 第二步阶梯[15]。

(1) 可待因：可待因是一种弱阿片类药物，与曲马多相比，它与髋部骨折的关联更小[16]。

(2) 双氢可待因：双氢可待因是可待因的衍生物，尽管研究数据有限，其止痛效果可能是可待因和曲马多的 1～2 倍[17, 18]。

(3) 曲马多：曲马多是一种弱阿片类药物，在老年患者中进行的研究很少。它比非甾体抗炎药更有优势，因为它的心血管和胃肠道不良反应的风险更小[16]。与强效阿片类药物相比，它的优点在于呼吸抑制的风险较低[16]。已知的不良反应包括使用其他血清素能药物和（或）有癫痫发作史的患者癫痫发作阈值降低[1]。研究还表明曲马多与跌倒风险增加之间存在相关性，然而目前的研究是有限的[16]。

(4) 他喷他多：他喷他多是一种新的弱阿片类药物，其优点是镇痛代谢活性产物可忽略不计，且胃肠道不良反应较小。然而，目前公布的研究显示，进行得很糟糕的试验没有明显证据支持其使用优于其他研究充分的阿片类药物[2]。

(5) 氢可酮：氢可酮代谢成两种代谢产物：氢吗啡酮和二氢可待因[19]。由于氢可酮与对乙酰氨基酚联合使用，其使用受到限制，建议对乙酰氨基酚最大剂量为 4g/d[20]。然而，截至 2014 年，FDA 限制每剂氢可酮的最大剂量为每剂 325mg 对乙酰氨基酚[21]。

(6) 丙氧基苯（右旋丙氧基）：丙氧基苯（右旋丙氧基）在老年人中的明显不良反应导致其退出市场，但并未改变老年人群的慢性疼痛的管理[2]。

（7）羟考酮：当小剂量（作为较弱的阿片类药物）被首选并被认为对吞咽困难或意外用药过量总体风险增加的患者有效时，为评估使用其安全性，需要对口服羟考酮进行滴定[1]。

（8）吗啡：小剂量吗啡被认为是中度疼痛的一种可能的治疗方法[15]。在平均年龄为75岁的患者中，观察到吗啡注射液可以减少非癌症相关的疼痛[2]。吗啡被代谢成活性产物6-葡萄糖醛酸吗啡，因此必须评估老年患者的肾功能下降的情况。这还需要进一步的研究。

3. 严重疼痛：非阿片类药物＋强阿片类药物治疗

第三阶梯阿片类药物治疗的首选循证药物包括吗啡、芬太尼、羟考酮和丁丙诺啡[2]。一项评估长期使用阿片类药物的研究显示，养老院居民的社会参与度和功能状态有所改善[1]。疼痛，特别是严重影响生存质量的慢性疼痛，与抑郁症风险增加有关[13]。研究证明疼痛治疗的改进可以改善睡眠，这意味着养老院患者的疼痛、睡眠和抑郁可以通过适当的疼痛管理得到解决[6]。

（1）芬太尼：芬太尼是一种短效合成阿片类药物，对癌症相关疼痛和慢性疼痛都有效。截至2011年，芬太尼经鼻给药被批准用于癌症患者的急性爆发性疼痛[22]。在一项比较芬太尼经口腔黏膜和经鼻给药的治疗癌痛研究中，经鼻芬太尼效果更好[2]。在一项比较经鼻芬太尼给药和静脉注射氢吗啡酮的开放研究中，经鼻芬太尼的效果不逊于静脉注射氢吗啡酮[22]。芬太尼鼻腔起效快，因此对因急性疼痛就诊于急诊的癌症患者可以更快地缓解疼痛[22]。这些患者群体也是随机的，包括65岁以上的老年人[22]。

（2）丁丙诺啡：最近研究发现，与年轻患者相比，丁丙诺啡透皮制剂对65岁以上的老年患者有更好的疗效[1]。丁丙诺啡是具有κ拮抗作用的部分阿片受体激动药。此外，丁丙诺啡在有慢性合并症的患者中进行了探索，透皮制剂被认为是令人满意的，有效地缓解了他们的疼痛[2]。该药物的易用性增加了患者的依从性，与传统方式

给药相比可降低毒性风险。丁丙诺啡经皮给药系统（transdermal system，TDS）的另一个额外好处是由于其经肝脏代谢，肾功能不全的患者也无须调整用药剂量。与对乙酰氨基酚相比，使用TDS的抑郁症患者的一个显著的不良反应是抑郁症状恶化，导致52%的患者退出研究[23]。在一项随机、安慰剂对照试验中，养老院晚期痴呆患者使用TDS，因精神和神经不良事件增加而退出[23]。同一项研究还显示，晚期痴呆患者使用TDS的第1周内，白天活动时间减少[23]。丁丙诺啡是唯一一对呼吸抑制表现出天花板效应的阿片类药物。

4. 阿片类药物在癌症疼痛中的应用

老年患者镇痛药的选择标准包括但不限于：总体疗效、总体不良反应、起效、药物相互作用、滥用可能性和应用中的问题如药物的成本和可获得性，以及疼痛的严重程度和类型（伤害性、急性/慢性等）。在任何时候，决策过程中的选择顺序都可能发生变化。这一共识基于循证文献（不包括扩展数据，也不包括慢性、缓释阿片类药物）。与处方药物有关的驱动因素有多种，包括药物的可获得性和成本，这有时可能是主要驱动因素。除法国外，大多数欧洲国家都有丁丙诺啡透皮制剂，特别是阿片类药物使用量高的国家；然而，丁丙诺啡舌下制剂在欧洲是受限的，因为它只在包括德国和比利时在内的少数国家销售。阿片类贴剂目前在美国处于试验阶段，舌下制剂有处方限制，因此其使用受到限制。很明显，人口金字塔倒置了，在全球范围内，未来将会有更多需要照顾的老年人口。这些老年人对生活有期望，退休人员不再是一个减少生活方式活动的群体。60—70岁的"婴儿潮一代"被称为"婴儿增龄者"，他们想要有功能的积极的生活方式。他们愿意在治疗选择上做出权衡，也理解他们可能会经历疼痛，前提是这可以改善生存质量和功能。因此，在处理老年人疼痛时，需要仔细考虑患者的合并症包括癌症和非癌症疼痛、骨关节炎、类风湿关节炎和PHN，以及患者的功能状

态。WHO第三阶梯阿片类药物是癌症患者疼痛治疗的主要药物，几十年来，吗啡一直是使用最多的药物。一般来说，尽管许多研究只包括少数患者，高水平的证据（Ⅰb或Ⅱb）是存在的。基于这些研究，所有阿片类药物都被认为对癌症疼痛的管理有效（尽管部分癌症疼痛对阿片类药物不敏感或仅部分敏感），但目前没有针对老年癌症患者的精心设计的具体研究。例如，在透皮制剂中可用的两种阿片类药物芬太尼和丁丙诺啡，芬太尼是研究最多的，但根据已发表的数据，这两种药物似乎都有效，毒性低，耐受性好，特别是在低剂量时。阿片类药物在非癌症相关疼痛中的使用：越来越多的证据表明，阿片类药物对非癌症疼痛有效（治疗数据大多为Ⅰb或Ⅱb级），但需要进行个体化剂量滴定并考虑各自的耐受性。同样，还没有针对老年人进行具体的研究，但可以得出结论，阿片类药物对非癌症疼痛有疗效，这通常是由于老年人的典型疾病所致。当不清楚哪种药物和哪种方案在维持镇痛功效方面更优时，应基于安全性和耐受性考虑，选择适当的药物。循证医学已被纳入最佳临床实践指南，应作为患者医疗决策过程的基础；然而在实践中，当我们对患者进行个体化医疗时，医学的艺术才得以实现。这在循证医学和经验之间取得了平衡。在临床实践中应用指南时，事实建议和专家意见都有价值。阿片类药物在神经性疼痛中的应用：阿片类药物在神经性疼痛中的作用在过去一直存在争议，但现在越来越多地被接受；然而，神经性疼痛所需的阿片类药物剂量往往高于伤害性疼痛。大多数治疗数据为Ⅱ级或Ⅲ级，表明早期纳入阿片类药物可能是有益的。丁丙诺啡在改善神经性疼痛症状方面显示出明显的益处，这被认为是其特定的药理学特征的结果。阿片类药物在老年肝肾功能受损患者中的应用：代谢器官功能受损在老年人中很常见，尤其是肾功能。对于除丁丙诺啡以外的所有阿片类药物，活性药物及其代谢产物的半衰期在老年人和肾功能不全患者中都会延长。因此，建议除丁丙诺啡外，减

少剂量，延长剂量之间的间隔时间，并监测肌酐清除率。因此，丁丙诺啡似乎是老年人阿片类药物治疗的首选药物。阿片类药物和呼吸抑制：有潜在肺部疾病或使用可造成低通气的中枢神经系统药物的患者，呼吸抑制是使用阿片类药物的一个重大威胁。并非所有的阿片类药物对呼吸抑制的影响都是一样的：在不与其他中枢神经系统抑制药物一起使用时，丁丙诺啡是唯一一种对呼吸抑制表现出天花板效应的阿片类药物。在治疗有呼吸系统风险的患者时，应考虑阿片类药物对呼吸影响的不同特点，因此给药剂量必须谨慎。阿片类药物和免疫抑制：年龄与免疫系统的逐渐衰退有关：免疫衰老，与传染性疾病、自身免疫性疾病和癌症进展的发病率和死亡率增加有关，且与免疫治疗（如疫苗接种）的疗效下降有关。阿片类药物对老年人免疫抑制作用的临床相关性尚不完全清楚；但有重要数据表明，阿片类药物抑制自然杀伤细胞，疼痛本身也可导致免疫抑制。如果能够在无显著不良事件的情况下实现充分的镇痛，则应在老年人中使用具有最小免疫抑制特性的阿片类药物。大多数阿片类药物的免疫抑制作用很少被描述，这是评估阿片类药物真实效果的问题之一，但有迹象表明，高剂量的阿片类药物与免疫抑制作用的增强相关。考虑到所有来自临床前和临床工作的有限的可用证据，推荐使用丁丙诺啡，而不推荐吗啡和芬太尼。阿片类药物的安全性和耐受性。不同阿片类药物的不良反应差异很大。由于老年人的不良反应可导致严重后果，应该使用耐受性良好的药物（特别是在中枢神经系统和胃肠道反应方面），并且在过量用药时尽可能安全，尤其是在对呼吸的影响方面。小剂量滴定有助于减少恶心和呕吐等常见初始不良事件的发生率。缓释制剂，包括透皮制剂，可增加患者的依从性。

5.辅助治疗

WHO推荐的"疼痛三阶梯疗法"鼓励在所有3个阶梯使用辅助治疗。认识到这一点很重要，因为它进一步重申了多模式、生物社会方法对疼

痛管理的重要性。上述多项研究为疼痛、抑郁、痴呆和睡眠之间的关系提供了证据。因此强调正确的病史和体格检查的重要性，以确定所有可能会加剧疼痛状况的共病[1, 4, 6, 13, 23]。经证明可改善老年人疼痛的有效辅助药物包括 TCA、SSRI、SNRI、加巴喷丁、肌肉松弛药、美金刚和小剂量纳曲酮[1, 2, 10]。由于每种辅助用药在老年人群中都有其独特的不良反应，建议应谨慎使用。本节的目的是进一步强调老年人疼痛管理的多模式、生物心理社会方法，认识到所有药物对个体都是独一无二的[3, 6, 8, 10]。

结论

老年人的疼痛是一个复杂的专题，但对这些

人的生存质量和功能有着深远的影响。如果没有适当的疼痛管理，患者除了自理能力受限外，还往往报道各种不同的合并症。老年患者的急性疼痛管理要求医务人员牢记可能存在的独特障碍和挑战。老年患者通常存在中枢神经系统、肝脏、肾脏和其他生理功能改变，难以进行有效的评估和治疗，但也可能面临其他挑战，如多重用药、痛觉改变和药代动力学变化。因此，在这些患者中，疼痛评估技术可能需要修改，或在他们的治疗中可能需要替代药物。通过对这些挑战的正确理解，医务人员可以选择合适的治疗方式并使用谨慎的多学科方法来帮助老年患者控制疼痛。

参考文献

[1] Schwan J, Sclafani J, Tawfik VL. Chronic pain management in the elderly. *Anesthesiol Clin.* 2019; 37 (3): 547-560.

[2] Prostran M, Vujovi KS, Vukovi S, et al. Pharmacotherapy of pain in the older population: the place of opioids. *Front Aging Neurosci* [Internet]. 2016 [cited 2021 Apr 29]; 8 : 144. https://www.ncbi.nlm.nih.gov/pmc/articles/PMC4909762/

[3] Borsheski R, Johnson QL. Pain management in the geriatric population. *Mo Med.* 2014; 111 (6): 508-511.

[4] Resnick B, Boltz M, Galik E, et al. Pain assessment, management and impact among older adults in assisted living. *Pain Manag Nurs Off J Am Soc Pain Manag Nurses.* 2019; 20 (3): 192-197.

[5] Jóźwiak-Bebenista M, Nowak JZ. Paracetamol: mechanism of action, applications and safety concern. *Acta Pol Pharm.* 2014; 71 (1): 11-23.

[6] Blytt KM, Bjorvatn B, Husebo B, Flo E. Effects of pain treatment on sleep in nursing home patients with dementia and depression: a multicenter placebocontrolled randomized clinical trial. *Int J Geriatr Psychiatry.* 2018; 33 (4): 663-670.

[7] Dindo L, Zimmerman MB, Hadlandsmyth K, et al. Acceptance and commitment therapy for prevention of chronic post-surgical pain and opioid use in at-risk veterans: a pilot randomized controlled study. *J Pain Off J Am Pain Soc.* 2018; 19 (10): 1211-1221.

[8] O'Keeffe M, O'Sullivan P, Purtill H, Bargary N, O'Sullivan K. Cognitive functional therapy compared with a group-based exercise and education intervention for chronic low back pain: a multicentre randomised controlled trial (RCT). *Br J Sports Med.* 2020; 54 (13): 782-789.

[9] Recommendations | Low back pain and sciatica in over 16s: assessment and management | Guidance | NICE [Internet]. NICE; [cited 2021 May 3]. https://www.nice.org.uk/guidance/ng59/chapter/Recommendations#non-invasive-treatments-for-low-back-pain-and-sciatica

[10] Kaye AD, Baluch A, Scott JT. Pain management in the elderly population: a review. *Ochsner J.* 2010; 10 (3): 9.

[11] Berenbaum F. Osteoarthritis as an inflammatory disease (osteoarthritis is not osteoarthrosis!). *Osteoarthritis Cartilage.* 2013; 21 (1): 16-21.

[12] Matsuda M, Huh Y, Ji R-R. Roles of inflammation, neurogenic inflammation, and neuroinflammation in pain. *JAnesth.* 2019; 33 (1): 131-139.

[13] Domenichiello AF, Ramsden CE. The silent epidemic of chronic pain in older adults. *Prog Neuropsychopharmacol Biol Psychiatry.* 2019; 93 : 284-290.

[14] Pharmacological management of chronic pain—BPJ 16 September 2008 [Internet]. [cited 2021 May 3]. https://bpac.org.nz/BPJ/2008/September/chronic.aspx

[15] Luppi M. Randomized trial of low-dose morphine versus weak opioids in moderate cancer pain. [cited 2021 May 3]. https://core.ac.uk/reader/54012989?utm_source=linkout

[16] Wei J, Lane NE, Bolster MB, et al. Association of tramadol use with risk of hip fracture. *J Bone Miner Res.* 2020; 35 (4): 631-640.

[17] Leppert W, Woro J. Dihydrocodeine: safety concerns. *Expert Rev Clin Pharmacol.* 2016; 9 (1): 9-12.

[18] Leppert W. Dihydrocodeine as an opioid analgesic for the treatment of moderate to severe chronic pain. *Curr Drug Metab.* 2010; 11 (6): 494-506.

[19] Cone EJ, Heltsley R, Black DL, Mitchell JM, Lodico CP, Flegel RR. Prescription opioids. II. Metabolism and excretion patterns of hydrocodone in urine following

controlled single-dose administration. *J Anal Toxicol.* 2013; 37 (8): 486-494.

[20] American Geriatrics Society Panel on the Pharmacological Management of Persistent Pain in Older Persons. Pharmacological management of persistent pain in older persons: pharmacological management of persistent pain in older persons. *J Am Geriatr Soc.* 2009; 57 (8): 1331-1346.

[21] Manchikanti L, Atluri S, Kaye AM, Kaye AD. Hydrocodone bitartrate for chronic pain. *Drugs Today Barc Spain 1998.* 2015; 51 (7): 415-427.

[22] Banala SR, Khattab OK, Page VD, Warneke CL, Todd KH, Yeung S-CJ. Intranasal fentanyl spray versus intravenous opioids for the treatment of severe pain in patients with cancer in the emergency department setting: a randomized controlled trial. *PLoS ONE [Internet].* 2020 Jul 10 [cited 2021 May 3]; 15 (7). https://www.ncbi.nlm.nih.gov/pmc/articles/PMC7351205/

[23] Erdal A, Flo E, Aarsland D, et al. Tolerability of buprenorphine transdermal system in nursing home patients with advanced dementia: a randomized, placebo-controlled trial (DEP.PAIN.DEM). *Clin Interv Aging.* 2018; 13 : 935-946.

第 26 章　妊娠患者
Pregnant Patient

Kelly S. Davidson　Carmen Labrie-Brown　著

叶 博 译　刘 燕❶ 校

妊娠患者是一个特殊人群，由于许多原因，我们需要在疼痛管理方面给予特殊考虑。在处理产妇的疼痛问题时，医生必须分别考虑到药物对于母亲、胎儿和妊娠过程的影响。妊娠期间发生的生理变化会导致患者在分娩前疼痛。疼痛通常是肌肉骨骼性质的，继发于身体伸展和生长以适应发育中的胎儿[1]。

众所周知，分娩本身是一种痛苦的经历，然而，由于文化、社会、心理和生理许多不同因素的影响，每个女性的分娩经历各有不同[2]。因此，在分娩过程中，疼痛管理的方法必须根据每个患者的需求和其对分娩经历的期望制订个体化方案。对于大多数女性，阵痛和分娩将是她们一生中经历过的最剧烈的疼痛[3]。在本章中，我们将讨论妊娠患者可用的各种疼痛管理技术的安全性和有效性，从非药物治疗到神经阻滞麻醉，以及如何为每个患者制订个性化疼痛管理计划。

一、妊娠患者疼痛的常见原因

（一）韧带和腹壁疼痛

腹痛可能是一种预示流产的令人担忧的症状，特别是患者伴有阴道出血的情况，应该立刻请产科医生进行评估。腹痛的其他原因是快速拉伸和圆韧带血肿形成，导致疼痛和压痛辐射到耻骨结节。快速拉伸腹直肌可导致腹直肌鞘内血肿，产生腹壁疼痛，而腹肌的屈曲加剧了这种疼痛。这两种情况都可用局部发热治疗，如果严重口服镇痛药，我们将在本章后面讨论其安全性[1]。

（二）下腰痛和骨盆带痛

腰痛是妊娠患者最常见的主诉之一，是由体重增加（主要发生在腹部）和妊娠激素（如松弛素、黄体酮和雌激素）增加共同引起的，这两者都会导致关节松弛。体重增加导致轴向负荷增加，骨盆倾斜导致脊柱前凸过度，腹肌拉伸和无力，这些都可能最终导致背部和骨盆带疼痛。随着孕周的增加发生率增加，到 35 周时腰痛和骨盆束带痛的发生率分别达到 71.3% 和 64.7%[4]。表 26-1 腰背痛与骨盆带带痛的不同特点总结。

虽然背部和骨盆带疼痛在妊娠期间很常见，但在制订治疗计划之前，首要原则是排除任何危险症状，如肠失禁、膀胱失禁、神经根病或身体虚弱无力。如果患者有危险症状，如神经功能缺损，那么磁共振成像（MRI）是必要的。假设这些症状都不存在，可以从瑜伽，水上运动，针

---

❶ 刘燕：河北医科大学第三医院

表 26-1 妊娠期腰背痛与骨盆带疼痛的特点

腰痛	骨盆带疼痛
可能在妊娠前存在	通常在妊娠前不会出现
疼痛位于腰椎区	疼痛主要发生在髂后上棘与臀襞之间的骶髂关节
腰部活动范围减少	间歇性疼痛
对棘旁肌肉触诊触痛	疼痛常与行走站立有关
持续性疼痛	腰椎活动度正常
经常没有行走或站立的问题	

灸或物理疗法等保守治疗法开始。可以使用口服镇痛药，下面将详细讨论。在一项随机对照试验中，我们发现经皮神经电刺激（transcutaneous electrical nerve stimulation，TENS）治疗妊娠期腰背痛和口服对乙酰氨基酚或运动治疗效果相当[5]。

二、用于治疗妊娠期间疼痛的药物

在处理妊娠患者的急性疼痛时，必须在开处方前考虑每种药物对发育中胎儿的影响。美国食品药品管理局（FDA）最近做出了改变，不再支持使用妊娠类别（A、B、C、D和X）分类系统对妊娠期间使用的药物进行风险分层。该系统最初开发于20世纪70年代，旨在帮助临床医生识别可用数据的类型和数量，但被用作分级系统，是对建议的曲解。2015年实施的妊娠、哺乳和标签规则（pregnancy lactation and labeling rule，PLLR）要求每个药物标签包括数据摘要和数据的强度，以帮助临床医生在开处方前了解存在哪些数据[6]。在这里，我们讨论妊娠时常用的药物及其对胎儿发育的影响。

（一）对乙酰氨基酚类药物

对乙酰氨基酚是一种解热镇痛药，它不具有非甾体抗炎药（NSAID）的抗炎特性，也不影响前列腺素的合成。对于在妊娠期间不能通过瑜伽、针灸或物理治疗等保守措施控制的持续性疼痛，对乙酰氨基酚是可接受的一线口服镇痛药，因为它没有已知的致畸作用，也不会在妊娠晚期导致胎儿动脉导管闭塞[1]。

（二）阿片类药物

阿片类药物可用于短期缓解急性疼痛，特别是在孕妇行非产科手术后。当外科手术需要强有力的静脉镇痛时，控制急性疼痛可以选择吗啡、芬太尼和氢吗啡酮。术后，短期口服镇痛药如羟考酮或氢考酮联合对乙酰氨基酚是治疗外科手术相关疼痛的合理选择。[1]新生儿戒断综合征的特点是喂养困难、体温调节困难、呼吸窘迫和癫痫发作，是一种令人恐惧的妊娠期使用慢性阿片类药物的并发症。出于这个原因，如果可以避免的话，在妊娠期间不应该长时间使用阿片类药物[7]。患者若患有需要慢性阿片类药物治疗的慢性疼痛综合征，或患有药物滥用障碍而服用了美沙酮，这属于慢性疼痛的类别，本章暂不讨论。亲水阿片类药物如吗啡在剖宫产手术中的应用大大减少了术后阿片类药物的消耗[1]。

（三）非甾体抗炎药

非甾体抗炎药（NSAID）是一类具有抗炎和镇痛作用的药物，通常用于骨骼肌肉疼痛；然而在考虑产妇服用这种药物时，必须谨慎行事。如布洛芬、萘普生、吲哚美辛和酮咯酸，前两种是非处方药可以在柜台上买到（over the counter，OTC）[1]。这类药物对不同胎龄的未出生胎儿有不同的风险。在前3个月短期使用，风险似乎很低，但不能排除。FDA建议不要在胎龄20周后使用NSAID，因为胎儿肾功能不全和随后羊水过少的情况发生率很小但风险很大。这种情况通常会随着停药而逆转。此外，由于胎儿动脉导管过早闭合的风险增加，建议在妊娠30周后避免使用非甾体抗炎药（不包括剂量81mg阿司匹林）[8]。

（四）麦角生物碱

麦角胺是治疗偏头痛的有效药物，但由于其致畸性和高剂量可导致宫缩和自然流产的原因，在妊娠期间被禁止使用。甲基麦角新碱是一种麦角生物碱，给产妇用于治疗宫缩乏力[1]。

三、分娩疼痛的病理生理学

（一）第一产程

第一产程本质上是内脏性质的，从分娩开始，延伸到完全宫颈扩张可达10cm。子宫收缩和由此引起的肌层缺血导致白三烯、组胺、血清素、P物质和缓激肽的释放，这些物质刺激化学感受器。这种内脏类型的疼痛是通过无髓鞘的小"C"纤维传递的，这些纤维与交感神经纤维一起传播，穿过子宫、子宫颈和腹下神经丛进入腰交感神经链。交感神经链的疼痛传入纤维进入$T_{10} \sim L_1$脊神经白交通支，穿过后神经根和脊髓背角突触[9]。

（二）第二产程

第二产程从完全的宫颈扩张开始，到胎儿分娩结束。躯体神经纤维负责携带第二产程中的疼痛信号。据报道，从第一产程到第二产程的转换涉及躯体和内脏，会导致疼痛强度的增加。阴道和会阴组织的扩张导致疼痛信号主要通过阴部神经在S_2、S_3和S_4水平传递到脊髓。其他神经还有来自会阴部参与疼痛信号传递的神经，包括髂腹股沟神经和生殖股神经的生殖支。当胎儿通过盆腔出口下降时，直肠压力使产妇产生Valsalva的冲动，并推动生产出胎儿[10]。

（三）产痛失控对胎儿的影响

虽然许多年轻健康的女性可以忍受与分娩相关的疼痛，并可能选择放弃任何疼痛干预措施，但疼痛本身必然不是良性的。严重的疼痛，如临产时的疼痛，会引起神经体液、呼吸和心理方面的各种后果。临产时间歇性过度通气会导致低碳酸血症，低碳酸血症抑制通气驱动，导致母体和胎儿低氧血症。过度换气也会导致呼吸性碱中毒，导致氧合血红蛋白曲线左移，增加母体血红蛋白对氧的亲和力，同时减少给胎儿的氧气输送。硬膜外镇痛可以减少疼痛，让患者保持有规律的呼吸，从而增加母亲和胎儿的氧气张力[11]。血浆儿茶酚胺升高可通过增加母体外周血管阻力而降低子宫胎盘灌注。对小型灵长类动物的研究表明，压力和疼痛通过降低胎儿的氧合而导致胎儿酸中毒，也会减缓胎儿的心率[12]。忍受这种创伤和痛苦事件的心理后果可能导致产后抑郁症甚至创伤后应激障碍的发生。一项涉及1288例阴道分娩或剖宫产患者的研究报道称，持续疼痛和产后抑郁与分娩后急性疼痛的严重程度有关，而与分娩类型（阴道分娩和剖宫产分娩）无关[13]。

四、分娩疼痛的非药物治疗

早在现代疼痛管理发展之前，妇女生育已有几个世纪的历史。许多妇女选择放弃药物或区域麻醉干预，以更"自然"的方式分娩。无痛分娩并不一定与分娩体验的满意度相关。缓解疼痛的非药物方法，如放松技术、催眠疗法和芳香疗法，侧重于处理疼痛而不是消除疼痛。

（一）心理助产法

分娩前的准备可以显著改善产妇的体验，帮助产妇应对疼痛。在Ferdinand Lamaze博士之后的Lamaze方法侧重于呼吸技术和有意识的放松，以减少疼痛感知[14]。这些准备可以减少恐惧和焦虑，而恐惧和焦虑会加剧疼痛。已经证明，如果朵拉陪产员或助产师持续陪伴在孕妇周围，可以减少疼痛的严重程度[1]。

（二）芳香疗法

芳香疗法已经被证明可以降低压力，这也可以帮助患者应对疼痛，但还没有被证明可以减轻疼痛[1]。

（三）催眠术疗法

催眠疗法是一个类似于精神预防和控制呼吸

的概念，只是它需要更多的准备。我们需要 4～5 周的时间来提高可以有效地达到对疼痛控制有效的催眠状态所必需的技能[1]。

（四）经皮电刺激

经皮电刺激（TENS）可以应用于耻骨上区或下背部，这取决于患者疼痛的部位。TENS 单位被认为通过阻断疼痛冲动传递到大脑来发挥作用，并可能增加内啡肽的产生[1]。

五、分娩疼痛的药物选择（表 26-2）

（一）间歇快速浓注阿片类药物

全身性阿片类药物可以通过皮下、肌内或静脉途径来管理分娩疼痛。皮下和肌内路径对患者来说是痛苦的，因为它们每次都需要注射，但在缺乏熟练人员静脉注射药物或提供神经轴索镇痛的设备时可能是有用的。静脉注射阿片类药物更容易滴定法测量，因为起效更快，效果更可预测。阿片类药物是亲脂性的（吗啡除外），很容易通过被动扩散穿过胎盘。正因为如此，这类药物被观察到在分娩过程中损害胎儿的健康，包括追踪胎儿心脏的变化、警觉性下降和喂养不良。为了减轻这些不利的胎儿影响，在第二产程晚期应停止使用非肠外阿片类药物，如上所述，这对大多数患者来说是最痛苦的[15]。表 26-3 总结了分娩用静脉注射药物的剂量。

根据机构的可获得性和偏好，每个机构对静脉注射阿片类药物的选择有所不同。纳布啡是一种具有良好安全性的混合受体激动药 – 受体拮

抗药。由于其对呼吸抑制的剂量上限效应，每 2～4h 静脉滴注 2.5～10mg 即可[16]。在最小化呼吸暂停所需剂量下，吗啡不能有效的镇痛，且在可用神经轴索镇痛的设施中很少静脉使用[17]。杜冷丁，在欧洲文献中称为哌替啶，在英国通常用于分娩镇痛，是世界上用于分娩的最常见的阿片类药物。然而由于长效活性代谢物去甲哌替啶的不良反应，在美国避免使用它。新生儿清除哌替啶及其活性代谢产物去甲哌替啶可能需要 3～6 天[15]。此外，在服用单胺氧化酶抑制药（monoamine oxidase inhibitor，MAOI）的患者中，去甲哌啶的积累可导致癫痫发作和 5- 羟色胺能危象，而且纳洛酮是不可逆的[18]。

（二）瑞芬太尼

瑞芬太尼起效快，作用持续时间短，这是由

表 26-2　区域性分娩镇痛技术

内脏痛（T_{10}～L_1）（产程 1 期）
- 双侧颈旁阻滞（与胎儿心动过缓相关，因此很少使用）
- 鞘内阿片类物质

躯体痛（产程过渡、2 期和 3 期）
- 双侧阴部神经阻滞
- 鞍区阻滞（腰麻）
- 低位尾侧硬膜外阻滞（S_2～S_4）

所有疼痛（T_{10}～S_4）（产程 1,2,3 期）
- 硬膜外（腰段或尾段）
- 腰硬联合（CSE）
- 持续脊柱

表 26-3　分娩静脉注射镇痛药的给药方案

药物	剂量 / 给药间隔	途径
纳布啡	每次 2.5～10mg，每 2～4h 一次	静脉滴注
吗啡	每次 1～4mg，每 1～4h 一次	静脉滴注
哌替丁	每次 25～50mg，每 2～3h 一次	静脉滴注
瑞芬太尼	10～30μg 维持量，2min 锁定间隔，无背景输注	PCA 输注
芬太尼	10～25μg 维持量，5～10min 锁定间隔，50～100μg 负荷量，或者无负荷量	PCA 输注

于瑞芬太尼由非特异性组织和血浆酯酶代谢。虽然药物迅速穿过胎盘，但它也迅速被胎儿清除，并不具有与长效阿片类药物观察到的 Apgar 评分降低相同的风险。它仍然有明显的呼吸抑制风险，应密切监测患者[19]。

来自德国和瑞士的欧洲瑞米 PCA 安全网络医院于 2009 年根据现有文献制订了一项瑞芬太尼 PCA 协议，包括 10～30μg 静脉注射瑞芬太尼，锁定间隔为 2min，无背景输注。瑞芬太尼 PCA 用于分娩是不必要的负荷剂量。此外，建议除了脉搏血氧饱和度监测外，还应使用呼气末二氧化碳监测，因为它比单纯脉搏血氧饱和度测定更敏感地检测呼吸暂停。除非患者的氧饱和度下降到 94% 以下，否则应避免补充氧气，因为它可以掩盖呼吸暂停的迹象。由于这些原因，建议连续一对一护理来监测呼吸暂停事件[20]。

瑞芬太尼优于硬膜外麻醉，然而，对于神经轴索麻醉（椎管内麻醉）是禁忌的患者，例如接受预防性抗凝药的患者，或脊柱病理不允许硬膜外置入的患者，这可能是一个可行的选择[9]。

（三）芬太尼

芬太尼可以通过 PCA 代替瑞芬太尼给药。根据一些小型研究的数据，它有有利的不良反应，并提供足够的疼痛缓解。芬太尼的作用持续时间比瑞芬太尼长，但仍然相对较短，而且像瑞芬太尼一样，它没有活性代谢产物。可给予 50～100μg 的负荷剂量和 10～25μg 的微量泵注剂量，锁定期为 5～10min，建议避免背景输注[21]。与任何阿片类 PCA 一样，接受芬太尼 PCA 用于分娩镇痛的患者需要护士持续监测镇静和呼吸抑制。

（四）氧化亚氮

氧化亚氮是一种吸入麻醉药，在美国不常见，但在加拿大、澳大利亚、英国、新西兰和芬兰（仅举几例）广泛用于分娩疼痛[22]。美国食品药品管理局（FDA）批准了新的氧化亚氮给药系统，用于美国的产房；然而，它绝不是广泛可用的。氧化亚氮是由产妇通过口罩覆盖在鼻子和嘴巴上或用喉舌自我给药。一个便携式罐体配备了

一个需求阀，该阀随着每次吸入而打开，随着呼出而关闭。最常用的混合物是氧化亚氮和空气的 50/50 混合物[23]。氧化亚氮的作用从给药到产生镇痛 50s，这使得时机很有挑战性。如果产妇等到收缩开始时才给药，收缩结束后止痛效果会达到峰值。此外，第二产程需要母亲保持警觉以便生产，因为这种药物的效果可能会导致困倦，使生产变得困难[22]。

氧化亚氮与阿片类药物和神经轴索麻醉等其他疼痛干预措施相比有一些优势，这可能解释了为什么镇痛不如硬膜外麻醉，但患者满意度与选择硬膜外镇痛的患者相似。它允许母亲行动自由，不需要硬膜外置入后所需的频繁监测[24]。它不会引起呼吸抑制，而且由于她是自己服用的，如果患者太昏昏欲睡，当药物通过肺部消除时，她将无法服用更多药物[22]。长期以来，人们一直关注氧化亚氮导致自然流产的职业风险；然而，在 2015 年，欧洲麻醉学学会工作组在 2015 年发布了一份声明，称缺乏证据表明，如果使用氧化亚氮纯化设备，职业暴露的女性会产生致畸效应或增加流产风险[24]。

吸入麻醉药的使用会造成环境污染，这就是为什么 FDA 要求使用带有清除设备的装置，在环境危害方面优于欧洲的氧化亚氮输送系统。在分娩时选择氧化亚氮镇痛的患者中报道的主要不良反应是恶心、呕吐和头晕[25]。

六、局部镇痛技术

（一）宫颈旁阻滞

宫颈旁阻滞可通过浸润位于阴道穹窿后外侧的双侧宫颈旁神经节进行。它只在治疗与第一产程相关的疼痛时有用。在美国分娩时不使用宫颈旁阻滞，因为有导致胎儿心动过缓的倾向，而且具有没有这种风险的优越镇痛选择[1]。

（二）阴部神经阻滞

阴部神经负责下阴道、会阴和外阴的感觉。双侧阴部神经阻滞有助于第二产程的镇痛。此外，如果在分娩的第一产程使用腰交感神经阻

滞，双侧阴部神经阻滞可以补充硬膜外麻醉，以保护骶神经。如果在没有硬膜外阻滞的患者中预期产钳分娩，可以考虑双侧阴部神经阻滞。在阴部神经横穿骶脊韧带外侧和下方的地方注射10ml 0.5% 布比卡因、3% 2- 氯普鲁卡因或 1% 利多卡因[1]。

（三）神经轴麻醉

用于分娩的神经轴位麻醉最初是在 20 世纪 40 年代引入的，但直到 20 世纪 80 年代才开始流行，主要是由于努力降低剖宫产全麻相关的产妇死亡率。特别是，足月妊娠患者气道并发症（如气管插管失败）相关的气道风险增加[26]。硬膜外麻醉现在是美国分娩过程中疼痛控制的主要形式，根据 2016 年产科麻醉劳动力调查，70% 的妇女接受硬膜外分娩镇痛[27]。

（四）硬膜外麻醉

硬膜外技术包括触诊腰椎的棘突，并在 $L_3 \sim L_4$ 和 $L_4 \sim L_5$ 椎体之间引入一根针，最常见的是使用旁正中或正中入路。玻璃注射器连接到充满空气或盐水的针头上，当触及黄韧带时，阻力会增加。一旦针头穿过黄韧带，感觉到"阻力损失"，导管穿过针头，在硬膜外间隙留下 2~5cm 的导管（图 26-1）。然后将导管固定到患者的背部，并连接到能够输送稀释浓度麻醉药的局部麻醉药输液上，直到母亲分娩胎儿[1]。

当考虑硬膜外输液时，有几种不同的选择，根据每个设施的硬膜外泵的能力而异。典型的硬膜外输注包括稀释浓度的局部麻醉药（0.0625%~0.125% 布比卡因），以 8~12ml/h 的速度连续输注。麻醉师可以给予额外的局部麻醉药团剂量以达到所需的皮肤层水平，并调整输注速度以维持所需的镇痛水平。阿片类药物，如芬太尼 2μg/ml，可加入输液中进行额外镇痛。患者自控硬膜外镇痛（patient controlled epidural analgesia，PCEA）泵允许患者在基线输液不足的情况下进行额外的硬膜外输注。PCEA 泵的一个示例设置是 5~8ml/h，推注 5~10ml，锁定间隔 10~20min。硬膜外输注的最新发展被称为"程序化间歇注射"，它

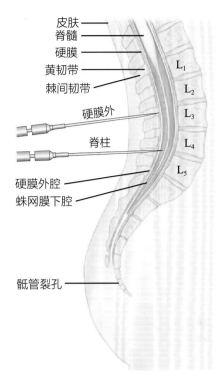

▲ 图 26-1　硬膜外置入
针经皮肤、皮下组织、棘上韧带、棘间韧带、棘内韧带进入棘突间，到达硬膜外间隙

不是将局部麻醉药混合物作为连续输注来输送，而是在预定的时间间隔内输送药物，无论是否有 PCEA 功能。它被认为能提供更好的镇痛效果，因为药物能够覆盖更大的区域，覆盖骶部和中腰部的皮肤，而连续输注可能只覆盖最靠近硬膜外导管的皮肤。一种典型的程序化间歇推注方案是每 30 分钟给予 0.0625% 布比卡因 6ml 加 2μg/ml 芬太尼，患者每次推注 5ml，锁定间隔 10min。研究表明，采用程序间歇性推注技术器械分娩和运动功能减退的发生率较低，而不降低患者对疼痛控制的满意度[26]。

（五）腰硬联合麻醉

当患者处于临产晚期时，可考虑采用腰麻联合硬膜外（combined spinal epidura，CSE）技术，快速实现镇痛至关重要。这项技术类似于硬膜外麻醉。一旦使用阻力消失技术确定了硬膜外间隙，一个较小规格的脊柱针穿过较大的针插入并刺穿硬膜。一旦清澈的脑脊液通过脊髓针返回，小剂量的局部麻醉药被注射到鞘内间隙，在

2～4min 内为患者提供缓解。硬膜外麻醉可能需要 15～20min 才能达到峰值镇痛，这取决于最初注射时使用的局部麻醉药的类型和量。CSE 技术用于分娩镇痛有赞成和反对的观点，每个患者的镇痛方法应该个体化。与单纯硬膜外阻滞相比，CSE 的感觉阻滞分布更均匀、更完整，骶管覆盖范围更广。反对 CSE 的一个论点是，脊柱的位置定位将推迟发现无功能硬膜外，直到脊髓麻醉结束。相反的论点是，通过硬膜外针脊髓麻醉的穿刺点实际上是确认正确识别硬膜外间隙的另一种方法，实际上增加了硬膜外起效的可能性。也有证据表明，使用 25G 的针头进行硬脑膜穿刺，而不使用脊髓麻醉药量，可以在骶骨皮肤覆盖方面达到相同的效果，而没有执行真正 CSE 的不必要的影响[26]。进行 CSE 时，应考虑在加入芬太尼。有 I 级证据表明鞘内注射芬太尼会导致更快的宫颈扩张，并可将第一产程缩短至 100min[28]。

（六）蛛网膜下腔麻醉

蛛网膜下腔麻醉是一种单一的注射阻滞，如果分娩迫在眉睫，需要快速镇痛，就可以使用。腰麻持续时间仅为 60～90min，将其用于分娩限制在第二阶段晚期；然而，阿片类药物和局部麻醉药的结合可以延长单次注射的持续时间。Minty 等描述了使用布比卡因 2.5mg、吗啡 250μg 和芬太尼 25μg 来提供长达 4h 的疼痛控制，同时允许患者走动。因为重复鞘内给麻醉药容易出现快速反应，所以不建议。鞘内给麻醉药可引起瘙痒和恶心，小剂量口服纳曲酮 2.5mg 即可治疗[28]。如果胎儿位（完全宫颈扩张和正位站）不允许患者直立坐位，脊柱镇痛更容易在侧卧位进行。可以放置一个连续的脊髓导管，这允许提供者神经轴性给药镇痛，直到导管给药停止[1]。最常见的情况是，在放置硬膜外管时，无意中穿刺硬膜后放置连续的脊髓导管。鞘内导管应标记清楚，当患者被移交给另一提供者时，必须沟通鞘内导管的放置情况，以避免导管给药过量导致平面升高。

神经轴索麻醉的禁忌证包括注射部位的感染、凝血病和颅内压增高。与神经轴索麻醉相关的不良反应包括硬膜外血肿出血、感染、硬膜后穿刺头痛、低血压、恶心、呕吐和局麻药毒性。由于硬膜外穿刺针的尺寸，硬膜外意外穿刺引起的硬膜外穿刺后头痛比脊髓麻醉更常见。硬膜外麻醉的风险可以通过使用试验剂量来减少意外地血管内注射的发生率，无菌技术来减少感染，以及提前补液来减少低血压的发生率。如果避免使用阿片类镇痛药，恶心和呕吐就不太常见了[1]。

七、硬膜外镇痛对产程及分娩方式的影响

分娩时疼痛管理的目标是使患者舒适，而不对患者或未出生的胎儿造成任何伤害。一个令人担忧的问题是硬膜外镇痛会延长产程，并可能增加器械助产或手术分娩率。根据比较全身阿片类药物和神经轴索镇痛的随机试验的 Meta 分析，确定神经轴索组第一产程延长 30min，第二产程延长 15min。在同一研究中，观察到神经轴索镇痛组的器械递送量增加；但布比卡因的浓度较高，为 0.25%，可能会造成混杂。荷兰最近的一项研究观察到超过 60 万次分娩，虽然分娩的神经纤维镇痛率在 10 年内增加了 3 倍，但器械分娩没有增加。在 2011 年进行了一项系统回顾后认为假说关于选择硬膜外镇痛会增加剖宫产概率是没有根据的，其中包括 38 项随机试验，这些试验未能确定分娩硬膜外镇痛与增加剖宫产分娩风险之间的联系[26]。

结论

妊娠患者是复杂的，每一次干预都应该仔细考虑，因为不仅是患者本人受到影响，还包括未出生的胎儿。许多因素决定了每个患者如何忍受与分娩有关的不可避免的疼痛，每个患者都需要根据他们的生理、心理、信仰和对分娩的期望来制订治疗疼痛的个体化计划。幸运的是，上面讨论了许多分娩镇痛的选择，良好的沟通是患者安全和满意的关键。

参考文献

[1] Benzon HT. Chapter 35 managing pain during pregnancy and lactation. In: *Practical Management of Pain.* 5th ed. Philadelphia, PA: Elsevier/Saunders; 2014:474-491.

[2] Yadollahi P, Khalaginia Z, Vedadhir A, Ariashekouh A, Taghizadeh Z, Khormaei F. The study of predicting role of personality traits in the perception of labor pain. *Iran J Nurs Midwifery Res.* 2014; 19 (7 Suppl 1): S97-S102. http://www.ncbi.nlm.nih.gov/pubmed/25949260

[3] Thomson G, Feeley C, Moran VH, Downe S, Oladapo OT. Women's experiences of pharmacological and nonpharmacological pain relief methods for labour and childbirth: a qualitative systematic review. *Reprod Health.* 2019; 16 (1): 71. https://doi.org/10.1186/s12978-019-0735-4

[4] Casagrande D, Gugala Z, Clark SM, Lindsey RW. Low back pain and pelvic girdle pain in pregnancy. *J Am Acad Orthop Surg.* 2015; 23 (9): 539-549. https://doi.org/10.5435/JAAOS-D-14-00248

[5] Sehmbi H, D'Souza R, Bhatia A. Low back pain in pregnancy: investigations, management, and role of neuraxial analgesia and anaesthesia: a systematic review. *Gynecol Obstet Invest.* 2017; 82 (5): 417-436. https:// doi.org/10.1159/000471764

[6] Byrne JJ, Saucedo AM, Spong CY. Evaluation of drug labels following the 2015 pregnancy and lactation labeling rule. *JAMA Netw Open.* 2020; 3 (8):e2015094. https://doi.org/10.1001/jamanetworkopen.2020.15094

[7] Desai RJ, Huybrechts KF, Hernandez-Diaz S, et al. Exposure to prescription opioid analgesics in utero and risk of neonatal abstinence syndrome: population based cohort study. *BMJ.* 2015; 350 : h2102. https://doi. org/10.1136/bmj.h2102

[8] Nonsteroidal Anti-Inflammatory Drugs (NSAIDs): Drug Safety Communication—Avoid Use of NSAIDs in Pregnancy at 20 Weeks or Later | FDA. n.d. Accessed February 2, 2021. https://www.fda.gov/safety/medicalproduct-safety-information/nonsteroidal-anti-inflammatory-drugs-nsaids-drug-safety-communication-avoiduse-nsaids-pregnancy-20

[9] Labor S, Maguire S. The pain of labour. *Rev Pain.* 2008; 2 (2): 15-19. https://doi.org/10.1177/204946370800200205

[10] Braverman F. Labor pain management. In: *Essentials of Pain Management.* Springer New York; 2011. https://doi.org/10.1007/978-0-387-87579-8_22

[11] Reynolds F, Sharma SK, Seed PT. Analgesia in labour and fetal acid-base balance: a meta-analysis comparing epidural with systemic opioid analgesia. *BJOG.* 2002; 109 (12): 1344-1353. https://doi.org/10.1046/j.1471-0528.2002.01461.x

[12] Morishima HO, Yeh MN, James LS. Reduced uterine blood flow and fetal hypoxemia with acute maternal stress: experimental observation in the pregnant baboon. *Am J Obstet Gynecol.* 1979; 134 (3): 270-275. https://doi.org/10.1016/s0002-9378(16)33032-0

[13] Eisenach JC, Pan PH, Smiley R, Lavand'homme P, Landau R, Houle TT. Severity of acute pain after childbirth, but not type of delivery, predicts persistent pain and postpartum depression. *Pain.* 2008; 140 (1): 87-94. https:// doi.org/10.1016/j.pain.2008.07.011

[14] Lothian JA. Lamaze breathing: what every pregnant woman needs to know. *J Perinat Educ.* 2011; 20 (2): 118-120. https://doi.org/10.1891/1058-1243.20.2.118

[15] Smith LA, Burns E, Cuthbert A. Parenteral opioids for maternal pain management in labour. *The Cochrane Database Syst Rev.* 2018; 6 (6):CD007396. https://doi.org/10.1002/14651858.CD007396.pub3

[16] Zeng Z, Lu J, Shu C, et al. A comparison of nalbuphine with morphine for analgesic effects and safety: metaanalysis of randomized controlled trials. *Sci Rep.* 2015; 5 : 10927. ttps://doi.org/10.1038/srep10927

[17] Olofsson C, Ekblom A, Ekman-Ordeberg G, Hjelm A, Irestedt L. Lack of analgesic effect of systemically administered morphine or pethidine on labour pain. *Br J Obstet Gynaecol.* 1996; 103 (10): 968-972. https://doi.org/10.1111/j.1471-0528.1996.tb09545.x

[18] Fleet J, Belan I, Jones MJ, Ullah S, Cyna AM. A comparison of fentanyl with pethidine for pain relief during childbirth: a randomised controlled trial. *BJOG.* 2015; 122 (7): 983-992. https://doi.org/10.1111/1471-0528.13249

[19] Weibel S, Jelting Y, Afshari A, et al. Patient-controlled analgesia with remifentanil versus alternative parenteral methods for pain management in labour. *Cochrane Database Syst Rev.* 2017; 4 (4):CD011989. https://doi.org/10.1002/14651858.CD011989.pub2

[20] Melber AA, Jelting Y, Huber M, et al. Remifentanil patient-controlled analgesia in labour: six-year audit of outcome data of the RemiPCA SAFE Network (2010-2015). *Int J Obstet Anesth.* 2019; 39 : 12-21. https://doi.org/10.1016/j.ijoa.2018.12.004

[21] Miyakoshi K, Tanaka M, Morisaki H, et al. Perinatal outcomes: Intravenous patient-controlled fentanyl versus no analgesia in labor. *J Obstet Gynaecol Res.* 2013; 39 (4): 783-789. https://doi.org/10.1111/j.1447-0756.2012.02044.x

[22] Rooks JP. Nitrous oxide for pain in labor—why not in the United States? *Birth.* 2007; 34 (1): 3-5. https://doi.org/10.1111/j.1523-536X.2006.00150.x

[23] Likis FE, Andrews JC, Collins MR, et al. Nitrous oxide for the management of labor pain: a systematic review. *Anesth Analg.* 2014; 118 (1): 153-167. https://doi.org/10.1213/ANE.0b013e3182a7f73c

[24] Vallejo MC, Zakowski MI. Pro-con debate: nitrous oxide for labor analgesia. *BioMed Res Int.* 2019; 2019 : 4618798. https://doi.org/10.1155/2019/4618798

[25] Collins MR, Starr SA, Bishop JT, Baysinger CL. Nitrous oxide for labor analgesia: expanding analgesic options for women in the United States. *Rev Obstetr Gynecol.* 2012; 5 (3-4): e126-e131. http://www.ncbi.nlm.nih.gov/pubmed/23483795

[26] Lim G, Facco FL, Nathan N, Waters JH, Wong CA,

Eltzschig HK. A review of the impact of obstetric anesthesia on maternal and neonatal outcomes. *Anesthesiology.* 2018; 129 (1): 192-215. https://doi.org/10.1097/ALN. 0000000000002182

[27] Traynor AJ, Aragon M, Ghosh D, et al. Obstetric anesthesia workforce survey: a 30-year update. *Anesth Analg.* 2016; 122 (6): 1939-1946. https://doi.org/10.1213/

ANE.0000000000001204

[28] Minty RG, Kelly L, Minty A, Hammett DC. Single-dose intrathecal analgesia to control labour pain: is it a useful alternative to epidural analgesia? *Can Fam Physician.* 2007; 53 (3): 437-442. http://www.ncbi.nlm.nih. gov/pubmed/17872679

第 27 章　重症监护病房急性疼痛管理

Acute Pain Management in the ICU

Farees Hyatali　Franciscka Macieiski　Harish Bangalore Siddaiah　Alan David Kaye 著

张　灏 译　李　超 校

由于有创呼吸支持或患者精神认知功能改变，重症患者可能无法清楚表达个人感受，导致其疼痛经常被低估和误诊。危重患者病情严重，重症监护病房（ICU）疼痛管理可能具有挑战性。应在充分考虑患者疾病严重程度、合并症及疼痛管理技术和镇痛药物不良反应前提下，权衡评估疼痛管理技术和镇痛药物的获益和风险[1]。

一、局部镇痛

（一）周围神经阻滞

外周神经阻滞已被用于减少 ICU 患者术后疼痛。外周神经阻滞对凝血功能和抗凝药物停药要求较低，不良反应少，可提供安全有效的镇痛管理。这些神经阻滞可采用单次注射技术，也可采用连续导管注射技术[2]。

筋膜平面阻滞，如胸肌 I 型（Pecs I）阻滞和胸肌 II 型（Pecs II）型阻滞、竖脊肌平面阻滞以及前锯肌平面阻滞，已被用于心脏手术患者严重术后疼痛的补救性镇痛，并可通过减少夹板使用来改善肺功能。

超声引导下胸横肌平面阻滞也可降低胸骨骨折、胸骨切开和肋骨骨折患者的疼痛评分，最终通过减少重度疼痛导致的夹板效应，改善肺功能。

（二）椎管内镇痛

椎管内镇痛，特别是胸段硬膜外镇痛，对肋骨骨折，以及接受胸腔和上中腹部手术的患者有益[3,4]。

椎管内镇痛的优点包括降低疼痛评分、改善肺功能、增加胃肠蠕动、减少深静脉血栓风险，从而有助于插管患者早期拔管、缩短术后首次排便时间，并降低并发症发生率和死亡率。

椎管内镇痛不良反应包括但不限于恶心、呕吐、尿潴留和下肢无力（特别是接受腰段硬膜外镇痛患者）。椎管内镇痛时添加阿片类药物可能会引起瘙痒。选择椎管内镇痛时须考虑其可能的不良反应。

椎管内镇痛禁忌证包括患者拒绝、血流动力学不稳定、对局麻药物过敏和抗凝治疗。对接受抗凝治疗的患者实施椎管内镇痛应当遵循美国区域麻醉学会（American Society of Regional Anesthesia，ASRA）发布的抗凝指南。

二、镇痛药物

（一）阿片类镇痛药

用于急性围术期疼痛治疗的阿片类药物包括吗啡、氢吗啡酮、芬太尼、丁丙诺啡、美沙酮、瑞芬太尼、舒芬太尼、阿芬太尼和氯胺酮。这些药物可通过口服、静脉注射、舌下含服、肌内注射和直肠给药。所有这些药物都能达到良好的镇痛效果，但也有许多不良反应和显著成瘾性。不良反应包括恶心、呕吐、镇静、呼吸抑制、便秘、瘙痒和尿潴留等。此外，阿片类药物还可引起通气不足和高碳酸血症，并损害危重患者心肺功能，这可能增强这类患者的呼吸支持需求或延长气管插管通气时间[5]。

美沙酮通常用于有阿片类药物滥用史，并正在接受戒毒治疗的患者。美沙酮也可用于减轻围术期疼痛。给药方式包括口服和静脉注射。服用美沙酮会延长 QTc 间期，并导致尖端扭转型室性心动过速。这可能会导致有 QTc 间期延长病史的患者出现室性心动过速和室颤。对于该类患者的镇痛药物选择需要仔细慎重。

瑞芬太尼可用于患者自控镇痛（PCA），通过患者自控低速率持续静脉输注来管理急性疼痛。瑞芬太尼的独特性在于半衰期很短，时 - 量相关半衰期不足 10min，可通过红细胞酯酶代谢，快速从血液中清除[6]。

舒芬太尼可通过椎管内或静脉途径持续 / 间断推注给药，实现急性疼痛管理。与局麻药配伍用于椎管内镇痛时，舒芬太尼是良好的佐剂，可延长外科手术时腰麻持续时间。但舒芬太尼鞘内给药可能会导致瘙痒、恶心和呕吐。与瑞芬太尼相比，舒芬太尼的时 - 量相关半衰期明显更长，应注意大剂量舒芬太尼的安全性。

丁丙诺啡是另一种可用于阿片类药物滥用患者围术期镇痛的药物。丁丙诺啡通常与纳洛酮合用以减少成瘾性。丁丙诺啡是阿片 μ 受体部分受体激动药和 κ 受体拮抗药，半衰期约为 37h。丁丙诺啡镇痛具有封顶效应，呼吸抑制效应与强阿片类药物类似。丁丙诺啡可用于成瘾患者戒毒治疗，给药方式包括口服或透皮贴剂。丁丙诺啡已被批准用于疼痛治疗。此外，与局麻药相似，丁丙诺啡可阻断电压门控的钠离子通道，椎管内镇痛时可作为局麻药佐剂，并有效抑制成瘾患者在 ICU 期间的药物渴求。

哌替啶是一种具有局麻效应和阿托品样结构的阿片类药物。鞘内使用哌替啶可延长持续时间，但同样可导致瘙痒、便秘、镇静、恶心和呕吐等不良反应。与其他用于局麻药配伍佐剂的阿片类药物相比，哌替啶不良反应发生率最高。目前，在 ICU，哌替啶主要用于治疗术后寒战以及心搏骤停后体温过低患者的寒战。哌替啶虽然具有镇痛效应，但镇痛效果不如芬太尼等其他阿片类药物。

曲马多是一种具有 5- 羟色胺（5-HT）和去甲肾上腺素（NE）再摄取抑制特性的阿片类药物。曲马多可口服、静脉注射、肌注和鞘内等方式给药。其不良反应包括癫痫发作史患者癫痫发作风险和 5-HT 综合征风险（特别是正在服用 5-HT 类药物患者）。曲马多虽可用于 ICU 镇痛，但镇痛效果不如其他阿片类药物[7]。

（二）非甾体抗炎药（NSAID）

该类药物抑制与疼痛相关的环氧合酶 COX-1 和 COX-2。其中 COX-2 介导疼痛、炎症和发热效应。NSAID 通过减少伤害性疼痛炎症介质，发挥镇痛效应；结合多模式镇痛，可实现良好镇痛。NSAID 镇痛具有封顶效应，不良反应包括恶心、呕吐、胃肠道出血、心血管疾病风险、血小板功能障碍、出血风险和肾功能障碍。COX-2 选择性抑制药心血管疾病风险更高（目前美国仅批准了一种 COX-2 抑制药——塞来昔布上市）。危重患者服用 NSAID 时，应当考量这些风险[8]。

三、镇痛佐剂

（一）右美托咪定

右美托咪定是一种具有局部麻醉药物特征的选择性肾上腺素 α_2 受体激动药，已被批准用于镇静，也可作为辅助药物用于疼痛管理。右美托咪定的静脉输注速度为 0.2～2μg/（kg·h）。右美托咪定可单独应用，也可与其他镇痛药物合用，以减少阿片类药物需求。周围神经阻滞或椎管内镇痛时，右美托咪定可作为佐剂来延长局部麻醉药作用时间，并减少危重患者阿片类药物消耗[9]。

（二）利多卡因

利多卡因输注可减少阿片类药物需求，已被用作疼痛管理辅助用药。利多卡因具有抗伤害和抗炎特性。利多卡因作用于钠离子通道，并减少神经元传导。特别是在其他药物禁忌时，可考虑使用利多卡因镇痛[10, 11]。

利多卡因输注速度为 0.5～3mg/（kg·h）。输注时必须监测和避免全身毒性。心肾衰竭患者利多卡因代谢减慢，更易出现全身毒性，需要特别注意。

酸碱状态、利多卡因输注速度和剂量、存在影响游离利多卡因血浆浓度的因素、血浆蛋白水平以及肝肾功能是决定患者中毒风险的主要因素。病情危重患者药物代谢可能会发生改变，导致利多卡因及其代谢物积聚，全身毒性风险增加。

输注时，必须使用符合 ASA 标准的监护仪仔细监测，并密切观察局麻药中毒的相关体征和症状，如癫痫发作或心律失常等。如怀疑局麻药中毒，应测定血清利多卡因浓度，并准备好包括脂肪乳剂在内的治疗局麻药中毒所需的设备和药物，如脂肪乳。

（三）氯胺酮

氯胺酮输注已被用作 ICU 疼痛辅助管理。大量研究证实氯胺酮镇痛效果确切且不良反应较少。氯胺酮属于 NMDA 受体拮抗药，麻醉药量给药时［通常单次推注 0.35mg/kg，然后以 0.1～1mg/（kg·h）的速度持续输注］会导致分离麻醉。亚麻醉药量氯胺酮已被用于治疗术中和术后疼痛，并应用于 ICU 疼痛管理的辅助药物，以减少阿片类药物需求[12]。

参考文献

[1] Kaushal B, Chauhan S, Saini K, et al. Comparison of the efficacy of ultrasound-guided serratus anterior plane block, pectoral nerves ii block, and intercostal nerve block for the management of postoperative thoracotomy pain after pediatric cardiac surgery. *J Cardiothorac Vasc Anesth.* 2019; 33 (2): 418-425. doi:10.1053/j. jvca.2018.08.209

[2] Yalamuri S, Klinger RY, Bullock WM, Glower DD, Bottiger BA, Gadsden JC. Pectoral fascial (PECS) I and II blocks as rescue analgesia in a patient undergoing minimally invasive cardiac surgery. *Reg Anesth Pain Med.* 2017; 42 (6): 764-766. doi:10.1097/AAP.0000000000000661

[3] Fujii S, Roche M, Jones PM, Vissa D, Bainbridge D, Zhou JR. Transversus thoracis muscle plane block in cardiac surgery: a pilot feasibility study. *Reg Anesth Pain Med.* 2019; 44 (5): 556-560. doi:10.1136/rapm-2018-100178

[4] Krishna SN, Chauhan S, Bhoi D, et al. Bilateral erector spinae plane block for acute post-surgical pain in adult cardiac surgical patients: a randomized controlled trial. *J Cardiothorac Vasc Anesth.* 2018; 33 (2): 368-375. doi:10.1053/j.jvca.2018.05.050

[5] Alford DP, Compton P, Samet JH. Acute pain management for patients receiving maintenance methadone or buprenorphine therapy [published correction appears in Ann Intern Med. 2006 Mar 21;144(6):460]. *Ann Intern Med.* 2006; 144 (2): 127-134. doi:10.7326/0003-4819-144-2-200601170-00010

[6] Weibel S, Jelting Y, Afshari A, et al. Patient-controlled analgesia with remifentanil versus alternative parenteral methods for pain management in labour. *Cochrane Database Syst Rev.* 2017; 4 (4): CD011989. doi:10.1002/14651858. CD011989.pub2

[7] Budd K. The role of tramadol in acute pain management. *Acute Pain.* 1999; 2 (4): 189-196. doi:10.1016/S1366-0071(99)80019-9

[8] Ho KY, Gwee KA, Cheng YK, Yoon KH, Hee HT, Omar AR. Nonsteroidal anti-inflammatory drugs in chronic pain: implications of new data for clinical practice. *J Pain Res.* 2018; 11 : 1937-1948. doi:10.2147/JPR.S168188

[9] Habibi V, Kiabi FH, Sharifi H. The effect of dexmedetomidine on the acute pain after cardiothoracic surgeries: a systematic review. *Braz J Cardiovasc Surg.* 2018; 33 (4): 404-417. doi:10.21470/1678-9741-2017-0253

[10] Dunn LK, Durieux ME. Perioperative use of intravenous lidocaine. *Anesthesiology.* 2017; 126 (4): 729-737. doi:10.1097/ALN.0000000000001527

[11] Jung S, Ottestad E, Aggarwal A, Flood P, Nikitenko V. 982: Intravenous lidocaine infusion for management of pain in the intensive care unit. *Crit Care Med.* 2020; 48 (1): 470. https://journals.lww.com/ccmjournal/Fulltext/2020/01001/982__INTRAVENOUS_LIDOCAINE_INFUSION_FOR_MANAGEMENT.943.aspx

[12] Schwenk ES, Viscusi ER, Buvanendran A, et al. Consensus guidelines on the use of intravenous ketamine infusions for acute pain management from the American Society of Regional Anesthesia and Pain Medicine, the American Academy of Pain Medicine, and the American Society of Anesthesiologists. *Reg Anesth Pain Med.* 2018; 43 (5): 456-466. doi:10.1097/AAP.0000000000000806

第28章 原位肝移植手术中急性疼痛的处理
Acute Pain Management for Orthotopic Liver Transplant Surgery

Islam Mohammad Shehata Antolin S. Flores Leonid Gorelik Alan David Kaye 著

刘永哲 译 申军梅 校

一、历史回顾

肝移植（liver transplant，LTx）手术是终末期肝病患者最有效的治疗方法[1]。从这样一个大手术中恢复需面临多方面的挑战；有效控制术后疼痛至关重要，有助于缩短住院时间，加速受体的身体和心理恢复[2]。相反，不良的急性疼痛管理是长期残疾和生存质量差的一个强有力预测因素[3, 4]。尽管研究证明[5, 6]，LTx 患者术后的镇痛需求逐渐减少，但术后的疼痛控制仍然很重要。肋缘下切口和术中长时间使用手术牵开器均可导致术后严重疼痛[7]。正常的康复活动、呼吸，甚至最小的运动都可引起切口部位的疼痛持续加重，对镇痛需求更高[8]。

多模式镇痛是一个涉及区域和全身镇痛的概念，包括阿片类和非阿片类药物的应用[9]。它扩展了疼痛管理的前景，降低了手术后神经 - 激素应激反应，减少了新移植肝脏的代谢需求，促进了患者早期活动和早期脱离机械通气[5]。快通道麻醉术后早期拔管是一个新兴的概念，这需要良好的围术期疼痛管理[10, 11]。自主呼吸患者在吸气时胸膜内压力降低，促进静脉回流和移植器官灌注[12]。因此，为了达到早期拔管的目标，术后疼痛必须在保持呼吸驱动的同时得到充分控制。因此，在加速术后康复（enhanced recovery after surgery，ERAS）指南中强调了多模式镇痛的重要作用，特别是腹腔内手术[13]。然而，关于 LTx 患者的 ERAS 或其他疼痛管理方案的数据有限[14]。因此，我们的目的是提供新型非阿片类药物口服方案和区域镇痛方式的概述。

二、移植后镇痛的病理生理学

必须了解的是，任何药物的药代动力学特征都可能因 LTx 后血浆蛋白浓度、肝血流和胆道流量的改变而发生变化。此外，移植器官的大小、细胞再生和促炎细胞因子水平的升高可能是改变移植肝脏代谢能力的其他重要因素[15]。术后，LTx 患者也可能因术中液体转移、无肝期肾灌注不佳或肾毒性钙调神经磷酸酶抑制药免疫抑制治疗而导致肾功能下降[16]。

三、全身性镇痛

全身镇痛治疗包括针对不同疼痛伤害性感受途径的镇痛药物组合，如非甾体抗炎药（non-steroidal anti-inflammatory drug，NSAID）、对乙酰氨基酚、加巴喷丁类药物和阿片类药物。

阿片类药物长期以来一直是 LTx 术中镇痛的主要药物。术后疼痛归因于许多因素，包括手术切口大、手术牵开器对肋缘的压力过大、术中出血、终末期肝病的高动力循环导致的分布清除率更高，以及新移植肝脏的代谢增强[7]。芬太尼是最常用的阿片类药物之一，其代谢在移植肝脏功能恢复不良时不会受损[17]。然而，移植肝脏血流的显著减少会干扰其代谢，特别是在长时间手术中应用时，可能需要调整剂量以避免长时间镇静[2]。另一个需要考虑的重要因素是许多患者的酒精或静脉药物滥用史，这促使他们不得不进行移植[5]。有药物滥用史的患者可能需要对阿片类药物的应用进行额外的监测和再控制[18]。

由于对阿片类药物的使用日益厌恶，临床医生越来越多地寻求使用替代镇痛药[9]。虽然对乙酰氨基酚在肝脏代谢，产生肝毒性代谢产物，但在慢性肝病患者中临床应用每天 3g，连续 7 天是安全的，在最近的研究中没有显示毒性证据[19]。然而，由于毒性剂量的高可变性，且较小剂量可能引起毒性的风险，因此强烈建议定期监测肝功能以早期诊断移植器官功能恶化[20]。加巴喷丁类药物，如普瑞巴林和加巴喷丁，正成为 ERAS 中的越来越重要的组成部分[9]。最近的三项回顾性研究表明，对乙酰氨基酚和加巴喷丁方案与减少阿片类药物消耗相关，为非阿片类药物为中心的 LTx 术后镇痛策略提供了证据[14, 21, 22]。虽然没有官方建议在 LTx 镇痛方案中使用加巴喷丁类药物，但最近的证据是支持的[14, 21, 22]。

非甾体抗炎药在许多手术人群中提供了可靠的术后疼痛控制，但在 LTx 患者中可能不是最安全的镇痛方式。非甾体抗炎药可导致肝细胞损伤以及其他不利作用，如暂时性抗血小板活性和抑制胃黏膜中前列腺素[23]。此外，LTx 患者由于血流动力学损伤、脱水、免疫抑制和非甾体抗炎药的使用而导致肾功能不全的风险增加[23]。

快通道麻醉用于早期拔管是一个新兴的概念，它要求良好的围术期疼痛管理的同时平衡镇痛和呼吸功能。2002 年，Findlay 等在梅奥研究所首次将这一概念引入 LTx 患者，在 80 例患者的连续系列临床研究中，发现减少了 60% 术中芬太尼的用量（从 50μg/kg 降到 23μg/kg，$P < 0.001$）和 总 机 械 通 气 时 间（553min vs. 1081min，

$P < 0.001$）[10]。Aniskevich 和 Pai 在 2015 年的一项研究报道称，60% 的 LTx 患者在手术室内拔管，完全避免了进入 ICU 观察[11]。

四、区域镇痛

区域镇痛包括各种技术，如神经阻滞镇痛，椎旁和腹壁阻滞，以及切口局部麻醉药浸润。与全身用药相比，这些技术可将局部麻醉药和（或）较低浓度的阿片类药物注射在传入痛觉信号的神经附近。

越来越多的文献表明局部镇痛对改善围术期疼痛和减少全身镇痛的使用是安全的[24]。

五、局部麻醉药的药代动力学特性

局部麻醉药在无肝期和肝功能紊乱患者中的代谢途径直到最近才得以阐明。利多卡因是最常用的局部麻醉药之一，由 CYP1A2 和 CYP3A4 代谢，肝脏摄取率为 65%，远高于长效局部麻醉药罗哌卡因（40%）[25]。由于罗哌卡因的肝摄取率较低，其总清除率与肝血流的变化关系较小，主要依赖于肝酶活性和血浆蛋白结合[25]。虽然关于布比卡因代谢的现有数据很少，但它在结构上与罗哌卡因相似，肝脏摄取率为 38%[25]。目前的数据表明，终末期肝病对布比卡因和罗哌卡因清除率的影响大致相似[25]。

据报道，11 例接受双侧肋间神经阻滞的肝移植患者术后 2 天布比卡因血浆浓度增加。然而，该结果应谨慎解释，因为肋间神经阻滞在神经阻滞技术中具有最高的全身吸收率，这与该区域的高血供有关[26]。一项研究检测了肝功能障碍患者硬膜外麻醉时左旋布比卡因的药代动力学特点，结果显示药物代谢更慢，血浆浓度增加，这是由于左旋布比卡因被细胞色素 P450 酶代谢的原因[27]。

一项包括 39 例接受肝切除术患者的双盲、随机、安慰剂对照研究中，他们接受罗哌卡因腹横肌平面（transversus abdominis plane，TAP）神经阻滞，结果表明罗哌卡因的药代动力学特征仍在安全范围内[28]。

肝功能障碍患者尽管肝脏清除率降低，但在接受单次区域阻滞时并不需要调整局麻药物剂量，这被正常的药物吸收、分布容积增大和稳定的 1– 酸糖蛋白合成所抵消。然而，在重复注射和持续输注时，局麻药全身毒性反应（local anesthetic systemic toxicity，LAST）的风险增加，因此建议减少剂量[29]。

六、腹壁神经阻滞

腹壁肌肉组织由 6 条胸部和 2 条腰部感觉神经组成神经丛支配。实时超声检查有助于识别肌筋膜平面和观察局部麻醉药的扩散情况[30]。

超声引导下的 TAP 阻滞是一种公认的上腹部手术镇痛技术，可显著减少阿片类药物的用量[31]。TAP 为皮肤、皮下组织和腹膜提供镇痛作用[5]。LTx 中肝血流、肝酶活性和血浆蛋白结合的改变使局部麻醉药的半衰期延长，从而可能增加血浆浓度，但仍是安全的[26, 28]。似乎，TAP 对于 LTx 患者是一个良好的区域镇痛选择。

一项对 17 例接受双侧 TAP 阻滞的 LTx 患者进行的初步研究发现，与静脉注射吗啡的对照组相比，术后 24h 内疼痛评分和吗啡消耗量显著降低，有助于早期拔管[32]。当与其他 3 个使用 TAP 进行活体供肝手术的研究合并时，TAP 阻滞组与常规静脉镇痛组相比，24h 吗啡需要量降低了接近 30mg[33]。另一项研究是梅奥诊所肝脏移植组 Amundson 等发表的，非随机回顾性研究了 77 例活肝供体患者，其中 29 例进行神经阻滞，48 例进行标准镇痛。结果显示与标准多模态镇痛（包括鞘内注射氢吗啡酮）相比，脂质体布比卡因 TAP 阻滞后 0 天明显改善了疼痛。此外，研究团队还注意到 TAP 阻滞患者肠道功能恢复和恢复正常饮食的时间减少[34]。

当使用超声引导技术时，TAP 阻滞后的并发症很少见。然而，在 TAP 阻滞后也有医源性肝创伤的病例报道[35, 36]。由熟练的医生进行超声引导穿刺对于减少 TAP 相关并发症的发生率至关重要。

另一个适合 LTx 患者的区域阻滞是超声引导下的腰方肌阻滞（quadratus lum-borum block，QLB）。QLB 是一种筋膜平面阻滞，将局部麻醉药注入胸椎旁间隙，深至腹横肌腱膜[37]。QLB 可提供持久的镇痛效果，具有覆盖从 L_2 至 T_7 节段的优势[35]。这种阻滞可节省腹部手术中阿片类药物的使用量[38]。相反，TAP 阻滞位于腹横筋膜的表面。然而，TAP 可能比 QLB 具有优势，因为它相对更容易操作[39]。

七、神经轴阻滞镇痛

据报道，在大的腹部手术中胸部硬膜外镇痛（thoracic epidural analgesia，TEA）比静脉注射阿片类药物提供更好的镇痛效果，降低了由于药物代谢改变而引起的肠外镇痛药的潜在肝毒性[40, 41]。此外，它还可以通过舒张内脏血管和降低门静脉压力来减少肝脏充血和手术失血量[42]。也有证据表明，硬膜外麻醉中使用的局麻药由于肝功能障碍患者细胞色素 P450 酶代谢降低，引起药物作用时间延长，血浆浓度增加[27]。

TEA 已成功应用于 LTx 人群[43]。在华沙医科大学在 3 年时间里，67 例患者接受了 LTx 治疗，其中 47 例患者符合接受 TEA 的标准。16 例被排除的患者中有 15 例是由于肝性脑病。22 例患者接受 TEA 和全身麻醉（general anesthesia，GA），其余 25 例患者只采用 GA（对照组）。接受 TEA 和 GA 的患者在手术室内的拔管率明显较高（70% vs 48%），休息时视觉模拟疼痛评分（18h 时，$P<0.01$）和咳嗽时（18h 时，$P<0.003$）显著降低[44]。

并不是每个 LTx 患者都适合接受 TEA。硬膜外血肿是放置硬膜外导管引起的一种罕见且严重的并发症[45]。凝血功能异常，如肝功能受损的患者发病风险增加[46]。TEA 使用的标准是国际标准化比值（international normalized ratio，INR）小于 1.5，活化部分凝血酶时间（activated partial throm-boplastin time，aPTT）小于 45s 和血小板计数大于 70g/L[43]。由于 LTx 中存在凝血问题和严重的失血，TEA 在 LTx 患者中的应用历来受到限制；但上述 LTx 患者的研究中没有报道接受 TEA 患者的并发症[43]。然而，恢复正常的凝血水平和标准的血小板计数以及将结果与血栓弹力图结果相关联是重要的。硬膜外脓肿是另一种罕见的严重并发症（1.1∶100 000），在免疫功能低下的患者中发病率增加[47]。因此，在导管置入期间保持无菌和在术后警惕潜在炎症反应是至关重要的[47]。临床医生在衡量终末期肝病患者硬膜外镇痛的风险 - 效益比时必须充分考虑这些考虑因素。与改善疼痛相比，LTx 人群的并发症风险使得许多机构对广泛使用 TEA 时感到犹豫，这是可以理解的[48]。

八、椎管旁阻滞

竖脊肌平面（erector spinae plane，ESP）阻滞已成为一种有效的新型筋膜间平面阻滞，Forero 等在 2016 年描述该阻滞可为慢性神经性疼痛和急性手术后或创伤后疼痛提供胸部镇痛[49]。ESP 阻滞易于操作，只需在下胸部和上腹部区域进行一次注射。虽然该位置靠近神经根，但它位于竖脊肌表面。因为其解剖区域无主要血管，且远离胸膜，所以 ESP 被认为是一种"低风险"的阻滞[50]。

目前，还没有已发表的关于成人 LTx 患者 ESP 的研究。然而，在一项病例报道中，2 名 LTx 儿童患者接受了 ESP 阻滞，且得到了满意的镇痛效果。与该人群的既往阿片类药物消耗量相比，这两名患者在术中和术后阿片类药物用量明显减少[51]。对 3 例接受活体供肝移植的成人患者进行超声引导双侧 ESP 阻滞，提供了足够的镇痛效果（前 24h 内视觉模拟疼痛评分＜4 分），且无并发症发生[52]。与传统镇痛技术相比，需要进一步研究 ESP 阻滞的简便性、安全性和镇痛效果。

九、切口部位浸润

局部麻醉药伤口浸润是一种简单、安全的镇痛方式。局部浸润将局部麻醉药全身吸收的风险降到最小，凝血异常患者中脊神经和周围神经阻滞所带来的风险相对较低[53]。一项随机对照研究评估了择期开放性肝切除术患者持续伤口浸润罗哌卡因的镇痛效果，发现吗啡消耗量和术后疼痛评分均有降低，同时更好地保留了呼吸功能[54]。

一项研究 TAP 阻滞在腹部手术患者中的疗效的 Meta 分析表明，在术后前 24h 内，伤口浸润显著减少了阿片类药物的消耗量[55]。然而，TAP 阻滞具有更持久的镇痛作用[55]。同样，另一项 Meta 分析表明，在开放性肝切除术后第一天，切口浸润与硬膜外技术的镇痛效果相当[56]。

十、区域镇痛的局限性

LTx 患者区域镇痛的主要受限与相关凝血功能障碍引起的感染和出血的潜在风险。

只有约 10% 的 LTx 患者术前凝血结果正常。正常的止血包括 3 个阶段：第一阶段依赖于血小板；第二阶段涉及凝血途径；最后一个阶段是纤维蛋白溶解，它可以防止过度凝血反应的发生。终末期肝病由于血小板计数量和功能缺陷，促凝因子、抗血栓形成和抗纤溶蛋白合成功能障碍而导致所有阶段功能障碍[57]。

在 LTx 手术不同阶段凝血功能障碍的机制不同。在解剖阶段，由于失血和补液而导致稀释性凝血功能障碍，无肝期的凝血功能障碍是由于肝脏凝血因子合成功能缺失所致。此外，在新肝期，缺血再灌注损伤、代谢产物释放和失血是凝血功能障碍的主要原因[58]。

感染是慢性肝病患者肝功能急性失代偿的主要原因，死亡风险在 12%～52%。慢性肝病由于肝硬化相关免疫功能障碍，增加了病毒、细菌、真菌和原生动物感染的风险。此外，免疫抑制治疗加重了围术期风险[59]。

结论

虽然接受 LTx 手术的患者逐年增加，但有更多的患者等待接受 LTx。因此，成功的围术期管理可以满足术后疼痛控制的挑战，通过设计新的镇痛方案可降低疼痛和改善患者的短期预后，特别是减少阿片类药物的消耗、减少并发症。这篇综述概述了疼痛方案，特别强调了新兴的区域麻醉技术。然而，其中许多国家目前只有有限的证据来支持它们的应用。需要进行更多的临床研究来进一步论证其疗效和安全性，但我们可以预期，区域麻醉技术将在未来 LTx 患者的术后护理中发挥日益增长和突出的作用。

参考文献

[1] Farkas S, Hackl C, Schlitt HJ. Overview of the indications and contraindications for liver transplantation. *Cold Spring Harb Perspect Med.* 2014; 4 (5): a015602.

[2] Feltracco P, Carollo C, Barbieri S, et al. *Pain Control after Liver Transplantation Surgery.* Elsevier; 2014 : 2300-2307.

[3] Mandell MS, Smith AR, Dew MA, et al. Early postoperative pain and its predictors in the adult to adult living donor liver transplantation cohort study (A2ALL). *Transplantation.* 2016; 100 (11): 2362.

[4] Forsberg A, Lorenzon U, Nilsson F, Bäckmana L. Pain and health related quality of life after heart, kidney, and liver transplantation. *Clin Transplant.* 1999; 13 (6): 453-460.

[5] Weyker P, Webb C, Mathew L. Pain management in liver transplantation. *Liver Anesthesiology and Critical Care Medicine.* Springer; 2018 : 507-523.

[6] Moretti EW, Robertson KM, Tuttle-Newhall J, Clavien P-A, Gan T-J. Orthotopic liver transplant patients require less postoperative morphine than do patients undergoing hepatic resection. *J Clin Anesth.* 2002; 14 (6): 416-420.

[7] Milan Z. Analgesia after liver transplantation. *World J Hepatol.* 2015; 7 (21): 2331.

[8] Eghtesad B, Kadry Z, Fung J. Technical considerations in liver transplantation: what a hepatologist needs to know (and every surgeon should practice). *Liver Transpl.* 2005; 11 (8): 861-871.

[9] Chadha R, Pai S-l, Aniskevich S, et al. Nonopioid modalities for acute postoperative pain in abdominal transplant recipients. *Transplantation.* 2020; 104 (4): 694-699.

[10] Findlay JY, Jankowski CJ, Vasdev GM, et al. Fast track anesthesia for liver transplantation reduces postoperative ventilation time but not intensive care unit stay. *Liver Transpl.* 2002; 8 (8): 670-675.

[11] Aniskevich S, Pai S-L. Fast track anesthesia for liver transplantation: review of the current practice. *World J Hepatol.* 2015; 7 (20): 2303.

[12] Magder S. Heart-Lung interaction in spontaneous breathing subjects: the basics. *Ann Transl Med.* 2018; 6 (18): 348.

[13] Beverly A, Kaye AD, Ljungqvist O, Urman RD. Essential elements of multimodal analgesia in enhanced recovery after surgery (ERAS) guidelines. *Anesthesiol Clin.* 2017; 35 (2): e115-e143.

[14] Lee TC, Bittel L, Kaiser TE, Quillin RC III, Jones C, Shah SA. Opioid minimization after liver transplantation: results of a novel pilot study. *Liver Transpl.* 2020; 26 (9): 1188-1192.

[15] Ganesh S, Almazroo OA, Tevar A, Humar A, Venkataramanan R. Drug metabolism, drug interactions, and drug-induced liver injury in living donor liver transplant patients. *Clin Liver Dis.* 2017; 21 (1): 181-196.

[16] Pai S-L, Aniskevich S, Rodrigues ES, Shine TS. Analgesic considerations for liver transplantation patients. *Curr Clin Pharmacol.* 2015; 10 (1): 54-65.

[17] Smith HS. *Opioid Metabolism.* Elsevier; 2009 : 613-624.

[18] Krahn LE, DiMartini A. Psychiatric and psychosocial aspects of liver transplantation. *Liver Transpl.* 2005; 11 (10): 1157-1168.

[19] Benson GD, Koff RS, Tolman KG. The therapeutic use of acetaminophen in patients with liver disease. *Am J Ther.* 2005; 12 (2): 133-141.

[20] Larson AM, Polson J, Fontana RJ, et al. Acetaminophen-induced acute liver failure: results of a United States multicenter, prospective study. *Hepatology.* 2005; 42 (6): 1364-1372.

[21] Tong K, Nolan W, O'Sullivan DM, Sheiner P, Kutzler HL. Implementation of a multimodal pain management order set reduces perioperative opioid use after liver transplantation. *Pharmacotherapy.* 2019; 39 (10): 975-982.

[22] Kutzler HL, Gannon R, Nolan W, et al. Opioid avoidance in liver transplant recipients: reduction in postoperative opioid use through a multidisciplinary multimodal approach. *Liver Transpl.* 2020; 26 (10): 1254-1262.

[23] Rubenstein J, Laine L. The hepatotoxicity of non-steroidal anti-inflammatory drugs. *Aliment Pharmacol Ther.* 2004; 20 (4): 373-380.

[24] Kumar K, Kirksey MA, Duong S, Wu CL. A review of opioid-sparing modalities in perioperative pain management: methods to decrease opioid use postoperatively. *Anesth Analg.* 2017; 125 (5): 1749-1760.

[25] Jokinen MJ, Neuvonen PJ, Lindgren L, et al. Pharmacokinetics of ropivacaine in patients with chronic endstage liver disease. *Anesthesiology.* 2007; 106 (1): 43-55.

[26] Bodenham A, Park G. Plasma concentrations of bupivacaine after intercostal nerve block in patients after orthotopic liver transplantation. *Br J Anaesth.* 1990; 64 (4): 436-441.

[27] Ran J, Wang Y, Li F, Zhang W, Ma M. Pharmacodynamics and pharmacokinetics of levobupivacaine used for epidural anesthesia in patients with liver dysfunction. *Cell Biochem Biophys.* 2015; 73 (3): 717-721.

[28] Ollier E, Heritier F, Bonnet C, et al. Population pharmacokinetic model of free and total ropivacaine after transversus abdominis plane nerve block in patients undergoing liver resection. *Br J Clin Pharmacol.* 2015; 80

(1): 67-74.

[29] Christie LE, Picard J, Weinberg GL. Local anaesthetic systemic toxicity. *BJA Educ.* 2015; 15 (3): 136-142.

[30] Finnerty O, Carney J, McDonnell J. Trunk blocks for abdominal surgery. *Anaesthesia.* 2010; 65 : 76-83.

[31] Abdelsalam K, Mohamdin O. Ultrasound-guided rectus sheath and transversus abdominis plane blocks for perioperative analgesia in upper abdominal surgery: a randomized controlled study. *Saudi J Anaesth.* 2016; 10 (1): 25.

[32] Milan Z, Duncan B, Rewari V, Kocarev M, Collin R. *Subcostal Transversus Abdominis Plane Block for Postoperative Analgesia in Liver Transplant Recipients.* Elsevier; 2011 : 2687-2690.

[33] Sharma A, Goel AD, Sharma PP, Vyas V, Agrawal SP. The effect of transversus abdominis plane block for analgesia in patients undergoing liver transplantation: a systematic review and meta-analysis. *Turk J Anaesthesiol Reanim.* 2019; 47 (5): 359.

[34] Amundson AW, Olsen DA, Smith HM, et al. Acute benefits after liposomal bupivacaine abdominal wall blockade for living liver donation: a retrospective review. *Mayo Clinic Proc Innov Qual Outcomes.* 2018; 2 (2): 186-193.

[35] Lancaster P, Chadwick M. Liver trauma secondary to ultrasound-guided transversus abdominis plane block. *Br J Anaesth.* 2010; 104 (4): 509-510.

[36] Farooq M, Carey M. A case of liver trauma with a blunt regional anesthesia needle while performing transversus abdominis plane block. *Reg Anesth Pain Medicine.* 2008; 33 (3): 274-275.

[37] Akerman M, Pejčić N, Veličković I. A review of the quadratus lumborum block and ERAS. *Front Med.* 2018; 5 : 44.

[38] Elsharkawy H, El-Boghdadly K, Barrington M. Quadratus lumborum blockanatomical concepts, mechanisms, and techniques. *Anesthesiology.* 2019; 130 (2): 322-335.

[39] Baytar Ç, Yılmaz C, Karasu D, Topal S. Comparison of ultrasound-guided subcostal transversus abdominis plane block and quadratus lumborum block in laparoscopic cholecystectomy: a prospective, randomized, controlled clinical study. *Pain Res Manag.* 2019; 2019.

[40] Garimella V, Cellini C. Postoperative pain control. *Clin Colon Rectal Surg.* 2013; 26 (3): 191.

[41] Moraca RJ, Sheldon DG, Thirlby RC. The role of epidural anesthesia and analgesia in surgical practice. *Ann Surg.* 2003; 238 (5): 663.

[42] Jacquenod P, Wallon G, Gazon M, et al. Incidence and risk factors of coagulation profile derangement after liver surgery: implications for the use of epidural analgesia—a retrospective cohort study. *Anesth Analg.* 2018; 126 (4): 1142-1147.

[43] Trzebicki J, Nicinska B, Blaszczyk B, et al. Thoracic epidural analgesia in anaesthesia for liver transplantation: the 10-year experience of a single centre. *Ann Transplant.* 2010; 15 (2): 35-39.

[44] Trzebicki J. Assessment of the value of thoracic segment epidural anesthesia as an element of anesthesia and postoperative management in orthotopic liver transplantation. Dissertation for doctor of medical sciences degree (in Polish). Medical University of Warsaw; 2004.

[45] Gulur P, Tsui B, Pathak R, Koury K, Lee H. Retrospective analysis of the incidence of epidural haematoma in patients with epidural catheters and abnormal coagulation parameters. *Br J Anaesth.* 2015; 114 (5): 808-811.

[46] Fazakas J, Tóth S, Füle B, et al. *Epidural Anesthesia? No of Course.* Elsevier; 2008 : 1216-1217.

[47] Horlocker TT, Wedel DJ. Regional anesthesia in the immunocompromised patient. *Reg Anesth Pain Med.* 2006; 31 (4): 334-345.

[48] Hwang G-S, McCluskey SA. Anesthesia and outcome after partial hepatectomy for adult-to-adult donor transplantation. *Curr Opin Organ Transplant.* 2010; 15 (3): 377-382.

[49] Forero M, Adhikary SD, Lopez H, Tsui C, Chin KJ. The erector spinae plane block: a novel analgesic technique in thoracic neuropathic pain. *Reg Anesth Pain Med.* 2016; 41 (5): 621-627.

[50] Tsui BC, Kirkham K, Kwofie MK, et al. Practice Advisory on the bleeding risks for peripheral nerve and interfascial plane blockade: evidence review and expert consensus. *Can J Anesth.* 2019; 66 (11): 1356-1384.

[51] Moore RP, Liu C-JJ, George P, et al. Early experiences with the use of continuous erector spinae plane blockade for the provision of perioperative analgesia for pediatric liver transplant recipients. *Reg Anesth Pain Med.* 2019; 44 (6): 679-682.

[52] Hacibeyoglu G, Topal A, Arican S, Kilicaslan A, Tekin A, Uzun ST. USG guided bilateral erector spinae plane block is an effective and safe postoperative analgesia method for living donor liver transplantation. *J Clin Anesth.* 2018; 49 : 36-37.

[53] Collyer T. Regional anaesthesia and patients with abnormalities of coagulation. *Anaesthesia.* 2013; 68 (12): 1286-1287.

[54] Chan S, Lai P, Li P, et al. The analgesic efficacy of continuous wound instillation with ropivacaine after open hepatic surgery. *Anaesthesia.* 2010; 65 (12): 1180-1186.

[55] Yu N, Long X, Lujan-Hernandez JR, Succar J, Xin X, Wang X. Transversus abdominis-plane block versus local anesthetic wound infiltration in lower abdominal surgery: a systematic review and meta-analysis of randomized controlled trials. *BMC Anesthesiol.* 2014; 14 (1): 121.

[56] Bell R, Pandanaboyana S, Prasad KR. Epidural versus local anaesthetic infiltration via wound catheters in open liver resection: a meta-analysis. *ANZ J Surg.* 2015; 85 (1-2): 16-21.

[57] Northup P, Reutemann B. Management of coagulation and anticoagulation in liver transplantation candidates. *Liver Transpl.* 2018; 24 (8): 1119-1132.

[58] Forkin KT, Colquhoun DA, Nemergut EC, Huffmyer JL. The coagulation profile of end-stage liver disease and considerations for intraoperative management. *Anesth Analg.* 2018; 126 (1): 46-61.

[59] Bartoletti M , Giannella M , Tedeschi S , Viale P. Opportunistic infections in end stage liver disease. *Infect Dis Rep.* 2018; 10 (1): 7621.

第29章 慢性疼痛和阿片类药物耐受患者

Chronic Pain and the Opioid Tolerant Patient

Chikezie N. Okeagu　Gopal Kodumudi　Boris C. Anyama　Alan David Kaye　著
周雁 译　刘燕❶ 校

一、慢性疼痛引发的问题

数十年来，对疼痛体验的相关研究一直是医学研究的难点。尽管相关的研究已经引起了强烈的关注并取得了一些重大的进展，但疼痛的病因、评估和治疗等许多方面仍然笼罩在神秘之中。其中一部分原因是疼痛感知的多样性，其超越了单纯的感觉，涉及复杂的情感、心理和社会因素[1-3]。解决疼痛的普遍方法包括首先将其分为急性疼痛或慢性疼痛。相对于慢性疼痛，急性疼痛持续时间很短，并且发生在与可识别原因（如受伤或手术）非常接近的时间。这种疼痛通常会随着受伤组织的愈合而消退。当疼痛持续时间超过预期的愈合时间时，则被认为转变成了慢性疼痛。慢性疼痛通常被定义为持续时间超过3~6个月的疼痛[4, 5]。慢性疼痛可能是互不相关的损伤的结果，换句话说，是急性疼痛的进展，也可能为隐匿性发作，难以将其与特定事件联系起来[3]。所有疼痛，尤其是慢性疼痛，可能都非常令人痛苦，并对个人、家庭和社会产生不利的影响。

慢性疼痛在个人和社会层面都造成了相当大的负担。据估计，慢性疼痛影响了11%~40%的美国成年人和约20%的全球人口[6, 7]。此外，

15%~20%的就诊患者存在慢性疼痛症状，为此欧洲每年支出约2000亿欧元，美国每年支出约1500亿美元。尽管这些统计数据令人震惊，但很多人认为这些数据还是被低估了，慢性疼痛的存在可能更为普遍。鉴于慢性疼痛综合征的多样性，慢性疼痛的确切患病率难以衡量。此外，许多慢性疼痛患者常常独自承受痛苦而不寻求医疗帮助。慢性疼痛常常也是其他疾病的伴随疾病，这可能会导致慢性疼痛的治疗被忽视。例如，根据世界卫生组织的数据，到2030年，单向抑郁症、冠心病、脑血管病变和交通事故将成为全球主要疾病。慢性疼痛通常是这些疾病的一部分[7, 8]。

在大多数发达国家，阿片类药物已成为治疗慢性疼痛的主要药物。这在美国尤为明显，处方阿片类药物的销售额在过去的15~20年翻了两番。因此，20%的非恶性慢性疼痛患者正在接受阿片类药物治疗[9]。这种阿片类药物的广泛使用带来了许多问题，包括使用者的耐受、身体依赖和滥用。这些问题不仅仅是挑战，也为正在接受阿片类药物治疗的慢性疼痛患者的急性疼痛治疗带来了阻碍。除了因治疗慢性疼痛而对阿片类药物耐受的患者比例很大外，这类患者在急性疼痛

---

❶ 刘燕：河北医科大学第四医院

治疗方面也可能存在挑战。这些患者包括娱乐性滥用阿片类药物（如海洛因）的患者及参加阿片类替代计划的前瘾君子。因此，本章概述了基于慢性疼痛和阿片类药物耐受患者的急性疼痛管理。

二、对阿片类药物使用的生理适应

经常使用阿片类药物会导致药物耐受和药物依赖现象。持续暴露后，剂量反应曲线可能会向右移动，从而导致需要增加药量才能达到相同的效果。这被称为耐受性，并发展为多种药物反应，包括镇痛、欣快、镇静、呼吸抑制和恶心。有趣的是，对瞳孔缩小和肠动力的抑制不会出现耐受性。依赖性是指一种神经适应状态，即去除受体激动药（在这种情况下为阿片类药物）会导致戒断症状的发作。内源性阿片类物质在体内不断产生，如脑啡肽、强啡肽和内啡肽，随着外源性阿片类物质的输送，内源性阿片类物质的产生将停止，导致中枢神经系统过度兴奋。阿片类药物戒断症状包括躁动、焦虑、心动过速、出汗、腹痛、恶心、呕吐和腹泻[10]。虽然令人不适，但阿片类药物戒断不会危及生命。这些现象背后的分子机制尚未完全了解，但被认为与涉及导致受体改变、脱敏和内化的复杂神经生物学因素有关[11]。通常，这些生理变化会伴随着获得和服用阿片类药物的心理冲动，这种现象被称为成瘾。成瘾主要是心理上的，其特点是反复使用而不考虑危害性的后果。虽然它与躯体依赖相似，并且经常与躯体依赖伴发，但却是不同的独立存在。与耐受和依赖类似，成瘾被认为是多因素的，具有复杂的潜在机制[9]。

阿片类药物诱发的痛觉过敏（opioid-induced hyperalgesia，OIH）是对阿片类药物使用的另一种适应性变化，可能会产生有害影响。OIH 的特征是在使用阿片类药物时观察到疼痛反常地增加。在描述 OIH 之前，需要分析疼痛治疗患者的阿片类剂量需求增加是归因于对药物的耐受性增加和（或）导致疼痛的病情进展或恶化。虽然这些现象可能有所影响，但有一些证据表明 OIH 也

发挥了作用。尽管研究有限，但研究表明，长期接受阿片类药物替代治疗的患者对疼痛刺激的耐受性较低。此外，一些证据表明，术中使用更高剂量阿片类药物的患者报道了更高的疼痛评分，且在术后服用了更多的阿片类药物，因此 OIH 的发病可能非常迅速。OIH 被认为是由阿片类药物通过 toll 样受体 –4（toll-like receptor-4，TLR-4）与大脑和脊髓中的神经胶质细胞对接，引起一系列疼痛介质释放的结果。进一步阐明这种机制可能会引出新的治疗靶点[11]。

三、评估和患者教育

全面的询问病史和体格检查是评估任何急性疼痛的重要组成部分（图 29-1）。其目的是收集有关患者症状的详细信息，以指导治疗决策。在评估基于慢性疼痛和（或）阿片类药物耐受患者的急性疼痛时，有必要了解一些特殊注意事项。首先，重要的是要审查患者用来治疗慢性疼痛的维持性药物，包括常用药物、剂量和处方。抛开偏见，采用非评判性的方法，使患者乐于提供控制疼痛的处方药和非法药物的信息是至关重要的。这有助于使患者理解这些信息对于提供最佳治疗是必要的。即使在与最值得信赖的患者沟通时，也应通过检查处方药瓶上的标签、联系开处方的医生或配药药房和（或）检查适当的监管程序

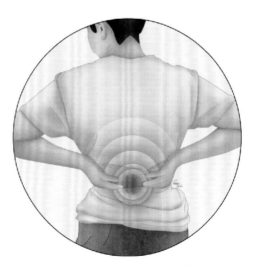

▲ 图 29-1 下腰背部疼痛患者

（即处方监控数据库）核实真实的用药情况。在紧急情况下，可能无法进行剂量验证。在这些情况下，应假定使用阿片类药物治疗慢性疼痛的患者具有一定程度的阿片类药物耐受性和生理依赖性。因此，每日开具的阿片类药物量可分为 2~4 次给予，以避免阿片类戒断的风险。应密切监测患者的反应、镇静水平和呼吸状态，直至剂量获得验证[11]。

讨论患者的偏好、过去的经验和长期的疼痛管理计划有助于制订治疗计划。保证优先治疗患者新发的急性疼痛通常是有帮助的。应该让患者意识到，既往疼痛管理或阿片类药物成瘾方面的不适经历不会妨碍他们接受其他的适用的治疗方案[11]。尽管如此，鉴于经典的初始治疗措施可能效果欠佳，慢性疼痛和（或）阿片类药物耐受患者的急性疼痛管理仍具有独特的挑战性，因此，调整患者的期望值很重要。让患者意识到可能不能在保障安全的同时缓解所有疼痛，这将有助于他们设定对治疗结果的现实期望。

四、治疗

治疗急性疼痛通常涉及非阿片类镇痛药，例如对乙酰氨基酚和非甾体抗炎药（NSAID）。阿片类药物通常用于治疗中度至重度的急性疼痛[12]。然而，阿片类药物耐受患者的急性疼痛处理可能非常具有挑战性。由于担心阿片类药物的药理学不良反应、医源性药物成瘾和处方药转移，医疗保健专业人员往往对这类患者的急性疼痛治疗不足。治疗不足导致患者出现持续的疼痛、戒断症状以及与医疗保健提供者相关的负面体验[13]。为了避免使医务人员的名誉受损，应采取替代措施。包括多模式镇痛和区域阻滞技术在内的个性化护理计划可能有助于减轻该患者群体的急性疼痛，并提供积极的治疗结果。

阿片类药物耐受患者的急性疼痛治疗计划与未使用阿片类药物患者的治疗计划不同。这可能包括增加阿片类药物或其他药物的药量以缓解疼痛并预防有害的不良反应（如 OIH）。另一个考虑因素是探索患者当前未使用的治疗模式。多模式镇痛用于控制疼痛具有高质量的证据，并得到美国疼痛协会和美国麻醉医师协会的大力支持[14]。多模式镇痛的概念是将作用于不同靶位的镇痛药组合起来用以缓解疼痛，减少阿片类药物的需求及其不利影响。这些多模式镇痛药包括但不限于阿片类药物、对乙酰氨基酚、非甾体抗炎药、抗惊厥药、局部/椎管内麻醉药、局部麻醉药、α_2 受体激动药和氯胺酮（图 29-2）。

（一）阿片类药物

增加阿片类药物耐受患者当前阿片类药物的剂量可能会受益于急性疼痛的治疗。另一种选择是阿片类药物轮换使用；当使用一种阿片类药物的最大或接近最大剂量仍不能提供令人满意的镇痛效果时，应转换阿片类药物[15]。推荐使用 1/2~2/3 的等效阿片类药物替代当前使用的阿片类药物以确保安全性和有效性。从长效阿片类药物转换为短效阿片类药物时可能增加患者的戒断反应风险，应谨慎考虑。美沙酮和丁丙诺啡也有助于缓解急性疼痛。美沙酮是一种阿片类受体激动药，同时也是 NMDA 受体拮抗药，每天一次以初始药量给药，可以预防戒断症状并提供短期镇痛[13]。如果需要长效镇痛药，则需要专科医生给予指导。丁丙诺啡是一种部分 μ 受体激动药和 κ 受体拮抗药。它也用于戒断治疗，并具有短效

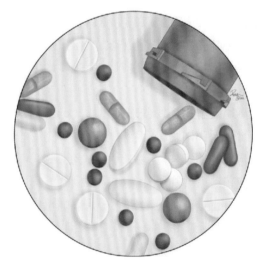

▲ 图 29-2　镇痛药

的镇痛作用。事实上，一项小型随机试验表明，丁丙诺啡在缓解接受侧路开胸手术儿童术后疼痛方面与吗啡效果相当。相反，丁丙诺啡的使用可能会降低全阿片类受体激动药的疗效，并降低阿片类受体激动药在急性疼痛治疗中的疗效[9]。长期使用丁丙诺啡的患者可能会出现急性疼痛时（如择期手术后疼痛），在手术前72h停用丁丙诺啡可使纯受体激动药在术前提供有效的镇痛。如果急性疼痛是意料之外的（如外伤）且无法停用丁丙诺啡，静脉内阿片类受体激动药如芬太尼和舒芬太尼将有助于覆盖 Mu 阿片受体并提供更有效镇痛。

（二）对乙酰氨基酚和非甾体抗炎药

对乙酰氨基酚是一种常用的镇痛药。尽管对阿片类药物耐受患者在急性疼痛期使用对乙酰氨基酚的研究有限，但一项系统评价得出结论，与单独使用任何一种药物相比，对乙酰氨基酚联合 NSAID 提供了更好的镇痛效果[13]。NSAID、非选择性环氧合酶（COX）抑制药（如萘普生、酮咯酸）和选择性 COX-2 抑制药（如塞来昔布）已被证明是对阿片类药物耐受患者有效的弱阿片类药物[13]。它们还减少了患者对补救性药物的需求，并延长了使用补救性药物的间隔时间。

（三）抗惊厥药

通常用于治疗慢性神经病理性疼痛的加巴喷丁也可能在急性疼痛管理中发挥作用。有一些证据支持了加巴喷丁在围术期的应用[13]。一项 Meta 分析显示，加巴喷丁的使用可降低疼痛强度，减少阿片类药物的消耗，并减少阿片类药物相关的不良反应，同时在术后具有镇静作用[11]。尽管不能缓解疼痛，普瑞巴林在减少围术期阿片类药物消耗和阿片类药物相关不良反应方面也被证明与加巴喷丁一样有效。有限的研究表明加巴喷丁和普瑞巴林在阿片类药物耐受患者群体中的有效性，但这两种药物都应仅视为辅助治疗并与其他药物联合应用[13]。

（四）局部麻醉

区域阻滞麻醉有助于缓解阿片类药物耐受患者的疼痛。单独使用区域阻滞麻醉就可以满足一些手术的需要以避免使用阿片类药物[13]。此外，在全身麻醉和其他传统镇痛方案中加入区域阻滞麻醉可提供更持久的镇痛效果。虽然经典的局部麻醉技术仅可以在术后1天左右缓解疼痛，但持续输注可以延长这一时间。利多卡因在治疗疼痛急性期具有镇痛和抗炎作用[14]。事实上，静脉注射利多卡因可有效减少腹部手术期间的阿片类药物需求量和恶心呕吐的发生率。

（五）α₂受体激动药

α_2 受体激动药（如可乐定、右美托咪定）可通过抑制交感神经—肾上腺素能反应来治疗阿片类药物耐受患者的戒断症状[13]。可乐定具有弱阿片镇痛作用和抗高血压作用，可在围术期提供全身镇痛作用。

（六）氯胺酮

氯胺酮是一种 NMDA 受体拮抗药，可用于治疗阿片类药物耐受患者的急性疼痛[11]。氯胺酮已被证明可以逆转吗啡耐受并恢复阿片类药物在术后急性疼痛中的有效性[13]。一项研究表明，在阿片类药物耐受患者中氯胺酮与 PCA 联合应用不仅可以提供有效的术后镇痛，而且可能在预防术后持续性疼痛方面发挥作用[13, 14]。

（七）长期使用阿片类药物治疗患者的围术期管理

在存在阿片类药物耐受的情况下，长期使用阿片类药物的患者围术期疼痛管理可能具有挑战性[11]。围术期疼痛管理的目标包括获得满意的镇痛效果和防止戒断反应。此外，长期护理必须涵盖行为、精神和社会各个方面。这些患者需要更高剂量的阿片类药物，并且有发生严重术后疼痛的危险。此外，临床医生和其他医疗保健提供者通常对阿片类药物使用者和滥用者存在偏见和误解，这可能会导致这些患者无法获得适当的镇痛[9]。其中一些误解包括认为接受纳洛酮或美沙酮维持治疗的患者不需要进一步镇痛或额外的阿片类药物，因为会导致成瘾复发或毒副作用（中枢神经系统/呼吸抑制）。然而证据表明，这些患者不会面临更高的不良反应风险[9]。

在麻醉诱导和手术开始之前，长期接受阿片类药物治疗的患者应服用其常用的阿片类药物基线剂量[9]。如果患者不能口服药物，可给予静脉注射等效镇痛剂量的吗啡。应使用等效镇痛换算表来确定口服吗啡的等效剂量；可以通过使用3∶1的口服∶静脉注射吗啡比率来计算静脉注射吗啡的剂量。

术中应根据患者的生命体征（如预防心动过速、高血压）增加剂量和给药次数。目标是减少交感神经介导的疼痛反应。低剂量氯胺酮已被证明可减少阿片类药物的用量并改善疼痛评分[10]。镇痛伤害感受指数（测量心率变异性）也已用于指导术中阿片类药物的用量并提供足够的镇痛效果[16]。区域阻滞麻醉可减少术中阿片类镇痛药的需求；然而，它并不能缓解阿片类药物的戒断症状。

在术后期间，阿片类药物依赖患者需要的阿片类药物剂量是典型的术后阿片类药物需求量的4倍。与未使用阿片类药物的患者相比，依赖慢性阿片类药物治疗恶性疼痛的患者需要3倍的术后治疗时间[17]。多模式镇痛、区域阻滞麻醉和PCA有助于控制术后疼痛。应避免使用阿片类药物拮抗药和混合受体激动药 – 拮抗药以防止戒断症状的发生。

（八）阿片类药物滥用者的围术期管理

有阿片类药物成瘾史的患者应根据阿片类滥用的时间框架进行区分（以前与当前，或当前以及正在接受维持性阿片类药物治疗）。为了确定适当的围术期阿片类药物剂量，确定患者使用的精确背景剂量至关重要。接下来，应在围术期将背景剂量转换为每日维持的吗啡或美沙酮剂量[9]。

（九）接受美沙酮或丁丙诺啡维持治疗的患者的治疗

美沙酮是一种长效阿片类药物，半衰期约为23h，每天服用一次以减少阿片类药物滥用；初始维持剂量为15～30mg，每天1次，并逐渐增加到80～120mg的有效剂量。维持剂量的美沙酮仍应在手术当日晨服用。如果患者不能口服，美沙酮可以肌内注射或皮下注射。如果没有美沙酮，应在手术当天给予等效镇痛剂量的吗啡[9]。

丁丙诺啡是一种混合阿片受体激动药 – 拮抗药，也用于维持治疗。它的有效时间为24～36h，因此通常每天一次舌下含服或皮下注射。初始剂量为2～8mg，每周增加4mg至最大剂量32mg。手术当天应继续使用每日丁丙诺啡维持剂量，并使用不同的阿片类药物进行镇痛。如果丁丙诺啡的每日剂量较低，则每6～8小时可给予1/4的剂量[9]。

结论

为阿片类药物依赖患者提供镇痛具有挑战性。阿片类药物耐受患者的数量日益增加，包括慢性非癌症疼痛患者、阿片类药物滥用者和长期接受阿片类药物维持治疗的患者。药品提供者（医务人员）必须善于为这些人群提供适当的围术期镇痛。这些患者群体经常面临来自医疗保健提供者的偏见和误解，这可能会妨碍他们获得足够的镇痛效果。医生应注意药理作用，如耐受、戒断和痛觉过敏；在围术期，对于长期使用阿片类药物的患者，应在手术当天提供基线水平的阿片类药物以防止戒断反应。可能需要在短期内使用高于平均剂量的阿片类药物。增加辅助治疗和非阿片类药物治疗的多模式镇痛可降低耐受性和OIH的发生。

参考文献

[1] Hylands-White N, Duarte RV, Raphael JH. An overview of treatment approaches for chronic pain management. *Rheumatol Int.* 2017; 37: 29-42.

[2] Hansen GR, Streltzer J. The psychology of pain. *Emerg Med Clin North Am.* 2005; 23: 339-348.

[3] Mills SEE, Nicolson KP, Smith BH. Chronic pain: a review

of its epidemiology and associated factors in population-based studies. *Br J Anaesth.* 2019; 123 (2): e273-e283.

[4] Wijma AJ, van Wilgen CP, Meeus M, Nijs J. Clinical biopsychosocial physiotherapy assessment of patients with chronic pain: the first step in pain neuroscience education. *Physiother Theory Pract.* 2016; 32 (5): 368-384.

[5] Derry S, Wiffen PJ, Kalso EA, et al. Topical analgesics for acute and chronic pain in adults—an overview of Cochrane Reviews. *Cochrane Database Syst Rev.* 2017; (5): CD008609.

[6] Dahlhamer J, Lucas J, Zelaya C, et al. Prevalence of chronic pain and high-impact chronic pain among adults—United States, 2016. *MMWR Morb Mortal Wkly Rep.* 2018; 67 (36): 1001-1006.

[7] Treede RD, Rief W, Barke A, et al. A classification of chronic pain for ICD-11. *Pain.* 2015; 156: 1003-1007.

[8] Van Hecke O, Torrance N, Smith BH. Chronic pain epidemiology and its clinical relevance. *Br J Anaesth.* 2013; 111 (1): 13-18.

[9] Coluzzi F, Bifulco F, Cuomo A, et al. The challenge of perioperative pain management in opioid-tolerant patients. *Ther Clin Risk Manag.* 2017; 13: 1163-1173.

[10] Mitra S, Sinatra RS. Perioperative management of acute pain in the opioid-dependent patient. *Anesthesiology.* 2004; 101 (1): 212-227.

[11] Huxtable CA, Roberts LJ, Somogyi AA, Macintyre PE. Acute pain management in opioid-tolerant patients: a growing challenge. *Anaesth Intensive Care.* 2011; 39 (5): 804-823.

[12] Alford DP, Compton P, Samet JH. Acute pain management for patients receiving maintenance methadone or buprenorphine therapy. *Ann Intern Med.* 2006; 144 (2): 127-134.

[13] Shah S, Kapoor S, Durkin B. Analgesic management of acute pain in the opioid-tolerant patient. *Curr Opin Anaesthesiol.* 2015; 28 (4): 398-402.

[14] Cooney MF, Broglio K. Acute pain management in opioid-tolerant individuals. *J Nurse Pract.* 2017; 13 (6): 394-399. doi:10.1016/j.nurpra.2017.04.016

[15] Adebola A, Duncan N. Acute pain management in patients with opioid tolerance. *US Pharm.* 2017; 42 (3): 28-32. https://www.uspharmacist.com/article/acute-pain-management-in-patients-with-opioid-tolerance

[16] Daccache G, Jeanne M, Fletcher D. The analgesia nociception index: tailoring opioid administration. *Anesth Analg.* 2017; 125: 15-17.

[17] De Leon-Casasola OA, Myers DP, Donaparthi S, et al. A comparison of postoperative epidural analgesia between patients with chronic cancer taking high doses of oral opioids versus opioid-naive patients. *Anesth Analg.* 1993; 76 (2): 302-307.

第30章　急性截肢痛的管理

Management of Acute Pain in Amputation

Joel Castellanos　Christopher Reid　John J. Finneran　著

李正迁　译　　王　莉　校

截肢是一种常见手术，仅在美国每年就有18.5万人接受截肢手术。对于接受截肢的患者而言，由于组织损伤改变了外周和中枢对疼痛感知水平，适当的疼痛管理具有一定困难。直接组织损伤（周围神经、软组织和骨骼）以及中枢敏感化共同导致伤害性疼痛和神经性病理性疼痛的表现，需要多模式和个性化的治疗方案来实施最佳的疼痛管理。

一、流行病学

（一）年均截肢患者数

在美国，每年有18.5万人进行截肢[1]。下肢截肢的主要原因是血管疾病（包括糖尿病和外周动脉疾病）和创伤，两者合计占截肢的98%。癌症是继上述两种原因后的第3大截肢原因。创伤占上肢截肢的绝大多数（77%），其次是先天性肢体畸形和癌症（6%）[1]。

（二）截肢患者总数

目前在美国有约200万人接受过截肢手术治疗。大多数患者发生术后残肢痛，约10%的患者具有持续的肢体疼痛[2]。术后早期84%的患者发生幻肢感，术后6个月这一发生率可达90%。与下肢截肢患者相比，上肢截肢患者幻肢痛的发生率更高[2]。荷兰一项有关上肢截肢的研究表明，幻肢痛与幻肢感之间以及幻肢痛与残肢痛之间，均存在着显著关联[3]。

二、残肢痛的分类

残肢痛是指截肢后肢体残留部分的疼痛。残肢痛可伴有痛觉过敏，对疼痛刺激和（或）由非疼痛刺激引起的疼痛的敏感性增加。接下来将介绍残肢疼痛的几种潜在病因。

（一）伤口

术后疼痛可在截肢手术后立即出现，术后伤口的疼痛最为普遍。疼痛通常被描述为持续、酸胀、搏动性疼痛并伴有红斑和水肿。这反映了术后炎症过程的持续发生。这种疼痛主要是一种认知感受过程，然而它也可以与神经病理性疼痛共存。

术后急性疼痛通常在术后14~21天逐渐减轻。在部分患者中，这种疼痛会转变为持续的残肢痛。大约10%的患者会发生这种情况[2]。（应该意思是有10%的患者会由急性疼痛转为慢性疼痛）残肢从急性疼痛转变为慢性疼痛可能有多种原因，包括感染、供血不足导致的血管性跛行、伤口开裂、异位骨化、血清瘤、血肿或神经瘤形成以及假体拟合不良等。

（二）感染

截肢后感染并不罕见，特别是对于因血管并发症而接受截肢的患者。截肢后感染的危险因素包括膝关节以下或膝关节以上截肢，合并糖尿病或血管疾病，以及营养不良[4]。区分感染与常规术后炎症可能存在困难，但疼痛加重、有脓性渗出物、伤口开裂、长时间的红斑和水肿等临床表现对感染有提示作用。随着病情的发展，需要进行清创、手术翻修，无法控制的残肢感染会迅速危及生命，并可能失去更多的残肢以保护生命。除全血计数外，炎症标志物（如红细胞沉降率和C反应蛋白水平）、血液和伤口渗出物的细菌培养和影像学检查也可有助于术后炎症和感染的鉴别。

（三）神经瘤

当周围神经因创伤、缺血或横断而损伤后，会发生炎症反应。虽然神经瘤形成的确切病理生理机制尚不清楚，但神经瘤的形成在近端切断的神经末端，瘢痕和束状逃逸抑制了神经断端重新连接到远端器官[5]。神经瘤由不受控制的轴突生长发展而来，并与肌成纤维细胞，如肌成纤维细胞、施万细胞和内皮细胞交织在一起。高达60%的周围神经损伤的患者可能会形成痛性神经瘤。

（四）幻肢痛

幻肢痛是一种神经病理性疼痛，发生在45%～85%的截肢患者中[4, 7]。疼痛位于肢体不再存在的部位，并可能成为许多患者的一种致残情况。幻肢痛的确切病理生理机制尚不清楚，可能与周围神经损伤以及脊髓和躯体感觉皮质的神经可塑性适应不良有关。

三、截肢后疼痛的管理

多模式镇痛是控制截肢术后疼痛的最佳方法。多模式镇痛这一概念是由Kehlet和Dahl提出的，开始时用于术后疼痛控制，但现在已经成为急性和慢性疼痛管理的基础[8]。这一方法包括介入方法和（或）目标区域椎管内或神经阻滞、各类药物治疗、物理治疗，以及其他辅助治疗方法。

（一）术前咨询、疼痛心理学及康复咨询

接受截肢不仅对个人的功能有深远影响，且对心理状况也有影响。在条件允许的情况下，由经过认证的康复师或理疗师提供截肢术前咨询，以帮助评估合理的术后疼痛预期，以及术后假肢的时间安排。如果是创伤性或计划外的截肢，这些问题也应该在术后得到解决。同时应提供疼痛心理咨询，并为患者提供应对措施，以帮助控制疼痛并适应肢体缺失带来的心理问题[9]。

（二）术后疼痛管理

接受截肢手术患者的早期术后管理始于自控静脉镇痛，这使得患者可以滴定阿片类药物的剂量，以充分控制疼痛，自控静脉镇痛药物通常是芬太尼或氢吗啡酮。随着手术后急性炎症的消退，通过计算患者静脉控制镇痛所需的每日口服吗啡当量，可以转为口服阿片类药物。口服阿片类药物可辅以神经病理性疼痛药物，如抗惊厥药（加巴喷丁、普瑞巴林、丙戊酸钠）和抗抑郁药（阿米替林、去甲替林、度洛西汀），也可以使用各种非药物方式来辅助控制疼痛。这些方法包括冰敷、热敷、软组织活动和经皮神经电刺激。物理治疗和职业治疗也可以通过渐进式活动、运动想象和镜盒疗法来帮助控制疼痛，以上这些方法已被证实有助于控制残肢痛和幻肢痛[10]。

（三）区域麻醉

截肢患者术后有外周和中枢作用的疼痛过程，其原因是来自手术部位的痛觉传入，以及身体与被截肢体的运动和感觉皮质之间仍然存在的不协调[11]。区域麻醉可以阻断外周疼痛刺激向大脑的传递，是一种潜在的预防和治疗方式[12]。

各种区域麻醉技术已被研究用于治疗与截肢手术相关的疼痛。一个早期的原则是术前使用硬膜外镇痛。这种方式最初被认为可以减少幻肢疼痛的发生，但事实证明效果并不一致[13]。硬膜外镇痛的使用对改善术后急性期的疼痛控制确实有用。最近的一项研究比较了术前48h早期硬膜外麻醉（布比卡因和芬太尼）、术中硬膜外麻醉和术后48h硬膜外镇痛的效果，发现长时间的硬膜外镇痛减少了6个月时幻肢痛的发生率[14]。

（四）周围神经镇痛

全身抗凝往往限制了椎管内麻醉在截肢患者

中的应用[15]。此外，门诊患者也不常使用连续硬膜外阻滞。相比之下，连续外周神经阻滞在抗凝血患者中没有禁忌，经常以连续输注的方式提供，因此，镇痛时效可以与术后疼痛时间更一致[15]。

周围神经输注也避免了硬膜外麻醉和腰麻引起的血流动力学波动[16-18]。研究还表明，在周围神经靶向治疗领域，术前干预的有效性与术前至少24h或更长时间开始治疗有关[19,20]。因此，术前镇痛引起了人们的关注，主张通过预防的方式，在手术前开始的整个护理过程中，以多模式的方式降低外周和中枢神经对疼痛刺激的灵敏度[20,21]。目前虽然还没有大型随机试验的证据证明连续的周围神经阻滞作为幻肢痛的预防性治疗的有效性；但是，目前这样的试验正在进行中，将来可能提供这样的证据。

上述效果一旦得到证实，将成为少有的减少幻肢痛的频率和严重程度的有效治疗方式。小规模的病例研究已经证明了单次区域神经阻滞治疗现有幻肢痛的优势。此外，这些患者身上周围神经阻滞后幻肢痛症状的改善可能是由于体感皮质重组的快速逆转[22]。遗憾的是，单次注射神经阻滞所带来的益处通常是短暂的，随着阻滞药效的消失，幻肢痛会重新出现。

单次神经阻滞的持续时间以小时计算，而连续神经阻滞的持续时间则以天或周计算[23]。不同于连续硬膜外阻滞需要住院治疗，连续性神经阻滞也可以作为一种门诊治疗方式。如上所述，在幻肢痛中产生的体感皮质的重组可以通过单次神经阻滞来逆转。鉴于这种重组是可逆的，因此有学者认为延长神经阻滞时间可能会使这种重组长期或永久逆转。这样一来，延长的连续区域神经阻滞可以改善幻肢痛，其时间远超药物输注的时间[24]。以上效果已被一个病例研究证实，而大型随机临床试验目前正在进行中[24]。

（五）再生性外周神经接口和其他手术方法

很大一部分截肢患者都经历过致残感觉体验，这种体验与肢体丧失和切断神经有关，并且可能会影响到他们的生存质量以及使用假体的能力[25,26]。截肢时切断神经会引起两个主要问题：一是幻肢痛，二是残肢痛。幻肢痛是缺乏正常神经信号的伤害性神经认知反应。而残肢痛可能是术后直接改变的结果，这个改变可能是机械性的（如压迫骨骼），也可能是诸如神经瘤这类更常见的原因。这两种形式的截肢后疼痛都很常见，并可能发生在大多数截肢患者身上[27-29]。

再生性外周神经接口（regenerative peripheral nerve interface，RPNI）作为一种控制肌电假体的方法，最初是在实验室被学者提出的。有学者观察到，通过RPNI处理的神经没有神经瘤的形成[30-33]。在该技术中，首先要分离离断的外周神经主要组束，然后用自体游离肌肉移植物安全地包裹横断端（图30-1）。该技术的机制是在去神经的游离肌肉移植物中提供大量可用的运动终板受体，以使横断的轴突有足够的部位找到归宿。专家们已经阐述了让神经"有的放矢"的重要性，如果横切的神经没有感觉器官或运动终板，它们就有发生异常信号传导的风险，从而导致截肢后疼痛的发生。

最初，这种治疗的目标是治疗已有的神经瘤疼痛。Woo等学者回顾了在近2年内因上肢或下肢的症状性神经瘤接受RPNI治疗的病例。经过治疗后，有71%的患者疼痛减轻，53%的患者幻觉痛减轻[30]。

随后，Woo等学者评估了同组患者截肢时进行RPNI的影响，并且比较了接受RPNI的患者和未接受RPNI的患者（对照组）的结果[32]。在至少4周的随访中，发现13%的对照组患者出现症状性神经瘤，而接受RPNI的患者无一例发生。51%的RNPI患者术后出现幻肢痛，而对照组患者为91%。

尽管还缺乏长期的随访或验收作为医疗标准，但在减轻截肢时与神经横断相关的重大疼痛问题方面，RPNI为我们带来了希望。该方法不增加人力或时间成本，额外风险小。

（六）外周神经刺激

刺激神经和调节神经活动的电流被称为"神

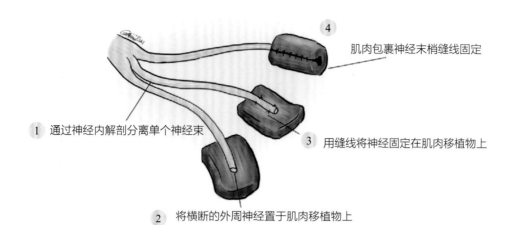

① 通过神经内解剖分离单个神经束

④ 肌肉包裹神经末梢缝线固定

③ 用缝线将神经固定在肌肉移植物上

② 将横断的外周神经置于肌肉移植物上

▲ 图 30-1　再生性外周神经接口的建立（由 Catherine Tsai 提供）

经调节剂"，并已得以应用长达 1 个多世纪[34]。早期的外周神经刺激器需要通过开放外科手术来将导线植入靶神经附近。但随着超声引导和经皮刺激电极的出现，周围神经的精确刺激已经无须手术或住院便可实施，并且已成功地用于急慢性疼痛的治疗[35, 36]。外周神经刺激产生镇痛的生理机制尚未完全阐明；但有学者提出疼痛控制的"门控制理论"。该理论由 Melzack 和 Wall 于 1965 年提出，他们认为刺激大直径的传入纤维会对小直径的传入纤维产生抑制效应或"门控"效应[37]。因此，电刺激激活大直径的感觉传入神经，进而通过较小直径的传入神经来抑制疼痛的传入神经信号传递。

经皮外周神经刺激已被认为是治疗幻肢痛的一种有效措施。多项病例报道和一项前瞻性研究表明，股神经和坐骨神经刺激对下肢截肢患者是有益的[38]。此外，还有一个病例报道表明，臂丛神经刺激可减轻上肢幻觉痛。理论上，外周神经刺激对幻肢痛患者也是有益的，因为它可以为幻肢相关的躯体感觉皮质区域提供非痛性感觉传入信号。但是，在评估周围神经刺激治疗幻痛的有效性上，仍需后续进一步的随机对照试验。

结论

截肢术后疼痛应采用多模式、个体化的处理措施。理想情况下，截肢后疼痛管理计划需要在术前就启动，应包括术前咨询以及明确的疼痛治疗计划。治疗计划包括口服 / 静脉注射治疗伤害性外科疼痛的阿片类药物，口服治疗神经病理性（神经瘤和幻肢）肢体疼痛的神经病理性药物，使用外周神经干预、外科技术、综合康复等方法来降低幻肢痛的发生率。这种综合的多模式镇痛方法为接受截肢手术的患者提供了最佳的急性疼痛管理，并且可以预防截肢相关的慢性神经性疼痛的发生。

参考文献

[1] Ziegler-Graham K, et al. Estimating the prevalence of limb loss in the United States: 2005 to 2050. *Arch Phys Med Rehabil.* 2008; 89 (3): 422-429.

[2] Jensen TS, et al. Phantom limb, phantom pain and stump pain in amputees during the first 6 months following limb amputation. *Pain.* 1983; 17 (3): 243-256.

[3] Kooijman CM, et al. Phantom pain and phantom sensations in upper limb amputees: an epidemiological study. *Pain.* 2000; 87 (1): 33-41.

[4] Neil M. Pain after amputation. *BJA Education.* 2015; 16 (3):

107-112.

[5] Watson J, et al. Neuromas of the hand and upper extremity. *J Hand Surg Am.* 2010; 35 (3): 499-510.

[6] Peters BR, et al. Targeted muscle reinnervation for the management of pain in the setting of major limb amputation. *SAGE Open Med.* 2020; 8 :2050312120959180.

[7] Sherman RA, Sherman CJ. Prevalence and characteristics of chronic phantom limb pain among American veterans. Results of a trial survey. *Am J Phys Med.* 1983; 62 (5): 227-238.

[8] Kehlet H, Dahl JB. The value of "multimodal" or "balanced analgesia" in postoperative pain treatment. *Anesth Analg.* 1993; 77 (5): 1048-1056.

[9] Desmond D, MacLachlan M. Psychological issues in prosthetic and orthotic practice: a 25 year review of psychology in Prosthetics and Orthotics International. *Prosthet Orthot Int.* 2002; 26 (3): 182-188.

[10] Smurr LM, et al. Managing the upper extremity amputee: a protocol for success. *J Hand Ther.* 2008; 21 (2): 160-175; quiz 176.

[11] Flor H, et al. Phantom-limb pain as a perceptual correlate of cortical reorganization following arm amputation. *Nature.* 1995; 375 (6531): 482-484.

[12] D'Mello R, Dickenson AH. Spinal cord mechanisms of pain. *Br J Anaesth.* 2008; 101 (1): 8-16.

[13] Bach S, Noreng MF, Tjéllden NU. Phantom limb pain in amputees during the first 12 months following limb amputation, after preoperative lumbar epidural blockade. *Pain.* 1988; 33 (3): 297-301.

[14] Karanikolas M, et al. Optimized perioperative analgesia reduces chronic phantom limb pain intensity, prevalence, and frequency: a prospective, randomized, clinical trial. *Anesthesiology.* 2011; 114 (5): 1144-1154.

[15] Horlocker TT, et al. Regional anesthesia in the patient receiving antithrombotic or thrombolytic therapy: American Society of Regional Anesthesia and Pain Medicine Evidence-Based Guidelines (Fourth Edition). *Reg Anesth Pain Med.* 2018; 43 (3): 263-309.

[16] Fisher A, Meller Y. Continuous postoperative regional analgesia by nerve sheath block for amputation surgery—a pilot study. *Anesth Analg.* 1991; 72 (3): 300-303.

[17] Wiegel M, et al. Complications and adverse effects associated with continuous peripheral nerve blocks in orthopedic patients. *Anesth Analg.* 2007; 104 (6): 1578-1582, table of contents.

[18] Chelly JE, Ghisi D, Fanelli A. Continuous peripheral nerve blocks in acute pain management. *Br J Anaesth.* 2010; 105 (Suppl 1): i86-i96.

[19] Hsu E, Cohen SP. Postamputation pain: epidemiology, mechanisms, and treatment. *J Pain Res.* 2013; 6 : 121-136.

[20] Vadivelu N, et al. Preventive analgesia for postoperative pain control: a broader concept. *Local Reg Anesth.* 2014; 7 : 17-22.

[21] Katz J, Clarke H, Seltzer Z. Review article: preventive analgesia: quo vadimus? *Anesth Analg.* 2011; 113 (5): 1242-1253.

[22] Birbaumer N, et al. Effects of regional anesthesia on phantom limb pain are mirrored in changes in cortical reorganization. *J Neurosci.* 1997; 17 (14): 5503-5508.

[23] Ilfeld BM. Continuous peripheral nerve blocks: an update of the published evidence and comparison with novel, alternative analgesic modalities. *Anesth Analg.* 2017; 124 (1): 308-335.

[24] Ilfeld BM, et al. Treating intractable phantom limb pain with ambulatory continuous peripheral nerve blocks: a pilot study. *Pain Med.* 2013; 14 (6): 935-942.

[25] McFarland LV, et al. Unilateral upper-limb loss: satisfaction and prosthetic-device use in veterans and service members from Vietnam and OIF/OEF conflicts. *J Rehabil Res Dev.* 2010; 47 (4): 299-316.

[26] Sinha R, van den Heuvel WJ, Arokiasamy P. Factors affecting quality of life in lower limb amputees. *Prosthet Orthot Int.* 2011; 35 (1): 90-96.

[27] Ehde DM, et al. Chronic phantom sensations, phantom pain, residual limb pain, and other regional pain after lower limb amputation. *Arch Phys Med Rehabil.* 2000; 81 (8): 1039-1044.

[28] Soroush M, et al. Neuroma in bilateral upper limb amputation. *Orthopedics.* 2008; 31 (12).

[29] Sehirlioglu A, et al. Painful neuroma requiring surgical excision after lower limb amputation caused by landmine explosions. *Int Orthop.* 2009; 33 (2): 533-536.

[30] Woo SL, et al. Regenerative peripheral nerve interfaces for the treatment of postamputation neuroma pain: a pilot study. *Plast Reconstr Surg Glob Open.* 2016; 4 (12):e1038.

[31] Kung TA, et al. Regenerative peripheral nerve interface viability and signal transduction with an implanted electrode. *Plast Reconstr Surg.* 2014; 133 (6): 1380-1394.

[32] Kubiak CA, et al. Prophylactic regenerative peripheral nerve interfaces to prevent postamputation pain. *Plast Reconstr Surg.* 2019; 144 (3): 421e-430e.

[33] Kubiak CA, Kemp SWP, Cederna PS. Regenerative peripheral nerve interface for management of postamputation neuroma. *JAMA Surg.* 2018; 153 (7): 681-682.

[34] Gildenberg PL. History of electrical neuromodulation for chronic pain. *Pain Med.* 2006; 7 (suppl_1): S7-S13.

[35] Huntoon MA, Burgher AH. Review of ultrasound-guided peripheral nerve stimulation. *Tech Reg Anesth Pain Manag.* 2009; 13 (3): 121-127.

[36] Ilfeld BM, et al. Ultrasound-guided percutaneous peripheral nerve stimulation: neuromodulation of the suprascapular nerve and brachial plexus for postoperative analgesia following ambulatory rotator cuff repair. A proof-of-concept study. *Reg Anesth Pain Med.* 2019; 44 : 310-318.

[37] Melzack R, Wall PD. Pain mechanisms: a new theory. *Science.* 1965; 150 (3699): 971-979.

[38] Gilmore C, et al. Percutaneous peripheral nerve stimulation for the treatment of chronic neuropathic postamputation pain: a multicenter, randomized, placebo-controlled trial. *Reg Anesth Pain Med.* 2019; 44 (6): 637-645.

第四篇　治疗方式

Treatment Modalities

第31章 阿片受体激动药
Opioid Agonists

Lisa To　Juan Gabriel Garcia　**著**

葛彦虎　**译**　　王金保　**校**

阿片类药是一类天然的、合成或者半合成的化学物质，与人体神经细胞的阿片受体相互作用，产生减弱疼痛信号强度的作用。阿片类药是医生开具最多的药物之一，其应用范围也相当广泛。因为阿片类药物的效能导致其正在成为一种滥用的药物，是世界范围内的健康问题。来自疾病预防控制中心的数据表明，在过去的 5 年，超过 17% 的美国人至少接受过一次阿片类药物处方，患者人群中平均每人接受过 3.4 次阿片类药物处方[1]。在可预见的未来，天然和合成的阿片类药物仍然是一种广泛应用的主流的药物，我们迫切的需要理解阿片类药物的应用方法及其带来的全球性效应。

一、相关名词

阿片类药物和鸦片制剂这两个概念经常可以交换使用，但是，这两个概念是有区别的。准确地说，阿片类镇痛药物主要指天然的阿片类物质如海洛因、吗啡和可待因，它们都是从罂粟的浆果中提取的。阿片类药物的范畴更大，包含天然和人工合成的化合物，它们作用与吗啡相似，而且作用于相同的受体类型。

二、阿片类药物的历史

大约公元前 3400 年，美索不达米亚的苏美尔人首次发现有机物阿片，他们是最早种植罂粟的人群，他们称之为 "Hul Gil" 或 "快乐的植物"。后来，人们开始从罂粟的浆果中提取鸦片，寻求其带来的欣快体验。在植物学分类中，鸦片罂粟属于罂粟科，这个命名来源于希腊词语罂粟，后者来自拉丁词语，意思是 "诱导睡眠"。在欧洲、中东和北非，人们提取鸦片并开始广泛应用。在公元前 7 世纪，医生认为鸦片是可以治疗各种疾病的药物，有时候鸦片与甘草或者有香味的花混合在一起使用[2]。

一般认为吗啡是经典的阿片类镇痛药，并用作其他阿片类药物和鸦片制剂药效的标准。1806 年，研究生物碱化学的德国科学家 Friedrich Sertürner 最早从鸦片中提取出吗啡，并描述其提取过程、结晶过程和药理作用，吗啡从而成为第一个现代阿片类药物[3]。Friedrich Sertürner 用希腊神话中睡神 Morpheus 为其命名。后来，CharlesPravaz 和 Alexander Wood 发明了皮下注射针，这样吗啡在临床上得到广泛应用[4]。

这些天然的、合成的及半合成的阿片生物碱可以分为四类化合物，均为罂粟的衍生物，即吗啡喃、苯基哌啶、二苯庚烷和非那唑辛。

吗啡喃的衍生物，phenanthrenes，包含了最常见的以及最广泛应用的阿片类药物，有羟考酮、氢可酮、氢吗啡酮、吗啡、可待因、纳布啡、丁丙诺啡和布托啡诺。苯基哌啶的衍生物包含芬太尼、阿芬太尼、舒芬太尼和哌替啶这类药物也广泛应用，但是与 morphinan 的衍生物相比，这类药物应用局限于特定临床领域，如外科麻醉和术后镇痛等。苯基哌啶衍生物包括丙氧酚和美沙酮。非那唑辛衍生物仅包括喷他佐辛，这类药物是部分阿片受体激动药，它导致烦躁不良反应发生率较高，在临床上不常应用。

三、药理学

疼痛是一种感觉和情感体验，疼痛信号的传导很复杂，而且是多方面的 [5]，简单地说，疼痛是把有害刺激经由 3 个级别神经元系统从外周传导至大脑皮质。首先激活的是外周伤害性感受器，是初级传入神经元在受到刺激部位的末梢；位于背根神经节的初级传入神经元将疼痛信号传至脊髓背角，脊髓背角对信号进行处理后经二级传入神经元向丘脑投射；最后，三级传入神经元将疼痛信号由丘脑传至感觉功能的大脑皮质 [6, 7]。伤害性信号在脊髓上中枢的整合处理形成了痛觉，痛觉由多种成分，即感觉、情感和心理。

伤害性感觉可分为两类：一种是快速、尖锐的、定位准确的疼痛，由 Aδ 类纤维传导；另一种是慢速的、钝的、难以定位的疼痛，由 C 类纤维传导。

阿片类药物抑制伤害性感觉，能够阻断痛觉信号在传导通路中不同阶段的传递。阿片类药物与脊髓和脊髓上中枢的阿片受体（G 蛋白耦联受体）结合从而缓解痛觉传导。

阿片类药物的主要效应主要通过激活 3 种阿片受体亚型介导产生：μ 受体、κ 受体和 δ 受体，国际上用 MOP、KOP 和 DOP 表示。第 4 种受体亚型是 NOP，可能也参与疼痛的信号传导过程。MOP、KOP 和 DOP 这 3 种受体亚型有同源的基因序列，都属于 GPCR（G 蛋白耦联受体）的视紫红质蛋白家族 [8]，在人体，这 3 种受体基因序列分别位于基因组 *1p355-33*（DOP），基因组 *8q11.23-21*（KOP）和基因组 *6q25-26*（MOR）[9]。

这些受体亚型在人体分布广泛，主要位于外周神经、脊髓后角、脑干、丘脑和皮质的神经元细胞，也分布于胃肠道中的非神经元细胞。所有的阿片受体与 G_i/G_o 型 G 蛋白耦联，受体激动药与受体结合导致细胞膜超极化。阿片类药物的快速效应是通过抑制腺苷酸环化酶和激活磷脂酶 C 发挥作用。细胞内机制是阻滞电压门控钙通道，导致下游突触前神经末梢神经递质释放减少，激活钾离子通道潜在的纠正机制，导致细胞膜超极化，抑制突触后细胞对兴奋性神经递质的反应 [10]。

特定的阿片类药物的临床效应取决于它与哪个受体亚型相结合（表 31–1）。阿片类药物对不同阿片受体亚型亲和力不同，从而决定其不同的临床效应。MOP 在中枢神经系统广泛存在，所有的 MOP 受体由 *OPRM1* 基因编码，位于基因组 *6q24-a25*。已经发现超过 20 种不同的 MOP 受体亚型，这些受体亚型是 MOP 受体激动药药理作用和毒理作用的内在机制 [11]。激活 MOP 的作用包括：镇痛作用、欣快感、呼吸抑制、镇静作用、忍耐性增强、生理依赖作用、胃肠蠕动减慢、胆管痉挛、瞳孔缩小。DOP 受体亚型分布广泛，主要介导内源性阿片产生的镇痛作用。激活 KOP 受体产生的作用部分与 MOP 相同，包括镇痛、镇静、呼吸抑制。KOP 受体亚型还可以分为几个亚类。κ_1 介导脊髓水平镇痛作用，κ_3 介导脊髓上水平的镇痛作用，镇静作用和呼吸抑制 [12]。NOP 是新发现的一类阿片受体亚型，其作用与其他经典的阿片受体亚型类似。NOP 受体亚型的作用包括移动力、精神紧张、焦虑、进食、学习和记忆、回报 / 成瘾、泌尿活动。一般认为 NOP 受体亚型参与了阿片药物耐受的产生过程，对这类受体亚型的研究仍在进行中，这将为我们减少阿片药物耐受和利用其镇痛作用提供重要理论依据 [13]。

四、药物作用机制

很多药物的临床作用源自其对结合的受体的

表 31-1　阿片类药物受体	
受　体	主要作用
MOP	镇痛，欣快感，呼吸抑制，镇静，耐受性增强，生理依赖作用，胃肠蠕动减慢，胆管痉挛，瞳孔缩小
DOP	镇痛
KOP	脊髓水平镇痛，镇静，呼吸抑制
NOP	精神紧张，焦虑，学习，记忆，回报 / 成瘾，耐受性增强

增强或抑制作用。我们讨论阿片受体亚型与其配体的药物动力学相互作用时，将阿片类药物分为受体激动药、部分受体激动药和受体拮抗药。当受体激动药与相应的阿片受体亚型结合时，后者构象发生变化，下游的信号通路产生最大的效应。几乎所有的阿片类药物都可以与 MOP 受体亚型结合。部分受体激动药与阿片受体亚型结合后，受体的构型发生不完全的变化，导致其作用效果是有限的。阿片受体部分受体激动药的一个独有特征是它的镇痛作用达到一定效果后，不再随着剂量增加而增强。受体拮抗药与阿片受体有高亲和力，但是不产生任何激动效果。

五、吗啡及类吗啡类阿片受体激动药

（一）吗啡

鸦片粉来源于罂粟未成熟的种子皮流出的乳样浆液，包含多种生物碱，包括吗啡、可待因和罂粟碱。这些生物碱可以分为两大类，即菲类化合物（吗啡、可待因、蒂巴因）和苄基异喹啉（罂粟碱和那可汀）。

吗啡是经典的 MOP 受体配体，其特点是较长的作用时间和相对安全的不良反应。吗啡在体内通过去甲基化和葡萄糖醛酸化，主要产生两种代谢产物，即吗啡 -6- 葡萄糖苷酸（morphine-6-glucuronide，M6G）和吗啡 -3- 葡萄糖苷酸（morphine-3-glucuronide，M3G）。这两种代谢产物都具有活性，高浓度的 M6G 与 MOR 受体有较强的亲和力，是其镇痛药效的机制，而 M3G 是吗啡兴奋性作用的主要机制[14, 15]。M6G 通过

肾脏肾小球滤过排出体外，当患者有肾功能不全时，药物在体内会蓄积。另外，吗啡代谢产物中有少量的可待因和氢吗啡酮。微量的吗啡以原型排出体外。吗啡对伏隔核的作用，产生呼吸抑制，机体对较高的动脉血二氧化碳分压敏感性降低。吗啡导致的组胺释放，后者有微弱的降低血压和致支气管痉挛的作用。另外，吗啡可以降低交感神经系统张力，静脉系统扩张，导致体位性低血压的发生。吗啡最常见的不良反应是胃肠道反应、肠道蠕动减弱和胆道平滑肌痉挛。吗啡代谢的抑制药包括他莫昔芬、双氯酚酸、纳洛酮、卡马西平、三环类抗抑郁药和苯二氮䓬类药物。

（二）可待因

1832 年，人们首次提取了可待因，它对 MOP 有较弱的亲和力，它的镇痛作用效能约为吗啡的 60%。可待因是一种前体药，它进入体内必须被 CYP2D6 代谢为吗啡，才能发挥临床作用。可待因的半衰期大概为 2～4h，半衰期长短受到体内细胞色素 P450 酶 CYP2D6 水平的影响。可待因进入人体后，由肝脏代谢。可待因主要用来治疗中等强度疼痛和治疗咳嗽。可待因的最常见不良反应是便秘，主要在刚开始用药和增加剂量的时候出现，恶心呕吐一般在开始治疗时出现，在治疗工程中较少出现。约 10% 高加索人种 *CYP2D6* 基因多态性表达，导致可待因在这些人群药效不明显，另有基因多态性表达导致药物代谢增快，体内由代谢产生的吗啡浓度异常增高，这类人群对可待因敏感性增高[16, 17]。

（三）罂粟碱

1848 年德国化学家 Georg Merk 发现了罂粟碱，它是阿片的衍生物，能够抑制细胞内磷酸二酯酶，导致 cAMP 水平升高。罂粟碱能够直接松弛平滑肌，在临床上最常用于扩张冠状动脉和外周血管，治疗各种血管痉挛。罂粟碱也常用于肠系膜血管痉挛和勃起障碍。

（四）海洛因

海洛因是第一个人工合成的阿片类生物碱，1898 年由 Bayer 药学进行生产作为一种止咳药物。海洛因能激动中枢神经系统多种阿片受体亚型，它的镇痛效能约为吗啡的 2 倍。海洛因在中枢神经系统内代谢为单乙酰吗啡，后者是一种较强的 MOP 受体激动药。在外周组织，海洛因代谢为 6- 单乙酰吗啡（6-monoacetylmorphine，6-MAM），接着水解为吗啡。海洛因和 6-MAM 都是高脂溶性药物，能够快速通过血脑屏障。皮下注射后 10min 内血清药物浓度达到高峰，经鼻给药和肌注给药 5min 血清药物浓度达到高峰，静脉给药小于 1min 血药浓度达到高峰。呼吸抑制和严重的生理依赖是最让人担忧的不良反应，也常常在药物滥用时出现。海洛因大部分以游离的共轭吗啡从尿液中排出。目前 FDA 没有批准海洛因在临床上应用，而是 Ⅰ 类管控的药品[18]。

（五）氢可酮

氢可酮是一种中等强度的半合成阿片类药物，通过激活中枢神经系统中的 MOP 受体亚型发挥镇痛作用。氢可酮是由可待因合成，镇痛效能与羟考酮相当。氢可酮在肝脏由 CYP2D6 和 CYP3A4 代谢为有活性的产物氢吗啡酮和无活性的产物去甲氢可酮。氢可酮临床用于治疗非阿片类药物无效的急性和慢性疼痛。

（六）氢吗啡酮

氢吗啡酮是一种半合成的阿片类药物，它具有吗啡相同的药理学特点。氢吗啡酮的脂溶性强于吗啡，因此起效更快，药效更强。氢吗啡酮在肝脏代谢为氢吗啡酮 -3- 葡萄糖苷酸。

（七）羟考酮

羟考酮是一种半合成的阿片类药物，对阿片受体有较强的激动作用。羟考酮在体内由细胞色素 CYP3A4 和 CYP2D6 代谢为羟氢吗啡酮和去甲羟考酮，然后由肾脏排出体外。羟考酮是目前美国药物滥用较严重的药物。羟考酮具有较强的阿片受体激动作用，以及较少的处方限制，因此常用不适当应用的情况，药品管理部门要求羟考酮治疗从低剂量开始，治疗疗程缩短。羟考酮的不良反应与其他阿片类药物相似[19]。

（八）羟氢吗啡酮

羟氢吗啡酮是一种半合成阿片类药物，由蒂巴因合成，具有较强的阿片受体激动能力。羟氢吗啡酮大部分在肝脏代谢，代谢产物为 3- 葡萄糖醛酸苷和 6- 葡萄糖醛酸苷。

吗啡及其衍生物的不良反应表现有多种形式，与 MOP、DOR、KOP 受体在体内的广泛分布有关，这些表现包括恶心、呕吐、头晕、呼吸抑制、瘙痒、便秘、尿潴留、胃排空延迟、低血压、思维困难、肌肉强直、戒断症状。在肺功能异常的患者如 COPD、肥胖，阿片类药物需要谨慎应用，因为药物会进一步损害肺功能，尽管阿片类药物有组胺释放作用，过敏反应并不常见[20]。

六、吗啡喃的衍生物

（一）左啡诺

左啡诺是一种阿片受体激动药物，与吗啡高度相似。左啡诺的镇痛效能是吗啡的 7 倍，但是不良反应（如恶心呕吐症状）较轻。左啡诺的半衰期较长，为 12～16h，重复用药能导致血浆中活性药物浓度升高。D- 异构体为右啡烷，能抑制 NMDA 受体[21]。

（二）哌替啶

哌替啶是 MOP 受体的强激动药，也有局部麻醉药的药效。哌替啶在治疗麻醉后寒战有较好效果。哌替啶在肝脏代谢，产物有 N- 去甲哌替啶和哌替啶酸。哌替啶能导致 CNS 兴奋，可能会导致惊厥和震颤，这是哌替啶代谢物去甲哌替啶的蓄积导致的，后者的半衰期较长，约为 $15\sim20h$[22]。

（三）芬太尼、瑞芬太尼、舒芬太尼

合成阿片类药物是苯基哌啶的衍生物，具有高脂溶性，能够快速透过血脑屏障。这类药物作为麻醉性镇痛药在临床上广泛应用，具有静脉注射后快速起效、快速消除的特点。芬太尼可以经皮肤渗透给药、静脉内给药、舌下含服和硬膜外给药，因此广泛应用于急性疼痛和恶性疼痛治疗。芬太尼镇痛作用的效能是吗啡的 100 倍，舒芬太尼的镇痛效能是吗啡的 1000 倍。

瑞芬太尼的起效快于芬太尼和舒芬太尼，其代谢方式与其他阿片类药物不同，通过血浆酯酶代谢，不依赖肝肾功能代谢和消除。由于瑞芬太尼作用时间短，非常适用于外科手术过程中持续静脉给药。瑞芬太尼的药效半衰期较短，停药后呼吸功能 $3\sim5min$ 开始恢复，15min 内呼吸功能完全恢复[23]。

（四）美沙酮

美沙酮是一种长效的阿片受体激动药。美沙酮是一种消旋的混合物，由强效的 L- 美沙酮和它的异构体 D- 美沙酮组成，但是，药理学活性多来自于 L- 美沙酮。美沙酮的半衰期是 $15\sim40h$，值得注意的是几天内重复给药会导致药物蓄积。另外，突然停药时，组织内药物缓慢释放会导致戒断症状。美沙酮常常用于阿片类药物戒毒治疗、阿片成瘾的维持治疗和慢性疼痛的治疗[24]。

（五）曲马多

曲马多是合成的可待因相似药物，它对 MOP 受体亚型的激动作用较弱，还能够抑制去甲肾上腺素和 5- 羟色胺的再摄取。曲马多是一种消旋的混合物，正异构体抑制 5- 羟色胺的再摄取，负异构体抑制去甲肾上腺素的再摄取并刺激 α_2 受体。曲马多治疗较轻和中度疼痛有效。曲马多的不良反应与其他阿片类药物相似，但是还包括口干、惊厥和 5- 羟色胺综合征（与单胺氧化酶抑制药和选择性 5- 羟色胺再摄取抑制药同时应用时）[25]。

（六）他喷他多

他喷他多分子结构与曲马多类似，是单胺类递质再摄取的弱抑制药，是 MOP 受体亚型的强激动药。与曲马多相似，他喷他多的不良反应包括 5- 羟色胺综合征，尤其是与下列药物合用时：选择性 5- 羟色胺再摄取抑制药、SNRI 抗抑郁药、三环类抗抑郁药及单胺氧化酶抑制药。他喷他多通过葡萄糖醛酸化代谢。

七、阿片受体部分激动药

（一）纳布啡

纳布啡是 MOP 受体亚型竞争性受体拮抗药，是 KOP 受体亚型激动药。与其他阿片类药物不同，纳布啡不会导致呼吸抑制或欣快感。纳布啡用于镇痛治疗及吗啡引起的瘙痒治疗[26]。

（二）丁丙诺啡

丁丙诺啡是 MOP 受体亚型的部分激动药，是蒂巴因的衍生物。丁丙诺啡是高脂溶性药物，药效是吗啡的 50 倍。丁丙诺啡在肝脏代谢，代谢产物是有弱活性的去甲丁丙诺啡。丁丙诺啡与阿片受体部分结合，它的药效有"天花板效应"。丁丙诺啡可以安全的用于治疗急性疼痛、慢性疼痛及阿片类药物依赖[27]。

八、对应用阿片类药物的担忧

对于急性疼痛，阿片类药物能够有效地治疗疼痛症状。但是，阿片类药物应用于慢性疼痛的治疗应考虑药物耐药、痛觉过敏和药物成瘾的可能性。药物耐药和药物成瘾与阿片类药物的种类、应用剂量、应用频率及患者有社会心理异常有关。调查表明美国阿片药物的应用泛滥值得担忧，由于非正当使用的存在，美国处方阿片类药物应用量占全球的 80%。在治疗慢性疼痛时，应对充分应用保守的药物和非阿片类药物，采用联合用药。

参考文献

[1] "Understanding the Epidemic." *Centers for Disease Control and Prevention.* March 17, 2021. www.cdc.gov/drugoverdose/epidemic/index.html

[2] Booth M. *Opium: a History.* St. Martin's Press; 1998.

[3] Pathan H, Williams J. Basic opioid pharmacology: an update. *Br J Pain.* 2012; 6 (1): 11-16. doi:10.1177/2049463712438493

[4] Blakemore PR, White JD. Morphine, the Proteus of organic molecules. *Chem Commun.* 2002;(11): 1159-1168.

[5] Charlton JE, ed. *Opioids: Core Curriculum for Professional Education in Pain.* IASP Press; 2005.

[6] Vrooman BM, Rosenquist RW. Chronic pain management. In: Butterworth JF IV, Mackey DC, Wasnick JD, eds. *Morgan & Mikhail's Clinical Anesthesiology.* 6th ed. McGraw-Hill; 2018.

[7] Liu Q, Gold MS. Neurobiologic mechanisms of nociception. In: Hadzic A, ed. *Hadzic's Textbook of Regional Anesthesia and Acute Pain Management.* 2nd ed. McGraw-Hill; 2017.

[8] Stevens CW. The evolution of vertebrate opioid receptors. *Front Biosci.* 2009; 14: 1247-1269.

[9] Dreborg S, et al. Evolution of vertebrate opioid receptors. *Proc Natl Acad Sci U S A.* 2008; 105: 15487-15492.

[10] Shang Y, Filizola M. Opioid receptors: structural and mechanistic insights into pharmacology and signaling. *Eur J Pharmacol.* 2015; 763: 206-213.

[11] Law PY, Loh HH, Wei L-N. Insights into the receptor transcription and signaling: implications in opioid tolerance and dependence. *Neuropharmacology.* 2004; 47 (suppl 1): 300-311.

[12] Rosow C, Dershwitz M. Opioid analgesics. In: Longnecker DE, Mackey SC, Newman MF, Sandberg WS, Zapol WM, eds. *Anesthesiology.* 3rd ed. McGraw-Hill; 2017.

[13] Gear RW, Bogen O, Ferrari LF, Green PG, Levine JD. NOP receptor mediates anti-analgesia induced by agonist-antagonist opioids. *Neuroscience.* 2014; 257: 139-148.

[14] Smith MT. Neuroexcitatory effects of morphine and hydromorphone: evidence implicating the 3-glucuronide metabolites. *Clin Exp Pharmacol Physiol.* 2000; 27: 524-528.

[15] Osborne R, et al. The analgesic activity of morphine-6-glucuronide. *Br J Clin Pharmacol.* 1992; 34: 130-138.

[16] Eichelbaum M, Evert B. Influence of pharmacogenetics on drug disposition and response. *Clin Exp Pharmacol Physiol.* 1996; 23: 983-985.

[17] Caraco Y, et al. Impact of ethnic origin and quinidine coadministration on codeine's disposition and pharmacodynamic effects. *J Pharmacol Exp Ther.* 1999; 290: 413-422.

[18] Rook EJ, et al. Pharmacokinetics and pharmacokinetic variability of heroin and its metabolites: review of the literature. *Curr Clin Pharmacol.* 2006; 1: 109-118.

[19] Yaksh T, Wallace M. Opioids, analgesia, and pain management. In: Brunton LL, Hilal-Dandan R, Knollmann BC, eds. *Goodman & Gilman's: The Pharmacological Basis of Therapeutics.* 13th ed. McGraw-Hill; 2017.

[20] Baldo BA, Pham NH. Histamine-releasing and allergenic properties of opioid analgesic drugs: resolving the two. *Anaesth Intensive Care.* 2012;40(2):216-235.

[21] Prommer E. Levorphanol: revisiting an underutilized analgesic. *Palliat Care.* 2014; 8: 7-10.

[22] Latta KS, et al. Meperidine: a critical review. *Am J Ther.* 2002; 9: 53-68.

[23] Stroumpos C, et al. Remifentanil, a different opioid: potential clinical applications and safety aspects. *Expert Opin Drug Saf.* 2010; 9: 355-364.

[24] Fredheim OM, et al. Clinical pharmacology of methadone for pain. *Acta Anaesthesiol Scand.* 2008; 52: 879-889.

[25] Grond S, Sablotzki A. Clinical pharmacology of tramadol. *Clin Pharmacokinet.* 2004; 43: 879-923.

[26] Schmidt WK, et al. Nalbuphine. *Drug Alcohol Depend.* 1985; 14: 339-362.

[27] Elkader A, Sproule B. Buprenorphine: clinical pharmacokinetics in the treatment of opioid dependence. *Clin Pharmacokinet.* 2005; 44: 661-680.

第32章 药物维持治疗患者的急性疼痛管理：丁丙诺啡、美沙酮与纳曲酮

Acute Pain Management in Patients on Medication Maintenance Therapy—Buprenorphine, Methadone, or Naltrexone

Sameer K. Goel　Shilen P. Thakrar　Tina S. Thakrar　Caitlin E. Martin
Dharti Patel　Savitri Gopaul　著
林多茂　译　樊娟　校

一、历史回顾

μ- 阿片受体除了减轻疼痛和痛苦外，也会产生许多不良反应，包括轻度的药物耐受、痛觉过敏、呼吸抑制甚至死亡[1]。1999—2018 年，阿片类药物过量已导致近 50 万美国人死亡；每天约有 128 人死于阿片类药物过量[2]，2018 年阿片类药物过量死亡总人数达到 46 800 人，超过了机动车事故造成的死亡人数。此外，估计有 170 万美国人患有阿片类药物使用障碍（opioid use disorder，OUD）[3]。这一重大的公共卫生问题似乎没有改善，因为最近的证据表明，无论大手术后还是小手术后均常有新型持续性阿片类药物的使用，而且没有得到充分的重视[4]。

随着越来越多的美国人患有 OUD，FDA 批准了 3 种药物来针对治疗 OUD——丁丙诺啡（μ- 阿片受体部分激动药）、美沙酮（μ- 阿片受体完全激动药）和纳曲酮（μ- 阿片剂受体拮抗药）。由于丁丙诺啡和美沙酮的半衰期较长，它们可以减少生理渴求，而生理渴求是导致反常的药物寻求行为的原因[5]。另外，纳曲酮是一种阿片类受体拮抗药，可帮助重置腹侧被盖区、伏隔核（投射到前额皮质）和多巴胺能奖赏通路[5, 6]，在持续性 OUD 中发挥作用。这些治疗阿片类药物使用障碍（medications for opioid use disorder，MOUD）的药物已被证实显著减少了非法药物使用和过量死亡、刑事犯罪以及伴发的传染病，包括艾滋病毒和丙型肝炎[5]。这些治疗改善了 OUD 患者的健康和福祉，以及日常生活功能。

随着抑制阿片类药物过量的公共卫生方案的实施，MOUD 的使用呈上升趋势，因此，临床医生可能会遇到接受丁丙诺啡、美沙酮或纳曲酮治疗的患者[6]。OUD 与其他物质使用障碍（substance use disorder，SUD）一样，是一种成瘾行为。成瘾是一种慢性医学疾病，其神经生物学基础是由人所处的环境所塑造的，在这个环境中人们即使知道使用阿片类药物的不良后果，仍继续使用[5-7]。由于 OUD 的慢性性质，即使人们正在接受 OUD 治疗，药物使用复发也并不罕见，就像其他慢性疾病，如高血压和糖尿病一样。疼痛、压力、情绪以及医疗和手术是药物使用复发的常见因素，这需要有效的治疗策略以及卫生保

健提供者提供支持以减轻危害[8, 9]。MOUD患者通常表现为阿片耐受性，需要增加阿片剂量才能达到相同的镇痛效果[10-12]。有趣的是，这些患者对疼痛和慢性疼痛的敏感性也有所增加[12-14]。此外，在接受MOUD的患者中常见的问题还包括阿片类药物诱发的痛觉过敏、因疼觉神经可塑性改变导致对阿片类物质痛觉敏感性增加，以及心理社会问题[10, 13]。因此，该类患者的急性疼痛管理具有挑战性，需要具体思考和规划。本章回顾了MOUD患者的管理方案以及优化治疗的临床建议。

二、治疗阿片类药物使用障碍的药物

（一）丁丙诺啡：药理学

丁丙诺啡是一种蒂巴因衍生物，最初于20世纪70年代作为镇痛药被研发[15, 16]。由于其独特的药理学特征，后来被发现可能在OUD中起到治疗作用[16]。丁丙诺啡是μ-阿片受体的部分激动药，也是κ-阿片受体的完全拮抗药[16]。它还与δ受体和阿片受体样1（ORL-1）受体结合[16]。作为ORL-1受体激动药，丁丙诺啡与疼痛过程有明显的相互作用[17]。激活背角中的ORL-1受体可以起到镇痛作用，但如动物模型所示，激活大脑中的ORL-1会减弱镇痛作用[17]。κ-阿片受体拮抗药可减少阿片滥用，并与抑郁症的治疗有关[16, 18, 19]。丁丙诺啡的许多临床特性来自于它对μ-阿片受体的部分激动作用。丁丙诺啡是一种亲脂性化合物，与μ-阿片受体解离非常缓慢；这与它的长半衰期一起导致了作用时间的延长。除了其解离性质外，丁丙诺啡对μ-阿片受体具有高亲和力，不易被μ-阿片受体完全激动药或受体拮抗药（如纳洛酮）取代[18, 21]。相反，由于丁丙诺啡的亲和力增强，当生理依赖阿片类药物的个体服用时，丁丙诺啡将竞争结合受体，并取代与受体结合的阿片类激动药，从而导致戒断[16]。

丁丙诺啡一旦被吸收，主要由肝脏中的CYP3A4酶代谢为代谢物去甲丁丙诺芬[15]。在治疗剂量下，丁丙诺啡及其代谢物不会抑制细胞色素，很少导致药物相互作用[20]。丁丙诺啡的清除主要通过胃肠道进行，其清除不受肾功能影响，因此可安全用于肾衰竭患者或血液透析患者[17]。丁丙诺啡已被证明可在低至中等剂量下起到有效的镇痛作用，其镇痛作用比吗啡平均强30倍[18, 21]。与其他阿片类药物不同，丁丙诺啡引起的呼吸抑制作用有剂量封顶效应，但其镇痛没有封顶效应[17]。丁丙诺啡引起的呼吸抑制与其代谢物有关，而与母体化合物本身无关[17]。

丁丙诺啡有舌下、经皮、皮下和静脉制剂。舌下丁丙诺啡通常每日服用1次，但有些患者可能会将其剂量分为每日2次（BID）或3次（TID），以保持其昼夜的治疗效果。对于OUD的治疗，最常用丁丙诺啡与纳洛酮的联合的舌下膜剂。纳洛酮是一种阿片类受体拮抗药，在肠胃外具有活性；然而，它的经口和经舌下生物利用度有限。因此，纳洛酮成分用于转移注意力和防止滥用[22]。具体而言，如果注射丁丙诺啡和纳洛酮的组合产品，纳洛酮成分将在20min内发挥作用，这将在阿片类药物存在的情况下导致戒断反应[22]，并将减弱任何可能发生的"冲动"，降低滥用风险[22]。大多数患者使用丁丙诺啡治疗OUD的剂量为8~24mg。基于小样本的临床研究，丁丙诺啡在2mg/d时结合μ-阿片受体的比例小于50%，而在16mg/d的较高剂量下则大于80%[21, 23]。从经验数据来看，更高剂量的丁丙诺啡已被证明可以减少戒断症状，取代或阻断纯阿片类受体激动药，如氢吗啡酮[24]。然而，在临床上，患者达到稳定所需的每日剂量存在很大的个体差异。例如，一些患者每天只需8mg，在24h内不会出现任何戒断或渴求症状，而另一些患者可能每天需要24mg才能达到相同的临床效果。

（二）丁丙诺啡：管理

2000年《药物成瘾治疗法》（*Drug Addiction Treatment Act*，DATA）的实施允许更多提供者开具MOUD处方，使更多成年人在接受丁丙诺啡处方时进行手术和程序性干预治疗。争议随之而来，因为丁丙诺啡治疗患者急性疼痛的指南有限。由于部分 μ 受体激动药的药理作用，在这种情况下实现有效镇痛可能是很困难的。根据早期病例报道和专家意见，最初的治疗方法是在预期导致急性疼痛的手术或干预前 72h 停止丁丙诺啡[25]。这一建议背后的想法是基于丁丙诺啡对纯 μ 阿片受体激动药有潜在干扰作用。因为丁丙诺啡对其受体有很高的亲和力，所以在患者接受丁丙诺啡预处理时，需要更大剂量、更频繁地服用阿片类受体激动药来控制疼痛。然而，Kornfeld 和 Manfredi 报道了潜在的并发症，包括急性戒断，这可能会因手术前突然停用丁丙诺啡而加重疼痛[26]。

最近的一项回顾性队列研究和其他观察性研究表明，术前持续使用丁丙诺啡，并在术后增加阿片类镇痛药和多模式辅助剂（表 32-1）是一种有效的治疗策略[9, 14]。此外，将患者的丁丙诺啡每日总剂量分次给药，如每日 3 次或 4 次给药是一种有效策略，可使患者继续服用丁丙诺啡，从而保证患者 OUD 及康复的稳定性（无戒断、渴求），并从丁丙诺啡本身获得额外的镇痛益处。在我们的机构，这是在围术期对患者常用的一种方法。另一种急性疼痛控制策略（但不是首选）包括将丁丙诺啡替换为美沙酮方案，即认为使用完全阿片类受体激动药比使用部分受体激动药可以起到更好的镇痛效果[27]。然而，关于这一特定方案的数据有限。此外，由于美沙酮的半衰期较长，该方法导致重新使用丁丙诺啡的患者的术后管理变得复杂；延迟重新使用 OUD 用药会使患者面临不稳定和药物使用复发的风险。

一些专家认为，丁丙诺啡的 κ 受体拮抗作用可能有助于减少阿片类药物诱导的痛觉过敏，这在接受 MOUD 的患者中常见。因此，在围术期持续使用丁丙诺啡并使用个性化多模式疼痛管理可能对许多患者而言是最佳策略。对没有适当围术期疼痛管理的稳定 OUD 或慢性疼痛患者停用丁丙诺啡，会给患者、处方医生和整个健康系统带来医疗风险和负担。

（三）美沙酮：药理学

1972 年，美国食品药品管理局（Food and Drug Administration，FDA）批准使用美沙酮（一种合成的长效 μ 阿片受体激动药）治疗 OUD[28]。它是世界上研究最广泛以及最常用的 OUD 药物。美沙酮与血浆蛋白高度结合，具有很高的生物利用度。此外，美沙酮是具有 N- 甲基 -D- 天门冬氨酸受体拮抗药活性的 R 和 S 型对映异构体外消旋混合物[5, 29]。R 型对映异构体也具有阿片类药物的作用[5, 29]。美沙酮由于其半衰期长、对其他阿片类受体激动药的交叉耐药性和 μ- 阿片类受体激动作用，长期以来一直被认为是首选的治疗方法，降低了滥用的风险并减弱了非法阿片类药物的欣快效应[5, 29]。

口服美沙酮在 2～4h 达到血浆峰值水平[5, 29]。然而，美沙酮的半衰期在 8～59h 变化很大[3]。它主要通过 CYP450 3A4 酶在肝脏中代谢，并通过肾脏和粪便途径消除[3]。这也导致患者用于 OUD 和康复所需每日总剂量的个体差异很大（如没有药物渴望或戒断）。用于 OUD 的美沙酮剂

表 32-1 丁丙诺啡围术期疼痛管理的病例、观察性研究和专家共识的建议

- 继续使用丁丙诺啡治疗 SL，TD
- 最大限度地使用非阿片类镇痛药（如对乙酰氨基酚、加巴喷丁类药物、非甾体抗炎药、肌肉松弛药）
- 考虑局部和（或）神经轴镇痛
- 在需要时使用阿片受体亲和力较高的阿片类药物（如氢吗啡酮 / 芬太尼）
- 考虑其他辅助治疗方案，包括热 / 冷治疗、针灸、按摩、经皮神经电刺激

应密切监测患者是否充分镇痛以及是否发生不良反应，如过度镇静和呼吸抑制
SL. 舌下；TD. 经皮

量范围通常为50～200mg[30]。有趣的是，美沙酮的双相模式消除，造就了其潜在的临床用途和由此产生的误解（参见美沙酮：管理建议）[30]。在慢性OUD中，α- 消除（8～12h）主要与镇痛有关，β- 消除（30～60h）与戒断抑制有关[5, 29]。双相消除在给药方案中起到重要作用。美沙酮的止痛成分将在8h内消失，所以除非比OUD门诊给药频率更频繁的重新给药，否则急性疼痛在当天的剩余时间内并未得到有效治疗[31]。这一点对于合并疼痛的OUD患者非常重要，因为美沙酮通常是每天给药的，患者每天都会去有许可证的OUD门诊治疗项目或"美沙酮诊所"接受药物治疗。

美沙酮可延长QTc间期，并与尖端扭转性心动过速和QTc间隔＞500ms的心源性猝死有关[5]。QTc延长和致命心律失常的发生似乎与美沙酮的剂量和长期使用有关[32]。由于美沙酮的生物利用度、清除率和半衰期的个体差异，临床医生需要警惕任何可能影响细胞色素P450系统并因此显著改变美沙酮血清浓度的肝脏损伤或合并用药[33]。

（四）美沙酮：管理建议

由于患者对OUD和MOUD有深刻的耻辱感，患者因害怕歧视而产生的焦虑值得重视。同样，患者也很担忧由于维持MOUD无法而充分治疗疼痛。患者原因再加上临床医生的误解或缺乏知识，可能会导致不信任，进而使充分的疼痛缓解变得复杂。认为除了维持MOUD外，美沙酮每日一次的维持剂量也可为急性疼痛提供足够的镇痛是一种常见的误解。通常，在患者的美沙酮提供者或治疗方案验证了剂量和频率后，应在疾病或手术的急性期不间断地使用美沙酮[33]。

为了缓解焦虑，必须向患者确认，他们的美沙酮将继续使用，并可能以更频繁的间隔进行分次给药，除非发生临床禁忌证（例如，不少于患者的每日美沙酮总剂量，无论是单次给药还是分次给药量）。此外，应监测和治疗不良反应，如镇静、欣快感、阿片类药物引起的便秘和呼吸抑

制。此外，他们的急性疼痛应使用多种药物积极治疗。例如，作为疼痛管理方案的一部分，使用局部麻醉和神经轴麻醉，以及非阿片类药物和非药理学药物可能是有益的。如果患者禁食（nil per os，NPO），可以静脉注射美沙酮。将剂量从口服转换为静脉注射可能很困难，尤其在较高剂量时，药物转换可能需要药剂师或美沙酮主要处方医生参与，以确定合适的剂量。一般来说，口服剂量应减少1/2或2/3，然后间隔6～8h分次静脉注射[5, 31]。除了患者的每日美沙酮维持剂量外，如有需要，可使用阿片类镇痛药。然而，对于每天服用美沙酮维持的患者，应避免使用部分阿片类受体激动药（即布托啡醇和纳布芬），因为它们会加速戒断[28]。

（五）其他丁丙诺啡和美沙酮管理的重要注意事项

对于OUD患者来说，围术期对于充分控制疼痛和稳定OUD恢复来说是一个特别脆弱的时期。因此，疼痛管理和成瘾药物团队之间的密切协调至关重要，以确保患者的疼痛得到重复控制，并在决策过程中发挥核心作用。必须在术前和术后建立密切的门诊随访。有一种常见的误解是，为OUD康复患者提供急性疼痛药物，如短效阿片类药物，会导致药物使用的复发[9]。事实上，未缓解的疼痛相关的压力和焦虑更可能导致药物使用的复发[9]。

除验证药物剂量和频率外，还应通知患者的MOUD处方医生患者病情的变化，包括住院或手术、药物的变化，同时应通知MOUD处方医生患者处方中受管制药物的信息，因为这些物质可能被药物检测到。最重要的是，出院前应安排所有团队的密切门诊随访，确保以促进康复的方式密切追踪患者（例如，出院后不超过1周的MOUD处方开具者参与的随访、随访时药片计数、让家庭成员参与家庭药物管理并对其进行教育以及使用药片锁盒）。此外，使用阿片类镇痛药出院时应制订逐渐减少的计划。多学科团队参与且以患者为中心的制订和实施计划对于提供一

致、高质量的护理至关重要。

（六）丁丙诺啡和美沙酮：妊娠状态

阿片类药物使用障碍是一种慢性病，与其他慢性病一样，也会延续到妊娠期。正如持续治疗和优化慢性病（如糖尿病和高血压）一样，MOUD 也不例外。丁丙诺啡和美沙酮都是妊娠期 OUD 的安全药物，对于在妊娠时正在进行 MOUD 或希望在妊娠期开始 MOUD 的女性，强烈建议使用这两种药物，因为它们已被证实有助于降低过量服药风险并改善母亲和胎儿的结局 [34, 35]。2018 年，药物滥用和心理健康管理局发布了一份指导文件，概述了妊娠期和产后护理期间 MOUD 治疗的建议 [34, 36]。文件的建议包括：①不建议在妊娠期和产后护理期间在医疗监督下戒断或戒毒 [37]；②不建议在妊娠期间从美沙酮改为丁丙诺啡，应根据患者个人情况考虑；③新生儿戒断，或新生儿戒断综合征，是一种暂时性的症状，没有高质量的证据表明戒断本身对儿童有长期不良影响，应根据需要进行非药物或药物干预 [38]。最后，由于母体生理变化，患者在妊娠期间通常需要增加丁丙诺啡和美沙酮的每日总剂量，以保持稳定状态 [39]。MOUD 的剂量与新生儿的戒断风险或严重程度无关 [40]。总体而言，为受 OUD 影响的母婴提供全面和富有同情心的护理至关重要。产妇健康的优化以及对健康家庭生活环境的支持是促进长期积极预后的最重要因素 [41]。

上述建议同样适用于 MOUD 患者在分娩和生产期间的急性疼痛管理。首先，无论计划分娩方式（阴道分娩或剖宫产），患者都应在产中及产后期间按规定剂量继续 MOUD。应在产前仔细根据成瘾药物与产科医生和麻醉医生商讨，以制订个性化的疼痛管理计划 [42]。研究表明，与未接受任何阿片类药物治疗的产妇相比，接受丁丙诺啡治疗的产妇在阴道分娩和产后期间疼痛更为严重 [43]。这说明，MOUD 的产妇有已存在的痛觉过敏，需要特殊的疼痛管理方案 [44]。同时，与未服用阿片类药物的产妇相比，许多服用丁丙诺

啡或美沙酮的产妇需要更多的镇痛药物。与无阿片类药物依赖的产妇相比，70% 的产妇在剖宫产术后 24h 需要更多阿片类药物镇痛 [45, 46]。对于这些患者常见管理方式包括在分娩期间计划早期硬膜外置管，并在剖宫产后将硬膜外导管保留 24h [39]。

建议接受 MOUD 的产妇进行母乳喂养，因为母乳喂养不仅可以降低新生儿戒断风险和严重程度，而且对新生儿的健康有益 [36, 47]。虽然丁丙诺啡及其代谢物去甲丙诺啡存在于母乳中，但对新生儿或儿童没有明显的临床不良反应 [47]。丁丙诺啡以 1∶1 的比例排泄到母乳中，对婴儿的新生儿戒断评分影响最小 [45]。接受额外阿片类药物控制疼痛，如在剖宫产后，不是母乳喂养的禁忌证。一般来说，应鼓励患有 OUD 的产妇母乳喂养，并给予支持。

（七）纳曲酮：药理学

纳曲酮是一种阿片类受体拮抗药，竞争性结合 μ- 阿片受体，有阻断内源性和外源性阿片类药物的作用 [28]。纳曲酮既有口服制剂，也有每月肌内注射（intramuscular，IM）缓释制剂（extended-release，XR）。它最初被批准用于治疗酒精依赖。口服时，纳曲酮很容易在胃肠道中被吸收，在首过代谢后 1h 达到峰值浓度 [5]。2010 年推出的用于治疗 OUD 的纳曲酮缓释制剂是一种 380mg 的混悬液。它包埋在一个可生物降解的微球基质中，吸水时发生水解，并产生 28 天的阿片类受体拮抗作用 [5]。纳曲酮的 XR 制剂可绕过首过肝代谢。肌内注射后 2h 在血液中达到峰值，然后在注射后 2~3 天短暂再次达到峰值。注射后约 14 天，纳曲酮的 μ- 阿片受体拮抗药的浓度和效应开始逐渐下降。这两种配方都由肝脏代谢并经肾脏排泄。口服纳曲酮的半衰期为 4h，而纳曲酮缓释制剂消除半衰期约为 10 天 [5]。

（八）纳曲酮：管理建议

对于接受纳曲酮治疗的 OUD 患者来说，疼痛管理具有临床挑战性。纳曲酮应在与处方医生的密切协调下，在任何急性疼痛管理之前停止使用。

例如，在择期手术的情况下，由于纳曲酮的半衰期为10h，因此应在手术前至少2天停止口服纳曲酮[5]。然而，纳曲酮缓释制剂的指南较少。虽然在纳曲酮缓释制剂治疗的第4周已有疼痛被成功控制的报道，但由于反应的差异，应与处方医生协调，密切监测并谨慎使用纳曲酮缓释制剂[5]。这种个体差异是因为μ-阿片受体的上调；再加上阿片类药物的联合使用以及1个月内不同的纳曲酮缓释制剂水平，严重的不良反应可以包括从过量服药到催瘾戒断[28]。如果在患者最后一次注射纳曲酮缓释制剂后4周内进行手术，常规剂量的阿片类药物可能无效，可能需要更高剂量。与阿片类受体激动药不同，纳曲酮在停用时不会引起戒断。然而，纳曲酮消失后，由于体内μ-阿片受体的上调，阿片类镇痛药可能会引发过大的反应。权衡利益与风险，最大限度地减少阿片类药物的使用，包括使用局部麻醉和非阿片类药剂，至关重要。由患者和处方医生参与讨论的个性化方案有助于管理急性疼痛并防止药物使用复发。

三、评估接受 MOUD 的患者

急性情况下，对OUD患者的彻底评估从疼痛史开始（表32-2）。了解疼痛评分及日常功能的基础情况有助于设定目标和预期。识别疼痛产生因素可以使患者有针对性地进行疼痛管理干预。此外，药物重整对于确定潜在的药物-药物相互作用以及确定可能导致戒断反应的药物至关重要。必须参考国家处方药监测计划，以验证受管制物质，并取得处方医生和药店的联系信息。需要注意的是，如果由美沙酮项目分发药物，美沙酮可能不会列入处方药监测计划。

影响患者健康和个人价值的社会因素与医疗保健的提供同样重要。诊断为OUD的患者通常合并患有精神疾病和SUD。抑郁症筛查和疼痛灾难化量表等筛查工具可以协助指导围术期疼痛管理。慢性疼痛患者以及有疼痛相关焦虑史（或广泛性焦虑症）、重度抑郁障碍和（或）创伤后应激障碍以及严重的疼痛灾难化病史的SUD患者有更高的阿片类药物滥用风险[28]。疼痛灾难化量表可用于识别患者的无助感和其急性疼痛思维过程的灾难化程度，并可帮助患者就疼痛管理计划做出明智的决定[28]。此外，阿片类风险工具可用于识别有非处方药物使用风险的急性或慢性疼痛患者，并可帮助指导制订限制这些风险的急性疼痛管理计划[5]。

诊断性实验室研究，包括综合代谢检查，可以帮助确定肝肾功能与基线相比的变化，以及需要纠正的电解质异常。心电图可以评估QTc间期，是心肺疾病检查的重要组成部分。在继续使用美沙酮并同时使用其他延长QT间期的药物时应谨慎。

OUD患者的疼痛管理具有挑战性，在OUD患者中进行MOUD是现代医疗的重要组成部分。理想的多模式镇痛包括但不限于非阿片类佐剂、局部或神经轴镇痛以及非药理学方法。多模式疗法的使用始于超前镇痛，超前镇痛被定义为预防与炎症和组织损伤相关的传入神经纤维导致的中枢处理改变[48, 49]。超前镇痛包括使用对乙酰氨基酚、非甾体抗炎药、加巴喷丁、可乐定和地塞米松。以上许多药物正在被加入重视加速康复外科（enhanced recovery after surgery，ERAS）的机构的标准围术期方案中[49]。此外，结合作用于不同受体的不同镇痛药物可以减少单一特定药物的总剂量，从而减少潜在的不良反应。非甾体抗炎药已被证明可将围术期阿片类药物需求减少$20\% \sim 30\%$[50]。有趣的是，普瑞巴林的使用已被证明可以减少疼痛强度和超剂量阿片类药物的使用[51]。据报道，在围术期使用利多卡因输注可在减肥手术后的24h内减少吗啡需求[52]；尽管在围术期使用静脉利多卡因仍有争议，但中断过度疼痛的传导途径理论上可能有益于MOUD患者。此外，镇痛辅助药物，如α_2受体激动药右美托咪定[53]和N-甲基-D-天门冬氨酸受体拮抗药氯胺酮[54]，已被证实可减少术后阿片类药物的需求。虽然这些药物中的大多数都是在首次使

表 32-2　MOUD 患者最佳护理临床建议

病史
- 疼痛起因
- 基线疼痛评分（如视觉模拟评分法）。
- 基线功能——物理治疗、职业治疗、日常生活活动（activities of daily living，ADL）、工具性日常生活活动（instrumental activities of daily living，IADL）
- 回顾处方药监测程序和（或）处方药记录

相关合并症 / 总体系统回顾（review of systems，ROS）
- 心脏——冠状动脉疾病、心力衰竭、注射药物引起的心内膜炎
- 肺——原先存在的疾病（哮喘、COPD）、（肺炎）急性加重、睡眠呼吸暂停和 CPAP 或 BIPAP 的使用
- 胃肠道 / 肝脏——肝炎、肝硬化及后遗症、便秘、恶心 / 呕吐
- 肾脏——基线功能、透析
- 营养——围术期营养筛查（PONS）或美国肠外和肠内营养学会（ASPEN）定义的营养不良
- 神经系统——癫痫、脑卒中、神经病变、睡眠障碍
- 内分泌 / 代谢——糖尿病 / 胰岛素治疗、甲状腺功能、骨质减少、勃起功能障碍、月经不调
- 灾难化评分，抑郁症和焦虑筛查、阿片类风险工具（opioid-risk tool，ORT）

社会
- 吸烟、酗酒和非处方药物使用史
- 有关健康和福利的其他社会决定因素，包括获得医疗服务的机会和其他方面的看护，包括家庭关系、住房状况、工作 / 职业状况

药物
- 药物重整、剂量和频率的验证
- 回顾处方药监测程序和（或）处方医生记录
- 回顾药物相互作用

体检
- 提示中毒或戒断的基线生命体征
- 精神状态检查——语言、记忆、情绪、清醒程度

实验室检查 / 诊断
- 综合代谢功能检查（肾、肝功能基线、电解质、白蛋白）
- 心电图 /QTc
- 尿液药物筛查
- 尿液妊娠试验
- HIV/ 肝炎血清学（如有必要）

用阿片类药物的患者身上进行研究的，但它们在 MOUD 患者中的作用更为重要。

当需要阿片类药物时，应注意的是，OUD 患者可能因耐药性、痛觉过敏和疼痛敏感性增加而需要更高剂量的阿片类镇痛药。这可以通过适当的监测和以患者为中心的治疗计划来实现，该计划需要多学科协调的共同决策。最后，由于存在不良反应、非处方药物使用和阿片类药物不良事件的风险，患者及其家属应接受阿片类镇痛药安全使用、储存和处置的教育。密切监测对于确保患者继续接受 OUD 治疗以及获得主要疼痛保健专家和（或）成瘾治疗提供者的必要支持至关重要。

参考文献

[1] Shafer SL. Opioids. Opioids!! Opioids??? *ASA Monitor.* 2020; 84 (2): 4-5.

[2] Opioid Overdose: Understanding the Epidemic. Centers for Disease Control and Prevention. Published March 19, 2020. Accessed August 13, 2020. https://www.cdc.gov/drugoverdose/epidemic/index.html

[3] Medications for Opioid Use Disorder—SAMHSA. store.samhsa.gov/sites/default/files/SAMHSA_Digital_ Download/PEP20-02-01-006_508.pdf

[4] Brummett CM, Waljee JF, Goesling J, et al. New persistent opioid use after minor and major surgical procedures in US adults. *JAMA Surg.* 2017; 152 (6): e170504. doi:10.1001/jamasurg.2017.0504

[5] Harrison TK, Kornfeld H, Aggarwal AK, Lembke A. Perioperative considerations for the patient with opioid use disorder on buprenorphine, methadone, or naltrexone maintenance therapy. *Anesthesiol Clin.* 2018; 36 (3): 345-359. doi:10.1016/j.anclin.2018.04.002

[6] DCD. 5-Point Strategy To Combat the Opioid Crisis. Reviewed August 30, 2020. Accessed October 14, 2020. https://www.hhs.gov/opioids/about-the-epidemic/hhs-response/index.html

[7] American Society of Addiction Medicine. ASAM Definition of Addiction. Published 2019. Accessed October 14, 2020. https://www.asam.org/Quality-Science/definition-of-addiction

[8] Griffin ML, McDermott KA, McHugh RK, Fitzmaurice GM, Jamison RN, Weiss RD. Longitudinal association between pain severity and subsequent opioid use in prescription opioid dependent patients with chronic pain. *Drug Alcohol Depend.* 2016; 163 : 216-221. doi:10.1016/j.drugalcdep.2016.04.023

[9] Macintyre PE, Russell RA, Usher KA, Gaughwin M, Huxtable CA. Pain relief and opioid requirements in the first 24 hours after surgery in patients taking buprenorphine and methadone opioid substitution therapy. *Anaesth Intensive Care.* 2013; 41 (2): 222-230. doi:10.1177/0310057X1304100212

[10] Hayhurst CJ, Durieux ME. Differential opioid tolerance and opioid-induced hyperalgesia: a clinical reality. *Anesthesiology.* 2016; 124 (2): 483-488. doi:10.1097/ALN.0000000000000963

[11] White JM. Pleasure into pain: the consequences of long-term opioid use. *Addict Behav.* 2004; 29 (7): 1311-1324. doi:10.1016/j.addbeh.2004.06.007

[12] The use of opioids for the treatment of chronic pain. A consensus statement from the American Academy of Pain Medicine and the American Pain Society. *Clin J Pain.* 1997; 13 (1): 6-8.

[13] Morasco BJ, Turk DC, Donovan DM, Dobscha SK. Risk for prescription opioid misuse among patients with a history of substance use disorder. *Drug Alcohol Depend.* 2013; 127 (1–3): 193-199. doi:10.1016/j. drugalcdep.2012.06.032

[14] Goel A, Azargive S, Weissman JS, et al. Perioperative Pain and Addiction Interdisciplinary Network (PAIN) clinical practice advisory for perioperative management of buprenorphine: results of a modified Delphi process. *Br J Anaesth.* 2019; 123 (2): e333-e342. doi:10.1016/j.bja.2019.03.044

[15] Miller PM. Buprenorphine for opioid dependence. *Interventions for Addiction.* Academic Press/Elsevier; 2013.

[16] Coe MA, Lofwall MR, Walsh SL. Buprenorphine pharmacology review: update on transmucosal and longacting formulations. *J Addict Med.* 2019; 13 (2): 93-103. doi:10.1097/ADM.0000000000000457

[17] Davis MP. Twelve reasons for considering buprenorphine as a frontline analgesic in the management of pain. *J Support Oncol.* 2012; 10 (6): 209-219. doi:10.1016/j.suponc.2012.05.002

[18] Quaye AN, Zhang Y. Perioperative management of buprenorphine: solving the conundrum. *Pain Med.* 2019; 20 (7): 1395-1408. doi:10.1093/pm/pny217

[19] Thakrar S, Lee J, Martin CE, Butterworth J IV. Buprenorphine management: a conundrum for the anesthesiologist and beyond-a one-act play. *Reg Anesth Pain Med.* 2020; 45 (8): 656-659. doi:10.1136/ rapm-2020-101294

[20] Johnson RE, Fudala PJ, Payne R. Buprenorphine: considerations for pain management. *J Pain Symptom Manage.* 2005; 29 (3): 297-326. doi:10.1016/j.jpainsymman.2004.07.005

[21] Roberts DM, Meyer-Witting M. High-dose buprenorphine: perioperative precautions and management strategies. *Anaesth Intensive Care.* 2005; 33 (1): 17-25. doi:10.1177/0310057X0503300104

[22] Comer SD, Sullivan MA, Vosburg SK, et al. Abuse liability of intravenous buprenorphine/naloxone and buprenorphine alone in buprenorphine-maintained intravenous heroin abusers. *Addiction.* 2010; 105 (4): 709-718. doi:10.1111/j.1360-0443.2009.02843.x

[23] Greenwald M, Johanson CE, Bueller J, et al. Buprenorphine duration of action: mu-opioid receptor availability and pharmacokinetic and behavioral indices. *Biol Psychiatry.* 2007; 61 (1): 101-110. doi:10.1016/j. biopsych.2006.04.043

[24] Chen ZR, Irvine RJ, Somogyi AA, Bochner F. Mu receptor binding of some commonly used opioids and their metabolites. *Life Sci.* 1991; 48 (22): 2165-2171. doi:10.1016/0024-3205(91)90150-a

[25] Anderson TA, Quaye ANA, Ward EN, Wilens TE, Hilliard PE, Brummett CM. To stop or not, that is the question: acute pain management for the patient on chronic buprenorphine. *Anesthesiology.* 2017; 126 (6): 1180-1186. doi:10.1097/ALN.0000000000001633

[26] Kornfeld H, Manfredi L. Effectiveness of full agonist opioids in patients stabilized on buprenorphine undergoing major surgery: a case series. *Am J Ther.* 2010; 17 (5): 523-528. doi:10.1097/MJT.0b013e3181be0804

[27] Alford DP, Compton P, Samet JH. Acute pain management for patients receiving maintenance methadone or buprenorphine therapy. *Ann Intern Med.* 2006; 144 (2): 127-134. doi:10.7326/0003-4819-144-2-200601170-00010

[28] Ward EN, Quaye AN, Wilens TE. Opioid use disorders:

perioperative management of a special population. *Anesth Analg.* 2018; 127 (2): 539-547. doi:10.1213/ANE.0000000000003477

[29] Lugo RA, Satterfield KL, Kern SE. Pharmacokinetics of methadone. *J Pain Palliat Care Pharmacother.* 2005; 19 (4): 13-24.

[30] Crist RC, Clarke TK, Berrettini WH. Pharmacogenetics of opioid use disorder treatment. *CNS Drugs.* 2018; 32 (4): 305-320. doi:10.1007/s40263-018-0513-9

[31] Oral Methadone Dosing Recommendations for the Treatment of Chronic Pain. Accessed September 5, 2020. https://www.pbm.va.gov/PBM/clinicalguidance/clinicalrecommendations/Methadone_Dosing_Recommendations_for_the_Treatment_of_Chronic_Pain_July_2016.pdf

[32] Murphy GS, Szokol JW. Intraoperative methadone in surgical patients: a review of clinical investigations. *Anesthesiology.* 2019; 131 (3): 678-692. doi:10.1097/ALN.0000000000002755

[33] Garrido MJ, Trocóniz IF. Methadone: a review of its pharmacokinetic/pharmacodynamic properties. *J Pharmacol Toxicol Methods.* 1999; 42 (2): 61-66. doi:10.1016/s1056-8719(00)00043-5

[34] National Institute on Drug Abuse. *Treating Opioid Use Disorder During Pregnancy.* National Institute on Drug Abuse; 2020. Accessed August 25, 2020. https://www.drugabuse.gov/publications/treating-opioid-use-disorder-during-pregnancy

[35] Klaman SL, Isaacs K, Leopold A, et al. Treating women who are pregnant and parenting for opioid use disorder and the concurrent care of their infants and children: literature review to support National guidance. *J Addict Med.* 2017; 11 (3): 178-190. doi:10.1097/ADM.0000000000000308

[36] Clinical Guidance for Treating Pregnant and Parenting Women With Opioid Use Disorder and Their Infants—SAMHSA. https://store.samhsa.gov/product/Clinical-Guidance-for-Treating-Pregnant-and-Parenting-Women-With-Opioid-Use-Disorder-and-Their-Infants/SMA18-5054

[37] Terplan M, Laird HJ, Hand DJ, et al. Opioid detoxification during pregnancy: a systematic review. *Obstet Gynecol.* 2018; 131 (5): 803-814. doi:10.1097/AOG.0000000000002562

[38] Jones HE, Kraft WK. Analgesia, opioids, and other drug use during pregnancy and neonatal abstinence syndrome. *Clin Perinatol.* 2019; 46 (2): 349-366. doi:10.1016/j.clp.2019.02.013

[39] Martin CE, Shadowen C, Thakkar B, Oakes T, Gal TS, Moeller FG. Buprenorphine dosing for the treatment of opioid use disorder through pregnancy and postpartum. *Curr Treat Options Psychiatry.* 2020; 7 (3): 375-399. doi:10.1007/s40501-020-00221-z

[40] Jones HE, Kaltenbach K, Heil SH, et al. Neonatal abstinence syndrome after methadone or buprenorphine exposure. *N Engl J Med.* 2010; 363 (24): 2320-2331. doi:10.1056/NEJMoa1005359

[41] Johnson E. Models of care for opioid dependent pregnant women. *Semin Perinatol.* 2019; 43 (3): 132-140. doi:10.1053/j.semperi.2019.01.002

[42] Martin CE, Terplan M, Krans EE. Pain, opioids, and pregnancy: historical context and medical management. *Clin Perinatol.* 2019; 46 (4): 833-847. doi:10.1016/j.clp.2019.08.013

[43] Meyer M, Paranya G, Keefer Norris A, Howard D. Intrapartum and postpartum analgesia for women maintained on buprenorphine during pregnancy. *Eur J Pain.* 2010; 14 (9): 939-943. doi:10.1016/j.ejpain.2010.03.002

[44] Jones HE, Heil SH, Baewert A, et al. Buprenorphine treatment of opioid-dependent pregnant women: a comprehensive review. *Addiction.* 2012; 107 (Suppl 1): 5-27. doi:10.1111/j.1360-0443.2012.04035.x

[45] Sen S, Arulkumar S, Cornett EM, et al. New pain management options for the surgical patient on methadone and buprenorphine. *Curr Pain Headache Rep.* 2016; 20 (3): 16. doi:10.1007/s11916-016-0549-9

[46] Vilkins AL, Bagley SM, Hahn KA, et al. Comparison of post-cesarean section opioid analgesic requirements in women with opioid use disorder treated with methadone or buprenorphine. *J Addict Med.* 2017; 11 (5): 397-401. doi:10.1097/ADM.0000000000000339

[47] Jansson LM; Academy of Breastfeeding Medicine Protocol Committee. ABM clinical protocol #21: guidelines for breastfeeding and the drug-dependent woman. *Breastfeed Med.* 2009; 4 (4): 225-228. doi:10.1089/bfm.2009.9987

[48] Devin CJ, McGirt MJ. Best evidence in multimodal pain management in spine surgery and means of assessing postoperative pain and functional outcomes. *J Clin Neurosci.* 2015; 22 (6): 930-938. doi:10.1016/j.jocn.2015.01.003

[49] Weibel S, Jelting Y, Pace NL, et al. Continuous intravenous perioperative lidocaine infusion for postoperative pain and recovery in adults. *Cochrane Database Syst Rev.* 2018; (6): CD009642. doi:10.1002/14651858.CD009642.pub3

[50] Dahl V, Raeder JC. Non-opioid postoperative analgesia. *Acta Anaesthesiol Scand.* 2000; 44 (10): 1191-1203. doi:10.1034/j.1399-6576.2000.441003.x

[51] Khurana G, Jindal P, Sharma JP, Bansal KK. Postoperative pain and long-term functional outcome after administration of gabapentin and pregabalin in patients undergoing spinal surgery. *Spine (Phila Pa 1976).* 2014; 39 (6): E363-E368. doi:10.1097/BRS.0000000000000185

[52] Sakata RK, de Lima RC, Valadão JA, et al. Randomized, double-blind study of the effect of intraoperative intravenous lidocaine on the opioid consumption and criteria for hospital discharge after bariatric surgery. *Obes Surg.* 2020; 30 (4): 1189-1193. doi:10.1007/s11695-019-04340-2

[53] Chilkoti GT, Karthik G, Rautela R. Evaluation of postoperative analgesic efficacy and perioperative hemodynamic changes with low dose intravenous dexmedetomidine infusion in patients undergoing laparoscopic cholecystectomy—A randomised, double-blinded, placebo-controlled trial. *J Anaesthesiol Clin Pharmacol.* 2020; 36 (1): 72-77. doi:10.4103/joacp.JOACP_184_17

[54] Nielsen RV, Fomsgaard JS, Siegel H, et al. Intraoperative ketamine reduces immediate postoperative opioid consumption after spinal fusion surgery in chronic pain patients with opioid dependency: a randomized, blinded trial. *Pain.* 2017; 158 (3): 463-470. doi:10.1097/j.pain.0000000000000782

第33章　患者自控给药系统

Patient-Controlled Drug Delivery Systems (ie, PCA)

Nellab Yakuby　Lindsey Cieslinski　Kelsey De Silva　Caroline Galliano　著

李卫霞　译　　张树波　校

一、历史回顾

1963 年，Roe[1] 首次通过间断静脉注射（intravenous，IV）小剂量吗啡控制患者术后疼痛，在 10～30min 的间隔内间歇性给药直到患者疼痛充分缓解[2]。他发现静脉注射小剂量阿片类药物比传统的肌内注射（intramuscular，IM）能更有效地缓解患者疼痛。Roe 描述了不同患者术后对镇痛药的需求存在巨大差异。1968 年，Sechzer 报道了患者自控镇痛（patient controlled analgesia，PCA）的首次尝试[3]，他也被称为 PCA 的真正先驱。他在 1968 年评估了由护士根据患者需求进行小剂量阿片类药物静脉注射的镇痛效果，然后在 1971 年评估了由机器进行注射的镇痛效果[2]。尽管从理论上来说这是一项伟大的研究，但在临床实践中由护士对大量患者进行多次和频繁的阿片类药物静脉注射是不现实的。从那时起，PCA 的设备在技术层面有了巨大的发展。

PCA 是镇痛药给药的一个概念性框架[2]（图 33-1）。广义的 PCA 概念适用于任何一种镇痛药所有给药途径；根据患者的即时需求给予足够剂量的镇痛药就可以认为是 PCA。理想的 PCA 系统应具备多种优势[4]并对各种手术有效，包括易于准备、维护和管理，同时与技术相关的并发症最少。此外，更重要的是保障镇痛药用药的安全性，同时优化患者的舒适度和满意度。一个理想的系统应在患者启动时立即给药并提供平稳的镇痛，从而减少患者疼痛等待的时间，使镇痛的间歇降至最短[5]。对于 PCA 技术，目前讨论较少但仍需要改进的是 PCA 与整体临床护理工作（如物理康复治疗和抗凝治疗）的兼容性[5]。

PCA 在术后疼痛管理方面优于传统的间歇给药法[4]。PCA 根据患者需求调整药物剂量、给药频率来优化镇痛效果，通过生理负反馈回路提供稳定的镇痛，保证了舒适性和安全性[5]。使用 PCA 的患者不再需要额外的镇痛药物，最大限度地减少药物过量的发生。PCA 的剂量通常小于护士间断推注的剂量，这可能会改善不良反应获益比[5]。有趣的是，PCA 与较高的阿片类药物总剂量有关，但与危险不良反应的风险增加无关。

总体来说，PCA 改善了疼痛控制，提高了患者整体满意度[6]。

新型 PCA 技术包括"智能" IV-PCA 输液泵，无针选项，如盐酸芬太尼离子渗透经皮给药系统（iontophoretic transdermal system，ITS）、鼻内给药的 PCA 装置[5]。舒芬太尼舌下片剂系统是通过口腔黏膜吸收阿片类药物的新型 PCA 技术。像智能静脉输液泵这样的新技术可以通过提供决策支持来帮助正确给药，从而有益于减少用药错误

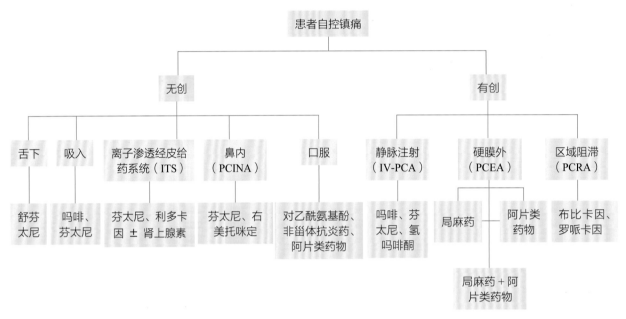

▲ 图 33-1　患者自控镇痛（PCA）

的发生率。

目前最常见的 PCA 系统是静脉给药，而镇痛药也可以在患者控制下通过其他途径（硬膜外、外周神经导管、皮下、鼻内或经皮）给药[4]。多种非阿片类镇痛药与阿片类药物联合应用，通过 PCA 给药比单独使用阿片类药物更具优势[4]。吗啡、氢吗啡酮和芬太尼是一些最常见的 PCA 药物[6]。本章将涵盖 PCA 现有的所有模式和可用的药物组合，以及 PCA 相关方面正在进行的研究领域，以更好地治疗急性疼痛。

二、患者自控静脉镇痛

Austin 最值得称赞的是首次阐明了患者自控静脉镇痛（intravenous patient-controlled analgesia，IV-PCA）的基础药理学原理[2]。为了证明阿片类药物浓度效应曲线的陡度，研究正在给药时加入了少量的哌替啶，测量患者的血浆浓度并评估疼痛评分[2]，直到达到最低有效镇痛浓度（minimum effective analgesic concentration，MEAC），这代表了严重疼痛和满意镇痛的区别[2]。因此建立了阿片类药物有效镇痛的两个先决条件：①个体化给药滴定至减轻疼痛反应，达到 MEAC 时建立

镇痛效果；②维持恒定的阿片类药物血浆浓度，避免出现峰值和谷值[2]。然而以上两点条件不能通过按需或全天不间断 IM 实现。在滴定达到 MEAC 并建立镇痛效果后，患者使用 PCA 将阿片类药物血浆浓度维持在或略高于其个体 MEAC 的水平，也称为"最佳血浆浓度"[2]。

目前已有两篇系统性综述对阿片类药物 IV-PCA 模式相较于间歇 IM 给药的优势进行了总结[2]。这两项基于循证医学的综述都得出结论，IV-PCA 比 IM 具有更好的镇痛效果以及更高的患者满意度。尽管没有证据支持在减少阿片类药物的消耗或阿片类药物相关不良反应方面存在差异，但 Walder 等[7]认为 PCA 可减少术后肺部并发症[2]。

在 IV-PCA 系统中，患者启动一个由电线连接到 PCA 泵的激活按钮，小剂量的阿片类药物从静脉管路输送到患者的留置导管中[5]，药物输注剂量由工作人员编程的 PCA 泵控制。对于所有的 PCA 模式都有以下基本变量：初始负荷剂量、需求剂量（单次给药剂量）、锁定间隔、连续背景输注速度，以及 1h 和 4h 的限制剂量。PCA 的两种最常见模式分别是按需给药（间歇性自控给予固定剂量药物）和连续输注加按需给药（恒定速

率的背景输注量，同时按患者需要额外给药）[2]。后者也被称为基础输注速度，此种模式与患者是否激活需求剂量无关，而为持续输注。由于 PCA 基础输注模式存在较高的药物过量和呼吸抑制风险，因此并不适合于所有患者。对阿片类药物未耐受的患者使用 IV-PCA 基础输注模式时，呼吸抑制的发生率很高[2]。而对于那些阿片类药物依赖者或阿片类药物耐受者，可以使用基础输注模式以替代患者对阿片类药物的基线需求。基础输注剂量可以根据患者每日阿片类药物总量的药物当量来等效计算，然后减少 30%～50%[6]。输注剂量是由编程的 PCA 泵控制，只允许受过培训的工作人员调整泵参数，并强制执行锁定间隔，以防药物剂量过大[5]。

在开始对患者进行药物治疗之前，由工作人员激活初始负荷剂量来进行药物的滴定。麻醉后监护病房的工作人员可以用它来滴定阿片类药物至 MEAC 或给予"爆发痛"剂量。为了防止连续用药需求导致的药物过量，所有 PCA 装置都设置锁定间隔（或延迟），锁定间隔是指在一次成功给予患者需求剂量后，即使患者继续按下需求按钮，装置也不会给予另一次需求剂量的时间长度[2]。锁定间隔旨在防止用药过量。理想情况下，在允许使用另一个剂量之前应该有足够长的时间让患者体验一次剂量的最大效果。因此，镇痛起效的速度对于设定锁定间隔时至关重要。基于这一原理，当使用芬太尼类阿片药物时，可考虑使用比吗啡或氢吗啡酮稍短的锁定间隔。无论选择哪种阿片类药物用于 IV-PCA，了解其药理学是设定 PCA 装置参数的前提。患者的个体特征，如年龄、性别和体重，通常被认为是影响药物治疗的重要因素。年龄会影响阿片类药物的用量，而性别和体重则不会。

一般来说，IV-PCA 通常提供了快速镇痛效果，没有首过代谢的影响，目标是充分滴定后，尽量减少镇痛相关血药浓度出现峰值和谷值[5]。吗啡、芬太尼和氢吗啡酮是 IV-PCA 最常用的药物[5]。在一些欧洲国家曲马多广泛用于 IV-PCA[2]。虽然哌替啶是最早用于 PCA 的药物，但现代医学认为哌替啶用于 IV-PCA 会在一些患者中引起不良后果，而且相较于其他阿片类药物并没有优势[2]。哌替啶代谢产物与某些药物合用时会提高癫痫发作的潜在风险。氢吗啡酮和吗啡仍是美国研究最多和最常用的 IV-PCA "金标准"药物。值得注意的是，吗啡通过葡萄糖醛酸化作用会形成具有活性的代谢产物——吗啡 -6- 葡萄糖醛酸苷（morphine-6-glucuronide，M6G）和吗啡 -3- 葡萄糖醛酸苷（morphine-3-glucuronide，M3G）。其中 M6G 可产生镇痛、镇静和呼吸抑制作用。据报道，接受胃肠外吗啡治疗的肾衰竭患者发生呼吸抑制的时间延长且发生延迟[2]。因此，对于血肌酐超过 2.0mg/dl 的患者，建议避免使用吗啡进行 IV-PCA[2]。氢吗啡酮在药理学特征可能更具优势，其起效和作用持续时间与吗啡相似，但瘙痒和恶心症状减少，并且代谢产物没有活性[2]。芬太尼由于其亲脂性，它比吗啡起效更快，可更适合 IV-PCA；然而，芬太尼的快速再分布半衰期导致其作用持续时间短[2,6]。

总的来说，IV-PCA 与患者满意度提高相关[5]。PCA 允许患者自控给予足够的药物以达到镇痛和不良反应之间的平衡，维持持续的舒适感[5]。IV-PCA 任何一种给药途径或给药方法应用阿片类药物的不良反应使类似的，特别是恶心和呕吐、便秘、瘙痒、镇静，以及较少见的呼吸抑制和意识模糊[2]。术后恶心和呕吐（postoperative nausea and vomiting，PONV）是 IV-PCA 最常见和最棘手的不良反应[2]。《麻醉与镇痛》（Anesthesia&Analgesia）发表了识别和管理 IV-PCA 相关 PONV 风险患者的共识指南[8]。总的来说，小剂量的纯阿片类受体拮抗药可能有效减少 IV-PCA 相关的 PONV 和瘙痒症状[2]。尽管 PONV 是最棘手的不良反应，但由阿片类药物过量可能导致缺氧损伤等潜在后遗症，因此，呼吸抑制成为临床医生最担心的不良反应[2]，有相关数据显示，IV-PCA 相关呼吸抑制的总发生率估计为 0.25%。

IV-PCA 的非药理学缺点主要为有创性留置导管。泵装置和附件可能会限制患者的活动能力，从而限制患者在医院康复期间的舒适度和进行日常活动的机会。静脉通路堵塞会导致给药中断、导管渗药、与针头相关的损伤以及工作人员在给药程序管理上的失误，这些都是与 IV-PCA 管理相关的潜在问题 [5]。

IV-PCA 不应该作为一种独立的治疗，临床上多模式的急性疼痛管理方法具有非常显著的益处。此外，定时给予非甾体抗炎药可明显提高镇痛效果并减少 IV-PCA 阿片类药物的用量。局部伤口浸润、外周神经阻滞和留置导管技术都可以有效地与 IV-PCA 结合应用。有趣的是，许多研究人员已经研究过将镇痛药物直接加入 IV-PCA 组合药剂中，这些试验分别将氯胺酮和镁添加到吗啡 IV-PCA 中，发现该方法显著促进了疼痛缓解并减少了 24h 的吗啡累积消耗量 [2]。这些研究人员还发现，在曲马多 IV-PCA 中加入少量氯胺酮或镁也可以促进疼痛缓解并减少腹部大手术后所需的曲马多用量 [2]。氯胺酮在急性疼痛治疗中的作用在不断发掘，然而在将其常规添加到 IV-PCA 组合药剂前，应谨慎评估并考虑潜在的用药错误。

尽管 IV-PCA 存在缺点，但仍是目前急性术后疼痛管理的公认标准 [5]。IV-PCA 安全性是广受认可的，但仍可能发生危及生命的意外情况。此外，除了肺部并发症可能略有减少，并没有证据支持 IV-PCA 可以降低发病率和死亡率 [2]。在严重疼痛的外科手术后，IV-PCA 在缓解疼痛方面很明显不如硬膜外镇痛和其他外周神经阻滞技术 [2]。接下来，我们将讨论 PCA 的其他模式。

三、非传统的有创性 PCA 给药系统

虽然传统的 PCA 给药途径为静脉注射，但患者自控硬膜外镇痛（patient-controlled epidural analgesia，PCEA）和患者自控区域镇痛（patient-controlled regional analgesia，PCRA）是最近开展的利用神经轴途径镇痛的其他 PCA 模式 [9]。

四、患者自控硬膜外镇痛

患者自控硬膜外镇痛（PCEA）在产科患者中得到了最广泛的研究和应用，因为硬膜外镇痛是最常见的镇痛方式，也是提供安全分娩镇痛的一种高效方式 [9-11]。一项多中心随机对照试验发现，IV-PCA 和 PCEA 有相同的剖宫产率或器械助产阴道分娩率，但 PCEA 组患者报道疼痛缓解和满意度更好 [11, 12]。与 PCEA 组相比，接受 IV-PCA 的患者有更多的不良反应，如更易发生镇静状态，更可能需要止吐治疗以及更多的新生儿需要纳洛酮治疗 [11, 12]。除了分娩镇痛外，这种镇痛方式对术后疼痛的管理也很有效，包括但不限于接受过腹部、胸部或脊柱手术等重大手术的患者。

PCEA 可以满足个体化镇痛需求，减少阿片类药物的总消耗量，从而减少相关的全身性不良反应，在当前阿片类药物危机的背景下，这是一个特别有吸引力的优势。此外，一些研究表明 PCEA 与传统固定速率的硬膜外镇痛或持续硬膜外输注（continuous epidural infusion，CEI）相比效果更好，还有减少局麻药剂量和相应的运动阻滞发生的附加好处 [9]。

在不同的情况下，硬膜外镇痛一直被证明优于 IV-PCA 和全身应用阿片类药物 [13]。一项 Meta 分析表明对于所有类型的手术和疼痛评估，硬膜外镇痛（包括 PCEA）与 IV-PCA 相比具有更好的术后镇痛效果 [14]。这在关于硬膜外镇痛疗效的系统综述中得到了进一步的支持 [11]。此外，尽管满意度是一个复杂的概念难以衡量，但术后镇痛的改善及其益处可能有助于提高患者的满意度 [15]。PCEA 也被认为是一种相对安全有效的技术 [15]。

目前尽管进行了大量的研究，PCEA 的最佳镇痛方案和给药参数还没有明确。PCEA 参数有很多组合，可以使用以下框架进行分类：①输注速度的类型；②输注药物的类别。输注速度的类型可以指定为单独的需求剂量，单独的连续背景输注或两者的组合。这可以根据输液药物类别进

一步分类为单独的局麻药、单独的阿片类药物或局麻药—阿片类药物联合使用。

与 IV-PCA 相比，PCEA 除需求剂量外，还常规使用连续输注，也称为背景输注。它提供的镇痛效果可能优于单独使用需求剂量，特别是当使用局麻药时可保持连续的节段感觉阻滞[16]。单纯硬膜外输注局麻药可用于术后镇痛，因为它已被证明可最大限度地减少阿片类药物的消耗及其相关不良反应；然而，这种方法也存在不良反应[5]。在硬膜外镇痛中单独使用局麻药与显著的失败率、较高的运动阻滞和交感神经阻滞导致低血压的发生率增加相关[2, 15]。一般来说，低浓度的布比卡因或罗哌卡因可用于避免这些问题，因为它们在临床上具有感觉神经和运动神经阻滞分离的特点，优先阻滞感觉神经，对运动功能的影响最小[15]。

阿片类药物可单独用于术后硬膜外镇痛，但也存在不良反应[15]。瘙痒是硬膜外给药阿片类药物最常见的不良反应之一[17]。恶心和呕吐的发生与神经轴应用阿片类药物有关，可能与脑脊液中阿片类物质的头侧迁移到髓质后区有关。与全身性阿片类药物给药相比，硬膜外给药也更容易发生尿潴留，这可能是由于脊髓阿片类受体降低了逼尿肌收缩的强度[15]。

无论通过何种给药途径，呼吸抑制一直是阿片类药物使用的重点关注问题，神经轴应用适当剂量阿片类药物的呼吸抑制发生率并不比全身给药高。增加神经轴阿片类药物呼吸抑制的危险因素包括剂量增加、年龄增加、合并使用全身阿片类药物或镇静药、长时间或大手术以及存在合并症[18]。

硬膜外镇痛的诸多不良反应可归因于经神经轴给药的不良反应。幸运的是，PCEA 的不良反应发生率与 CEI 的报道相当。具体的不良反应发生率为：瘙痒 1.8%～16.7%，恶心 3.8%～14.8%，镇静 13.2%，低血压 4.3%～6.8%，运动阻滞 0.1%～2%，呼吸抑制 0.2%～0.3%[19]。尽管有很多研究，但能提供最低疼痛评分和最少药物相关

不良反应的最佳局麻药和阿片类药物剂量尚不明确，仍需要进一步研究。然而，许多急性疼痛专家的普遍共识是将低浓度局麻药和阿片类药物组合，因为它可以提供优于单独使用任何一种镇痛药物的镇痛效果，以求在提高镇痛效果的同时尽量减少上述不良反应[15]。通常使用亲脂性阿片类药物，因为其镇痛起效快，作用时间短，更适合与 PCEA 一起使用[15]。随着镇痛起效，PCEA 中亲脂性阿片类物质可能比亲水性阿片类物质更快地出现呼吸抑制。

多年来，PCEA 的其他辅剂也受到了特别关注。在局麻药—阿片类药物联合 PCEA 中使用可乐定（clonidine）作为辅助药物时，阿片类药物抢救的发生率降低，而对血流动力学没有负面影响[11]。此外，应该考虑硬膜外导管的插入位置。硬膜外导管插入与切口皮质一致的位置，将镇痛药注入适当的区域，从而提供更好的镇痛，减少药物需求及其相关不良反应，并降低发病率[15]。值得注意的是，在胸椎区域放置硬膜外麻醉会增加风险。

硬膜外镇痛具有降低发病率的潜在好处，如减少心肺并发症、减少血栓栓塞、改善精神状态、尽早恢复胃肠功能、增强功能性运动能力和尽早出院[11]。一项大型数据库研究进一步支持该结论：接受围术期硬膜外镇痛的患者死亡率较低，特别是使用局麻药为基础的镇痛配方可减弱手术的病理生理反应[11, 15]。141 项试验的随机数据 Meta 分析发现总的死亡率降低了约 30%，这些结果主要是在骨科患者中[15]。

使用硬膜外镇痛可以减少各种术后并发症的发生率，如胃肠道、肺部和可能的心脏相关问题[15]。术后胸部硬膜外镇痛通过抑制交感神经传出，最大限度地减少阿片类药物总消耗量，减轻脊髓反射对胃肠道系统的抑制，可在不影响肠血管吻合的情况下促进胃肠道运动的恢复[15]。总的来说，与接受阿片类硬膜外镇痛的患者相比，使用 PCEA 与更早满足出院标准相关[15]。

在接受腹部和胸部手术的患者中，使用硬膜

外麻醉进行术后镇痛可减少术后肺部并发症，可能是通过充分的镇痛来保留患者术后肺功能，因而减少"夹板"行为，减弱脊柱反射对膈肌功能的抑制[15, 20]。在最近的一项 Meta 分析中，以局麻药为基础的胸部硬膜外镇痛方案肺部感染和并发症的发生率也较低[15, 21]。

此外，术后胸部硬膜外镇痛可降低术后心肌梗死的发生率。这可能是由于应激反应和高凝状态的减弱、术后良好的镇痛效果和有效的冠状动脉血流重新分配。这些发现与已知的胸部硬膜外镇痛的生理优势一致，如减少心肌缺血的严重程度或梗死区域的大小，减弱交感神经介导的冠状动脉血管收缩[21]。

神经轴麻醉与免疫功能之间也可能存在联系。在乳房切除术或前列腺切除术后，接受椎旁或硬膜外镇痛的患者可能比接受常规全身阿片类药物的患者癌症复发和转移更低[11]。在最近的一项包括一系列癌症类型在内的 14 项研究的 Meta 分析提示硬膜外镇痛与总生存率之间正相关[11]。此外，与全身麻醉相比，硬膜外镇痛用于全髋关节或膝关节置换术可降低手术部位感染的风险[15]。

到目前为止，我们已经讨论了使用 PCEA 的诸多好处。然而值得注意的是 PCEA 并不适合或有利于所有类型的手术或患者。Hansdottir 等在随机对照研究中证明就择期心脏手术而言，胸部 PCEA 与 IV-PCA 相比在住院时间、恢复质量或发病率方面没有重大优势[22]。一般来说，必须权衡 PCEA 的整体潜在好处和导管放置的潜在风险，包括硬膜外血肿、感染或神经损伤[22]。

多年来，随着更有效的抗凝药出现用于预防血栓，同时应用抗凝药和神经轴镇痛一直是在争论的话题，因为脊柱血肿发生率的增加进一步限制了 PCEA 的使用[23]。美国区域麻醉和疼痛医学协会基于现有的文献制订了一系列的指南，用于指导在各种抗凝药和抗血小板治疗情况下进行神经轴镇痛管理。目前文献仍在不断变化，尽管有大量的调查研究仍没有得出明确的结论[24]。

对于神经轴相关神经损伤，一篇综述显示中枢神经轴阻滞后神经并发症发生率<0.04%，周围神经阻滞后神经并发症发生率<3%[15]。总之，在当代麻醉临床实践中，任何类型的神经轴阻滞后的永久性神经损伤都是罕见的[15]。

尽管如前所述，硬膜外镇痛可能与免疫功能存在正相关，但术后硬膜外镇痛放置相关感染可能来自外源性或内源性感染[15]。与硬膜外镇痛药相关的中枢感染如脑膜炎和脊髓脓肿是罕见的（<1/10 000）[25]。然而，在硬膜外镇痛持续时间较长或同时存在免疫抑制或并发症的患者中也观察到更高的发生率（1‰）[15, 25]。此外，随着导管留置时间的延长，浅表炎症或蜂窝织炎发生率也相对较高（4%～14%）[15]。综上所述，一般手术人群的硬膜外镇痛通常限制<4 天的短期导管使用[15]。

此外，硬膜外导管也存在从硬膜外间隙移位并进入鞘内、血管内或皮下间隙的风险，这可能会降低疗效或导致进一步的致命并发症。硬膜外置管镇痛失败率在 6%～30%，胸段硬膜外置管的失败率高于腰段硬膜外置管。尽管这种移位到血管内和鞘内间隙的发生率较低，但使用含肾上腺素试验剂量等预防措施可防止进一步的潜在并发症，如高位或全脊髓麻醉、癫痫发作和神经毒性[15]。

最后，技术的进步也带来了与患者自控镇痛相关新的潜在限制和风险。与 IV-PCA 一样，PCEA 存在的问题是对泵的依赖，需要医院工作人员具备设定泵参数和管理镇痛泵的资格。此外，PCEA 泵的手动操作存在参数设定错误的风险，可能导致非常严重的并发症[5]。

五、患者自控区域镇痛

患者自控给药系统发展出了更复杂和高效的给药机制[6]。患者自控区域镇痛（PCRA）使用多种技术，通过在身体不同部位留置导管来提供术后镇痛，从而限制阿片类药物的全身暴露。患者使用 PCRA 时，可以启动小剂量的局部麻醉药（最常见的是罗哌卡因或布比卡因）与术后需要镇痛的特定区域一致[5]。与其他 PCA 模式相似，PCRA 允许患者个体化修改术后镇痛的强度和持续时间，同时最大限度地减少与神经轴镇痛管理相关的运动和感觉阻滞的困扰[2]。最常用的技术是持续输注局部麻醉药，但在某些情况下会同时使用局部麻醉药和阿片类药物[2]。这些输注是通过工作人员设定的电子泵或一次性弹性泵进行的。弹性泵是一种由一个可膨胀的球体组成的设备，该球体外部有保护球体，通过一个内置的填充口储存镇痛药物[2, 15]。它可以通过带有细菌过滤器的输送管将镇痛药输注到所需的术后部位，该输送管进一步连接到患者体内的留置导管。弹性泵内的镇痛药输注速度可以通过表盘或其他类型的调节装置调整，由患者进行控制。这些弹性泵是典型的便携式流动泵，由于它们可以在家里或门诊使用，是一种新的便利途径[15]。

PCRA 导管技术越来越多地用于治疗住院和门诊手术患者的术后疼痛[2]。外周局部镇痛技术比全身阿片类镇痛技术更能提供部位特异性镇痛，并可能产生良好的结果[15]。随机对照试验表明，使用外周局部镇痛可通过加速恢复被动关节活动范围和提前出院来促进术后康复[15]。通过持续区域麻醉技术最大限度地减少阿片类药物用量，既可以使患者没有疼痛感也可以避免阿片类药物常见的全身不良反应；因此，使用时建议避免阿片类药物静脉给药导致阿片类药物耐受[23, 26]。外周神经局部镇痛技术也比神经轴镇痛技术更有优势，包括较少发生血流动力学不稳定和脊髓血肿风险减少[15]。一般来说，与神经轴镇痛相比，周围神经局部镇痛较少担心与抗凝药的相互作用[11]。

患者对 PCRA 的满意率很高，这可能与弹性输液泵的使用有关，门诊患者可以在自己家里舒适地接受有效的术后镇痛[15, 27]。患者出院在家使用 PCRA 的情况下，临床医生必须确保患者和他们的护理人员得到适当的指导，并且随时有医生来处理潜在的问题[9]。如果患者不在受监控的环境中，则可能会增加并发症的风险，如感染、留置导管泄漏或断开，或对麻木肢体的潜在损伤。尽管 PCRA 是一种有创性操作，但它具有与最佳 PCA 系统相一致的安全性、有效性、个体化和患者满意度，特别是在骨科手术患者中[5]。

与大多数 PCA 模式一样，外周局部镇痛的最佳参数尚未阐明。随着超声引导技术和新型阻滞技术的发展，周围神经阻滞越来越受欢迎并纳入到新的临床路径中[15]。与 PCEA 不同，外周神经导管（peripheral nerve conduits，PNC）PCA 溶液中没必要加入阿片类药物，因为外周使用阿片类药物可能会增加不良反应而不会改善镇痛效果[11]。通常情况下只使用局部麻醉药连续输注，因为它已显示出比单次给药更佳的镇痛效果。对于 PNC PCA，与布比卡因相比，罗哌卡因具有感觉神经和运动神经阻滞分离的特点[11]。PNC PCA 常用的局部麻醉药浓度包括 0.2%～0.3% 罗哌卡因和 0.12%～0.25% 布比卡因[11]。低剂量连续输注与需求剂量的结合通常提供了良好疗效，因为它减少了局部麻醉药的使用量而不减弱镇痛效果[11]。在一项评估中度疼痛肩部手术围神经鞘内导管输注率的研究中，将 0.2% 罗哌卡因的基础输注速度从 8ml/h 降低到 4ml/h 表现出相似的镇痛效果，但是爆发性疼痛和睡眠障碍的发生率较高[11]。通过局麻药外周神经阻滞术后镇痛的作用时间在注射后可持续 24h，但它取决于许多变量。因此，可在 PCRA 中引入有助于延长局部麻醉药作用时间和提高神经阻滞质量的辅助药物，如地塞米松、可乐定和右美托咪定[15]。

近年来已经研究出了不同类型的 PCRA，包括切口 PCRA、关节内（intra-articular，IA）PCRA 和外周神经（peripheral nerve，PN）PCRA。IA PCRA 和切口 PCRA 提供直接伤口浸润镇痛，例如，肩部减压手术后经关节镜引导在肩峰下放置导管[27]。PN PCRA 可与 PNC PCA 互换，通过将导管放置在为特定区域提供感觉神经支配的外周神经分支附近，使患者能够在小范围内自我调整镇痛效果[6]。

PN PCRA 技术在处理上肢和下肢骨科手术

术后疼痛方面越来越受欢迎，因为它们已被证明可以改善术后镇痛和患者满意度[11]。对于骨科手术，患者可能会接受围术期单次外周神经阻滞，可提供12～15h的镇痛。在最初的局部单次外周神经阻滞镇痛失效后，为了继续充分镇痛通常也要放置一根导管在外周神经周围持续注入局部麻醉药[5]。在上肢手术中，臂丛PCRA为手、肘和肩部手术提供了成功的术后镇痛[2]。对于下肢手术，股神经置管PCRA可以为涉及股骨、膝关节、大腿前外侧和前内侧皮神经支配以及远端腿内侧部位的大多数手术提供镇痛[2]。最近收肌管阻滞（adductor canal block，ACB）被用于膝关节术后镇痛，它单纯阻滞了隐神经和其旁边的部分闭孔神经的感觉神经。它的优势在于它能保留股四头肌的运动神经功能，不影响股四头肌的力量，因此可以更好地促进下床行走和术后康复[28]。经腘窝坐骨神经周围置入导管持续阻滞的PCRA也被证明可以成功治疗足部和踝关节术后疼痛[2]。许多常见的神经阻滞能够通过保留置入的外周神经导管延长镇痛时间[11]。此外，外周神经导管的置入方法也有很多，包括神经刺激和超声引导成像，后者的发展大大促进了局部镇痛技术的应用[15]。

在一项多中心随机试验中，非卧床的骨科术后康复的患者出院时使用一次性弹性泵，分为吗啡IV-PCA、0.2%罗哌卡因PNC持续输注和0.2%罗哌卡因PNC PCRA。与接受PNC PCRA的患者相比，接受吗啡IV-PCA的患者术后疼痛明显更多，并消耗了更多的药物来治疗爆发性疼痛。此外，与罗哌卡因PNC持续输注组和PNC PCRA组相比，吗啡IV-PCA组患者不良事件发生率更高（包括恶心、呕吐、睡眠障碍、头晕和机器故障）。此外，罗哌卡因PCRA基础剂量的输注在促进患者恢复和缓解疼痛方面更具优势[5]。它还与最少的镇痛药物用量和最低的不良事件发生率有关，包括较少的阿片类药物相关不良反应[5]。

IA PCRA包括在关节内注射阿片类药物、局部麻醉药或两者组合，已被常规用于关节麻醉[5]。

理论上，膝关节术后关节内注射阿片类药物局部浸润镇痛可提供长达24h的急性镇痛，并降低慢性疼痛的发生率。机制是在炎症状态下初级传入神经和周围组织的外周神经末梢阿片受体上调[15]。尽管关节内注射局部麻醉药可能会提供短期术后镇痛，但其临床益处尚不清楚，IA PCA的研究甚至受到限制，甚至结果会相互矛盾[15]。一份病例报告报道了一位患有病理性股骨颈骨折无法手术的终末期女性患者，通过PCRA在关节内应用阿片类药物的疗效。患者的疼痛评分在使用IA PCRA时明显降低，但在取出关节内导管后疼痛评分恢复到最大值[18]。与此相反，一项定性的系统综述发现没有证据表明膝关节镜手术后使用关节内吗啡可以起到镇痛作用[29]。然而，一项系统研究表明关节内注射非甾体抗炎药的剂量可能提供有效的外周镇痛[29]。关于IA PCRA的数据仍然有限，还有很多有待确定。PCRA的主要优点之一是最大限度地减少全身用药的影响；然而，我们仍然不能排除关节内注射阿片类药物的全身性影响[15]。也有案例报道认为肱骨软骨溶解症与关节镜检查后注射局部麻醉药有关[15, 30]。总的来说，IA PCRA的疗效和价值还有待确定。

在众多安慰剂对照试验中都证明了切口PCRA的有效性和安全性。Fredman等[31]评估了0.2%罗哌卡因与灭菌注射用水（均由弹性PCRA泵输注）用于剖宫产术后镇痛的疗效[5]。接受罗哌卡因的患者需要较少的吗啡救援性镇痛，在咳嗽和抬腿后报道的疼痛评分较低。此外，25例接受切口PCRA的患者中有21例将治疗方式评为"优秀"或"良好"，而安慰剂组的25例患者中有12例将治疗方式评为"优秀"或"良好"。Zohar[32]及其同事对比了使用0.25%布比卡因和灭菌注射用水的切口PCRA电子泵治疗经腹全子宫切除术后患者切口疼痛的疗效[5]。接受布比卡因切口PCRA的患者使用较少的由吗啡和哌替啶组成的补救性镇痛，报道的恶心症状较少，患者满意度显著提高。在另一项研究中报道在经关节镜肩峰下减压术后恢复的患者中，通过弹性

PCRA 泵进行 0.5% 罗哌卡因切口 PCRA 为患者提供了更好的镇痛效果，且无重大不良反应。最后，一项研究表明 80% 接受了由弹性 PCRA 泵进行切口 PCRA 的患者表示他们会再次使用这种治疗方式[5]。

六、患者自控鼻内镇痛

鼻内给药镇痛提供了一种无创的、直接补充给药的途径，通过鼻黏膜吸收药物进入体循环[5]。患者自控鼻内镇痛（patient-controlled intranasal analgesia，PCINA）为急性和慢性疼痛管理提供了另一种途径，其优点包括易于给药、快速起效以及避免胃肠道和肝脏的首过代谢[5]。研究发现 PCINA 和 IV-PCA 在起效时间、疼痛强度评分、重要参数、不良反应和提供较高的患者满意度等方面具有可比性[5]。

鼻子与中枢神经系统有直接联系[33]。成人鼻黏膜提供了一个与高血流量密切相关的较大表面积[33]。从理论上讲，直接将药物输送到大脑可以降低药物的使用剂量，减少对非靶器官的输送，还可能会减小不良反应。有趣的是，鼻黏膜的 pH 为 5.5～6.5，这能保持药物所附着的糖蛋白的最佳功能。药物通过鼻黏膜的吸收也取决于亲脂性、药物离子化和黏膜纤毛清除能力。鼻黏膜中存在代谢酶，因此能够代谢残留的药物[33]。

通过 PCINA 使用的典型镇痛药包括芬太尼、吗啡、布托啡诺、氯胺酮、咪达唑仑和右美托咪定。对非阿片类 PCINA 药物的研究为术后和急诊科的急症护理的多模式疼痛管理提供了可能的途径。一项针对脊柱手术患者的小型前瞻性、双盲、随机非劣效性研究发现，与标准吗啡 IV-PCA 相比，鼻内氯胺酮联合鼻内咪达唑仑在术后镇痛效果、患者满意度和不良事件等方面相似[34]。在急诊患者中进行的一项前瞻性、双盲、随机对照研究发现，在分诊早期使用鼻内氯胺酮可减少急性肢体创伤相关疼痛患者所需的阿片类药物和非阿片类镇痛药的剂量[35]。另一项新发表的研究针对 150 例年龄范围在 35—80 岁、计划

在全凭静脉麻醉下进行单侧初次全膝关节置换术的患者，评估了术中鼻内给药右美托咪定对术后血流动力学、术后疼痛、住院时间和 PONV 发生率的影响[35]。右美托咪定组术后阿片类药物的累积消耗量明显低于对照组，但 PONV 的发生率在两组之间没有差异。两组在术后 2h、12h、24h 和 36h 阿片类药物累积剂量的差异具有统计学意义。此外，右美托咪定组患者的住院时间更短[36]。

经证实阿片类药物鼻内给药在院内和院外疼痛管理中都是有效的[33]。鼻内阿片类药物的常见适应证包括爆发性癌痛、恶性和非恶性来源的急性和慢性疼痛、烧伤患者、儿童和成人患者的术后急性疼痛管理[5, 33]。

鼻黏膜的药物吸收特性为给药提供了补充途径，特别是有利于亲脂性药物的吸收。亲脂性阿片类药物可被快速吸收，达到最大血浆浓度的时间最短为 9min，最长为 30min。所有三阶梯止痛的阿片类药物中除羟考酮外，亲脂性阿片类药物鼻内给药的生物利用度都高于口服[33]。因此，阿片类药物的药代动力学数据支持在需要快速起效时使用无创鼻内给药。芬太尼由于其高脂溶性、低分子量和高效能的特点，使其非常适合鼻内给药，已被用于多种 PCINA 装置中[5]。与吗啡相比，芬太尼用于 PCA 疼痛管理的其他优点包括缺乏活性代谢产物、无组胺释放以及在肾功能受损时的安全性[37]。

鼻内阿片类药物以干粉或水或生理盐水的形式，使用注射器、鼻喷雾剂或滴管或雾化吸入器给药[5]。典型的鼻内制剂包括直接或通过喷雾装置使用静脉溶液[33]。理想的剂量是在一个鼻孔或两个鼻孔给予总计 0.15ml。这一点很重要，因为从鼻腔流出的液体有可能被吞咽。渗透促进剂已被用来克服体积限制，添加剂如聚合物和凝胶或多糖等可以用来增加接触时间，提高吸收效率[33]。

芬太尼的亲脂性结构使它起效迅速，成为治疗急性疼痛的最佳选择。芬太尼经鼻给药时的全

身生物利用度接近 70%，在 5～16min 内达到最大血浆浓度，半衰期可达 65min[33]。芬太尼在鼻内给药时呈剂量依赖性。有趣的是，随着鼻腔内 pH 的升高芬太尼的吸收增加，鼻腔温度的升高也会使芬太尼的渗透率提高[33]。

一项小型研究调查了芬太尼静脉注射与鼻内给药在缓解骨科手术、腹部手术或甲状腺手术术后疼痛方面的有效性，结论是芬太尼 PCINA 与芬太尼 IV-PCA 在治疗术后镇痛方面效果相同，镇痛起效快，缓解程度相当，患者满意度高[33]。重要的是，没有患者出现呼吸抑制，也没有患者出现临床相关的血流动力学改变[33]。

毫不意外的是，芬太尼鼻内给药的不良反应和药物相互作用在所有芬太尼给药途径中都是相同的。鼻内给药的全身性不良反应通常是阿片类药物的典型不良反应，包括头晕、镇静、恶心和便秘[33]。最常见的短期局部反应包括鼻腔不适、苦味、烧灼味、鼻子刺痛、咳嗽、鼻瘙痒和刺激感[5]。已报道长期使用时会出现鼻出血、咽炎和鼻窦充血等症状[33]。值得注意的是这种给药途径呼吸抑制的发生并不增多。有报道发现 PCINA 镇痛作用减弱，该给药途径的可靠性受到关注。但推测这是阿片类药物排入咽部的技术难度所致。尽管证据表明 PCINA 是有效的、安全的、无创的且易于管理的，但只有有限的随机安慰剂对照试验评估了这一镇痛给药途径[34]。一些研究者认为 PCINA 主要适用于儿科急性疼痛的管理和静脉注射困难的患者[34]。

七、离子渗透经皮给药系统

离子渗透是一种镇痛药的透皮给药方法，带正电的阳极和带负电的阴极之间存在电势电压梯度，电势能转化为化学能进行主动运输，诱导离子化的药物通过皮肤浅层经皮浸润[38]。药物必须首先通过皮肤的角质层，为 10～100μm 的厚度[38]。由于其存在许多理论上的优势，包括避免全身给药的首过代谢，无创给药方式存在较少的不良反应及药物的持续释放，离子渗透经皮给药

已获得认可[38]。传统的芬太尼透皮贴剂在急性期不受欢迎，因为它需要 6～12h 才能达到控制疼痛的目的。芬太尼是以恒定的速度递送 48h。在 48～72h 内，药物输送的速度不太可预测[6]。与传统的被动透皮制剂相比，离子透皮法可以实现更快地给药，弹丸式给药，以及更好地控制给药剂量[39]。

离子渗透经皮给药可用于局部、区域或全身给药。治疗药物的局部输送包括用于镇痛的局麻药和阿片类药物，治疗痤疮瘢痕的维 A 酸和皮质类固醇，以及治疗手掌和足底多汗症的止汗剂[38]。电离子疗法的区域应用包括将抗炎药物送入皮下组织和关节内，以缓解肌腱炎、关节炎或暂时性的肌肉酸痛[38]。最后，通过 ITS 进行的全身性药物输送包括用于镇痛的芬太尼和治疗头痛的抗偏头痛药物。目前食品和药物管理局批准的配方包括由患者启动的 40μg 芬太尼溶液、2% 盐酸利多卡因（lidocaine hydrochloride，HCl）与 1∶100 000 肾上腺素溶液、盐酸利多卡因与肾上腺素局部离子透皮贴片（10%/0.1%）和 4% 盐酸利多卡因溶液[38]。

在某些临床背景下，离子透皮法被称为“电辅助透皮给药”，而且它被普遍认为是最安全的给药方式之一。然而，由于其皮肤作用机制的性质，该程序中最多报道的不良反应包括局部麻痹、瘙痒、刺激、红斑、水肿和电刺激性荨麻疹[38]。诸如较高的电流、较长的给药时间、电极放置在皮肤破损处、使用不充分或相对碱性的相缓冲剂以及使用裸露的金属或碳电极等因素都会增加皮肤损伤和烧伤的风险[38]。人们可以通过在皮肤表面用黏合剂密封的方式正确放置，在电极和皮肤之间放置充分湿润的海绵，用酒精清洁应用部位，以及避免有电流刺激皮肤病变或缺陷区域，来减轻皮肤损伤的可能性。电离子疗法的禁忌证包括与直接电刺激有关的禁忌证和来自所涉及治疗药的禁忌证。例如，以前有心律失常或高凝状态病史的患者不应该在心脏起搏器和浅表血管附近接受离子渗透疗法[38]。

随着继续寻找急性术后疼痛管理的理想平衡点，我们认识到 PCA 可提供更高的患者满意度，并且通过一些技术增强了镇痛效果。一种新型的 PCA 模式已经被开发出来，可以突破与通过静脉途径管理的标准 PCA 相关的限制。芬太尼 ITS 是一种无针的、独立的、不需要静脉通路管理的 PCA 输送系统[5]。这个小型的系统通过背面胶粘贴在患者的上外臂或胸部。

芬太尼 ITS 系统在患者启动后 10min 内通过离子透皮法提供 40μg 的固定预设的剂量。它被预设为每小时最多提供 6 个需求剂量，在 24h 内最多提供 80 个需求剂量，以两者中先发生者为准，此时设备会关闭并可被替换。这使患者能够安全地根据舒适度调整镇痛[40]。当患者双击凹陷的按需给药按钮时，芬太尼 ITS 被激活，并发出声音提示。发光二极管发出的红光在 10min 的给药期内保持亮起；在此期间，系统对芬太尼的额外剂量需求没有反应[40]。一个 LCD 显示屏通知患者下一次的剂量何时可供索取，并量化已交付的剂量数量[5]。

芬太尼 ITS 系统具有携带方便的优点，消除了针刺伤的风险，以及与有创静脉通路有关的感染风险。自成一体的装置允许在没有输液管或输液杆的情况下方便患者的移动。此外，取消了多个系统组件，而且系统设置预计所需的时间最少，可能转化为成本节约[10]。尽管没有研究对成本收益的确切价值进行量化，但研究确实发现，与 IV-PCA 相比，PCINA 和透皮 PCA 有降低成本的好处。这种成本的降低部分归因于人员和劳动成本的降低，因为 PCINA 和透皮 PCA 可以减少护理时间要求，且操作人员只需要较少专业知识。此外，研究报道称患者和护理人员对设备易用性和便利性感到满意[41]。最后，PCINA 和芬太尼 ITS 的简单易行的设计消除了与传统 PCA 泵编程错误相关的许多昂贵的用药错误和可能危及生命的 PCA 编程错误[41]。

在一些大型主动对照临床研究中，芬太尼 ITS 也显示出与吗啡 IV-PCA 标准方案治疗急性术后疼痛相似的疗效和安全性[41]。在按年龄划分的亚组中，各治疗组与阿片类药物相关的总体不良事件的发生率相似，与在总体人群中观察到的不良事件相似。最常见的报道症状是恶心、发热、贫血和头痛。然而，据报道在经皮芬太尼的长期治疗中恶心和呕吐的发生率大于 10%[33]。接受芬太尼 ITS 治疗的患者最常见的治疗相关不良事件是皮肤应用部位的反应，这些反应在移除设备后自动解决[41]。

随着技术的进步患者群体可以活得更久，必须提到的是 ITS 在老年患者中没有发现特有的安全问题[42]。研究确实强调了患者自我管理阿片类药物的问题以及阿片类药物与呼吸抑制的关系。重要的是芬太尼 ITS 组没有患者出现临床相关的呼吸抑制，而吗啡 IV-PCA 组报道了 5 例呼吸抑制事件[42]。虽然没有关于芬太尼 ITS 使用过量的病例报告，但需要注意的是任何给药过程的异常都有可能导致患者在不知情下使用超治疗剂量[41]。

尽管芬太尼 ITS 有很多优点，但对一些患者来说并不是最好的治疗方式。芬太尼 ITS 一个潜在的限制是固定的单一剂量，不能调整以满足个体化的阿片类药物需求，如阿片类药物耐受或阿片类药物依赖的患者可能需要基础输注或进行额外的栓塞剂量，此时这个系统可能不足以充分控制他们的疼痛。目前的数据分析表明无论患者年龄或 BMI 如何，该系统均为患者提供了有效镇痛[41]。此外，芬太尼 ITS 最多只能使用 24h，然后必须丢弃并更换新的装置，如果患者没有及时更新，就有可能导致镇痛中断。如果更换了新装置但没有在 24h 内使用，也会导致不必要的支出[41]。

芬太尼 ITS 在几个大型的随机临床试验中被证明对术后疼痛管理是安全和有效的，在许多主要外科手术后和多个患者亚群中其疗效等同于标准的吗啡 IV-PCA 方案[41]。

3 项大型临床研究对芬太尼 ITS 和吗啡 IV-PCA 的安全性和有效性进行了汇总数据分析，值得注意的是这是第一次制订两种阿片类镇痛药的相对剂量比[40]。与同一时期接受吗啡 IV-PCA 的患者相比，接受芬太尼 ITS 的患者在头 24h 内激活的平均剂量数较低，并且没有患者的激活剂量接近芬太尼 ITS 每 24 小时能提供的最大 80 个剂量[42]。在 6h、12h 和 24h 内，相对剂量比约为 30：1，表明与 1mg 吗啡相比，约 30μg 芬太尼提供了相同的镇痛效果[42]。此外，无论年龄或体重指数如何，这一总体剂量比均保持在约 30：1[42]。

这是将研究数据转化为临床实践的重要一步，使那些对吗啡 IV-PCA 比较熟悉的临床医生能够安全有效地使用芬太尼 ITS[42]。

八、急性疼痛服务

急性疼痛服务（acute pain service，APS）在临床环境中的不断发展和整合，改进了术后镇痛管理，并有助于将与 PCA 相关的并发症或不良反应降至最低[22]。APS 的基本概念是：由受过良好 PCA 教育的医生和护士组成团队，选择适当的患者进行培训，以改善术后镇痛的管理和促进 PCA 安全[22]。一项研究比较了由 APS 团队管理的 PCA 和由手术大夫管理的 PCA，结果表明前一组的患者的不良反应明显较少，更有可能因镇痛不充分或出现不良反应对方案进行适当调整，并且更有可能在 PCA 后过渡到口服阿片类药物而不是肌内注射[43]。因此，APS 可以通过他们的专业培训和术后镇痛管理知识更好地调整 PCA 方案，满足患者的个体化需求。

九、新的 PCA 模式

为了改善急性和慢性疼痛的治疗，目前正在探索 PCA 的新模式。IV-PCA 和硬膜外 PCA 的有创性、限制活动和复杂的给药方案一直是影响 PCA 使用的主要问题。因此，新开发的镇痛药输送途径已成为 PCA 关注重点。目前研究的途径包括舌下、吸入和口服。这些新兴技术旨在解决 PCA 的主要问题，同时表现出缩短术后恢复时间的潜在优势。这些较新的模式已具备无创性，在

减少预设参数错误的风险和缩短 PCA 准备时间方面有着可靠前景。

（一）舌下给药

目前舌下镇痛途径 PCA 是将舒芬太尼片舌下含服。舒芬太尼的高度亲脂性使得舌下给药和快速镇痛生效成为可能。静脉注射舒芬太尼会因为快速再分布而在体内表现出较短的半衰期，但舌下含服舒芬太尼已被证明可保持较长的血浆药物浓度时间和较低的浓度最大值，使其成为静脉注射舒芬太尼的更安全有效的镇痛替代品[44]。舒芬太尼片的舌下 PCA 配方由 40 片剂量为 15μg 的药片组成，在 72h 内各剂量之间有 20min 的锁定期，72h 也是最长的治疗时间[45]。该设备还具备安全模式，通过一个黏性拇指标签专门将患者与设备配对，以确保单用户给药的射频识别[45]。

舒芬太尼舌下用药的大多数不良反应、药物相互作用和禁忌证与其他阿片类药物相似。与舒芬太尼舌下用药相关的最常见的不良反应是恶心、呕吐和发热，最常见的不良反应是呼吸抑制[46]。对照研究显示舌下含片用药后，46.9% 的患者出现恶心（安慰剂组为 36.4%），17.7% 的患者出现发热（安慰剂组为 11.1%），11.7% 的患者出现呕吐（安慰剂组为 6.2%）[46]。最新研究表明与吗啡 IV-PCA 相比，舌下含服 PCA 因不良事件而停药的情况更少[46]。

3 项旨在评估舌下含服舒芬太尼的镇痛控制的随机对照试验表明，舌下含服 PCA 组患者的镇痛效果在统计学上比安慰剂组更充分[47-49]。这些试验发现舒芬太尼舌下含服 PCA 疗效不逊于吗啡 IV-PCA[46]。有研究表明舒芬太尼舌下含服 PCA 比吗啡 IV-PCA 的镇痛能力更强，存在 12.9% 的统计学治疗差异[46]。此外，参与舒芬太尼舌下含服 PCA 试验的护士和患者均认为该模式更方便使用[46]。仍需要更多的证据来进一步证实该研究结果。

尽管目前进行的大多数临床研究是在接受择期手术的相对健康人群中进行的，可能普遍性有限，但舒芬太尼舌下含服 PCA 比吗啡 IV-PCA 更

安全、不良后果更少，很有研究前景。此外，舌下镇痛为无法吞服药片的患者或静脉注射有困难的患者提供了新的选择。舌下含服 PCA 的局限性包括：由于药物剂量小，对长期接受阿片类药物治疗的患者来说可能无法充分缓解疼痛，而且舌下含服 PCA 术后疼痛管理的时间最长为72h[45]。舒芬太尼舌下含服 PCA 目前还没有得到 FDA 的批准，需进一步评估该模式的疗效和设备的正确用法。

（二）吸入

吸入吗啡或芬太尼已被研究为可能替代静脉镇痛的 PCA 新模式。其给药机制是使用雾化液体药物配方作为镇痛药物的载体[50]。雾化器和计量吸入器针对的是肺内近端解剖结构，而吸入式镇痛给药系统的目的是针对肺内远端结构，增加药物的全身输送[50]。吸入吗啡和芬太尼的不良反应与静脉注射吗啡相似，如睡眠、头晕、恶心、呕吐和皮疹，呼吸抑制是最严重的不良反应。

尽管目前的大多数研究没有具体涉及与PCA 设备相关的吸入镇痛，但试验发现在急诊环境中，吸入镇痛较传统静脉镇痛的疗效有所提高[50]。一项评估急诊科创伤后急性疼痛的研究发现，20mg 的雾化吗啡栓比滴定的静脉吗啡更有效，不良反应更小[50]。初步研究表明芬太尼雾化PCA 能充分控制术后疼痛，已显示出其作为一种替代性镇痛方式的前景。重要的是，芬太尼雾化PCA 在用药后对呼吸频率、氧饱和度和血流动力学的影响有限。这为增加利用雾化 PCA 作为疼痛管理的主要方法提供了有力的论据[51]。然而，在这一镇痛模式进展有限，需要更多的研究来充分评估吸入式 PCA 的价值。

（三）口服

口服镇痛药物已被广泛使用，其镇痛效果也被研究透彻，最近开始创新性的将这种公认的镇痛形式应用于 PCA 设备。这种口服 PCA 试图解决急性疼痛患者经常遇到的对疼痛的低估和用药不足的情况。有证据表明口服 PCA 与医护人员施用的药物相比，镇痛效果更好、镇静作用更小

并减少了患者的焦虑[52]。此外，与其他新兴的 PCA 方式相比，口服 PCA 允许更多镇痛药物选择。口服 PCA 的关注重点是为确保安全、简便给药而设置的安全模式，杜绝错误或不适当用药的可能。口服 PCA 分配器通过采用以下措施解决提供者和患者面临的潜在问题[52]。

• 使用原始药物包装，便于将 PCA 纳入患者护理常规。

• 直接将药物送入患者口中，允许设备验证消耗量，并允许严格控制药片消耗。

• 带锁的保险箱，用于保存高危麻醉药品。

• 通过射频识别腕带实现个人识别，只向患者发放。

• 启用远程监控和管理，为提供者发起警报和提醒。

• 允许收集和管理数据以评估患者的临床状态。

使用遵守上述措施的口服 PCA 设备，在急性术后护理环境中对患者进行的一项试点研究证实了口服 PCA 输送系统的安全性、有效性和可用性[52]。在整个研究过程中，安全性是充分的，没有严重不良事件、在锁定期配药、过量配药或药片畸形的报道[52]。该系统的效率表现在：测试组比对照组多发放 67% 的药片，与对照组相比，测试组的疼痛评分明显降低、服药时间缩短[52]。包括医务人员和患者在内的所有研究参与者对该设备的满意度达到了 90%，这证实了该设备的可用性[52]。尽管本研究有大量证据支持口服 PCA，但与其他新兴 PCA 模式类似，还需要做更多的研究来进一步验证口服 PCA 输送系统的有效性和安全性。

十、成本考虑

尽管 PCA 为目前的急性疼痛管理提供了很好的选择，但应考虑成本效益，以确定将这些系统纳入医院设备的可行性。虽然确切的经济数据有限，但一些研究者认为，IV-PCA 比 IM 的成本更高[5]。与 PCA 方式相关的成本包括直接和间接

的医疗费用，分为 4 类，即技术成本、药物、工作人员和包括不良反应在内的不良事件[5, 53]。虽然没有办法在不同的医疗环境中统一评估这些因素，但在美国已经进行了相关研究试图量化 PCA 实施和护理的总成本[53]。

在对 500 多家医院的 PCA 使用情况进行分析后发现，IV-PCA 的成本细分包括 PCA 阿片类药物成本，设备成本，处理菌血症、静脉炎、医护人员针刺伤、IV-PCA 发生错误等不良事件的成本，大部分成本来自药物和设备[53]。部分使用过的 PCA 药物盒存在着药物经济学负担[5]。该研究认为在美国医院环境中，大手术的头 48h 内 IV-PCA 的平均成本在 342～389 美元。成本明细显示设备和阿片类药物的成本范围（196～243 美元），这源于术后阿片类药物消耗的差异；在利用神经阻滞的手术中阿片类药物消耗较少。与 IV-PCA 相关的另一大部分费用是对菌血症的管理（106.76 美元），这是因为 PCA 导管成为感染的媒介。虽然不包括在 IV-PCA 的总费用中，但除了大手术后活动受限经常引起的医疗并发症，如深静脉血栓（18.17 美元）、肺栓塞（43.19 美元）和术后肺炎（265.02 美元）之外，还有与使用 IV-PCA 发生的活动受限有关的费用。尽管与 IM 注射相比，IV-PCA 可能减少了分配给镇痛的护理时间，但在 IV-PCA 的总成本中，护理时间仍是一笔相当大的开支。全面的成本分析必须与特定的时动研究一起进行，以便更准确地量化用于 PCA 系统的总时间，从而对 PCA 的财务成本效益做出结论[2]。

考虑 PCA 的成本效益并不是要把适当的术后疼痛管理归结为医院的财务问题，而是要充分理解 PCA 实施的意义以及这一系统在现代医疗系统中的可行性。尽管与 IV-PCA 相关的药物和技术总共为 196～243 美元，但与 IV-PCA 使用相关的危害占了总成本的很大一部分[53]。随着研究在减少不良反应和改进 PCA 技术方面不断取得进展，PCA 有可能成为管理急性术后疼痛的低成本护理标准。

结论

IV-PCA 是目前治疗术后疼痛的标准方法。有大量证据表明阿片类药物 IV-PCA 比 IM 的镇痛效果更强[54]。尽管在实现最佳镇痛方面有了全面进展，但目前尚未证明 IV-PCA 可以减少与阿片类药物或阿片类药物总消耗量相关的不良反应[55]。IV-PCA 技术还可能会出现危及生命的错误，并且有创性给药方式使患者处于感染的风险中并限制了其活动能力[56]。

阿片类药物硬膜外给药已被证明比静脉内给药具有更强的效力并提供更好的镇痛作用[5]。与硬膜外给药相关的全身性阿片类药物效应较少。与 IV-PCA 相比，使用 PCEA 的患者术后活动更早，胃肠道不良反应更小[14]。此外，当在 PCEA 中使用局麻药代替阿片类药物时，术后阿片类药物的消耗量也会显著减少[57]。尽管 PCEA 是优于传统 IV-PCA 方法的有益选择，但也存在严重的潜在并发症风险，如硬膜外血肿和神经损伤[5]。

PCRA 采用小剂量局部麻醉药（主要是罗哌卡因和布比卡因）进行外周神经局部、关节内或切口镇痛。虽然传统上多使用单次推注或连续输注技术，但区域镇痛已经扩展并纳入 PCA 技术。一些研究表明，与持续输注相比，局部 PCA 在镇痛和降低麻醉药消耗方面具有优势[58]。与其他留置导管的 PCA 一样，患者使用 PCRA 时感染和活动受限的风险增加，但 PCRA 的优势是在用于术后环境时，患者使用阿片类药物的剂量显著减少[58]。

离子渗透经皮给药系统是结合离子电渗疗法的最新技术进步，它使用低强度电场将药物从凝胶储存库转移到完整的皮肤上[5]。芬太尼 ITS 使用这项技术在 10min 内输送 40μg 芬太尼。这种无创按需输送 PCA 模式，为患者和护理人员提供了后勤优势，避免了潜在的用药错误和对静脉通路的需求。它可以快速释放发挥镇痛作用，这与历史上较慢起效的透皮贴剂镇痛作用不同[5]。作为一种独立、无针、紧凑的无创 PCA，它降低了感染风险而不影响患者活动。几项大型随机临床试验研究表明，芬太尼 ITS 可提供与吗啡 IV-PCA（目前术后疼痛护理的标准方法）相当的镇痛效果[41]。透皮 PCA 的缺点是固定预设剂量，无法改变剂量和放置部位的潜在皮肤反应[41]。鼻内给药镇痛起效快，避免首过代谢，患者满意度高且给药方便，是一种可行的疼痛治疗方法[5]。芬太尼 PCINA 已被证明在术后环境中具有与 IV-PCA 相当的镇痛效果[33]。它的缺点包括与鼻内或吸入给药途径相关的不良反应和较短的半衰期，与静脉注射芬太尼相比起效更慢[5, 33]。然而，只有少数试验评估了这种给药途径。研究者建议 PCINA 用于儿童和难以静脉注射的患者的术后镇痛管理，而不是成为标准给药途径[5]。

舌下含服、吸入和口服都是正在探索的用于 PCA 的给药途径。这 3 种新兴模式仍处于不同的发展阶段，尚未被 FDA 批准用于急性疼痛管理。仍需继续研究。它们作为未来无创 PCA 的潜在选择，已经提供了有希望的研究思路。

事实证明，PCA 比非 PCA 的疼痛管理效果更好，患者的满意率更高[59]。最初的 IV-PCA 模式刺激了各种给药途径的发展，扩大了该领域包括镇痛的创新应用。自 20 世纪 60 年代中期以来，PCA 在发展中已经打下了坚实的基础，但它尚未被确定为最安全、最有效的镇痛选择。PCA 在技术、药品和系统流程等方面仍需要进一步研发[59]。

目前的 PCA 技术需要进一步发展以确保患者安全、减少有创操作和减少污染。需要额外的安全装置来确保适当的药物管理、适当的药物剂量和足够的锁定期以减少不良反应和不利于患者的结果[59]。发生与 IV-PCA、PCEA 和 PCRA 导管相关感染可能使患者的术后病程进一步复杂化。对无创替代方案的持续研究将更好的保障患者活动自由，同时减少留置导管相关并发症。

IV-PCA 是使用阿片类药物镇痛的最常用的 PCA。阿片类药物的不良反应会影响术后恢复，并且极易药物成瘾[59]。与阿片类药物具有相同起效时间和镇痛作用的替代性非阿片类镇痛药物应继续应用于 PCA 技术，以最大限度地减少不良反应和不良后果。有一些研究表明药物组合可能是一个有前景的研究领域，可以增强镇痛效果和持续时间[59]。

与 PCA 相关的过程是指在医疗保健环境中应用 PCA 的患者教育和可实施性[59]。PCA 应当继续重视建立起用户友好的局面，以便患者与医疗保健提供者进行适当的沟通。为了让医疗保健机构接受并纳入 PCA，这些系统的实施应该通过提供完整的 PCA 管理教育和培训，尽量减小发生人为错误的空间。此外，减小监督和维护 PCA 所需工作量将提高及时镇痛的有效性和安全性[59]。

PCA 是一种安全且有效的以患者为中心的急性疼痛管理方法。多年来，该领域的研究取得了重大进展，提供了许多前瞻性的潜在选择，仍需不断改进以确保为患者提供最佳镇痛疗效。

参考文献

[1] Roe BB. Are postoperative narcotics necessary? *Arch Surg.* 1963;87:912-915.

[2] Grass JA. Patient-controlled analgesia. *Anesth Analg.* 2005; 101 (5 Suppl): S44-S61. doi:10.1213/01. ane. 0000177102. 11682.20

[3] Sechzer PH. Objective measurement of pain. *Anesthesiology.* 1968;29:209-210.

[4] Hadzic A. Chapter 70: Intravenous Patient-controlled analgesia. *Hadzic's Textbook of Regional Anesthesia and Acute Pain Management.* 2nd ed. McGraw-Hill Education; 2017.

[5] Viscusi ER. Patient-controlled drug delivery for acute postoperative pain management: a review of current and emerging technologies. *Reg Anesth Pain Med.* 2008; 33 (2): 146-158. doi:10.1016/j.rapm.2007.11.005. PMID: 18299096

[6] Kaye AD, Ali SIQ, Urman RD. Perioperative analgesia: ever-changing technology and pharmacology. *Best Pract Res Clin Anaesthesiol.* 2014; 28 (1): 3-14.

[7] Walder B, Schafer M, Henzi I, Tramer MR. Efficacy and safety of patient-controlled opioid analgesia for acute postoperative pain: a quantitative systematic review. *Acta Anaesthesiol Scand.* 2001;45:795-804.

[8] Gan TJ, Meyer T, Apfel CC, et al. Consensus guidelines for managing postoperative nausea and vomiting. *Anesth Analg.* 2003;97:62-71.

[9] Elliot JA. Patient controlled analgesia. In: Smith HS, ed. *Current Therapy in Pain.* 1st ed. Saunders/Elsevier; 2009 : 73-77.

[10] Halpern SH, Muir H, Breen TW, et al. A multicenter randomized controlled trial comparing patient-controlled epidural with intravenous analgesia for pain relief in labor. *Anesth Analg.* 2004; 99 : 1532-1538.

[11] Soffin EM, Liu SS. Patient controlled analgesia. In: *Essentials of Pain Medicine.* 4th ed. Elsevier; 2018 : 117-122.

[12] Halpern SH, Breen TW, Campbell DC. A multicenter, randomized, controlled trial comparing bupivacaine with ropivacaine for labor analgesia. *Anesthesiology.* 2003; 98 : 1431-1435.

[13] Wheatley RG, Schug SA, Watson D. Safety and efficacy of postoperative epidural analgesia. *Br J Anaesth.* 2001; 87 : 47-61.

[14] Wu CL, Cohen SR, Richman JM, et al. Efficacy of postoperative patient-controlled and continuous infusion epidural analgesia versus intravenous patient-controlled analgesia with opioids: a meta-analysis. *Anesthesiology.* 2005; 103 : 1079-1088.

[15] Hurley RW, Wu CL. Acute postoperative pain. In: Elkassabany NM, ed. *Miller's Anesthesia.* 9th ed. Elsevier; 2020 : 2614-2638.

[16] Liu SS, Wu CL. Effect of postoperative analgesia on major postoperative complications: a systematic update of the evidence. *Anesth Analg.* 2007; 104 : 689-702.

[17] Dolin SJ, Cashman JN. Tolerability of acute postoperative pain management: nausea, vomiting, sedation, pruritus, and urinary retention. Evidence from published data. *Br J Anaesth.* 2005; 95 : 584-591.

[18] Lehmann KA. Recent developments in patient-controlled analgesia. *J Pain Symptom Manage.* 2005; 29 (5 Suppl): S72-S89. doi:10.1016/j.jpainsymman.2005.01.005

[19] Halpern SH, Carvalho B. Patient-controlled epidural analgesia for labor. *Anesth Analg.* 2009; 108 : 921-928.

[20] Liu SS, Wu CL. The effect of analgesic technique on postoperative patient-reported outcomes including analgesia: a systematic review. *Anesth Analg.* 2007; 105 : 789-808.

[21] Popping DM, Elia N, Marret E, Remy C, Tramer MR. Protective effects of epidural analgesia on pulmonary complications after abdominal and thoracic surgery: a meta-analysis. *Arch Surg.* 2008; 143 : 990-999. discussion 1000.

[22] Momeni M, Crucitti M, Kock MD. Patient-controlled analgesia in the management of postoperative pain. *Drugs.* 2006; 66 (18): 2321-2337. doi:10.2165/00003495-200666180-00005

[23] Horlocker TT, Vandermeulen E, Kopp SL, Gogarten W, Leffert LR, Benzon HT. Regional anesthesia in the patient receiving antithrombotic or thrombolytic therapy. *Reg Anesth Pain Med.* 2018; 43 (3): 263-309. doi:10.1097/ aap.0000000000000763

[24] Bateman BT, Mhyre JM, Ehrenfeld J, et al. The risk and outcomes of epidural hematomas after perioperative and obstetric epidural catheterization: a report from the multicenter perioperative outcomes group research consortium. *Anesth Analg.* 2013; 116 (6): 1380-1385.

[25] Practice advisory for the prevention, diagnosis, and management of infectious complications associated with neuraxial techniques: a report by the American Society of Anesthesiologists Task Force on infectious complications associated with neuraxial techniques. *Anesthesiology.* 2010; 112 : 530-545.

[26] Rawal N, Allvin R, Axellson K, et al. Patient-controlled regional analgesia (PCRA) at home. *Anesthesiology.* 2002; 96 (6): 1290-1296.

[27] Axelsson K, Nordenson U, Johanzon E, et al. Patient-controlled regional analgesia (PCRA) with ropivacaine after arthroscopic subacromial decompression. *Acta Anaesthesiol Scand.* 2003; 47 (8): 993-1000. doi:10.1034/j.1399-6576.2003.00146.x

[28] Rasouli MR, Viscusi ER. Adductor canal block for knee surgeries: an emerging analgesic technique. *Arch Bone Jt Surg.* 2017; 5 (3): 131-132.

[29] Andersen LO, Kehlet H. Analgesic efficacy of local infiltration analgesia in hip and knee arthroplasty: a systematic review. *Br J Anaesth.* 2014; 113 : 360-374.

[30] Scheffel PT, Clinton J, Lynch JR, Warme WJ, Bertelsen AL, Matsen FA. Glenohumeral chondrolysis: a systematic review of 100 cases from the English language literature. *J Shoulder Elbow Surg.* 2010; 19 : 944-949.

[31] Fredman B, Shapiro A, Zohar E, et al. The analgesic efficacy of patient-controlled ropivacaine instillation after cesarean delivery. *Anesth Analg* 2000;91:1436-1440.

[32] Zohar E, Fredman B, Phillipov A, Jedeikin R, Shapiro A. The analgesic efficacy of patient-controlled bupivacaine wound instillation after total abdominal hysterectomy with bilateral salpingo-oophorectomy. *Anesth Analg.* 2001;93:482-487.

[33] Prommer E, Thompson L. Intranasal fentanyl for pain control: current status with a focus on patient considerations. *Patient Prefer Adherence.* 2011; 5 : 157-164. doi:10.2147/ PPA.S766

[34] Riediger C, Haschke M, Bitter C, et al. The analgesic effect of combined treatment with intranasal S-ketamine and intranasal midazolam compared with morphine patient-controlled analgesia in spinal surgery patients: a pilot study. *J Pain Res.* 2015; 8 : 87-94. https://doi.org/10.2147/JPR. S75928

[35] Bouida W. Ali KBH, Soltane BH, et al. Effect on opioids requirement of early administration of intranasal ketamine for acute traumatic pain. *Clin J Pain.* 2020; 36 (6): 458-462. doi:10.1097/AJP.0000000000000821

[36] Seppänen S-M, Kuuskoski R, Mäkelä KT, Saari TI, Uusalo P. Intranasal dexmedetomidine reduces postoperative opioid requirement in patients undergoing total knee arthroplasty under general anesthesia. *J Arthroplasty.* 2021; 36 (3): 978-985.e1.

[37] Viscusi ER, Siccardi M, Damaraju CV, Hewitt DJ, Kershaw P. The safety and efficacy of fentanyl iontophoretic

transdermal system compared with morphine intravenous patient-controlled analgesia for postoperative pain management: an analysis of pooled data from three randomized, active-controlled clinical studies. *Anesth Analg.* 2007; 105 (5): 1428-1436. doi:10.1213/01.ane. 0000281913. 28623.fd

[38] Sheikh NK, Dua A. Iontophoresis analgesic medications. [Updated 2020 Jun 23]. In: *StatPearls* [Internet]. StatPearls Publishing; 2020. https://www.ncbi.nlm.nih.gov/books/ NBK553090/

[39] Roustit M, Blaise S, Cracowski JL. Trials and tribulations of skin iontophoresis in therapeutics. *Br J Clin Pharmacol.* 2014; 77 (1): 63-71. doi:10.1111/bcp.12128

[40] Bakshi P, Vora D, Hemmady K, Banga Iono AK. Iontophoretic skin delivery systems: success and failures. *Int J Pharm.* 2020; 586 : 119584. https://doi.org/10.1016/ j.ijpharm.2020.119584

[41] Poplawski S, Johnson M, Philips P, Eberhart LH, Koch T, Itri LM. Use of fentanyl iontophoretic transdermal system (ITS) (IONSYS®) in the management of patients with acute postoperative pain: a case series. *Pain Ther.* 2016; 5 (2): 237-248. doi:10.1007/s40122-016-0061-2

[42] Minkowitz HS, Rathmell JP, Vallow S, Gargiulo K, Damaraju CV, Hewitt DJ. Efficacy and safety of the fentanyl iontophoretic transdermal system (ITS) and intravenous patient-controlled analgesia (IV PCA) with morphine for pain management following abdominal or pelvic surgery. *Pain Med.* 2007; 8 (8): 657-668. doi:10.1111/j.1526-4637.2006.00257.x

[43] Stacey BR, Rudy TE, Nelhaus D. Management of patient-controlled analgesia: a comparison of primary surgeons and a dedicated pain service. *Anesth Analg.* 1997; 85 (1): 130-134. doi:10.1097/00000539-199707000-00023

[44] Van de Donk T, Ward S, Langford R, Dahan A. Pharmacokinetics and pharmacodynamics of sublingual sufentanil for postoperative pain management. *Anaesthesia.* 2018; 73 (2): 231-237.

[45] Giaccari LG, Coppolino F, Aurilio C, et al. Sufentanil sublingual for acute postoperative pain: a systematic literature review focused on pain intensity, adverse events, and patient satisfaction. *Pain Ther.* 2020; 9(1): 217- 230.

[46] Melson TI, Boyer DL, Minkowitz HS, et al. Sufentanil sublingual tablet system vs. intravenous patientcontrolled analgesia with morphine for postoperative pain control: a randomized, active-comparator trial. *Pain Pract.* 2014; 14 (8): 679-688.

[47] Minkowitz HS, Leiman D, Melson T, Singla N, DiDonato KP, Palmer PP. Sufentanil Sublingual Tablet 30 mcg for the management of pain following abdominal surgery: a randomized, placebo-controlled, phase-3 study. *Pain Pract.* 2017; 17 (7): 848-858.

[48] Ringold FG, Minkowitz HS, Gan TJ, et al. Sufentanil sublingual tablet system for the management of postoperative pain following open abdominal surgery: a randomized, placebo-controlled study. *Reg Anesth Pain Med.* 2015; 40 (1): 22-30.

[49] Jove M, Griffin DW, Minkowitz HS, Ben-David B, Evashenk MA, Palmer PP. Sufentanil sublingual tablet system for the management of postoperative pain after knee or hip arthroplasty: a randomized, placebocontrolled study. *Anesthesiology.* 2015; 123 (2): 434-443.

[50] Grissa, MH, Boubaker H, Zorgati A, et al. Efficacy and safety of nebulized morphine given at 2 different doses compared to IV titrated morphine in trauma pain. *Am J Emerg Med.* 2015; 33 (11): 1557-1561.

[51] Clark A, Rossiter-Rooney M, Valle-Leutri F. Aerosolized liposome-encapsulated fentanyl (AeroLEF) via pulmonary administration allows patients with moderate to severe post-surgical acute pain to self-titrate to effective analgesia. *J Pain.* 2008; 9 (4): 42-42.

[52] Wirz S, Conrad S, Shtrichman R, Schimo K, Hoffmann E. Clinical evaluation of a novel technology for oral patient-controlled analgesia, the *PCoA® Acute* device, for hospitalized patients with postoperative pain, in pilot feasibility study. *Pain Res Manag.* 2017; 2017 : 7962135.

[53] Palmer P, Ji X, Stephens J. Cost of opioid intravenous patient-controlled analgesia: results from a hospital database analysis and literature assessment. *Clinicoecon Outcomes Res.* 2014; 6 : 311-318.

[54] Tveita T, Thoner J, Klepstad P, Dale O, Jystad A, Borchgrevink PC. A controlled comparison between single doses of intravenous and intramuscular morphine with respect to analgesic effects and patient safety. *Acta Anaesthesiol Scand.* 2008; 52 (7): 920-925.

[55] Hudcova J, McNicol E, Quah C, Lau J, Carr DB. Patient controlled opioid analgesia versus conventional opioid analgesia for postoperative pain. *Cochrane Database Syst Rev.* 2006;(4):CD003348.

[56] Yi Y, Kang S, Hwang B. Drug overdose due to malfunction of a patient-controlled analgesia machine—a case report. *Korean J Anesthesiol.* 2013; 64 (3): 272-275.

[57] Winacoo JN, Maykel JA. Operative anesthesia and pain control. *Clin Colon Rectal Surg.* 2009; 22 (1): 41-46. doi:10.1055/s-0029-1202885

[58] Vadivelu N, Mitra S, Narayan D. Recent advances in postoperative pain management. *Yale J Biol Med.* 2010; 83 (1): 11-25.

[59] Nardi-Hiebl S, Eberhart L, Gehling M, et al. Quo Vadis PCA? A review on current concepts, economic considerations, patient-related aspects, and future development with respect to patient-controlled analgesia. *Anesthesiol Res Pract.* 2020; 2020 : 1-7.

第34章 非甾体抗炎药和环氧合酶-2抑制药
NSAIDs and COX-2 Inhibitors

Matthew R. Eng　　Kapil Anand　著
郑铁华　译　　葛胜辉　校

非甾体抗炎药（NSAID）和选择性环氧合酶2（COX-2）抑制药因其疗效好和不良反应低而成为围术期有价值的抗炎镇痛药物。随着经济压力、患者满意度需求和阿片类药物的不良反应增加，多模式镇痛技术在疼痛管理中变得越来越重要。用于急性疼痛管理的常用NSAID包括对乙酰氨基酚、布洛芬、酮洛酸、双氯芬酸和萘普生。常用的COX-2抑制药包括罗非昔布、伐地昔布和塞来昔布（表34-1）。

一、作用机制

NSAID抑制前列腺素合成途径中的一种叫作环氧合酶的酶。当局部组织损伤时释放前列腺素，可以降低损伤部位及周围组织的疼痛阈值。组织的炎症和痛觉过敏状态会通报给伤害性感受器。NSAID通过抑制环氧合酶活性，阻止外周和脊髓产生前列腺素。

NSAID对环氧合酶活性的抑制是非特异性的。因此，抑制COX-1同工酶活性会导致胃肠道不良事件和抑制血小板聚集。COX-1同工酶和COX-2同工酶活性降低与胃肠道出血、溃疡和穿孔有关。花生四烯酸的代谢产物，前列环素PGI_2与胃保护有关。COX-2同工酶抑制药物具有阻断前列腺素合成的能力，给予镇痛和抗炎的好处并减少胃肠道不良反应。对血栓素A_2的可逆抑制可阻止血小板聚集。与安慰剂相比，在接受扁桃体切除术的患者中，使用传统的NSAID时，再次出血的风险增高。COX-2抑制药中未显示血小板抑制作用。

二、镇痛和抗炎性能

随着急性疼痛管理变得越来越重要，应充分了解NSAID和COX-2抑制药的益处。急性疼痛管理的多模式方法益于减少阿片类镇痛药用量，与更快恢复日常活动、更快缩短出院时间、提高患者满意度和减少并发症有关。此外，术后急性疼痛的减少与慢性疼痛发生减少有关。

（一）酮咯酸

酮咯酸是一种较经典的NSAID，自1976年始在临床实践中应用。酮咯酸可用于治疗许多外科手术术后急性中至重度疼痛。酮咯酸已被证明对门诊手术、矫形手术和腹部大手术的患者有效[1-3]。无论30mg还是60mg已被证明可有效减轻门诊或腹部手术患者急性疼痛[3]。酮咯酸镇痛强度效价相当于4mg吗啡，这一点在术后疼痛服用10mg或30mg酮咯酸时得到证明[1]。在对1986—2001年接受酮咯酸治疗患者回顾文献中，作者发现强效镇痛药酮咯酸可减少阿片类药物消耗量36%[4]。90%以上的酮咯酸在肾脏中代谢，它与肾功能不全患者的肾衰竭有关。此外，关于NSAID对血小板抑制特性和胃肠道不良反应的风

NSAID	作用机制	半衰期（h）
对乙酰氨基酚	非选择性 COX 抑制药	1.5～2.5
酮咯酸	非选择性 COX 抑制药	5.2～5.6
布洛芬	非选择性 COX 抑制药	2
双氯芬酸	非选择性 COX 抑制药	1～2
萘普生	非选择性 COX 抑制药	12～17
塞来昔布	COX-2 选择性抑制药	11
罗非昔布	COX-2 选择性抑制药	17
伐地昔布	COX-2 选择性抑制药	8～11

表 34-1　围术期常见的 NSAID

非甾体抗炎药（NSAID）和 COX-2 抑制药已被证明在各种急性疼痛管理的外科手术中是有效的

险理论上仍然存在。

（二）布洛芬

布洛芬是一种 NSAID，通常选择口服制剂，无须处方即可治疗发热、头痛和轻度 / 中度炎症。在围术期使用时，布洛芬可以用于急性疼痛管理，以减少阿片类药物的消耗。在口腔手术、手部手术、全膝关节和髋关节置换术、甲状腺手术和腹腔镜手术中，布洛芬已被证明能改善镇痛效果 [5-10]。在接受腹腔镜胆囊切除术的患者中，与安慰剂相比，单次剂量给予布洛芬可使最初 24h 内阿片类药物消耗量减少 45%[7]。与酮咯酸类似，长期使用或大剂量可能会导致肾损害。布洛芬对非选择性环氧合酶活性的影响抑制血栓素 A_2 的产生，会损害血小板聚集。

（三）萘普生

与布洛芬类似，萘普生是一种非处方的 NSAID，用于治疗发热、头痛和轻度 / 中度炎症。当在手术当天和术后即刻用作镇痛辅助剂时，萘普生每天 500～1000 mg 证明可以降低疼痛严重程度以及阿片类药物的消耗。在接受膝关节镜检查的患者中，与安慰剂相比，服用 550mg 萘普生钠的患者在第 10 天时疼痛程度以及膝盖和腿部的功能都有所改善 [11]。萘普生对血小板抑制和肾脏损害也有同样的不良反应。

（四）COX-2 抑制药

由于胃肠道出血和血小板抑制的风险，人们对 COX-2 抑制药的使用更感兴趣。塞来昔布是此类药物中最常用的药物。由于心血管并发症和伤口感染的增加，对这类药物最初存在一些担忧。因此，罗非昔布和伐地昔布被从市场上移除 [12]。然而，COX-2 抑制药在非心脏手术后短期使用的安全性已被证明且无并发症 [12]。COX-2 抑制药对门诊手术、骨科手术、腹腔镜手术等有镇痛作用 [13-15]。当术前或术后服用 COX-2 抑制药时，COX-2 抑制药已显示出镇痛作用，可提前恢复日常活动，减少术后并发症，提高患者满意度。COX-2 抑制药具有较少的胃肠道不良反应，不会引起血小板抑制 [13, 16-19]。

结论

在大多数术后患者中，应考虑采用 NSAID 和 COX-2 抑制药进行快速疼痛管理，作为多模式镇痛方法的一部分。由于不良反应和禁忌证有限，这类药物有助于多模式治疗，具有巨大的镇痛效果。接受门诊手术或住院大手术的患者都可能受益于 NSAID 和 COX-2 抑制药。采用加速康复方案和临床路径证明了这类药物标准化的使用价值。在高危人群和长期使用 NSAID 的患者中，几乎没有不良反应。COX-2 抑制药对心血管风险也存在争议。NSAID 和 COX-2 抑制药治疗急性疼痛可提高患者满意度、减少阿片类药物消耗和术后并发症。

参考文献

[1] White PF, Raeder J, Kehlet H. Ketorolac: its role as part of a multimodal analgesic regimen. *Anesth Analg.* 2012; 114 : 250-254. doi:10.1213/ANE.0b013e31823cd524

[2] Ding Y, White PF. Comparative effects of ketorolac, dezocine, and fentanyl as adjuvants during outpatient anesthesia. *Anesth Analg.* 1992; 75 (4): 566-571. doi:10.1213/00000539-199210000-00018

[3] Parker RK, Holtmann B, Smith I, White PF. Use of ketorolac after lower abdominal surgery: effect on analgesic requirement and surgical outcome. *Anesthesiology.* 1994; 80 (1): 6-12. doi:10.1097/00000542-199401000-00005

[4] Macario A, Lipman AG. Ketorolac in the era of cyclo-oxygenase-2 selective nonsteroidal anti-inflammatory drugs: a systematic review of efficacy, side effects, and regulatory issues. *Pain Med.* 2001; 2 (4): 336-351. doi:10.1046/j.1526-4637.2001.01043.x

[5] Merry AF, Gibbs RD, Edwards J, et al. Combined acetaminophen and ibuprofen for pain relief after oral surgery in adults: a randomized controlled trial. *Br J Anaesth.* 2010; 104 (1): 80-88. doi:10.1093/bja/aep338

[6] Lawhorn CD, Bower CM, Brown RE, et al. Topical lidocaine for postoperative analgesia following myringotomy and tube placement. *Int J Pediatr Otorhinolaryngol.* 1996; 35 (1): 19-24. doi:10.1016/0165-5876(95)01275-3

[7] Ahiskalioglu EO, Ahiskalioglu A, Aydin P, Yayik AM, Temiz A. Effects of single-dose preemptive intravenous ibuprofen on postoperative opioid consumption and acute pain after laparoscopic cholecystectomy. *Medicine (United States).* 2017; 96 (8): e6200. doi:10.1097/MD.0000000000006200

[8] Weinheimer K, Michelotti B, Silver J, Taylor K, Payatakes A. A prospective, randomized, double-blinded controlled trial comparing ibuprofen and acetaminophen versus hydrocodone and acetaminophen for soft tissue hand procedures. *J Hand Surg Am.* 2019; 44 (5): 387-393. doi:10.1016/j.jhsa. 2018. 10. 014

[9] Ilyas AM, Miller AJ, Graham JG, Matzon JL. Pain management after carpal tunnel release surgery: a prospective randomized double-blinded trial comparing acetaminophen, ibuprofen, and oxycodone. *J Hand Surg Am.* 2018; 43 (10): 913-919. doi:10.1016/j.jhsa.2018.08.011

[10] Mutlu V, Ince I. Preemptive intravenous ibuprofen application reduces pain and opioid consumption following thyroid surgery. *Am J Otolaryngol.* 2019; 40 (1): 70-73. doi:10.1016/j.amjoto.2018.10.008

[11] Rasmussen S, Thomsen S, Madsen SN, Rasmussen PJS, Simonsen OH. The clinical effect of naproxen sodium after arthroscopy of the knee: a randomized, double-blind, prospective study. *Arthroscopy.* 1993; 9 (4): 375-380. doi:10.1016/S0749-8063(05)80309-3

[12] Nussmeier NA, Whelton AA, Brown MT, et al. Complications of the COX-2 inhibitors parecoxib and valdecoxib after cardiac surgery. *N Engl J Med.* 2005; 352 (11): 1081-1091. doi:10.1056/nejmoa050330

[13] Ekman EF, Wahba M, Ancona F. Analgesic efficacy of perioperative celecoxib in ambulatory arthroscopic knee surgery: a double-blind, placebo-controlled study. *Arthroscopy.* 2006; 22 (6): 635-642. doi:10.1016/j. arthro. 2006. 03.012

[14] White PF. Role of non-opioid analgesic techniques in the management of pain after ambulatory surgery. *Anesth Analg.* 2002; 94 (3): 577-585.

[15] Khan AA, Dionne RA. COX-2 inhibitors for endodontic pain. *Endod Top.* 2002;3(1). doi:10.1034/j. 1601-1546.2002.30104.x

[16] Recart A, Issioui T, White PF, et al. The efficacy of celecoxib premedication on postoperative pain and recovery times after ambulatory surgery: a dose-ranging study. *Anesth Analg.* 2003; 96 (6): 1631-1635. doi:10.1213/01. ANE.0000062526.60681.7B

[17] White PF, Sacan O, Tufanogullari B, Eng M, Nuangchamnong N, Ogunnaike B. Effect of short-term postoperative celecoxib administration on patient outcome after outpatient laparoscopic surgery. *Can J Anesth.* 2007; 54 (5): 342-348. doi:10.1007/BF03022655

[18] Issioui T, Klein KW, White PF, et al. The efficacy of premedication with celecoxib and acetaminophen in preventing pain after otolaryngologic surgery. *Anesth Analg.* 2002; 94 (5): 1188-1193. doi:10.1097/00000539-200205000-00025

[19] Watcha MF, Issioui T, Klein KW, White PF. Costs and effectiveness of rofecoxib, celecoxib, and acetaminophen for preventing pain after ambulatory otolaryngologic surgery. *Anesth Analg.* 2003; 96 (4): 987-994. doi:10.1213/01. ANE.0000053255.93270.31

第 35 章 美洛昔康：药理学作用及其在急性疼痛管理中的作用

Meloxicam: Pharmacology and Role in the Management of Acute Pain

Carley E. Boyce　Luke Mosel　Sarahbeth R. Howes　Benjamin Cole Miller　Victoria L. Lassiegne　Mark R. Alvarez　Jake Huntzinger　Alan David Kaye　Varsha D. Allampalli　Elyse M. Cornett　Jonathan S. Jahr　著

李建立 译　于 洋 校

一、术后疼痛管理

疼痛研究国际协会（International Association for the Study of Pain，IASP）将疼痛定义为："一种与实际或潜在组织损伤相关的，或类似的不愉快的感觉和情感体验[1]。"术后疼痛可影响患者健康和生存质量，导致不良转归，且术后疼痛治疗效果欠佳的严重患者，将转化为慢性疼痛综合征，因此，完善的术后镇痛对患者和医生均至关重要。与镇痛不足相关的不良反应（adverse effect，AE）包括谵妄、慢性疼痛以及社会和身体功能受损[2, 3]。

目前，多数人对于术后疼痛管理和疼痛过程恢复的不满仍然是一个需要解决的重要临床问题。阿片类药物一直是用于术后护理和恢复的主要药物。然而，阿片类药物也存在着很多不良反应，如恶心、呕吐、便秘、肠梗阻、瘙痒、剂量依赖性呼吸抑制、滥用和过度依赖[4]。阿片类用药的这些限制需要我们寻求一种适当的镇痛方法，即重点关注非阿片类镇痛药。静脉注射利多卡因是一种有效的镇痛方法，一项 Cochrane 回顾性研究报道显示，与安慰剂组相比，静脉注射利多卡因组会降低疼痛评分，证据等级低到中等[5]。另一种干预措施是多模式镇痛管理技术，这种方法是通过相同或不同的途径，给予两种或两种以上具有不同作用机制的镇痛药物，以优化镇痛效果，同时最大限度地减少 AE。美国麻醉医师协会工作组建议的治疗方案包括对乙酰氨基酚，非选择性非甾体抗炎药（NSAID），或选择性环氧合酶 –2（COX-2）非甾体抗炎药，但需排除有此类药物的禁忌证[6]。

美洛昔康是一种长效 COX-2 抑制药，通过减少前列腺素生物合成起效，具有镇痛、退热和抗炎活性。由于其水溶性差，口服起效缓慢，使用受到限制。口服美洛昔康 30mg，9～11h 血药浓度才可达峰值，因此不是急性疼痛的理想治疗方法。然而，静脉注射美洛昔康的纳米晶配方达到血浆浓度峰值的时间较短，目前具有一定可行性[4]。

静脉注射美洛昔康的安全事件与包括口服美洛昔康在内的其他非甾体抗炎药或 COX-2 抑制药（COXIB）相似，均与 COX-1 组成酶活性促进血小板聚集、血管收缩、影响胃肠道和肾脏功能稳定有关，需要重点关注出血、心血管和肾脏事件[7, 8]。

在一项Ⅱ期／Ⅲ期临床研究的汇总数据显示，静脉注射美洛昔康所导致的不良事件（treatment-emergent adverse event，TEAE）发生率较低。据报道，在中至重度术后疼痛的受试者中，静脉注射美洛昔康耐受性良好，最常见的 TEAE 为恶心、呕吐和头痛。在这项研究中，静脉注射美洛昔康减少了术后阿片类药物的需求，这表明静脉注射美洛昔康可能是目前术后疼痛管理有益、理想的替代品[8]。因此，本文旨在论述围术期疼痛管理的医学研究，并论述静脉注射美洛昔康治疗急性疼痛的安全性和耐受性。

二、药代动力学和药效动力学

（一）药代动力学

虽然口服美洛昔康长期以来用于治疗多种类型的疼痛，但其静脉注射剂用于治疗急性疼痛最近才被广泛接受。这主要与其血浆浓度达到峰值的时间缩短有关[7, 9]。

1. 吸收

单次静脉注射美洛昔康 30mg 后，几分钟内可达到最大血浆浓度（T_{max}-0.12h）。口服美洛昔康 30mg 后，在 9～11h（T_{max}）内达到最大血浆浓度（maximum plasma concentrations，C_{max}）[10, 11]。

2. 分布

美洛昔康在治疗剂量范围内与白蛋白结合率超过 99%，且蛋白结合率与药物浓度无关。由于其具有较高的蛋白结合率，其稳态分布体积在 0.15～0.2L/kg。滑液浓度接近血浆浓度的 40%～45%[7, 9, 12]。

3. 代谢／清除

美洛昔康主要通过 P450（CYP）2C9 在肝脏中 1 期消除，代谢产物没有活性。只有少量的药物原型经尿液和粪便排泄[9, 13, 14]。消除半衰期为 20～24h，是每天一次用药的理想药物。年龄、种族、性别和轻中度肝功能损伤对美洛昔康的药代动力学影响较小。轻度肾损伤仅对最大血浆浓度有轻微影响，但所需剂量无变化。中至重度肾功能不全患者则不推荐使用美洛昔康[7, 9, 13, 15]。与

美洛昔康有显著相互作用的药物包括甲氨蝶呤、环孢素、非甾体抗炎药、水杨酸盐类药物、培美曲塞、血管紧张素转换酶抑制药、血管紧张素受体拮抗药、β 受体拮抗药、阿司匹林和锂。对于同时服用 CYP2C9 抑制药的患者，应考虑减少美洛昔康静脉注射的剂量[9, 13]。

（二）药效动力学

美洛昔康的作用机制是通过抑制环氧合酶途径，抑制花生四烯酸转化为前列腺素。COX-1 酶产生的前列腺素，对胃肠道、肾脏和血小板均有影响。COX-2 酶产生的前列腺素则可调节疼痛感知。美洛昔康优先抑制 COX-2 途径，但也存在一些 COX-1 作用。因此，美洛昔康比其他选择性较低的 COX 抑制药对胃肠道和血小板的影响更小，并且没有额外的肾脏风险[7, 13, 16, 17]。

抗炎／镇痛／退热

多项动物和人体研究均评估了美洛昔康的抗炎作用，在动物模型中显示单次剂量即可抑制炎症反应。人体研究中采用红细胞沉降率、C 反应蛋白和水通道蛋白 –1 表达的降低来检测其对炎症反应的影响。美洛昔康在治疗慢性关节炎和肌肉骨骼疼痛历史久远[7, 9]。在一项研究中详细记录了美洛昔康的镇痛效果，直到给药 18h 后，镇痛效果才降低 50%[7, 9, 14, 16]。与其他非甾体抗炎药类似，美洛昔康对正常个体下丘脑的体温调节中枢没有直接影响，主要通过抗炎作用对致热原引起发热[9, 18]。

三、安全性与有效性

美洛昔康静脉注射的安全性已经通过很多术后和围术期疼痛管理策略进行了评估。通过许多大手术探索了各种疼痛程度，包括但不限于择期经腹子宫切除术、拇囊炎切除术、全膝关节置换术（total knee arthroplasty，TKA）和脊柱手术。美洛昔康静脉制剂是一种更具选择性的 COX-2 抑制药，但与所有非甾体抗炎药一样，它也具有与其他非甾体抗炎药类似的不良反应，如胃肠道出血、肝肾事件和血栓性损伤[7]。在Ⅱ期和Ⅲ期

试验中除了对各种安全指标如生命体征、体格检查、实验室指标（血红蛋白和红细胞压积）、12导联心电图、辅助药物（即多模式镇痛方案或护理标准）和补充药物（阿片类药物使用补救）进行研究外，还专门对其所造成的一些不良反应进行了研究[8]。在一项Ⅱ期盲法单剂量研究中，研究人员在择期经腹子宫切除术后给予美洛昔康静脉注射 5~60mg，仅报道了轻度至中度的不良事件，没有发现与药物有关的严重不良事件。特别是肝脏损伤和贫血发生率没有剂量依赖性[19]。在一项汇总分析中，通过比较 7 项术后研究中的1426 例成年受试者，安慰剂组与美洛昔康静脉注射组相比，相关不良反应更多[8]。美洛昔康静脉注射的整体安全性评估显示，与安慰剂和阿片类药物使用的已知不良事件相比，美洛昔康静脉注射的不良事件发生率较低[20]。

随着美洛昔康静脉注射的出现，因其"比口服药物起效更快"，使得其在急性疼痛中的应用成为可能[9]。静脉注射美洛昔康可快速镇痛，单剂量静脉注射美洛昔康 30mg，15~30min 即可明显镇痛[4]。超过 24h 给药间隔镇痛效果依然持续[4]。静脉注射美洛昔康在骨科、腹部和结直肠等各种外科手术中均有镇痛效果[7]。与安慰剂组相比，所有静脉注射剂量的美洛昔康对术后疼痛强度均显示具有统计学意义[19]。美洛昔康与常见的阿片类镇痛药吗啡比较，结果显示，分别静脉注射美洛昔康 60mg、30mg 和 15mg 时，疼痛强度显著降低，具有统计学意义[19]。在一项观察是否对阿片类药物使用产生影响的试验中，发现美洛昔康减少了术后阿片类药物的用量，这表明静脉注射美洛昔康可能是当前术后管理方案的有效替代方案[8]。与安慰剂组相比，静脉注射美洛昔康组患者术后阿片类药物总消耗量显著降低，且与首剂量到首次下床和首剂量到出院的时间缩短有关[20]。此外，最近的证据表明，如果术前静脉注射美洛昔康，也有降低术后疼痛的作用[7]。

四、静脉注射美洛昔康的重要临床研究及进展

2021 年的一项随机、双盲、安慰剂对照试验研究了 55 例结直肠手术并肠切除，伴或不伴肠吻合患者静脉注射美洛昔康缓解术后疼痛的安全性和有效性。这项研究表明，接受静脉注射美洛昔康的患者服用阿片类药物较少，24h 内疼痛强度差值总和降低（sum of pain intensity differences over 24 hours，$SPID_{24}$），住院时间缩短，术后首次肠鸣、排气和排便的时间缩短[21]。总的来说，这些数据表明，术后静脉注射美洛昔康可以有效减少阿片类药物的使用和医疗资源的支出，并可改善功能。2018 年的另一项随机对照试验（randomized control trial，RCT）对 200 例拇囊炎切除术后中度至重度疼痛的患者采用静脉注射美洛昔康或安慰剂治疗。主要结局为美洛昔康组 $SPID_{48}$ 低于安慰剂组，表明该药物对术后疼痛比安慰剂更有效[4]；次要结局为在静脉注射美洛昔康治疗的患者中，不同时间间隔的 SPID 降低，首次使用补救镇痛的时间延长[4]。

由于这些研究中的患者使用了美洛昔康或安慰剂来控制疼痛，大家可能质疑上述信息的偏倚，认为给予镇痛药物比不给予处理效果要好。这突出了标准的术后镇痛与静脉注射美洛昔康这个新方法比较的重要性。2019 年的一项针对 486 例在经腹子宫切除术后出现中重度疼痛女性的Ⅱ期 RCT 试验，比较了安慰剂、美洛昔康静脉用药和吗啡的疗效，主要结局是 $SPID_{24}$ 和给药后 24h 疼痛缓解总和（$TOTPAR_{24}$）。该试验结果显示，吗啡和静脉注射美洛昔康与安慰剂相比差异有统计学意义，接受吗啡和美洛昔康治疗的患者 $SPID_{48}$ 降低，$TOTPAR_{24}$ 值升高[19]。研究还发现，与吗啡相比，静脉注射美洛昔康≥15mg 也显著提高了 $SPID_{48}$ 和 $TOTPAR_{24}$[19]。

最近的其他几项随机对照试验也支持上述研究数据，表明静脉注射美洛昔康在缓解患者术后急性疼痛时比安慰剂更有效。例如，2018 年的一

项 RCT（其中 230 例患者接受了阻生牙手术）和另外两项 RCT 试验患者分别接受了 TKA 和腹壁成形术均显示，静脉注射美洛昔康在术后中度至重度疼痛缓解方面优于安慰剂[20, 22, 23]。这些试验还研究了美洛昔康的不良反应，均表明其最常见的不良反应包括胃肠道不良反应（恶心、呕吐、便秘）以及头痛和头晕。2020 年，在一篇同行评议的疼痛管理杂志的综述中报道了大部分在本节

中讨论的 II 期和 III 期试验结果，包括 910 例接受不同手术的受试者，报道了与第一次研究试验报道相似的结果。综合结果显示，静脉注射美洛昔康组和安慰剂组的 AE 发生率相似[7]。本文总结了诸多先前研究的结果，目的是强调每天一次静脉注射美洛昔康如何减少阿片类药物的消耗，减少 SPID 量表上的疼痛报道，减少住院时间，并改善功能[7]（表 35-1）。

表 35-1 临床安全性和有效性

作 者	研究分组和干预措施	结果与发现	结 论
Silinsky 等[21]	55 例结直肠手术伴肠切除患者静脉注射美洛昔康治疗术后疼痛	静脉注射美洛昔康的患者阿片类药物需求减少，24h 内疼痛强度差异总和（SPID）降低，首次肠鸣、排气和排便时间缩短	研究表明，术后静脉注射美洛昔康可以有效减少阿片类药物的使用，并减少医疗支出
Pollak 等[4]	200 例拇外翻切除术后中度至重度疼痛的患者接受静脉注射美洛昔康或安慰剂治疗	美洛昔康组 48h 内 SPID 低于安慰剂组。次要终点静脉注射美洛昔康的患者在不同时间间隔的 SPID 降低，首次使用补救镇痛时间延长	静脉注射美洛昔康治疗术后疼痛效果优于安慰剂
Rechberger 等[19]	486 例经腹子宫全切除术后中度至重度疼痛的妇女分别静脉注射安慰剂、美洛昔康和吗啡的疼痛管理效果	与安慰剂组相比，接受美洛昔康静脉注射或吗啡的患者 $SPID_{24}$ 降低，24h 疼痛缓解总和（$TOTPAR_{24}$）升高。与吗啡相比，美洛昔康 ≥15mg 组 $SPID_{48}$ 和 $TOTPAR_2$ 明显提高	与标准剂量吗啡相比，静脉注射较高剂量美洛昔康镇痛效果更佳，提示了非阿片类药物用于术后疼痛控制的可行性
Christensen 等[22]	230 例受试者在阻生牙术后对比静脉注射美洛昔康、布洛芬和安慰剂术后疼痛管理效果	与安慰剂组相比，静脉注射美洛昔康和布洛芬组 $SPID_{24}$ 降低，静脉注射美洛昔康的两种剂量都优于布洛芬组。此外，静脉注射美洛昔康治疗方案患者满意度最高，使用补救镇痛的概率最低	本研究建议应当积极治疗术后疼痛，并且相对于布洛芬静脉注射美洛昔康控制患者术后疼痛效果更佳
Berkowitz 等[20]	181 例择期行全膝关节置换术后的受试者分别接受静脉注射美洛昔康治疗和安慰剂治疗，记录术后阿片类药物的使用情况	与安慰剂组相比，静脉注射美洛昔康治疗组阿片类药物的使用显著减少，不良反应程度降低，具有统计学意义。此外，静脉注射美洛昔康 $SPID_{24}$ 降低，提示其对术后疼痛控制效果更佳	静脉注射美洛昔康可作为减少阿片类药物在全膝关节置换术后镇痛用量的替代用药
Singla 等[23]	219 例受试者分别接受静脉注射美洛昔康和安慰剂治疗，评估腹部整形术后镇痛效果	美洛昔康治疗组与安慰剂组相比，$SPID_{24}$ 有统计学意义上的差异，这些患者表现出更高程度的疼痛控制。与安慰剂组相比，美洛昔康治疗组的患者需要的阿片类药物也更少	在腹部整形术后，美洛昔康减少了阿片类药物的用量，镇痛强度更高

五、静脉注射美洛昔康与血小板功能，以及网状 Meta 分析比较静脉注射美洛昔康与其他静脉注射非阿片类药物治疗中重度术后疼痛的效果

非甾体抗炎药（NSAID）是世界卫生组织（WHO）疼痛阶梯治疗的组成部分，该阶梯治疗已作为一线防线用于急性和慢性疼痛的预防或治疗 [17]。静脉注射（IV）美洛昔康是一种新型的纳米晶体胶体分散剂，用于中度至重度疼痛管理。围术期或术后使用非甾体抗炎药的担忧是其潜在的血小板功能障碍和出血相关事件的风险 [17]。然而，研究表明，使用非甾体抗炎药与出血风险增加之间的关联，主要与非选择性非甾体抗炎药抑制 COX-1 所导致的血栓素减少有关，使用选择性 COX-2 非甾体抗炎药相关事件风险较低。美洛昔康静脉注射抑制 COX-2 亲和力较高，血小板功能障碍相关事件的风险较低，同时镇痛作用时间较长 [17]。常见非甾体抗炎药的 COX 选择性见表 35-2。评估药物或其他情况对血小板功能影响的一种方法是使用血小板功能分析仪（PFA-100；西门子医疗诊断公司，Deerfield, IL，USA），这是一种通过模拟血管损伤后可能发生的血小板黏附和聚集来确定凝血时间（closure time，CT）的设备。可使用两种不同的检测试剂盒进行分析，胶原蛋白与肾上腺素（collagen with epinephrine，CEPI）和胶原蛋白与二磷酸腺苷（collagen with adenosine diphosphate，CADP）。CEPI 试剂盒对阿司匹林诱导的血小板异常敏感，而 CADP 试剂盒主要对各种血小板病敏感，对阿司匹林作用的敏感性较低 [17]。

此研究经机构审查委员会（institutional review board，IRB）审查和批准，所有受试者（献血者）在参与前均签署知情同意。健康志愿者提供一份全血样本（约 20ml）用于分析。每个全血样本均使用 CEPI 和 CADP 两种试剂盒，分别在阴性对照（1 个条件）、阳性对照（2 个条件）和美洛昔康静脉注射（4 个条件）测试条件下进行分析。根据测试条件处理全血，在 PFA-100 中分析前孵育约 10min。所有血液样本在采集后 2.5h 内进行分析。受试者 / 供体纳入标准为：18—40 岁不吸烟的男性和女性；近期无药物使用；处方、OTC 或维生素 / 营养补充剂；无影响凝血或血小

表 35-2　常用非甾体抗炎药的 COX 选择性（COX-2/COX-1 IC_{80} 比值）

	药　品	COX-2/COX-1 IC_{80} 比值
	酮咯酸	294
	阿司匹林	3.8
	萘普生	3
高 COX-1 选择性	布洛芬	2.6
	双氯芬酸	0.23
	塞来昔布	0.11
	美洛昔康	0.091
高 COX-2 选择性	罗非考昔	＜ 0.05

来自网状 Meta 分析

COX. 环氧合酶；IC. 抑制浓度

改编自 Jahr JS, Searle S, McCallum S, et al. Platelet function: meloxicam intravenous in whole blood samples from healthy volunteers. Clin Pharmacol Drug Dev. 2020; 9(7): 841-848.

板功能的病史（如贫血、血小板减少）；阴性对照（未处理样品）CT 值在正常范围；CEPI＜150s，CADP＜110s。测试条件包括阴性对照：未处理的全血和阳性对照静脉注射酮咯酸 2.5μg/ml和 5μg/ml，分别对应静脉注射酮咯酸 15mg 和 30mg 负荷剂量的近似 Cmax。静脉注射美洛昔康剂量为 5μg/ml、10μg/ml、15μg/ml 和 20μg/ml，对应静脉注射美洛昔康 30mg（5μg/ml）后的近似 Cmax，以及超出计划治疗剂量的额外浓度。基于美洛昔康静脉注射试验条件的重复样品分析，对统计分析试验结果进行质量控制（quality control，QC）评估，检验标准为≤20% 原始结果的方差。采用方差分析（analyzed using an analysis of variance，ANOVA）对 CT 的影响进行分析，以评估有和没有控制协变量情况下的治疗效果。

结果显示，共分析了 13 个合格受试者的全血样本（男性 7 个，女性 6 个）。统计分析包括 8 个受试者样本的数据（男性 2 个，女性 6 个）；5 个受试者样本被排除，1 个由于仪器故障，4 个由于超出 QC 样本结果范围。除非另有说明，统计分析的数据均已报道。

CADP 分析：使用 CADP 试剂盒进行的样本分析并没有显示出对 CT 有显著的影响（$P=0.5715$）。与对照组相比，没有任何治疗组显示 CT 有显著变化（$P≥0.0907$）。与对照组相比，在美洛昔康静脉注射治疗剂量和超治疗剂量下，未观察到全血样本的 CT 值有明显延长。相反，与对照组相比，酮咯酸治疗浓度的样本中，CT 值显著延长。与酮咯酸相比，美洛昔康静脉注射组治疗剂量 CTs 数值较短。这些结果表明美洛昔康静脉注射在降低血小板功能障碍风险方面比酮咯酸具有潜在的临床益处。

该研究结论提示，与对照组相比，美洛昔康静脉注射治疗的全血样本在对应治疗剂量和超治疗剂量的浓度下，未观察到 CT 值明显延长；相反，与对照组相比，在对应酮咯酸治疗剂量浓度的样本中，CT 值显著延长。与酮咯酸相比，美洛昔康静脉注射治疗剂量 CT 值数值更短。这些

结果表明美洛昔康静脉注射在降低血小板功能障碍风险方面比酮咯酸具有潜在的临床益处。

静脉注射美洛昔康尚未与其他非阿片类静脉镇痛药进行比较。一项网状 Meta 分析评估了美洛昔康静脉注射（MIV）相对于其他静脉注射非阿片类镇痛药对中度至重度术后疼痛的安全性和有效性。此研究遵循最佳实践指南，根据预先制订的标准实行，并在公开注册平台（PROSPERO）注册。针对预先给药的研究进行更新，以反映了 MIV 临床效果评估。

此系统评价在 PubMed、Medline、EBSCO、Web of Science、Scopus、ClinicalTrials.gov 和 Cochrane CENTRAL 中搜索了 2000 年 1 月至 2019 年 2 月期间发表的随机对照试验（不包括非人类研究和仅针对儿科的队列研究）。纳入标准包括开腹手术、关节置换术、子宫切除术或拇囊炎切除术；采用静脉注射非阿片类镇痛药治疗；患者达到中度至重度疼痛水平给予术后镇痛；采用客观方法评估疼痛；术后随访≥12h。由 3 位研究人员独立评估，如果存在异议，经协商一致后裁定。数据采用 Covidence 进行双重提取。

术后评估结局指标，并比较了静脉注射美洛昔康与其他静脉注射非阿片类镇痛药的疼痛强度差值总和（sum of pain intensity difference，SPID）、吗啡毫克当量（morphine milligram Equivalent，MME），不良事件（adverse event，AE）以及阿片类药物相关 AE（opioid-related AE，ORADE）。手术分为腹部手术（子宫切除术、腹部成形术和剖腹产术）、拇囊炎切除术和骨科手术（主要是关节置换术）。网状 Meta 分析中的贝叶斯随机效应为连续和二分类变量产生了标准化均数差和比值比（odds ratio，OR）。优选概率排名曲线（Surface under the cumulative ranking curve，SUCRA）指标下的表面积被用来对每种治疗方法的有效性进行排序。使用 Cochrane 手册和 GRADE 对研究偏倚风险和证据可靠性进行评估。

文献检索到 2303 项不重复研究，保留了 17 项随机对照试验用于网状 Meta 分析。不同时

点的疼痛结果汇总分析表明，静脉注射美洛昔康产生最大 SPID 的概率与 SUCRA 排序一致，具体如下：静脉注射美洛昔康可使 MME 减少18%（范围 12%～26%）；应用对乙酰氨基酚可使 MME 减少14%；应用酮咯酸可使 MME 减少16%。静脉注射美洛昔康对于非阿片类药物相关AE 没有益处，但与胃肠道 ORADE（OR=0.72；95% CI 0.66～0.78）和呼吸 ORADE（OR=0.51；95% CI 0.59～0.42）发生率降低相关。在许多临床研究中，静脉注射美洛昔康与术后疼痛减轻、MME 应用减少和 ORADE 发生率降低有关。我们的结果质量总体上处于中等水平。提示尚缺乏针对静脉注射美洛昔康的直接对照研究，目前正在研究中。主要局限性包括网络数据稀疏，将静脉注射美洛昔康腹部整形术的数据推测到其他腹部手术，没有静脉注射美洛昔康的直接对比数据。

结论

美洛昔康一直以来被用于治疗慢性疼痛，最研制的静脉注射药在急性术后疼痛治疗中具有更大价值。

术后疼痛管理仍然是医务人员的挑战和重点。阿片类药物长期以来一直是术后疼痛的主要治疗方法，虽然其在控制疼痛方面有效，但它们有许多不良反应延缓患者康复。然而目前已经探索了许多阿片类药物的替代品，美国麻醉医师协会工作组推荐了多模式镇痛技术。该建议包括对乙酰氨基酚和非选择性或选择性 COX-2 非甾体抗炎药的使用[6]。

美洛昔康优先抑制 COX-2 途径，减少前列腺素参与的炎症和疼痛感知。与非选择性非甾体抗炎药相比，美洛昔康对 COX-1 酶的抑制作用小，因此其导致胃肠道、肾脏和血小板不良反应更少。与口服药物相比，静脉注射美洛昔康的药代动力学使其成为治疗急性疼痛的理想药物。当静脉注射 30mg 时，达到血浆浓度峰值的平均时间约为 7min，可快速缓解疼痛。除了起效快外，美洛昔康消除半衰期为 20～24h，可每天服用 1 次，更为方便[9, 13, 15]。

已有研究证明静脉注射美洛昔康可有效地治疗急性术后疼痛，效果优于安慰剂，布洛芬，甚至常规剂量的吗啡[19, 22]。静脉注射美洛昔康除了有效的镇痛，还可以显著减少阿片类药物的使用剂量[7]。有研究表明，接受结直肠手术的患者使用美洛昔康可加快肠道功能恢复，这提示静脉注射美洛昔康可以改善某些患者的功能恢复[21]。

本章对以往研究的回顾分析表明，静脉注射美洛昔康在不同手术类型中使用是一种安全的疼痛管理选择。在一项包括 7 项术后研究的汇总分析中，与静脉注射美洛昔康组相比，安慰剂组相关不良反应更多[8]。静脉注射美洛昔康的安全性评估提示，与使用阿片类药物相比，其不良事件发生率较低[20]。使用美洛昔康相关的最常见的不良反应是胃肠道反应、头痛和头晕。美洛昔康静脉制剂由肝脏代谢，因此与其他 CYP 2C9 抑制药联合使用时，剂量应相应减少[9, 13]。美洛昔康可用于轻度肾损伤患者，但应避免用于中度至重度肾功能不全患者[7, 9, 13, 15]。

虽然静脉注射美洛昔康是一种新型配方，但与目前的替代品相比，本章阐述的有效性和安全性为其在急性术后疼痛管理中的应用提供了强有力的证据。这个选择性 COX-2 抑制药具有理想的药代动力学和安全性以及被证实的疗效，使其成为多模式疼痛管理中有价值的药物。

参考文献

[1] Raja SN, Carr DB, Cohen M, et al. The revised International Association for the Study of Pain definition of pain: concepts, challenges, and compromises. *Pain.* 2020; 161 (9): 1976-1982.

[2] Sinatra R. Causes and consequences of inadequate management of acute pain. *Pain Med.* 2010; 11 (12): 1859-1871.

[3] Morrison RS, Magaziner J, Gilbert M, et al. Relationship between pain and opioid analgesics on the development of delirium following hip fracture. *J Gerontol A Biol Sci Med Sci.* 2003; 58 (1): M76-M81.

[4] Pollak RA, Gottlieb IJ, Hakakian F, et al. Efficacy and safety of intravenous meloxicam in patients with moderate-to-severe pain following bunionectomy: a randomized, double-blind, placebo-controlled trial. *Clin JPain.* 2018; 34 (10): 918-926.

[5] Weibel S, Jelting Y, Pace NL, et al. Continuous intravenous perioperative lidocaine infusion for postoperative pain and recovery in adults. Cochrane Anaesthesia, Critical and Emergency Care Group, editor. *Cochrane Database Syst Rev* [Internet]. 2018[cited 2021 Apr 30]; 6 (6): CD009642. http:// doi.wiley. com/10.1002/14651858.CD009642.pub3

[6] Practice guidelines for acute pain management in the perioperative setting. *Anesthesiology.* 2012; 116 (2): 248-273.

[7] Berkowitz RD, Mack RJ, McCallum SW. Meloxicam for intravenous use: review of its clinical efficacy and safety for management of postoperative pain. *Pain Manag.* 2021; 11 (3): 249-258.

[8] Viscusi ER, Gan TJ, Bergese S, et al. Intravenous meloxicam for the treatment of moderate to severe acute pain: a pooled analysis of safety and opioid-reducing effects. *Reg Anesth Pain Med.* 2019; 44 (3): 360-368.

[9] Bekker A, Kloepping C, Collingwood S. Meloxicam in the management of post-operative pain: narrative review. *J Anaesthesiol Clin Pharmacol.* 2018; 34 (4): 450-457.

[10] Türck D, Busch U, Heinzel G, Narjes H. Clinical pharmacokinetics of meloxicam. *Arzneimittelforschung.* 1997; 47 (3): 253-258.

[11] Distel M, Mueller C, Bluhmki E, Fries J. Safety of meloxicam: a global analysis of clinical trials. *Br J Rheumatol.* 1996; 35 (Suppl 1): 68-77.

[12] Davies NM, Skjodt NM. Clinical pharmacokinetics of meloxicam. *Clin Pharmacokinet.* 1999; 36 (2): 115-126.

[13] Safety & Tolerability [Internet]. Anjeso. [cited 2021 May 2]. https://www.anjeso.com/safety-tolerability

[14] Gottlieb IJ, Tunick DR, Mack RJ, et al. Evaluation of the safety and efficacy of an intravenous nanocrystal formulation of meloxicam in the management of moderate-to-severe pain after bunionectomy. *J Pain Res.* 2018; 11 : 383-393.

[15] Del Tacca M, Colucci R, Fornai M, Blandizzi C. Efficacy and tolerability of meloxicam, a COX-2 preferential nonsteroidal anti-inflammatory drug. *Clin Drug Investig.* 2002; 22 (12): 799-818.

[16] Bacchi S, Palumbo P, Sponta A, Coppolino MF. Clinical pharmacology of non-steroidal anti-inflammatory drugs: a review. *Antiinflamm Antiallergy Agents Med Chem.* 2012; 11 (1): 52-64.

[17] Jahr JS, Searle S, McCallum S, et al. Platelet function: meloxicam intravenous in whole blood samples from healthy volunteers. *Clin Pharmacol Drug Dev.* 2020; 9 (7): 841-848.

[18] Engelhardt G, Homma D, Schlegel K, Utzmann R, Schnitzler C. Anti-inflammatory, analgesic, antipyretic and related properties of meloxicam, a new non-steroidal anti-inflammatory agent with favourable gastrointestinal tolerance. *Inflamm Res.* 1995; 44 (10): 423-433.

[19] Rechberger T, Mack RJ, McCallum SW, Du W, Freyer A. Analgesic efficacy and safety of intravenous meloxicam in subjects with moderate-to-severe pain after open abdominal hysterectomy: a phase 2 randomized clinical trial. *Anesth Analg.* 2019; 128 (6): 1309-1318.

[20] Berkowitz RD, Steinfeld R, Sah AP, et al. Safety and efficacy of perioperative intravenous meloxicam for moderate-to-severe pain management in total knee arthroplasty: a randomized clinical trial. *Pain Med.* 2021; 22 (6): 1261-1271.

[21] Silinsky JD, Marcet JE, Anupindi VR, et al. Preoperative intravenous meloxicam for moderate-to-severe pain in the immediate post-operative period: a Phase IIIb randomized clinical trial in 55 patients undergoing primary open or laparoscopic colorectal surgery with bowel resection and/or anastomosis. *Pain Manag.* 2021; 11 (1): 9-21.

[22] Christensen SE, Cooper SA, Mack RJ, McCallum SW, Du W, Freyer A. A randomized doubleblind controlled trial of intravenous meloxicam in the treatment of pain following dental impaction surgery. *J Clin Pharmacol.* 2018; 58 (5): 593-605.

[23] Singla N, Bindewald M, Singla S, et al. Efficacy and safety of intravenous meloxicam in subjects with moderate-to-severe pain following abdominoplasty. *Plast Reconstr Surg Glob Open.* 2018; 6 (6):e1846.

[24] Carter JA, Black LK, Sharma D, Bhagnani T, Jahr JS. Efficacy of non-opioid analgesics to control postoperative pain: a network meta-analysis. *BMC Anesthesiol.* 2020; 20 : 272. https://doi.org//10.1186. S12871-020-01147-y

第 36 章　骨骼肌松弛药、抗抑郁药、抗癫痫药、加巴喷丁类药物

Skeletal Muscle Relaxants, Antidepressants, Antiepileptics, Gabapentinoids

Anand M. Prem　Maryam Jowza　Dominika James　著

韩　霜　译　　　王凯元　校

一、阿片类药物的应用

在美国，成年人慢性疼痛患病率平均约为 20%，但对急性疼痛的患病率却知之甚少。据报道，医院中 30%～50% 的患者有中度至重度疼痛。在过去的 20 年里，美国因阿片类药物过量导致的死亡人数急剧增加，与此同时，用于镇痛的阿片类药物处方数量也在增加。过去 10 年因非法阿片类药物（包括海洛因和芬太尼等合成阿片类药物）过量致死的人数不断上升，部分原因是越来越多的人开始使用阿片类处方药物[1]。根据国家药物滥用统计中心的数据，2017 年，超过 1100 万美国人滥用阿片类处方药物，仅 2016 年就有 1.9 万人死于阿片类处方药物。

阿片类药物在疼痛管理中的滥用是由很多综合因素引起的，但阿片类药物危机的核心是片面地认为只要将阿片类药物用于治疗疼痛，成瘾就会很少发生[1]。然而，最近的研究表明，即使是相对短暂的阿片类药物暴露也会增加慢性阿片类药物使用、阿片类药物使用障碍和成瘾的风险。在许多与阿片类药物过量相关的死亡病例中，无论是在术后即刻还是在门诊，最初接触阿片类药物时，都是使用阿片类药物处方来治疗急性疼痛[1]。尽管充分控制疼痛是一个优先事项，但为了解决持续存在的阿片类药物危机，必须尽量减少围术期阿片类药物的使用，并增加多模式疼痛治疗方案。增强术后恢复的方案包括使用神经阻滞、非类固醇类药物、肌肉松弛药、加巴喷丁类药物、利多卡因、对乙酰氨基酚和氯胺酮等，以减少术后阿片类药物的应用，进而缩短住院时间。本章回顾了其他非阿片类辅助用药，如抗抑郁药、肌肉松弛药、抗癫痫药以及加巴喷丁类药物作为治疗急性疼痛的多模式方案的组成（表 36-1）。

二、抗抑郁药

寻找更安全的非阿片类药物来控制疼痛的需求重新得到关注，而抗抑郁药可以在疼痛治疗中发挥重要作用，主要表现为改善疼痛体验，减少阿片类药物依赖。尽管在过去的 50 年里，有充足的证据支持其对慢性疼痛的疗效，但它们在急性和术后疼痛的治疗中往往未得到充分利用[2]。

用于治疗疼痛的抗抑郁药物种类如下（表 36-2）。

表 36-1　用于镇痛的非阿片类辅助药物

类　型	作用机制	常见疼痛适应证	注　释
骨骼肌松弛药	各种药物对 CNS 作用机制不同	有限的证据支持用于急性背部疼痛	大多数药物都有镇静的不良反应
抗抑郁药	在不同的类型中，TCA 和 SNRI 对疼痛最有效；通过增强脊髓水平的下行抑制疼痛通路的信号传导	最常用于神经病理性疼痛，纤维肌痛	治疗疼痛与治疗情绪无关
抗癫痫药	异构化合物具有不同的作用机制，多数药物为电压门控钠通道的阻滞药	神经病理性疼痛	需要更多的研究来明确其在急性疼痛治疗中的有效性
加巴喷丁类	抑制突触前电压门控钙通道的 α_2-δ 亚基	神经病理性疼痛	在急性疼痛中可能有阿片类药物节俭作用

CNS. 中枢神经系统；TCA. 三环类抗抑郁药；SNRI. 5- 羟色胺去甲肾上腺素再摄取抑制药

表 36-2　抗抑郁药总结

类　型	举　例	机　制	不良反应	注　释
三环类抗抑郁药（TCA）	• 阿米替林 • 去甲替林 • 地昔帕明	5- 羟色胺（5-HT）再摄取抑制，去甲肾上腺素再摄取抑制，外周钠通道阻滞药，脊髓 N- 甲基 -D- 天门冬氨酸（NMDA）受体拮抗药，抗胆碱能药，抗组胺药	• 抗胆碱能作用：口腔干燥，心动过速，尿潴留，便秘、弱视和记忆障碍 • 抗组胺作用：镇静、嗜睡、增重、QT 间期延长	使用受不良反应限制
选择性 5-HT 再摄取抑制药（SSRI）	• 氟西汀 • 帕罗西汀 • 西酞普兰 • 舍曲林	突触前 5-HT 再摄取拮抗药，可增加突触间隙内 5-HT 的浓度	恶心、腹泻、颤抖、头痛、镇静、性功能不良反应	镇痛效能小
5-HT 去甲肾上腺素再摄取抑制药（SNRI）	• 度洛西汀 • 文拉法辛 • 米那普仑	5-HT 和去甲肾上腺素（NE）再摄取抑制	恶心、腹泻、疲劳、嗜睡、性功能障碍、高血压	对神经病理性疼痛，纤维肌痛有较高的耐受性
多巴胺去甲肾上腺素再摄取抑制药	安非他酮	去甲肾上腺素能和多巴胺能再摄取抑制	失眠、紧张、头痛、易怒、癫痫发作阈值降低	止痛效果的证据是混合的

① 三环类抗抑郁药（tricyclic antidepressant，TCA）：阿米替林、去甲替林、丙米嗪、地昔帕明、氯丙咪嗪、马普替林。

② 5- 羟色胺去甲肾上腺素再摄取抑制药（serotonin-noradrenalin reuptake inhibitor，SNRI）：度洛西汀、文拉法辛、米那普仑。

③ 选择性 5- 羟色胺再摄取抑制药（selective serotonin reuptake inhibitor，SSRI）：氟西汀、帕罗西汀、西酞普兰、舍曲林。

④ 多巴胺去甲肾上腺素再摄取抑制药：安非他酮。

三环类抗抑郁药是外周钠通道和脊髓 N- 甲基 -D- 天门冬氨酸（N-methyl-D-aspartate，NMDA）受体的拮抗药，有助于防止中枢致敏化，这是术后急性疼痛病理生理学的一个重要组成部分[3]。大量证据表明，传统 TCA 可以用于疼痛治疗，但其众多的不良反应限制了其在疼痛治疗中的应用[2, 4]。虽然 SSRI 安全性更高，5- 羟色胺受体介导的不良反应更少，但因其在疼痛治疗中的效果不如传统的 TCA，在疼痛治疗领域并没得到广泛的研究[2]。新型的 5- 羟色胺（5-HT）去甲肾上腺素（norepinephrine，NE）再摄取抑制药，如文拉法辛，可以抑制 5- 羟色胺和 NE 的再摄取，类似于 TCA，但不影响其他非治疗性受体，因此不良反应更少且患者的耐受性更好[2]。它们还与细胞色素 P450 系统的相互作用最小，从而与其他药物的相互作用较小，成为多模式镇痛治疗方案的有效组成部分。

（一）抗抑郁药治疗急性疼痛的证据

2014 年的一项研究回顾了 15 项研究，涉及 985 例接受抗抑郁药治疗的术后急性疼痛患者，其中 8 项试验显示，抗抑郁药在早期减轻疼痛方面优于安慰剂。然而，由于研究方法的区别，没有足够的证据支持使用抗抑郁药可治疗急性疼痛和预防慢性术后疼痛。未来的试验，应仔细选择患者评估抗抑郁药在急性围术期应用的适应证和禁忌证，以及潜在的药物不良相互作用和围术期出血增加的风险[4]。针对发生术后慢性疼痛的高风险患者，服用抗抑郁药时收益可能会抵消部分不良反应的风险[4]。

由于抗抑郁药物对慢性疼痛的镇痛效果通常在开始治疗和剂量增加的几天到几周后才会显现，因此，可能需要在手术前几天到几周开始使用和滴定抗抑郁药物，以优化术后镇痛的效果。急性术后疼痛转变为慢性术后疼痛没有明确时间界限，可能需要持续服用抗抑郁药到出院后几天甚至几周[4]。

（二）治疗

抗抑郁药通常需要在初始治疗时使用推荐剂量的 1/4～1/2，并在 2～3 周内逐步增加到全剂量，以最大限度地减少不良反应并提高患者的耐受性，这在老年人群中尤其重要。疼痛患者经常

服用其他可能增强抗抑郁药不良反应的药物，在滴定剂量时必须考虑到这一点。在增加剂量前，理想的做法是每 2～4 周重新评估一次。

（三）抗抑郁药作为镇痛药的作用机制

虽然关于阿米替林和度洛西汀等抗抑郁药物在神经病理性疼痛中的疗效已达成共识，但它们作用的机制仍不清楚[2-4]。

治疗慢性疼痛的抗抑郁药通过几种不同的可能机制起作用。通过增加脊髓上和脊髓水平突触间隙中去甲肾上腺素和 5- 羟色胺的数量来强化下行抑制性疼痛通路是其主要机制之一。另一个机制是缓解潜在的抑郁改变疼痛情感导致的负面影响。在急性疼痛中，抗抑郁药的主要作用机制包括阻滞钠通道、拮抗 NMDA 受体、阻断中枢 P 物质受体[3, 4]和内源性阿片系统的神经调节[2]。

在每一类抗抑郁药中，每种药物在不同人群中缓解疼痛的程度也有相当大的差异。这在一项交叉研究中得到了证实，该研究观察了 31 例接受阿米替林和去甲替林治疗的带状疱疹后神经痛患者。虽然有 5 例患者在服用阿米替林后疼痛缓解良好，但他们在服用去甲替林后仍有中度至重度疼痛，另外 4 例患者在服用去甲替林后疼痛缓解良好，但服用阿米替林后均无疼痛缓解。

（四）对抗抑郁药有反应的疼痛类型

虽然已经用抗抑郁药治疗了各种疼痛综合征，但神经病理性疼痛似乎对这类药物反应最明显。由于压迫、糖尿病、带状疱疹后或 HIV- 相关病因引起的周围神经病变，放疗或化疗后神经炎，传入性疼痛，中枢疼痛综合征，神经丛病和椎板切除术后疼痛综合征等对抗抑郁药反应良好[2, 3, 5]，而它们在单纯伤害性疼痛中的治疗作用则不那么显著。

（五）三环类抗抑郁药

这类最早的抗抑郁药在治疗急性神经病理性和慢性疼痛方面的疗效最明显。它们的镇痛特性与抗抑郁作用无关[2, 3]。然而，它们也作用于其他多种神经受体，因此不良反应较多，通常限制

了其在慢性疼痛患者中的使用[2]。选择 TCA 治疗抑郁症主要是基于患者对其抗胆碱能和抗组胺不良反应的耐受性，因为它们都是同样有效的抗抑郁药。阿米替林和丙米嗪与镇静、体位性低血压和体重增加有关。去甲替林的抗胆碱能不良反应较少，地昔帕明在所有 TCA 中抗胆碱能不良反应最少[4]。

1. 在治疗疼痛中的作用

与 SSRI 不同，TCA 具有独立的镇痛作用，与抗抑郁作用无关[2, 3]。除了 5-羟色胺和去甲肾上腺素再摄取抑制作用，TCA 还有 NMDA 受体拮抗和钠通道阻滞作用，因此其镇痛作用优于 SNRI[2-4]。对糖尿病神经病变、带状疱疹后神经痛、复杂性区域疼痛综合征、神经根疼痛、脑卒中后疼痛和慢性头痛有效[5]。同时，TCA 具有阿片类药物节俭的特性，可有效地作为围术期急性疼痛管理时超前镇痛使用。通常镇痛剂量（25~75mg），低于典型的抗抑郁剂量（75~150mg）[5, 6]。

2. 不良反应

TCA 可阻断毒蕈碱受体从而产生抗胆碱能效应，如口干症、心动过速、尿潴留、便秘、弱视和记忆障碍。镇静、嗜睡、体重增加和其他中枢神经系统（central nervous system，CNS）抑制药的增强都归因于组胺（histamine，H_1）受体阻断作用[3-6]。它们阻断 α_1 肾上腺素受体导致嗜睡和体位性低血压，而 α_2 肾上腺素受体阻断可导致阴茎异常勃起；如果同时给予，可干扰 α_2 受体激动药如可乐定和甲基多巴的降压性能。一些 TCA 可阻断多巴胺能受体，导致锥体外系症状、僵硬、震颤、运动障碍、迟发性运动障碍、神经性抗癫痫性恶性综合征以及催乳素产量增加。所有 TCA 均能降低癫痫发作阈值。

3. 初始治疗

在开始 TCA 治疗前，建议进行常规的血液尿素氮、肌酐、电解质和肝功能检测的实验室筛查。因为 TCA 可导致心律失常的发生并延长心电图 QT 间期，所有 40 岁以上或既往有心脏病的患者都应进行基线心电图检查，以确保校正 QT（QTC）间期<450ms。TCA 应以尽可能低的剂量开始，特别是在老年人中，并根据对不良反应的耐受性逐步滴定到治疗剂量。

（1）停用 TCA：突然停药会导致戒断综合征，表现为发热、出汗、头痛、头晕、恶心和静坐不能。

（2）过量使用 TCA：与 SSRI 不同，过量使用 TCA 是致命的，这是药物过量死亡的主要原因，通常是抗胆碱能和致心律失常作用导致的结果。TCA 的治疗范围很窄，需要定期检测其血液浓度，因为 3~5 倍的治疗剂量即可能致命。

（六）选择性 5-羟色胺再摄取抑制药

选择性 5-羟色胺再摄取抑制药，由于其疗效好和不良反应少，是应用最广泛的抗抑郁药。它们阻断了中枢神经系统中的突触前 5-羟色胺再摄取泵，增加了突触间隙中 5-羟色胺的浓度，并促进了神经传递。

1. 在疼痛治疗中的作用

几乎没有证据支持 SSRI 作为单独镇痛药物使用[4-7]。在抑郁症患者中与其他镇痛药一起使用时，疼痛的减少是由于从其抗抑郁的性质改善了疼痛的情感成分。其在糖尿病神经病变患者持续疼痛缓解的病例报道中的展现的镇痛作用，并没有得到双盲安慰剂对照试验的支持。

2. 初始治疗

在开始使用 SSRI 进行治疗之前，不需要进行额外的实验室检查。全面回顾患者的病史和同期用药情况以确定用药合理性。基于患者的临床反应和对不良反应的耐受性进行剂量的滴定，通常从推荐剂量的 1/2 开始，并在 1 周内逐步调整。

帕罗西汀由于其抗胆碱能作用，具有更强的镇静作用和抗焦虑作用，应在夜间服用。它的半衰期比其他 SSRI 短，如果突然停用，可能会出现戒断症状。氟西汀刺激作用更强，在早上服用。舍曲林和西酞普兰的镇静作用较弱，通常在早上服用。

SSRI 可诱导或抑制各种细胞色素 P_{450} 酶

（cytochrome P450，CYP450），增加血清中 TCA 和苯二氮䓬类的水平。它们还可以改变肝脏代谢的其他药物的水平，如抗精神病药、锂剂、卡马西平和镇痛药美沙酮、羟考酮和芬太尼等。帕罗西汀、氟西汀、氟伏沙明等较小程度上和高剂量舍曲林抑制细胞色素 C2D6，增加血液中某些阿片类药物代谢产物的水平。西酞普兰和艾司西酞普兰对 CYP450 酶的抑制作用最小。

3. 不良反应

常见的不良反应包括恶心、腹泻、颤抖、头痛、镇静和过度刺激。约 75% 的 SSRI 患者出现性欲下降和无法达到性高潮等性不良反应，尤其是老年患者[8]。

罕见的不良反应包括静坐不能、肌张力障碍、抗利尿激素分泌不当综合征和心悸[3-7]。另外，也有报道服用 SSRI 类药物可导致骨质疏松症和出血风险的增加。患者正在服用的其他药物，如抗凝血药、抗血小板药和非甾体抗炎药（non-steroidal anti-inflammatory drug，NSAID）会增加这种风险，特别是在高危人群中。

当 SSRI 与 SNRI、TCA、曲坦类药物、单胺氧化酶抑制药（monoamine oxidase inhibitor，MAOI）、镇吐药以及几种常见的镇痛药如曲马多、芬太尼、哌替啶和喷他佐辛联合使用时，血清素综合征是一个重要的风险。与曲马多一起使用也可以降低癫痫发作的阈值。过量服用 SSRI 很少是致命的。停止 SSRI 必须逐渐减少剂量，以避免恶心、腹泻、头痛或肌痛等戒断症状。

（七）5- 羟色胺去甲肾上腺素再摄取抑制药

这类抗抑郁药越来越多地被认为是治疗肌肉骨骼疼痛、纤维肌痛和慢性疼痛有效的辅助用药[9]。它们与 5- 羟色胺（5-HT）和去甲肾上腺素（Norepinephrine，NE）转运体结合，抑制它们的再摄取。由于对这些受体的亲和力不同，因此效力也各不相同。他们也是 α_1、胆碱能和组胺受体的弱抑制药，因此与 TCA 相比，其不良反应更小。与 SSRI 不同，这些药物通常有一个上升的剂量反应曲线，导致高剂量的效果增加[10]。

当与 MAOI 或曲马多联合使用时可引起 5- 羟色胺综合征。

1. 文拉法辛（商品名 Effexor）

药代动力学：文拉法辛是一种相对较弱的 5- 羟色胺重吸收抑制药，其 NE 摄取抑制作用更弱，两种转运蛋白的结合相差近 30 倍[10]。在低剂量下，它主要与 5- 羟色胺转运体结合，随着剂量的增加，它与 NE 转运体结合的越来越多。文拉法辛主要由细胞色素 P2D6（CYP2D6）酶代谢为活性代谢产物 O- 去甲基文拉法辛（去甲文拉法辛）[10]。文拉法辛的半衰期为 5h，而去甲文拉法辛的半衰期为 12h。在有肾和肝损害的患者中，这一时间会进一步延长，如果存在明显的肝和肾功能障碍，则需要减少 50% 的剂量[10]。两者都具有低蛋白结合和最低限度与细胞色素 P450 系统的相互作用，最大限度地减少任何药物 - 药物相互作用的可能性。

(1) 初始治疗：从低剂量 37.5mg 开始，每天 2～3 次，持续 1 周，然后根据临床反应和不良反应的耐受性，逐步增加到 150～225mg/d。对于高血压患者，由于高剂量时血压升高，需要格外小心。

(2) 不良反应：典型的不良反应包括恶心、腹泻、疲劳、嗜睡和性功能障碍，而高剂量则会产生轻微的血压升高、心动过速、颤抖、出汗和焦虑。由于抑制 NE 再吸收，可发生剂量依赖性血压升高，但剂量低于 225mg/d 时很少出现。

(3) 镇痛作用证据：文拉法辛在结构上类似于曲马多，在小鼠体内已被证明能提供阿片类药物介导的镇痛作用，且可被纳洛酮逆转。医学文献支持使用文拉法辛治疗多种疼痛状态，包括纤维肌痛，头痛和包括周围神经病变、带状疱疹后神经痛、肋间神经痛、多发性硬化症中的复杂性区域疼痛综合征、脑卒中后疼痛和多发性硬化中非典型性面部疼痛等在内的神经病理性疼痛[5-10]。其镇痛作用与其抗抑郁作用无关。患者的耐受性显著优于 TCA 或 SSRI，且不良事件的报道较少。与 SSRI 的长期治疗不同，文拉法辛在长期治疗中仍然有效。

2. 度洛西汀（商品名 Cymbalta）

度洛西汀是一种比文拉法辛更有效的 5-HT 和 NE 再摄取抑制药。度洛西汀与 5-HT 和 NE 转运蛋白的亲和力约为 10∶1。它也是一种中度的 CYP2D6 抑制药，当与其他主要由 CYP2D6 代谢的药物一起使用时需要谨慎，可能需要减少剂量并仔细监测不良反应[10]。

(1) 不良反应：恶心、口干、便秘、失眠、头晕、乏力和高血压是常见的不良反应[5, 10]。

(2) 适应证：度洛西汀可用于治疗重度抑郁症、广泛性焦虑障碍、糖尿病周围神经病变引起的疼痛、纤维肌痛和肌肉骨骼疼痛。作为 FDA 批准的唯一用于疼痛和精神疾病的抗抑郁药，它是精神疾病类患者神经病理性疼痛的首选[10]。

3. 米那普仑（商品名 Savella）

米那普仑是一种 SNRI 类药物，在美国主要作为纤维肌痛的治疗而不是作为抗抑郁药[10]。它由 CYP3A4 代谢，直接结合和经肾脏清除占其清除的大部分。它与其他药物有最小的药代动力学和药效学相互作用。它的半衰期约为 10h，需要每天 2 次给药[10]。排尿困难是一种常见的剂量依赖性不良反应，发生率高达 7%。高剂量时会导致血压和心率升高[10]。

（八）抗抑郁药和出血的风险

SSRI 和 SNRI 都具有中等到高度的 5- 羟色胺再摄取抑制作用，并且由于抑制 5- 羟色胺介导的血小板聚集而与出血风险增加相关[3, 5, 11]。其他机制包括降低血小板亲和力，抑制钙活性，降低非甾体抗炎药代谢，增加其血液水平和抗血小板作用。然而，非 5- 羟色胺能抗抑郁药如安非他酮、米氮平和一些 TCA 不会抑制 5- 羟色胺的再吸收，与术中出血风险增加无关。SSRI 诱导的胃酸分泌增加可提高与非甾体抗炎药相关的胃肠道出血的风险，特别是在肝衰竭的患者中[11]。

（九）其他抗抑郁药

1. 安非他酮（商品名 Wellbutrin，Zyban）

安非他酮是一种去甲肾上腺素能和多巴胺能再摄取的抑制药，在神经病理性疼痛的治疗中具有独立的镇痛效果。与其他抗抑郁药不同，它是一种精神兴奋剂[6]。

(1) 适应证：安非他酮的适应证包括抑郁、神经痛、注意力缺陷性多动症和戒烟。它可以用来抵消阿片类药物在治疗疼痛中的镇静作用。

(2) 疼痛治疗作用：两项研究支持其在各种神经病理性疼痛情况下的使用，而一项针对 44 例慢性腰痛（low back pain，LBP）患者的随机对照试验（randomized controlled trial，RCT）显示，其镇痛效果并不显著。

(3) 初始治疗：起始剂量为 75～100mg/d，应在早上应用，夜间服药可能导致失眠。超过一周，剂量滴定至 100～150mg，每天 2 次。

(4) 不良反应：常见的不良反应是夜间服用失眠、紧张、头痛和易怒，高剂量（450～600mg/d）时癫痫发作阈值降低。提示与曲马多配合用药时应谨慎使用，因为可伴随引起癫痫发作阈值降低。服用 MAOI 的患者以及进食障碍或癫痫的患者也应谨慎，避免使用安非他酮[6]。

2. 米氮平（商品名 Remeron 瑞美隆）

米氮平有一种新的作用机制。它通过直接作用于各种 α 肾上腺素受体和 5- 羟色胺受体，增强去甲肾上腺素和 5- 羟色胺的神经传递[6, 12]。它是一种非常有效的抗抑郁药，比大多数其他抗抑郁药见效更快，最早在治疗的第一周就能发现效果，但镇痛潜力有限。

不良反应：无明显的抗胆碱能作用。低剂量（15～30mg/d）可产生血清素能和抗组胺作用，导致体重增加、镇静和抗焦虑效果，而高剂量（45～60mg/d）可产生去甲肾上腺素能效应，导致焦虑和兴奋[6]。可减少皮质醇和促肾上腺皮质激素的释放，发生嗜中性粒细胞减少症和粒细胞缺乏症。

3. 曲唑酮（商品名 Desyrel）

曲唑酮是一种 5- 羟色胺 -2 受体拮抗药 / 再摄取抑制药（serotonin-2 antagonist/reuptake inhibitor SARI），可用于治疗失眠症和失眠抑郁症。其镇静特性限制了其作为抗抑郁药物的使用剂量[6]。它通常是疼痛患者失眠的首选[6]。失眠的典型剂量是睡前 25~100mg，抑郁症的典型剂量是 50~600mg/d。

常见的不良反应是口干、便秘、头晕、直立性低血压和头痛。阴茎异常勃起发生率为 1:1000~1:10 000[6]。

尽管可以通过抗抑郁特性改善疼痛感知的情感成分，但几乎没有证据支持曲唑酮可作为一种镇痛药物[6]。

三、骨骼肌松弛药

骨骼肌松弛药通常被用于各种肌肉骨骼疾病，包括 LBP、颈部疼痛、肌筋膜疼痛综合征、纤维肌痛和紧张性头痛，尽管其临床疗效和耐受性的证据有限[13]。给患者开具肌肉松弛药处方的主要目的是缓解肌肉痉挛带来的疼痛，恢复功能，使患者恢复日常生活和活动。它们作用在大脑中枢或脊髓神经元水平。

（一）对急性疼痛有效的证据

1. 背部和颈部疼痛

大多数支持其有效性的证据都来自一些设计有缺陷的研究。一些 Meta 分析和系统综述支持在对乙酰氨基酚或非甾体抗炎药无效、存在禁忌证或不能耐受时，短期使用肌肉松弛药治疗急性腰痛（LBP）[13]。没有证据表明肌肉松弛药优于这些非处方药物，尽管它们可能比安慰剂更有效[13-16]。关于比较不同肌肉松弛药的研究，没有表明任何一种优于另一种。环苯扎林被证明对各种疼痛的肌肉骨骼疾病都有效，而且研究这类药物最多[13, 15]。环苯扎林和替扎尼定具有镇静作用特别是对肌肉痉挛引起的失眠患者有效。支持镇静作用较差的肌肉松弛药如美索巴莫和美他沙酮疗效的证据是有限的[13]。在急性疼痛的治疗中使用肌肉松弛药受到其不良反应的限制，嗜睡和头晕通常都有报道[13-15]。

在 2016 年对 15 项涉及 3362 例参与者的 RCT 的综述中，只有 5 项涉及 496 例参与者的试验提供了高质量的证据，证明肌肉松弛药在短期缓解急性 LBP 方面具有显著的临床镇痛作用[17]。但没有关于长期疗效的信息，它们对慢性腰痛的疗效也不清楚。没有证据支持苯二氮䓬类药物在 LBP 中的使用。在这些临床试验中，肌肉松弛药的不良事件发生率与安慰剂相似[6, 13, 17]。

与安慰剂相比，有一些证据支持使用非苯二氮䓬类骨骼肌松弛药，如卡立普多、环苯扎林或邻甲苯海拉明和替扎尼定，在短期内中度缓解急性 LBP[13]。用于慢性 LBP 治疗的证据有限。

在一项对 14 项低质量研究的 Meta 分析中，比较了环苯扎林与安慰剂治疗腰颈疼痛的效果，结果发现，在治疗的开始几天，环苯扎林比安慰剂的疗效略好，但在 2 周后会出现更多的中枢神经系统不良反应[13, 15]。

有证据表明在治疗急性腰痛时，使用肌肉松弛药更多的是作为镇痛药的辅助治疗，而不是一线药物。在一项针对 20 例患者的开放标签研究中，与单独使用萘普生相比，环苯扎林与萘普生联合使用在肌肉痉挛和压痛方面有统计学意义上的显著降低[6, 13]。涉及 560 例患者的 3 项高质量试验显示，替扎尼定联合非甾体抗炎药比单独使用镇痛药更有效地缓解疼痛和肌肉痉挛[13]。有合理的证据表明，联合治疗可以促进快速恢复，且总体不良反应最小[13]。

2. 纤维肌痛症

在一项涉及 312 例纤维肌痛患者的 5 项盲性差、退出率高的试验 Meta 分析中，作者报道称环苯扎林可适度改善睡眠和疼痛，但其长期益处尚不清楚[13]。

（二）研究对比

比较不同骨骼肌松弛药之间疗效的数据有限。一项针对 46 项治疗 LBP 或颈部疼痛试验系统性回顾中，包括环苯扎林、替扎尼丁、卡立普多和邻甲苯海拉明，都显示有一定的益处，但是方法上均存在缺陷。一项研究表明，卡立普多在缓解 LBP 患者的肌肉痉挛和功能状态方面优于地西泮。而另一项将替扎尼定与氯唑沙宗（Parafon

Forte）的比较没有任何显著差异 [13]。

另一项包括一些高质量研究的系统综述显示，环苯扎林对比卡立普多、氯唑沙宗对比替扎尼定、地西泮对比替扎尼定，这些比较均没有差异 [13, 14]。

腰痛或纤维肌痛患者应用环苯扎林治疗时，剂量为制造商推荐的一半（5mg），不良反应更少。更高剂量的环苯扎林或替扎尼定可用于患有严重不适或肌肉痉挛的患者，而对这些患者的镇静可能是有益的 [13]。理想的治疗人群为仅有少数或无任何合并症的年轻患者。虽然美他沙酮和美索巴莫的使用证据有限，但它们对无法耐受具有镇静作用的肌肉松弛药的患者有益 [13]。

（三）不良反应

尽管骨骼肌松弛药对肌肉骨骼疼痛的有效性证据有限，但在 8 个不同的急性 LBP 试验中，强有力的证据表明，与安慰剂（RR=0.95；95%CI 0.29～3.19）比较，使用肌肉松弛药的总体不良反应（RR=1.50；95% CI 1.14～1.98）和中枢神经系统不良反应增加（RR2.04；95%CI 1.23～3.37）[13, 15]。两组患者的胃肠道不良反应无明显差异。嗜睡、头晕和头痛是这类药物中枢神经系统常见的不良反应。当与其他镇静药联合使用时，抑制呼吸并不罕见 [6, 13-18]。研究表明，在急性 LBP 中使用肌肉松弛药与功能恢复较慢相关 [19]。

在缺乏可比较的疗效数据的情况下，对单个患者肌肉松弛药的选择最终应基于患者偏好、不良反应情况、成本、保险范围以及滥用的可能性和药物的相互作用。

（四）骨骼肌松弛药大致分为两个亚类

① 解痉药：巴氯芬和丹曲林常被用于治疗脑瘫和多发性硬化症等疾病

② 抗痉挛药：卡立普多、环苯扎林、美他沙酮、美索巴莫是治疗急性肌肉骨骼疼痛最常见的药物之一。

尽管肌肉松弛药很受欢迎，但美国疼痛学会和美国医师学会不建议将肌肉松弛药作为治疗疼痛的一线药物；但如果对乙酰氨基酚或非甾体抗炎药无效、存在禁忌或不能耐受时，则可考虑使用 [14]。

（五）环苯扎林（商品名 Flexeril）

在结构上与 TCA 类似，环苯扎林在蓝斑抑制去甲肾上腺素的再摄取，在脊髓中抑制血清素能通路。这对脊髓中的 α 运动神经元有抑制作用并减少放电，导致脊髓反射减少，包括单突触和多突触 [6, 14]。一项评估环苯扎林疗效的 Meta 分析显示，环苯扎林在治疗纤维肌痛方面优于安慰剂，但劣于抗抑郁药。有充分证据表明环苯扎林可用于颈椎和腰椎疼痛和肌肉痉挛，有适度证据表明环苯扎林可用于伴有肌筋膜疼痛的颞下颌关节紊乱 [6]。

剂量：每日 3 次，每次 5mg，根据耐受性增加至 10mg，每日 3 次。

不良反应：抗胆碱能不良反应，如嗜睡、口干、尿潴留、眼压升高。罕见不良反应有心律失常、癫痫发作、心肌梗死。

注意事项：避免用于肝损伤患者 [13]。

（六）FDA 妊娠分级：C

替扎尼定（商品名 Zanaflex）

替扎尼定是一种抗痉挛药，也是一种对 α_2- 肾上腺素能受体的弱激动药和增强脊髓运动神经元突触前抑制。

剂量：开始时每 6～8 小时服用 4mg。随着耐受性增加到每天 36mg。逐渐停药以避免戒断症状和反跳性高血压 [13]。

不良反应：与剂量相关的低血压、口干和镇静作用。存在肝毒性，应分别在开始治疗后 1 个月、3 个月和 6 个月进行肝功能检查。

口服避孕药的疗效也有所下降。

（七）FDA 妊娠分级：C

卡立普多（商品名 Soma）

卡立普多阻断下行网状结构和脊髓中神经元间活动产生肌肉松弛，并被代谢为Ⅲ类限制性物质，甲丙氨酯——一种可以产生心理和身体上的依赖的镇静药 [6, 13, 18]。停药可能会导致戒断症状，必须逐步进行。

剂量：350mg，每日4次，不推荐12岁以下的儿童使用。

不良反应：治疗开始时可出现特征性反应（短暂视力丧失、短暂四肢瘫痪、精神状态改变）和过敏性反应。当与其他镇静药如苯二氮䓬类、巴比妥酸盐和其他肌肉松弛药联合使用时，可出现呼吸抑制。患有急性间歇性卟啉症者禁忌使用[13, 18]。

由于卡立普多和地西泮具滥用潜质且对其他肌肉松弛药缺乏优势，仅作为其他药物无反应时的最后选择。

（八）FDA妊娠分级：C

地西泮（商品名 Valium 安定）

一种中枢作用的抗痉挛药，可抑制GABA的传递。消除半衰期很长，应该避免在老年人和有严重认知或肝脏损伤的患者中应用。必须定期监测全血细胞计数和肝功能。研究展示了强力证据支持其用于脊柱来源的痉挛，中度证据用于紧张性头痛和口面部疼痛。

剂量：每次2～10mg，每日3～4次。

不良反应：具有药物滥用的可能性，并可与CYP450抑制药相互作用。

（九）FDA妊娠分级：D

研究表明，妊娠前3个月应避免使用。既往研究显示其可增加唇腭裂畸形概率（1%），但这一说法后来被驳斥[20]。

巴氯芬（商品名 Lioresal）

巴氯芬是一种作用于中枢的抗痉挛药，通过激活GABA-B受体减少大脑和脊髓中兴奋性神经递质的释放，抑制脊髓中P物质的释放[6, 14]。强有力的证据表明巴氯芬可用于脊柱源性痉挛，有中度证据表明巴氯芬可用于颈肌张力障碍、上运动神经元疾病、僵人综合征和急性背痛[6, 14]。它同样被FDA批准用于痉挛的鞘内泵治疗[6, 14]。

剂量：每日3次，每次5mg，缓慢滴定至80mg/d。

不良反应：精神混乱、共济失调、便秘、低

血压和体重增加。戒断综合征包括痉挛增加、癫痫和高剂量用药突然停止时发生幻觉[14]。肾功能受损时应谨慎使用。

（十）FDA妊娠分级：C

美他沙酮（商品名 Skelaxin）

与其他肌肉松弛药相比，头晕和嗜睡的情况较少。肝衰竭时应慎用。与其他镇静药合用可导致呼吸抑制。

不良反应：白细胞减少，罕见溶血性贫血和反常肌肉痉挛[13, 18]。

剂量：800mg，每日3次。不推荐12岁以下的儿童使用。

（十一）FDA妊娠分级：C

美索巴莫（商品名 Robaxin）

美索巴莫是一种中枢性松弛药，确切的机制尚不清楚。有证据表明，中剂量用于急性肌肉痉挛和夜间腿部抽筋[13]。

剂量：前3天1500mg，每日4次，然后调整至750mg，每日4次。

不良反应：可导致重症肌无力症状加重，并可引起黑色、棕色或绿色尿液[13]。

（十二）FDA妊娠分级：C

氯唑沙宗（商品名 Parafon Forte）

有少见的胎儿畸形报道。

氯唑沙宗可能通过抑制多突触反射通路发挥作用，确切的作用机制尚不清楚。有中度证据表明它可用于急性背痛、急性腰骶部肌肉拉伤和肌肉骨骼疼痛[6]。

剂量：250mg，每日3～4次。

不良反应：红色或橙色的尿液。胃肠道刺激及罕见出血。肝功能损害患者慎用，肝毒性罕见。

（十三）FDA妊娠分级：C

邻甲苯海明（商品名：Norlex）

由于消除半衰期长，老年人的剂量需要减少[13]。

剂量：每日2次，每次100mg。

不良反应：抗胆碱能作用、胃肠道刺激、意识混乱、心动过速和高剂量可出现超敏反应。再生障碍性贫血罕见。青光眼、贲门失弛缓症和重症肌无力患者禁用[13]。

（十四）FDA 妊娠分级：C

综上，支持使用骨骼肌松弛药治疗肌肉骨骼疼痛的证据有限。它们不是首选的一线药物，应该只考虑短期缓解疼痛，通常作为其他疼痛治疗辅助用药，包括物理治疗、非处方镇痛药、非甾体抗炎药、阿片类药物和触发点注射[13, 14]。它们也可作为非甾体抗炎药的替代品，用于肾脏和胃肠功能障碍的患者。长期每日使用肌肉松弛药并无证据支持。

四、抗癫痫药物

抗癫痫药物（antiepileptic drug，AED），也被称为膜稳定剂，经常用于慢性疼痛的管理，特别是治疗神经病理性疼痛状态。神经病理性疼痛包括多种临床病症，如糖尿病周围神经病变、三叉神经痛和脊髓损伤疼痛。多年来，AED 一直用于治疗这些疾病。然而，仅仅在过去的 10 年中，这些药物在急性围术期的使用就得到了普及。本部分中，我们将介绍在疼痛管理中常用的 AED，讨论相关的作用机制，并提供支持急性疼痛应用的证据。

值得注意的是，AED 都有增加自杀念头或行为的风险，这是此类药物共同的不良反应。因此，应监测应用 AED 患者的情绪变化、抑郁或自杀等想法[21, 22]。

（一）加巴喷丁类药物

加巴喷丁和普瑞巴林被统称为"加巴喷丁类"药物。虽然"加巴喷丁"名称好像涉及 GABA 神经传递的作用机制，但这些药物实际作为突触前电压门控钙通道的 $\alpha_2\delta$ 亚基的抑制药，减少突触前终端的钙内流。虽然这类药物在结构类似神经递质 GABA，但在 GABA 受体上没有任何作用[5, 23]。

加巴喷丁最初被批准用于治疗癫痫发作，但后来被用于治疗许多其他的神经系统疾病，包括神经病理性疼痛、不宁腿综合征、酒精戒断和焦虑[24]。截至撰写本文时，加巴喷丁已被美国食品药品管理局（FDA）批准用于治疗癫痫和带状疱疹后神经痛[5]。

加巴喷丁的药理作用是由于母体化合物的活性，而不是其代谢物。它的口服生物利用度不和剂量成比例，因为吸收依赖于肠道中的主动转运受体。其生物利用度随剂量的增加而降低。例如，900mg，每日 3 次，60% 被吸收；3600mg，每日 3 次，33% 被吸收；如 4800mg，则 27% 被吸收。峰值血浆浓度出现在服药后的 3h。未吸收的药物通过肾脏排泄清除。肾功能正常的患者半衰期为 5～7h。肾功能不全和血液透析患者应调整剂量[5]。

普瑞巴林的作用机制和加巴喷丁一样。目前已被批准用于癫痫发作、糖尿病周围神经病变、脊髓损伤相关疼痛、纤维肌痛和疱疹后神经痛。与加巴喷丁相比，普瑞巴林有更高的口服生物利用度，吸收率高达 90%，摄入后 1h 内血浆水平达到峰值。与加巴喷丁不同，吸收与剂量无关。普瑞巴林作为原药通过肾脏排出体外，在肾功能正常的情况下，其平均排出半衰期为 6.3h。与加巴喷丁一样，肾衰竭患者必须调整剂量[23]。

尽管在药代动力学和吸收方面存在差异，但加巴喷丁和普瑞巴林由于其相似的分子结构和作用模式，经常可以互换使用。遗憾的是，目前还没有对两种治疗疼痛药物进行正面比较的试验。有趣的是，患者通常报道说，他们对这些药物的疗效和相关不良反应不尽相同。

加巴喷丁和普瑞巴林的不良反应特征相似。成人常见的不良反应是头晕、嗜睡、口干、外周水肿、视物模糊和体重增加。外周水肿在同时服用噻唑烷二酮类药物的患者中更为常见。一个更严重的少见不良反应是可损害气道的血管性水肿。这在服用血管紧张素转化酶抑制药（angiotensin receptor inhibitor，ACEI）的患者中更为常见[5, 23]。此外，由于这两种药物都是抗癫痫药，突然停药有癫痫发作的风险。

随着多模式围术期镇痛和快速康复外科方案

的日益普及以及对阿片类药物节省技术的日益重视，加巴喷丁类药物的使用在围术期越来越受欢迎[24]。这些药物用于不同的手术人群和不同的剂量范围和频率。使用这些药物的核心概念是它们与其他镇痛药的协同作用可减少阿片类药物的用量。早期研究表明，术前单次剂量使用加巴喷丁或普瑞巴林与术后疼痛和阿片类药物使用的减少有关，但最有利的剂量方案尚不清楚[25-31]。研究还表明了这些药物作为"超前镇痛药"的潜力。超前镇痛是一种在手术切口开始前的治疗方法，目的是减少外周和中枢敏化[25]。理论上，超前的镇痛会减少术后急性疼痛，也会减少术后发展为慢性疼痛的可能性。目前，累积的证据并不支持超前镇痛的理论，这一理论已经被"预防性镇痛"的概念所取代。与"超前镇痛"相反，"预防性镇痛"侧重于纵向镇痛治疗，干预的时间过程较长，包括术前、术中和术后的时间段[32]。

更多的近期研究和严谨的 Meta 分析并不支持在围术期使用加巴喷丁类药物。研究结果显示了术后急性疼痛和阿片类药物残留效应具有统计学差异，但统计结果没有临床意义[33, 34]。同样，无论给药方案如何，术后慢性疼痛的发生率也没有差异。这些研究确实发现包括头晕、镇静和视觉障碍等不良反应的增加。研究结果支持在接受加巴喷丁类药物治疗的患者中，术后恶心和呕吐症状有所减少。这种减少与阿片类药物使用的减少无关[34, 35]。

尽管如此，加巴喷丁类仍是围术期多模式镇痛的主要药物，这可能因为人们对阿片类药物节俭剂的兴趣和对阿片类药物成瘾的担心。临床医生倾向于认为加巴喷丁类药物相对安全，没有滥用的风险以及药物相互作用有限。

随着加巴喷丁类药物的使用和处方的增加，滥用的报道也在增加。据报道，加巴喷丁类药物误用和滥用的总体发生率约为1%，在既往有阿片类药物使用障碍病史的患者中，发生率高达68%[36, 37]。这可能与同时使用阿片类药物有欣快感增加有关。最近的研究还发现，随着阿片类药

物和加巴喷丁类药物联合使用的增加，呼吸抑制和死亡的概率随之增加[37]。

关于娱乐性使用加巴喷丁类药物的报道也在增加。普瑞巴林被美国禁毒署归类列为第5类药品，被指有滥用的可能。在美国，一些州已经将加巴喷丁重新归类为管制药品，或者要求在处方药监测系统中进行报道。在英国，加巴喷丁和普瑞巴林都被重新归类为受管制药物，需要更严格的法律管制[38, 39]。

（二）托吡酯

托吡酯被批准用于癫痫发作和偏头痛预防，尽管它也被用于神经病理性疼痛和慢性腰痛等超适应证治疗[40, 41]。确切的作用机制尚不清楚，但有证据表明和以下机制有关：阻滞电压依赖性钠通道、增强 GABA 活性、拮抗 AMPA/ 红藻氨酸亚型等谷氨酸受体以及抑制碳酸酐酶[40]。

托吡酯口服后可迅速吸收，摄药 2h 后血药浓度达到峰值，吸收不受食物影响。消除半衰期为 21h，肾功能正常的患者在治疗 4 天后达到稳定状态。托吡酯以原型被肾脏清除，肾功能不全者应减少剂量[40]。

托吡酯最常见的不良反应是感觉异常、厌食症、味觉变化、体重减轻、记忆障碍以及专注力/注意力困难[40]。鉴于疼痛和肥胖的高共病率，有些医生使用托吡酯作为止痛药，同时还能减轻体重[42]。其他注意事项包括青光眼患者使用会导致眼压升高，慎用于有肾结石病史和（或）使用碳酸酐酶抑制药的患者。

除了神经病理性疼痛和纤维肌痛的超适应证应用外，托吡酯最近也用于酒精使用障碍的治疗[43]。目前还没有研究探索其在急性围术期疼痛中的应用效果。

（三）卡马西平/奥卡西平

卡马西平是一种抗惊厥药，也被批准用于治疗三叉神经痛。它调节电压门控钠通道抑制动作电位和减少突触传递。卡马西平被认为是三叉神经痛治疗的金标准，但它的使用受到不良反应的限制。最常见的不良反应包括头晕、嗜

睡、共济失调和恶心。它还带有一个黑框警告是严重皮肤反应，包括中毒性表皮坏死松解症（toxic epidermal necrolysis，TEN）和史蒂芬斯－强森综合征（Stevens-Johnson syndrome，SJS）。这些不良反应在汉族患者中的风险很高，并且 *HLA-B*1502* 基因与史蒂芬斯－强森症候群／中毒性表皮坏死松解症（SJS/TEN）之间存在关联。因此，属于基因高危种族群体的患者应该在开始治疗前进行 *HLA-B*1502* 等位基因的检测。除了一个针对致命皮肤反应的黑框警告外，卡马西平还有一个针对粒细胞缺乏症和再生障碍性贫血的黑框警告。患者应在开始治疗前进行血液学检测，并在整个治疗过程中保持监测[44]。

卡马西平的吸收率为80%，约80%的药物是蛋白质结合的。临床应用的另一个复杂因素是，它刺激细胞色素 P450 系统并诱导自身的代谢，使用时剂量应该调整。因为它是一种酶诱导剂，可以增强肝脏对其他药物的代谢[44]。

奥卡西平是卡马西平的结构类似物。它的作用机制与卡马西平相似，但由于代谢途径的不同，其不良反应减少。不良反应包括低钠血症和过敏性皮疹，25%～30% 对卡马西平过敏的患者对奥卡西平也有过敏反应[45]。

虽然奥卡西平没有被批准用于疼痛，但由于不良反应少，一些临床医生更青睐奥卡西平而不是卡马西平。到目前为止，还没有关于卡马西平或奥卡西平用于急性手术疼痛的数据[46]。一项研究表明卡马西平治疗急性带状疱疹的有效性有限。这两种药物在慢性神经病理性疼痛中应用的数据更为有力[47]。

（四）拉莫三嗪

拉莫三嗪主要通过阻滞电压门控的钙通道和钠通道起作用，从而减少兴奋性神经递质（如谷氨酸）的突触前释放，这被认为是其抗伤害性感受的原因。它具有 100% 的生物利用度可以被很好地吸收。拉莫三嗪的不良反应包括 SJS/TEN[48]。

拉莫三嗪已被评估用于治疗慢性神经病理性疼痛，但其用于治疗急性围术期疼痛的数据显著不足[49]。拉莫三嗪治疗糖尿病神经病变等慢性神经疾病的疗效已在动物实验中得到证实，并成功应用于人体临床研究[50]。Shah 等对比评估了切皮前应用拉莫三嗪或双氯芬酸在椎管内麻醉下接受各种大手术患者中超前镇痛的效果。此研究发现，拉莫三嗪在术后疼痛评分、镇痛药使用和 PACU 停留时间方面均优于双氯芬酸和安慰剂[51]。该研究团队的另一个小型 RCT 也发现，与托吡酯相比，术前接受单次剂量拉莫三嗪的患者疼痛评分更低，PACU 停留时间更短，术后镇痛需求更少[52]。仍需要进一步的研究来确定拉莫三嗪在围术期镇痛中的使用[53]。

神经病理性疼痛状态可获益于抗癫痫药物，但需要更多的研究来确定其在急性疼痛治疗中的有效性。抗癫痫药物并非没有风险，必须与镇痛收益进行权衡。

参考文献

[1] Kolodny A, Courtwright DT, Hwang CS, et al. The prescription opioid and heroin crisis: a public health approach to an epidemic of addiction. *Annu Rev Public Health.* 2015; 36 (1): 559-574.

[2] Barkin RL, Fawcett J. The management challenges of chronic pain: the role of antidepressants. *Am J Ther.* 2000; 7 (1): 31-47.

[3] Dharmshaktu P, Tayal V, Kalra BS. Efficacy of antidepressants as analgesics: a review. *J Clin Pharmacol.* 2012; 52 (1): 6-17. doi:10.1177/0091270010394852

[4] Wong K, Phelan R, Kalso E, et al. Antidepressant drugs for prevention of acute and chronic postsurgical pain: early evidence and recommended future directions. *Anesthesiology.* 2014; 121: 591-608. doi:10.1097/ALN.0000000000000307

[5] Finnerup NB, Attal N, Haroutounian S, et al. Pharmacotherapy for neuropathic pain in adults: a systematic review and meta-analysis. *Lancet Neurol.* 2015; 14: 162-173.

[6] Benzon HT, et al. *Essentials of Pain Medicine.* 4th ed. Elsevier; 2018. Accessed July 14, 2019. https://www. clinicalkey.com

[7] Fishbain D. Evidence-based data on pain relief with antidepressants. *Ann Med.* 2000; 32 (5): 305-316. doi:10.3109/

07853890008995932

[8] Hoyt Huffman L, et al. Medications for acute and chronic low back pain: a review of the evidence for an American Pain Society/American College of Physicians Clinical Practice Guideline. *Ann Intern Med.* 2007; 147: 505-514.

[9] Arbuck D. The use of antidepressants in multimodal pain management. *Pract Pain Manag.* 2019.

[10] Shelton RC. Serotonin and norepinephrine reuptake inhibitors. *Handb Exp Pharmacol.* 2019; 250: 145-180. doi:10.1007/164_2018_164

[11] Bixby AL, VandenBerg A, Bostwick JR. Clinical management of bleeding risk with antidepressants. *Ann Pharmacother.* 2019; 53 (2): 186-194.

[12] Boer T, Ruigt G, Berendsen H. The α_2 -selective adrenoceptor antagonist Org 3770 (mirtazapine, Remeron®) enhances noradrenergic and serotonergic transmission. *Hum Psychopharmacol Clin Exp.* 1995; 10: S107-S118.

[13] See S, Ginzburg R. Choosing a skeletal muscle relaxant. *Am Fam Physician.* 2008; 78 (3): 365-370.

[14] Witenko C, Moorman-Li R, Motycka C, et al. Considerations for the appropriate use of skeletal muscle relaxants for the management of acute low back pain. *P T.* 2014; 39 (6): 427-435.

[15] van Tulder MW, Touray T, Furlan AD, et al. Muscle relaxants for nonspecific low back pain: a systematic review within the framework of the cochrane collaboration. *Spine.* 2003; 28 (17): 1978-1992. doi:10.1097/01. BRS.0000090503.38830.AD

[16] Abdel Shaheed C, Maher C, Williams K, McLachlan A. Efficacy and tolerability of muscle relaxants for low back pain: systematic review and metaanalysis. *Eur J Pain.* 2017; 21: 228-237. doi:10.1002/ejp.907

[17] Bhatia A, Engle A, Cohen SP. Current and future pharmacological agents for the treatment of back pain. *Expert Opin Pharmacother.* 2020; 21 (8): 857-861. doi: 10.1080/14656566.2020.1735353

[18] Toth PE, Urtis J. Commonly used muscle relaxant therapies for acute low back pain: a review of carisoprodol, cyclobenzaprine hydrochloride, and metaxalone. *Clin Ther.* 2004; 26 (9): 1355-1367. doi:10.1016/j. clinthera. 2004. 09.008

[19] Bernstein E, Carey TS, Garrett, JM. The use of muscle relaxant medications in acute low back pain. *Spine.* 2004; 29 (12): 1346-1351. doi:10.1097/01.BRS.0000128258.49781.74

[20] Bellantuono C, Tofani S, Di Sciascio G, Santone G. Benzodiazepine exposure in pregnancy and risk of major malformations: a critical overview. *Gen Hosp Psychiatry.* 2013; 35 (1): 3-8. doi:10.1016/j. genhosppsych.2012.09.003

[21] Perucca P, Gilliam FG. Adverse effects of antiepileptic drugs. *Lancet Neurol.* 2012; 11 (9): 792-802.

[22] U.S. Food and Drug Administration, Center for Drug Evaluation and Research. Gabapentin Approved Labeling Text dated 03/01/2011. https://www.accessdata.fda.gov/drugsatfda_docs/label/2011/020235s036,020882s022,021129s022lbl.pdf

[23] U.S. Food and Drug Administration, Center for Drug Evaluation and Research. Pregabalin Label. https://www. accessdata.fda.gov/drugsatfda_docs/label/2012/021446s028lbl. pdf

[24] Goodman CW, Brett AS. A clinical overview of off-label use of gabapentinoid drugs. *JAMA Intern Med.* 2019; 179 (5): 695-701.

[25] Møiniche S, Kehlet H, Dahl JB. A qualitative and quantitative systematic review of preemptive analgesia for postoperative pain relief: the role of timing of analgesia. *Anesthesiology.* 2002; 96 (3): 725-741.

[26] Hurley RW, Cohen SP, Williams KA, Rowlingson AJ, Wu CL. The analgesic effects of perioperative gabapentin on postoperative pain: a meta-analysis. *Reg Anesth Pain Med.* 2006; 31 (3): 237-247.

[27] Buvanendran A, Kroin JS, Della Valle CJ, Kari M, Moric M, Tuman KJ. Perioperative oral pregabalin reduces chronic pain after total knee arthroplasty: a prospective, randomized, con-trolled trial. *Anesth Analg.* 2010; 110: 199-207.

[28] Burke SM, Shorten GD. Perioperative pregabalin improves pain and functional outcomes 3 months after lumbar discectomy. *Anesth Analg.* 2010; 110: 1180-1573.

[29] Clarke H, Bonin RP, Orser BA, Englesakis M, Wijeysundera DN, Katz J. The prevention of chronic postsurgical pain using gabapentin and pregabalin: a combined systematic review and meta-analysis. *Anesth Analg.* 2012; 115 (2): 428-442.

[30] Mishriky BM, Waldron NH, Habib AS. Impact of pregabalin on acute and persistent postoperative pain: a systematic review and meta-analysis. *Br J Anaesth.* 2015; 114 (1): 10-31.

[31] Katz J, Clarke H, Seltzer Z. Review article: preventive analgesia: quo vadimus? *Anesth Analg.* 2011; 113 (5): 1242-1253.

[32] Hah J, Mackey SC, Schmidt P, et al. Effect of perioperative gabapentin on postoperative pain resolution and opioid cessation in a mixed surgical cohort: a randomized clinical trial. *JAMA Surg.* 2018; 153 (4): 303-311.

[33] Fabritius ML, Strøm C, Koyuncu S, et al. Benefit, and harm of pregabalin in acute pain treatment: a systematic review with meta-analyses and trial sequential analyses. *Br J Anaesth.* 2017; 119 (4): 775-791.

[34] Verret M, Lauzier F, Zarychanski R, et al. Canadian Perioperative Anesthesia Clinical Trials (PACT) Group: perioperative use of gabapentinoids for the management of postoperative acute pain: a systematic review and meta-analysis. *Anesthesiology.* 2020; 133: 265-279.

[35] Fabritius ML, Wetterslev J, Mathiesen O, Dahl JB. Dose-related beneficial and harmful effects of gabapentin in postoperative pain management: Post hoc analyses from a systematic review with meta-analyses and trial sequential analyses. *J Pain Res.* 2017; 10: 2547-2563.

[36] Mersfelder TL, Nichols WH. Gabapentin: abuse, dependence, and withdrawal. *Ann Pharmacother.* 2016; 50 (3): 229-233.

[37] Evoy KE, Morrison MD, Saklad SR. Abuse and misuse of pregabalin and gabapentin. *Drugs.* 2017; 77: 403-426.

[38] Peckham AM, Ananickal MJ, Sclar DA. Gabapentin use, abuse, and the US opioid epidemic: the case for reclassification as a controlled substance and the need for pharmacovigilance. *Risk Manag Healthc Policy.* 2018; 11: 109-116.

[39] Throckmorton DC, Gottlieb S, Woodcock J. The FDA and the next wave of drug abuse: proactive pharmacovigilance.

N Engl J Med. 2018; 379 (3): 205-207.

[40] U.S. FDA, Center for Drug Evaluation and Research. Topiramate Label. https://www.accessdata.fda.gov/drugsatfda_docs/label/2017/020505s057_020844s048lbl.pdf

[41] Muehlbacher M, Nickel MK, Kettler C, et al. Topiramate in treatment of patients with chronic low back pain: a randomized, double-blind, placebo-controlled study. *Clin J Pain.* 2006; 22 (6): 526-531.

[42] Smith SM, Meyer M, Trinkley KE. Phentermine/topiramate for the treatment of obesity. *Ann Pharmacother.* 2013; 47 (3): 340-349.

[43] Manhapra A, Chakraborty A, Arias AJ. Topiramate pharmacotherapy for alcohol use disorder and other addictions: a narrative review. *J Addict Med.* 2019; 13 (1): 7-22.

[44] U.S. FDA, Center for Drug Evaluation and Research. Carbamazepine Label. https://www.accessdata.fda.gov/drugsatfda_docs/label/2009/016608s101,018281s048lbl.pdf

[45] U.S. FDA, Center for Drug Evaluation and Research. Oxcarbazepine Label. https://www.accessdata.fda.gov/drugsatfda_docs/label/2017/021014s036lbl.pdf

[46] Wiffen PJ, Derry S, Moore RA, Kalso EA. Carbamazepine for chronic neuropathic pain and fibromyalgia in adults. *Cochrane Database Syst Rev.* 2014;(4): CD005451.

[47] Stefano G, Cesa S, Truini A, Cruccu G. Natural history, and outcome of 200 outpatients with classical trigeminal neuralgia treated with carbamazepine or oxcarbazepine in a tertiary centre for neuropathic pain. *J Headache Pain.* 2014; 15: 34.

[48] U.S. Food and Drug Administration, Center for Drug Evaluation and Research. Lamotrigine Label. https://www.accessdata.fda.gov/drugsatfda_docs/label/2015/020241s045s051lbl.pdf

[49] Vinik AI, Tuchman M, Safirstein B, et al. Lamotrigine for treatment of pain associated with diabetic neuropathy: results of two randomized, double-blind, placebo-controlled studies. *Pain.* 2007; 128: 169-179.

[50] Paudel KR, Bhattacharya S, Rauniar G, Das B. Comparison of antinociceptive effect of the antiepileptic drug gabapentin to that of various dosage combinations of gabapentin with lamotrigine and topiramate in mice and rats. *J Neurosci Rural Pract.* 2011; 2: 130-136.

[51] Shah P, Bhosale UA, Gupta A, Yegnanarayan R, Sardesai S. A randomized double-blind placebo-controlled study to compare preemptive analgesic efficacy of novel antiepileptic agent lamotrigine in patients undergoing major surgeries. *N Am J Med Sci.* 2016; 8 (2): 93-99.

[52] Bhosale UA, Yegnanarayan R, Gupta A, Shah P, Sardesai S. Comparative pre-emptive analgesic efficacy study of novel antiepileptic agents gabapentin, lamotrigine and topiramate in patients undergoing major surgeries at a tertiary care hospital: a randomized double-blind clinical trial. *J Basic Clin Physiol Pharmacol.* 2017; 28 (1): 59-66.

[53] Wiffen PJ, Derry S, Moore RA. Lamotrigine for acute and chronic pain. *Cochrane Database Syst Rev.* 2013; (12): CD006044

第 37 章　局部麻醉药和局部镇痛药
Local Anesthetics and Topical Analgesics

Ashley Wong　Naum Shaparin　**著**

姜 丽 **译**　张 杨 **校**

自 19 世纪以来，局部麻醉药（简称局麻药）就因其麻醉特性而被使用[1]。局麻药可与神经上的钠离子通道结合并可逆性阻滞动作电位的传导。生活在安第斯山脉的土著人发现在咀嚼古柯叶时会感到麻木，从而发现并使用了第一个麻醉药物，即可卡因[2]。数年后，人们从古柯叶中分离出可卡因，经提纯后用于眼科手术。从那时起，数种衍生局麻药被合成并用于临床。它们在治疗和诊断上都有着广泛的用途。局麻药可用于多种临床场景，包括围术期麻醉和治疗各种急慢性疼痛综合征。本章将介绍局麻药的作用机制、药代动力学、临床应用和潜在毒性。

一、作用机制

局麻药可逆性结合神经上的钠离子（Na^+）通道，抑制神经冲动的传导和动作电位的产生，即阻断神经传导，并最终导致感觉和运动功能消失。

（一）动作电位生理学

与所有生物细胞膜一样，神经元细胞膜也是由亲水亲脂双亲性磷脂双分子层组成。嵌入式蛋白质通道能够跨越细胞膜厚度，分散在整个双分子层中。这些通道连通了细胞内外环境，在一些必需分子因极性、浓度梯度或分子大小不能自然扩散时，这些通道可以帮助其有效地穿过细胞

层。其中电压门控 Na^+ 通道在触发神经动作电位和局麻药作用机制中起着关键作用。

神经元的静息电位约为 –70mV，其中负值意味着与细胞外环境相比细胞内的环境整体呈负性。当刺激到达靶细胞时，Na^+ 通道通透性增加，Na^+ 内流。如果电压差达到阈值（通常约为 –55mV），则会产生动作电位，并且会增加 Na^+ 内流，使冲动沿着神经进一步传导。局麻药通过结合这些 Na^+ 通道来抑制动作电位的产生。

Na^+ 通道由特定的蛋白质亚基和功能域组成。局麻药可逆性结合到 Na^+ 通道的内部蛋白质亚基并阻止 Na^+ 通道打开[3]。一旦局麻药与 Na^+ 通道结合，细胞膜对 Na^+ 的通透性就会发生变化，从而阻碍更多的 Na^+ 内流，并抑制动作电位的产生。整体静息膜电位或 Na^+ 浓度梯度并没有发生变化[4]。在临床上，我们利用这一点来阻断感觉冲动传导，形成局部麻醉。局麻药可以对身体任何部位的任何类型的神经发挥这种作用。

（二）分离性神经阻滞

不同类型的神经纤维对局麻药的敏感性不同。一般来说，直径较小的神经纤维比直径较大的神经纤维更容易受到阻滞。直径较小的交感神经纤维首先被阻滞，然后是传导痛温觉的有髓 Aδ 神经纤维被阻滞，直径较大的传导触 – 压觉和运动功能的有髓 Aγ、Aα 和 Aβ 神经纤维最

后被阻断[5]。这就是局麻药产生分离性神经阻滞的一般机制。通常情况下，局部麻醉后，交感神经功能首先被阻滞。因此，血管舒张及其相关临床表现是局部麻醉阻滞成功的首要标志。随着局部麻醉阻滞的进展，患者会感到痛觉的丧失，接着是温觉、触觉、压觉、振动觉，最后是运动功能的丧失。在临床上，当需要优先阻滞感觉神经纤维而运动纤维不被阻滞的情况下，如分娩镇痛时，分离性神经性阻滞变得尤为重要。

二、局麻药药理学

大多数局麻药的化学结构式为亲水性叔胺－中间链－疏水性芳香环，但也有部分局麻药是例外，如丙胺卡因没有叔胺但有仲胺；而苯佐卡因有伯胺[6]。中间链可为酯链或酰胺链。根据中间链不同将局麻药分为氨基酯类或氨基酰胺类（本章后面将进一步讨论）。每种局麻药的起效时间、作用和效能取决于多种因素，包括周围组织的pH、局麻药脂溶性、浓度、离解度和pKa。

局麻药的脂溶性和浓度决定了其麻醉效能。"亲水性"描述的是对水有更强的亲和力，"疏水性"描述的是排斥水的性质，即脂溶性。与脂溶性较低的局麻药相比，脂溶性较高的局麻药更容易跨过神经细胞膜，其阻滞作用更有效和持久[6]。脂溶性的增加也会增加局麻药的不良作用。

起效时间是由局麻药的pKa和周围组织的pH决定的。当置于生理环境下（pH 7.35～7.45），所有局麻药分子在体液中都以解离的阳离子和未解离的碱基形式存在[7]。解离常数pKa反映了局麻药在溶液中的酸碱度。未解离的局麻药分子能够更易穿透和穿过神经膜，起效时间短。解离的阳离子与未解离的碱基的比例随周围组织的pH而变化。周围组织的pH通过改变碱基和阳离子的比例来影响局麻药活性。炎症/感染组织其pH低于正常组织，局麻药的离解度高即阳离子浓度高，弥散能力减弱，起效时间长。在这些情况下，在局麻药中加入碳酸氢钠可以提高其pH，缩短起效时间。

局麻药的特性

局麻药通常分为酰胺类和酯类。酰胺类在溶液中比酯类更为稳定。酰胺类局麻药包括利多卡因、甲哌卡因、丙胺卡因、布比卡因和罗哌卡因。酯类局麻药包括可卡因、普鲁卡因、丁卡因、氯普鲁卡因、苯佐卡因。普鲁卡因被认为是氨基酯类原型，利多卡因是氨基酰胺类原型。记住每一组麻醉药的一个简单方法是氨基酰胺（aminoamides）的英文名称中包含两次字母"i"，氨基酰胺类局麻药也是。表37-1详细列出了每种局麻药的特性。

三、临床应用

局麻药在临床实践中有许多用途，如以诊断和治疗为目的的周围神经阻滞、局部浸润麻醉、围术期管理的区域阻滞麻醉、神经鞘内给药或局部超前镇痛。

在决定使用哪种局麻药时，需要综合考虑一些因素，包括浓度、剂量和是否添加辅助药物。局麻药用量越大，作用时间越长，麻醉强度也越大。可以通过增加局麻药溶液的浓度来增加局麻药用量。增加局麻药量，阻滞的范围也随之扩大。当需要阻滞的区域较大时，可以将局麻药液稀释，降低局麻药浓度，增加药液体积，降低局麻药中毒的概率。

辅助药物可与局麻药混合使用，以延长作用时间或加强麻醉效果。局麻药具有血管扩张活性，可迅速被血液吸收[8]。在局麻药中加入血管收缩剂肾上腺素，会使局麻药作用时间延长。碳酸氢钠是另一种常用的辅助药物，添加到局麻药液中，增加药液pH（碱基浓度增加）使其碱性化，缩短起效时间，增加局麻药的效能。还可以加入其他辅助药物如地塞米松和右美托咪定，以加强局麻药的镇痛效果[9, 10]。短效局麻药和长效局麻药联合使用，既可以迅速起效又可以有效控制疼痛。

（一）局部浸润麻醉

所有的局麻药都可用于局部皮下或皮内浸润

表 37-1　局麻药特性

	分类	作用时间	推荐最大剂量	常用浓度	其他
利多卡因	酰胺类	0.5～2h	400～500mg	0.5%～2%	最常用的局麻药
甲哌卡因	酰胺类	1～1.5h	300～400mg	0.5%～2%	常用于硬膜外麻醉和区域麻醉
丙胺卡因	酰胺类	0.5～1.5h	350mg	0.5%～3%	常用于牙科或与利多卡因在 EMLA 配方中联合使用
罗哌卡因	酰胺类	2～5h	225mg	0.2%～0.75%	持续时间长，心脏毒性比布比卡因小
可卡因	酯类	1.5h	300mg	4% 或 10%	可用于耳鼻喉科 / 眼科
普鲁卡因	酯类	0.5h	500mg	1%～2%	起效慢，持续时间短
丁卡因	酯类	2～3h	20mg	0.25%～1%	可用于耳鼻喉科 / 眼科表面麻醉
氯普鲁卡因	酯类	0.25～0.5h	800mg	1%～2%	起效快，持续时间短
苯佐卡因	酯类	—	—	—	可用于制备乳膏、软膏或喷雾

本表详细说明局麻药的特性，包括分类、作用时间、推荐最大给药量、常用浓度和其他特性

麻醉。多数局麻药局部注射后，即时起效，因此局麻药的选择是基于局麻药的作用时间和潜在的不良反应。

（二）周围神经阻滞

局麻药液包裹一个或多个特定神经，构成周围神经阻滞。随着超声的应用，周围神经阻滞技术有了很大的改进，超声引导下可以更精确地定位目标神经，减少局麻药用量，避免血管内给药 [11, 12]。

（三）椎管内麻醉

硬膜外麻醉或蛛网膜下隙（简称腰麻）阻滞是将局麻药注入椎管内的不同腔隙，阻断或减弱脊神经的传导功能，以引起中枢阻滞。腰麻适用于脐以下的手术和操作，包括下腹部、盆腔和下肢区域。通常情况下，腰麻只需要单次注射，不需要留置导管。由于局麻药是直接注入脑脊液的，它会产生完善的运动阻滞和感觉阻滞。在硬膜外阻滞中，局麻药必须通过硬膜外腔扩散到脑脊液区，因此，镇痛持续时间比腰麻长，而缺乏完善的运动阻滞。硬膜外麻醉常用于无痛分娩并留置导管，方便给药，延长麻醉时间。

（四）膨胀麻醉

膨胀麻醉最初是由整形外科医生研发的一种技术，这种局部麻醉方法仅适用于吸脂手术。将大量低浓度局麻药与肾上腺素混合，皮下注射到目标部位，形成一个肿胀、致密、阻滞完全的组织区域，以利于手术操作。这种麻醉方法局麻药的总量通常为 35～55mg/kg[13, 14]。由于局麻药从皮下组织吸收到血液循环缓慢，给药后至少严密观察 18h，预防局麻药的毒性作用。

（五）静脉注射麻醉

Bier 阻滞是一种静脉区域麻醉，为上肢或下肢手术提供麻醉和镇痛作用。上肢或者下肢止血带绑扎，在远端静脉注射局麻药，达到仅仅阻滞止血带远端肢体的局部麻醉效果。

多年来静脉注射局麻药已被用于治疗各种疼痛，特别是神经病理性疼痛。实践证明静脉输注局麻药能达到镇痛的效果 [15]。利多卡因是最常用的静脉注射局麻药。研究表明，在腹部手术、脊柱手术、创伤手术和子宫切除术中，围术期静脉注射利多卡因可以减少镇痛药物的使用，降低疼痛评分 [16]。静脉注射利多卡因可以改善慢性神经

病理性疼痛[17]。对于局麻药静脉输注的剂量相关不良反应必须警惕。需要更多的研究来评估局麻药静脉输注的长期效果。

（六）局部用药

局部应用 5% 利多卡因贴剂和乳膏可以缓解疱疹后神经痛和其他周围神经疾病引起的疼痛[15, 18]。EMLA 乳膏，即丙胺卡因和利多卡因合剂，也有局部镇痛的作用[19]。儿科患者静脉穿刺前常涂抹 EMLA 乳膏。利多卡因和丁卡因也有喷雾制剂，用于内镜和支气管镜检查。

四、不良反应

常用剂量下局麻药的不良反应少见，大剂量和长时间给药可能会产生严重的不良反应。毒性的大小与局麻药的血药浓度成正比。所有局麻药都会引起类似的不良反应，某些局麻药还会产生一些特殊的不良反应。

（一）全身毒性

使用高剂量和（或）高浓度的局麻药均可以引起全身毒性反应，尤其是误入血管时。随着局部给药剂量的增加，最早出现的症状是神经毒性反应，先是肌肉抽搐，随着肌肉对应激刺激的反应性不断增高，最终出现阵挛性惊厥。局麻药还可以直接抑制支配心肌组织的自主神经系统，降低心脏电生理兴奋性和心肌收缩力。如果不能及时逆转，心血管兴奋后是心血管抑制和呼吸衰竭。神经毒性反应包括镇静，精神状态改变，最严重的反应是昏迷。所有局麻药都会引起心血管不良反应，但与其他局麻药相比，布比卡因具有严重的心脏毒性。一项比较布比卡因和罗哌卡因的研究指出，布比卡因能显著延长房室传导，因此在大剂量使用布比卡因时应特别注意其心脏毒性[20]。

全身毒性的其他表现包括平滑肌动力减弱，导致肠麻痹、血管和支气管平滑肌松弛。

（二）过敏反应

局麻药引起的过敏反应罕见[21]，多见于酯类局麻药。氨基酯被代谢为对氨基苯甲酸，引起过敏反应[21]。过敏反应可表现为过敏性皮炎或哮喘发作等。

局麻药的防腐剂也可能引起过敏反应。亚硫酸盐制剂和对羟基苯甲酸甲酯是常见的防腐剂，均能引起过敏反应。

（三）高铁血红蛋白症

局麻药一个罕见的不良反应是高铁血红蛋白血症。局麻药代谢物的积累，特别是丙胺卡因和苯佐卡因，会导致血红蛋白中的铁转变为 Fe^{3+} 的形态，而 Fe^{3+} 无法与氧结合，导致发绀和组织缺氧。因此，已知高铁血红蛋白血症遗传病的患者应避免使用丙胺卡因和苯佐卡因。

参考文献

[1] Ruetsch Y, et al. From cocaine to ropivacaine: the history of local anesthetic drugs. *Curr Top Med Chem*. 2001; 1 (3): 175-182. doi:10.2174/1568026013395335

[2] Mofenson HC, Caraccio TR. Cocaine. *Pediatr Ann*. 1987; 16 (11): 864-874. doi:10.3928/0090-4481-19871101-06

[3] Fozzard H, et al. Mechanism of local anesthetic drug action on voltage-gated sodium channels. *Curr Pharm Des*. 2005; 11 (21): 2671-2686. doi:10.2174/1381612054546833

[4] Strichartz G. Molecular mechanisms of nerve block by local anesthetics. *Anesthesiology*. 1976; 45 (4): 421-441. doi:10.1097/00000542-197610000-00012

[5] Nathan PW, Sears TA. Some factors concerned in differential nerve block by local anaesthetics. *J Physiol*. 1961; 157 (3): 565-580. doi:10.1113/jphysiol.1961.sp006743

[6] Tetzlaff JE. The pharmacology of local anesthetics. *Anesthesiol Clin North Am*. 2000; 18 (2): 217-233. doi:10.1016/s0889-8537(05)70161-9

[7] Covino BG, Giddon DB. Pharmacology of local anesthetic agents. *J Dent Res*. 1981; 60 (8): 1454-1459. doi:10.1177/00220345810600080903

[8] Becker DE, Reed KL. Essentials of local anesthetic pharmacology. *Anesth Prog*. 2006; 53 (3): 98-109. doi:10.2344/ 0003-3006(2006)53[98:eolap]2.0.co;2

[9] Hussain N, et al. Equivalent analgesic effectiveness between perineural and intravenous dexamethasone as adjuvants for peripheral nerve blockade: a systematic review and meta-

analysis. *Can J Anesth.* 2017; 65 (2): 194-206. doi:10.1007/s12630-017-1008-8

[10] Hussain N, et al. Investigating the efficacy of dexmedetomidine as an adjuvant to local anesthesia in brachial plexus block. *Reg Anesth Pain Med.* 2017; 42 (2): 184-196. doi:10.1097/aap.0000000000000564

[11] Abrahams MS, et al. Ultrasound guidance compared with electrical neurostimulation for peripheral nerve block: a systematic review and meta-analysis of randomized controlled trials. *Br J Anaesth.* 2009; 102 (3): 408-417. doi:10.1093/bja/aen384

[12] Koscielniak-Nielsen ZJ. Ultrasound-guided peripheral nerve blocks: what are the benefits? *Acta Anaesthesiol Scand.* 2008; 52 (6): 727-737. doi:10.1111/j.1399-6576.2008.01666.x

[13] Ostad A, et al. Tumescent anesthesia with a lidocaine dose of 55 mg/kg is safe for liposuction. *Dermatol Surg.* 1996; 22 (11): 921-927. doi:10.1111/j.1524-4725.1996.tb00634.x

[14] Klein JA. The tumescent technique for liposuction surgery. *Am J Cosmet Surg.* 1987; 4 (4): 263-267. doi:10.1177/074880688700400403

[15] Rowbotham MC, et al. Lidocaine patch: double-blind controlled study of a new treatment method for postherpetic neuralgia. *Pain.* 1996; 65 (1): 39-44. doi:10.1016/0304-3959(95)00146-8

[16] Eipe N, et al. Intravenous lidocaine for acute pain: an evidence-based clinical update. *BJA Educ.* 2016; 16 (9): 292-298. doi:10.1093/bjaed/mkw008

[17] Tremont-Lukats IW, et al. A randomized, double-masked, placebo-controlled pilot trial of extended iv lidocaine infusion for relief of ongoing neuropathic pain. *Clin J Pain.* 2006; 22 (3): 266-271. doi:10.1097/01.ajp.0000169673.57062.40

[18] O'connor AB, Dworkin RH. Treatment of neuropathic pain: an overview of recent guidelines. *Am J Med.* 2009; 122 (10): S22-S32. doi:10.1016/j.amjmed.2009.04.007

[19] Maunuksela E-L, Korpela R. Double-blind evaluation of a lignocaine-prilocaine cream (EMLA) in children. *Br J Anaesth.* 1986; 58 (11): 1242-1245. doi:10.1093/bja/58.11.1242

[20] Graf BM, et al. Differences in cardiotoxicity of bupivacaine and ropivacaine are the result of physicochemical and stereoselective properties. *Anesthesiology.* 2002; 96 (6): 1427-1434. doi:10.1097/00000542-200206000-00023

[21] Eggleston ST, Lush LW. Understanding allergic reactions to local anesthetics. *Ann Pharmacother.* 1996; 30 (7- 8): 851-857. doi:10.1177/106002809603000724

第38章 周围神经阻滞

Peripheral Nerve Blocks

Aimee Pak 著

黄立宁 译　于洪丽 校

一、区域阻滞技术

自21世纪以来，由于美国医疗保健格局的变化，对疼痛管理及其对健康影响的意识提高，以及阿片类药物危机带来的社会后果，区域麻醉（regional anesthesia，RA）又开始重新兴起。

（一）区域麻醉的优势

急性疼痛控制不良可导致多系统疾病，影响睡眠、干扰情绪、损害身体功能，并使整体生存质量下降[1]。急性疼痛可导致术后慢性疼痛，在常见手术术后12个月发生率较高（10%~60%）：疝修补术（6.2%）、剖腹子宫切除术（9.9%）、剖胸探查术（19.1%）[1]。手术当天疼痛控制不佳是阿片类药物使用超过6个月的危险因素[1]，这导致了美国阿片类药物滥用。

目前，研究人员认识到区域阻滞技术的潜在优势。一项研究分析了一家骨科门诊手术中心的13 897例区域阻滞，94%的患者在手术当天没有或仅轻微的术后疼痛，67%的患者在术后第一天出现疼痛，76%的患者在术后第2天出现疼痛[2]。与之相反，一项针对美国300例非卧床患者的调查报道称，29%的患者在术后立即出现轻度疼痛[3]。

（二）周围神经阻滞的作用机制

外周神经包含多束层次的索状神经纤维。最外层的神经外膜包围结缔组织、脂肪组织、外源性血管和神经束[4, 5]。每个神经束都有一个将轴突、固有血管和周围神经内膜纵向包裹起来的神经束膜[4]。轴突是神经元的细胞质突起，与施万细胞的髓磷脂有关[5]。轴突可以分裂和连接相邻的束[4]。当沿着周围神经远端移动时，束的数量和非神经组织与神经组织的比例增加[4]。

局部麻醉药（简称局麻药）阻滞钠离子通道以中断轴突脉冲传播[4]。药理学因素导致个体对局麻药临床特性的差异：① Pka（与起效时间呈负相关）；②蛋白结合率（与持续时间呈负相关）；③脂溶性（与药效直接相关）。

在与周围组织平衡并穿透厚血管神经束膜后，显著减少的局麻药最终到达效应部位[4]。局麻药的容积和浓度分别影响其扩散和穿透膜的能力[4]。两者都很重要，因为高容量、低浓度的药液可能导致不完全传导阻滞[4, 5]。周围神经越粗，神经组织密度越大，需要的浓度越高，容积越小[4]。其他因素也会导致传导阻滞的变化，但超出了本章的范围。

二、周围神经阻滞的并发症

不幸的是，周围神经阻滞（peripheral nerve block，PNB）有一些常见的并发症。

- 周围神经损伤（peripheral nerve injury，PNI）是一种罕见的并发症，据报道每10 000例阻滞发生 2～4 例[6]。术后短暂的神经系统症状是常见的，但预后良好[6]。轴突断裂的程度决定了 PNI 的严重程度和长期预后：神经麻痹（损伤仅限于髓鞘；数周至数个月内恢复）、轴突中断（轴突损伤；恢复时间长，可能不完全恢复）、神经断伤（完全性神经横断；需要手术干预，恢复不确定）[5]。

• PNI 的发病机制大致分为：机械性（创伤性或注射性）、血管性（缺血性）和化学性（神经毒性）[5, 6]。直接的针刺神经损伤或高压神经内注射可能造成神经束膜或神经束损伤[5, 6]。幸运的是，短斜面钝头针可能很难穿透神经束膜[7]，如市面上的 PNB 针头。直接血管损伤引起的缺血、神经滋养动脉闭塞或神经鞘内血肿形成引起的压迫可导致 PNI[5]。PNB 注射液引起的化学损伤可引起急性炎症反应或慢性纤维化[5]。局麻药的浓度、暴露时间、注射接近神经束都可能影响其神经毒性[5]。

• 建议避免神经内注射，以及在重度镇静或全身麻醉下行区域麻醉要仔细评估[5]。然而，尚未发现 PNB 是 PNI 的独立危险因素[6]。围术期 PNI 还有多种其他病因：手术因素（手术部位、牵引、拉伸、横断、压迫损伤）和患者因素［代谢紊乱、遗传条件、血管疾病、卡压综合征、先前存在的神经损伤（双重挤压）］[5, 6]。

• 局麻药全身毒性反应（local anesthetic systemic toxicity，LAST）是一种罕见但潜在致命的并发症，根据登记数据报道，其发生率为 0.04‰～0.37‰[8]。当局麻药在中枢神经系统细胞和心肌细胞阻滞钠、钙、钾离子通道时，就会发生急性毒性。因此，它的典型表现包括快速进展的神经和心血管系统症状，最初表现为兴奋性（如躁动、听觉变化、有金属味、癫痫发作；心动过速、高血压、心律失常），然后表现为抑制性（如呼吸骤停、昏迷；心动过缓、心脏传导抑制、心搏骤停）[7]。然而，2014—2016 年，近 2/3 的病例出现非典型症状（仅心血管或中枢神经系统症状）或注射后 5min 以上（直至注射后 12h）出现延迟

症状[8]。

• 虽然没有任何 RA 技术或单一因素可以预防 LAST 的发生，但降低风险是至关重要的：避免血管内注射，最大限度地减少局麻药全身吸收，利用超声引导（ultrasound guidance，USG），识别易感人群[8]。此外，快速识别前驱症状和发病开始的适当治疗，包括脂肪乳剂疗法是很重要的。

• 气胸是胸神经阻滞（如椎旁神经阻滞）和某些臂丛神经阻滞（如斜角肌间和锁骨上入路）的潜在并发症。根据国际区域麻醉登记处（International Registry of Regional Anesthesia，IRORA）的数据，年发病率为 6.6/10 000[9]。

• 由 PNB 引起的感染似乎并不常见，年发病率为 0.86/100 000[9]。尽管使用无菌技术，但留置周围神经导管感染可能更常见，细菌定植率为 7.5%～57%，与位置（股骨和腋窝导管最高）和定植的菌落数量有关。应避免穿刺易感染部位[10]。

• 血管穿刺和血肿形成在任何侵入性操作均可发生。大口径的针头（如放置神经导管）、多次穿刺和任何凝血功能障碍都可能增加失血或血肿发展的风险[10]。IRORA 数据报道了阻滞相关血肿的发生率，腹膜后血肿为 12/10 000，动脉穿刺为 39/10 000[9]。操作时应考虑注射部位的可压缩性，特别是患者同时进行了抗凝治疗时[10]。美国区域麻醉协会（American Society of Regional Anesthesia，ASRA）2018 年第 4 版指南解决了这一问题，并建议对任何神经阻滞、深神经丛阻滞或深周围神经阻滞都应遵循神经抗凝指南[11]。

三、准备和技术

（一）监测和镇静

心肺监护是必需的，包括间歇或持续血压监测、持续心电图和脉搏血氧饱和度监测[12]。RA 并发症可表现为传导异常、血流动力学不稳定或缺氧。由于区域麻醉过程中通常需要轻度镇静，因此氧合和通气监测是非常重要的。应给予

吸氧，并采用二氧化碳监测[12]。镇静药用量应谨慎，因为患者反射的缺失可能会增加神经损伤的风险[10]。尽管存在神经损伤的风险，某些患者群体（如儿科，发育障碍患者）可能在全身麻醉下行安全的区域麻醉获益[6]。

（二）急救和复苏

所有行区域麻醉的地点，都必须可以迅速获得应急设备、仪器和药物。氧气源和输氧装置、有吸力的吸引器、气道管理设备和装置（如喉镜手柄和刀片、各种尺寸的气管内插管、面罩、声门上气道、口腔和鼻咽通气道、导管、牙垫）、多种尺寸的注射器和针头[13]。

接受区域阻滞的患者必须建立静脉通路，以便给予复苏药物和补液。急救药物应包括血管升压药（如苯肾上腺素、麻黄碱）、血管扩张药（如拉贝洛尔）、抗胆碱药（如阿托品、格隆溴铵）、快速诱导药（如依托咪酯、琥珀胆碱）、受体拮抗药（如纳洛酮、氟马西尼）、抗组胺药（如苯海拉明）和其他"急救药物"（如肾上腺素、碳酸氢钠、氯化钙或葡萄糖酸钠）。应在附近放置一个可移动的"急救车"[13]。

对于疑似 LSAT 相关的心搏骤停，立即获得并给予 20% 静脉脂质乳剂是美国心脏协会心搏骤停方案的关键修改[14]。ASRA 提供了 LAST 管理指南（可在线访问 https://www.asra.com/content/documents/asra_last_checklist_2018.pdf）。推荐使用一个易获得的、成套的 LAST 捆绑包，包括 ASRA 的检查表作为 LAST 的诊断标准[15]。

（三）超声仪

由于超声引导的有效性和安全性而得到广泛应用。通过超声（US）的使用减少区域阻滞的操作时间和起效时间，并增加完全感觉阻滞成功率来提高效率[16]。与神经刺激相比，USG 减少了血管和皮肤穿刺[17]，并降低了 LAST 的风险[18]。USG 尚未被证明可以消除区域阻滞的风险[19]，但可能是安全区域阻滞实践的一个重要组成部分[10, 20]。一台有可达到预期 RA 超声仪器的探头是必要的。

（四）区域麻醉设备

常见的阻滞相关材料，也可以买到定制的阻滞套件，通常包括阻滞针（20 号或 22 号钝头），多尺寸的注射器和针头，额外的无菌单，无菌超声探针套和凝胶，皮肤消毒液。具体的局麻药浓度和类型由阻滞类型决定。也可以使用周围神经刺激器。在进行任何周围神经阻滞前，必须准备好这些用具和设备，并获得区域麻醉的知情同意[21]。

四、常见神经阻滞

本节将有针对性地评价常用的采用平面内技术进行的 USG 神经和筋膜平面阻滞，以及超声图像。对某些新出现的阻滞技术和知识认知可能有限，但我们尽最大努力使用当前最新的资料。值得注意的是，将参考高频（如 4～12MHz）线性探头或低频（如 6～2MHz）曲线探头。

（一）颈丛神经阻滞

【适应证】颈神经丛阻滞（cervical plexus block，CPB）适用于头部、颈部、锁骨远端和上胸壁手术。颈深神经丛阻滞适用于某些慢性疼痛治疗[22]。

【相关解剖】颈神经丛起源于 C_1～C_4 的脊神经。$C_{2～4}$ 前支形成浅表的躯体感觉分支（枕小神经、耳大神经、颈横神经和锁骨上神经）。这些末梢神经穿过椎前筋膜，然后穿过颈深筋膜，至 C_4 水平的胸锁乳突肌（sternocleidomastoid muscle，SCM）后方[22]。C_1～C_3 神经根形成较深的运动支（颈袢），位于椎前筋膜和 C_4 水平横突之间。颈动脉和颈内静脉位于神经内侧，胸锁乳突肌的深处。

【定位和入路】患者坐位或半卧位，面朝对侧。在乳突和锁骨之间的中点处，将一高频线性探头横向放置在胸锁乳突肌 C_4 水平。CPB 术语在不同文献中不一致[22]。本文中，颈浅神经丛阻滞是指颈浅支的皮下浸润，颈中间神经丛阻滞是指在椎前筋膜与颈深筋膜浅层（深至胸锁乳突肌）之间阻断颈浅支，颈深神经丛阻滞是指在椎前筋膜深层与横突之间阻断颈深神经。

颈浅神经丛阻滞通常在 C_4 水平的胸锁乳突肌后缘中点进行皮下盲注。使用超声引导，使胸锁乳突肌后缘可视化，以防止意外的更深注入[22]。可使用 0.25% 或 0.5% 的长效局麻药（如罗哌卡因、布比卡因、左旋布比卡因）5～10ml。颈中间丛阻滞（图38-1）以颈后间隙为穿刺点，沿颈动脉鞘的外侧至内侧紧靠胸锁乳突肌深部进针[22]。麻醉时可使用 0.25% 或 0.5% 的长效局麻药 5～10ml。

颈深神经丛阻滞（图38-1）可能与前两者效果相同[23]，但有更高的并发症风险[24]。应用同样的超声图像，由外向内达 C_4 横突。麻醉时可使用 0.25% 或 0.5% 的长效局麻药 5～10ml。

【具体风险和注意事项】使用超声引导，颈浅丛和颈中间丛神经阻滞很容易进行，并发症少，但颈深丛阻滞有一些风险。根据所使用的技术（如颈动脉旁浸润）和较大的局麻药注射量，颈中间丛阻滞也可能发生同样的不良反应和并发症[22]。

• 膈神经麻痹和半膈肌麻痹（hemidiaphragmatic paralysis，HDP）。

• 膈神经（C_3～C_5）从头部穿过前斜角肌表面，深入至椎前筋膜。并非所有患者都会发生 HDP，可能是由于神经根解剖的变化（即较高的 C_5 优势）或副膈神经的存在[22]。

• 呼吸道梗阻。

• 双侧颈深神经丛阻滞可引起双侧 HDP，以及迷走神经或舌下神经麻醉[22]。呼吸道梗阻也可能发生在单侧颈深神经丛阻滞，同时存在不明原因的对侧膈神经、迷走神经或舌下神经阻滞[22]。

• 霍纳综合征。

• 3 种 CPB 入路都有霍纳综合征的报道[22]。

（二）上肢神经阻滞

臂丛支配上肢和大部分肩膀。所需目标不同，阻滞部位不同。其他阻滞方式，如 CPB 和肋间臂丛阻滞，可与臂丛阻滞相结合。

1. 臂丛：肌间沟入路

【适应证】肌间沟神经阻滞（interscalene

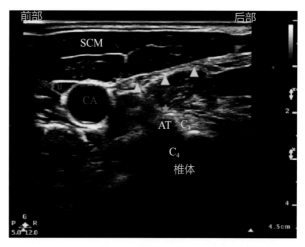

▲ 图 38-1　颈中间丛、颈深丛阻滞：颈中间丛阻滞的目标是胸锁乳突肌深处椎前筋膜和颈深筋膜之间的平面（黄色三角形）；颈深丛阻滞的目标是椎前筋膜和 C_4 横突之间，或是靠近神经根的前结节（绿色星形）

SCM. 胸锁乳突肌；IJ. 颈内静脉；CA. 颈动脉；AT. C_4 横突前结节；C_4. C_4 神经根

block，ISB）用于肩部和上臂部手术。可与 CPB 联合用于锁骨远端手术。

【相关解剖】C_5 和 C_6 神经根，有时是 C_7，位于前斜角肌和中斜角肌之间，大约位于环突水平。超声图像显示为在斜角肌之间的 3 个垂直堆叠的低回声圆（信号灯标志），由 C_5、C_6、C_7 神经根或 C_5 和双 C_6 神经根组成[25]。值得注意的结构包括颈交感神经链，椎动脉深入到神经丛，以及前面的颈内静脉和颈动脉鞘。

【定位和入路】患者仰卧位或半卧位，面朝对侧，也可侧卧位。应在环状软骨水平横向放置高频线性探头。

针应从后向前穿过中斜角肌。常规情况下，针穿过 C_5 和 C_6 之间的臂丛鞘（图38-2）。或者穿刺终点可以在中斜角骨前方，C_5 和 C_6 神经根后方，不进入神经丛鞘，效果相似，不良反应可能更少[26]。麻醉时可注射 0.5% 长效局麻药 15～20ml。

【具体风险和注意事项】

• 膈神经麻痹和 HDP。

• 同侧膈神经麻痹的发生率接近 100%[27]，由

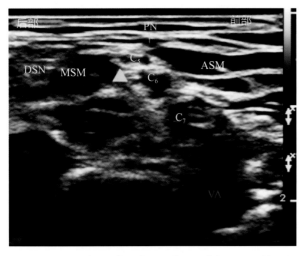

▲ 图 38-2　肌间沟臂丛神经阻滞：经典的三支颈神经根堆叠在中斜角肌和前斜角肌之间。阻滞针的目标可能在臂丛鞘外（黄色三角形）或在 C_5、C_6 神经根之间的鞘内

MSM. 中斜角肌；ASM. 前斜角肌；DSN. 肩胛背神经；PN. 膈神经；VA. 椎动脉

于局麻药扩散到颈根或通过膈神经直接阻滞前斜角肌。可出现暂时性 HDP 和肺功能减退，用力肺活量下降 30%[28]。对不耐受肺容量减小患者或对侧 HDP 患者应谨慎操作。低容量注射（10ml）、近端指压技术和远端部位注射尚未证明可靠的预防能力[28]。建议肩胛上和腋窝阻滞（见下文）作为肩关节手术的替代方案。

- 肩胛背神经（dorsal scapular nerve，DSN）和胸长神经损伤（long thoracic nerve injury，LTN）。

- 肩胛背神经在中斜角肌内穿行，向肩胛提肌和菱形肌延伸，向内侧牵引肩胛骨[29]。胸长神经也在靠近肩胛背神经的中斜角肌中运动，并支配把肩胛骨向前拉入胸腔的前锯肌。双侧神经都可能在肌间沟神经阻滞中损伤，并可能发展为慢性肩痛综合征[29]。肩胛背神经综合征可能出现菱形肌和肩胛提肌无力（即肩胛骨内侧牵引困难），而胸长神经综合征可能表现为肩部向中线的内侧平移和下角旋转（即翼状肩）[29]。

- 颈丛阻滞。

- 局麻药扩散到邻近的颈交感神经链和星状神经节可能产生良性可逆性的霍纳综合征[22, 30]。同侧喉返神经或喉上神经阻滞可引起声嘶。如果出现对侧麻痹，紧急气道管理可能是必要的[30]。

2. 臂丛：锁骨上入路

【适应证】锁骨上入路阻滞（supraclavicular block，SCB）适用于肩部远端的上肢手术。这并不能阻滞颈丛锁骨上神经。可联用臂间阻滞（上臂内侧），以完全覆盖上臂远端至肩部或减轻止血带疼痛。

【相关解剖】臂丛在锁骨水平形成主干和分支。在超声下，神经丛在锁骨下动脉外侧呈高回声楔形，包含多个低回声环（"葡萄簇"）。虽然存在解剖学差异，但臂丛位于第一肋上方。胸膜深于第一肋，肩胛背动脉可能位于主干内或从锁骨下动脉或颈横动脉分支[31]。

【定位和入路】患者取仰卧位或半卧位，面向对侧或取侧卧位。将高频线阵探头呈斜冠状位放置在锁骨后的锁骨上窝。臂丛位于锁骨下动脉外侧和第 1 肋骨上方，针头在平面内从后外侧至前内侧方向进针至神经丛的内侧（动脉 7 点钟方向）（图 38-3）。应尽量控制针尖，避免穿过肋骨以下或离开平面，否则可能发生气胸。麻醉时通常注射 0.5% 长效局麻药 20~25ml。

【具体风险和注意事项】与 ISB 一样，SCB 可

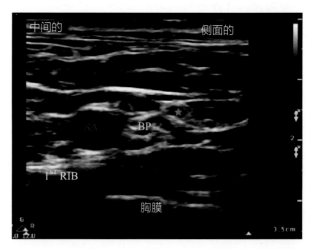

▲ 图 38-3　锁骨上臂丛阻滞和肩胛上阻滞（前入路）：在锁骨上窝，臂丛主干位于锁骨下动脉外侧。第 1 肋和胸膜位于神经丛深处。前入路肩胛上阻滞的目标是近端肩胛上神经（橙色星形）

BP. 臂丛；SA. 锁骨下动脉

能引起膈神经麻痹，导致 HDP 和霍纳综合征，尽管发病率较低，分别为 34% 和 32.1%[32]。减少给药量可降低 HDP 发生率[33]。既往 SCB 与相对较高的气胸发病率相关，为 6%。然而，大型研究报道超声引导 SCB 的气胸发病率较低，为 0.6‰[19, 34]。

3. 臂丛：锁骨下入路

【适应证】锁骨下阻滞（infraclavicular block，ICB）用于肩关节远端的上肢手术。也可联合肋间臂阻滞，以阻滞上臂内侧或减轻止血带疼痛。

【相关解剖】臂丛在腋动脉周围形成后束、外侧束和内侧束，深至胸肌。常规外侧矢状面入路的超声显示腋动脉周围的 3 个高回声结构，通常分别在 7 点钟、11 点钟和 3 点钟位置[35]。解剖学上的变异经常发生在这一点[31, 35]，包括多个腋血管和分支[35]。

【定位及入路】采用常规外侧矢状位入路，患者仰卧位，手臂外展 90°，肘关节屈曲以抬高锁骨[36]，头偏向对侧。高频或低频的超声探头纵向放置，低于喙突，以获得腋动脉深至胸肌的短轴视图。在动脉周围应能看到脊髓（图 38-4）。针应由浅入深，与皮肤垂直进针，如采用单次注射技术，以腋后动脉 6 点钟位置为靶点，向周围扩散。如果采用双次注射技术，可以尝试在 9 点钟位置再进行几次血管周围注射。由于影像的深度通常为 3～6cm，穿刺针可视化可能比较困难[37]。在这种方法中，由于脊髓彼此分离且位置不同，可能需要多次注射和更多的局麻药用量[37]。麻醉时可注射 0.5% 的长效局麻药 20～30ml。肋锁骨入路是一种较新的入路[38]。患者仰卧位，双臂保持中立位。线阵超声探头横向略斜地置于前胸部，在锁骨正下方并平行于锁骨，头向肋锁间隙倾斜[37]。脊髓在腋血管外侧、锁骨下肌深部汇聚[37]，其深度低于外侧矢状位入路[38]。针由前外至内侧以锁骨下肌下方的肋锁骨间隙为标准。弓状的头静脉可能直接穿过针道，并且胸膜紧位于肋锁骨下方，所以针尖控制很重要[37]。作为一种相对新颖的方法，其解剖变异、最佳技术、安全性和有效性仍不断被报道。这种入路与传统的

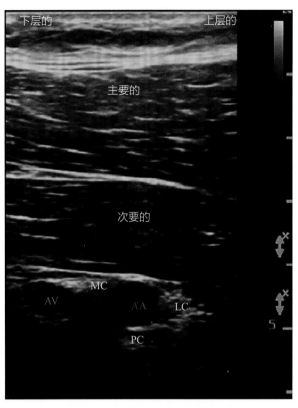

▲ 图 38-4　锁骨下臂丛阻滞：神经束位于腋窝动脉周围，深至胸肌
AA. 腋动脉；AV. 腋静脉；MC. 内侧束；LC. 外侧束；PC. 后束

外侧矢状面入路相比，发挥阻滞作用可能更快[39]。

另一种最新的技术是后（锁骨后）入路。患者仰卧位，双臂保持中立位。超声探头的位置与外侧矢状入路相似，在喙突内侧 2cm 处[40]，获得的超声图像与侧矢状面相似。进针点位于锁骨上后方，以垂直轨迹前进（尽管最初在锁骨显影下），以腋动脉后壁为目标点。尽管需要更长的阻滞针，这避免了传统外侧矢状面入路所需的陡峭角度进针的缺点[40]。需要更多的研究来确定最佳技术、解剖变异、疗效和安全性，但早期报道表明，该方法疗效与喙突入路相似，且垂直角度进针使技术更容易，针的可视性更好[41, 42]。

【具体风险和注意事项】侧矢状位 ICB 也可发生膈神经麻痹和 HDP，发生率为 3%[32]。霍纳综合征的发病率为 3.2%[32]。需要进行更多的研究来比较各项技术的风险。可以根据患者对体位的舒适度选择阻滞方法。

4. 臂丛：腋路

【适应证】腋路臂丛阻滞适用于肘关节远端手术。并非阻滞腋窝神经（见肩胛阻滞：肩胛上和腋窝）。可联用肌皮神经阻滞以阻滞前臂前外侧。

【相关解剖】臂丛已在此形成末梢神经。超声图像显示腋动脉周围有三个高回声结构：桡侧（后内侧）、正中（前外侧）、尺侧（前内侧）[43]。肌皮神经与其他末梢神经分开，表现为肱二头肌和喙臂肌之间或仅通过喙臂肌的高回声结构。确切的神经位置和腋血管有解剖学差异[43]。

【定位和入路】患者平卧位，手臂外展90°，前臂屈曲，肩部向外旋转，暴露腋窝。高频线阵探头应置于腋窝内矢状位，以获得腋窝动脉的短轴视图。桡神经、正中神经和尺神经应在动脉周围可见，肌皮神经位于肌腹之间，动脉后外侧（图38-5）。常用双次注射技术，分别阻滞肌皮神经，然后在腋动脉的6点、12点，或两个位置进行血管周围注射。血管周围注射位置或注射次数似乎不影响疗效和起效时间[44]。总用量为20～30ml的0.5%长效局麻药（肌皮神经注射为5ml）。

【具体风险和注意事项】由于血管表浅且易压缩，应用抗凝治疗的患者可能首选此种入路。由于膈神经和胸膜之间的距离，此入路更适合肺储备较差的患者。

5. 肩胛阻滞：肩胛上和腋窝

【适应证】2007年提议肩胛上（SSNB）和腋窝（ANXB）联合阻滞作为肩部手术中保留膈肌功能的替代方案。

【相关解剖】肩胛上神经和腋神经支配大部分肩关节，但不是全部。肩胛上神经起源于上干，支配大部分的盂肱关节和大部分的肩袖肌肉[45]。在超声下，高回声神经位于肩胛上切迹内侧肩胛上动脉旁（后入路）[46]，或臂丛的最外侧位于锁骨上水平的肩胛舌骨肌下方（前入路）[47]。

腋神经是来自后束的末梢神经，它也支配大部分盂肱关节、部分肩袖（与小圆肌腱共同被支

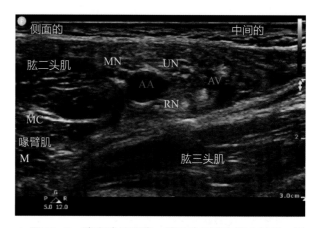

▲ 图38-5　腋路臂丛阻滞：腋动脉周围有正中神经、尺神经和桡神经。在肱二头肌和喙臂肌之间可以看到肌皮神经

AA. 腋动脉；AV. 腋静脉；MC. 肌皮神经；MN. 正中神经；UN. 尺神经；RN. 桡神经

配）和三角肌[45]。可以在超声下看到位于肱骨后肱动脉附近、深至三角肌的高回声神经[46]。

【定位和入路】对于SSNB前入路，患者应与锁骨上入路阻滞保持相同体位。应在C_6水平横向放置高频超声探头，以识别C_5神经根[47]。当探头向远端移动时，低回声神经将离开C_5神经根上干，穿过内侧深至肩胛舌骨肌，并在锁骨上窝与上干融合（图38-3）[47]。SSNB的阻滞目标可能是锁骨上窝或肩胛舌骨肌下。Auyong等认为，在肩关节镜手术中，前路入路并使用0.5%的罗哌卡因15ml，不劣于传统的肌间沟神经阻滞，且不需AXNB[48]。

对于SSNB后入路，患者可取坐位[45]、侧卧位[46]或俯卧位[47]。线阵超声探头应横向放置于肩胛冈上方。头部倾斜时，应能看到肩胛上切迹深至斜方肌和冈上肌。肩胛上动脉和相邻的肩胛上神经位于上横韧带深切迹内，连接切迹两端（图38-6）。在冈上窝注射可以深至冈上肌[46]。据报道，麻醉时可应用0.5%～0.75%的罗哌卡因15ml[45,46]。ANXB患者可取坐位或侧卧位[45,46]，肩部为正中位，肘关节屈曲90°，前臂向内侧旋转（即双手交叉）。线阵超声探头应置于矢状面，沿肱背侧平行于肱骨轴，紧靠肩峰后外侧[49]。旋

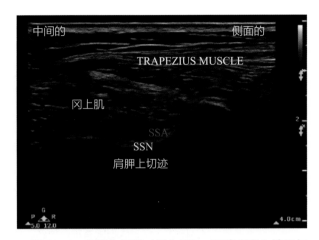

▲ 图 38-6　肩胛上阻滞（后入路）：远端肩胛上神经与肩胛上动脉位于肩胛上切迹内。冈上肌和斜方肌位置更加表浅

SSN. 肩胛上神经；SSA. 肩胛上动脉

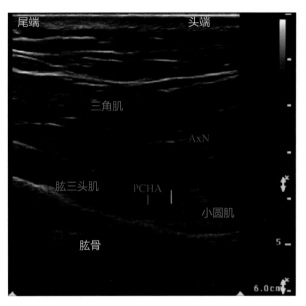

▲ 图 38-7　腋神经阻滞：腋窝神经和旋肱后动脉在四边形间隙外面，从前到后依次包绕肱骨。四边形间隙上方为小圆肌，下方为大圆肌，内侧为肱三头肌，外侧为肱骨。神经在动脉上方走行

PCHA. 旋肱后动脉；AxN. 腋窝神经

肱后动脉是标志血管，腋神经位于其上方。相对于神经，三角肌位于浅表部位，小圆肌位于头侧，肱三头肌位于尾侧（图 38-7）[49]。麻醉时可静脉注入 20% 利多卡因 8ml[49] 或 0.5% 罗哌卡因 15ml[46]。

【具体风险和注意事项】Ferré 等的一项早期研究表明，前入路 HDP 的发生率为 40%，与锁骨上入路相似，两者机制可能相同，而后路 HDP 的发生率为 2%[50]。更多关于解剖、技术、最佳剂量和容积、并发症等问题需要进一步研究。

6. 肋间臂神经阻滞

【适应证】肋间臂神经阻滞与臂丛神经阻滞联合可提高更完善的上肢阻滞，并能减轻止血带疼痛。

【相关解剖】肋间臂神经起源于第 2 肋间神经，在腋中线穿过前锯肌，向上臂后内侧进入腋窝。

【定位和入路】可以上臂内侧至腋窝远端方向进行盲皮下浸润。可在上臂内侧沿肱骨在胸大肌附着点下方放置线阵超声探头以获得超声图像[51]。麻醉时使用 0.25% 的长效局麻药 5～10ml 在前后方向浸润上臂内侧至肱三头肌下缘[51]。

有报道称因为解剖学变异，超声引导下近端肋间臂入路阻滞效果可能不完全。可在腋前线第

3 或第 4 肋骨水平的胸小肌和前锯肌之间注射局麻药[51]。

【具体风险和注意事项】由于近端入路接近胸膜，应谨慎操作以避免引起气胸。

（三）躯干阻滞：包含椎旁及脊柱旁、胸壁、腹壁

1. 胸椎旁阻滞

【适应证】胸椎旁阻滞（thoracic paravertebral block，TPVB）用于单侧胸部或腹部手术。也可用于胸部镇痛（如肋骨骨折、心绞痛）。

【相关解剖】楔形椎旁间隙（paravertebral space，PVS）包含胸神经的背侧支和腹侧支，以及来自该椎体水平的交感神经。每个节段间隙的内侧壁为椎体和横突（transverse process，TP），前壁为壁胸膜，后壁为肋横突上韧带（costotransverse ligament，CTL）。该间隙成为肋间隙继续向外侧延伸[52]。在横斜断面超声图像中 PVS 显示为位于 CTL 和胸膜间横突外侧的三角形空隙，在旁矢状面中表现为位于两个相邻 TP 之间深度至 CTL 的间隙（图 38-8）。

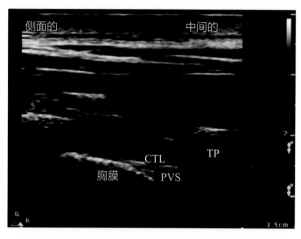

▲ 图 38-8　胸椎旁阻滞（横向入路）：针的目标是椎旁间隙，其中包含发出的脊神经。椎旁间隙可在横突外侧和肋横突上韧带深处看到。谨慎避免穿透胸膜

CTL. 肋横突上韧带；PVS. 椎旁间隙；TP. 横突

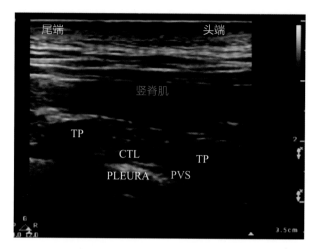

▲ 图 38-9　胸椎旁阻滞（矢状入路）和胸椎竖脊平面阻滞。肋横韧带位于椎旁间隙，可以在胸横突之间的声窗内看到。竖脊肌位于横突的后方。椎旁阻滞的针目标是椎旁间隙。竖脊肌平面阻滞的针目标位于竖脊肌和横突之间

TP. 横突；CTL. 肋横突上韧带；PVS. 椎旁间隙

【定位和方法】患者可取坐位、俯卧位或侧卧位。采用横向入路时，应将高频线性探头（或用于更深视图的低频曲线探头）放置在所需椎体水平相邻肋骨之间的横向倾斜方向上（图 38-9）。随着胸膜深入胸腔中央，可见 CTL 为向 TP 的高回声延续。应沿外侧向内侧进针，在进入目标 PVS 时可能会遇到"阻力消失"。麻醉时注射 0.5% 长效 LA 约 20ml 会使前胸膜凹陷[52, 53]。

旁矢状切面入路，探头应纵向放置在两个相邻 TP 之间。竖脊肌深处依次为高回声 CTL、低回声的目标 PVS、滑动的高回声胸膜。针的方向要高于下界，低于上界。注射后可看到胸膜凹陷[53]。

【具体风险和注意事项】

• 抗凝和血肿形成。

• PVS 是一个不可压缩的间隙。椎管内技术的抗凝建议同样适用于 TPVB[11]。

• 气胸。

• 气胸的发生率较低（0.9‰），但没有明显刺破胸膜时也可能发生[54]。

• 硬膜外扩散。

• PVS 毗邻硬膜外腔。Seidel 等的一项尸体研究表明，内侧引导注射有较高的硬膜外扩散的风险，可能会导致更严重的低血压[53]。

2. 腰丛（腰大肌间隙，腰椎旁）阻滞

【适应证】腰丛阻滞（LPB；腰大肌间隙，腰椎旁）可用于膝盖以上髋关节手术和下肢（除后隔室）手术。联合近端坐骨神经阻滞可完全阻滞下肢。

【相关解剖】第 1 至第 3 腰神经前支和第 4 腰神经部分前支形成腰丛（LP），其分别通过股神经（$L_2 \sim L_4$）、闭孔神经（$L_2 \sim L_4$）和股外侧皮神经（$L_2 \sim L_3$）支配大腿前、内侧和外侧隔室，并支配髋关节[55]。LP 向下延伸，在腰椎 TP 前方，腰大肌（psoas major muscle，PMM）内向下走行，并在 $L_5 \sim S_1$ 椎体水平形成远端分支[55, 56]。PMM 位于竖脊肌（erector spinae muscles，ESM）的前方和腰方肌（quadratus lumborum muscle，QLM）的内侧。无论采用哪种超声视图，这些肌肉关系始终如此。

【定位和方法】多种超声阻滞方法具有类似效果[55]。下面将具体论述横切面法（三叶草法[57]）和旁正中矢状法（三叉戟视图[58]）。患者应取侧卧位，阻滞侧向上。应将低频曲线探头横向放置在髂嵴上方的腹侧，然后向后移动，直到

看见 QLM。此时应该看到 L4 TP 位于 PMM 前面、QLM 侧面和 ESM 后面，分别形成三叶草的茎和三个叶的外观[57]（图 38-10）。高回声 LP 应位于 PMM 内 TP 前方。阻滞针垂直于脊柱，在脊柱侧面约 4cm 的位置进入，以便可以看到前后轨迹。神经刺激也可与超声联合使用。这种方法可能起效更快，与三叉戟视图法同样有效[59]。麻醉时给予 0.5% 的罗哌卡因 20.4～36ml 能达到最佳效果[60]。皮肤至神经丛的平均深度为 74mm，深度与体重指数直接相关，因此建议使用更长的阻滞针[56]。

在三叉戟视图中，曲线超声探头应放置在旁正中矢状位上，以获得 L2～L4 TP 影像。TP 的声学阴影形成了"三叉戟"外观。通过 TP 之间的声窗内可以看到 PMM 及在 TP 之后的 ESM。在紧邻 ESM 的 L3 和 L4 TP 之间的 PMM 内看到高回声 LP[58]。

【具体风险和注意事项】
- 硬膜外扩散。
- 硬膜外扩散的发生率为 3%～27%，其发生率可能与更朝向头部入路、更大的注射量和更高的注射压力有关[55]。可能会因此发生血流动力学改变。
- 肾血肿。
- 肾下极位于 L3 水平，在此向头侧进针可能会导致肾包膜下血肿，因此 L4 水平相对更安全[55]。
- 抗凝和腹膜后血肿。
- LP 阻滞位置深且不可压缩。椎管内技术的抗凝建议同样适用于 LPB[11]。
- LAST。
- 据报道，与其他下肢 PNB 相比，LPB 术后 LAST 的发生率更高[55]。一项分析 LPB 后的罗哌卡因血浆浓度的研究发现，注射后 10min 内 LA 快速吸收达到峰值水平[61]。由于局麻药用量大且经常联合与坐骨神经阻滞，所以应当高度警惕 LAST[61]。

3. 椎旁：椎板后阻滞与竖脊肌平面阻滞

【适应证】椎板后阻滞（retrolaminar，RLB）

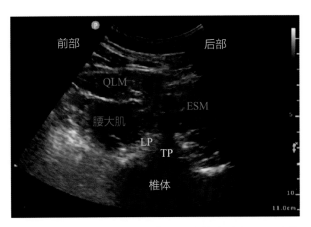

▲ 图 38-10 后路腰丛阻滞（三叶草方法）：三叶草的三片"叶子"分别是腰大肌、腰方肌和竖棘肌，三叶草的"茎"是 L4 椎体的横突。阻滞针由后向前朝向横突前方的腰丛

QLM. 腰方肌；ESM. 竖脊肌；LP. 腰丛；TP. 横突

和最近被称为竖脊肌平面阻滞（erector spinae plane，ESPB）在不进入 PVS 的情况下阻滞胸神经。与 TPVB 相比，这些阻滞技术难度较小，风险较低，而且不受凝血障碍的限制。随着不断有新的适应证报道，这两种阻滞均可用于同侧多个水平胸壁或腹壁镇痛。与 TPVB 提供躯体和交感神经阻滞不同，RLB 和 ESPB 似乎主要只提供躯体阻滞[62]，这可能不足以完成外科麻醉[63]。

【相关解剖】RLB 部位位于棘突外侧，椎板后方。超声图像显示为一个在 ESM 前方的骨性表面。ESPB 的位置比 TP 处的 RLB 更靠外侧。在超声成像下，TP 表现为高大的矩形声阴影，深入 ESM，在声学窗口内可见胸膜。

【定位和方法】患者可以呈坐位、俯卧位或者卧位。应在棘突外侧、TP 内侧的旁矢状位放置线性探头（用于更深入的观察的曲线探头），以观察椎板确定 RLB。针的靶点位于 ESM 前方，椎板后方（图 38-11）。

将超声探头进一步外侧移动，得到了 TP 的具有特征性的外观。对于 ESPB，针的靶点位于 ESM 前面和 TP 后面（图 38-12）。注射液在相应的平面内纵向扩散。ESPB 还可提供多个水平镇痛[64]和潜在的硬膜外[64]、椎旁麻醉效应[65]。

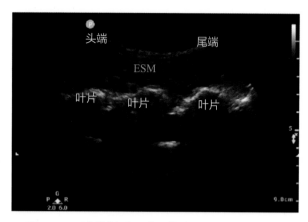

▲ 图 38-11　胸椎板后阻滞：竖脊肌位于椎板后方，横突内侧。椎板后阻滞的目标是在竖脊肌和椎板之间
ESM. 竖棘肌

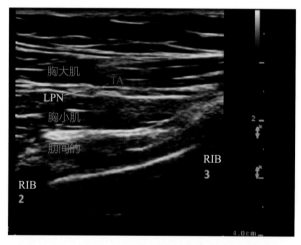

▲ 图 38-12　PECS Ⅰ 阻滞：胸大肌和胸小肌在肋骨 2 和 3 的表面。胸外侧神经和相关的胸肩峰动脉位于胸肌之间
LPN. 胸外侧神经；TA. 胸肩峰动脉肩峰支

两种阻滞方式都可使用 0.25% 的长效局麻药物 20～30ml[63, 64]。每个皮区 ESPB 所需的中位容积为 3.4ml[66]。

【具体风险和注意事项】 由于这两种阻滞都是相对较新的，需要更多的研究来确定最佳剂量、解剖机制以及阻滞技术，并充分阐明所有潜在的并发症。目前，风险概况似乎低于胸段硬膜外阻滞或 TPVB。

• 抗凝和血肿形成。

• RLB 和 ESPB 与硬膜外和 TPVB 部位不同，注射部位是可压缩的，并且远离主要的血管。因此这些阻滞方式可用于凝血病或抗凝治疗的患者[67, 68]。

• 硬膜外扩散。

• 与胸段硬膜外或 TPVB 相比，RLB 和 ESPB 对血流动力学的影响最小[67]。然而仍存在通过硬膜外扩散及低血压的可能。

4. 胸壁：PECS Ⅰ、PECS Ⅱ、前锯肌平面阻滞

【适应证】 近年来，胸壁筋膜平面阻滞作为一种技术上更简单、风险更低且有效的替代 TPVB 的神经阻滞方法受到广泛欢迎[69]。PECS Ⅰ、PECS Ⅱ 和前锯肌平面阻滞（serratus anterior plane，SAPB）已用于胸前外侧壁手术（如乳房和胸腔镜手术、胸导管、胸壁植入式装置）、肋骨骨折[69-71]以及更多的适应证正在研究中。目前还需要更多的研究以更好地了解这些新的筋膜平面阻滞。

【相关解剖】 PECS Ⅰ 以胸内、外侧神经为目标[72]。它可与 PECS Ⅱ 阻滞联合，以阻滞肋间神经 3～6 的外侧皮支[73]，如果使用外侧穿刺入路，则能阻滞肋间臂神经[73] 以及胸长神经（LTN）[73, 74]。在 PECS Ⅰ 的超声图像上应识别到胸大肌（pectoralis major，PMaj）、胸小肌（pectoralis minor，PMin）、第 2 肋、第 3 肋以及胸肩峰动脉。对于 PECS Ⅱ 应识别 PMaj、PMin、前锯肌（serratus anterior muscle，SAM）、第 3 肋以及第 4 肋[71]。据报道 SAPB 可以覆盖 T_2～T_9 皮区[75]。尽管解剖学研究表明，阻滞仅限于肋间神经的外侧皮肤分支，而不是直接阻滞肋间神经[76, 77]。在 SAPB 的超声图像上应可识别背阔肌、SAM、第 5 肋和胸膜[75]。

【定位和方法】 PECS Ⅰ 和 Ⅱ 阻滞患者可呈仰卧位，SAPB 阻滞患者可呈仰卧位或侧卧位进行。可使用线性超声探头。PECS Ⅰ 阻滞由 Blanco 首次提出：探头放置在锁骨远端下方的矢状方向，以显示第 2、3 肋的进针轨迹（图 38-13）[72]。或者应用 Pérez 提出的外侧入路，将超声探头横向放置在第 2、3 肋处锁骨外侧 1/3 以下，由内侧到外侧进针[78]。PMaj 位于 PMin 之上，PMin 位于肋骨的表面。胸肩峰动脉肩峰支和相邻的胸肌外

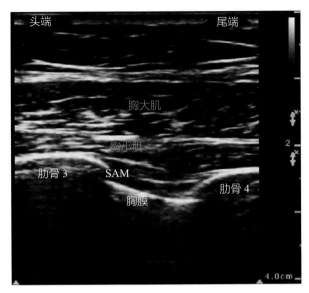

▲ 图 38-13　**PECS Ⅱ 阻滞**：在第 3、4 肋水平的腋前线上由浅到深可以看到胸大肌、胸小肌和前锯肌。注射 **PECS Ⅰ** 后，针的目标位置是胸小肌和前锯肌之间的筋膜间平面

SAM. 前锯肌

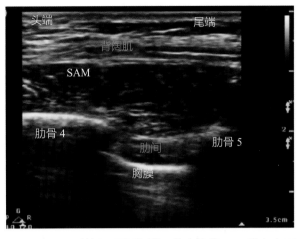

▲ 图 38-14　前锯肌平面阻滞：腋中线第 4、5 肋上方可见前锯肌。针的靶点为前锯肌和肋骨之间的平面

SAM. 前锯肌

侧神经在胸肌之间穿行。在 PMaj 和 PMin 之间注射 0.25% 长效局麻药物 10ml[69]。

PECS Ⅱ 将 PECS Ⅰ 与腋前线第 3、4 肋水平的额外阻滞结合起来。旋转线性探头以显示 PMaj、PMin 和 SAM，针由上内侧到下外侧，靶点位于 PMin 和 SAM 之间的筋膜间平面[74]。注射 0.25% 长效局麻药物 20ml[69]。

SAPB 时，线性超声探头以矢状位放置在腋中线第 5 肋上方（图 38-14）。针上下移动以对准椎间关节骨和肋骨之间的平面[75]。注射 0.25% 的长效局麻药 20~40ml[69]。更大的局麻药物用量可以阻滞更广泛的区域[77]。

【具体风险和注意事项】 由于这几种神经阻滞方式相对较新，需要更多的研究来确定最佳剂量、解剖机制和阻滞技术，并阐明所有潜在的并发症。到目前为止，它们的风险似乎小于胸硬膜外阻滞或 TPVB。与所有胸膜附近的胸壁阻滞一样，如果进行正确的超声引导，气胸的风险可能较低。

• 血肿。

• 据报道，血肿形成的发生率为 1.6%，在抗凝或抗血小板治疗时经常发生[79]。

5. 腹壁：腹直肌鞘阻滞

【适应证】 双侧腹直肌鞘阻滞（rectus sheath block，RSB）适用于腹部正中切口的术后镇痛。它可以与腹横肌平面阻滞（transversus abdominis plane，TAP）联合用于开腹和腹腔镜腹部手术术后镇痛[80]。

【相关解剖】 T_6~L_1 腹支在后前方向上穿过腹直肌（rectus abdominis muscle，RAM）[81]，然后分支成为前皮神经，支配浅表的皮肤。这些神经之间有广泛的联系，形成混合神经支配[82]。RAM 前后被腹直肌鞘包围，腹横肌筋膜在腹直肌后鞘深处，腹膜在腹横肌筋膜深处。在超声图像下，RAM 深处表现为典型的双层结构。腹壁深血管在 RAM 附近或内部走行[83]。

【定位和方法】 患者应取仰卧位。线性超声探头（或用于更深视图的曲线探头）应横向放置在剑突和脐下之间的腹中线上。看到高回声腹白线，探头可横向移动以显示 RAM。进针深至 RAM 后侧，但不能超过深处的两层结构（图 38-15）。应避免损伤腹壁深血管。因为该阻滞向头尾侧扩散受限，因此应在切口处或接近切口水平处进行阻滞[82]。麻醉时每侧可注射 0.25% 或 0.5% 的长

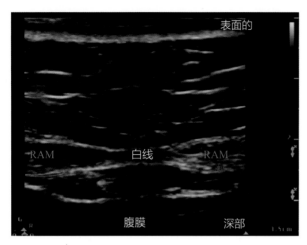

▲ 图 38-15　腹直肌鞘阻滞：在腹部中线处可见腹白线，两侧是成对的腹直肌，腹膜深至腹壁。可在腹直肌内或附近见到（上或下）腹壁动脉。腹直肌后方的双层结构（绿色线条）具有特征性

RAM. 腹直肌；EA. 腹壁动脉

效局麻药 10～20ml[80]。

【具体风险和注意事项】

• 腹壁血管损伤与腹直肌鞘血肿。

• 根据腹中线进行阻滞的位置不同，腹壁上、下动静脉可能在 RAM 相对的不同位置可见：剑突和脐之间，在 RAM 肌鞘前面的内侧 1/3 处；脐水平，在 RAM 内中间 1/3 处；髂前上棘水平，在 RAM 肌鞘后面的外侧 1/3 处[83]。在剑突和脐之间腹壁动脉的直径最小，在此进行腹直肌鞘阻滞碰到动脉可能性最小，因此该位置最为理想[83, 84]。

• LAST。

• 间隙阻滞通常需要更高的注射剂量（如 RSB）。在临床实践中，经常联合应用双侧 RSB 与双侧 TAP 阻滞。Rahiri 等的一项综述：持续有研究报道 LA 吸收迅速，且 LA 全身浓度可能超过可接受的阈值[80]。必须考虑限制剂量，特别是低体重或虚弱的患者。使用低浓度的局麻药使得注射较高容量的药量变得相对安全。

6. 腹壁：腹横肌平面、髂腹股沟 / 髂腹下神经阻滞

【适应证】TAP 阻滞适用于许多开腹和腹腔镜腹部手术，如剖宫产、子宫切除术、阑尾切除术和腹腔镜胆囊切除术。双侧 TAP 阻滞是 ERAS 的组成部分。TAP 阻滞常联合双侧 RSB 使用。髂腹股沟和髂腹下（ilioinguinal and iliohypogastric，II/IH）阻滞适用于腹股沟手术。TAP 阻滞可替代胸段硬膜外阻滞，没有低血压或凝血障碍的风险。

【相关解剖】TAP 间隙是腹内斜肌（internal oblique，IOM）和腹横肌（transversus abdominis muscle，TAM）之间的腹前外侧平面，其中包含 T_6～L_1 神经。当 T_6～T_{11} 腹支从各自的椎体水平发出后，延续为肋间神经，最终支配前腹壁[82, 85]。T_6～T_8 神经在肋弓下缘水平进入腹横肌平面[81]，T_9～T_{12} 神经在腋中线后方进入腹横肌平面。[85]T_6～T_{11} 外侧皮支支配从肋弓下缘到髂嵴的腹外侧壁，T_9～T_{11} 和 T_{12} 肋下神经支配脐下前腹壁皮肤[85]。L_1 作为髂腹股沟神经和髂腹下神经支配腹股沟区和大腿内侧[85]。超声引导的图像因入路不同而不同，但相关解剖结构都包括 QLM（后入路）、RAM（肋下入路）和髂腹下 – 髂腹股沟（II/IH 阻滞）。

【定位和方法】患者的最佳体位取决于所采用的入路。可以使用高频线性探头（或用于更深视图的曲线探头）。进行外侧 TAP 入路患者可呈仰卧位或侧卧位。超声探头应横向放置于腋中线的肋缘和髂骨中间。从浅到深依次为腹前外侧 3 层肌肉，即腹外斜肌（external oblique muscle，EOM）、腹内斜肌（IOM）、腹横肌（TAM），然后是腹膜腔和蠕动的肠管（图 38-16）。针应该向中外侧插入 IOM 和 TAM 之间的平面。有研究指出，由于 L_1 阻滞不足，T_{10}～T_{11} 皮区的麻醉面积有限[86, 87]。脐以下腹股沟以上的腹部手术可从此方法中受益。

患者仰卧位时，超声探头应放于平行于肋弓下缘的斜横方向，以便在肋下 TAP 入路中看到 RAM 和 TAM 之间的平面。在剑突附近进针，沿肋缘向下外侧刺入。这种方法可以阻滞至 T_8 水平，并可阻滞 T_9～T_{11} 更大的皮区[88]，因此适用

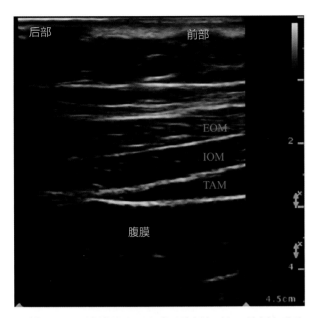

▲ 图 38-16　腹横肌平面阻滞（外侧入路）：外侧入路腹横肌平面阻滞可见腹前外侧壁的三个肌肉层。针靶点位于腹内斜肌和腹横肌之间的平面层。腹膜位于腹横肌深处
EOM. 腹外斜肌；IOM. 腹内斜肌；TAM. 腹横肌

于脐以上的腹部手术。

后路入路 TAP 要求患者侧卧位。超声探头横向放置于腹壁外侧腋中线处，但比外侧入路更靠后。针的穿侧轨迹为前后方向，目标是 QLM 前方的 TAP。最可能阻滞 $T_9 \sim T_{11}$ 皮节[87]，可能会扩散至 QLM 和 PVS 周围[89]。

Ⅱ/IH 阻滞与外侧入路 TAP 相似，患者应取仰卧位，但在髂前上棘（anterior superior iliac spine，ASIS）上方，Ⅱ和 IH 神经在 TAP 中穿行[86, 88]。阻滞目标是 IOM 和 TAM 之间的 TAP，在此可以看到神经。这种阻滞技术对 L_1 支配范围皮区阻滞效果最佳。

麻醉时每侧注射 0.25%～0.75% 的长效局麻药 10～30ml。通常来说，筋膜平面阻滞建议使用更多的稀释的局麻药。需要注意总剂量不要超过毒性阈值。

【具体风险和注意事项】

• LAST。

• 较高的局麻药用量、双侧 TAP 阻滞和多次额外的双侧 RSB 可能有超过毒性阈值的风险[80]，

因此谨慎给药非常重要。注射药液中加入肾上腺素可降低 TAP 阻滞药物的峰值浓度和增加达到峰值浓度的时间[90]。

• 腹壁：腰方肌阻滞

【适应证】

腰方肌阻滞（quadratus lumborum block，QLB）是一种新兴的技术，可替代 TAP 阻滞用于腹部手术和髋关节手术。既往有病例报道也描述了该项技术用于以腹部皮瓣实现乳房重建[91] 和下肢截肢术[92]。需要进一步的研究以阐明解剖结构、作用机制、适应证、局限性和最佳阻滞技术。迄今为止，一项 Meta 分析表明，与 TAP 阻滞相比，QLB 可提供更好、更长的镇痛持续时间[93]。

【相关解剖】

QLM 位于后腹壁内的头端到尾端的方向上，QLM 上方连接 12 肋的内侧边缘，下方连接于髂嵴后内侧，内侧连接于 $L_1 \sim L_4$ 横突。QLM 的外侧是腹前外侧肌。IOM 和 TAM 的腱膜鞘延续并最终与 QLM 周围的胸腰椎筋膜相连[94]。PMM 位于 QLM 前内侧，ESM 位于 QLM 后内侧。值得注意的是，肾脏位于 QLM 前面，被腹横筋膜、肾筋膜以及肾周和肾旁脂肪隔开。QLB 可直接阻滞穿过的脊神经，因为它在进入 TAP 间隙之前穿过 QLM 前方。然而，根据入路的不同，病例报道记录了 $T_7 \sim L_2$ 的阻滞[94, 95]，提示了可能存在脊神经扩散的其他机制。

【定位和方法】

由于各个文献中术语不同，同时为了达到本综述的目的，将根据 El-Boghdadly 等提出的 QLM 描述 QLB 入路：外侧入路（QL#1）、后路（QL#2）、前路或经肌肉（QL#3）以及肌内 QLB[95, 96]（图 38-17）。

采用外侧入路 QLB 时，患者可呈仰卧位或侧卧位。将线性或曲线探头横向放置在肋缘和髂骨之间的腋中线上，然后移动探头到 IOM 和 TAM 起点后方以显示 QLM。沿前后方向进针，瞄准 TAM 腱膜内 QLM 的外侧。在该点注射，局麻药可以到达 QLM 的前面或后面[96]。该入路比阻滞 $T_7 \sim L_1$ 平面的外侧入路 TAP[94] 有更大的阻滞范围[95]。

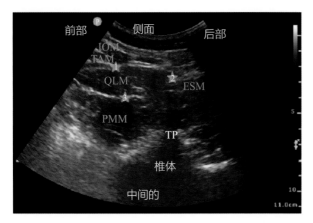

▲ 图 38-17　腰方肌阻滞：在外侧阻滞中（**1 号绿色星号**），针的目标在腹横肌腱膜内的腰方肌外侧。在后路阻滞中（**2 号绿色星号**），针的目标在腰方肌和竖脊肌之间的腰方肌后方。在前路阻滞中（**3 号绿色星号**）阻滞针穿过腰方肌，目标在腰大肌和腰方肌之间的筋膜平面
IOM. 腹内斜肌；TAM. 腹横肌；QLM. 腰方肌；PMM. 腰大肌；ESM. 竖脊肌；TP. 横突

后入路 QLB，患者取仰卧位（可能需要支撑以抬高臀部）或侧卧位。低频超声下的视图与外侧 QLB 相同。针的靶点在 QLM 和 ESM 之间的腰椎筋膜间三角内的 QLM 后方[94, 95]。据报道，随着局麻药扩散至胸段 PVS[97]，可能阻滞 $T_7 \sim L_1$[95]。

前（经肌肉）入路 QLB，患者应取侧卧位。曲线探头横向放置于髂嵴上方（以获得与三叶草入路 LPB 相同的视图）。针由后外侧向前内侧方向穿过 QLM，瞄准位于 QLM 前内侧的 PMM 和 QLM 之间的筋膜平面[95]。一项针对尸体研究报道局麻药可能会扩散到腰椎椎旁间隙[98]，这可能阻滞 $T_{10} \sim L_4$[95]。

对于肌内 QLB，患者体位和探头方向与外侧 QLB 相同。进针到 QLM 内，注射局麻药物[95]。据报道，该方法阻滞 $T_7 \sim T_{12}$ 侧腹壁[95]，但没有椎旁扩散的证据[97]。每次麻醉时至少注射稀释浓度为 0.125%、0.25% 或 0.375% 的长效局麻药 20ml[93, 95]。

【具体风险和注意事项】

- 器官穿刺性损伤。
- 前路或外路 QLB 的阻滞针终点靠近肾脏。
- 血肿。
- 血肿是一种很罕见的并发症[99]。此外，由于某些入路（如前路 QLB）的不可压缩性，建议谨慎用于凝血系统疾病患者。
- 下肢运动无力。
- 据报道，在尸检时可以发现存在腰椎旁扩散[98]，这可能会对腰丛（LP）产生影响。某报道也阐述了 QLB 导致的下肢无力[100]。
- 低血压。
- 据报道，低血压是一种可能由于局麻药椎旁扩散产生的并发症[101]。
- LAST。
- Murouchi 等的一项研究发现，尽管局麻药达到峰值浓度的时间相似，但 QLB 后达到的峰值浓度低于外侧 TAP 阻滞的峰值浓度[102]。然而，仍建议谨慎给药。

（四）下肢阻滞

1. 髂筋膜间隙阻滞

【适应证】髂筋膜间隙阻滞（fascia iliaca compartment block，FICB）可为髋部和膝以上的下肢提供镇痛作用，但后室除外。FICB 已被提议作为 LPB 的前路替代，它更简单，更安全并且更浅表。

【相关解剖】腰大肌内的腰丛分支成为闭孔神经（obturator nerve，ON）背支，股神经（femoral nerve，FN）腹侧支和股外侧皮神经（lateral femoral cutaneous nerve，LFCN）腹侧支，来支配髋关节和下肢[103]。股神经和股外侧皮神经从外侧离开腰大肌，并以不同的路径向下移向腹股沟韧带（inguinal ligament，IL），深至髂筋膜（fascia iliaca，FI）[103]。闭孔神经继续向内下侧进入骨盆深处至髂筋膜，在身体 S_1 水平处从髂筋膜室离开[103]。髂筋膜是一个连接层，自髂骨内侧向外侧附着，紧贴于髂肌和腰大肌的前方，并向内侧延伸至腰大肌筋膜。局麻药注射的目标可能是髂筋膜和髂腰肌之间的潜在间隙（FI 室），以同时阻断股神经和股外侧皮神经。用 FICB 阻断闭孔神经是有争议的，可能取决于入路：是腹股沟韧带以上

（腹股沟上入路，S-FICB）还是腹股沟韧带以下（腹股沟下入路，I-FICB）。

【定位及入路】患者应保持仰卧位。对于 S-FICB 入路，可将高频线性探头沿矢状位纵向放置在腹股沟韧带上方的髂前上棘附近。Hebbard 等最先描述了将探头沿腹股沟韧带内下侧向股神经移动，直至看到旋髂深动脉，然后进针至腹股沟韧带下方[104]。Desmet 等对该技术进行了改进，将探头向内下侧移动，然后顺时针旋转，使探头的颅侧朝向脐部[105]。"领结征"可直接在位于髂筋膜上方的内斜肌和缝匠肌处见到，髂筋膜覆盖在下方的髂肌之上[103, 105]（图 38-18）。探针沿尾侧至颅侧方向推进，局麻药向颅侧方向扩散使髂筋膜和髂肌分离[103-105]。据报道，与传统的 I-FICB 相比，S-FICB 具有更好、更可靠的闭孔神经阻滞[106]，很可能来自于更持续的颅侧扩散[103]。与传统的 I-FICB 方法相比，S-FICB 方法似乎也对股神经区域提供了更好的阻滞[103]。

对于 I-FIBC 入路，探头应横向放置在腹股沟折痕中腹股沟韧带尾部，以显示髂肌和缝匠肌、髂筋膜、股神经和股血管。在折痕中沿着髂筋膜向外侧移动探头，直至髂肌和缝匠肌相交处。在外侧到内侧的轨迹中，探针推进到髂筋膜深处的交点处，因此局麻药将髂筋膜与肌肉分开，并且向内侧扩散到股神经及向外侧扩散到股外侧皮神经。这种远端注射的闭孔神经阻滞是不可靠的[103, 106]，这可能是由于闭孔神经与股神经和股外侧皮神经之间的距离，或者可能是由闭孔神经和重叠的股神经导致的可变神经支配[103, 106]。

麻醉时可注射浓度为 0.25%～0.5% 的长效局麻药 20～40ml[103-106]。应遵守最大安全剂量。

【具体风险和注意事项】FIB 被认为是低风险阻滞。

2. 股神经阻滞

【适应证】股神经阻滞（femoral nerve block，FNB）用于大腿前侧和膝关节镇痛。可与坐骨神经阻滞（sciatic nerve block，SNB）联合使用，提供膝下阻滞。可与坐骨神经阻滞、股外侧皮

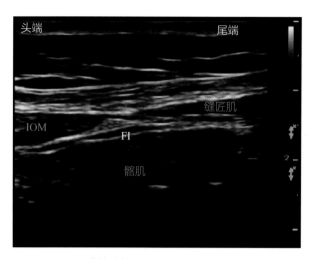

▲ 图 38-18　髂筋膜神经阻滞（腹股沟上）：内斜肌和缝匠肌处可见到"领结"征。髂筋膜覆于髂肌之上。髂筋膜应从髂肌上分离开

IOM. 内斜肌；FI. 髂筋膜

经阻滞和闭孔神经阻滞联合用于整个下肢麻醉。

【相关解剖】L_2～L_4 脊神经加入腰丛形成股神经（femoral nerve，FN），下降至腹股沟区域，深入至髂肌和腰大肌之间的髂筋膜下方[107]。股神经在穿过腹股沟韧带后进入股三角基底部，并发出几个分支。其中一个分支，隐神经，穿过股三角的远端顶点，进入内收管[108]。股三角由上方腹股沟韧带、外侧缝匠肌和内侧长内收肌构成[108]。股三角的顶点位于缝匠肌内侧边界与长内收肌内侧边界的交点处[108]。FNB 在腹股沟折痕处施行。在超声显像下，股神经呈现为一个扁平高回声椭圆形结构，紧邻股动脉外侧，位于髂腰肌浅表而髂筋膜深部。

【定位及入路】患者应仰卧位，在腹股沟折痕处横向放置高频探头（图 38-19）。股动脉应在其分叉前观察到。股静脉位于内侧，股神经位于股动脉外侧。阔筋膜由内侧向外侧延伸至股神经和血管上方，较深的髂筋膜覆盖在股神经之上。在外侧至内侧的探针入路中，局麻药应沉积在股神经周围。或者更外侧的探针靶点（即髂肌和腰大肌之间的沟槽）深于髂筋膜可能提供有效的阻滞，并可能具有更安全的针到神经的距离[107-109]。麻醉时可注射浓度为 0.5% 的长效局麻药 20ml。

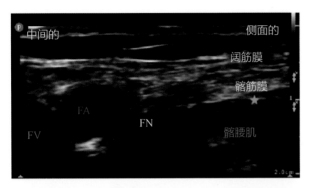

▲ 图38-19　髂筋膜神经阻滞（腹股沟下）和股神经阻滞：从内侧到外侧可以看到股静脉、股动脉和股神经。股神经位于覆盖髂腰肌的髂筋膜深处。腹股沟下髂筋膜阻滞的探针靶点（绿星）深至髂筋膜层，实现其从下方肌肉的剥离。股神经阻滞的探针靶点深至股神经附近的髂筋膜处，位于股动脉外侧

FV. 股静脉；FA. 股动脉；FN. 股神经

【具体风险和注意事项】

• 股四头肌无力。

• 由于非选择性的感觉运动阻滞，股四头肌（股直肌和股肌）无力的风险包括股四头肌肌力长期减退、跌倒和前交叉韧带再损伤，麻醉医生和整形医生都对此进行了研究，但没有达成共识。内收肌管阻滞作为一种潜在的运动保留替代方法已与股神经阻滞进行了比较，其疗效相似；然而，在评估运动强度和功能测定方面缺乏标准化，导致难以得出明确的结论[110, 111]。与股神经阻滞相比，内收肌管阻滞在围术期[112]的跌倒风险可能更低并且似乎在术后早期就能恢复力量[111]。相比之下，另一项研究并没有发现在前交叉韧带手术后两种阻滞方法之间股四头肌力量有显著差异[113]。FNB可能会增加前交叉韧带重建后1年内移植物破裂的风险[114]。

3. 内收肌管（隐）神经阻滞

【适应证】在膝关节以下下肢内侧进行内收肌管阻滞（adductor canal block，ACB）来阻滞隐神经，进行膝关节镇痛和麻醉。如果希望避免运动障碍，ACB可能比FNB更可取。ACB可与其他局部区域镇痛技术联合用于膝关节手术后的镇痛，或与SNB联合用于膝关节以下的下肢麻醉。

【相关解剖】股神经及其分支和相关血管向尾方向穿过股三角向远端尖部移动，并进入内收管（AC；缝匠肌管，Hunter管）成为隐神经（saphenous nerve，SN）。内收管止于内收肌裂孔，这是进入腘窝的入口。隐神经从内收管离开，沿着下肢内侧延伸至足部。虽然一般认为内收管位于大腿中部的1/3处，但对于其确切的解剖位置以及在解剖学上相邻的管（即股三角至内收管至腘窝）内注射局麻药的影响仍存在很大争议[115]。在进行ACB时的解剖准确性可能会影响膝关节镇痛的成功[108]，还可能导致无意的运动阻滞[115]。

内收管由前外侧的股内侧肌筋膜，后内侧的长内收肌和大收肌筋膜，以及上方的缝匠肌和股内收肌膜（vastoadductor membrane，VAM）构成[108]。在内收管中段的超声成像下，可看到缝匠肌深部的股浅动脉（superficial femoral artery，SFA）和股浅静脉，以及血管外侧和缝匠肌深部的股内侧肌。隐神经通常位于缝匠肌及其下方股内收膜的深处，紧靠股浅动脉的上方或外侧。隐神经可能很难看到。

【定位及入路】患者应取仰卧位，阻滞侧髋关节向外旋转。线性探头应横向放置在大腿中部内侧。股浅动脉应该在缝匠肌深处可见。大收肌和长肌都应在股浅动脉内侧和缝匠肌中部深处见到（图38-20）。探针应向着股浅动脉外侧由外向内侧推进，深入到股内收膜。麻醉时可注射浓度为0.5%的长效局麻药10～20ml。

【具体风险和注意事项】

• 镇痛不足。

• 股神经分支（隐神经、股内侧神经、股内侧皮神经）包含在股三角内。在股三角顶点远端，股内侧神经与内收管分开行走，股内侧皮神经在股内收膜和内收管外的缝匠肌之间走行[108]。股内侧神经负责膝关节的前内侧方面[108]。因此，更近端的ACB（或股三角阻滞）可以为膝关节提供更好的镇痛作用[108, 116]。Abdallah等报道了，内收管近端注射比远端注射镇痛效果更好[117]。

• 运动无力。

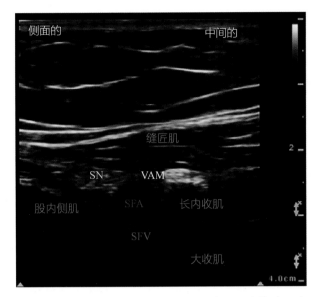

▲ 图 38-20　内收肌管阻滞：股浅动脉、股浅静脉和隐神经行于内收肌管内。内收肌管由上方的缝匠肌和股内收肌膜，前外侧的股内侧肌，以及后内侧的长内收肌和大收肌构成。隐神经位于缝匠肌深处，紧挨着股浅动脉的上侧或外侧

SN. 隐神经；SFA. 股浅动脉；SFV. 股浅静脉；VAM. 股内收膜

- 根据解剖模型，如果股三角神经被过近端的 ACB 阻断（可以说是股三角阻滞），或从 ACB 扩散的近端局麻药阻滞，就可能发生运动无力[108]。股内侧神经阻滞可导致股内侧肌无力[118]。然而，这些担忧可能与临床无关，因为无论 ACB 注射部位是否接近[117]，股四头肌力量均相似，而更大体积局麻药注射似乎对股四头肌肌力没有统计学上显著影响[119]。

4. 股外侧皮神经阻滞

【适应证】LFCN 阻滞适用于大腿外上侧和髋关节镇痛。可与股神经、闭孔神经、坐骨神经阻滞联用于下肢麻醉。

【相关解剖学】股外侧皮神经是起源于 $L_2 \sim L_3$ 脊神经的感觉神经，穿过髂肌，朝向髂前上棘方向。它穿过髂前上棘内侧的腹股沟韧带，在分成支配大腿外侧和前外侧的几个神经分支之前，向缝匠肌浅层移动。变化包括一条分支穿过髂前上棘进入大腿近端，或进入髂前上棘后的髂骨[120, 121]。该神经表现为缝匠肌内侧阔筋膜和髂筋膜之间的一个小而扁平的高回声结构[121]。最新的美国图像显示，该神经可在更远端看到，位于缝匠肌和阔筋膜张肌之间的一个充满脂肪的扁平隧道中，并在下方被股直肌束缚[120]。

【定位及入路】患者应取仰卧位，将超声线性探头横向放置于髂前上棘内侧下方。该神经可在阔筋膜和髂筋膜之间表面、缝匠肌内侧观察到[121]。探针由外侧向内侧前进，分离两个筋膜之间的平面（图 38-21）。或者，超声探头可横向放置于髂前上棘内侧，平行于腹股沟韧带，以显示腹股沟韧带和缝匠肌之间的股外侧皮神经[122]。

Nielsen 等同样在大腿前外侧近端的髂前上棘远端 10cm 处横向放置线性超声探头。缝匠肌和阔肌筋膜张肌与充满脂肪的平坦隧道内的股外侧皮神经相一致。探针在隧道内以平面外轨迹向近端动态引导[120]。麻醉时可使用 0.25% 布比卡因 10ml[120]。

【具体风险和注意事项】较高的成功率与超声相关[120]。

5. IPACK（腘动脉与膝关节后囊之间的间隙）

【适应证】腘动脉与膝关节后囊间隙（interspace between the popliteal artery and posterior capsule of the knee，IPACK）注射是一种相对较新的保留运动阻滞，适用于膝关节后囊镇痛。它可与其他 PNB（如 FNB、ACB）或关节周围注射用于更完全的膝关节镇痛，特别是全膝关节置

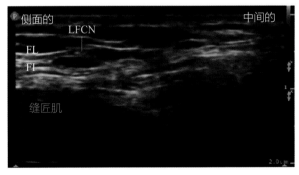

▲ 图 38-21　股外侧皮神经阻滞：阔筋膜和髂肌可见于髂前上棘内下方和缝匠肌上方。股外侧皮神经位于两层筋膜之间

FL. 阔筋膜；FI. 髂筋膜；LFCN. 股外侧皮神经

换术后。

【相关解剖】虽然膝关节前囊可通过股神经阻滞、股三角阻滞或内收管阻滞缓解，但膝关节后囊主要由胫神经分支支配[123]，并且是疼痛的常见来源[124]。坐骨神经或选择性胫骨阻滞伴随着相关的运动无力，这妨碍了康复期间的下床活动[125]。IPACK 注射被认为是针对坐骨神经末梢感觉分支和闭孔神经后分支，它们负责膝关节后部神经支配，以及部分膝关节前神经供应[126]。相关的美国标志包括近端注射的腘动脉、股骨髁和股骨干，远端注射的腘动脉和股骨髁。

【定位及入路】迄今为止，文献中主要描述了两种入路。近端入路行于大腿前内侧，位于内收肌裂孔处腘动脉起点下方，股骨髁上方[126, 127]。患者应取仰卧位，阻滞侧髋部向外旋转。高频超声探头应横向放置于股骨后内侧，距离髌骨基部约一指宽。腘窝血管位于股骨髁外侧。探针由前内向后外侧走行，于股骨髁后向股骨干远端注射局麻药[126, 127]。要注意避免损伤隐神经[128]，尽管风险可能相对较低[129]。

实施远端入路时，患者应保持俯卧位。高频超声探头应横向放置于腘窝折痕处。一旦看到腘动脉血管和不连续的股骨髁，将探头向颅侧移动，直到股骨髁过渡到连续的股骨干。探针沿内侧到外侧的轨迹向前推进，在股骨处注射局麻药（图 38-22）。应识别胫神经（TN）和腓总神经（CPN），以避免损伤。Kampitak 等报道，与近端入路相比，远端入路的全膝关节置换术能更好地保留胫神经和腓总神经共同运动功能，并能更好地控制膝关节后侧疼痛[124]。

据报道，麻醉时使用浓度为 0.25% 长效局麻药 10～30ml；不过，随着研究的进行，未来可能会阐明更好的体积和剂量指导。

【具体风险和注意事项】

• 无意的运动阻滞。

• 尸检研究表明，通过近端和远端注射技术，注射药物扩散到胫神经和腓总神经。这可能导致运动障碍（如足下垂），影响下床活动[126]。

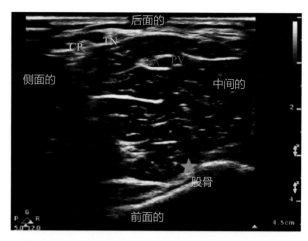

▲ 图 38-22　IPACK 阻滞（远端入路）：可见腘动脉和连续的股骨干。探针靶点（绿星号）为股骨后方。可辨别腓总神经和胫神经

CPN. 腓总神经；TN. 胫神经；PA. 腘动脉；PV. 腘静脉

需要进一步的研究来阐明这种新阻滞的解剖结构、最佳体积和剂量、技术和并发症。

6. 坐骨神经阻滞

【适应证】SNB 可用于下肢后腔室或膝关节以下（内侧除外）的麻醉。它通常与另一个阻滞（通常是 LPB、FNB 或 ACB）联合使用，以提供前路覆盖。近端 SNB 联合 LPB 或 S-FICB 可提供下肢阻滞，股神经阻滞或内收管阻滞联合腘窝坐骨神经阻滞可提供膝盖以下的覆盖。

【相关解剖】L4～S3 脊神经腹侧支形成坐骨神经（sciatic nerve，ScN），是同一鞘内胫神经和腓总神经的复合[130]。它起源于腰骶神经丛，出骨盆，在大腿后部向远端延伸支配腘绳肌，然后在腘窝附近分成两个组成神经，支配下肢除坐骨神经内侧区域外的其余部分[130]。

离开骨盆后，坐骨神经在内侧的坐骨结节（ischial tuberosity，IT）和外侧的大转子（greater trochanter，GT）之间下降。在这一水平，臀大肌（gluteus maximus muscle，GMM）位于神经后方，股方肌（quadratus femoris muscle，QFM）位于神经前方。在超声成像下，高回声、三角形的坐骨神经[131]在前后平面被夹在臀大肌和股方肌之间，在横平面被夹在大转子和坐骨结节的声

影之间。

在股骨中部，坐骨神经位于股骨内侧和深部。在超声图像下，坐骨神经表现为前方大收肌和后方股二头肌之间的高回声椭圆形结构[131]。

在腘窝处，坐骨神经分为胫神经和腓总神经；但其分叉点变化较大。有报道称分叉点在腘窝折痕上方 4.4~6.0cm[132, 133]。然而，尸体解剖发现分叉点在大腿后隔室下部或在其离开臀区近端的发生率很高[134]。在超声成像下，腘窝处的高回声坐骨神经比其近端外观更圆[133]。坐骨神经位于腘窝血管表面，在外侧的股二头肌和内侧的半膜肌和半腱肌之间。

【定位及入路】患者体位取决于所选入路。高频探头可用于较浅的入路，如在腘窝处。对于更深层的观察，如坐骨近端入路（如骶旁、经臀、臀肌下、臀下），首选低频探头。在此并非所有的入路都会讨论。

当在坐骨结节和大转子行后路入路时（可称为经臀[135] 或臀下间隙[136]）时，患者可俯卧位或侧卧位，髋关节和膝关节屈曲。曲线探针横向放置在坐骨结节和大转子连线的中点。一旦识别出坐骨神经，探针从外侧到内侧方向进入神经所在的臀下间隙[136]（图 38-23）。麻醉时可注射浓度 0.25%~0.5% 的长效局麻药 20~30ml[135-137]。

股骨近端至股骨中段的前路入路可能更受青睐，特别是对于定位有困难的患者。如果同时进行 FNB 或 ACB，也可以减少重新定位的时间；然而，从低频探头切换到高频探头可能很耗费时间[138]。在仰卧位，阻滞侧腿向外旋转，膝关节屈曲时，曲线探头横向放置于大腿前内侧，位于小粗隆水平[137]。高回声的坐骨神经可见于大收肌后外侧，小转子声影内侧，臀大肌前方。探针以陡峭的轨迹向探头内侧或外侧推进，以瞄准坐骨神经[137, 138]。与皮肤的高角度可能会带来技术上的挑战。可在大腿内侧选择一个垂直于探头的替代入口点[138]。由于在这一水平接近血管结构（如股血管和分支），可能会倾向于在大腿中段采用更远端的前路入路。在大腿内侧距腹

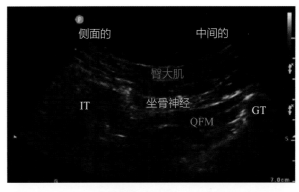

▲ 图 38-23 坐骨后阻滞（臀位）：坐骨神经位于臀下间隙中上方臀大肌和下方股方肌之间。它位于外侧坐骨结节和内侧大粗隆形成的声影之间
IT. 坐骨结节；QFM. 股方肌；GT. 大转子

股沟折痕远端约 10cm 处，探头向后内侧移动，可在大收肌和腘绳肌之间看到高回声的坐骨神经[139]，探针沿前内侧到后外侧的轨迹向前移动。麻醉时可注射的浓度为 0.25%~0.5% 长效局麻药 20ml[135, 137, 139]。

患者可俯卧位、侧卧位或仰卧位，下肢抬高，膝关节微屈以接触腘窝。可在腘窝折痕处横向放置线性探头。胫神经和腓总神经可分别在腘动脉的后侧和后外侧被识别，并可从近端追踪到其从坐骨神经的分叉点，通常位于窝尖（图 38-24）。尽管在分叉后部位注射麻醉起效似乎更快，但对于应该在分叉之前还是之后进行注射仍有争议[140-142]。麻醉时可以注射浓度为 0.5% 的长效局麻药 10~30ml[143]。

【具体风险和注意事项】

• 由于股后皮神经（posterior femoral cutaneous nerve，PFCN）导致的不完全腘窝阻滞。

• 股后皮神经形成于骶神经丛，在与坐骨神经在臀区分离之前，与坐骨神经一起通过梨状下孔离开。股后皮神经向下延伸至大腿后部阔筋膜深处，但在股二头肌表面，同时分出皮支[144]。股后皮神经区域被认为局限于大腿上部，末端不超过腘窝。然而，Feigl 等发表的解剖研究发现，44.6% 的标本中股后皮神经终止于腘窝远端，其中近 20% 终止于内踝 10cm 内[144]。临床意义是，

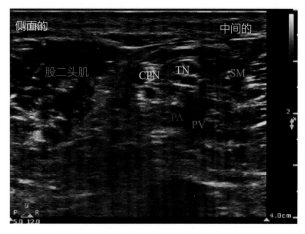

▲ 图 38-24 腘窝阻滞：在外侧股二头肌和内侧半膜肌之间的腘动脉后方可见到胫神经和腓总神经。在它们分叉点可看到它们在完全分离之前共用一个鞘

CPN. 腓总神经；TN. 胫神经；PA. 腘动脉；PV. 腘静脉；SM. 半膜肌

股后皮神经需要单独的阻滞来完成膝关节以下的完全麻醉[144]。

• 神经损伤的易感性。

• 与远端位置相比，近端坐骨神经似乎有更高的损伤风险，因为近端神经纤维含量相对较高[133]。臀中部和臀下区域的比例（2∶1）明显高于股骨中部和腘窝区域（1∶1）[133]。

结论

区域麻醉学是一个动态且发展的领域，将人体解剖学理解与超声技术相结合，以提供靶向麻醉和镇痛。当安全进行时，周围神经阻滞作为非阿片类镇痛药的多功能性和实用性是急性疼痛管理必不可少且宝贵的组成部分。

参考文献

[1] Gan TJ. Poorly controlled postoperative pain: prevalence, consequences, and prevention. *J Pain Res.* 2017; 10 : 2287-2298. doi:10.2147/JPR.S144066

[2] Malchow RJ, Gupta RK, Shi Y, Shotwell MS, Jaeger LM, Bowens C. Comprehensive analysis of 13,897 consecutive regional anesthetics at an ambulatory surgery center. *Pain Med.* 2018; 19 (2): 368-384. doi:10.1093/ pm/pnx045

[3] Gan TJ, Habib AS, Miller TE, White W, Apfelbaum JL. Incidence, patient satisfaction, and perceptions of postsurgical pain: results from a US national survey. *Curr Med Res Opin.* 2014; 30 (1): 149-160. doi:10.1185/030079 95.2013.860019

[4] Vadhanan P, Tripaty DK, Adinarayanan S. Physiological and pharmacologic aspects of peripheral nerve blocks. *J Anaesthesiol Clin Pharmacol.* 2015; 31 (3): 384-393. doi:10. 4103/ 0970-9185.161679

[5] Brull R, Hadzic A, Reina MA, Barrington MJ. Pathophysiology and etiology of nerve injury following peripheral nerve blockade. *Reg Anesth Pain Med.* 2015; 40 (5): 479-490. doi:10.1097/AAP.0000000000000125

[6] Neal JM, Barrington MJ, Brull R, et al. The Second ASRA Practice Advisory on neurologic complications associated with regional anesthesia and pain medicine: xecutive summary 2015. *Reg Anesth Pain Med.* 2015; 40 (5): 401-430. doi:10.1097/AAP.0000000000000286

[7] Jeng CL, Torrillo TM, Rosenblatt MA. Complications of peripheral nerve blocks. *Br J Anaesth.* 2010; 105 (suppl 1): i97-i107. doi:10.1093/bja/aeq273

[8] Neal JM, Barrington MJ, Fettiplace MR, et al. The Third American Society of Regional Anesthesia and Pain Medicine Practice Advisory on local anesthetic systemic toxicity: executive summary 2017. *Reg Anesth Pain Med.* 2018; 43 (2): 113-123. doi:10.1097/AAP.0000000000000720

[9] Sites BD, Barrington MJ, Davis M. Using an international clinical registry of regional anesthesia to identify targets for quality improvement. *Reg Anesth Pain Med.* 2014; 39 (6): 487-495. doi:10.1097/AAP.0000000000000162.

[10] Helander EM, Kaye AJ, Eng MR, et al. Regional nerve blocks-best practice strategies for reduction in complications and comprehensive review. *Curr Pain Headache Rep.* 2019; 23 (6): 43. doi:10.1007/s11916-019-0782-0

[11] Horlocker TT, Vandermeulen E, Kopp SL, et al. Regional anesthesia in the patient receiving antithrombotic or thrombolytic therapy: American Society of Regional Anesthesia and Pain Medicine Evidence-Based Guidelines (Fourth Edition). *Reg Anesth Pain Med.* 2018; 43 (3): 263-309. doi: 10.1097/AAP.0000000000000763

[12] Gadsden J, McCally C, Hadzic A. Monitoring during peripheral nerve blockade. *Curr Opin Anaesthesiol.* 2010; 23 (5): 656-661. doi:10.1097/ACO.0b013e32833d4f99

[13] Tucker MS, Nielsen KC, Steele SM. Nerve block induction rooms—physical plant setup, monitoring equipment, block cart, and resuscitation cart. *Int Anesthesiol Clin.* 2005; 43 (3): 55-68. doi:10.1097/01. aia.0000166189.91190.7d

[14] Lavonas EJ, Drennan IR, Gabrielli A, et al. Part 10: special circumstances of resuscitation: 2015 American Heart Association guidelines update for cardiopulmonary resuscitation and emergency cardiovascular care. *Circulation.* 2015; 132 (suppl 2): S501-S518. https://www.ahajournals.org/doi/pdf/10.1161/ cir.0000000000000264

[15] Neal JM, Woodward CM, Harrison TK. The American Society of Regional Anesthesia and Pain Medicine checklist for managing local anesthetic systemic toxicity: 2017

version. *Reg Anesth Pain Med.* 2018; 43 : 150-153.

[16] Salinas FV. Evidence basis for ultrasound guidance for lower-extremity peripheral nerve block: update 2016. *Reg Anesth Pain Med.* 2016; 41 (2): 261-274. doi:10.1097/AAP.0000000000000336

[17] Bomberg H, Wetjen L, Wagenpfeil S, et al. Risks and benefits of ultrasound, nerve stimulation, and their combination for guiding peripheral nerve blocks: a retrospective registry analysis. *Anesth Analg.* 2018; 127 (4): 1035-1043. doi:10.1213/ANE.0000000000003480

[18] Barrington MJ, Kluger R. Ultrasound guidance reduces the risk of local anesthetic systemic toxicity following peripheral nerve blockade. *Reg Anesth Pain Med.* 2013; 38 (4): 289-299. doi:10.1097/AAP.0b013e318292669b

[19] Neal JM. Ultrasound-guided regional anesthesia and patient safety: update of an evidence-based analysis. *Reg Anesth Pain Med.* 2016; 41 (2): 195-204. doi:10.1097/AAP.0000000000000295

[20] Hadzic A, Sala-Blanch X, Xu D. Ultrasound guidance may reduce but not eliminate complications of peripheral nerve blocks. *Anesthesiology.* 2008; 108 (4): 557-558. doi:10.1097/ALN.0b013e318168efa1

[21] Wilson E. *Informed Consent and the Postoperative Pain Control Conundrum—American Society of Regional Anesthesia and Pain Medicine.* [online] ASRA.com. Accessed August 20, 2020. https://www.asra.com/ asra-news/article/86/informed-consent-and-the-postoperative-p

[22] Kim JS, Ko JS, Bang S, Kim H, Lee SY. Cervical plexus block. *Korean J Anesthesiol.* 2018; 71 (4): 274-288. doi:10.4097/kja.d.18.00143

[23] Ramachandran SK, Picton P, Shanks A, Dorje P, Pandit JJ. Comparison of intermediate vs subcutaneous cervical plexus block for carotid endarterectomy. *Br J Anaesth.* 2011; 107 (2): 157-163. doi:10.1093/bja/aer118

[24] Pandit JJ, Satya-Krishna R, Gration P. Superficial or deep cervical plexus block for carotid endarterectomy: a systematic review of complications. *Br J Anaesth.* 2007; 99 (2): 159-169. doi:10.1093/bja/aem160

[25] Franco CD, Williams JM. Ultrasound-guided interscalene block: reevaluation of the "Stoplight" sign and clinical implications. *Reg Anesth Pain Med.* 2016; 41 (4): 452-459. doi:10.1097/AAP.0000000000000407

[26] Palhais N, Brull R, Kern C, et al. Extrafascial injection for interscalene brachial plexus block reduces respiratory complications compared with a conventional intrafascial injection: a randomized, controlled, double-blind trial. *Br J Anaesth.* 2016; 116 (4): 531-537. doi:10.1093/bja/aew028

[27] Urmey WF, Talts KH, Sharrock NE. One hundred percent incidence of hemidiaphragmatic paresis associated with interscalene brachial plexus anesthesia as diagnosed by ultrasonography. *Anesth Analg.* 1991; 72 (4): 498-503. doi:10.1213/00000539-199104000-00014

[28] Sinha SK, Abrams JH, Barnett JT, et al. Decreasing the local anesthetic volume from 20 to 10 mL for ultrasound-guided interscalene block at the cricoid level does not reduce the incidence of hemidiaphragmatic paresis. *Reg Anesth Pain Med.* 2011; 36 (1): 17-20. doi:10.1097/aap.0b013e3182030648

[29] Saporito A. Dorsal scapular nerve injury: a complication of ultrasound-guided interscalene block. *Br J Anaesth.* 2013; 111 (5): 840-841. doi:10.1093/bja/aet358

[30] Seltzer JL. Hoarseness and Horner's syndrome after interscalene brachial plexus block. *Anesth Analg.* 1977; 56 (4): 585-586. doi:10.1213/00000539-197707000-00033

[31] Feigl GC, Litz RJ, Marhofer P. Anatomy of the brachial plexus and its implications for daily clinical practice: regional anesthesia is applied anatomy. *Reg Anesth Pain Med.* 2020; 45 (8): 620-627. doi:10.1136/rapm-2020-101435

[32] Park SK, Lee SY, Kim WH, Park HS, Lim YJ, Bahk JH. Comparison of supraclavicular and infraclavicular brachial plexus block: a systemic review of randomized controlled trials. *Anesth Analg.* 2017; 124 (2): 636-644. doi:10.1213/ANE.0000000000001713

[33] Bao X, Huang J, Feng H, et al. Effect of local anesthetic volume (20 mL vs 30 mL ropivacaine) on electromyography of the diaphragm and pulmonary function after ultrasound-guided supraclavicular brachial plexus block: a randomized controlled trial. *Reg Anesth Pain Med.* 2019; 44 (1): 69-75. doi:10.1136/rapm-2018-000014

[34] Rana MV, Desai R, Tran L, Davis D. Perioperative pain control in the ambulatory setting. *Curr Pain Headache Rep.* 2016; 20 (3): 18. doi:10.1007/s11916-016-0550-3

[35] Kumar A, Kumar A, Sinha C, Sawhney C, Kumar R, Bhoi D. Topographic sonoanatomy of infraclavicular brachial plexus: variability and correlation with anthropometry. *Anesth Essays Res.* 2018; 12 (4): 814-818. doi:10.4103/aer.AER_140_18

[36] Auyong DB, Gonzales J, Benonis JG. The Houdini clavicle: arm abduction and needle insertion site adjustment improves needle visibility for the infraclavicular nerve block. *Reg Anesth Pain Med.* 2010; 35 (4): 403-404. doi:10.1097/AAP.0b013e3181e66ee9

[37] Li JW, Songthamwat B, Samy W, Sala-Blanch X, Karmakar MK. Ultrasound-guided costoclavicular brachial plexus block: sonoanatomy, technique, and block dynamics. *Reg Anesth Pain Med.* 2017; 42 (2): 233-240. doi:10.1097/AAP.0000000000000566

[38] Karmakar MK, Sala-Blanch X, Songthamwat B, Tsui BC. Benefits of the costoclavicular space for ultrasoundguided infraclavicular brachial plexus block: description of a costoclavicular approach. *Reg Anesth Pain Med.* 2015; 40 (3): 287-288. doi:10.1097/AAP.0000000000000232

[39] Songthamwat B, Karmakar MK, Li JW, Samy W, Mok LYH. Ultrasound-guided infraclavicular brachial plexus block: prospective randomized comparison of the lateral sagittal and costoclavicular approach. *Reg Anesth Pain Med.* 2018; 43 (8): 825-831. doi:10.1097/AAP.0000000000000822

[40] Charbonneau J, Fréchette Y, Sansoucy Y, Echave P. The ultrasound-guided retroclavicular block: a prospective feasibility study. *Reg Anesth Pain Med.* 2015; 40 (5): 605-609. doi:10.1097/AAP.0000000000000284

[41] Sinha C, Kumar N, Kumar A, Kumar A, Kumar A. Comparative evaluation of two approaches of infraclavicular brachial plexus block for upper-limb surgeries. *Saudi J Anaesth.* 2019; 13 (1): 35-39. doi:10.4103/sja.SJA_737_17

[42] Blanco AFG, Laferrière-Langlois P, Jessop D, et al. Retroclavicular vs Infraclavicular block for brachial

plexus anesthesia: a multi-centric randomized trial. *BMC Anesthesiol.* 2019; 19 (1): 193. doi:10.1186/s12871-019-0868-6

[43] Han JH, Kim YJ, Kim JH, Kim DY, Lee GY, Kim CH. Topographic pattern of the brachial plexus at the axillary fossa through real-time ultrasonography in Koreans. *Korean J Anesthesiol.* 2014; 67 (5): 310-316. doi:10.4097/kjae.2014.67.5.310

[44] Cho S, Kim YJ, Kim JH, Baik HJ. Double-injection perivascular ultrasound-guided axillary brachial plexus block according to needle positioning: 12 versus 6 o'clock position of the axillary artery. *Korean J Anesthesiol.* 2014; 66 (2): 112-119. doi:10.4097/kjae.2014.66.2.112

[45] Price DJ. The shoulder block: a new alternative to interscalene brachial plexus blockade for the control of postoperative shoulder pain. *Anaesth Intensive Care.* 2007; 35 (4): 575-581. doi:10.1177/0310057X0703500418

[46] Dhir S, Sondekoppam RV, Sharma R, Ganapathy S, Athwal GS. A comparison of combined suprascapular and axillary nerve blocks to interscalene nerve block for analgesia in arthroscopic shoulder surgery: an equivalence study. *Reg Anesth Pain Med.* 2016; 41 (5): 564-571. doi:10.1097/AAP.0000000000000436

[47] Siegenthaler A, Moriggl B, Mlekusch S, et al. Ultrasound-guided suprascapular nerve block, description of a novel supraclavicular approach. *Reg Anesth Pain Med.* 2012; 37 (3): 325-328. doi:10.1097/AAP.0b013e3182409168

[48] Auyong DB, Hanson NA, Joseph RS, Schmidt BE, Slee AE, Yuan SC. Comparison of anterior suprascapular, supraclavicular, and interscalene nerve block approaches for major outpatient arthroscopic shoulder surgery: a randomized, double-blind, noninferiority trial. *Anesthesiology.* 2018; 129 (1): 47-57. doi:10.1097/ALN.0000000000002208

[49] Rothe C, Asghar S, Andersen HL, Christensen JK, Lange KH. Ultrasound-guided block of the axillary nerve: a volunteer study of a new method. *Acta Anaesthesiol Scand.* 2011; 55 (5): 565-570. doi:10.1111/j.1399-6576.2011.02420.x

[50] Ferré F, Pommier M, Laumonerie P, et al. Hemidiaphragmatic paralysis following ultrasound-guided anterior vs. posterior suprascapular nerve block: a double-blind, randomised control trial. *Anaesthesia.* 2020; 75 (4): 499-508. doi:10.1111/anae.14978

[51] Moustafa MA, Kandeel AA. Randomized comparative study between two different techniques of intercostobrachial nerve block together with brachial plexus block during superficialization of arteriovenous fistula. *J Anesth.* 2018; 32 (5): 725-730. doi:10.1007/s00540-018-2547-z

[52] Krediet AC, Moayeri N, van Geffen GJ, et al. Different approaches to ultrasound-guided thoracic paravertebral block: an illustrated review. *Anesthesiology.* 2015; 123 (2): 459-474. doi:10.1097/ALN.0000000000000747

[53] Seidel R, Wree A, Schulze M. Thoracic-paravertebral blocks: comparative anatomical study with different injection techniques and volumes. *Reg Anesth Pain Med.* 2020; 45 (2): 102-106. doi:10.1136/rapm-2019-100896

[54] Niesen AD, Jacob AK, Law LA, Sviggum HP, Johnson RL. Complication rate of ultrasound-guided paravertebral block for breast surgery. *Reg Anesth Pain Med.* 2020; 45 (10): 813-817. doi:10.1136/rapm-2020-101402

[55] de Leeuw MA, Zuurmond WW, Perez RS. The psoas compartment block for hip surgery: the past, present, and future. *Anesthesiol Res Pract.* 2011; 2011 : 159541. doi:10.1155/2011/159541

[56] Awad IT, Duggan EM. Posterior lumbar plexus block: anatomy, approaches, and techniques. *Reg Anesth Pain Med.* 2005; 30 (2): 143-149. doi:10.1016/j.rapm.2004.11.006

[57] Sauter AR. The "Shamrock Method"—a new and promising technique for ultrasound guided lumbar plexus blocks. *Br J Anaesth.* 2013; 111 (suppl). https://doi.org/10.1093/bja/el_9814

[58] Karmakar MK, Ho AM, Li X, Kwok WH, Tsang K, Ngan Kee WD. Ultrasound-guided lumbar plexus block through the acoustic window of the lumbar ultrasound trident. *Br J Anaesth.* 2008; 100 (4): 533-537. doi:10.1093/bja/aen026

[59] Strid JMC, Sauter AR, Ullensvang K, et al. Ultrasound-guided lumbar plexus block in volunteers; a randomized controlled trial. *Br J Anaesth.* 2017; 118 (3): 430-438. doi:10.1093/bja/aew464

[60] Sauter AR, Ullensvang K, Niemi G, et al. The Shamrock lumbar plexus block: a dose-finding study. *Eur J Anaesthesiol.* 2015; 32 (11): 764-770. doi:10.1097/EJA.0000000000000265

[61] Hübler M, Planitz MC, Vicent O. Early pharmacokinetic of ropivacaine without epinephrine after injection into the psoas compartment. *Br J Anaesth.* 2015; 114 (1): 130-135. doi:10.1093/bja/aeu363

[62] Costache I, Pawa A, Abdallah FW. Paravertebral by proxy—time to redefine the paravertebral block. *Anaesthesia.* 2018; 73 (10): 1185-1188. doi:10.1111/anae.14348

[63] Onishi E, Toda N, Kameyama Y, Yamauchi M. Comparison of clinical efficacy and anatomical investigation between retrolaminar block and erector spinae plane block. *Biomed Res Int.* 2019; 2019 : 2578396. doi:10.1155/2019/2578396

[64] Adhikary SD, Bernard S, Lopez H, Chin KJ. Erector spinae plane block versus retrolaminar block: a magnetic resonance imaging and anatomical study. *Reg Anesth Pain Med.* 2018; 43 (7): 756-762. doi:10.1097/AAP.0000000000000798

[65] Schwartzmann A, Peng P, Maciel MA, Forero M. Mechanism of the erector spinae plane block: insights from a magnetic resonance imaging study. *Can J Anaesth.* 2018; 65 (10): 1165-1166. doi:10.1007/s12630-018-1187-y

[66] De Cassai A, Tonetti T. Local anesthetic spread during erector spinae plane block. *J Clin Anesth.* 2018; 48 : 60-61. doi:10.1016/j.jclinane.2018.05.003

[67] Adhikary SD, Liu WM, Fuller E, Cruz-Eng H, Chin KJ. The effect of erector spinae plane block on respiratory and analgesic outcomes in multiple rib fractures: a retrospective cohort study. *Anaesthesia.* 2019; 74 (5): 585-593. doi:10.1111/anae.14579

[68] Pak A, Singh P. Epidural-like effects with bilateral erector spinae plane catheters after abdominal surgery: a case report. *A A Pract.* 2020; 14 (5): 137-139. doi:10.1213/XAA.0000000000001164

[69] Grape S, Jaunin E, El-Boghdadly K, Chan V, Albrecht E. Analgesic efficacy of PECS and serratus plane blocks after breast surgery: a systematic review, meta-analysis and trial sequential analysis. *J Clin Anesth.* 2020; 63 : 109744. doi:10.1016/j.jclinane.2020.109744

[70] Liu X, Song T, Xu HY, Chen X, Yin P, Zhang J. The serratus anterior plane block for analgesia after thoracic surgery: a meta-analysis of randomized controlled trails. *Medicine (Baltimore)*. 2020; 99 (21): e20286. doi:10.1097/MD.0000000000020286

[71] Helander EM, Webb MP, Kendrick J, et al. PECS, serratus plane, erector spinae, and paravertebral blocks: a comprehensive review. *Best Pract Res Clin Anaesthesiol*. 2019; 33 (4): 573-581. doi:10.1016/j.bpa.2019.07.003

[72] Blanco R. The 'pecs block': a novel technique for providing analgesia after breast surgery. *Anaesthesia*. 2011; 66 (9): 847-848. doi:10.1111/j.1365-2044.2011.06838.x

[73] Versyck B, Groen G, van Geffen GJ, Van Houwe P, Bleys RL. The pecs anesthetic blockade: a correlation between magnetic resonance imaging, ultrasound imaging, reconstructed cross-sectional anatomy and crosssectional histology. *Clin Anat*. 2019; 32 (3): 421-429. doi:10.1002/ca.23333

[74] Blanco R, Fajardo M, Parras Maldonado T. Ultrasound description of Pecs II (modified Pecs I): a novel approach to breast surgery. *Rev Esp Anestesiol Reanim*. 2012; 59 (9): 470-475. doi:10.1016/j.redar.2012.07.003

[75] Blanco R, Parras T, McDonnell JG, Prats-Galino A. Serratus plane block: a novel ultrasound-guided thoracic wall nerve block. *Anaesthesia*. 2013; 68 (11): 1107-1113. doi:10.1111/anae.12344

[76] Mayes J, Davison E, Panahi P, et al. An anatomical evaluation of the serratus anterior plane block. *Anaesthesia*. 2016; 71 (9): 1064-1069. doi:10.1111/anae.13549

[77] Kunigo T, Murouchi T, Yamamoto S, Yamakage M. Spread of injectate in ultrasound-guided serratus plane block: a cadaveric study. *JA Clin Rep*. 2018; 4 (1): 10. doi:10.1186/s40981-018-0147-4

[78] Pérez MF, Miguel JG, de la Torre PA. A new approach to pectoralis block. *Anaesthesia*. 2013; 68 (4): 430. doi:10.1111/anae.12186

[79] Ueshima H, Otake H. Ultrasound-guided pectoral nerves (PECS) block: complications observed in 498 consecutive cases. *J Clin Anesth*. 2017; 42 : 46. doi:10.1016/j.jclinane.2017.08.006

[80] Rahiri J, Tuhoe J, Svirskis D, Lightfoot NJ, Lirk PB, Hill AG. Systematic review of the systemic concentrations of local anaesthetic after transversus abdominis plane block and rectus sheath block. *Br J Anaesth*. 2017; 118 (4): 517-526. doi:10.1093/bja/aex005

[81] Rozen WM, Tran TM, Ashton MW, Barrington MJ, Ivanusic JJ, Taylor GI. Refining the course of the thoracolumbar nerves: a new understanding of the innervation of the anterior abdominal wall. *Clin Anat*. 2008; 21 (4): 325-333. doi:10.1002/ca.20621

[82] Seidel R, Wree A, Schulze M. Does the approach influence the success rate for ultrasound-guided rectus sheath blocks? An anatomical case series. *Local Reg Anesth*. 2017; 10 : 61-65. doi:10.2147/LRA.S133500

[83] Le Saint-Grant A, Taylor A, Varsou O, Grant C, Cezayirli E, Bowness J. Arterial anatomy of the anterior abdominal wall: ultrasound evaluation as a real-time guide to percutaneous instrumentation. *Clin Anat*. 2021; 34 (1): 5-10. doi:10.1002/ca.23578

[84] Bowness J, Seeley J, Varsou O, et al. Arterial anatomy of the anterior abdominal wall: evidence-based safe sites for instrumentation based on radiological analysis of 100 patients. *Clin Anat*. 2020; 33 (3): 350-354. doi:10.1002/ca.23463

[85] Tran DQ, Bravo D, Leurcharusmee P, Neal JM. Transversus abdominis plane block: a narrative review. *Anesthesiology*. 2019; 131 (5): 1166-1190. doi:10.1097/ALN.0000000000002842

[86] Hebbard PD. Cutaneous distribution of lateral transversus abdominis plane block. *Reg Anesth Pain Med*. 2017; 42 (2): 267-268. doi:10.1097/AAP.0000000000000514

[87] Furuya T, Kato J, Yamamoto Y, Hirose N, Suzuki T. Comparison of dermatomal sensory block following ultrasound-guided transversus abdominis plane block by the lateral and posterior approaches: a randomized controlled trial. *J Anaesthesiol Clin Pharmacol*. 2018; 34 (2): 205-210. doi:10.4103/joacp.JOACP_295_15

[88] Lee THW, Barrington MJ, Tran TMN, Wong D, Hebbard PD. Comparison of sensory blockade following posterior and subcostal approaches to ultrasound-guided transversus abdominis plane block. *Anaesth Intensive Care*. 2010; 38 : 452-460.

[89] Carney J, Finnerty O, Rauf J, Bergin D, Laffey JG, Mc Donnell JG. Studies on the spread of local anaesthetic solution in transversus abdominis plane blocks. *Anaesthesia*. 2011; 66 (11): 1023-1030. doi:10.1111/j.1365-2044.2011.06855.x

[90] Kitayama M, Wada M, Hashimoto H, Kudo T, Takada N, Hirota K. Effects of adding epinephrine on the early systemic absorption kinetics of local anesthetics in abdominal truncal blocks. *J Anesth*. 2014; 28 (4): 631-634. doi:10.1007/s00540-013-1784-4

[91] Spence NZ, Olszynski P, Lehan A, Horn JL, Webb CA. Quadratus lumborum catheters for breast reconstruction requiring transverse rectus abdominis myocutaneous flaps. *J Anesth*. 2016; 30 : 506-509.

[92] Ueshima H, Otake H. Lower limb amputations performed with anterior quadratus lumborum block and sciatic nerve block. *J Clin Anesth*. 2017; 37 : 145.

[93] Liu X, Song T, Chen X, et al. Quadratus lumborum block versus transversus abdominis plane block for postoperative analgesia in patients undergoing abdominal surgeries: a systematic review and meta-analysis of randomized controlled trials. *BMC Anesthesiol*. 2020; 20 (1): 53. doi:10.1186/s12871-020-00967-2

[94] Elsharkawy H, El-Boghdadly K, Barrington M. Quadratus lumborum block: anatomical concepts, mechanisms, and techniques. *Anesthesiology*. 2019; 130 (2): 322-335. doi:10.1097/ALN.0000000000002524

[95] Ueshima H, Otake H, Lin JA. Ultrasound-guided quadratus lumborum block: an updated review of anatomy and techniques. *Biomed Res Int*. 2017; 2017 : 2752876. doi:10.1155/2017/2752876

[96] El-Boghdadly K, Elsharkawy H, Short A, Chin KJ. Quadratus lumborum block nomenclature and anatomical considerations. *Reg Anesth Pain Med*. 2016; 41 (4): 548-549. doi:10.1097/AAP.0000000000000411

[97] Tamura T, Yokota S, Ito S, Shibata Y, Nishiwaki K. Local

anesthetic spread into the paravertebral space with two types of quadratus lumborum blocks: a crossover volunteer study. *J Anesth.* 2019; 33 (1): 26-32. doi:10.1007/s00540-018-2578-5

[98] Adhikary SD, El-Boghdadly K, Nasralah Z, Sarwani N, Nixon AM, Chin KJ. A radiologic and anatomic assessment of injectate spread following transmuscular quadratus lumborum block in cadavers. *Anaesthesia.* 2017; 72 (1): 73-79. doi:10.1111/anae.13647

[99] Visoiu M, Pan S. Quadratus lumborum blocks: two cases of associated hematoma. *Paediatr Anaesth.* 2019; 29 (3): 286-288. doi:10.1111/pan.13588

[100] Wikner M. Unexpected motor weakness following quadratus lumborum block for gynaecological laparoscopy. *Anaesthesia.* 2017; 72 (2): 230-232. doi:10.1111/anae.13754

[101] Almeida C, Assunção JP. Hipotensão associada ao bloqueio bilateral do quadrado lombar realizado para analgesia pósoperatória em caso de cirurgia aórtica aberta [Hypotension associated to a bilateral quadratus lumborum block performed for post-operative analgesia in an open aortic surgery case]. *Rev Bras Anestesiol.* 2018; 68 (6): 657-660. doi:10.1016/j.bjan.2018.05.003

[102] Murouchi T, Iwasaki S, Yamakage M. Quadratus lumborum block: analgesic effects and chronological ropivacaine concentrations after laparoscopic surgery. *Reg Anesth Pain Med.* 2016; 41 (2): 146-150. doi:10.1097/AAP.0000000000000349

[103] Vermeylen K, Desmet M, Leunen I, et al. Supra-inguinal injection for fascia iliaca compartment block results in more consistent spread towards the lumbar plexus than an infra-inguinal injection: a volunteer study. *Reg Anesth Pain Med.* 2019;rapm-2018-100092. doi:10.1136/rapm-2018-100092

[104] Hebbard P, Ivanusic J, Sha S. Ultrasound-guided supra-inguinal fascia iliaca block: a cadaveric evaluation of a novel approach. *Anaesthesia.* 2011; 66 (4): 300-305. doi:10.1111/j.1365-2044.2011.06628.x

[105] Desmet M, Vermeylen K, Van Herreweghe I, et al. A longitudinal supra-inguinal fascia iliaca compartment block reduces morphine consumption after total hip arthroplasty. *Reg Anesth Pain Med.* 2017; 42 (3): 327-333. doi:10.1097/AAP.0000000000000543

[106] Qian Y, Guo Z, Huang J, et al. Electromyographic comparison of the efficacy of ultrasound-guided suprainguinal and infrainguinal fascia iliaca compartment block for blockade of the obturator nerve in total knee arthroplasty: a prospective randomized controlled trial. *Clin J Pain.* 2020; 36 (4): 260-266. doi:10.1097/AJP.0000000000000795

[107] Fanara B, Christophe JL, Boillot A, et al. Ultrasound guidance of needle tip position for femoral nerve blockade: an observational study. *Eur J Anaesthesiol.* 2014; 31 (1): 23-29. doi:10.1097/01. EJA.0000435016.83813.aa

[108] Wong WY, Bjørn S, Strid JM, Børglum J, Bendtsen TF. Defining the location of the adductor canal using ultrasound. *Reg Anesth Pain Med.* 2017; 42 (2): 241-245. doi:10.1097/AAP.0000000000000539

[109] Vloka JD, Hadzi A, Drobnik L, Ernest A, Reiss W, Thys DM. Anatomical landmarks for femoral nerve block: a comparison of four needle insertion sites. *Anesth Analg.* 1999; 89 (6): 1467-1470. doi:10.1097/00000539-199912000-00028

[110] Smith JH, Belk JW, Kraeutler MJ, Houck DA, Scillia AJ, McCarty EC. Adductor canal versus femoral nerve block after anterior cruciate ligament reconstruction: a systematic review of level I randomized controlled trials comparing early postoperative pain, opioid requirements, and quadriceps strength. *Arthroscopy.* 2020; 36 (7): 1973-1980. doi:10.1016/j.arthro.2020.03.040

[111] Edwards MD, Bethea JP, Hunnicutt JL, Slone HS, Woolf SK. Effect of adductor canal block versus femoral nerve block on quadriceps strength, function, and postoperative pain after anterior cruciate ligament reconstruction: a systematic review of level 1 studies. *Am J Sports Med.* 2020; 48 (9): 2305-2313. doi:10.1177/0363546519883589

[112] Bolarinwa SA, Novicoff W, Cui Q. Reducing costly falls after total knee arthroplasty. *World J Orthop.* 2018; 9 (10): 198-202. doi:10.5312/wjo.v9.i10.198

[113] Runner RP, Boden SA, Godfrey WS, et al. Quadriceps strength deficits after a femoral nerve block versus adductor canal block for anterior cruciate ligament reconstruction: a prospective, single-blinded, randomized trial. *Orthop J Sports Med.* 2018; 6 (9): 2325967118797990. doi:10.1177/2325967118797990

[114] Everhart JS, Hughes L, Abouljoud MM, Swank K, Lewis C, Flanigan DC. Femoral nerve block at time of ACL reconstruction causes lasting quadriceps strength deficits and may increase short-term risk of re-injury. *Knee Surg Sports Traumatol Arthrosc.* 2020; 28 (6): 1894-1900. doi:10.1007/s00167-019-05628-7

[115] Burckett-St Laurant D, Peng P, Girón Arango L, et al. The nerves of the adductor canal and the innervation of the knee: an anatomic study. *Reg Anesth Pain Med.* 2016; 41 (3): 321-327. doi:10.1097/AAP.0000000000000389

[116] Tran J, Chan VWS, Peng PWH, Agur AMR. Evaluation of the proximal adductor canal block injectate spread: a cadaveric study. *Reg Anesth Pain Med.* 2019;rapm-2019-101091. doi:10.1136/rapm-2019-101091

[117] Abdallah FW, Mejia J, Prasad GA, et al. Opioid- and motor-sparing with proximal, mid-, and distal locations for adductor canal block in anterior cruciate ligament reconstruction: a randomized clinical trial. *Anesthesiology.* 2019; 131 (3): 619-629. doi:10.1097/ALN.0000000000002817

[118] Johnston DF, Black ND, Cowden R, Turbitt L, Taylor S. Spread of dye injectate in the distal femoral triangle versus the distal adductor canal: a cadaveric study. *Reg Anesth Pain Med.* 2019; 44 (1): 39-45. doi:10.1136/rapm-2018-000002

[119] Jæger P, Koscielniak-Nielsen ZJ, Hilsted KL, Fabritius ML, Dahl JB. Adductor canal block with 10 mL versus 30 mL local anesthetics and quadriceps strength: a paired, blinded, randomized study in healthy volunteers. *Reg Anesth Pain Med.* 2015; 40 (5): 553-558. doi:10.1097/AAP.0000000000000298

[120] Nielsen TD, Moriggl B, Barckman J, et al. The lateral femoral cutaneous nerve: description of the sensory

territory and a novel ultrasound-guided nerve block technique. *Reg Anesth Pain Med.* 2018; 43 (4): 357-366. doi:10.1097/AAP.0000000000000737

[121] Ng I, Vaghadia H, Choi PT, Helmy N. Ultrasound imaging accurately identifies the lateral femoral cutaneous nerve. *Anesth Analg.* 2008; 107 (3): 1070-1074. doi:10.1213/ane.0b013e31817ef1e5

[122] Bodner G, Bernathova M, Galiano K, Putz D, Martinoli C, Felfernig M. Ultrasound of the lateral femoral cutaneous nerve: normal findings in a cadaver and in volunteers. *Reg Anesth Pain Med.* 2009; 34 (3): 265-268. doi:10.1097/AAP.0b013e31819a4fc6

[123] Tran J, Peng PWH, Gofeld M, Chan V, Agur AMR. Anatomical study of the innervation of posterior knee joint capsule: implication for image-guided intervention. *Reg Anesth Pain Med.* 2019; 44 (2): 234-238. doi:10.1136/rapm-2018-000015

[124] Kampitak W, Tanavalee A, Ngarmukos S, Tantavisut S. Motor-sparing effect of iPACK (interspace between the popliteal artery and capsule of the posterior knee) block versus tibial nerve block after total knee arthroplasty: a randomized controlled trial. *Reg Anesth Pain Med.* 2020; 45 (4): 267-276. doi:10.1136/rapm-2019-100895

[125] Niesen AD, Harris DJ, Johnson CS, et al. Interspace between Popliteal Artery and posterior Capsule of the Knee (IPACK) injectate spread: a cadaver study. *J Ultrasound Med.* 2019; 38(3): 741- 745. doi:10.1002/jum.14761

[126] Tran J, Giron Arango L, Peng P, Sinha SK, Agur A, Chan V. Evaluation of the iPACK block injectate spread: a cadaveric study. *Reg Anesth Pain Med.* 2019;rapm-2018-100355. doi:10.1136/rapm-2018-100355

[127] Sinha S. How I do it: infiltration between popliteal artery and capsule of knee (iPACK), 2019. Accessed August 20, 2020. https://www.asra.com/asra-news/article/158/how-i-do-it-infiltration-between-poplite

[128] Sebastian MP, Bykar H, Sell A. Saphenous nerve and IPACK block. *Reg Anesth Pain Med.* 2019;rapm-2019-100750. doi:10.1136/rapm-2019-100750

[129] Tran J, Chan V, Peng P, Agur A. Response to Sebastian *et al* : the saphenous nerve and iPACK blocks. *Reg Anesth Pain Med.* 2020; 45 (3): 245-246. doi:10.1136/rapm-2019-100840

[130] Vloka JD, Hadzi A, April E, Thys DM. The division of the sciatic nerve in the popliteal fossa: anatomical implications for popliteal nerve blockade. *Anesth Analg.* 2001; 92 (1): 215-217. doi:10.1097/00000539-200101000-00041

[131] Karmakar M, Li X, Li J, Sala-Blanch X, Hadzic A, Gin T. Three-dimensional/four-dimensional volumetric ultrasound imaging of the sciatic nerve. *Reg Anesth Pain Med.* 2012; 37 (1): 60-66. doi:10.1097/AAP.0b013e318232eb92

[132] Vloka JD, Hadzi A, Lesser JB, et al. A common epineural sheath for the nerves in the popliteal fossa and its possible implications for sciatic nerve block. *Anesth Analg.* 1997; 84 (2): 387-390. doi:10.1097/00000539-199702000-00028

[133] Moayeri N, van Geffen GJ, Bruhn J, Chan VW, Groen GJ. Correlation among ultrasound, cross-sectional anatomy, and histology of the sciatic nerve: a review. *Reg Anesth Pain Med.* 2010; 35 (5): 442-449. doi:10.1097/AAP.0b013e3181ef4cab

[134] Prakash, Bhardwaj AK, Devi MN, Sridevi NS, Rao PK, Singh G. Sciatic nerve division: a cadaver study in the Indian population and review of the literature. *Singapore Med J.* 2010; 51 (9): 721-723.

[135] Alsatli RA. Comparison of ultrasound-guided anterior versus transgluteal sciatic nerve blockade for knee surgery. *Anesth Essays Res.* 2012; 6 (1): 29-33. doi:10.4103/0259-1162.103368

[136] Karmakar MK, Kwok WH, Ho AM, Tsang K, Chui PT, Gin T. Ultrasound-guided sciatic nerve block: description of a new approach at the subgluteal space. *Br J Anaesth.* 2007; 98 (3): 390-395. doi:10.1093/bja/ael364

[137] Ota J, Sakura S, Hara K, Saito Y. Ultrasound-guided anterior approach to sciatic nerve block: a comparison with the posterior approach. *Anesth Analg.* 2009; 108 (2): 660-665. doi:10.1213/ane.0b013e31818fc252

[138] Dolan J. Ultrasound-guided anterior sciatic nerve block in the proximal thigh: an in-plane approach improving the needle view and respecting fascial planes. *Br J Anaesth.* 2013; 110 (2): 319-320. doi:10.1093/bja/aes492

[139] Osaka Y, Kashiwagi M, Nagatsuka Y, Miwa S. Ultrasound-guided medial mid-thigh approach to sciatic nerve block with a patient in a supine position. *J Anesth.* 2011; 25 (4): 621-624. doi:10.1007/s00540-011-1169-5

[140] Prasad A, Perlas A, Ramlogan R, Brull R, Chan V. Ultrasound-guided popliteal block distal to sciatic nerve bifurcation shortens onset time: a prospective randomized double-blind study. *Reg Anesth Pain Med.* 2010; 35 (3): 267-271. doi:10.1097/AAP.0b013e3181df2527

[141] Germain G, Lévesque S, Dion N, et al. Brief reports: a comparison of an injection cephalad or caudad to the division of the sciatic nerve for ultrasound-guided popliteal block: a prospective randomized study. *Anesth Analg.* 2012; 114 (1): 233-235. doi:10.1213/ANE.0b013e3182373887

[142] Faiz SHR, Imani F, Rahimzadeh P, Alebouyeh MR, Entezary SR, Shafeinia A. Which ultrasound-guided sciatic nerve block strategy works faster? Prebifurcation or separate tibial-peroneal nerve block? A randomized clinical trial. *Anesth Pain Med.* 2017; 7 (4): e57804. doi:10.5812/aapm.57804

[143] Nader A, Kendall MC, De Oliveira GS Jr, et al. A dose-ranging study of 0.5% bupivacaine or ropivacaine on the success and duration of the ultrasound-guided, nerve-stimulator-assisted sciatic nerve block: a double-blind, randomized clinical trial. *Reg Anesth Pain Med.* 2013; 38 (6): 492-502. doi:10.1097/AAP.0b013e3182a4bddf

[144] Feigl GC, Schmid M, Zahn PK, Avila González CA, Litz RJ. The posterior femoral cutaneous nerve contributes significantly to sensory innervation of the lower leg: an anatomical investigation. *Br J Anaesth.* 2020; 124 (3): 308-313. doi:10.1016/j.bja.2019.10.026

第 39 章　椎管内麻醉
Neuraxial Anesthesia

Maged D. Fam　Praveen Dharmapalan Prasanna　著

薄立军　译　　王春艳　校

椎管内麻醉是一种为外科患者提供麻醉和镇痛的有效方法之一。局部麻醉药和其他辅助药物注射到脊髓和神经根周围。根据给药位置的不同，可分为蛛网膜下腔（脊椎）、硬膜外或骶管阻滞。虽然它们在解剖上位置相近，但在局部麻醉药的剂量和扩展方面有显著的不同。临床表现也有差异，如感觉、运动和交感神经阻断。其中，蛛网膜下腔阻滞与硬膜外或骶管技术相比，通常需要的药物数量更少，而后者需要更高剂量和体积的局麻药。

一、历史回顾

蛛网膜下腔中液体的存在早在罗马帝国时代就已为人所知。然而，硬脊膜穿刺术在 19 世纪末首次被描述。紧随其后的是德国外科医生奥古斯塔·卡尔·比尔（Augusta Carl Bier），他在蛛网膜下腔为接受下唇手术的患者注射可卡因[1]。体位性穿刺性头痛也是由 Bier 在自己做完手术后首次描述的。从那时起，椎管内麻醉在接下来的一百年里一直在不断演变。脊椎麻醉在 20 世纪初迅速流行起来，到 20 世纪 40 年代在欧洲和美国得到了广泛应用。与后来探索的硬膜外麻醉相比，腰麻的技术在这一时期得到了更好的理解和完善。这可能是由于对硬膜外解剖缺乏深入了解，无法获得专门的硬膜外针头和导管，以及在

肌肉松弛药尚未发明的时代，脊椎麻醉产生了可靠的密集感觉和运动阻滞。在 20 世纪 40 年代中期，有病例报道，患者在蛛网膜下腔阻滞后出现永久性截瘫，虽然这些病例中永久性神经损伤的真正病因尚不完全清楚，但蛛网膜下腔阻滞的发展受到了挫折[2]。在 20 世纪 50 年代，随着蛛网膜下腔阻滞的安全性得到证实，这种麻醉方式得以逐渐发展[3]。硬膜外技术的发展略落后于蛛网膜下腔阻滞术。虽然直到 19 世纪末，硬膜外间隙的解剖学已经被很好地研究和描述，但直到 20 世纪中期，古巴麻醉学家 Martinez Carbelo 才开始应用持续硬膜外阻滞技术。Carbelo 用 3.5-French 导管将 Tuohy 针插入硬膜外腔[4]。

药理学的进步导致了更安全的局部麻醉药的开发。此外，创伤较小针头的发明有助于减少硬膜穿刺后头痛（postdural puncture headache，PDPH）等常见的不良反应。椎管内麻醉在 20 世纪已经逐渐成熟，目前是围术期麻醉方法的一个组成部分。椎管内麻醉作为实现非阿片类药物镇痛的有效手段，在过去的几年中得到了越来越多的关注。许多加速术后康复（enhanced recovery after surgery，ERAS）途径都将硬膜外镇痛作为关键策略[5]。越来越多的研究表明，在接受各种外科手术的患者中，与使用椎管内麻醉相关的发病率和死亡率降低。这些包括减少心肺并发症、

失血和静脉血栓栓塞症[6]。

椎管内麻醉的适应证
- 涉及下半身的手术
  - 上腹部/下腹部
  - 胸壁和胸壁病变
  - 会阴部
  - 下肢
- 产科：阴道分娩、剖腹产
- 横膈膜以下疼痛的诊断或治疗

二、患者选择

与任何其他手术一样，患者拒绝接受椎管内麻醉是绝对禁忌证。精神状态改变的患者在手术过程中可能无法保持不动，从而增加了损伤神经结构的风险。其他绝对禁忌证包括对局麻药严重过敏或注射部位存在局部感染。对于会增加脑疝风险的颅内压升高的患者应避免腰麻和硬膜外麻醉。但以上原则不包括假脑瘤综合征引起的颅内高压，也称为特发性颅内高压。

当涉及相对禁忌证时，仔细的风险/效益分析决定区域麻醉方式的选择。凝血功能障碍的患者在椎管内麻醉后发生脊髓或硬膜外血肿的风险可能会增加。凝血功能障碍被认为是一种相对的禁忌证，具体取决于潜在凝血异常的严重程度和类型。

例如，血小板减少通常被认为是椎管麻醉的相对禁忌证，但是没有普遍接受的血小板计数下限。产科的临床实践是 PLT 计数低于 70 000 的患者不进行脊髓/硬膜外麻醉。最近的研究结果表明，PLT 低于 70 000 时，发生硬膜外血肿的风险显著增加[7]。另外，在像 HELLP 综合征的临床情况下，血小板的绝对数量，血小板的功能质量均影响凝血功能。因为级联中各种凝血因子的水平可能在数小时内显著波动，因此凝血时间也是重要参考。

心脏结构和瓣膜疾病，如严重主动脉瓣狭窄和特发性肥厚型心肌病，在过去被认为是腰麻的绝对禁忌证。现在情况有所改变，目前的证据表明，通过使用适当的监测和充分的准备，可以安全地对这些患者进行椎管内麻醉[8]。同样，继发于全身性脓毒血症的低血容量也是一个相对禁忌证。只要患者的血流动力学稳定，脊麻或硬膜外麻醉均可安全实施。许多临床医生会避免在存在全身感染的情况下放置硬膜外导管。对于多发性硬化症等脱髓鞘疾病时，目前证据尚无定论。体外研究虽已证实脱髓鞘过程在暴露于局麻药后恶化，但人体研究尚无定论。多发性硬化症仍然是腰麻的一个相对禁忌证[9]。然而，低浓度 LA 的硬膜外麻醉通常是多发性硬化症患者的首选，尤其是在产科人群中。

椎管内麻醉的禁忌证
- 绝对禁忌证
  - 患者拒绝
  - 穿刺部位感染
  - 颅内压升高
  - 血流动力学显著不稳定
  - 严重凝血功能障碍
- 相对禁忌证
  - 脊髓或周围神经疾病，如脊髓灰质炎、多发性硬化症、脱髓鞘
  - 严重瓣膜狭窄病变
  - 中枢神经系统感染
  - 严重贫血
  - 未控制的高血压
  - 抗凝/抗血小板治疗

三、神经解剖学

重要的是要注意，患者解剖结构特征随年龄的不同而改变。对中枢神经系统解剖结构的三维理解对于脊髓、硬膜外和骶尾部麻醉的成功和安全实施至关重要。脊髓是延髓的尾端延伸，在大多数成年人中，脊髓结束于 L_1/L_2 椎体水平，在儿童中约为 L_3。脊髓被 3 层同心的脑膜覆盖。最里面的一层软脊膜非常薄，紧密地贴附在脊髓的

表面。第 2 层的蛛网膜包围软脑膜，构成两膜之间的蛛网膜下腔。最外层的保护层是硬脊膜，由于胶原纤维的存在，硬脊膜具有最大的厚度和抗拉强度，并且与蛛网膜紧密粘连。蛛网膜下腔包含脑脊液（contains cerebrospinal fluid，CSF）和供养脊髓和脊神经根的血管。蛛网膜和硬脊膜共同起屏障作用，阻止局麻药从硬膜外腔向蛛网膜下腔扩散。两膜之间的潜在空间称为硬膜下腔，包含松散的乳晕组织。硬膜外或蛛网膜下腔麻醉时可能会进入硬膜下腔，导致硬膜下腔阻滞，可表现为高位脊椎麻醉或伴有斑片状感觉/运动阻滞[10]。蛛网膜下腔阻滞的主要作用部位是脊髓本身，而硬膜外局麻药主要作用于神经根。这种结构上的差异是应用不同椎管内麻醉技术和局麻药剂量的基础。

脊髓 L_1 和 L_2 椎骨下方终止后延伸出一条纤维组织，即终丝。脊髓圆锥是从脊髓尾端延伸出的脊神经根集合，也被称为马尾。包含脑脊液和神经根的鞘膜囊在成年人终止于 S_2 水平，在儿童则为 S_3 水平。硬膜外腔是位于硬膜外的潜在空隙，在此处放置硬膜外针尖以蓄积局麻药。它包含松散的乳晕组织、脂肪组织、丰富的硬膜外静脉丛以及最重要的脊神经根。硬膜外腔从枕骨大孔延伸至骶裂孔，前部以后纵韧带为界，两侧有椎弓根和椎间孔为界，后部以黄韧带为界。黄韧带是硬膜外麻醉定位的重要标志。它是一种致密的纤维弹性结缔组织，从头至尾延伸，在下胸部和腰部较厚，在颅内变薄。黄韧带环形覆盖在硬膜外腔的背侧，与椎板附着并在椎间隙延伸。黄韧带两侧向后折叠，在中线与棘间韧带融合。随着黄韧带向颅骨延伸，这种融合变得不那么明显，尤其是在上胸部和颈部。这对施行高位胸部或颈部硬膜外麻醉有临床意义，因为黄韧带不一定在中线。黄韧带的厚度在施行椎管麻醉时提供触觉反馈。需要注意的是，黄韧带的厚度有高度的个体差异性。尾部的硬膜外腔实质上是腰部硬膜外腔向骶骨裂孔的延续。可以通过骶尾部黄韧带的延续——骶尾膜进入。

熟悉脊椎的结构和解剖有助于进行椎管内麻醉，因为椎管内麻醉本质上是一个主要由触觉反馈引导的盲操作。脊椎从枕骨延伸到尾骨。颈椎、胸椎、腰椎和骶椎构成脊髓的保护壳。典型的腰椎有椎体和椎板形成的椎弓。椎体和椎板由两个椎弓根连接。由此形成的中央管是脊髓和脑膜向尾部延伸的保护壳。上下关节突构成椎间小关节的一部分，是慢性背痛患者注射的重要靶点。

正中或棘突间入路是椎管内麻醉最常见的方法。层间入路，也称为旁正中入路，为进入硬膜外和蛛网膜下腔提供了更宽的区域，是一个很有用的方法。旁正中入路的优点是不需要患者过度弯曲脊柱。这对于脊柱活动受限的患者尤其有用。对有脊柱旋转和角度畸形的脊柱侧弯患者也很有用。胸椎的棘突往往陡而窄，层间距离缩短使得正中和旁正中入路都具有挑战性。在胸段硬膜外麻醉时必须谨慎，如果针头过度推进，可能会无意中损伤脊髓。

四、椎管内麻醉的生理效应

（一）心血管系统

椎管内麻醉最长久和最直接的影响也许是对心血管系统的影响。腰麻和硬膜外麻醉都以剂量依赖性方式影响心血管系统。这些改变主要通过阻断交感神经并影响心血管生理的不同组成部分，如全身血管阻力、静脉张力、心率和心肌收缩力。腰麻和硬膜外麻醉后最直接的反应是静脉张力降低，导致大部分血液储存在静脉容量血管中。静脉张力降低导致静脉回流减少和前负荷降低。这是腰麻后全身血压立即降低的机制。随之而来的是阻断交感神经产生的对动脉的扩张作用。与对静脉容量血管的影响相比，对动脉的影响是循序渐进的，而且不太明显。对心率的影响取决于阻滞高度。反射性心动过速在低血压和低血容量患者中可能更明显。腰麻后通常会在穿刺瞬间出现心动过缓，这大多是由静脉前负荷突然降低导致的，即 Bezold-Jarisch 反射引起。高位脊椎和硬膜外麻醉能直接影响 $T_1 \sim T_4$ 水平的心肌纤维导致心肌抑制[11]。与脊椎麻醉相比，硬膜外麻醉后的低血压往往更平缓。这可能与硬膜外腔逐渐增加剂量有关，而不是像脊椎麻醉将预定量的局部麻醉药注射到间隙。如果不加以控制，低血压将会导致重要器官的灌注减少，包括冠状动脉的血流量。因此，需要用液体和血管升压药积极处理。现在认为共负荷是标准处理，而不再建议使用晶体液进行预负荷[12, 13]。静脉血管升压药的选择取决于临床情况，麻黄碱和苯肾上腺素是治疗继发于椎管内麻醉的低血压最常用的一线药物。增强静脉回流的办法（如将患者置于特伦德伦堡体位）是有益的，但需要注意重比重局麻药的颅内扩散。更好的方法是在臀部弯曲床或担架，使患者双脚与心脏齐平，从而增加静脉回流，而不会冒鞘内药物颅内扩散的风险。与硬膜外麻醉相比，脊椎麻醉能更长久的降低血压的观点尚未在临床研究中得到证实。然而临床经验表明硬膜外麻醉时血压变化更平缓，这可能是由于硬膜外麻醉药的剂量是缓慢增加的。

（二）呼吸系统

脊椎或硬膜外麻醉通常是呼吸功能受损导致无法进行安全全身麻醉患者的首选。然而需要注意的是，脊椎和硬膜外麻醉可能会导致一些辅助呼吸肌（如腹壁前肌和肋间肌）的运动阻滞。这在高位脊麻时更严重[12]。许多患者椎管内麻醉后自诉呼吸困难，这一般不是因为膈肌功能障碍，而是因为缺乏来自胸壁肌肉的感觉反馈。事实上，全脊麻时的呼吸暂停机制主要是循环衰竭导致的脑干呼吸中枢严重灌注不足。这些患者通过血管升压药、正性肌力药和液体的积极复苏通常能迅速恢复，并且随着血压恢复正常，能够恢复自主通气。椎管内麻醉通常保留潮气量和呼吸频率，但可能降低呼气峰值的流速，这也表明了其对辅助呼吸肌（如腹部肌肉）的影响。

（三）消化系统

严重的交感神经阻滞常导致副交感神经过度活跃，引起胃肠道平滑肌收缩，导致蠕动过度、恶心呕吐。恶心呕吐可能是由于胃肠道黏膜灌注不足，一般通过及时使用血管升压药和液体来缓解。抗毒蕈碱药如阿托品和格隆溴铵也已成功用于治疗脊椎麻醉后的恶心。术后肠梗阻是腹部手术后常见的并发症，也是许多相关并发症的病因。研究表明，由于阻断了伤害性传入神经和胸腰交感神经传出神经，并维持了颅骶副交感神经传出神经的功能，椎管内麻醉能够缩短术后肠梗阻的持续时间[12]。

（四）泌尿生殖系统

脊椎和硬膜外麻醉通常与尿潴留风险增加有关，导致手术患者出麻醉恢复室（post anesthesia care unit，PACU）延迟。它还延长术后膀胱插管时间的可能性[14]。排尿是一个复杂的神经—肌肉过程，椎管内麻醉后尿潴留的确切机制尚不完全清楚。大家都认为减少局部麻醉药的浓度有助于降低尿潴留的风险，然而这尚未在临床研究中得到证实[15]。

五、脊椎麻醉

（一）技术

充分了解椎骨和周围结构的三维解剖结构对实施脊椎麻醉是有用的，椎管内麻醉是有挑战性的，它取决于患者的身体特征、患者的合作以及脊柱本身的解剖结构。患者教育和建立期望是必要且有帮助的，但经常被忽视。

（二）体位

脊椎麻醉最重要的方面是患者的体位，而这往往是最被低估的。使用麻醉药至少需要 2 名人员，一名操作者和一名助手。患者通常置于坐位、侧卧位或俯卧位。坐位具有开放棘突间隙的优点，对于不需要大量镇静的患者也很方便，更易识别肥胖患者和脊柱结构异常患者的骨性标志。患者肩部凹陷，颈椎和腰椎向操作者弯曲。明确的指示能够提高操作过程中患者维持体位的合作程度。必须注意避免错误的体位，如脊柱过度前倾或旋转。

侧卧位适用于无法维持坐位和需要适量镇静

的患者。患者采用左侧或右侧卧位，背部靠近床边，助手保持颈部和髋关节的屈曲位置。侧卧位的主要优点是患者舒适，而且在椎管阻滞后更易将患者放置于手术台上。

（三）针的选择

根据斜面设计，脊髓穿刺针大致可分为切割式和笔尖式。笔尖式有 Whitacre 针和 Sprotte 针。选择脊髓穿刺针时需要考虑发生 PDHD（硬膜穿刺后头痛）的风险。与切割针相比，笔尖式或圆锥形针头发生 PDHD 的发生率较低。增加 PDHD 发病率的另外因素是针的大小。较大的针头与 PDHD 较高的发生率和更多的症状有关[16]。然而值得注意的是，即使使用较小的针头，硬脊膜穿刺的次数也与头痛的发生率成正比。

（四）步骤

由于椎管内麻醉本质上是一个盲目的过程，充分了解三维解剖结构对于安全有效的实施技术至关重要。患者体位适当能够触诊到椎骨标志。通常，腰麻药给在 $L_3 \sim L_4$ 或 $L_4 \sim L_5$。通过触诊棘突来识别中线，导致难以穿刺最常见的错误之一是识别中线不当。因此，使用双指或单指技术来清楚地识别棘突和中线至关重要。确定中线并用局部消毒液确保无菌后，操作者将进行局部浸润麻醉，通常用 2% 利多卡因。下面介绍脊髓穿刺针的选择。通常先使用针引入器，因为脊髓针规格较小，前进时往往会弯曲并且难以重新定向。作者建议在所选的椎间隙将针头切入皮肤朝向下位棘突，然后稍朝向头部进针。

正中入路时，操作者可能会感受到来自棘上韧带和棘间韧带的触觉反馈。当针尖穿过致密的硬脊膜时也会有感觉。如果有怀疑，重点是在任何位置撤回探针查看是否有畅通的脑脊液流动。一旦确认有清晰的脑脊液流出，就缓慢地推注配好的局部麻醉药。强烈建议在推药之前回抽脑脊液，以确认是自由畅通的。在推药过程中间和结束的时候回抽脑脊液以确保药物注射在腔隙。如果针头感觉碰到骨质表面，回撤针头并重新调整方向，另外，重新检查针是否在中线位置也很有

用。在整个操作过程中，与患者的密切沟通是很重要的。如果患者诉感觉异常，当确认感觉异常的部位是在背部区域或者向下放射时需要定位。神经根性的感觉异常可能表示针头离脊神经根太近。重点是根据哪一侧神经根异常，回撤针头并将其重新定位到中线。建议在脊椎麻醉期间进行平稳且有目的的操作。根据患者的体型可以选择合适的进针角度。一般来说，肥胖患者有更深的椎间隙，因此重定向时需要较小的角度。脊髓穿刺针的重定向应该是平滑、有目的且可控的。

旁正中入路对脊椎麻醉是一个有用的技术，尤其是椎间隙狭窄的患者。这个方法本质上是一种层间方法，它提供了一个更大的窗口进入腔隙。在棘突旁开 1~1.5cm 穿刺，针头轻微朝向头部进针。注意这个方法绕开了棘上韧带和棘间韧带。先碰到椎板是很常见的情况，先撤针几毫米，向头侧和内侧重定向，直到碰到黄韧带。如上所述，重定向的角度基本上由患者的大小和间隙深度决定。当正中入路失败或由于患者解剖或不配合而困难时，旁路不失为一个有用的技术。旁路不需要完全逆转腰椎前凸就能到达腔隙。

超声引导（ultrasound-guided，USG）下的椎管内麻醉近年来得到了广泛的应用。USG 有助于识别棘突从而确认中线。它也有助于测量硬膜外腔的深度。使用超声的另一个好处是减少穿刺的次数，虽然这在临床研究中没有得到证实[17]。作者强烈建议如果无法触及患者的棘突则使用超声。熟悉椎骨和周围结构的超声解剖学很重要。这在特殊情况下可能具有挑战性，例如行脊柱手术的患者或患有严重脊柱侧弯的患者。脊柱上最大的棘突间隙和层内空间实际上是 L_5 和 S_1 椎骨之间的空隙，这种方法曾被泰勒描述，其适用于其他方法失败时[18]。

与硬膜外麻醉相比，持续脊椎麻醉效果更好，具有明确的运动-感觉终点。由于担心 PDHD 和局麻药过量，无法在常规实践中使用。硬膜外针用于硬脊膜穿刺，通过硬脊膜穿刺穿入脊髓导管。硬膜外导管放置在蛛网膜下腔

2～3cm 处，必须注意避免导管过度插入，或在注射过程中出现任何感觉异常。许多临床医生会对标记和导管采取极端的预防措施来避免硬膜外局麻药的意外过量。

（五）药理学

局麻药的选择取决于手术的部位和类型。通常用于脊椎麻醉的局麻药分为酰胺类和酯类。局麻药是弱碱性的，药物作用的原理遵循药理学的一般规则。非离子部分是局麻药的活性形式，可以穿透磷脂层。因此，具有较低 pKa 的局麻药往往具有较高的非离子化部分，因此起效较快。与任何其他形式的药物一样，脂溶性较高的局部麻醉药往往更有效。高度蛋白结合的局麻药具有较长的作用时间。

在蛛网膜下腔内，局部麻醉药通过软脑膜和血管周围间隙（Virchow-Robin）扩散到脊髓。局麻药也向硬膜下和硬膜外间隙扩散，不过速度较慢。药物作用随着局麻药重吸收到血液中而终止。

脊椎麻醉常用的局麻药有布比卡因、氯普鲁卡因、罗哌卡因、丁卡因，较少使用利多卡因。局麻药具有神经毒性，并非所有的局麻药都常规用于鞘内使用。毒性主要与药物的分子大小、浓度和体积有关。例如，5% 利多卡因的使用与短暂的神经症状（transient neurologic symptoms，TNS）有关，因此，其不再用于椎管内麻醉。

（六）影响阻滞高度的因素

达到合适的阻滞高度是脊椎麻醉的关键。影响阻滞高度的因素有很多，最重要的是局麻药的体积和浓度。注射药物的体积和剂量越高，阻滞高度就越高。剂量也浓度成正比。药物比重是在正常体温下局麻药相对于脑脊液的密度，是一个影响阻滞分布的重要因素。高比重局麻药本质上比脑脊液密度更大，注射时，它会在重力作用下分布并下沉，这一特性可用于在给药后通过调整患者体位来调整阻滞高度。高比重药提供了便利和相对可预测的阻滞分布。最常用的高比重液是高比重的布比卡因和丁卡因。高比重液通常需要葡萄糖来配制，一旦在鞘内注射高比重药液，就

能以特伦德伦堡体位在不同角度进行调整，以达到所需的阻滞平面。高比重药液通常用于各种骨科外科手术，如全关节置换。布比卡因和丁卡因是配制高比重药液常用的局麻药。低比重药液的密度较脑脊液低，且在重力作用下有上升趋势，而等比重药液则不受患者体位变化即重力的影响。

与普遍认为身高会影响阻滞高度相反，研究表明患者身高与阻滞高度之间的相关性较差。这可能是由于事实上患者之间的身高差异主要是由于下肢的差异，而不是躯干的长度。局麻药混合的脑脊液体积也可能影响阻滞高度。这在病态肥胖和足月妊娠患者给药时具有临床意义。肥胖和妊娠患者脑脊液体积减少，脑脊液体积移位增加。这类患者通常需要较少的质量和体积的局部麻醉药来达到所需的阻滞水平。脊椎麻醉药物注射的水平和针头方向也可能影响阻滞的高度。

（七）局麻药的使用

布比卡因是腰麻最常用的局麻药。起效时间多变，通常在 3～8min，持续时间通常 2～3h。需要注意的是，还有其他上述因素会影响脊椎麻醉药的持续时间，例如，在全膝关节置换术中，鞘内注射15mg等比重布比卡因可以持续3h以上。而对于全髋关节置换术来说，同样剂量的药物可能持续不到2h。

氯普鲁卡因常用于门诊手术。这是由于药物作用时间短，通常在鞘内注射后 30～40min 失效。氯普鲁卡因是一种起效时间为2～5min的酯类局麻药，因此非常适合于直肠和常年手术等门诊手术。过去，人们一直担心使用氯普鲁卡因会产生神经毒性，但那些制剂中含有焦亚硫酸钠作为防腐剂，这被认为是造成神经毒性的原因。目前可用于临床的所有氯普鲁卡因制剂都不含任何防腐剂。

鞘内利多卡因的使用在慢慢地受到青睐，因为过去短暂神经症状（TNS）与利多卡因脊椎注射有关。利多卡因的作用持续时间为 1～1.5h，是中短期手术的理想选择。丁卡因起效和作用时间与布比卡因相似，持续 2～3h 以上。它目前配

制为一种含有 10% 的葡萄糖的高比重溶液，是常年手术和腹部手术的理想选择。罗哌卡因较少用于腰麻，与布比卡因相比，它的效力较低，并且有与鞘内使用罗哌卡因相关的 TNS 病例报道，不过这种关联尚未得到更正式研究的证实。

（八）腰麻的辅助药物

鞘内最常见的添加药物之一是阿片类药物。吗啡和芬太尼都广泛用于鞘内。由于全身吸收不良，亲水性药物，如吗啡（硫酸吗啡）往往在脑脊液中向颅内上升。芬太尼等亲脂药物很容易吸收到体循环中，导致作用持续时间缩短。鞘内阿片类药物作用于脊髓背角的 μ 受体，提高脊椎麻醉的质量和持续时间。由于其亲水性，鞘内注射硫酸吗啡可引发迟发性呼吸抑制，大多数患者需要住院过夜。

其他常见的与局部麻醉药联合用于鞘内的是血管收缩药，如肾上腺素和较少使用的苯肾上腺素。血管收缩药会影响局麻药在体循环中的重吸收，从而延长作用的持续时间。鞘内使用血管收缩药时，一个令人担忧的问题是脊髓血流量减少导致脊髓缺血。据报道，鞘内使用肾上腺素可引起马尾综合征（cauda equina syndrome，CES）。然而，进一步的研究未能证明肾上腺素的使用与 CES 之间存在任何强烈的关联[19]。

可乐定等 α_2 受体激动药也用于椎管内麻醉。可乐定已被证实能增加感觉和运动阻滞的持续时间。有关的中枢机制被是脊髓中央角的超极化。鞘内注射可乐定的不良反应与其全身效应相似，如低血压、心动过缓和过度镇静。鞘内不太常用的一类药物是乙酰胆碱酯酶抑制药，如新斯的明。当鞘内注射小剂量新斯的明时，减少乙酰胆碱的分解达到镇痛效果。不过全身不良反应限制了新斯的明在椎管内麻醉的常规使用，如恶心、呕吐和心动过缓。

六、硬膜外麻醉和骶管麻醉

（一）方法

与脊椎麻醉一样，从三维角度了解脊柱和其周围结构对于进行硬膜外麻醉至关重要。患者教育和配合是必不可少的，因为硬膜外麻醉比脊椎麻醉需要更长的时间。辨别硬膜外腔最常用的方法是对空气和盐水的抵抗力消失，这个方法的优点是识别硬膜外腔具有明确的标志。另一种不太常用的方法是悬滴法。该方法利用了硬膜外腔中压力低于大气压的事实。在 Tuohy 针的末端放置一滴盐水，当针尖进入硬膜外间隙时，盐水就会被吸入。如今这种技术不太常用于胸腰段硬膜外麻醉，更常用于颈段硬膜外麻醉。

在应用盐水或空气阻力消失时，操作者需要了解两者之间触觉反馈的差异。可以使用连续性阻力损失技术或间歇性阻力损失技术。当使用间歇性阻力损失技术时，重点是每次敲击过程中保持对注射器施加的力相同。阻力的变化或阻力的丧失可能非常微妙。阻力消失的感觉微妙（尤其是在使用空气时）可能会使操作者将针推进得太多，从而导致意外的硬脊膜穿刺，这不可取。

（二）体位

患者体位是硬膜外穿刺成功的重要因素。硬膜外麻醉可置于坐位、侧卧位或俯卧位。坐位的优点是在进行胸腰段硬膜外麻醉时能开放棘间隙。侧卧位对患者更舒适，但需要注意侧卧位时髋关节错位可能导致腰椎侧向屈曲和轴向旋转。因此，在侧卧位时经常需要改变进针的长度和方向。硬膜外麻醉在俯卧位时很少进行盲穿，通常与透视或超声结合使用。成人的骶椎麻醉通常采用侧卧位，这个体位更容易触诊。骶管麻醉最常用于麻醉下的儿童，首选侧卧位。

（三）针头和导管选择

硬膜外置管最常用的针型是 Tuohy 针。通常用于腰段和胸段硬膜外麻醉，使用 16 号或 17 号针。较小尺寸的针头用于硬膜外类固醇注射。Tuohy 针的尖端设计旨在减少创伤。另一种不太常用的针是 Crawford 针。硬膜外导管有不同类型，最常用的尺寸是 19 号或 20 号。这些导管是单孔或多孔导管。一些导管是钢丝增强的，与非钢丝增强的硬导管相比往往更软。较硬的导管优点是在阻力消失时更容易推进。然而，导管越硬，进入血管的机会和意外硬脊膜穿刺的可能性越高。较软的钢丝增强导管与血管和硬脊膜穿刺的发生率较低有关。然而，由于较软的性质，这些导管在推进时可能会产生更多的阻力。钢丝增强导管与 MRI 不兼容。

（四）步骤

一旦患者体位正确，应仔细触诊骨性标志。根据术中或术后镇痛所需的皮节分布，选择适当的腰椎或胸椎棘突间水平。在硬膜外正中入路，在到达黄韧带之前通常会感受到其他韧带，如棘上韧带和棘间韧带。当针穿过黄韧带时，通过 Tuohy 针可以感觉到明显的橡胶泡沫质地，不过并非所有患者都存在这种触觉反馈。当针头穿过黄韧带前进时，需要注意不要太快进针以避免意外的硬脊膜穿刺。当针尖穿过黄韧带到达硬膜外间隙时，感觉到明显的阻力消失，不过在许多情况下这种感觉非常微妙。作者建议，如果对阻力损失有怀疑，将针撤回棘间韧带，并再次向前推进，直到遇到明显的阻力消失。阻力消失的微妙性通常会导致硬膜外导管错位，要么位于硬膜外腔浅层，要么进入鞘内太深。推进导管是确保在真正的硬膜外间隙发生阻力消失的另一种方法。如果硬膜外导管以最小的阻力前进，往往表示导管在正确的位置。如果在推进硬膜外导管时存在阻力，则可能表示针尖在硬膜外腔外。通常谨慎向前进针 1mm 以易于置入导管，需要注意避免导致硬脊膜穿刺。另一种方法是使用脊椎穿刺针通过 Tuohy 针进行干穿刺。若通过脊椎穿刺针观察到脑脊液流动，提示 Tuohy 针尖在硬膜外间隙。注意，该方法只能用于 L_2 水平以下的硬膜外穿刺。硬膜外针的推进角度随穿刺位置的不同而不同。与下胸椎和腰椎相比，上胸椎往往有棘突，棘突长且向尾部倾斜，硬膜外针必须以更陡的角度进针。

硬膜外旁正中入路的优点是具有较宽的棘间隙。此入路需要练习以及有对胸椎和腰椎三维解剖结构的了解。注意，在这种方法中，操作者可能感觉不到明显的棘间韧带和棘上韧带，而可能直接找到黄韧带。旁正中入路尤其适用于棘间隙狭窄的高位胸段硬膜外穿刺。硬膜外针垂直于中线外侧 1cm 的皮肤进入，并向头部内侧方向黄韧带前进。如遇骨阻力，撤针并重新向内向头部定向，在同侧朝向黄韧带进针。

当阻力消失时，硬膜外导管在硬膜外腔推进 3～4cm。然后仔细抽吸硬膜外导管，以确认无血液或脑脊液。随后给予硬膜外试验剂量。硬膜外试验剂量通常是 45mg 利多卡因和 15μg 肾上腺素，总体积为 3ml。如果心率比基线增加 20% 以上，并且患者口周刺痛和潮红，则表明进入血管。当患者突然出现感觉和运动阻滞时，可确认硬膜外给药。

骶管麻醉一般是对全麻下的儿童进行。患者侧卧位，画出一个连接髂后上棘的等边三角形，三角形的顶点大致在两指可以触诊骶角的地方。针头以 45° 的角度穿过骶骨裂孔并向前推进，直到针穿过骶尾韧带时感觉到明显的爆裂声。

由于存在意外重复穿刺的风险，针头不从此点前进。在皮下浸润时注射少量生理盐水。也可用超声提高骶管穿刺的准确性。通常儿童使用 22 号针头静脉导管。进入骶管后抽吸导管以确保没有脑脊液或血液，随后注射通常加有肾上腺素的局麻药。最初注射少量混有肾上腺素的局麻药作为试验剂量，排除进入血管和硬膜下后注入全量。

（五）影像引导下椎管内麻醉

虽然超声的作用有限，但透视仍然是椎管内麻醉的金标准成像技术。透视引导有助于脊柱的骨解剖结构可视化，以调整进针的角度和深度。在硬膜外麻醉过程中，透视也是一个金标准，它通过注入少量不透射线的造影剂来确认针尖或导管在硬膜外腔内。然而，透视需要特殊的安全设置和预防措施，因而在急性和围术期环境中不实用，其主要用于选择性门诊疼痛治疗。临床研究正在实验确认硬膜外置管的新技术。已经尝试通过移除探针和监测肌膜反应进行电子刺激[20]。最近，硬膜外波形分析颇有成效，成为验证硬膜外导管正确放置的一种方便易得的方法[21, 22]。

（六）硬膜外麻醉的药理学

硬膜外麻醉时局麻药的主要作用部位是脊神经根。这与脊椎麻醉不同，在脊椎麻醉中，局部麻醉药可以直接进入脊髓和裸露的神经根。因此，与脊椎麻醉相比，硬膜外局麻药的剂量和体积往往更大。研究表明，硬膜外局麻药确实过硬膜腔并向蛛网膜下腔扩散，尽管这种扩散可能没有临床意义。局麻药在硬膜外腔的作用主要是通过再吸收进入体循环而终止。脂溶性的局麻药也留在硬膜外腔的脂肪结缔组织中。连续硬膜外麻醉的优点是可以通过调整硬膜外间隙局麻药的剂量和体积来控制手术麻醉和术后镇痛。这与单次注射的脊椎麻醉技术有很大的不同。

目前硬膜外阻滞最常用的局麻药是罗哌卡因。虽然效力不如布比卡因，但安全性更好，对心功能的影响更小。为达到手术麻醉效果，需要0.75%或0.5%的浓度，20～30ml体积的罗哌卡因。较低浓度的罗哌卡因，如0.25%或0.2%用于术后镇痛和分娩镇痛。由于严重的心脏毒性风险，大剂量布比卡因较少用于硬膜外阻滞。左旋布比卡因是布比卡因的异构体，在心脏毒性方面具有更好的安全性。

2%利多卡因是一种中效局麻药，常用于产科和非产科患者的手术麻醉。硬膜外阻滞最常用的短效局麻药是无防腐剂的3%氯普鲁卡因。过去氯普鲁卡因用于椎管内麻醉存在两个不同的问题。前几代氯普鲁卡因中含有的亚硫酸盐与严重的蛛网膜炎有关，现已经不再使用。后来，人们注意到分离性EDTA（乙二胺四乙酸）联合氯普鲁卡因大剂量使用可能导致顽固性背痛和慢性背痛。目前使用的3%氯普鲁卡因在这方面是安全的。一些研究表明氯普鲁卡因可以抑制随后剂量的阿片类药物或其他局麻药在硬膜外腔的作用，这尚未被证实具有临床意义。

由于局麻药是弱碱性，添加碳酸氢盐可以增加结合分数。小剂量的碳酸氢盐通常与氯普鲁卡因或利多卡因一起应用，起效更快。碳酸氢盐通常不与布比卡因合用，可能引起沉淀。如前所述，合用血管收缩药，如肾上腺素已被证明能延长局部麻醉药的作用时间。

（七）硬膜外麻醉局麻药辅助用药

与脊椎麻醉一样，硬膜外使用的最常见的辅助药物是阿片类药物。常用硬膜外注射吗啡和芬太尼来提高镇痛质量。一方面，硬膜外给予硫酸吗啡由于其亲水性可引发迟发性呼吸抑制。另一方面，芬太尼很容易被体循环吸收导致作用持续时间缩短。

中枢作用的 α_2 受体激动药（如可乐定），常与硬膜外腔局麻药联合使用。其作用机制尚不完全清楚，但临床上已证实可乐定等药物能显著延长局麻药的作用时间[23]。加用可乐定也可能产生低血压、心动过缓和镇静等不良反应。与腰麻一样，新斯的明也被用作硬膜外麻醉的辅助用药。

（八）影响局麻药扩散的因素

与腰麻类似，影响局麻药在硬膜外扩散的主要因素是局麻药的体积和浓度。硬膜外间隙是一个潜在空间，体积因人而异。局麻药的药物比重对在硬膜外腔局部扩散和固定的影响最小。患者体位会影响局麻药的扩散。在产科镇痛中，当产妇长时间单侧卧位时，硬膜外给予的药物由于重力沉降到依赖侧，导致镇痛作用消失和非依赖侧疼痛复发。与腰麻类似，肥胖和怀孕会增加硬膜外阻滞的扩散。这可能是由于硬膜外腔脂肪组织增多和腹内压升高促进了局部麻醉药的扩散。

七、椎管内麻醉的并发症

（一）中枢神经系统并发症

永久性神经损伤是椎管内麻醉最可怕的并发症。这种并发症在20世纪40年代中期首次被报道，当时出现了脊椎麻醉后患者永久性截瘫的病例报道。进一步的研究表明，椎管内麻醉时直接损伤脊髓造成永久性神经损伤的病例极为罕见[24, 25]。

脊髓直接损伤可能是由于意外将针插入脊髓

或神经根，或局麻药 / 辅助药物引起的化学炎症反应。许多脊髓直接损伤和马尾综合征的病例报道与硬膜外和鞘内微导管的使用有关。这被认为是继发于神经根暴露于局部高浓度的神经毒性局麻药。这些患者表现为急性发作的感觉和运动功能障碍以及肠和膀胱功能障碍，其中一些患者还诉突发背痛。TNS（短暂性神经综合征）与使用 5% 高比重利多卡因进行腰麻有关。这些患者表现出不同程度的感觉和运动缺陷。这些并发症大多是自限性，但其中有一些会进展为长期并发症。

与腔内注射氯普鲁卡因相关的蛛网膜炎报道归因于与其混合的亚硫酸盐，在单次注射脊髓和硬膜外意外入血后也有报道。病理生理学表现为马尾和脑膜神经根的急性炎症，导致神经根的萎缩和随后的神经元组织纤维化和瘢痕形成。患者通常表现为突发背痛，伴有混合的感觉和运动症状，进展为永久性的神经损伤。建议紧急 MRI 扫描，可辨别马尾神经根的萎缩。主要的治疗方法包括皮质类固醇、抗炎药和积极的物理治疗。然而根据炎症的程度，预后可能很差。

椎管内血肿是脊髓损伤的重要间接原因，常导致部分或永久性神经损害。硬膜外腔含有丰富血管，因此，在脊椎或硬膜外手术中刺穿血管的风险很高。硬膜外和脊髓血肿的真实发生率尚不清楚。然而，有几项回顾性研究显示，产科人群中椎管内血肿的发生率在 1/20 万内。然而，在接受髋关节或膝关节手术的老年人中，这一事件似乎要高得多，在 1/4500 内。这一观察结果在其他试验中得到了重复。也许椎管内血肿最重要的原因是与凝血功能障碍有关。遗传性或获得性凝血系统的任何异常都可能导致硬膜外血肿的形成。硬膜外腔是一个更兼容性的空间，可以积聚更大容量的血液，这种血肿可产生局部肿块效应，通过直接压迫或影响脊髓灌注而导致神经组织损伤。

当低分子肝素被引入临床实践时，开始出现多个病例报道提示其与硬膜外血肿有关。这促使

国际区域麻醉学会发布了在使用抗凝药情况下进行椎管内麻醉的相关指南。例如 ASRA 指南，其中有关于硬膜外置管、腰麻穿刺和硬膜外导管取出的具体建议。风险最高的时间点似乎是硬膜外导管的插入和取出[26]，进一步详情请参考 ASRA 最新指南。已观察到硬膜外或脊髓多次创伤性尝试与椎管内血肿的可能性增加有关。脊柱解剖异常的患者，如脊柱侧弯和既往背部手术的患者，血肿形成的风险也增加。在最近 10 年中，随着新型口服抗凝药物的出现，使用抗凝药的情况下发生椎管内血肿的风险引起了更多的关注。这些新一代的口服抗凝药物有直接和间接的凝血作用，在临床上往往难以逆转。由于上述原因，遵守临床实践中公认的指南可能对这些患者更加重要。要注意，在肾脏或肝脏功能障碍的患者中，较新的抗凝药的作用持续时间可能会延长。标准的凝血试验（如 APTT/PT/INR）通常使用在传统口服抗凝药（如华法林）的患者中进行，而对使用较新口服抗凝药的患者可能没有用处。虽然一些高级凝血试验（如 TEG 和 Xa 因子分析）可能有用，但不推荐常规使用。

血小板减少常被认为是椎管内麻醉的相对禁忌证。然而在椎管内穿刺时，没有一个普遍接受的血小板值。在产科，临床上做法是对血小板计数低于 70 000 的患者不进行椎管内麻醉。虽然这是常见的做法，但几乎没有证据表明血小板计数低于 70 000 的患者发生临床意义上硬膜外血肿的发生率更高[7]。要注意，在凝血方面，不仅血小板的绝对数量重要，血小板的质量也很重要，包括血小板计数在内的凝血试验的时机也很重要，因为凝血因子的水平可能会随着时间的推移而显著变化。最常见的临床做法是在靠近椎管内麻醉的位置进行凝血试验和血小板计数，尤其是在怀疑凝血功能障碍的时候。

对怀疑脊椎或硬膜外血肿的患者需要立即评估。患者可出现急性背痛，随后出现感觉 / 运动功能障碍和（或）膀胱功能障碍。应立即进行 CT 或 MRI 等影像学检查以评估血肿。首选的

治疗是立即手术减压，通常行椎板切除术。在评估患者的同时逆转凝血功能障碍。干预延迟超过8h，神经系统恢复的预后明显较差。不幸的是，硬膜外血肿的症状和体征往往进展到晚期才被发现，导致永久性神经损伤。

椎管狭窄已经成为椎管内麻醉患者脊髓缺血的主要危险因素。这是因为椎管狭窄时，少量血液可能导致脊髓骨筋膜室综合征，从而导致脊髓损伤。行髋膝手术的老年患者属于此类，在进行椎管内麻醉时必须小心。考虑硬膜外或脊椎麻醉时应仔细权衡椎管狭窄患者的风险和益处。

脊椎和硬膜外麻醉后的背痛是常见的主诉。虽然背痛更多与硬膜外麻醉相关，但腰麻也可能导致背痛，尤其是在多次尝试穿刺的情况下。局部结构的损伤和随之而来的炎症反应被认为是背痛的原因。背痛通常持续10～14天，如果持续时间较长，应排除其他原因。过去，严重的背痛与使用含有防腐剂的氯普鲁卡因有关，未见使用无防腐剂氯普鲁卡因有此并发症的报道。泰诺和非甾体抗炎药保守治疗通常对背部疼痛有效。需要注意的是，背痛的任何恶化都应该引起对更严重的潜在病变的关注，如椎管内血肿或感染。

硬膜穿刺后疼痛（postdural puncture headache，PDPH）是椎管内麻醉的常见并发症。其机制可能是脑脊液经硬脊膜渗漏到硬膜外腔，这导致椎管和颅内间隙脑脊液的突然丢失，使硬脊膜、桥接血管和颅内神经受到牵引。脑脊液体积的丢失也会触发代偿性血管舒张，这种脑血管舒张也被认为是导致头痛严重的原因。头痛通常与针的大小有关，脊椎或硬膜外针的尺寸越大，体位穿刺头痛的可能性越高。分娩的产科患者在意外硬脊膜穿刺后发生PDPH的发生率最高，为70%～90%。常见症状是额叶搏动性头痛，主要是体位性和姿势性头痛，不太典型的症状如脑神经麻痹，Horner综合征和椎旁肌痉挛。头痛通常在硬脊膜穿刺后48h内开始，通常持续10～14天，之后头痛程度会逐渐减弱。硬膜穿刺后头痛

最有效的治疗方法是硬膜外血液补片，通过抽取无菌血液样本并注射到硬膜外腔。通常，从骶尾部到先前的硬膜外穿刺水平的硬膜外腔缓慢注射无菌血液。如果患者诉背部压力恶化或四肢放射疼痛，应停止注射。建议注射总体积小于20ml，体积较大似乎效果更差。硬膜外出血终止PDPH的成功率是80%～90%，患者常诉头痛立即缓解。

PDPH常与鞘内注射空气后颅腔积气引起的头痛相混淆。意外硬脊膜穿刺后48h内放置硬膜外血液补片（epidural blood patch，EBP）效果较差。有限的证据表明在意外硬膜穿刺后可保留鞘内导管24h。最近，已证明蝶腭阻滞有益于缓解PDPH患者短期症状，保守措施，如卧床休息、补液、腹部结合剂和药物治疗（咖啡因、茶碱和ACTH）对一小部分患者有益。在进行硬膜外血液补片之前，应该权衡行第2个硬膜外穿刺用于硬膜外血液补片的风险和好处。

（二）心血管并发症

全脊髓麻醉通常是由于意外地在硬膜外注射了大量的局麻药。这导致局麻药的颅内扩散，有时延伸到脑干附近。患者典型表现为突发感觉运动阻滞，随后出现严重的血流动力学损害和呼吸暂停。全脊髓麻醉的机制主要与脑干呼吸中枢和血管舒缩中枢的灌注不足有关，也可能是局麻药对脑干的直接影响。建议立即进行通气和循环支持，补液、血管升压药和正性肌力药物支持通常会恢复患者的意识。

局麻药全身毒性（local anesthetic systemic toxicity，LAST）可由意外血管内注射大剂量局麻药引起。这通常发生在硬膜外导管移位的情况下。含有肾上腺素和小剂量利多卡因的硬膜外试验剂量是排除LAST的可靠方法。LAST表现为急性发作的中枢神经系统症状，随后是心血管衰竭。布比卡因是局麻药中心脏毒性最大的。研究发现，与布比卡因相比，罗哌卡因和左旋布比卡因的心脏毒性较小。如果怀疑LAST，应按照ACLS指南立即对患者进行复苏。注意，早期使用脂内酯有助于降低心脏受累的严重程度，心肺

复苏期间肾上腺素的剂量可减少到 1μg/kg。

（三）感染性并发症

椎管内麻醉引起的感染性并发症很少见。硬膜外脓肿是硬膜外置管后最重要的感染性并发症。这通常发生在免疫功能低下的患者，并与长时间使用硬膜外导管有关。背痛加重并伴有全身症状（如发热）应增加对硬膜外脓肿的怀疑。在严重的情况下，可能会有感觉运动缺陷，并伴有膀胱和肠道功能障碍。注意硬膜外脓肿也可能产生局部体征和症状，如导管插入部位流出脓液和局部红斑。既往接受过脊柱手术和器械治疗的患者风险较高。如有怀疑，建议紧急行影像检查，然后手术减压和脓肿引流。症状少、脓肿小的患者可以通过保守措施来处理，如全身抗生素和拔除留置导管。与硬膜外和脊椎脓肿相关的多为革兰阳性菌，很少为革兰阴性菌。在活动性全身感染的情况下放置硬膜外导管是有争议的。如果患者有活动性菌血症，大多数临床医生不会进行硬膜外麻醉，因为担心将感染引入硬膜外腔。

脊椎麻醉后有细菌性脑膜炎的报道，不过发病率罕见。微生物大多为链球菌和肠球菌，表明可能受到操作者的鼻菌群的污染，这说明缺乏无菌屏障。椎管内麻醉后的脑膜炎与细菌性和病毒性脑膜炎有相似的体征和症状，如发热、颈部僵硬和头痛。影像学和脑脊液检查的早期诊断对早期全身抗生素治疗有重要意义。

对酯类或酰胺类局麻药过敏的患者并不少见，这些中的大多数不是真正的过敏，即 IgE 介导的 I 型超敏反应。历史上，大多数关于局麻药过敏的病例报道都与酯类有关，这可能是酯类代谢产物与 PABA（对氨基苯甲酸）结构相似所致。尼泊金甲酯和焦亚硫酸钠也可能导致过敏反应。患者经常把局麻药辅助作用的不良反应（如肾上腺素）当作过敏反应。如果怀疑真的过敏，谨慎的做法是避免使用局麻药，转诊至过敏专科可能有助于识别和鉴别过敏原。

参考文献

[1] Bier A. Versuche über Cocainisirung des Rückenmarkes. *Deutsche Zeitschrift für Chirurgie.* 1899; 51 (3): 361-369. doi:10.1007/BF02792160

[2] Schwarz GA, Bevilacqua JE. Paraplegia following spinal anesthesia: clinicopathologic report and review of literature. *Arch Neurol.* 1964; 10 (3): 308-321. doi:10.1001/archneur.1964.00460150078008

[3] Hebert CL, Tetirick CE, Ziemba JF. Complications of spinal anesthesia: an evaluation of the complications encountered in 5,763 consecutive spinal anesthesias. *JAMA.* 1950; 142 (8): 551-557. doi:10.1001/jama.1950.02910260025006

[4] Martinez Curbelo M. Continuous peridural segmental anesthesia by means of a ureteral catheter [in English]. *Curr Res Anesth Analg.* 1949; 28 (1): 13-23.

[5] Helander EM, Webb MP, Bias M, Whang EE, Kaye AD, Urman RD. Use of regional anesthesia techniques: analysis of institutional enhanced recovery after surgery protocols for colorectal surgery (in English). *J Laparoendosc Adv Surg Tech A.* 2017; 27 (9); 898-902. doi:10.1089/lap.2017.0339

[6] Rodgers A, et al. Reduction of postoperative mortality and morbidity with epidural or spinal anaesthesia: results from overview of randomised trials (in English). *BMJ.* 2000; 321 (7275): 1493. doi:10.1136/bmj.321.7275.1493

[7] Lee LO, et al. Risk of epidural hematoma after neuraxial techniques in thrombocytopenic parturients: a report from the multicenter perioperative outcomes group (in English). *Anesthesiology.* 2017; 126 (6): 1053-1063. doi:10.1097/ALN.0000000000001630

[8] Johansson S, Lind MN. Central regional anaesthesia in patients with aortic stenosis—a systematic review (in English). *Dan Med J.* 2017; 64 (9): A5407.

[9] Vercauteren M, Heytens L. Anaesthetic considerations for patients with a pre-existing neurological deficit: are neuraxial techniques safe? (in English). *Acta Anaesthesiol Scand.* 2007; 51 (7): 831-838. doi:10.1111/j.1399-6576.2007.01325.x

[10] Singh B, Sharma P. Subdural block complicating spinal anesthesia? *Anesth Analg.* 2002; 94 (4): 1007-1009. doi:10.1097/00000539-200204000-00043

[11] Wink J, Veering BT, Aarts LPHJ, Wouters PF. Effects of thoracic epidural anesthesia on neuronal cardiac regulation and cardiac function. *Anesthesiology.* 2019; 130 (3): 472-491. doi:10.1097/aln.0000000000002558

[12] Clemente A, Carli F. The physiological effects of thoracic epidural anesthesia and analgesia on the cardiovascular, respiratory and gastrointestinal systems (in English). *Minerva Anestesiol.* 2008; 4 (10): 549-563.

[13] Bajwa SJ, Kulshrestha A, Jindal R. Co-loading or pre-loading for prevention of hypotension after spinal anaesthesia! A

therapeutic dilemma (in English). *Anesth Essays Res.* 2013; 7 (2): 155-159. doi:10.4103/0259-1162.118943

[14] Choi S, Mahon P, Awad IT. Neuraxial anesthesia and bladder dysfunction in the perioperative period: asystematic review. *Can J Anesth.* 2012; 59 (7): 681-703. doi:10.1007/s12630-012-9717-5

[15] Baldini G, Bagry H, Aprikian A, Carli F, Warner DS, Warner MA. Postoperative urinary retention: anesthetic and perioperative considerations. *Anesthesiology.* 2009; 110 (5): 1139-1157. doi:10.1097/ALN.0b013e31819f7aea

[16] Arevalo-Rodriguez I, et al. Needle gauge and tip designs for preventing post-dural puncture headache (PDPH) (in English). *Cochrane Database Syst Rev.* 2017; 4 :CD010807. doi:10.1002/14651858.CD010807.pub2

[17] Perna P, Gioia A, Ragazzi R, Volta CA, Innamorato M. Can pre-procedure neuroaxial ultrasound improve the identification of the potential epidural space when compared with anatomical landmarks? A prospective randomized study (in English). *Minerva Anestesiol.* 2017; 83 (1): 41-49. doi:10.23736/S0375-9393.16.11399-9

[18] Gupta K, Rastogi B, Gupta PK, Rastogi A, Jain M, Singh VP. Subarachnoid block with Taylor's approach for surgery of lower half of the body and lower limbs: a clinical teaching study (in English). *Anesth Essays Res.* 2012; 6 (1): 38-41. doi:10.4103/0259-1162.103370

[19] Hashimoto K, Hampl KF, Nakamura Y, Bollen AW, Feiner J, Drasner K. Epinephrine increases the neurotoxic potential of intrathecally administered lidocaine in the rat (in English). *Anesthesiology.* 2001; 94 (5): 876-881. doi:10.1097/00000542-200105000-00028

[20] Charghi R, Chan SY, Kardash KJ, Tran DQ. Electrical stimulation of the epidural space using a catheter with a removable stylet (in English). *Reg Anesth Pain Med.* 2007; 32 (2): 152-156. doi:10.1016/j.rapm.2006.10.006.

[21] Tangjitbampenbun A, et al. Randomized comparison between epidural waveform analysis through the needle versus the catheter for thoracic epidural blocks (in English). *Reg Anesth Pain Med.* 2019. doi:10.1136/rapm-2019-100478

[22] Leurcharusmee P, et al. Reliability of waveform analysis as an adjunct to loss of resistance for thoracic epidural blocks (in English). *Reg Anesth Pain Med.* 2015; 40 (6): 694-697. doi:10.1097/AAP.0000000000000313

[23] Crespo S, Dangelser G, Haller G. Intrathecal clonidine as an adjuvant for neuraxial anaesthesia during caesarean delivery: a systematic review and meta-analysis of randomised trials (in English). *Int J Obstet Anesth* 2017; 32 : 64-76. doi:10.1016/j.ijoa.2017.06.009

[24] Hewson DW, Bedforth NM, Hardman JG. Spinal cord injury arising in anaesthesia practice (in English). *Anaesthesia.* 2018; 73 (Suppl 1): 43-50. doi:10.1111/anae.14139

[25] Ortiz de la Tabla González R, Martínez Navas A, Echevarría Moreno M. [Neurologic complications of central neuraxial blocks] (in Spain). *Rev Esp Anestesiol Reanim.* 2011; 58 (7): 434-443. doi:10.1016/s0034-9356(11)70108-6

[26] Horlocker TT, Vandermeulen E, Kopp SL, Gogarten W, Leffert LR, Benzon HT. Regional anesthesia in the patient receiving antithrombotic or thrombolytic therapy: American Society of Regional Anesthesia and Pain Medicine evidence-based guidelines (Fourth Edition) (in English). *Reg Anesth Pain Med.* 2018; 43 (3): 263-309. doi:10.1097/AAP.0000000000000763

第 40 章 疼痛的认知与行为方面
Cognitive and Behavioral Aspects of Pain

Anna M. Formanek　Vijay Kata　Alan D. Kaye　著
邸立超　译　　耳建旭　校

20 世纪 60 年代后期，人们开始从认知和行为的视角探究疼痛。大约与此同时，科学家们开始意识到疼痛与身体内不舒服的感觉和与之相关的不愉快的情感体验有关[1]。痛感会改变他们所经历的想法，而这些想法反过来也会影响疼痛体验。

本章将探讨与疼痛相关的认知和行为方面。首先，将描述常见疼痛引发的持续性认知扭曲和偏见。其次，将描述常见疼痛引发的持续行为。最后，将探索可用于对抗这些认知和行为变化的工具，以认知工具开始，并以行为工具告终。

一、慢性疼痛患者中常见疼痛引发的持续性认知扭曲和偏见

认知扭曲和偏见首次阐述于 20 世纪 70 年代，最初用于描述抑郁症患者的思维模式[2]。认知扭曲是在抑郁症患者中可见的思维错误，并导致抑郁状态恶化。在患有慢性疼痛的患者中也可以看到类似的认知扭曲，并同样加剧慢性痛的严重程度。认知偏见与认知扭曲类似，但是适用于一个更大的关于世界的框架，而不是特定领域的扭曲。偏见类似于透过"透镜"看世界，而扭曲是关于整个世界观的特定的思想异常。这些扭曲和偏见描述如下。

• "非黑即白"思维：倾向于将情况解释为全是坏的或全是好的，即"疼痛永远不会消失"或"我生活中的一切皆因疼痛而变得糟糕"抑或"如果我因为疼痛而无法参加这些活动，我就无法过上充实的生活"。

• 心灵过滤和忽视积极因素：当个人关注仅与他们的世界观一致的现实特征时，就会发生这种情况。例如，如果他们在上楼梯的时候感到疼痛，他们也许会认为"我的疼痛将无法好转，并且会永远持续下去。"然而，当同一个人第 2 天步行 10min 也没有疼痛时，他们可能会自言自语道"我这次 10min 没有疼痛，是因为我没爬楼梯，我还是不会再好了"。

• 灾难化：这种认知扭曲在慢性疼痛患者中十分常见。当疼痛的刺激导致对疼痛将如何结束的负面预测时，通常会沿着"疼痛永远不会消失，这将带走我喜欢做的所有事情，我永远不会再快乐"的思路思考。

• 个性化：当一个人将命运 / 疼痛归因于自己，并认为这些不会发生在其他任何人身上时，就会发生扭曲。例如，个人可能会认为"我会疼痛是因为我是一个坏人，这都是我的错，这些不会发生在其他人身上"。

• 过度概括：当一个人预测在类似的情况下以前发生过不好的事情时，坏事情将再次发生。例如，如果一个慢性痛患者曾经因为某件事引发了

疼痛，他或她则预测疼痛将再次发生，并将其应用于所有类似的情况。这会加剧回避行为，这将在下一节中描述。

• 情绪推理：这种扭曲会在对事件的情绪反应比客观事件本身更有价值时发生。例如，患者可能会说"我走了 10min 时感觉很糟糕，我做得很糟糕，总体而言这是一件糟糕的事情。"而不是说"我走了 10min，我走的时候情绪处于消极状态"。

• 应该陈述：认为某事"应该"以某种方式发展，或认为结果"应该"是这样或那样。在慢性疼痛患者中可以看到这样的思维习惯："我现在应该感觉好些了，我不应该仍然有疼痛，我一定有什么可怕的问题。"

• 回忆偏见：在这种偏见中，与没有经历慢性疼痛的配对组相比，慢性疼痛患者会更敏锐地解释与健康相关的和疾病相关的刺激，并回忆起疼痛情况时认为它们更疼痛或更痛苦。这种叙述会伤害患有慢性疼痛的患者，并使他们今后经历疼痛时更加痛苦。

• 注意偏见：在这种偏见中，患者更关注与疼痛相关的刺激而不是非疼痛相关的刺激。通过比较慢性疼痛患者和非慢性疼痛患者可以证明这一点，并看到了对疼痛相关词汇或图片与非疼痛相关词汇或图片的关注差异[3]。于是患者最终体验到他们的疼痛更普遍和强烈，而这仅仅是因为他们对疼痛的关注增加了。

• 解释偏见：在这种偏见中，慢性疼痛患者比非慢性疼痛患者更消极地解释情况。例如，他们会将一段时间的疼痛加剧理解为他们将永远处于疼痛状态的标志。他们对疼痛的解读与他们的认知扭曲一致，认为他们将永远处于疼痛中，他们注定要痛苦一生。

二、慢性疼痛患者的常见疼痛延续行为

有报道指出欧洲和美国有 1/5 的人口都有慢性疼痛史[4]。频繁的慢性疼痛发作会导致各种行为表现，如表达与疼痛相关的感觉或采取保护措施以防止身体伤害。这些行为表明了每个人所经历疼痛的严重程度，以及疼痛对个人和职业水平的影响。每个具有不同症状和临床表现的人都存在不同的慢性疼痛相关行为。行为模式是疼痛的认知、情感、心理和身体方面的结果。慢性疼痛患者及其提供者需要区分习惯性行为和与疼痛相关的行为[4]。下面描述的是在慢性疼痛患者中观察到的常见行为。

• 回避：回避行为是阻止与不愉快刺激相互作用的行为[4]。对疼痛的感知会产生恐惧和逃避的需求，从而诱发保护行为。这是对疼痛的自然进化反应，对物种的生存至关重要。正如后续章节所述，暴露疗法在纠正慢性疼痛患者的回避行为方面已显现出了良好的效果。回避可能会短期缓解负面情绪，但会导致不健康的长期习惯。

• 运动恐惧症：运动恐惧症源于不愿参加可能带来额外疼痛或焦虑感的运动。如果这种恐惧持续下去，它会导致适应不良反应，导致恐惧增加，锻炼或身体活动受限，以及精神胁迫[5]。此外，患者体内与疼痛相关的恐惧增加会导致模糊的身体感觉，可能导致新的疼痛发生[5]。继续经历疼痛的患者可能会停止他们以前喜欢的活动。这就开始了身体失调的恶性循环，最终会加剧疼痛[5]。

• 退出活动：退出活动在慢性疼痛患者中很常见。如上所述，这通常是避免和害怕运动的结果。当个人远离有意义的活动时，他们很容易出现悲伤、空虚、愤怒、恐慌和怨恨的情绪[6]。

• 不活动：许多研究证实，体育活动是一种低成本、有益和有效的方式来控制慢性疼痛[7]。不活动的生活方式会导致健康问题，如糖尿病、肥胖症、高血压、心脏病和其他疾病[7]。医生应该让患者就长期不活动的危险做好准备，尤其强调如何通过积极的生活方式改变来控制疼痛。增加的活动水平可以促进一个人对疼痛的生理调节，降低担心、焦虑和回避行为的水平。

• 不能行动：不能行动指的是在没有辅助设备或人员的帮助下无法进行正常的身体活动。慢性

疼痛导致患者行动受限，形成了一种降低专家就诊，后续护理和预防性医疗保健服务的环境[8]。不能移动会对新兴趣的探索构成威胁，并增加了疼痛相关的不适感。

三、解决慢性疼痛的认知工具

识别慢性疼痛患者的认知扭曲和偏见是帮助缓解适应不良认知模式的第一步。下一步是开发解决这些扭曲和偏见的工具。以下是针对慢性疼痛患者的 3 种常见认知工具。其中包括疼痛教育、认知行为疗法（cognitive behavioral therapy，CBT）和接受承诺疗法（acceptance commitment therapy，ACT）。

（一）疼痛教育

通常，关于慢性疼痛的性质及其与急性疼痛的比较是治疗慢性疼痛的常用策略。描述身体如何在进化过程中对疼痛做出反应，有助于理解慢性和急性疼痛反应的差异。在急性疼痛的环境下，人类形成了以回避、恐惧和高度兴奋来应对疼痛，而在慢性疼痛的环境下，这种反应是没有帮助的。当慢性疼痛患者理解急性疼痛是有帮助的，以及急性疼痛是如何演变成毫无益处的过程时，他们就能更好地控制自己的疼痛。换句话说，正如哈里森等所写的那样，"疼痛科学教育教给人们关于疼痛的潜在生物心理社会机制，包括大脑如何产生疼痛，以及疼痛通常是在没有组织损伤的情况下或与组织损伤不成比例的情况下出现的"，以及"了解疼痛会降低它的威胁价值，从而导致更有效的应对疼痛的策略。"

（二）认知行为治疗

认知行为疗法（cognitive behavioral therapy，CBT）起源于 20 世纪 60 年代末，由 Euis 的理性情绪行为疗法（rational emotive behavior therapy，REBT）和 Beck 的认知疗法（cognitive therapy，CT）的发展而来[10]。CBT 是一种目标导向的实践方法，帮助解决个人生活中的个人问题。简而言之，CBT 是指人们的思想、情绪和行为影响他们对事件的感知[11]。这种心理治疗方法最近被应用于疼痛，研究表明，患者对疼痛或残疾的信念在很大程度上预测了他们的不适水平。CBT 干预为患者提供了一种工具，可以纠正功能紊乱的思想，这些思想加重了对疼痛的感知。

疼痛是一个人对身体和情感经历的主观反应。CBT 通过以下方式提供策略性的个性化干预：①深入了解患者病例中的所有事实；②形成双向思考过程，为可实现的目标制订计划；③制订时间表并激励患者遵循治疗建议；④评估患者提供的所有信息，以找到有效的治疗方案[12]。Beck 利用研究成果和细致的患者研究，提出了 CBT 方法，该方法侧重于各种基于疼痛的主题：接受、认知融合、承诺和情绪调节[10]。

• 接受：当一个人同意慢性疼痛损害了他们的整体健康，还同意有必要减少对疼痛的自然自动认知和情感反应。接受的目标是，慢性疼痛状态不会影响一个人的自尊和应对疼痛的能力。接受能让个人从他们当前的痛苦状态中成长，而不进行苛刻的判断或消极的自我批评[13]。

• 认知融合：这是一种不适应的过程，会导致固守特定的思维模式。当患者经历认知融合时，他们无法区分自己和思想。关于疼痛，人们的想法可能会集中在与慢性疼痛相关的痛苦和折磨上。在处理可能导致痛苦的慢性疼痛时，受僵化规则驱动的思维可能导致缺乏灵活性。理性驱动思维会导致人们执着于经历疼痛的原因，从而阻止人们做出有意义的改变来解决疼痛。在对疼痛的反应中，与自我判断发生的认知融合会导致失望。有害的与疼痛相关的想法会驱动对情况的感知和反应，从而使慢性疼痛持续下去。认知融合与疼痛灾难化之间存在显著的相关性[13]。

• 承诺：CBT 对慢性疼痛的有效性涉及个人不断致力于改变他或她的不适应思想和行为。承诺程度越高，个人疼痛减轻的可能性就越大。承诺包括定期参加活动、接受治疗、布置家庭作业、体育锻炼、心理训练等[13]。

• 情绪调节：用增强意识和接受度的正念技巧来抵消与慢性疼痛相关的行为。情绪调节也是暂时的接受情绪，由慢性疼痛引起的困难不应决定患者的生活结局。情绪调节可以通过与有执照的专业人士和其他有过类似慢性疼痛经历的人的互动来加强[13]。

CBT 的方法因患者的需求而异。CBT 治疗疼痛的目标包括改变对痛苦想法的自然方式，减少避免直面问题的行为，改善患者在社会中的功能，增加患者的自我效能。基于临床发现和治疗目标，CBT 训练的治疗专家使用认知重建、行为激活、暴露疗法和问题解决等策略来减少患者所经历的慢性疼痛。这些方法描述如下。

• 认知重建：识别、评估和改变不良思维的能力。这种认知行为治疗策略处理特定情境的思维模式。认知重建常用的工具是思维记录，人们可以记录他们生活中痛苦的情况，在疼痛发作时自动产生的想法，以及他们经历的基于疼痛的慢性情绪类型。例如，一个男人收到了参加聚会的邀请，但他感到自己的慢性疼痛使他无法与他人交往。这种经历会自动导致自我价值降低的感觉，出现诸如"我的慢性疼痛毁了我的生活"和"因为慢性疼痛我不能交朋友"这样的说法。认知重建允许以患者为基础的思想改变，反映出一个更合理的视角。如"我的慢性疼痛是具有挑战性的，但我不会让它主宰我的生活"和"我有很多朋友关心我，即使我有慢性疼痛。"

• 行为激活：使个人重新融入以个人满足和快乐为目标的活动或行为变化。这些活动创造了快乐的感觉，并有助于最大限度地减少对疼痛引起的行为回避。行为激活的总体目标是评估个人的弱点，并找到有意义的方式，使个人可以在忍受慢性疼痛的同时为他们的家庭、职业和社区做出贡献。行为激活的两个 CBT 组成部分是"活动监控"和"活动调度"。活动监控依赖于跟踪患者在日常生活中所从事的、能激发成就感或生产力的活动。活动调度包括参加社交活动，而不是因为害怕疼痛加剧而逃避[12]。

• 暴露疗法：暴露疗法对焦虑、强迫症、压力、创伤和其他精神疾病显示出了良好的效果。

暴露疗法采用循序渐进的方法，将最能引发痛苦或消极情绪的情境安全地引入患者的生活中。然后，这些基于慢性疼痛的解决方案被整合到患者的治疗中，强调患者纠正不适应的思维过程和行为。这种方法将使患者更好地解决在这种压力存在时感到的不适感。例如，一个人可能会觉得在人群中慢性疼痛会加重。治疗专家会试着使患者适应疼痛相关的暴露疗法，或使其习惯（在情况正常化之前一直暴露在人群中）[12]。

• 问题解决：CBT 的问题解决方法通过获取信息和向他人寻求帮助，增强了对问题实际解决方案的识别能力。对患者来说，重要的是要明确造成重大慢性压力和加剧他或她的痛苦的问题，并克服可能阻碍成功的障碍。例如，一个患者可能对坐过山车有困难，因为他认为坐过山车会让他或她的背痛更严重。这种认知心态可能源于一个朋友的个人例子，他多年前在乘坐过山车后受伤。然而，解决问题的方法可以让这个人说，有很多朋友都坐过过山车，没有受伤。通过利弊评估，患者决定乘坐小型过山车来建立信心，并解决疼痛引起的挑战[12]。

综上所述，CBT 帮助患者重建他们对慢性疼痛的负面评价以及慢性疼痛对他们生活的影响。CBT 是一种与疼痛相关的治疗方法包括心理教育，包括教育患者他们的自动思维和行为对痛苦刺激的影响[14]。随着多年来心理学领域的扩展，研究人员将找到新的方法来整合和建立 Beck 的认知行为治疗方法，以达到最佳的止痛效果。

（三）接纳与承诺疗法

接纳与承诺疗法（acceptance and commitment therapy，ACT）在 20 世纪 80 年代开始作为一种行为改变的方法出现，最初被用于关注饮食的改变和身体疼痛的耐受性[15]。直到最近几年，ACT 才开始被认为是一种比 CBT 更加有效减少慢性疼痛患者痛苦的方法。ACT 与 CBT 的不同之处在于，ACT 的目标不是改变慢性疼痛患者的想法和经历，而是改变慢性疼痛患者与疼痛相关的方式。

慢性疼痛患者可以"花费巨大的努力来对抗他们的疼痛体验",包括身体感觉、情绪、记忆、图像和关于疼痛的想法。他们可能减少身体活动,分散注意力,避免想到疼痛或过度想到疼痛,避开其他人,避免经常地检查身体变化,避免喋喋不休地谈论疼痛的原因,抱怨,无休止地寻求信息,避免沉迷于药物或反复要求第二意见或额外的医疗护理。"[16] 这些行为并不会减少疼痛体验,反而会加重慢性疼痛体验。慢性疼痛所固有的挑战是在于,人类在进化过程中是为了避免疼痛,并实践上述许多避免疼痛的行为,以避免疼痛复发。在慢性疼痛中,个体必须努力将他或她对疼痛的反应的进化程序重新连接到更适应的东西上。这就是 ACT 的用武之地。

ACT 的目标是通过减少对疼痛的负面情绪和行为反应的影响,降低疼痛在慢性疼痛患者日常生活中的核心作用。这一目标是通过增加心理灵活性的模式来实现的。这种心理灵活性被进一步划分为 6 个独立的部分:解离、接纳、自我情境、活在当下、价值观和承诺的行动[15]。这些武器被认为是增加心理灵活性的必要目标,将在下面进一步讨论。

• 解离:这与融合相反,在融合中,思想或情感被解释为现实。在尝试解离的过程中,慢性疼痛患者必须尝试从局外人的角度来看待他们对疼痛的情绪反应。这是一种试图"区分思想和与思想相关的经验"的尝试[16]。

• 接纳:许多慢性疼痛患者对某些情绪或想法有厌恶,尤其是那些与疼痛有关的情绪或想法。在接纳模型中,鼓励患者观察思想和情绪的产生,并接受它们的存在,而不是以一种毫无益处的方式对它们做出反应。例如,一想到绕着街区走就会引起恐惧。这种恐惧是可以感知和承认的,但无论如何都是可以走完的。这就是一个接纳的例子。而对于患有慢性疼痛的患者来说,宁愿远离恐惧,也要避免走路,这就是不去尝试接纳。当情绪与我们不能避免的经历关联时,这种不受欢迎、不愉快的想法和情绪是可以容忍而被接受的,因为它们"与我们的部分目标相关"[16]。在这个例子中,患者的目标是绕着街区走一圈,或者在更大的范围内增加日常的身体运动。

• 活在当下:这是一种类似于佛教和道教的西方哲学的做法;活在当下,练习对当下的感觉、声音和现实的觉知。这个实践的目标是帮助"个人在与当前环境需求保持联系的同时做出反应",而不是反思过去的经历或对未来经历感到焦虑[15]。

• 自我情境:试图将实际体验到这些"思想"的人区分开来。他们可以以观察者的身份看待自己的思想。例如,慢性疼痛患者可能会觉得自己什么都做不了,因为生存质量的下降,他们的生活变得渺小和无意义。将"以己为景"的工具来挑战患者观察自我的思想,以及区分他们自己认为"他们是无用的、毫无意义的"的思想;而患者是存在于思想背后的人。这在心理上和逻辑上造成了一定的差距。例如,患者可能会认为"我是一个注定要感受疼痛,永远不能参与我想做事情的人。"有一种方法可以重新定义它,那就是"我正在经历一种的想法,该想法认为我是一个注定要感受疼痛,不能参与我想做的事情。"

• 价值:这对每一个慢性疼痛患者而言都是独一无二的,并且经过仔细地思考反映出来的核心价值。例如,可能包括"做一个好朋友""做一个有爱的丈夫""值得信赖和可靠""尊重我的身体,建立一个更健康的身体"。

• 承诺行为:是指明确了核心价值的个体,在价值的引导下付诸实践行动的过程。在上述关于价值的例子中,承诺行为可以是"当朋友来电时接听电话""至少每天一次告诉我的妻子我爱她""按时完成我的工作任务""每天步行10min"。

通常情况下,ACT 的上述 6 个核心部分是成对存在的,通常置于一个称为"Hexaflex"的图形中表示。成对出现部分常描述的首要主题为:"开放(接纳和解离)、意识(接触当下和自我情境)、参与(价值和承诺行动)"[16]。

四、解决慢性疼痛的行为工具

在确定慢性疼痛患者的不良行为反应后，重要的是要确定应对这些反应的工具。下面描述了改善慢性疼痛的行为工具，包括步行、放松训练、生物反馈和体内暴露。

· 步行：它是行为策略和认知策略的结合。在慢性疼痛患者中，存在一种常见的恶性循环现象，那就是在缺乏活动之后又出现过度活动，这又导致疼痛加剧，然后进一步缺乏活动。步行的目的是打破这种循环，建立有规律的少量运动，使患者建立身体能力的信心。当患者练习步行时，他们会逐渐增加时间或距离，从小目标开始（如每天走 1/4 英里）。患者应将自己感受到的疼痛程度进行分级，按照 1～5 级进行排序，其中 5 级疼痛是无法忍受的，1 级疼痛是可以忍受的，3 级是患者应该短暂休息的区域。如果患者在短时间的行走中疼痛达到 3 级，他们会休息一会儿，当疼痛恢复到 3 级以下时，他们会继续步行。通过这种方式，患者可以在不超过 3 级疼痛的情况下完成短时间的步行。患者完成目标活动需要多长时间并不重要；重要的是，他们要有规律地完成任务，并且疼痛程度不能超过 3 级。因此这种工具旨在建立身体力量、认知能力和信心。

· 放松训练：这种训练包括太极拳、正念冥想、可视化练习和生物反馈等练习。这些练习的目标是增加正念，以"促进一种超然的注意力"[17]。目前流行的理论认为，这种类型的注意力状态有助于对患有慢性疼痛的人将自己的疼痛经历与当前的现实区分开来，从而达到再观察其他感觉时，淡化疼痛感觉。这认为是"把注意力重新集中在当下……让个体退后一步，重新构建体验"[17]。

· 生物反馈：这种方法与放松训练类似；然而，这包括几个生理参数的实时反馈，如心率、皮肤电导、皮肤温度和呼吸频率。生物反馈的目标是逐步教会慢性疼痛患者如何先识别他们所处的自主觉醒状态，并最终通过放松工具调节自己的情绪和自主状态[9]。

· 体内暴露：这种方法需要更加精细的实施，以避免进一步加重慢性疼痛患者在过度活动的常见循环中，导致活动不足和疼痛恶化。这种体内暴露疗法在强度上分级十分精细，并在理疗师或职业治疗师以及心理团队的护理下进行。目的是减少与疼痛相关的回避行为，并减少与恐惧活动相伴随的灾难化事件[9]。该疗法基于恐惧回避的操作性行为理论，该理论"描述了对疼痛的高度恐惧和持续回避活动可能会加剧疼痛，甚至导致持久的功能障碍"[9]。

参考文献

[1] Gorczyca R, Filip R, Walczak E. Psychological aspects of pain. *Ann Agric Environ Med.* 2013; Spec no. 1: 23-27.

[2] Rnic K, Dozois DJA, Martin RA. Cognitive distortions, humor styles, and depression. *Eur J Psychol.* 2016; 12 (3): 348-362.

[3] Lau JYF, Heathcote LC, Beale S, et al. Cognitive biases in children and adolescents with chronic pain: a review of findings and a call for developmental research. *J Pain.* 2018; 19 (6): 589-598.

[4] Volders S, Boddez Y, De Peuter S, Meulders A, Vlaeyen JWS. Avoidance behavior in chronic pain research: acold case revisited. *Behav Res Ther.* 2015; 64: 31-37.

[5] Turk DC, Wilson HD. Fear of pain as a prognostic factor in chronic pain: conceptual models, assessment, and treatment implications. *Curr Pain Headache Rep.* 2010; 14 (2): 88-95.

[6] Harris RA. Chronic pain, social withdrawal, and depression. *J Pain Res.* 2014; 7: 555-556.

[7] Senba E, Kami K. A new aspect of chronic pain as a lifestyle-related disease. *Neurobiol Pain.* 2017; 1: 6-15.

[8] Musich S, Wang SS, Ruiz J, Hawkins K, Wicker E. The impact of mobility limitations on health outcomes among older adults. *Geriatr Nurs.* 2018; 39 (2): 162-169.

[9] Harrison LE, Pate JW, Richardson PA, Ickmans K, Wicksell RK, Simons LE. Best-evidence for the rehabilitation of chronic pain part 1: pediatric pain. *J Clin Med.* 2019; 8 (9):E1267.

[10] Ruggiero GM, Spada MM, Caselli G, Sassaroli S. A historical and theoretical review of cognitive behavioral

therapies: from structural self-knowledge to functional processes. *J Ration Emot Cogn Behav Ther.* 2018; 36 (4): 378-403.

[11] Fenn K, Byrne M. The key principles of cognitive behavioural therapy. 2013;6(9):579–585. [Internet]. [cited 2021 Nov 1]. https://journals.sagepub.com/doi/full/10.1177/1755738012471029

[12] Wenzel A. Basic strategies of cognitive behavioral therapy. *Psychiatr Clin North Am.* 2017; 40 (4): 597 – 609.

[13] Davis MC, Zautra AJ, Wolf LD, Tennen H, Yeung EW. Mindfulness and cognitive-behavioral interventions for chronic pain: differential effects on daily pain reactivity and stress reactivity. *J Consult Clin Psychol.* 2015; 83 (1): 24-35.

[14] Telekes A. [Approaching new pharmacotherapy options in pain treatment]. *Magy Onkol.* 2017; 61 (3): 238-245.

[15] Zhang C-Q, Leeming E, Smith P, Chung P-K, Hagger MS, Hayes SC. Acceptance and commitment therapy for health behavior change: a contextually-driven approach. *Front Psychol.* 2018; 8: 2350. https://pubmed.ncbi.nlm. nih. gov/29375451/

[16] Feliu-Soler A, Montesinos F, Gutiérrez-Martínez O, Scott W, McCracken LM, Luciano JV. Current status of acceptance and commitment therapy for chronic pain: a narrative review. *J Pain Res.* 2018; 11: 2145-2159.

[17] Hilton L, Hempel S, Ewing BA, et al. Mindfulness meditation for chronic pain: systematic review and metaanalysis. *Ann Behav Med.* 2017; 51 (2): 199-213.

第 41 章　外周刺激模式

Peripheral Stimulation Modalities

Eileen A. Wang　Priya Agrawal　Karina Gritsenko　Fadi Farah　著

李志华　译　　董树安　校

一、从急性疼痛向慢性疼痛的进展

随着医疗保健管理和技术的进步，手术量在过去几十年中急剧增加。据估计，2012 年全球共进行了 3.13 亿例手术 [1]，相较于 2004 年进行的 2.26 亿例手术有所增加 [2]。在美国，2006 年和 2010 年分别报道了 2800 万例住院手术和 4800 万例门诊手术 [3, 4]。术后疼痛非常常见，且在术后一段时间内可预料会存在。然而，术后疼痛控制不佳以及持续的术后疼痛可造成严重不良后果。根据美国医学研究所报道，80% 的手术患者出现术后疼痛，其中有 88% 的患者出现中、重度，甚至极重度疼痛 [5]。预计术后疼痛的发生率将随着手术量的增加而增长。

术后急性疼痛控制不佳会导致慢性疼痛的发生、手术恢复延迟、阿片类药物使用时间延长、致病率增加、机体功能损害、生存质量下降和医疗护理经济负担增加 [6]。术后慢性疼痛（chronic postsurgical pain，CPSP）的发生率因手术类型而异。在西班牙一项为期 2 年的前瞻性研究中，纳入 2929 例接受疝修补手术、阴式子宫切除术、腹式子宫切除术和开胸术的患者，在术后 4 个月时，CPSP 的发生率从 11.8%（阴式子宫切除术）到 37.6%（开胸术）[7]。法国的一项前瞻性研究，对 2397 名接受胆囊切除术、腹股沟疝修补术、隐静脉切除术、胸骨切开术、开胸术、膝关节镜手术、乳腺癌根治术或择期剖宫产手术的患者进行研究，结果表明，膝关节镜手术和开胸术后患者的平均疼痛评分最高，疝修补术和剖宫产术后患者的平均疼痛评分最低 [8]。

骨科手术大多在住院患者和门诊患者中进行。手术范围包括择期膝关节和肩关节镜手术、关节置换手术、急诊骨折复位手术和原发性骨与软组织良恶性肿瘤切除手术。上肢和下肢手术具有可以在急性期进行周围神经阻滞以提供术后镇痛的独特优势。鉴于术后急性疼痛控制不佳与慢性持续性疼痛的发生进展有关，应尽一切努力充分控制急性疼痛。除手术类型外，CPSP 的其他危险因素包括年龄较小、女性、高体重指数（BMI≥25kg/m²）、既往心理状况，如焦虑或抑郁。此外，术中手术操作、神经损伤、组织缺血的程度，以及术后并发症都会增加 CPSP 的风险 [9]。

CPSP 综合征很难治疗。因此，预防和早期干预是减少急性疼痛发展为慢性疼痛的发生率的关键。周围神经阻滞（可以是单次阻滞，也可以是置管连续阻滞）、中枢神经阻滞（如硬膜外麻醉或蛛网膜下腔麻醉）、外周神经刺激（peripheral nerve stimulation，PNS）或脊髓刺激的神经调控都是潜在的预防和（或）治疗方式，以优化术后急性期的疼痛管理，尽量减少慢性持续性疼痛的发生发展。

二、作用机制

在 PNS 的实施及其新的治疗方式的发展过程中，了解 PNS 的作用机制非常重要，这是一项正在研究的课题，可能涉及中枢和外周介导的作用。PNS 是一种顺式激活非伤害性 AB 纤维的方法。一种理论认为，PNS 的效应可能通过类似于背索刺激的"闸门控制学说"来实现[10]。PNS 激活外周导线处的 Aβ 纤维，这导致抑制性背角中间神经元的兴奋，反过来又抑制伤害感受性小直径 Aδ 纤维和 C 纤维的传导[10]。

其他理论也尝试解释 PNS 提供的疼痛缓解作用的机制。包括以下内容。

• C 纤维伤害性感受器兴奋障碍与背角神经元活动抑制。

• 刺激诱导出细胞膜去极化阻滞，阻断轴突传导传播。

• 背角神经元超兴奋性降低和长时程增强。

• 兴奋性氨基酸（谷氨酸、天冬氨酸）消耗和抑制性递质（GABA）释放增加[11]。

第二种模式侧重于外周刺激部位的局部效应[10]。化学介质，如神经递质和内啡肽，可能通过增加局部血流在疼痛信号传递中发挥关键作用[10]。动物模型已经证明，神经损伤会导致局部炎症变化，如水肿、缺血和血管通透性增加[10]。研究表明，PNS 可能降低这些生化介质的水平，从而产生镇痛作用[10]。该理论得到一项研究的支持，该研究证实，当受到电刺激时，通过 A 和 C 神经纤维的传入信号潜伏期增加[10]。这一影响在主要携带伤害性感受信号的小直径神经纤维最为显著[10]。

已经有部分研究观察了不同的模型下 PNS 如何有效地减轻疼痛。猫模型的研究中显示，反复直接刺激坐骨神经和胫神经会减少脊髓内的 C 纤维应答[12]。此外，研究人员利用大鼠模型发现，使用电场刺激背根神经节在慢性疼痛调控通路中起关键作用[12]。在大鼠中，将背根神经节暴露于

60Hz 的电场刺激下 90s，钙内流可引起躯体兴奋性和动作电位降低[12]。钙内流则通过包括钙敏感的钾通道、激酶和磷酸酶等途径来调控[12]。

目前，尚不清楚最有效 PNS 镇痛效果中什么是最佳频率、持续时间和调制模式。市售设备的不同装置是根据临床上对患者的影响来调节的。

三、外周神经刺激在慢性疼痛中的作用

外周神经刺激是通过线状电极使用电流来刺激神经，以消除或减少神经支配区域的痛觉。Julius Althaus[13] 于 1859 年首次报道了对外围神经进行直接电刺激的方法。他发现，对四肢的外周神经进行电刺激可以减轻手术疼痛[13]。PNS 传统上因其侵入性和并发症而受限。然而，在过去的 20 年里，PNS 设备的新进展使其使用量增加。随着新型植入物的微创化，其在周围神经痛治疗方面的应用已经在慢性疼痛治疗领域中不断扩大。这些新设备通过电或化学机制改变神经脉冲来进行神经调控，并允许在受影响部位植入永久性神经刺激器。

Deer 及其同事[14] 进行的一项前瞻性、多中心、随机、双盲、部分交叉的研究证明了 PNS 在治疗腋下、肩痛方面的有效性。他们还发现，在 14 项针对各种各样的疼痛状态的随机对照研究中，包括头痛、肩部、骨盆、四肢和躯干疼痛，有中到强度证据支持使用 PNS 治疗疼痛[14]。其他研究显示，持续数分钟到数小时的刺激停止后，镇痛效果仍持续存在[10]。

外周神经刺激装置已被证实可有效治疗幻肢痛。研究表明，超过 85% 的与战争相关的创伤性截肢的美国军人患有中至重度截肢后疼痛。在一项随机双盲安慰剂对照试验中，在股神经和坐骨神经经皮电极植入的患者中，12 个月时 67% 的患者每周平均疼痛减少 50% 以上，而安慰剂组这一数值为 0[15]。而植入 PNS 的患者也被报道抑郁症的发病率下降[15]。

尽管上述研究集中在下肢的股神经和坐骨神经，但 PNS 也已成功用于多种上肢神经包括臂

丛神经及其分支（桡神经、正中神经和尺神经）。在 26 名患有慢性医学上难治性上肢神经痛（包括复杂性区域疼痛综合征）的患者中，根据患者的疼痛特点，超声引导下将经皮植入物置于靠近肩胛上神经或臂丛神经颈神经根处。17 例患者在 27.5 个月的平均随访时间内疼痛改善幅度＞50%，其中 12 例患者疼痛改善幅度＞70%[16]。

外周神经刺激在临床上也用于治疗尿失禁。McGuire 等[17] 首次描述了胫后神经刺激治疗逼尿肌不稳定，但发现患者的盆腔痛也同时得到改善。在一项针对慢性盆腔痛的胫后神经 PNS 治疗与假性治疗组的随机对照试验中，40% 的胫后神经 PNS 治疗组患者显示疼痛减轻超过 50%[11]。此外，PNS 已被用于治疗生殖股神经痛。生殖股神经痛的特征是慢性病理性神经性疼痛为特征，症状包括腹股沟疼痛、感觉异常和从下腹部到大腿内侧以及生殖器区的烧灼感。其常发生于腹股沟疝修补术或股疝修补术后。Rosendal 等[18] 报道了一例患者在腹股沟区植入两根经皮导线并低频刺激生殖股神经的腹股沟皮支和生殖支，7 个月后疼痛强度从 9/10 降至 2/10。

四、外周神经刺激在急性疼痛和围术期疼痛中的作用

对于许多接受过手术的患者来说，术后疼痛在术后即刻达到最高点，并随着时间逐渐缓解[19]。因此，迄今为止，大多数用来治疗术后疼痛的干预方式都集中在术后立即进行，并联合多模式镇痛。这些模式包括单次神经阻滞和置管实施连续神经阻滞。然而，术后疼痛的发展轨迹是多变的，并且疼痛可能持续超过术后第 1 周。神经周围置管是治疗严重术后疼痛的极佳选择。然而，其局限性包括作用持续时间有限，最多至术后数周，以及有感染和导管移位的风险。此外，神经阻滞与感觉障碍、本体感觉障碍和无力相关，继而可能会妨碍患者参与物理治疗和恢复日常功能。相比之下，PNS 为患者提供镇痛的同时将感觉或运动障碍和跌倒的风险降至最低。此外，作为一种阿片类药物节俭技术，PNS 有可能因为减少了阿片类药物相关的不良反应而缩短患者住院时间。PNS 也有可能为出院后在家康复的患者提供镇痛[20]。

使用神经调控来治疗术后急性疼痛是相对新颖的。植入系统的侵入性最初时阻碍了 PNS 在急性疼痛中的应用。现在新技术下更小型电池的使用使 PNS 更具吸引力[21]。一些研究已经详细阐明了 PNS 在围术期的应用（表 41-1）。这些研究表明，PNS 的镇痛效果不是立竿见影的。疼痛评分和阿片类药物用量的显著下降在刺激后有一个延迟[22]。此外，研究显示，PNS 与口服镇痛药和周围神经阻滞具有累加效应。PNS 的另一个优势源于它的镇痛效果在拔除电极后可持续最高达 12

表 41-1　用于围术期镇痛的外周神经刺激器

作　者	年　份	期　刊	手术类型	受刺激神经	患者数量（例）	结　果
Ilfed	2017	*Pain Practice*	全膝关节置换术	股神经＋坐骨神经	5	静息痛平均减少 63%
Ilfed	2018	*Regional Anesthesia and Pain Medicine*	拇外翻修复术	坐骨神经	7	疼痛减少 50%，阿片类药物用量减少
Ilfed	2019	*Neuromodulation*	前交叉韧带重建术	股神经	10	疼痛减轻 84%
Finneran	2019	*Regional Anesthesia and Pain Medicine*	肩袖修补术	肩胛上神经或臂丛神经	16	从术后第 1～14 天开始，疼痛显著减轻，阿片类药物用量减少

个月[23]。因此，被认定存在术后持续疼痛高风险的患者可能从该项技术中受益。

Ilfeld 等[24] 在其初步研究中记录了 5 例患者在全膝关节置换术后，使用植入到股神经和坐骨神经附近的 PNS 方法进行术后镇痛。这一方法使 4/5 的患者的静息痛得到完全缓解，90% 的患者的运动痛得到缓解。同一团队发表了一项关于使用 PNS 进行门诊拇外翻修复手术术后镇痛的随机对照研究。在腘窝水平的坐骨神经附近植入刺激器。7 例患者先接受了 5min 的刺激或假刺激，然后进行交叉，再连续刺激 14~28 天。在最初 5min 的治疗期内，刺激组患者的疼痛改善时间长于 5min，而假性刺激组则没有改善。在这 10min 后，两组均接受了 30min 的主动刺激，疼痛评分降至基线值的 50%。该研究表明，刺激组的疼痛减少了 50%，且阿片类药物的用量也有所减少。

此外，Ilfeld 等[25] 发表了一项关于 PNS 对门诊前交叉韧带重建手术镇痛效果的研究，将外周神经刺激器放置在股神经水平。与上述研究相似，10 例患者先接受 5min 主动刺激后接受假性刺激，或先接受 5min 假性刺激后接受刺激。80% 的患者在术后前 2 天需要额外的连续收肌管神经阻滞来进行镇痛补救。此外，主动刺激组的疼痛评分和阿片类药物使用量都极小。

Finneran 等[20] 描述了使用 PNS 刺激肩胛上神经或臂丛神经进行肩袖修复术后镇痛的情况。他们将 16 例患者随机分配至 PNS 组和假性刺激组。手术前 1 周放置电极，但并未激活。术后，患者随机接受刺激或假性刺激，刺激时间 30min。随后，患者可使用阿片类药物和神经阻滞。周围神经刺激方法不能减轻 PACU 停留期间患者的疼痛。然而，在术后第 1~14 天，患者的疼痛程度显著减轻，阿片类药物用量也随之减少，疼痛数字量表的中位疼痛评分为 1 或更低，阿片类药物平均用量低于羟考酮 5mg/d。这表明镇痛效果可能不是立即出现的，且需要延长刺激持续时间来达到。

目前尚无研究评估围术期与 PNS 相关的并发症风险。在慢性疼痛研究中，感染风险被估计小于 1/32 万，其他相关风险包括导线移位和断裂等。

参考文献

[1] Meara JG, Leather AJ, Hagander L, et al. Global Surgery 2030: evidence and solutions for achieving health, welfare, and economic development. *Lancet.* 2015; 386 (9993): 569-624. doi:10.1016/S0140-6736(15)60160-X

[2] Weiser TG, Haynes AB, Molina G, et al. Size and distribution of the global volume of surgery in 2012. *Bull World Health Organ.* 2016; 94 (3): 201-209. doi:10.2471/BLT.15.159293

[3] Buie VC, Owings MF, DeFrances CJ, Golosinskiy A. National hospital discharge survey: 2006 annual summary. *Vital Health Stat 13.* 2010;(168): 1-79.

[4] Hall MJ, Schwartzman A, Zhang J, Liu X. Ambulatory surgery data from hospitals and ambulatory surgery centers: United States, 2010. *Natl Health Stat Report.* 2017;(102): 1-15.

[5] Institute of Medicine. *Relieving Pain in America: A Blueprint for Transforming Prevention, Care, Education, and Research.* National Academies Press; 2011.

[6] Gan TJ. Poorly controlled postoperative pain: prevalence, consequences, and prevention. *J Pain Res.* 2017; 10: 2287-2298. doi:10.2147/JPR.S144066

[7] Montes A, Roca G, Sabate S, et al. Genetic and clinical factors associated with chronic postsurgical pain after hernia repair, hysterectomy, and thoracotomy: a two-year multicenter cohort study. *Anesthesiology.* 2015; 122: 1123-1141. doi:https://doi.org/10.1097/ALN.0000000000000611

[8] Dualé C, Ouchchane L, Schoeffler P. Neuropathic aspects of persistent postsurgical pain: a French multicenter survey with a 6-month prospective follow-up. *J Pain.* 2014; 15 (1): 24.e21-e24.e20.

[9] McGreevy K, Bottros MM, Raja SN. Preventing chronic pain following acute pain: risk factors, preventive strategies, and their efficacy. *Eur J Pain Suppl.* 2011; 5 (2): 365-372.

[10] Chakravarthy K, Nava A, Christo PJ, Williams K. Review of recent advances in peripheral nerve stimulation (PNS). *Curr Pain Headache Rep.* 2016; 20 (11): 60. doi:10.1007/s11916-016-0590-8

[11] Kabay S, Kabay SC, Yucel M, Ozden H. Efficiency of posterior tibial nerve stimulation in category IIIB chronic prostatitis/chronic pelvic pain: a Sham-Controlled Comparative Study. *Urol Int.* 2009; 83 (1): 33-38. doi:10. 1159/000224865

[12] Du J, Zhen G, Chen H, et al. Optimal electrical stimulation boosts stem cell therapy in nerve regeneration. *Biomaterials.*

2018; 181: 347-359. doi:10.1016/j.biomaterials.2018.07.015

[13] Huntoon MA, Burgher AH. Ultrasound-guided permanent implantation of peripheral nerve stimulation (PNS) system for neuropathic pain of the extremities: original cases and outcomes. *Pain Med.* 2009; 10 (8): 1369-1377. doi:10.1111/j.1526-4637.2009.00745.

[14] Deer TR, Esposito MF, McRoberts WP, et al. A systematic literature review of peripheral nerve stimulation therapies for the treatment of pain. *Pain Med.* 2020; 21 (8): 1590-1603. doi:10.1093/pm/pnaa030

[15] Cohen SP, Gilmore CA, Rauck RL, et al. Percutaneous peripheral nerve stimulation for the treatment of chronic pain following amputation. *Mil Med.* 2019; 184 (7-8): e267-e274. doi:10.1093/milmed/usz114

[16] Bouche B, Manfiotto M, Rigoard P, et al. Peripheral nerve stimulation of brachial plexus nerve roots and suprascapular nerve for chronic refractory neuropathic pain of the upper limb. *Neuromodulation.* 2017; 20 (7): 684-689. doi:10.1111/ner.12573

[17] Roy H, Offiah I, Dua A. Neuromodulation for pelvic and urogenital pain. *Brain Sci.* 2018; 8 (10): 180. doi:10.3390/brainsci8100180

[18] Rosendal F, Moir L, de Pennington N, Green AL, Aziz TZ. Successful treatment of testicular pain with peripheral nerve stimulation of the cutaneous branch of the ilioinguinal and genital branch of the genitofemoral nerves. *Neuromodulation.* 2013; 16 (2): 121-124. doi:10.1111/j.1525-1403.2011.00421

[19] Tiippana E, Hamunen K, Heiskanen T, Nieminen T, Kalso E, Kontinen VK. New approach for treatment of prolonged postoperative pain: APS Out-Patient Clinic. *Scand J Pain.* 2016; 12: 19-24. doi:10.1016/j. sjpain.2016.02.008

[20] Ilfeld BM, Finneran JJ IV, Gabriel RA, et al. Ultrasound-guided percutaneous peripheral nerve stimulation: neuromodulation of the suprascapular nerve and brachial plexus for postoperative analgesia following ambulatory rotator cuff repair. A proof-of-concept study. *Reg Anesth Pain Med.* 2019; 44 (3): 310-318. doi:10.1136/rapm-2018-100121

[21] Gilmore C, Ilfeld B, et al. Percutaneous peripheral nerve stimulation for the treatment of chronic neuropathic postamputation pain: a multicenter, randomized, placebocontrolled trial. *Reg Anesth Pain Med.* 2019; 44 (6): 637-645. doi:10.1136/rapm2018100109

[22] Ilfeld BM, Gabriel RA, Said ET, et al. Ultrasound-guided percutaneous peripheral nerve stimulation: neuromodulation of the sciatic nerve for postoperative analgesia following ambulatory foot surgery, a proofof-concept study. *Reg Anesth Pain Med.* 2018; 43 (6): 580-589. doi:10.1097/AAP.0000000000000819

[23] Gilmore CA, Kapural L, McGee MJ, Boggs JW. Percutaneous peripheral nerve stimulation for chronic low back pain: prospective case series with 1 year of sustained relief following short-term implant. *Pain Pract.* 2020; 20 (3): 310-320. doi:10.1111/papr.12856

[24] Ilfeld BM, Gilmore CA, Grant SA, et al. Ultrasound-guided percutaneous peripheral nerve stimulation for analgesia following total knee arthroplasty: a prospective feasibility study. *J Orthop Surg Res.* 2017; 12 (1): 4. doi:10.1186/s13018-016-0506-7.

[25] Ilfeld BM, Said ET, Finneran JJ IV, et al. Ultrasound-guided percutaneous peripheral nerve stimulation: neuromodulation of the femoral nerve for postoperative analgesia following ambulatory anterior cruciate ligament reconstruction: a proof of concept study. *Neuromodulation.* 2019; 22 (5): 621-629. doi: 10.1111/ner.12851

第42章 关节注射治疗急性疼痛
Joint Injections for Acute Pain

Chikezie N. Okeagu　Alex D. Pham　Scott A. Scharfenstein　Alan David Kaye　著

霍树平 译　　周文昱 校

关节是指身体中两块或多块骨头之间的连接点，也经常是疼痛的来源。疼痛可以是关节本身引起的，称为关节痛；也可以是关节周围组织（如肌肉或者肌腱引起的）。关节疼痛可以是急性的也可以是慢性的，多种原因包括炎症、感染、晶体沉积、软骨变性和创伤。不管是最初对于关节疼痛患者的鉴别诊断，以帮助识别其潜在的病理生理过程；还是完整的病史采集和查体并结合针对性的实验室检查都是必须的。受累关节数量、关节类型（轴向骨架与周围关节）、疼痛的长期性和相关症状这些细节可以帮助做出诊断和指导治疗。痛风或类风湿关节炎（rheumatoid arthritis，RA）等系统性疾病引起的疼痛需要针对根本原因进行治疗。同样，感染诱发关节疼痛需要根除罪魁祸首的病原体。一般来说，关节疼痛是关节退化、过度使用和急性损伤造成的。在这些情况下，多种治疗方式可供选择。一线治疗措施包括制动、理疗和镇痛药物的使用，比如对乙酰氨基酚和非甾体抗炎药。如果这些手段效果不佳，可采用一些侵入性的方法，关节内注射作为其中一种方法，包括可以直接注射药物，也可以注入其他物质调节局部内环境已达到缓解症状的目的。关节内注射广泛应用于身体的多个关节，包括四肢、足/踝、手和脊柱关节。虽然大多关节内注射最常用于慢性疼痛治疗，比如

用其他方法难治性的骨性关节炎（osteoarthritis，OA）；但是关节内注射作为辅助治疗对于慢性疾病的急性加重期也很有帮助，如骨性关节炎、痛风和类风湿；并帮助缓解因受伤或手术引起的急性疼痛。本章将概述各种可用于关节内注射的药物及其在治疗各种急性疼痛情况。

一、关节内注射药物

（一）皮质类固醇

注射皮质类固醇通常用于治疗肌肉骨骼疼痛，例如骨性关节炎和类风湿关节炎患者的膝、手、肩、髋和其他关节疼痛。皮质类固醇是一组人工合成的物质，类似由肾上腺皮质产生和释放的天然类固醇激素，糖皮质激素和盐皮质激素。这些天然激素调节我们身体中的各种生理过程，在维持内环境稳态、新陈代谢和认知过程中扮演角色，它们还具有显著的抗炎和免疫调节作用。皮质类固醇通过抑制免疫系统的不良反应，在治疗过敏性和炎症性疾病中起到重要作用[1]。皮质类固醇产生作用的作用机制是复杂的。经典机制是皮质类固醇通过细胞核内的糖皮质激素受体介导大多数抗炎和免疫抑制效应。在细胞核中，基因转录发生改变，导致基因表达的抑制和炎症终产物的翻译。这导致参与炎症反应的炎性介质减少，如磷脂酶 A2、环氧合酶-2、巨噬细胞、嗜

酸性粒细胞、淋巴细胞、肥大细胞和其他炎症介质[2]。

1. 使用的皮质类固醇类型

美国食品药品管理局批准用于关节内注射的皮质类固醇有 5 种主要类型：甲泼尼龙、曲安奈德、地塞米松、倍他米松磷酸钠和醋酸倍他米松[3]。按水溶性皮质类固醇分为可溶性或不溶性。醋酸酯/丙酮化合物由于其疏水性类固醇酯基团的存在而不溶于水。不溶性类固醇需要细胞酯酶水解才能转化为活化形式，因此理论上它们在注射部位的作用时间会更长。磷酸盐制剂可溶于水，不需要转化为活化形式；因此作用起效快。与酯类相比，可溶性类固醇的效力也高出 5 倍，只要更小的剂量就能达到类似的效果。同时酯类化合物含有较大尺寸的颗粒，易于聚结并形成较大的聚集体"晶体"，而非酯类化合物可溶于水，不聚集[4]。水溶性制剂与其同类相比可以从注射关节迅速扩散，并倾向发挥更多地全身效应[5]。因此，作用时间与制剂的溶解度成反比。多次试验结果显示，只要用于的适应证正确，合适的剂量和时机，使用上述任何一种皮质类固醇进行关节内注射疗效没有差异[1]。

2. 不良反应和禁忌证

皮质类固醇的不良反应很多，通常与剂量、用药时间、添加成分和颗粒大小有关。长期使用类固醇类药物，即使在低剂量下，也会引起不良生理反应，最显著的是抑制 HPA 轴（下丘脑－垂体－肾上腺）。另外长期应用后遗症包括骨质疏松、免疫抑制、生长抑制、痤疮、皮肤老化、白内障、伤口迁延不愈和体重增加。皮质类固醇短期治疗与不良反应有关，但通常与长期并发症无关。这些短期影响包括高血糖、高血压、延缓伤口愈合、水肿、精神后遗症和电解质紊乱。关节注射是一种可以在滑液和滑膜中长时间保持类固醇浓度的好方法，同时限制高血浆浓度，从而避免全身反应[2]。

一般来说，关节注射皮质类固醇是相对安全的，但禁忌证确实存在。关节注射的主要问题是将细菌带入关节，潜在可能导致化脓性关节炎。金黄色葡萄球菌是最常见的微生物，其他微生物，如革兰阴性葡萄球菌和厌氧菌偶尔也会出现[6]。局部蜂窝织炎、活动期化脓性关节炎、急性骨折、菌血症和关节假体是绝对禁忌证。一些相对禁忌证包括 2 次注射后缓解轻微，凝血障碍或患者服用血液稀释剂导致的出血风险、关节周围骨质疏松和未控制的糖尿病。如果患者正在使用血液稀释剂，应在停止或桥接抗凝药物之前获得心脏科的许可[5]。

3. 适应证

关节内使用皮质类固醇的抗炎作用已在炎症性疾病的治疗中得到很好的证实。骨性关节炎（OA）是关节内注射类固醇的最常见适应证，尤其是在有骨疼痛的大负重关节，如膝关节和髋关节。类风湿关节炎（RA），尤其是持续活动的大关节或中关节，可以减缓关节侵蚀。其他炎性病症还包括反应性关节炎、痛风、银屑病关节炎和其他脊柱关节病[5]。

4. 有效性

关节内注射皮质类固醇的临床效果极具争议，许多研究表明，疼痛和功能的长期改善有限。Cato 的一篇综述回顾了骨关节炎膝关节内类固醇注射的有效性的多项研究，并得出结论，膝关节内注射类固醇确实显示出统计学显著的结果。然而，缓解疼痛仅在前 2 周内具有统计学意义。8 周时仅有轻微改善，12～26 周时几乎没有改善[7]。研究表明，对于其他疾病，如类风湿关节炎患者的滑膜炎，效果更好[8]。总的来说，尽管大量研究得出的结果不同，但是关节内注射类固醇似乎具有显著的临床效果。不管怎样，许多因素可能有助于临床疗效，如使用的类固醇类型、剂量、社会心理因素和技术。此外，疼痛较重、有积液、结构受损小的患者关节内注射类固醇可能效果更好[7]。

通常不建议频繁使用关节内注射类固醇。一项随机试验研究了有症状的膝关节 OA 患者，每 12 周给受试者注射一次，持续 2 年，发现在减轻他们的痛苦上，仅有最小的统计学显著差异。长期治疗也与关节内结构损伤有关联。这项研究还发现，患者膝关节软骨体积损失明显增多[9]。

（二）透明质酸

透明质酸是一种可考虑用于处理关节疼痛注射的化合物。尽管透明质酸过去曾被用于慢性疼痛，它可能一些也用于急性关节疼痛或慢性关节疼痛的急性加重。透明质酸可以以高浓度与滑液和关节软骨中的多种组织结合[10]。透明质酸是一种非蛋白质和非硫酸盐的糖胺聚糖。它是天然存在的，由多种类型细胞产生，包括成纤维细胞、软骨细胞和滑膜细胞。透明质酸的作用多种多样，包括润滑、黏弹性、减震和稳定关节特性[11]。对于特定疾病，如 OA，透明质酸的数量和分子量显著下降[11]。OA 的进展与导致关节软骨基质降解的软骨细胞凋亡相关[11]。

据观察，骨关节炎会影响身体的各个关节。最常影响的是脚、手、肘部、膝部、臀部和肩部[11]。先前的报道指出关节内注射透明质酸比静脉注射或口服更有效。据报道，正常人生理透明质酸约为 0.35g/100ml，分子量为 4 000 000～10 000 000Da。与非骨关节炎关节相比，OA 关节滑液中的透明质酸降解和清除速度更快[11]。

注射低分子量与高分子量透明质酸的疗效先前已有研究。Gigis 等[12]进行的研究表明，高分子量和低分子量透明质酸都产生了类似的有益效果。其他研究也表明两者同样有效。Migliore 等[13]报道说，关节内注射高分子量（6 000 000～7 000 000 Da）透明质酸可提升保持住关节液，据报道改善抗炎过程[11]。Concoff 等进行了系统回顾和 Meta 分析，发现膝关节 OA 患者接受了多次透明质酸注射（每周增量分别为 2～4 次和＞5 次），与单次注射和盐水注射组相比疼痛评分有所改善[14]。

有一些关于髋关节 OA 患者内注射透明质酸的研究。Wu 等对这些髋关节内注射透明质酸的随机对照试验研究进行了 Meta 分析[15]。他们发现注射透明质酸可以减轻疼痛，促进康复；然而，这些影响没有与生理盐水组或其他处理有显著差异。

1. 作用机制

通过一些研究，众所周知透明质酸通过以下几种作用机制发挥作用，包括：①减少一氧化氮、超氧化物和羟基自由基从而减轻细胞损伤；②对线粒体的保护作用，防止软骨细胞凋亡；③联合硫酸软骨素减少脂质过氧化，降低 TNF-α；④通过抑制 PGE_2 减轻疼痛；⑤机械黏弹性；⑥通过降低溶解酶 IL-1β 的表达以及降低 MMP-14 和 ADAMTS4 的表达来实现软骨保护作用；⑦通过合成蛋白多糖促进软骨修复[11]。总的来说，透明质酸具有抗氧化、抗软骨细胞凋亡、镇痛、保护软骨和促进软骨功能[11]（图 42-1）。

2. 适应证

Walker 等报道，美国食品药品管理局批准的透明质酸关节注射的唯一适应证为缓解保守治疗失败的轻中度 OA 患者的膝关节疼痛[16]（表 42-1）。FDA 没有批准注射其他关节[16]。虽然 FDA 还没有批准透明质酸用于髋关节注射，但它已经超适应证用于髋关节注射[16]。

3. 禁忌证

关节内注射透明质酸的禁忌证包括超敏反应、过敏反应/有害变态反应、革兰阳性菌蛋白过敏、利多卡因过敏和出血性疾病[16]。

4. 不良反应

根据 Walker 等的研究，关节内注射透明质酸的不良反应被报道为"轻微和自限性的"。最常见的不良反应是注射部位的刺激和局部反应。据报道，高达 2% 的患者在注射后会出现肿胀和疼痛[16]。这样的反应可以通过冰敷、休息和药物治疗来缓解。这些患者的关节液是无菌的。过去曾报道一些患者出现的不良反应包括血管性水肿和过敏反应，症状为恶心，肌肉痉挛和关节痛[16]。

（三）富血小板血浆

富血小板血浆（platelet-rich plasma，PRP）是从患者自身血液中提取的一种生物制剂。采集自体血并进行离心，产生血小板浓度高于基础值 4～5 倍的样品。血小板包含多种因子参与组

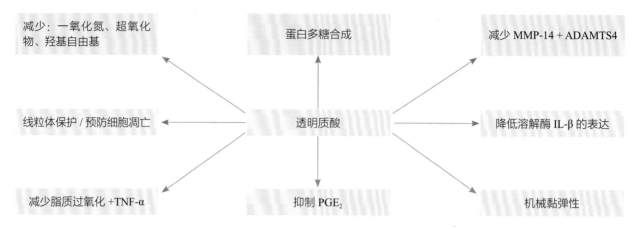

* 肿瘤坏死因子 -α（TNF-α）
* 前列腺素 E₂（PGE₂）
* 基质金属蛋白酶 14（MMP-14）
*ADAM 金属肽酶含血小板反应蛋白 1 基元 4（ADAMTS4）
* 白细胞介素 β（IL-β）

▲ 图 42-1　透明质酸的作用机制

表 42-1　透明质酸注射液

适应证
- 用于经保守治疗失败的轻中度膝关节骨性关节炎患者疼痛的缓解

禁忌证
- 既往透明质酸过敏史
- 革兰阳性菌蛋白过敏
- 利多卡因过敏
- 出血异常

不良反应
- 注射部位不适和刺激反应
- 肿胀和疼痛
- 恶心
- 肌肉痉挛
- 报道的血管性水肿

引自 Cardone DA, Tallia AF. Joint and soft tissue injection. Am Fam Phys. 2002; 66: 283-288; Charalambous CP, Tryfonidis M, Sadiq S, Hirst P, Paul A. Septic arthritis following intra-articular steroid injection of the knee-a survey of current practice regarding antiseptic technique used during intra-articular steroid injection of the knee. Clin Rheumatol.2003; 22: 386-390.

织的生长和修复，如转化生长因子（transforming growth factor，TGF）–β₁、血小板衍生生长因子、成纤维细胞生长因子、血管内皮细胞生长因子、表皮生长因子、胰岛素样生长因子（insulinlike growth factor，IGF）–1 等。PRP 背后的机制是将这些超生理的大量因子直接运送到受伤部位，增强身体的自我修复和促进愈合[17, 18]。PRP 背后的原理可以追溯到公元前 1 世纪，当时 Aulus Cornelius Celsus 描述了炎症的过程，并假设了它在愈合过程中的重要性[19]。在随后的这些年里，不断尝试利用身体自我修复的力量导致了 PRP 的发展。到 21 世纪初，PRP 的使用已经成为辅助颌面手术愈合的常见方法[19]。最近，人们对使用 PRP 治疗多种肌肉骨骼疾病非常感兴趣。一些研究评估了 PRP 在缓解关节疼痛方面的作用，然而结果好坏参半。Mishra 等对 230 例慢性肱骨外上髁炎患者进行了一项双盲、前瞻性、多中心随机对照试验，试验组接受 PRP 注射，对照组局部麻醉。24 周时，PRP 组患者报道疼痛改善 71.5%，而对照组患者疼痛改善 56.1%。此外，报道显示肘部明显残余压痛的患者比例 PRP 组为 29.1%，对照组为 54%[20]。也有证据表明 PRP 比关节内注射其他药物能更持久的缓解疼痛。研究 PRP 和糖皮质激素治疗外上髁炎的双盲随机对照试验结果显示，PRP 治疗组疼痛改善持续时间长达 2 年，而糖皮质激素治疗组在 12 周左右开始出现症状复发 [21, 22]。

与 PRP 在外上髁炎中显示的相对成功相比，用于其他关节疼痛时效果不明确。PRP 在肩袖肌腱病中应用的研究没能提供有力的证据支持使用 PRP 作为常规治疗。同样，尽管 PRP 在治疗膝关节和髋关节骨性关节炎方面显示出了疗效，但它并没有一直显示出优于其他治疗方法和注射剂。最后，PRP 已经过审查作为治疗急性踝关节扭伤的一种方法，缓解疼痛并加速康复。针对该适应证的 PRP 研究是有限的，并且没有表现出强大证据支持其应用 [18]。

PRP 配置方法缺乏标准化，这可能解释了横向研究中出现的不同结果。市面上有超过 16 个商用 PRP 系统，每个系统都是独有的，因此产生的 PRP 也具有不同水平的血小板、生长因子和其他细胞。此外，不同系统的收集、准备和存储方案也不同。同时，由于患者的因素比如药物可以影响成分，来自同一个人的 PRP 样本中也可以看到变化。因此，虽然关节内注射 PRP 已显示出治疗关节疼痛的一些前景，但其制备和应用有待进一步研究 [18]。

（四）新型和实验性注射药

皮质类固醇和透明质酸关节注射是目前为止最常用于治疗关节疼痛的注射。然而，还有其他一些不常用的研究药物。几种抗风湿药物，如甲氨蝶呤和肿瘤坏死因子抑制药，已经在炎症性 RA 使用中进行了研究。在一项为期 5 年的研究中，比较关节内注射甲氨蝶呤和糖皮质激素两种治疗方法有效性，两种治疗方法都阻止了大多数早期 RA 患者影像学上的进展并诱使病情缓解 [23]。在动物模型中也试验了明胶、软骨素和脂质体的微球，用微球来试图控制注射关节内的蛋白质药物的释放。在一项研究中，研究人员试图创造一种新型的膜—靶向补体调节蛋白抑制关节内的补体激活，这种补体激活是慢性滑膜炎发病机制中的一个已知因素。虽然是在大鼠身上进行的，该研究显示剂量依赖性的治疗效果，与安慰剂相比

临床症状和组织学明显较轻 [24]。

干细胞在关节疾病治疗中也越来越受欢迎。迄今为止已研究使用骨髓和脂肪来源的干细胞进行关节内注射治疗骨性关节炎。通常涉及从患者身上获取脂肪或骨髓，分离出干细胞和再生细胞，然后将细胞送回患者体内。研究认为干细胞参与了新软骨、软骨下骨和滑膜的再生。该过程本身采用其他关节内注射相同的技术，可以在门诊进行。尽管研究有限，但一些研究表明了这种治疗方法很有前景。根据一项研究，注射分离的骨髓干细胞可以改善疼痛评分，增加活动范围长达 12 个月。在磁共振成像中也可看到软骨生长和厚度的增加以及不良软骨和软骨下骨水肿规模的缩小 [25]。尽管干细胞有很大的潜力，但研究仍然非常有限，需要更多的随机对照试验来确定它们的真正疗效。

二、介入技术

膝关节注射介入技术首先是准备工作 [26]。这包括使用无菌手套，如果使用超声还需要无菌探头及凝胶、酒精或氯己定消毒皮肤，1.5 英寸的 22～25 号针，1% 利多卡因或氯化乙喷雾麻醉注射部位，透明质酸，敷料 [26]。可以使用 X 线透视机或超声。如果在透视机下，患者平卧位选择髌骨后上外侧入路 [26]。当触及髌骨外侧上 1/3 皮肤时作标记，使用麻醉药。横向施加压力使髌骨横向移动，使髌骨间隙侧向打开。通过透视，可以将针对准股骨外侧髁和髌骨之间的横向平面。回抽有血时要继续进针，以防止注入静脉 [26]。一旦确定位置后注射药物 [26]。

如果是超声引导操作，患者选择仰卧位。同样触及髌骨外侧的上 1/3，消毒皮肤、利多卡因或者喷雾麻醉 [26]。然后超声可以横向放置在髌骨上方。注意同时用超声确认针的穿刺深度，同时保持穿刺针长轴平行视图 [26]。操作者应采用平面内入路将针向中间插入。这种入路要求进针点位于髌骨外上方 [26]。一旦确认在关节内，用抽吸检查是否在血管内，然后注射溶液 [26]。

结论

　　急性疼痛，尤其是关节处的疼痛是有害且令人痛苦的。这种疼痛性质可以是急性或是慢性的，且可以由多种机制引起，包括炎症、感染、晶体沉积、软骨变性和创伤。鉴于病因，治疗关节疼痛有多种方法。目前，关节内注射包括皮质类固醇，PRP，透明质酸和一些新型成分，如胎盘组织基质注射等。我们希望我们能更多地了解目前关于可用的和新型的关节内注射治疗急性关节痛的研究。

参考文献

[1] Ayhan E, Kesmezacar H, Akgun I. Intraarticular injections (corticosteroid, hyaluronic acid, platelet rich plasma) for the knee osteoarthritis. *World J Orthop.* 2014; 5: 351-361.

[2] Williams DM. Clinical pharmacology of corticosteroids. *Respir Care.* 2018; 63: 655-670.

[3] Pekarek B, Osher L, Buck S, Bowen M. Intra-articular corticosteroid injections: a critical literature review with up-to-date findings. *Foot.* 2011; 21: 66-70.

[4] Freire V, Bureau NJ. Injectable corticosteroids: take precautions and use caution. *Semin Musculoskelet Radiol.* 2016; 20: 401-408.

[5] Cardone DA, Tallia AF. Joint and soft tissue injection. *Am Fam Physician.* 2002; 66: 283-288.

[6] Charalambous CP, Tryfonidis M, Sadiq S, Hirst P, Paul A. Septic arthritis following intra-articular steroid injection of the knee—a survey of current practice regarding antiseptic technique used during intra-articular steroid injection of the knee. *Clin Rheumatol.* 2003; 22: 386-390.

[7] Arroll B, Goodyear-Smith F. Corticosteroid injections for osteoarthritis of the knee: meta-analysis. *Br Med J.* 2004; 328: 869.

[8] Blyth T, Hunter JA, Stirling A. Pain relief in the rheumatoid knee after steroid injection a single-blind comparison of hydrocortisone succinate, and triamcinolone acetonide or hexacetonide. *Rheumatology.* 1994; 33: 461- 463.

[9] Maricar N, Callaghan MJ, Felson DT, O'Neill TW. Predictors of response to intra-articular steroid injections in knee osteoarthritis-a systematic review. *Rheumatol (United Kingdom).* 2013; 52: 1022-1032.

[10] Migliore A, Procopio S. Effectiveness and utility of hyaluronic acid in osteoarthritis. *Clin Cases Miner Bone Metab.* 2015; 12 (1): 31-33.

[11] Gupta RC, Lall R, Srivastava A, Sinha A. Hyaluronic acid: molecular mechanisms and therapeutic trajectory. *Front Vet Sci.* 2019; 6: 1-24.

[12] Gigis I, Fotiadis E, Nenopoulos A, Tsitas K, Hatzokos I. Comparison of two different molecular weight intraarticular injections of hyaluronic acid for the treatment of knee osteoarthritis. *Hippokratia.* 2016;29:26-31. http://www.artosyal.it

[13] Migliore A, Giovannangeli F, Granata M, Laganá B. Hylan g-f 20: review of its safety and efficacy in the management of joint pain in osteoarthritis. *Clin Med Insights Arthr Musculoskelet Disord.* 2010;20:55-68. doi:10.1177/117954411000300001

[14] Concoff A, Sancheti P, Niazi F, Shaw P, Rosen J. The efficacy of multiple versus single hyaluronic acid injections: a systematic review and meta-analysis. *BMC Musculoskelet Disord.* 2017; 18 (1): 1-15.

[15] Wu B, Li YM, Liu YC. Efficacy of intra-articular hyaluronic acid injections in hip osteoarthritis: a metaanalysis of randomized controlled trials. *Oncotarget.* 2017; 8 (49): 86865-86876.

[16] Walker K, Basehore BM, Goyal A, Bansal P, Zito PM. Hyaluronic acid. In: *StatPearls* [Internet]. StatPearls Publishing; 2021.

[17] Werner BC, Cancienne JM, Browning R, Verma NN, Cole BJ. An analysis of current treatment trends in platelet-rich plasma therapy in the Medicare database. *Orthop J Sports Med* 2020; 8.

[18] Le ADK, Enweze L, Debaun MR, Dragoo JL. Platelet-rich plasma. *Clin Sports Med.* 2020; 38 (1): 17-44. doi:10.1016/j.csm.2018.08.001

[19] Bashir J, Panero AJ, Sherman AL. The emerging use of platelet-rich plasma in musculoskeletal medicine. *J Am Osteopath Assoc.* 2015; 115: 24-31.

[20] Mishra AK, Skrepnik NV, Edwards SG, et al. Efficacy of platelet-rich plasma for chronic tennis elbow: a double-blind, prospective, multicenter, randomized controlled trial of 230 patients. *Am J Sports Med.* 2014; 42 (2): 463-471.

[21] Gosens T, Peerbooms JC, Van Laar W, Den Oudsten BL. Ongoing positive effect of platelet-rich plasma versus corticosteroid injection in lateral epicondylitis: a double-blind randomized controlled trial with 2-year follow-up. *Am J Sports Med.* 2011; 39 (6): 1200-1208.

[22] Peerbooms JC, Sluimer J, Bruijn DJ, Gosens T. Positive effect of an autologous platelet concentrate in lateral epicondylitis in a double-blind randomized controlled trial: platelet-rich plasma versus corticosteroid injection with a 1-year follow-up. *Am J Sports Med.* 2010; 38 (2): 255-262.

[23] Hetland ML, Hørslev-Petersen K. The CIMESTRA study: intra-articular glucocorticosteroids and synthetic DMARDs in a treat-to-target strategy in early rheumatoid arthritis. *Clin Exp Rheumatol.* 2012; 30: S44-S49.

[24] Linton SM, Williams AS, Dodd I, Smith R, Williams BD, Paul Morgan B. Therapeutic efficacy of a novel membrane-targeted complement regulator in antigen-induced arthritis in the rat. *Arthritis Rheum.* 2000; 43: 2590-2597.

[25] Orth P, Rey-Rico A, Venkatesan JK, Madry H, Cucchiarini M. Current perspectives in stem cell research for knee cartilage repair. *Stem Cells Cloning.* 2014; 7: 1-17.

[26] Manchikanti L, Kaye AD, Falco FJE, et al. *Essentials of Interventional Techniques in Managing Chronic Pain.* Springer International Publishing AG; 2018: 645-655.

第43章 针灸

Acupuncture

Olabisi Lane　Jamie Kitzman　Anna Woodbury　著

刘　燕❶　译　　章艳君　校

一、历史回顾

针灸已有 2000 多年历史。关于它的起源仍有争论，但不可否认的是，它是中医药的重要组成部分。"针灸"一词的拉丁词根有"针刺"的意思，是指将金属的、坚硬的细针插入皮肤，刺激身上的特定部位。针可以通过手动或电刺激来操作，通常用于缓解疼痛，也被用于治疗多种病症[1]。通过刺激穴位周围的神经末梢和其他结构从而导致体内局部和远处的变化。

传统针灸基于中国古代理论，即"气"（生命力或能量），气通过能量输送路径即经络在全身循环。12 条经络保持持续流动，阴阳两极保持平衡，可反映出良好的健康状态。疾病是由于气虚导致阴阳失衡的结果。针灸被认为是通过刺激人体经络上的体表穴位来调和气血，平衡阴阳。针身通常是不锈钢制的，也可以由金和银制成。大多数针长 1.3～12.7cm，型号 26～36 号，针插入皮肤下 3～15mm[2]。据说，当针灸针插入时，会有一种"得气"的感觉。这种感觉可以描述为酸麻胀痛，也被针灸师感知为将针刺入患者穴位后针下产生的一种沉紧的感觉[3]。大多数针灸师认为，这种感觉是针灸发挥效果所需的。

二、手针和电针

针灸可以通过手针（manual acupuncture，MA）或电针（electrical acupuncture，EA）进行。MA 是将针刺入穴位，然后提插捻转，而 EA 通过电针夹向穴位施加刺激电流。刺激频率可以是高频（100～200Hz）、中频（15～30Hz）或低频（2～4Hz），频率和强度可以根据治疗目的进行调整。针灸时间小于 30min。EA 也可以在不使用针的情况下以经皮神经电刺激（transcutaneous electrical nerve stimulation，TENS）的形式进行，电流通过皮肤对穴位进行刺激。EA 的优点还在于针的刺激影响区域更大，所以不必将针插入精确的穴位（图 43-1）。

由于中国、日本、韩国和越南等国家的不同传统，针灸实践有多种技术和方法。总体思路是，耳朵、手和脚是身体的"微观模型"，表示穴位、经络、器官和身体部位。统一原则是将针灸应用于特定的解剖靶点，以获得减轻疼痛和其他益处[2]。

三、耳针

最早由 Paul Nogier 在法国描述的耳针（auricular acupuncture，AA）疗法，与反射疗法

---

❶ 刘燕：河北医科大学第三医院

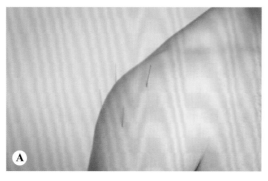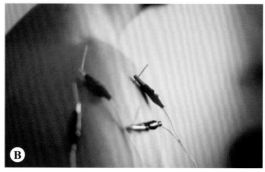

▲ 图 43-1　肩部电针（EA）与手针（MA）比较。在治疗各种肌肉骨骼疾病方面，EA 已被证明比 MA 更有效。

A. 在 SI 12、SI 10、LI 16 和 LI 15 进行的 MA；B. 为 EA，电极应用于 MA 中的相同穴位，但电流通过机器输送到针头，从直流（DC）电变交流（AC）电，所以黑色夹和红色夹的位置无关紧要，尽管一些针灸师更喜欢将红色夹放在躯干近端，而黑色夹放在外周。电流的频率和幅度可以调节，以刺激各种内源性内啡肽的释放，产生刺痛感、嗡嗡声或脉冲感。通常治疗持续时间约 20min

引自 wavebreakmedia_micro 制作的医学照片

相似，它也使用了微针刺技术（图 43-2）。据说，内脏在人类耳廓上有代表位点，刺激特定部位将对内脏器官产生影响。研究表明，AA 可以用于治疗疼痛和焦虑，但还需要更多的研究来证实它在治疗烟瘾和药物滥用方面的用途。可以使用各种材料，如不锈钢、无菌针灸针、压针、王不留行籽、小金属丸或磁珠。对于急性疼痛，研究最好的 AA 方案之一可能是 Richard Niemtzow 博士最初开发的战场针刺（battlefield acupuncture，BFA）方案，本章稍后将对此进行更深入的讨论 [4, 5]。现在医生可以接受战场针灸方面的专门培训，作为中医培训或全面针灸认证之外的一种辅助手段 [6]。目前研究的关注点是标准化耳部识别点的能力，以及缺乏这些已识别区域在解剖、生理上的关联。Wirx-Ridolfi 认为如果有更准确的可比图表，其可信度可能会提高，有助于该方法的推广和接受，提高治疗效果 [7-9]。

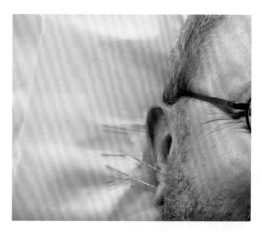

▲ 图 43-2　耳针是在外耳的耳穴插入刺针。施针者可以使用毫针或"耳穴探测仪"来测量耳朵的电阻。被称为"神门"的穴位通常用作调零点。耳穴针灸通常耐受性良好，无须脱去衣服即可快速放置。此照片中使用了传统的针灸针，但也可以放置半永久性针、压针、王不留行籽或带有黏合剂的颗粒，这样患者可以快速接受治疗，并可以携带针 / 植物籽 / 颗粒回家，而无须等待 20 ～ 30min 后取针（引自 Walti Goehner 创作的医学照片。通过 Pixabay 授权

四、头针

头针是一种将中国传统针灸学与大脑皮质代表性区域的西方现代解剖学相结合的技术（图 43-3）。这项技术已被证明是治疗急性和慢性中枢神经系统紊乱的有效方法。只需几根针，就能产生非常好的几乎立竿见影的效果。头针刺激区大部分是西医对大脑皮质功能定位的对应头皮区，针头刺入头部特定区域而非穴位，这些区域是大脑和小脑中执行运动和感觉功能的区域，主管视觉、听觉、言语和平衡。头针已用于多种神经系统疾病，包括帕金森病、脑卒中和多发性硬化症。需要有经验的针灸师来执行这项技术 [10]。

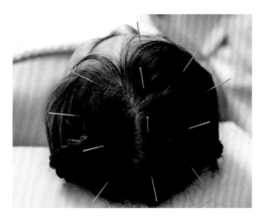

▲ 图 43-3　头针和耳针一样，患者在治疗过程中可保持穿着
引自 PK Studio 通过 Adobe Stock Photo 获得许可

五、韩国手针疗法

1971 年，Tae-woo Yoo 博士在韩国开发了这种针灸疗法。韩国手针疗法（Korean hand acupuncture therapy，KHT）与中国针灸的原理相同，包括阴阳、经络系统和能量流。在 KHT 中，手被视为身体的缩影，在手掌手背上，人体组织器官脏腑都有相应的反射全息。KHT 使用短而窄的针，刺入穴位 1～3mm。也可以通过对穴位施加压力或使用极性相反的金属颗粒来进行。KHT 的优势在于侵入性较小（图 43-4）[11, 12]。

20 世纪 70 年代，尼克松总统访华后，针灸被引入美国。在那次访问中，随团《纽约时报》记者 James Reston 得了急性阑尾炎，需行阑尾切除术，用针灸治疗术后疼痛，这件事被广泛传播[13, 14]。20 世纪 70 年代，人们对针灸的兴趣与日俱增，加利福尼亚州是第一个针灸合法化，准予办理执照的州，随后几个州也相继出台了立法。对针灸的研究进一步增强了人们的兴趣，研究深入探讨了其作用机制，如内啡肽假说，以及使用成像方式，包括功能磁共振成像和正电子发射断层扫描进行研究。美国国立卫生研究院（National Institutes of Health，NIH）继续进行实验和临床针灸研究，并于 1997 年发布了一项共识声明，表明针灸在治疗成人术后疼痛、化疗后恶心呕吐以牙痛方面具有一定的证据支持。而

在如头痛、肌筋膜痛、纤维肌痛症等方面，针灸可能是一种辅助治疗或可接受的替代疗法。NIH 建立了替代医学办公室，现在被称为国家补充与综合健康中心（NCCIH），继续资助临床试验以评估针灸的疗效。世界卫生组织还指出可能受益于针灸的各种病症，包括预防和治疗恶心和呕吐；治疗烟瘾酗酒和其他药物成瘾；以及肺部疾病的治疗。针灸还可用于脑卒中等神经损伤后的康复。但针灸研究存在实验设计、样本量、如何设置正确的对照组（安慰剂、假针灸、将针插入非针灸穴位）方面的不足[15]。多年来，针灸针被归类为三类医疗器械，被认为是对患者或使用者具有高风险的器械。20 世纪 90 年代，一群律师和针灸师向美国食品药品管理局（Food and Drug Administration，FDA）请愿，要求将这些针灸用针定为二类医疗器械。

六、作用机制

如前所述，针灸可以通过 MA 或 EA 进行。James Kennedy 将 MA 描述为将针头刺入穴位，然后提插捻转。MA 可刺激 $A\beta$、$A\delta$ 和 C 纤维。EA 向穴位施加刺激电流，可以刺激 $A\beta$ 和一部分 $A\delta$ 纤维。与门控理论相比，EA 在功能磁共振成像中得到了广泛研究，并研究了其与 NMDA 受

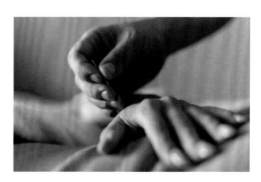

▲ 图 43-4　手针：与耳针和头针一样，手针利用内部脏腑组织器官缩影投射于手部特定区域，通过刺激相应反应区达到治疗目的。这张照片描述了在 LI4 处刺入针头，这是最常用的穴位之一。LI4 传统上用于治疗头痛、牙痛、上半身疼痛以及其他症状
引自 https://www.freepik.com/photos/health"＞健康照片由 freepik-www.freepik.com 创建

体和中枢敏化的作用[16]。针刺的作用机制尚未明确，但内啡肽理论似乎是最被接受的。Chernyak等描述了 Pomeranz 和 Stux 提出的一种作用机制，该机制涉及 3 种有助于镇痛成分，在脊髓水平、中脑和垂体－下丘脑复合体中产生影响。在脊髓层面，针刺会导致脑啡肽和强啡肽的释放，抑制疼痛信号上升到脊髓丘脑束。在中脑，刺激中脑导管周围灰质和中缝核的细胞，导致 5- 羟色胺和去甲肾上腺素的释放，通过减少脊髓丘脑束的信号传递来减轻疼痛。最后，在垂体－下丘脑复合体中，它引起内啡肽和促肾上腺皮质激素的释放[2, 17]。Kawakita 和 Okada 描述了北京大学一个小组的药理学研究，该研究描述了内源性阿片肽在电针镇痛（electroacupuncture analgesia，EAA）中的主要作用。因为 EAA 可以被阿片受体拮抗药纳洛酮拮抗，该理论被进一步证实。Han 的研究表明，低频（2Hz）EAA 导致脑啡肽、β- 内啡肽和内啡肽的释放，进而激活 μ 和 δ 阿片受体；而高频（100Hz）EAA 导致强啡肽的释放，从而影响脊髓中的 κ 阿片受体[18, 19]。Lin 和 Chen 的研究指出痛觉过敏动物对针灸的反应，指出这些动物对 EA 的反应可能不同。这项研究还强调了炎症反应和自主神经系统发挥的作用，考虑与针灸治疗中的抗痛觉过敏特性有关。炎症反应还调节免疫系统[20]。尽管目前的证据支持内源性阿片肽反应，通过大脑和周围神经水平的激活来调节长时程增强和神经可塑性，以及各种抗炎物质和神经激素释放，但仍需要更多的研究来确定针灸发挥镇痛作用的确切机制。

七、针灸的安全性

针灸的使用日益增长，保证其安全性很重要。2016 年，Chan 等评估了所有与针灸和相关疗法相关的不良事件的系统评价（systematic review，SR）。17 项系统评价被纳入研究，并根据器官或组织损伤、感染、局部不良事件以及其他并发症（如头晕或晕厥）对不良反应进行分类。最常见的器官或组织损伤是气胸。感染包括肝

炎、破伤风、耳廓感染、感染性关节炎和葡萄球菌感染。局部不良事件包括接触性皮炎、局部出血和疼痛，以及烧伤和瘀伤，以及全身性反应，如恶心和呕吐、头晕或晕厥和血管痉挛反应。Chan 等的结论是，尽管很少见，但确实会发生严重和轻微的不良反应，能够及时识别很重要，因为有些甚至可能导致死亡率增加。此外还强调了将患者转诊给受到严格医学培训的针灸师的重要性[21]。同样，Park 等也调查了与针灸相关的不良事件。在纳入研究的 2226 例患者中，99 例报道了不良事件，包括出血（32%）、血肿（28%）和针灸部位疼痛（13%）。64 名患者随即结束治疗，其中 62 名患者不良事件报道症状减轻或消失。在继续治疗的剩余 35 例患者中，28 例患者症状减轻或消失。Park 等认为针灸与不良事件有关，但该研究中的患者并未经历严重的不良事件。作者再次强调了转诊给有经验的能按照指南执行该技术针灸师的重要性[22]。

八、作为围术期多模式治疗的一部分

术后疼痛是一个具有挑战性的问题，已被证明会导致慢性疼痛。治疗术后疼痛的护理标准正在慢慢从使用阿片类药物作为唯一的药物转向多模式治疗方法。Wang 等进行了一项随访研究，回顾了手术患者使用补充和替代药物（complementary and alternative medicines，CAM）的情况，发现大多数手术患者都倾向于使用 CAM，其中 7% 的患者同意使用针灸来减轻术后疼痛。作者认为，针灸在常规护理中是安全有效的，很少引起显著的不良反应[23]。Wu 等进行了系统回顾和 Meta 分析，以确定针灸和针灸相关技术治疗术后疼痛的有效性。与对照组相比，接受传统针灸和经皮穴位电刺激（transcutaneous electric acupoint stimulation，TEAS）治疗的患者在术后第 1 天的疼痛减轻。TEAS 组使用的阿片类药物明显减少。基于这些发现，作者支持使用针灸治疗术后疼痛[24]。Sun 等进行了一项系统性回顾，定量评估针灸和相关技术在术后疼痛中的

有效性的现有证据。结果显示，术后阿片类药物的使用减少，在 72h 时最为明显，8h 和 72h 术后疼痛评分也有所降低。疼痛强度的降低和阿片类药物使用量的减少都被认为是有效的。总而言之，作者认为针灸可能是术后镇痛的良好补充[25]。Hendawy 和 Abuelnaga 研究耳针在接受腹式子宫切除术的患者中的疗效，患者根据单独接受脊髓镇痛（对照组）和脊髓镇痛加电耳针（EAA 组）进行分类。研究显示当使用针灸和 TENS 时，躯体疼痛的阈值增加。EEA 组术后 24h 内自控镇痛的使用减少，并推迟了首次补充镇痛的时间。针灸是围术期多模式治疗方案的一部分，将使用针灸的相关风险降至最低，可提高患者满意度[26]。

九、分娩针灸

针灸在妊娠期的安全性已被广泛接受。研究表明，针灸在怀孕和分娩期间可能是有益的。妊娠期间的有益效果包括改善恶心呕吐、改善睡眠、背痛和抑郁。据报道，在分娩过程中，它可以预防早产，促进宫颈成熟，缩短分娩时间，减少产后出血。在最近一项包括 13 项随机对照试验和 1586 例患者的穴位按压 Meta 分析中，Chen 等得出结论，有中等质量的数据支持穴位按压缓解分娩疼痛的效果[27]，但不支持使用针灸来催产[28]。Allais 等强调，应将针灸视为妊娠早期恶心、呕吐和偏头痛发作的潜在治疗方法[29]。Park 等对妊娠期针灸的安全性进行了系统性评估，因为一些针灸的围产期效应被认为与特定穴位（包括踝关节和骶骨周围的穴位）刺激释放催产素有关。这篇综述得出结论，针灸与轻微和短暂的不良事件有关，如不明原因的疼痛、针刺部位疼痛和出血。发现的严重不良事件被认为可能与针灸疗法无关[22]。Carr 就围绕在禁忌部位（包括骶骨区和下腹部）进行针灸可能带来的危害的争论再次进行了探讨。这种担忧在传统针灸师中很普遍，而在西医针灸中则较少，因为缺乏证据。考虑到对宫颈成熟、子宫收缩和子宫穿透风险的担忧，禁忌在妊娠 37 周前对这些刺激点进行针灸。

Carr 总结道，在这些确定的位置进行针灸与不良事件没有关联，在对照试验和观察试验中不会增加不良事件的风险，也不会导致流产或分娩。不良妊娠结局可能是其他因素造成的[30]。此外，Asher 等研究发现与正常医疗护理或假针灸相比，针灸对引产无效，也不会影响剖宫产率[31]。Mansu 等认为针灸对所有妊娠期的女性都是安全的且耐受性良好，作者建议针灸师应合理判断合适的患者、穴位及组合、顺序和刺激强度[32]。

十、针灸治疗急性小儿疼痛

针灸被儿科患者和家长广泛接受，甚至在围术期和急诊处置室[33-36]。在一项调查针灸治疗急性术后疼痛的可接受性和可行性的研究中，WU 等发现 86% 的患者接受了治疗，拒绝率为 14%，而且针灸疗程耐受性良好[36]。此外，70% 的父母和患者都觉得针灸有助于减轻儿童的疼痛，85% 的父母表示将来愿意自费接受针灸治疗。同样，在急诊处置室的一项小型研究中，96% 接受针灸止痛的患者对疼痛缓解感到满意，并表示他们愿意再次接受针灸治疗[35]。

针灸在儿科应用的安全性和有效性已得到证实[36-38]。2007 年的一篇文献综述中，Jindal 等得出结论，针灸是一种低风险治疗，在预防 PONV 方面最有效，其次是治疗疼痛。最近的一篇文献综述中，Lin 等得出结论，针灸是治疗儿科手术疼痛的有效方法，文献支持其在婴儿足跟采血、静脉穿刺、牙科、扁桃体切除术和腺样体切除术、鼓膜切开置管术和肾活检中的应用[38]。在一项小型研究中，Wu 等报道称，在住院的手术患儿中，针刺治疗后 4h 和 24h 的术后疼痛评分下降，其中大部分是后路脊柱融合手术[36]。

儿科耳鼻喉科手术疼痛管理和 PONV 都十分具有挑战性，针灸与现有的药物治疗相比风险较低，因此人们对于针灸治疗这些患者越来越感兴趣。诸多文献集中在扁桃体切除术的针灸治疗，特别是研究控制疼痛、预防 PONV 和躁动。一项关于扁桃体切除术后使用 CAM 的文献综述表明，与其他 CAM 相比，针灸治疗疼痛和恶心的证据最多，但研究注意到了方法学的局限性[39]。Cho 等[40]在对随机对照试验的 Meta 分析中发现，接受针灸治疗的患者在扁桃体切除术后 48h 内疼痛减轻，与对照组（常规药物治疗或假针灸）相比，镇痛需求减少，PONV 发生率降低。作者得出结论，围术期针灸可以缓解疼痛，但由于研究的异质性，无法确定其疗效。另一项包括随机对照试验和非随机对照试验的 Meta 分析发现，与对照组（常规药物治疗或非药物治疗）相比，针刺 PC-6 后 PONV 降低了 23%[41]。这些发现在最近的一项随机双盲试验中得到了证实[42]。Moeen 报道针灸可以在接受扁桃体切除术的儿科患者中，提供与地塞米松相似的止吐效果[43]。然而，这项研究的权威性受到了质疑[44]。研究发现，穴位贴敷药膏可以降低扁桃体切除术后出现躁动的发生率，但不会降低疼痛的发生率[45]。在接受鼓膜切开术和鼓室切开术的患者中，EA 可以降低镇痛需求、疼痛评分和躁动评分[46]。

现在正在探索针灸在小儿急性疼痛中的其他潜在用途。针灸已被用于儿科急诊治疗急性疼痛。也有大量文献支持针灸治疗急性牙痛，治疗后视觉模拟疼痛评分降低和水肿减轻，尽管大多数患者是成年人[47-50]。尽管如此，针灸的使用可能对那些在牙科修复手术中的儿童有益。Tsai 等报道了使用 BFA 和传统针灸治疗急性腰痛、腕管痛、关节痛、扭伤、阑尾炎引起的急性腹痛、外耳炎、痛经和截肢[35, 51]。考虑到身体和痛苦情绪之间的明确关系，尤其是在儿童中，使用针灸缓解焦虑可能有助于疼痛管理。Wang 等通过 STAIC 问卷（儿童状态特征焦虑量表）报道发现，在接受内镜检查的儿科患者中，印堂单点穴位针灸可以降低术前焦虑[52]。

儿科针灸的实践需要特别考虑，包括解决儿童对针的恐惧或放置针后无法保持静止的问题。针状物恐惧症可以通过与患者建立融洽关系来缓解，包括与患者进行适宜年龄的对话或进行单一的测试点（如果患儿或家长愿意的话）。在治疗过程中，无论是通过谈话还是电子设备来分散注意力，都有助于针的放置和儿童的静止。如果孩子无法接受放置针灸针，可以使用穴位按压和非针辅助物，包括针珠、黏性微针和激光。对于有坐立不安倾向的儿童，必要时缩短治疗时间。与儿科任何手术一样，重要的是获得儿童的同意，尽量减少情绪压力或创伤后应激障碍。

目前的文献表明，针灸在疼痛管理方面具有前景。然而，总体来说，研究的局限性是小样本量，试验设计和针灸技术的异质性，因此需要更大、更严格设计的随机对照研究。考虑到疼痛和焦虑情绪之间的明确关系，将针灸作为传统治疗的安全的，经济的辅助手段是合理的。配备合格的针灸师，针灸可以成为儿科患者护理的一种无压力和有效的补充。

十一、针灸治疗急性损伤（疼痛门诊）

2001 年，Richard Niemtzow 博士开发了战场针灸，该名称的灵感来源于 "911" 事件及其在军事战场上的应用。战场针灸是一种使用半永久（aiguille semi-permanent，ASP）针刺针的 5 点 AA 程序。ASP 针很短，只能穿透大约 2mm，有小倒钩和钝的外端。它们可在皮肤中停留 3～4 天以延长治疗效果，但可以更早地去除[53]。下针时按顺序地将针在耳朵内的特定区域，包括扣带回、丘脑、Ω_2、零点和神门，允许携带一定时间，在此期间可评估疼痛。战场针灸通过影响中枢神经系统的疼痛处理来增强效果，在施针后几分钟内即可改善疼痛症状，持续时间取决于所使用的方式。Niemtzow 博士在门诊和急诊中证明了这种疗法的有效性[54]。

ASP 耳针

人们对针灸治疗急性疼痛越来越感兴趣，如在急诊科，以及治疗常见运动损伤的 "场外针灸"。Fox 等进行了一项可行性研究，提出了在急诊科使用战场针灸治疗急性腰痛的可行性（图 43-5）[55]。Liu 等的结论是，与单纯的休息、冰敷、加压和抬高（RICE）相比，针灸单独或与 RICE 结合可

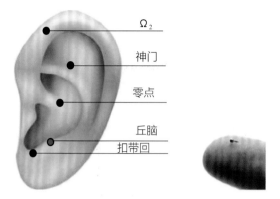

▲ 图 43-5　战场针灸：经过培训的医生可以获得执行战场针灸的证书，而无须其他类型的针灸所需的额外培训和执业资格。右下角的食指上放置的是一个半永久性的金 ASP 针。这种类型的针经常用于战场针灸，因为它可以快速操作，并且可以在耳内留置长达 2 周。耳朵上显示的是战场针灸的穴位。战场针灸是在外耳上的 5 个用黑色描绘的点（扣带回、丘脑、Ω₂、零点和神门）快速放针，以迅速缓解疼痛。红点位于耳屏内侧面（tigatelu 原创耳朵插图，由 Adobe Stock photos 授权）

能有助于减轻急性踝关节扭伤的疼痛并提高治愈率。研究还表明，针灸加按摩也比单独按摩能显著缓解疼痛[56]。deWeber 等描述了参加 2010 年残奥会的 8 名受各种损伤（包括截肢、脊髓损伤、创伤性脑损伤和创伤后应激障碍）折磨的运动员的战场针灸结果。采用针灸治疗的急性损伤包括前交叉韧带（anterior cruciate ligament，ACL）断裂、髌骨软骨损伤伴积液导致的慢性膝关节疼痛加重、慢性腰痛加重伴或不伴神经根病变，以及 3 名不同程度的腘绳肌损伤患者。所有患者最初均由多学科医疗团队进行治疗。那些通过物理疗法、脊柱科医生和标准疗法等传统疗法没有改善的运动员，接受了针灸治疗。他们对针灸表现出了压倒性的积极反应，能够继续参加比赛[53]。Goertz 等在急诊科进行了一项随机对照临床试验，以对比标准急救和战场针灸的效果。两组患者在治疗 24h 后疼痛的减轻程度相似，建议进行更多研究来评估这种治疗方案[57]。

关于慢性疼痛，Zeliadt 等确定了战场针灸是有效、安全的，并发现可以减轻大量退伍军人慢性疼痛的疼痛强度。作者指出，需要更多研究来

确定其影响的持续时间[58]。

十二、急性疼痛的动物和基础科学研究

动物为针灸研究提供了良好的条件，因为：①对安慰剂的敏感性低；②能够测量和量化生物标志物和生物组织的变化，这些很难从人体样本中获得。近年来，针灸在兽医中的应用越来越多，尤其是在疼痛和肌肉骨骼疾病方面[59]。尽管针灸在兽医中广泛应用于狗、马和一些小动物，但针灸在实验室环境中的应用具有独特的挑战，包括动物的大小和动物对该过程的接受程度（图 43-6）。

最早的针灸机制研究利用了兔子模型。1973 年，北京针灸麻醉协调小组的韩博士发现，针刺家兔后肢 30min 可以达到镇痛效果，并且这种效果可以通过脑脊液传递给未针刺的兔子（当将生理盐水或非针刺对照组的脑脊液输注到未针刺的兔子体内时，未发现这种效果），提示针灸镇痛是中枢释放的神经调节物质的结果[60]。最近，Hsieh 等研究了针灸对家兔肌筋膜触发点的影响，发现针刺腓肠肌触发点可显著增强脊髓脑啡肽表达和血清 β- 内啡肽水平，增加剂量可提高股二头肌远端触发点和脊髓背根神经节的 β- 内啡肽水平；他们认为，这一机制是针灸对肌筋膜触发点疼痛管理的远端镇痛作用的潜在途径[61]。

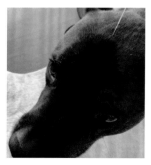
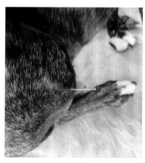

▲ 图 43-6　兽医针灸需要对兽医进行额外培训。它通常耐受性良好，用于治疗动物的骨关节炎和其他疼痛状况。照片描述的是伍德伯里医生的狗在 GV20 和 ST31 穴位接受针灸治疗，GV20 是一个用于头痛和焦虑的穴位，ST31 是治疗臀部 / 大腿疼痛的穴位。对实验动物进行针灸也有助于推进该领域的研究，因为动物不太可能对安慰剂产生应答

在啮齿类动物中也研究了穴位的形态学特征，发现穴位处 TRPV1 高表达的表皮下神经纤维数量显著增加。有趣的是，Abraham 等发现，电针刺激后，投射到脊髓的神经纤维中 TRPV1 的表达增加，这可能调整中枢神经元的反应 [62]。通过对大鼠胫神经进行伤害性逆向刺激，导致伊文思蓝染料在足部 C 纤维的分布区渗出，这些部位在很大程度上与人体穴位的分布基本一致，再次证实了穴位处神经纤维的高密度分布 [63]。

针灸已经在骨关节炎的临床动物模型中进行了研究，使用牙线或其他设备刺激穴位。其中一个小组成功地训练黑猩猩接受针灸治疗，并使用据称可以减轻人类的炎症的 ST34、ST35 和 ST36 穴位证明了其在治疗骨关节炎中的益处 [64]。在关节炎痛的啮齿动物模型中，与对照组相比，EA 应用于足三里（ST36）、阴陵泉（SP9）和太冲（LR3 或 LV3）显著改善了大鼠的负重 [65]。这两项研究的共同穴位是 ST36 穴位，它通常被认为有免疫调节作用。在啮齿类动物中应用 EA 刺激 ST36 的一项机制研究发现，刺激该点可调节细胞因子 IFN-γ、IL-2 和 IL-17 的产生以及脾 T 细胞的激活。研究人员注意到，细胞内外 Ca^{2+} 浓度的调节介导了这种效应，并表明 ST36 处的 EA 通过 TRPV 诱导脾细胞的 Ca^{2+} 内流 [66]。EA 刺激 ST36 和 LV3 可以增加小鼠间充质干细胞的释放，发挥抗炎作用并促进愈合 [67]。

耳穴疗法由于能够在集中区域留置半永久针，也称为耳针或 AA，可能提供一种在动物身上研究针灸效果的独特方法。在一项对 30 只患有胸腰椎间盘疾病的狗进行的研究中，73% 的狗在耳疗后恢复或改善 [68]。AA 也在胃消化不良和癫痫的啮齿动物模型中进行了研究 [69, 70]。

十三、结论及其他资源

从实验室和机制研究到动物、儿童和成人创伤以及术后疼痛的临床试验，已经对针刺治疗急性疼痛进行了大量研究。尽管在设计针灸试验时存在挑战，但研究人员已经克服了许多障碍，为针灸镇痛提供证据。由于存在不同的针灸模式，这些单独的模式（AA、EA、MA、头针）和穴位组合排列为进一步研究提供了巨大的潜力。EA 已显示出最有潜力的积极作用，而 AA 可能是最容易实施的针灸应用模式。总的来说，针灸为患者提供了一种微创、非药理学、低风险、节省阿片类药物的选择，应该被视为疼痛管理综合方法的一部分。

正在进行的关于针灸治疗急性疼痛的临床试验包括战场针灸治疗急性肌肉骨骼疼痛的研究 [71]、针灸治疗急性腰痛的研究 [72]、肋骨骨折的针灸镇痛 [73]、AA 用于膝关节镜检查后的疼痛缓解 [74] 以及针灸与吗啡治疗急诊科急性疼痛的研究 [75]。有关正在积极招募的正在进行的针灸试验的更多详细信息，感兴趣的参与者和医生可以在 clinicaltrials.gov 上进行高级搜索。

医生和患者检索有关针灸的最新循证信息的其他资源包括国家补充和综合健康中心（https://www.nccih.nih.gov/health/acupuncture-in-depth），美国医学针灸学会（https://www.medicalacupuncture.org/）、世界针灸学会联合会（http://en.wfas.org.cn/）和国际疼痛研究协会（https://www.iasp-pain.org/）。当地针灸和疼痛协会以及医疗委员会也可以提供实践和培训标准的资源和信息。

参考文献

[1] Acupuncture—UpToDate. n.d. Accessed April 12, 2020. https://www.uptodate.com/contents/acupuncture?search=acupuncture&source=search_result&selectedTitle=1~150&usage_type=default&display_rank=1

[2] Chernyak GV, Sessler DI, Warltier DC. Perioperative acupuncture and related techniques. *Anesthesiology*. 2005; 102: 1031-1049. https://doi.org/10.1097/00000542-200505000-00024

[3] Yang X-Y, Shi G-X, Li Q-Q, Zhang Z-H, Xu Q, Liu C-Z. Characterization of deqi sensation and acupuncture effect. *Evid Based Complement Alternat Med.* 2013; 2013: 319734. https://doi.org/10.1155/2013/319734

[4] Salamone FJ, Federman DG. Battlefield acupuncture as a treatment for pain. *South Med J.* 2021; 114 (4): 239-245. doi:10.14423/SMJ.0000000000001232

[5] Yang J, Ganesh R, Wu Q, et al. Battlefield acupuncture for adult pain: a systematic review and meta-analysis of randomized controlled trials. *Am J Chin Med.* 2021;49(1):25-40. doi:10.1142/S0192415X21500026

[6] Niemtzow RC. Implementing battlefield acupuncture through a large medical system: overcoming barriers. *Med Acupunct.* 2020;32(6):377-380. doi:10.1089/acu.2020.1470

[7] Gori L, Firenzuoli F. Ear acupuncture in European traditional medicine. *Evid Based Complement Alternat Med.* 2007; 4: 13-16. https://doi.org/10.1093/ecam/nem106

[8] Lee MS, Shin B-C, Suen LKP, Park T-Y, Ernst E. Auricular acupuncture for insomnia: a systematic review. *Int J Clin Pract.* 2008; 62: 1744-1752. https://doi.org/10.1111/j.1742-1241.2008.01876.x

[9] Wirz-Ridolfi A. The history of ear acupuncture and ear cartography: why precise mapping of auricular points is important. *Med Acupunct.* 2019; 31: 145-156. https://doi.org/10.1089/acu.2019.1349

[10] Hao JJ, Hao LL. Review of clinical applications of scalp acupuncture for paralysis: an excerpt from Chinese scalp acupuncture. *Glob Adv Health Med.* 2012; 1: 102-121. https://doi.org/10.7453/gahmj.2012.1.1.017

[11] KHT: Korean Hand Therapy—Simple, Fast & Effective. n.d. Accessed November 1, 2020. https://www.easterncurrents.ca/for-practitioners/practitioners'-news/eastern-currents-news/2015/02/27/kht-korean-hand-therapy

[12] Dan Lobash. Korean Hand Therapy: Micro-meridians. n.d. Accessed November 1, 2020. https://www.easterncurrents.ca/for-practitioners/practitioners'-news/eastern-currents-news/2016/08/03/korean-hand-therapy-micro-meridians

[13] Now, About My Operation in Peking. The New York Times. n.d. Accessed November 1, 2020. https://www.nytimes.com/1971/07/26/archives/now-about-my-operation-in-peking-now-let-me-tell-you-about-my.html

[14] Patil S, Sen S, Bral M, et al. The role of acupuncture in pain management. *Curr Pain Headache Rep.* 2016; 20: 22. https://doi.org/10.1007/s11916-016-0552-1

[15] The National Institutes of Health (NIH) Consensus Development Program: Acupuncture. n.d. Accessed November 1, 2020. https://consensus.nih.gov/1997/1997acupuncture107html.htm

[16] Kenney JD. Acupuncture and pain management. *Integrative Medicine.* AAEP proceedings. 2011;57:121-137.

[17] Pomeranz B, Stux G, eds. *Scientific Bases of Acupuncture.* Springer-Verlag; 1989. https://doi.org/10.1007/978-3-642-73757-2

[18] Han J-S. Acupuncture: neuropeptide release produced by electrical stimulation of different frequencies. *Trends Neurosci.* 2003; 26: 17-22. https://doi.org/10.1016/s0166-2236(02)00006-1

[19] Kawakita K, Okada K. Acupuncture therapy: mechanism of action, efficacy, and safety: a potential intervention for psychogenic disorders? *Biopsychosoc Med.* 2014; 8: 4.

https://doi.org/10.1186/1751-0759-8-4

[20] Lin J-G, Chen W-L. Acupuncture analgesia: a review of its mechanisms of actions. *Am J Chin Med.* 2008; 36: 635-645. https://doi.org/10.1142/S0192415X08006107

[21] Chan MWC, Wu XY, Wu JCY, Wong SYS, Chung VCH. Safety of acupuncture: overview of systematic reviews. *Sci Rep.* 2017; 7. https://doi.org/10.1038/s41598-017-03272-0

[22] Park J-E, Lee MS, Choi J-Y, Kim B-Y, Choi S-M. Adverse events associated with acupuncture: a prospective survey. *J Altern Complement Med.* 2010; 16: 959-963. https://doi.org/10.1089/acm.2009.0415

[23] Wang S-M, Caldwell-Andrews A, Kain Z. The use of complementary and alternative medicines by surgical patients: a follow-up survey study. *Anesth Analg.* 2003; 97: 1010-1015. https://doi.org/10.1213/01. ANE. 0000078578.75597.F3

[24] Wu M-S, Chen K-H, Chen I-F, et al. The efficacy of acupuncture in post-operative pain management: a systematic review and meta-analysis. *PLoS One.* 2016; 11 (3): e0150367. https://doi.org/10.1371/journal. pone. 0150367

[25] Sun Y, Gan TJ, Dubose JW, Habib AS. Acupuncture and related techniques for postoperative pain: a systematic review of randomized controlled trials. *Br J Anaesth.* 2008; 101: 151-160. https://doi.org/10.1093/bja/aen146

[26] Hendawy HA, Abuelnaga ME. Postoperative analgesic efficacy of ear acupuncture in patients undergoing abdominal hysterectomy: a randomized controlled trial. *BMC Anesthesiol.* 2020; 20: 279. https://doi. org/10.1186/s12871-020-01187-4

[27] Chen Y, Xiang XY, Chin KHR, et al. Acupressure for labor pain management: a systematic review and metaanalysis of randomized controlled trials. *Acupunct Med.* 2021; 39(4): 243-252. doi:10.1177/0964528420946044

[28] Handayani S, Balgis. Pre-labor acupuncture for delivery preparation in multiparous women past age 40. *Med Acupunct.* 2019; 31: 310-314. https://doi.org/10.1089/acu.2019. 1357

[29] Allais G, Chiarle G, Sinigaglia S, et al. Acupuncture treatment of migraine, nausea, and vomiting in pregnancy. *Neurol Sci.* 2019; 40: 213-215. https://doi.org/10.1007/s10072-019-03799-2

[30] Carr DJ. The safety of obstetric acupuncture: forbidden points revisited. *Acupunct Med.* 2015; 33: 413-419. https://doi.org/10.1136/acupmed-2015-010936

[31] Asher GN, Coeytaux RR, Chen W, Reilly AC, Loh YL, Harper TC. Acupuncture to initiate labor (Acumoms 2): a randomized, sham-controlled clinical trial. *J Matern Fetal Neonatal Med.* 2009; 22: 843-848. https://doi.org/10.1080/14767050902906386

[32] Mansu S, Layton J, Shergis J. Forbidden acupuncture points and implications for inducing labor. *Integr Med Res.* 2016; 5: 336-337. https://doi.org/10.1016/j.imr.2016.10.003

[33] Kemper KJ, Sarah R, Silver-Highfield E, Xiarhos E, Barnes L, Berde C. On pins and needles? Pediatric pain patients' experience with acupuncture. *Pediatrics.* 2000; 105: 941-947.

[34] Ochi JW, Richardson AC. Intraoperative pediatric acupuncture is widely accepted by parents. *Int J Pediatr Otorhinolaryngol.* 2018; 110: 12-15. https://doi.org/10.1016/

j.ijporl.2018.04.014

[35] Tsai S-L, Reynoso E, Shin DW, Tsung JW. Acupuncture as a nonpharmacologic treatment for pain in a pediatric emergency department. *Pediatr Emerg Care*. 2021; 37 (7): e360-e366. https://doi.org/10.1097/ PEC.0000000000001619

[36] Wu S, Sapru A, Stewart MA, et al. Using acupuncture for acute pain in hospitalized children. *Pediatr Crit Care Med*. 2009; 10: 291-296. https://doi.org/10.1097/ PCC.0b013e318198afd6

[37] Jindal V, Ge A, Mansky PJ. Safety and efficacy of acupuncture in children: a review of the evidence. *J Pediatr Hematol Oncol*. 2008; 30 (6): 431-442.

[38] Lin Y-C, Perez S, Tung C. Acupuncture for pediatric pain: the trend of evidence-based research. *J Tradit Complement Med*. 2019; 10: 315-319. https://doi.org/10.1016/j.jtcme. 2019. 08.004

[39] Keefe KR, Byrne KJ, Levi JR. Treating pediatric post-tonsillectomy pain and nausea with complementary and alternative medicine. *Laryngoscope*. 2018;128(11):2625-2634. doi:10.1002/lary.27231

[40] Cho HK, Park IJ, Jeong YM, Lee YJ, Hwang SH. Can perioperative acupuncture reduce the pain and vomiting experienced after tonsillectomy? A meta-analysis. *Laryngoscope*. 2016;126(3):608-615. doi:10.1002/lary. 25721

[41] Shin HC, Kim JS, Lee SK, et al. The effect of acupuncture on postoperative nausea and vomiting after pediatric tonsillectomy: a meta-analysis and systematic review. *Laryngoscope*. 2016; 126: 1761-1767. https://doi. org/10.1002/ lary.25883

[42] Martin CS, Deverman SE, Norvell DC, Cusick JC, Kendrick A, Koh J. Randomized trial of acupuncture with antiemetics for reducing postoperative nausea in children. *Acta Anaesthesiol Scand*. 2019; 63: 292-297. https:// doi. org/10.1111/aas.13288

[43] Moeen SM. Could acupuncture be an adequate alternative to dexamethasone in pediatric tonsillectomy? *Paediatr Anaesth*. 2016; 26: 807-814. https://doi.org/10.1111/pan. 12933

[44] Xin J, Zhang Y, Zhou X, Liu B. Acupuncture may be an effective supplement treatment for dexamethasone in pediatric tonsillectomy. *Paediatr Anesth*. 2016; 26: 1213-1214. https://doi.org/10.1111/pan.13017

[45] Acar HV, Yilmaz A, Demir G, Eruyar SG, Dikmen B. Capsicum plasters on acupoints decrease the incidence of emergence agitation in pediatric patients. *Paediatr Anesth*. 2012; 22: 1105-1109. https://doi. org/10.1111/j.1460-9592.2012.03876.x

[46] Lin Y-C, Tassone RF, Jahng S. Acupuncture management of pain and emergence agitation in children after bilateral myringotomy and tympanostomy tube insertion. *Paediatr Anesth*. 2009; 19: 1096-1101. https://doi. org/10.1111/ j.1460-9592.2009.03129.x

[47] Armond ACV, Glória JCR, dos Santos CRR, Galo R, Falci SGM. Acupuncture on anxiety and inflammatory events following surgery of mandibular third molars: a split-mouth, randomized, triple-blind clinical trial. *Int J Oral Maxillofac Surg*. 2019; 48: 274-281. https://doi.org/10.1016/ j.ijom.2018.07.016

[48] Ernst E, Pittler MH. The effectiveness of acupuncture in treating acute dental pain: a systematic review. *Br Dent J*. 1998; 184: 443-447. https://doi.org/10.1038/sj.bdj.4809654

[49] Grillo CM, Wada RS, de Sousa M, da LR. Acupuncture in the management of acute dental pain. *J Acupunct Meridian Stud*. 2014; 7: 65-70. https://doi.org/10.1016/ j.jams.2013.03.005

[50] Kitade T, Ohyabu H. Analgesic effects of acupuncture on pain after mandibular wisdom tooth extraction. *Acupunct Electrother Res*. 2000; 25: 109. https://doi. org/10.3727/036012900816356172

[51] Tsai S-L, Fox LM, Murakami M, Tsung JW. Auricular acupuncture in emergency department treatment of acute pain. *Ann Emerg Med*. 2016; 68: 583-585. https://doi. org/10.1016/j.annemergmed.2016.05.006

[52] Wang S-M, Escalera S, Lin EC, Maranets I, Kain ZN. Extra-1 acupressure for children undergoing anesthesia. *Anesth Analg*. 2008; 107: 811-816. https://doi.org/10.1213/ ane.0b013e3181804441

[53] deWeber K, Lynch JH. Sideline acupuncture for acute pain control: a case series. *Curr Sports Med Rep*. 2011; 10: 320-323. https://doi.org/10.1249/JSR.0b013e318237be0f

[54] Jan AL, Aldridge ES, Rogers IR, Visser EJ, Bulsara MK, Niemtzow RC. Does ear acupuncture have a role for pain relief in the emergency setting? A systematic review and meta-analysis. *Med Acupunct*. 2017;29(5): 276-289. doi:10.1089/acu.2017.1237

[55] Fox LM, Murakami M, Danesh H, Manini AF. Battlefield acupuncture to treat low back pain in the emergency department. *Am J Emerg Med*. 2018; 36: 1045-1048. https:// doi.org/10.1016/j.ajem.2018.02.038

[56] Liu A-F, Gong S-W, Chen J-X, Zhai J-B. Efficacy and safety of acupuncture therapy for patients with acute ankle sprain: a systematic review and meta-analysis of randomized controlled trials. *Evid Based Complement Alternat Med*. 2020; 2020: 9109531. https://doi.org/10.1155/2020/9109531

[57] Goertz CMH, Niemtzow R, Burns SM, Fritts MJ, Crawford CC, Jonas WB. Auricular acupuncture in the treatment of acute pain syndromes: a pilot study. *Mil Med*. 2006; 171: 1010-1014. https://doi.org/10.7205/MILMED.171.10.1010

[58] Zeliadt SB, Thomas ER, Olson J, et al. Patient feedback on the effectiveness of auricular acupuncture on pain in routine clinical care. *Med Care*. 2020; 58: S101-S107. https://doi. org/10.1097/MLR.0000000000001368

[59] Magden ER. Spotlight on acupuncture in laboratory animal medicine. *Vet Med (Auckl)*. 2017; 8: 53-58. https:// doi. org/10.2147/VMRR.S125609

[60] McGregor M, Becklake MR. Basic research in acupuncture analgesia. *Can Med Assoc J*. 1974; 110: 328-329.

[61] Hsieh Y-L, Hong C-Z, Liu S-Y, Chou L-W, Yang C-C. Acupuncture at distant myofascial trigger spots enhances endogenous opioids in rabbits: a possible mechanism for managing myofascial pain. *Acupunct Med*. 2016; 34: 302-309. https://doi.org/10.1136/acupmed-2015-011026

[62] Abraham TS, Chen M-L, Ma S-X. TRPV1 expression in acupuncture points: response to electroacupuncture stimulation. *J Chem Neuroanat*. 2011; 41: 129-136. https:// doi.org/10.1016/j.jchemneu.2011.01.001

[63] Li A-H, Zhang J-M, Xie Y-K. Human acupuncture points mapped in rats are associated with excitable muscle/skin-

nerve complexes with enriched nerve endings. *Brain Res.* 2004; 1012: 154-159. https://doi.org/10.1016/j.brainres.2004.04.009

[64] Magden ER, Haller RL, Thiele EJ, Buchl SJ, Lambeth SP, Schapiro SJ. Acupuncture as an adjunct therapy for osteoarthritis in chimpanzees (Pan troglodytes). *J Am Assoc Lab Anim Sci.* 2013; 52: 475-480.

[65] Oh JH, Bai SJ, Cho Z-H, et al. Pain-relieving effects of acupuncture and electroacupuncture in an animal model of arthritic pain. *Int J Neurosci.* 2006; 116: 1139-1156. https://doi.org/10.1080/00207450500513948

[66] Chen L, Xu A, Yin N, et al. Enhancement of immune cytokines and splenic CD4+ T cells by electroacupuncture at ST36 acupoint of SD rats. *PLoS One.* 2017; 12: e0175568. https://doi.org/10.1371/journal.pone.0175568

[67] Salazar TE, Richardson MR, Beli E, et al. Electroacupuncture promotes CNS-dependent release of mesenchymal stem cells. *Stem Cells.* 2017; 35: 1303-1315. https://doi.org/10.1002/stem.2613

[68] Stephen J, Hernandez-Divers Bv. *World Small Animal Veterinary Association World Congress Proceedings, 2005.* 2015. VIN.com

[69] Liao E-T, Tang N-Y, Lin Y-W, Liang Hsieh C. Long-term electrical stimulation at ear and electro-acupuncture at ST36-ST37 attenuated COX-2 in the CA1 of hippocampus in kainic acid-induced epileptic seizure rats. *Sci Rep.* 2017;

7: 472. https://doi.org/10.1038/s41598-017-00601-1

[70] Zhou J, Li S, Wang Y, et al. Effects and mechanisms of auricular electroacupuncture on gastric hypersensitivity in a rodent model of functional dyspepsia. *PLoS One.* 2017; 12: e0174568. https://doi.org/10.1371/journal. pone.0174568

[71] Crawford P. Pilot Study: Effect of Battlefield Acupuncture Needle Selection on Symptom Relief and Patient Tolerance in the Treatment of Acute Musculoskeletal Pain (Clinical trial registration No. NCT04464954). 2020. clinicaltrials. gov

[72] wallace L. Accessible Acupuncture for the Warrior with Acute Low Back Pain (Clinical trial registration No. NCT04236908). 2020. clinicaltrials.gov

[73] Liu C-T. Analgesic Effect of Acupuncture for Patients with Rib Fractures: an Open-label, Randomizedcontrolled Trial (Clinical trial registration No. NCT03822273). 2020. clinicaltrials.gov

[74] University Medicine Greifswald. Auricular Acupuncture Versus Placebo (Sham Acupuncture) for Postoperative Pain Relief After Ambulatory Knee Arthroscopy-a Randomized Controlled Trial (Clinical trial registration No. NCT00233857). 2011. clinicaltrials.gov

[75] Nouira PS. Acupuncture Versus Intravenous Morphine in the Management of Acute Pain in the Emergency Department. An Efficacy and Safety Study (Clinical trial registration No. NCT02460913). 2020. clinicaltrials. gov

第五篇　其他学科及注意事项

Subspecialty Considerations and Other Topics

第 44 章　口腔面部疼痛

Dental and Facial Pain

Ahmad Elsharydah　著

李　超　译　　于明懂　校

口腔面部疼痛是一种由面部和头部的结构变化而产生的疼痛。这是患者就医最常见的原因，口腔面部疼痛的主要部位是牙齿和牙周区域[1]。而口腔疼痛一般可分为牙源性疼痛（牙痛）和非牙源性疼痛。一方面，牙源性疼痛起源于不同的牙本质结构，如牙髓和牙周结构。另一方面，非牙源性疼痛则可能来自于各种口腔内结构，如牙龈和黏膜。因为这些组织有着复杂的神经支配，所以可能会产生多种机制类型的疼痛。详细的病史、体格检查、回顾分析现有的实验室和影像学检查结果，将有助于鉴别不同类型的口腔面部疼痛并做出明确诊断。管理急性口腔面部疼痛的第一步是寻找疼痛部位或病因。对症治疗包括药物治疗、非药物治疗（如热疗或冷疗）和神经阻滞。表 44-1 列出了美国口腔面部疼痛分类学会对口面部疼痛的鉴别诊断。

本章根据现有科学证据简要总结对急性口腔面部疼痛患者的评估和管理策略。

一、口腔面部疼痛的流行病学

口腔面部疼痛是一种非常常见的疼痛疾病。有流行病学研究表明，在美国被诊断患有口腔面部疼痛的患者超过 3900 万人，约占美国人口的 22%[2]。另一项研究表明，超过 81% 的人在一生中都有某种类型的严重下颌疼痛[3]。口面部疼痛通常不是一种孤立的主诉，而是其他疾病的伴随症状。口面部疼痛的总患病率是 1.9%～26%[4, 5]，其中女性和 18—25 岁年轻人群[4] 的口面部疼痛发病率要高于男性和老年人。

二、口面部疼痛的神经生理学和神经解剖学

对于管理急性和慢性口面部疼痛患者的临床医生来说，了解这类疼痛的基本神经解剖学和神经生理学知识具有重要意义。大多数口面部疼痛通路通过三叉神经进行传导[6]。而三叉神经是最大最复杂的脑神经。疼痛信号主要通过感觉、运动和自主神经网络进行传递。为了更好地理解口面部疼痛，必须了解三叉神经系统的外周和中枢连接。本章将不再详细描述这些神经连接的细节。一般来说，面部和口腔区域的伤害性感受器负责识别本体感觉、机械刺激、热刺激和痛觉[7]。三叉神经（传入纤维 A、B 和 C）则是将感觉冲动从口面部区域传递到中枢神经系统的主导神经。面神经、舌咽神经、迷走神经和颈上神经（C_2 和 C_3）也能传递面部和周围区域的感觉信息。颈上神经支配头的后部、下面部和颈部。更重要的是，它们聚集在脑干的三叉神经核上。大多数

表44-1　口腔面部疼痛的鉴别诊断（美国口腔面部疼痛分类学会）	
颅内疼痛障碍	肿瘤，动脉瘤，脓肿，出血，血肿，水肿
原发性头痛疾病（神经血管疾病）	偏头痛，偏头痛变异型，丛集性头痛，阵发性头痛，颅内动脉炎，肌肉痛，紧张性头痛
神经源性疼痛障碍	• 阵发性神经痛（三叉神经、舌咽神经、中间神经、喉上神经） • 持续性疼痛障碍（神经传导阻滞、神经炎、带状疱疹后神经痛、创伤后和术后神经痛） • 持续性交感疼痛
口内疼痛障碍	牙髓、牙周组织、黏膜牙龈组织，舌
颞下颌关节疾病	咀嚼肌、颞下颌关节以及相关关节
关联结构	耳朵、眼睛、鼻、鼻窦、喉、淋巴结、唾液腺、颈部

口面部伤害性疼痛感觉冲动由躯体神经传递，其中很大一部分由自主神经传递，小部分可能由运动神经传递。

异位痛和牵涉痛在急慢性口面部疼痛中很常见。口面异位痛是指疼痛源不在疼痛感知区域；牵涉痛是指在一条神经所支配的位置感觉到疼痛，但伤害感受的来源却是由另一条神经到达三叉神经的尾核下。三叉神经网络的复杂性，以及从位于整个头颈部的皮肤和深层组织向三叉神经脊髓神经核多个传入的感觉神经存在交叉现象，这些为异位痛和牵涉痛奠定了基础[8]。

三、急性口面部疼痛

急性口面部疼痛是一种非常普遍的疾病。在大多数情况下，急性口面部疼痛是面部和（或）口腔的其他疾病（包括创伤、手术、感染等）所伴随的一种症状。大多数慢性口面部疼痛都源于未经治疗或控制不佳的急性口面部疼痛。术后口面部疼痛的管理类似于其他急性术后管理，包括药物疗法、非药物疗法（如热疗或冷疗）和神经阻滞。接下来将简要地介绍引起急性口腔面部疼痛的不同情况以及针对这些情况的具体处理。表44-2总结了用于口面部疼痛管理的常见的局部外用药物。

四、急性口腔疼痛（牙源性与非牙源性疼痛）

牙源性疼痛分为牙髓痛和牙周痛。牙髓痛是由影响牙髓的病症或疾病（如龋齿、牙髓炎和牙齿破裂综合征）引起的[9]。而牙周疼痛则通常起源于涉及牙齿周围组织的疾病，如牙周炎（脓肿、肉芽肿、囊肿或创伤）。牙源性疼痛的管理包括对因治疗（如使用抗生素治疗感染和切开引流牙周脓肿）。同时，需要对疼痛进行对症治疗，包括非甾体抗炎药、对乙酰氨基酚，以及在某些情况下采用局麻药浸润和神经阻滞。表44-3总结了用于口腔/牙科手术麻醉和镇痛的不同神经阻滞[10, 11]。

非牙源性口腔疼痛通常可源于多种疾病，包括口腔溃疡（细菌、病毒、真菌、肿瘤、免疫性疾病、药物的不良反应等）[9]。口腔溃疡疼痛的管理包括对引起溃疡的疾病的初始治疗。而疼痛的对症治疗包括使用非处方麻醉药物（如20%苯佐卡因）或局部类固醇。含有四环素类的漱口液对某些口腔溃疡有效。口腔非牙源性疼痛的其他原因包括急性冠周炎（萌出牙齿周围的皮瓣组织炎症）和急性牙槽骨炎（通常称为干槽症，拔牙后的一种并发症）。干槽症是由拔牙槽内血凝

类　型	通用名称	浓　度	类　型
表 44-2　用于治疗口面部疼痛的局部药物			
局麻药物	利多卡因	2%	• 凝胶 • 黏性溶液 • 软膏 • 喷雾 • 菱形药片
		4%～5%	• 黏合剂贴片
	苯佐卡因	20%	• 气溶胶 • 凝胶 • 菱形药片 • 液体 • 软膏 • 密封条
	利多卡因 / 普罗卡因	2.5% 利多卡因 /2.5% 普罗卡因	• 乳脂类 • 牙周凝胶
非甾体抗炎药	酮洛芬	10%～20%	• 乳脂类 • 贴剂
	双氯芬酸	10%～20%	• 凝胶 • 贴剂 • 溶液
神经肽	辣椒素	0.025% 或 0.075%	• 乳脂类 • 液体 • 凝胶 • 贴剂 • 乳液
类交感神经药物	可乐定	0.01%	• 凝胶 • 乳脂类 • 贴剂
NMDA 受体拮抗药	氯胺酮	0.5%	• 乳脂类
抗惊厥药	卡马西平	2%	• 乳脂类
抗抑郁药	阿米替林	2%	• 凝胶 • 乳脂类

NMDA. *N*- 甲基 -D- 天门冬氨酸

修改自 Halpern L, Willis P. Orofacial pain: pharmacologic paradigms for therapeutic intervention. *Dent Clin North Am*. 2016; 60: 381-405.

表 44–3 用于口腔 / 牙科手术麻醉和镇痛的神经阻滞方法

神经阻滞	覆盖部位
骨膜上浸润	单个牙齿
前、中或后上牙槽神经阻滞	
眶内神经阻滞	下眼睑、上脸颊、部分鼻子和上唇
腭大神经阻滞	硬腭的后 2/3
鼻腭神经阻滞	前硬腭及相关软组织
下牙槽神经阻滞	下颌骨同侧的所有牙齿，以及由下牙槽神经支配的同侧唇和下巴
颏神经阻滞	同侧下唇和下颏皮肤（不包括牙齿）
舌神经阻滞	舌头的前 2/3
颊神经阻滞	脸颊和前庭的黏膜，面部很小的一块皮肤

块形成不充分或已形成的血凝块脱落后骨骼和神经暴露而引起的。尽量减少与手术相关的创伤是预防干槽症的重要因素。继发于抗癌治疗（化疗 / 放疗）的口腔黏膜炎也可能会导致口腔疼痛。不同类型的牙龈炎也可引起这种类型的疼痛，如急性坏死性溃疡性牙龈炎（与牙龈坏死、发热和出血有关的严重牙龈急性感染）。

五、灼口综合征

灼口综合征（burning mouth syndrome，BMS）表现为黏膜、舌头、牙龈和嘴唇等口腔区域的灼烧感。这种感觉是持续的，并且会不断增加。这种疾病更常见于女性（6:1）的绝经前和绝经后的时期。在一般人口的发病率为的 1%～3%。好发于口腔的前部，包括舌头的前 1/3、上腭和牙龈。其诊断主要依靠于排除性诊断。相关症状包括口干和味觉障碍。在开始 BMS 的对症治疗前，将胃食管反流疾病、糖尿病和维生素缺乏（维生素 B_{12} 和叶酸）等其他系统性疾病排除，是至关重要的[12]。

六、肌肉骨骼性口面部疼痛

颞下颌关节（temporomandibular joint，TMJ）

及相关韧带，咀嚼肌和肌腱是引起这类面部疼痛最常见的原因之一。据估计，40%～75% 的人有至少一种关节功能障碍的现象[13]，继发于 TMJ 的面部疼痛通常出现咀嚼肌、耳前部或关节的本身功能障碍。这种类型的疼痛通常是较轻微的，并且会逐渐减弱，无须干预。这类疼痛多见于育龄妇女。在严重的情况下，这种疼痛可能会显著地限制 TMJ 的运动范围。颞下颌关节疾病通常会产生 3 种主要类型的急慢性口面部疼痛，包括肌筋膜疼痛、关节炎疼痛和由 TMJ 功能障碍（如咔哒声、捻发音和交锁）引起的疼痛[14]。已有很多病因学研究从纯机械理论到最新的生物 – 心理 – 社会等多因素角度阐述这类疼痛的可能机制，并开发了特定的诊断工具。

七、口面部神经性疼痛

口面部神经性疼痛是指由支配口面神经区域的体表神经病变或损伤引起的疼痛。临床上根据疼痛持续时间可将口面部神经性疼痛分为持续性与偶发性。持续性口面部神经性疼痛的特点是持续的、进展性的、不间断的。通常患者疼痛会有不同程度的波动和变化，且无法完全缓解。常见的持续性口面部神经性疼痛包括周围神经炎、三叉神经炎、带状疱疹／带状疱疹后神经痛、非典型牙痛／非牙源性牙痛和灼口综合征。偶发性口面部神经性疼痛是一种突然发作的剧烈电击样疼痛，仅持续几秒到几分钟。通常发生在口周或口腔内的触发区，非创伤性刺激如轻触，即可引起严重的阵发性疼痛[15]。常见的偶发性口面部神经性疼痛包括三叉神经痛（trigeminal neuralgia，TN）、舌咽神经痛和枕部神经痛。出于本章的目的，我们将更详细地讨论三叉神经痛。

八、三叉神经痛

三叉神经痛（TN）又称抽搐性双叉神经痛，是指在三叉神经的一个或多个分支内的突然的、严重的、短暂的、针刺样、冲击样的，通常是单侧易复发的口面部疼痛。TN 是一种慢性疼痛；但急诊科的临床医生也可能会接诊一些疼痛不受控制的患者。最常见的诱因包括咀嚼、触摸、进食、说话、冷空气刺激以及刷牙。疼痛感觉主要沿三叉神经的 V_2 和 V_3 分支分布[16]。这种疾病多见于女性，整体发病情况很罕见（12/10 万）[17]。女性比男性更常见。多在 50 岁以后发病。国际头痛疾病分类（ICHD-3）对 TN 的诊断标准包括：持续时间短（几分之一秒到 2min）、剧烈疼痛，具有类休克样、针刺样或尖锐的疼痛，以及用 ICHD-3 其他诊断无法解释的疼痛。这种疼痛必须是由三叉神经分布的区域中的无害刺激引起的。

TN 的病因学和病理生理学尚不十分清楚。然而，三叉神经的血管压迫学说似乎是目前公认的主要理论[18]。TN 疼痛分为两种类型：1 型为间歇性疼痛，2 型为持续疼痛，可伴随不同的临床表现、病理改变和预后[19]。尽管涉及根部外周病变（压迫或牵引）、脑干功能障碍、基底神经节和皮质疼痛调节等的多种机制都可能有作用，但血管神经冲突学说仍是最公认的理论。

MRI（磁共振成像）和 MRA（磁共振血管造影）等影像学检查可能有助于确认诊断，确定受累的神经根和神经血管压迫（neurovascular compression，NVC）的病理改变，并排除继发性病变和其他类似的口面部疼痛障碍。大多数患者都需要镇痛药物治疗。治疗的目标是缓解疼痛，并降低疼痛发作的频率和缩短持续时间。此外，药物治疗可能有助于缓解头痛和抑郁等相关症状。治疗 TN 的首选药物是卡马西平（carbamazepine，CBZ）。它是美国食品药品管理局批准的治疗 TN 的唯一药物。卡马西平本身是一种抗惊厥药，可阻滞钠通道的活性并调节钙通道开放。起始剂量通常为 100mg，每日 2 次，可逐渐增加到 200mg，每日 2 次，或患者可耐受的更高剂量来缓解疼痛，每日最大尽量不超过 1200mg。常见的不良反应包括头晕、嗜睡和恶心。严重不良反应如再生障碍性贫血、低钠血症和肝功能异常等，并不常见。因此，建议常规监测患者的肝功能、钠离子水平和血细胞计数。其他用于治疗 TN 的药物包括奥卡西平（CBZ 的类似物）；它与 CBZ 的疗效相似，但风险更低。普瑞巴林、加巴喷丁、托吡酯、丙戊酸、巴氯芬酸、拉莫三嗪和苯妥英钠也有一定作用。多种药物或多学科联合的治疗方案对特定的患者有效果。局部麻醉药、类固醇、苯酚、甘油、酒精和 A 型肉毒杆菌毒素已被用于 TN 的治疗与诊断。对于药物治疗和注射治疗反应不佳或者不能耐受的患者可考虑其他介入治疗方法，包括经皮三叉神经节球囊加压神经根切断术、经皮射频神经节松解术、微血管减压术或伽玛刀等。

九、神经血管性口面部疼痛

其他引起口面神经血管性疼痛的疾病引起的口面部牵涉痛很常见。临床医生可能会接诊这类急性疼痛期的患者；然而，大多数患者就诊时疼痛已经转变为复发性或慢性疼痛。这种疼痛通常发生在眼睛周围与面部的额部区域。这类患者最常见的疼痛障碍是偏头痛和三叉神经自主性头痛。典型的神经血管性口面部疼痛也存在，但临床上并不常见。因此，临床医生必须了解这些不同类型的疼痛，并能够把它们与由牙齿病变引起的疼痛、偏头痛或三叉神经自主性头痛引起的疼痛鉴别开。在医学文献中，面部偏头痛被定义为与恶心、呕吐、畏声、畏光或偏头痛相关的自主神经症状相关的下面部疼痛[20]。这类疼痛

的治疗与普通的偏头痛类似，包括预防性调理、非特异性药物治疗和行为改变如良好的睡眠卫生等。

参考文献

[1] Renton T. Chronic orofacial pain. *Oral Dis.* 2017; 23: 566-571.

[2] Hargreaves KM. Orofacial pain. *Pain.* 2011; 152 (3 Suppl): S25-S32.

[3] James FR, Large RG, Bushnell JA, et al. Epidemiology of pain in New Zealand. *Pain.* 1991; 44: 279-283.

[4] Macfarlane TV, Blinkhorn AS, Davies RM, et al. Oro-facial pain in the community: prevalence and associated impact. *Community Dent Oral Epidemiol.* 2002; 30: 52-60.

[5] Macfarlane TV, Beasley M, Macfarlane GJ. Self-reported facial pain in UK Biobank study: prevalence and associated factors. *J Oral Maxillofac Res.* 2014; 5: e2.

[6] Halpern L, Willis P. Orofacial pain: pharmacologic paradigms for therapeutic intervention. *Dent Clin North Am.* 2016; 60: 381-405.

[7] Sacerdote P, Levrini L. Peripheral mechanisms of dental pain: the role of substance P. *Mediators Inflamm.* 2012; 2012: 951920.

[8] De Rossi SS. Orofacial pain: a primer. *Dent Clin North Am.* 2013; 57: 383-392.

[9] Patel B. Pain of odontogenic and non-odontogenic origin. In: Patel B, ed. *Endodontic Diagnosis, Pathology and Treatment Planning.* Springer International Publishing; 2015: 1-18.

[10] Reichman E, Kern K. Dental anesthesia and analgesia. In: Reichman E, Simon R, eds. *Emergency Medicine Procedures.* McGraw-Hill; 2004: 1353-1367.

[11] Larrabee W, Makielski K, Henderson J. Facial sensory innervation. In: *Surgical Anatomy of the Face.* 2nd ed. Lippincott Williams & Wilkins; 2003: 85-95.

[12] Balasubramaniam R, Klasser GD. Orofacial pain syndromes: evaluation and management. *Med Clin North Am.* 2014; 98: 1385-1405.

[13] De Leeuw R, Klasser GD, eds. *Orofacial Pain: Guidelines for Assessment, Diagnosis, and Management.* 5th ed. Quintessence Publishing Co.; 2013: 312.

[14] Schiffman E, Ohrbach R. Executive summary of the diagnostic criteria for temporomandibular disorders for clinical and research applications. *J Am Dent Assoc.* 2016; 147: 438-445.

[15] Christoforou J, Balasubramaniam R, Klasser GD. Neuropathic orofacial Pain. *Curr Oral Health Rep.* 2015; 2: 148-157.

[16] Cruccu G, Finnerup NB, Jensen TS, et al. Trigeminal neuralgia: new classification and diagnostic grading for practice and research. *Neurology.* 2016; 87: 220-228.

[17] Majeed MH, Arooj S, Khokhar MA, et al. Trigeminal neuralgia: a clinical review for the general physician. *Cureus.* 2018; 10:e3750.

[18] Love S, Coakham HB. Trigeminal neuralgia pathology and pathogenesis. *Brain.* 2001; 124: 2347-2360.

[19] Yadav YR, Nishtha Y, Sonjjay P, et al. Trigeminal neuralgia. *Asian J Neurosurg.* 2017; 12: 585-597.

[20] Penarrocha M, Bandres A, Penarrocha M, et al. Lower-half facial migraine: a report of 11 cases. *J Oral Maxillofac Surg.* 2004; 62: 1453 - 1456.

第45章　急诊科内的急性疼痛

Acute Pain in the Emergency Department

Stephanie Guzman　Aimee Homra　Franciscka Macieiski　Alan David Kaye　**著**

申军梅　**译**　　赵茗姝　**校**

　　疼痛是就诊于急诊科的患者最常见的主诉。疼痛可以分为急性疼痛和慢性疼痛，本章重点讲述急性疼痛。急性疼痛通常持续时间较短（通常<30天），常作为一个独立疾病的合并症之一。在评估患者的急性疼痛程度时，不仅要考虑患者的舒适度和主观疼痛评分，还要关注患者的器官功能。此外，我们可以通过患者的某些生理反应，如心动过速、高血压和（或）出汗识别出急性疼痛，这样可能有助于指导治疗[1]。有效的疼痛治疗可以提高患者的满意度，改善患者情绪，减少住院时间，并降低死亡率[2]。

　　就诊于急诊科的急性疼痛发病因素包括创伤性因素或非创伤性因素，如骨折、烧伤、操作性疼痛、内脏疼痛（如阑尾炎、肾结石），或复发性疼痛的急性加重，比如镰状细胞危象和偏头痛。镇痛治疗应该以患者为中心，以治疗疼痛综合征为目标[1]。治疗的目的不仅包括缓解急性疼痛，还应包括减少阿片类药物依赖在内的多种并发症的发生，我们鼓励医生尽可能使用多模式治疗方法，包括药物治疗和非药物治疗[3]。

一、阿片类镇痛药与阿片类镇痛药的流行

　　如第31章"阿片受体激动药"所述，阿片类镇痛药虽然在控制急性疼痛方面有效，但也有

许多不良反应。阿片类药物具有高度成瘾性并可导致呼吸抑制和中枢神经系统抑制，同时有产生耐药性和发展为痛觉过敏的风险。其他不良反应包括致欣快、便秘、瘙痒和肥大细胞脱颗粒引起的低血压。尽管如此，阿片类药物仍然适用于创伤性损伤、血管闭塞性危象和急、慢性癌症相关疼痛的治疗[4]。

　　吗啡是最常用的阿片类药物，它的药效是评估其他阿片类药物效果的基线[4]。吗啡的肠外给药剂量范围为0.1～0.15mg/kg，每5～15分钟需要再次评估患者的疼痛程度，5～10min内起效，作用持续时间为3～6h[2]。吗啡口服生物利用度为20%～25%，吗啡在肝脏通过葡萄糖醛酸化代谢为活性代谢产物——吗啡 -6- 葡萄糖醛酸（M6G）与吗啡 -3- 葡萄糖醛酸（M3G）。M6G比吗啡的效力更强，M3G可产生神经兴奋作用。吗啡代谢产物通过肾脏排泄，老年人和肾衰竭患者使用时可能产生体内蓄积[4]。

　　芬太尼由肝脏代谢，肝脏利用CYP3A4代谢生成经由肾排出的非活性代谢物，因此，肾衰竭患者使用芬太尼更安全[4]。芬太尼静脉注射的初始剂量为1～1.5μg/kg，起效时间为1～2min，通常作用持续时间约为30min。芬太尼能减少组胺释放，具有稳定的血流动力学特征，但因其有胸壁僵硬的并发症，所以剂量较大时应谨慎使用[2]。

氢吗啡酮是吗啡的半合成衍生物，其效力是吗啡的 7 倍 [2]。它在肝脏通过葡萄糖醛酸化代谢生成主要代谢产物氢吗啡酮 –3– 葡萄糖醛酸，其具有与 M3G 类似的神经兴奋作用并通过肾脏排出；肾衰竭患者应谨慎使用氢吗啡酮 [4]。氢吗啡酮的静脉注射初始剂量为 0.25～0.5mg，起效时间为 5～10min，作用持续时间为 3～6h [2]。

迄今为止，阿片类镇痛药仍是急诊科治疗急性疼痛的标准治疗方法，然而 1999—2018 年，近 45 000 人死于过量摄入处方类或非法的阿片类药物 [5, 6]。由于阿片类药物的不良反应和阿片类药物的滥用现象，现在鼓励急诊科医生尽可能避免开具阿片类药物的处方来治疗急性疼痛。对医生来说，辨别阿片类药物对哪些患者可能有效果是非常重要的，并要避免对有耐受性或滥用风险高的患者使用阿片类药物。

某些患者使用阿片类药物发生不良事件的风险更高，如老年患者（65 岁或以上）、同时服用其他中枢神经系统抑制药物（如苯二氮䓬类药物、肌肉松弛药、睡眠辅助药物）的患者、有药物滥用或过量服用史的患者，以及有精神健康状况或睡眠呼吸暂停的患者 [6]。

目前，疾病控制中心（center for disease control，CDC）关于使用阿片类镇痛药治疗疼痛的指南如下。

• 开具处方者应给所有接受阿片类镇痛药的患者制订治疗目标，包括疼痛控制和功能状况的实际目标。

• 医生应该告知患者阿片类药物治疗的风险，并反复评估在整个治疗过程中的收益是否大于风险。

• 使用阿片类药物治疗期间，医生应首选短效药（避免使用缓释 / 长效阿片类药物），同时在最短时间内使用最低有效剂量的药物（急性疼痛建议使用 3 天或更短时间）[6]。

此外，还鼓励急诊科医生在开具阿片类药物处方前预约尿液药物筛查，并复核处方监测计划。处方监测项目可帮助急诊科医生及时识别频繁使用阿片类药物 / 可能滥用阿片类药物的患者，最终帮助医生避免潜在的滥用可能，并识别在成瘾治疗中心中获益的但可能有寻求药物倾向的患者 [6]。

由于阿片类镇痛药物的不良反应和药物滥用现象的日益加重，建议所有医生，特别是急诊科医生，在使用阿片类药物治疗急性疼痛之前，适当的使用非阿片类镇痛药。因此，本章的其余部分将重点讨论非阿片类镇痛药。

二、非阿片类镇痛药

（一）COX 抑制药

对乙酰氨基酚通过选择性抑制脊髓大脑中的 COX-3 而产生解热镇痛作用 [4]。它是适用于治疗轻度至中度疼痛的唯一药物，可以口服、静脉注射和用作直肠制剂，使用剂量为 325～1000mg（24h 内最大剂量不应超过 4000mg），作用持续时间为 4～6h [4]。

传统的非甾体抗炎药通过非选择性抑制 COX-1 和 COX-2 受体，阻止花生四烯酸转化为炎性前列腺素，而对轻度至中度的炎症性疼痛产生镇痛作用 [4]。中枢和周围神经系统的前列腺素水平下降可以缓解疼痛和肿胀并抑制前列腺素介导的下丘脑刺激，使体温下降 [4]。传统的非甾体抗炎药包括阿司匹林、布洛芬、萘普生和酮咯酸。另一部分药物仍然是非选择性的，但对 COX-2 受体有更高的亲和力，包括吲哚美辛、美洛昔康和双氯芬酸。

第二代非甾体抗炎药是选择性 COX-2 抑制药，提高了胃肠道的安全性，但会增加由血栓前状态（前列腺素 I_2 的降低和血栓素 A_2 的增加）引起的心肌损伤、休克和心力衰竭的风险 [4]。塞来昔布是目前临床上唯一的 COX-2 选择性非甾体抗炎药。所有非甾体抗炎药均表现出产生镇痛效果的封顶效应，低于抗炎的最大剂量 [4]。不良反应的发生取决于对受体的亲和力大小，包括胃肠道刺激、血小板和肾功能不全、支气管痉挛和伤口延迟愈合 [2]。

布洛芬口服制剂的初始剂量为 400mg，作用持续时间为 8h，最大剂量为 1200mg/d。萘普生的口服制剂初始剂量为 250mg 或 500mg，作用时间分别为 8～12h，最大剂量为 1000mg/d。酮咯酸的静脉注射初始剂量为 10～15mg，作用时间为 6h，最大剂量 60mg/d。双氯芬酸的口服制剂初始剂量为 50mg，作用时间为 8h 最大剂量为 150mg/d[4]。外用的非甾体抗炎药避免了全身性的分布和不良反应，可用于伴有扭伤、肌紧张、肌腱病、滑囊炎和骨关节炎加重的急性疼痛的局部经皮镇痛治疗[4]。外用的非甾体抗炎药可直接聚集在目标区域，比如软骨和半月板部位的药物浓度是其血浆浓度的 4～7 倍，肌腱的药物浓度为血浆浓度的 100 倍以上。双氯芬酸、酮洛芬和布洛芬的贴片具有与肠外和口服制剂相近的有效作用时间[4]。

（二）NMDA 受体拮抗药

亚解离剂量的氯胺酮是一种辅助镇痛药，可用于治疗难治性疼痛、神经性疼痛以及阿片类药物耐受性或诱发的痛觉过敏状态[4]。一旦进入血液中，在 30～45s 便可快速起效。单次静脉注射剂量为 0.1～0.3mg/kg，时间至少为 10～15min，持续静脉输注剂量为 0.15mg/(kg·h)[4]。在亚解离剂量下，氯胺酮在大脑和脊髓中发挥非竞争性的 NMDA 受体拮抗药的作用，并额外具有 μ 受体激动药的特性[4]。使用时应该告知患者可能出现心理认知相关的不良反应、镇静和头晕，并且持续输注与单次静脉注射相比，上述不良反应可以减轻[3]。

（三）钠通道阻滞药

钠通道阻滞药通过非竞争性抑制钠通道发挥镇痛作用，进而通过减缓钠跨细胞膜流动、减少钙离子进入神经末梢和抑制谷氨酸的释放来抑制神经信号传导[4]。钠通道阻滞药包括酯类和酰胺类两类。静脉注射利多卡因单次给药 1～2mg/kg 或连续输注 0.5～3mg/(kg·h) 时具有镇痛、抗痛觉过敏和抗炎的效果。

（四）多巴胺受体拮抗药

多巴胺受体拮抗药如甲氧氯普胺、氟哌啶醇、氯丙嗪和氟哌利多等，通过调节以多巴胺为中心的疼痛信号通路发挥镇痛作用[4]。通常以如下剂量治疗急性偏头痛：甲氧氯普胺静脉注射 10mg，丙氯拉嗪静脉注射 10mg，氯丙嗪静脉注射 10mg。其不良反应包括 QT 间期延长、锥体外系不良反应（静脉注射 25mg 苯海拉明可缓解）、抗毒蕈碱作用和精神安定药恶性综合征[4]。

（五）α₂ 受体激动药

右美托咪定，通常用于 ICU 的镇静，通过钝化中枢激活的交感神经肾上腺素能通路来产生镇痛作用。通常用法为静脉注射或鼻黏膜浸润，剂量为 0.5～1.0μg/kg 或 1～2μg/kg[4]。

（六）抗痉挛药

加巴喷丁和普瑞巴林都结合在整个外周和中枢神经系统突触前的电压依赖性钙通道同一受体上。它们对治疗足后神经痛、幻肢痛、周围神经病变和神经压迫痛都很有效[4]。虽然它们都与同一个受体结合，但普瑞巴林的结合亲和力和效力是加巴喷丁的 6 倍[4]。虽然在急诊可能会给予患者立即使用抗痉挛药，但疼痛缓解通常不是即刻起效的，所以通常使用缓慢滴定的方法来达到持续数周的镇痛效果[4]。

（七）抗抑郁药

低于抗抑郁剂量的三环类抗抑郁药和 5- 羟色胺去甲肾上腺素再摄取抑制药，可用于治疗慢性神经性疼痛。一些常用的药物包括阿米替林、去甲替林和度洛西汀，它们通过抑制 5- 羟色胺和去甲肾上腺素的再摄取以及增加内源性阿片类物质的释放来增强下行抑制通路[4]。由于它们具有抗胆碱能作用（头晕、口干、便秘和心脏毒性），老年人应谨慎使用[4]。

（八）区域麻醉

区域麻醉为急诊科的疼痛管理以及简单手术的麻醉提供了机会。区域麻醉尤其适用于不能耐受镇静的患者，例如患有阻塞性睡眠呼吸暂停、高龄和多种合并症的患者。区域麻醉也有助于最大限度地减少阿片类药物的使用。区域麻醉的禁忌证包括注射部位感染、凝血功能障碍和阻滞区域所支配神经功能障碍[7]。

在本章中，我们将讨论指（趾）神经阻滞，其他神经阻滞将在区域麻醉一章讲述。指（趾）神经阻滞可有效用于手指和脚趾麻醉并且对修复撕裂伤、甲床损伤以及处理指甲或手指的异物。指（趾）神经阻滞的禁忌证包括阻滞部位的软组织感染，末梢血液循环障碍和患者拒绝配合[8]。

1. 解剖

每根手指由四根指神经支配，四根指神经都必须被阻滞。手指的指神经是正中神经和尺神经的分支，而足趾的趾神经来自于胫神经和腓神经[8]。

2. 药物治疗

通常利多卡因用于指神经阻滞，其他多种类型的局部麻醉药将在这本书中单独讨论。复合使用肾上腺素可导致局部血管收缩，使得局麻药在软组织中停留更长时间，并减少出血。肾上腺素常用于指神经阻滞，禁用于患者患有周围血管疾病或有其他血管损害风险增加的情况。局麻药用量为3~4ml[7]。

3. 指蹼间隙阻滞（传统指神经阻滞）

应使用脉搏血氧仪、血压监测和心电图对患者的阻滞部位进行监测。将患者的手或脚掌或足底侧放置在无菌布单上。用氯已定或聚哌酮碘备皮以减少感染的风险。使用小针头（≥25号），将局部麻醉药注射到手指或脚趾背蹼间隙的皮下组织中，其远端分别不超过掌指关节或跖趾关节。向手掌皮下较深处的组织进针，并浸润手掌周围的组织和神经。在手指或脚趾的另一侧重复上述步骤[8]。

（九）通道 - 酶 - 受体靶向镇痛

建议急诊科医生采用多模式镇痛治疗急性疼痛。多模式镇痛是一种被称为通道 - 酶 - 受体靶向镇痛（channels-enzymes receptors targeted analgesia，CERTA）的疼痛治疗方法，其核心是基于阻断疼痛传播的几种不同生理途径进行疼痛治疗[9]。针对单一疼痛通路可使用多种非阿片类镇痛药，以减少阿片类药物总用量。通过多通路镇痛，减少每种药物的用量，从而减轻每种药物的不良反应。图45-1是在急诊室中使用CERTA治疗各种疼痛综合征的一个例子（基于David Lyness和Sergey Motov的工作）。这些药物的作用机制已在本章的其他部分进行了阐述。

急诊科医生每天都面临着多种不同的急性疼

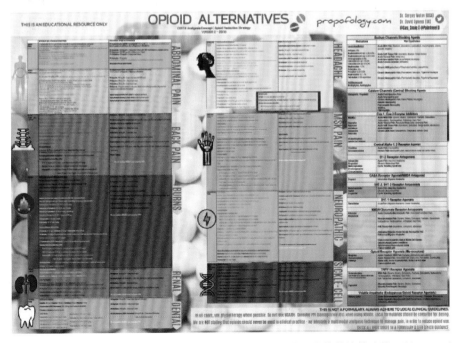

▲ 图 45-1 阿片类药物替代品（**CERTA 镇痛概念 | 阿片类药物节俭策略第 2 版，2018**）

痛综合征的挑战。目前的治疗重点是治疗疼痛的病因，并找出针对特定疼痛综合征的正确疗法，来优化疼痛控制和患者功能改善，同时尽可能避免使用阿片类药物。为了最大限度地提高非阿片类药物的治疗效果，建议采用 CERTA。通过将

非阿片类镇痛药与多种不同作用机制药物的联合应用，急诊科医生可能减少阿片类药物的使用剂量。CERTA 是控制急性疼痛的最前沿方案，使用此方案的医生也会成为遏制阿片类药物泛滥的领导者。

参考文献

[1] American College of Physicians, American Academy of Emergency Nurse Practitioners, Emergency Nurses Association, Society of Emergency Medicine Physicians Assistants. *Optimizing the Treatment of Acute Pain Win the Emergency Department.* Policy Statement 2017.

[2] Samcam I, Papa L. Acute pain management in the emergency department. In: Prostran M, ed. *Pain Management.* 1st ed. InTech Open; 2016.

[3] Motov S, Strayer R, Hayes B, et al. The treatment of acute pain in the emergency department: a white paper position statement prepared for the American Academy of Emergency Medicine. *J Emerg Med.* 2018; 54 (5): 731-736. doi:10.1016/j.jemermed.2018.01.020

[4] Koehl J. Pharmacology of Pain. July 2020. Retrieved September 19, 2020, from https://www.emra.org/books/ pain-management/pharmacology-of-pain/

[5] Sin B, et al. Comparing nonopioids versus opioids for acute pain in the emergency department: a literature review. *Am J Ther.* 2019; 28 : e52-e86.

[6] Cdc.gov. *Opioid Overdose Drug Overdose CDC Injury Center.* 2020. Accessed September 19, 2020. https:// www.cdc.gov/drugoverdose/index.html

[7] Pardo M, Miller RD. *Basics of Anesthesia.* Elsevier; 2018.

[8] Kaye A, Urman R, Vadivelu N, eds. *Essentials of Regional Anesthesia.* 2nd ed. Springer; 2018.

[9] Cisewski D, Motov S. Essential pharmacologic options for acute pain management in the emergency setting. *Turk J Emerg Med.* 2018; 19 (1): 1-11.

第46章 足、踝、膝和髋部手术的麻醉和疼痛评估

Anesthesia and Pain Assessment for Foot, Ankle, Knee, and Hip Surgery

Melinda Aquino   Kevin A. Elaahi   Benjamin Cole Miller   Sumitra Miriyala   Matthew R. Eng
Elyse M. Cornett   Alan David Kaye   著
刘　燕❶　译　　赵丽娜　校

疼痛通常被视为一个难以量化的主观变量，在术后护理过程中显得越来越重要。研究表明，术后疼痛程度较高的患者对手术满意度较低。在一项全膝置换术的研究中发现，疼痛是造成术后患者不满意的主要原因[1]。术后疼痛不仅影响患者的手术疗效、幸福感及对医疗护理的满意度，还可能直接造成心动过速、过度通气、肺泡通气不足、慢性疼痛、伤口愈合不良以及失眠。患者通常会因疼痛和功能障碍而接受下肢矫形手术，但是疼痛可能会在手术后短暂加重后再好转。手术前，外科医生与患者探讨手术预期效果，减轻患者对疼痛缓解和功能获得的过度期望尤为重要。严重的术后疼痛对早期身体恢复影响不利，尤其是在急性期（术后前2天）。疼痛较低的患者能够更快康复并恢复正常活动。术后疼痛延长患者住院时间，增加护理需求，并且增加医疗花费。除了困倦和肠道不适之外，疼痛是造成延迟出院的最常见原因。造成术后镇痛不足的因素是

多方面的，最常见的原因包括教育不足、对镇痛药物相关并发症的顾虑、疼痛评估不全面和人员配备不足[2]。为了实现最佳的疼痛管理，术前评估和制订计划与术后护理一样重要[3]，包括疼痛定位、体格检查以及制订管理计划。可以用数字分级评分法进行充分的术后疼痛评估，1分为无痛，10分为可想象的最严重疼痛。充分疼痛管理的关键是要在治疗后重新评估患者，并确定他们对镇痛效果是否满意。疼痛和患者满意度结合起来，可以最大限度地减少因治疗不当被忽视的疼痛。区域镇痛与全身注射镇痛药物相结合的多模式镇痛可改善疼痛的管理模式。结果表明，在骨科手术中，区域镇痛显著缩短了膝关节和足部手术的术后恢复时间。医生通过有效的术后镇痛，可以防止患者出现慢性疼痛综合征等并发症[4]。真正的疼痛评估不仅要采纳医疗团队的观点，还需要患者的参与。通过对患者进行疼痛评估，医疗团队可以通过改善医疗护理方法使患者感到自

已是护理团队的一部分，并可以更好地了解患者的疼痛程度。通过这种方法，在提供适当的疼痛管理的同时，允许患者有机会成为自身健康护理的参与者。给患者一个自己做决定的机会，使他们更能控制自己的疼痛，这也是一种心理治疗[3]。

一、足、踝、膝和髋部手术患者优化疼痛管理实践过程中的障碍和解决方案

大多数的外科手术患者会经历急性术后疼痛，证据表明，仅不到半数患者的术后疼痛能够得到充分缓解[5]。全球约80%的人口疼痛管理不足，高达50%的人口可能受到慢性疼痛的影响。疼痛管理的阻碍是多方面的，并可能对功能恢复产生重大影响[6]。卫生保健从业者来报道，关键阻碍之一是对适当使用不同镇痛药的顾虑。疼痛管理领域在不断发展，但许多卫生保健专业人员并没有跟进并采用最先进的治疗方案[7]。先进的治疗方案对患者管理产生的良好推动非常重要。另一个阻碍可能是患者和医疗团队之间以及医疗团队内部缺乏沟通。患者参与疼痛管理决策越多、严重疼痛时间越少、疼痛缓解越好、疼痛严重程度更低、护理质量更高。随着获得越来越多的医疗保健知识，患者会要求更多地参与到临床决策中。接下来，医疗团队可以通过宣教让患者了解治疗过程，以便在医疗护理过程中提供帮助。手术前患者进行宣教以及确定和规划镇痛目标可以减轻这一阻碍[8]。然而，医疗护理团队发现很难满足日益增长的患者宣教和沟通的需求。解决这一问题的关键是保证在规定的时间内规范给药。更重要的是，医疗团队的每一个成员都要明确镇痛的重要性，以便为患者提供最好的医疗护理。解决医疗团队内部沟通缺乏的重点是团队中的每个成员，从医生到药剂师再到患者，需要对疼痛管理的目标达成一致。文化因素也是一个阻碍，可能对治疗产生极大的影响。在老年患者中，疼痛的治疗可能会因为多种原因而面临挑战，包括导致疼痛的医学问题以及由于认知障碍而无法进行自我汇报。由于文化信仰，一些患

者可能更喜欢非药物治疗，这可能使疼痛的治疗更加困难。这些例子进一步强调了医生和医疗小组成员需要不断更新疼痛管理的可选择方案，并在治疗疼痛时进行公开讨论。随着疼痛管理的不断发展，新药物的应用也越来越多。这些新研制的药物可以在减轻疼痛方面发挥巨大的作用。然而，相关的不良反应可能使风险较高的患者在服用时面临风险挑战。随着研制出来的镇痛药物越来越多，为合适的患者选择恰当的药物也变得更加困难。这使得医生在开具处方时犹豫不决，并可能导致特殊的脆弱群体，如老年人、孕妇或哺乳期妇女、儿童、药物滥用者和精神病患者因疼痛管理不足而面临更大的风险。教育是任何有效策略的基石，可以消除实现最佳疼痛管理的障碍。应该将疼痛管理列为所有医学院和医生实习期的核心和主要课程，以便在医生职业生涯的早期就强调解决疼痛的重要性[9]。

二、减少下肢骨科手术患者转运过程中的严重疼痛和不良事件

严重疼痛和不良事件在术前和术后非常常见，尤其是在转移重症监护病房的患者时更是如此[10]。将患者从手术室转运至恢复室是麻醉和手术团队的责任，通常要进行监测和并实施人工通气等辅助治疗。在此期间，重要的是防止患者在麻醉苏醒期无意识地伤害自己，并减少手术固定区的移动。麻醉通常是医疗团队在手术后与患者交谈的第一批成员之一，可以根据患者的疼痛程度给予快速有效地镇痛药物或神经阻滞。麻醉团队成员参与患者转运可以使患者的疼痛得到及时有效的控制[12]。已经证实，疼痛在早期得到缓解与术后更好的预后相关，是转运过程中的重要部分。研究表明，疼痛管理的优化与患者结局改善相关。然而，仍然存在疼痛评估以及治疗不足。减轻转运过程中疼痛的关键是接收患者的医疗成员需要提前熟知患者情况，更好地为患者的到来做好准备。这不仅可以为患者在到达后提供更安全护理，同时可以最大限度地保障患者在转运过

程中的安全。医疗和护理过程中移动或搬运患者是膝盖、脚踝和足部受伤患者疼痛最常见的原因[13]。移动常常会引起患者的疼痛，这会导致与患者移动相关的不良事件，严重不良反应包括心脏停搏、心律失常、心动过速、心动过缓、高血压、低血压、低氧血症、呼吸过缓或呼吸窘迫。多达 1/3 的严重不良事件在移动患者的过程中发生。在移动患者之前应优化疼痛管理，可以减少严重不良反应的发生。可能的原因是疼痛引起的反射改变了呼吸功能，并通过加快心率和增加心肌耗氧量来满足增长的心血管需求。为确保安全有效的护理转运，需要制订策略来提高信息共享、团队合作、患者流动和资源效率的意识。安全转运涉及协调配合、最佳时机的选择、早期动员、参与以及多学科方法。研究表明，医疗团队成员对疼痛的理解存在差异。与助理护士相比，对患者的疼痛评估，医生最差，护士次之[14]。有了这种认知，应在各医学学科的教育过程早期纳入相关医学课程，以便加强医疗小组成员对疼痛管理及其对患者康复影响的认识[15]。

三、下肢骨科手术的麻醉

髋关节、足部、膝关节和脚踝手术是常见的骨科手术。踝关节骨折手术最为常见，而踝关节融合术、肌腱修复术和踝关节置换术则相对少见。足部手术通常在门诊进行，包括束结节切除、足趾修复和跖骨骨折手术。最常见的膝关节手术包括膝关节镜检查、前交叉韧带修复（anterior cruciate ligament，ACL）以及全膝关节置换术。髋关节矫形手术包括髋关节镜检查以及择期和创伤性髋关节置换术。这些骨科手术可以通过全身麻醉、椎管内麻醉、区域阻滞麻醉或局部麻醉来完成[16]。如果选择全身麻醉，可以同时进行区域阻滞麻醉以缓解术后疼痛。超声引导下的区域阻滞麻醉可以提供良好的术后镇痛效果，减少对全身镇痛药的需求。依据手术类型选择适合的神经阻滞，了解下肢的解剖学是至关重要的。下肢的感觉神经来源于股神经和坐骨神经的分支[17]。

股神经起源于 L_2、L_3、L_4 脊神经。隐神经从 L_3～L_4 脊神经发出，发出终末支支配内侧踝、足内侧和第一跖骨头的皮肤。坐骨神经在臀部和腘窝之间分为腓总神经和胫神经，通常在腘窝以上 6～10cm 处分离，但多达 30% 的患者可能在更近端发生分离。腓总神经缠绕腓骨头并分为两支，腓浅神经支配足背和踝关节，腓深神经支配第一趾。胫神经支配小腿和足部屈肌的运动功能，分为腓肠神经和胫后神经两个分支。腓肠神经支配部分足外侧和脚后跟的感觉。胫神经跟骨分支支配跟骨其余部分。胫后神经行于内踝后，紧邻胫动脉并位于其后，分为足底内侧神经和足底外侧神经，它们支配足部运动，并支配足的内部结构和足底皮肤的感觉。参见图 46-1。

（一）足踝手术的麻醉

多种麻醉方法可用于足部手术。足踝手术采用全身麻醉时可以联合踝关节阻滞用于术后镇痛。椎管内麻醉适用于不能进行全身麻醉的患者。

周围神经阻滞（腘神经和隐神经）或踝关节阻滞联合镇静可作为门诊手术的单一麻醉方法。在进行周围神经阻滞或踝关节阻滞时，以下几个因素应当被考虑其中。罗哌卡因或布比卡因的起效时间通常为 10～30min，所以应恰当掌握神经阻滞的时机。进行阻滞期间可能需要给予镇静药物以缓解操作引起的不适。罗哌卡因和布比卡因

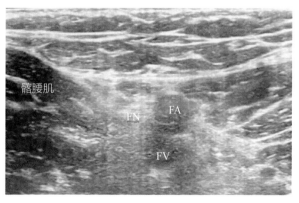

▲ 图 46-1 股神经阻滞——在进针过程中可以看到髂腰肌旁为髂筋膜，股神经（FN）位于股动脉（FA）和髂腰肌之间

的作用可持续 12h 或更长时间，因此两者中任意一种局部麻醉药都是术后镇痛时非常好的选择。由于潜在的心血管毒性，在任何情况下罗哌卡因都是更安全的选择。布比卡因避免中毒的最大剂量为 3mg/kg，其摄取量因所采用的神经阻滞方法不同而异，而罗哌卡因心血管毒性较小，相对比较安全。再者，在踝关节阻滞中添加肾上腺素可能引起足部缺血，是不可取的。万一出现毒性反应，必须准备复苏设备和气道辅助通气设备，使用布比卡因时需准备脂肪乳剂。并且需要配备监护仪及静脉注射装置用于镇静和复苏。

踝关节阻滞涉及 5 条神经，包括胫后神经、腓肠神经、腓浅神经、腓深神经和隐神经。嘱患者取仰卧位，将小腿放在一个有衬垫的支架上，吸氧并给予镇静。消毒覆盖无菌洞巾以防止感染。与碘伏相比，氯己定消毒抗菌效果更好。一些医生倾向从胫后神经阻滞开始，将腿外旋，膝盖微屈，以使脚同时外旋，于内踝的后下方定位胫骨动脉的脉搏。阻滞针应与踝呈 30° 插入，在动脉后 2～3mm 穿过直至触及胫骨，再后退 0.5cm，回吸没有血液后注射局麻药 5ml。胫神经是踝关节中唯一支配运动的神经，采用 50mm 神经刺激针通过神经刺激仪引发大脚趾屈曲或其他脚趾的屈曲来完成阻滞。

可以通过外踝下缘水平定位跟腱外侧缘进行腓肠神经阻滞。针头向前方腓骨推进，如果出现感觉异常，注射 3～5ml 局部麻醉药；如果没有，注射 5～7ml 以确保充分的神经浸润后退出针头。踝关节阻滞可以满足脚趾以及踝部远端的手术操作，但无法满足踝部及其近端部位的手术。在许多情况下，踝关节阻滞的注射部位可能就在手术切口处，所以股神经和坐骨神经阻滞更适用于踝部手术，或根据特定的手术进行分支阻滞，如腘神经阻滞等。这些神经阻滞的组合可以将膝关节以下的腿麻醉。近端坐骨神经阻滞（膝关节以上）会导致完全的运动无力，但可以通过在腘窝进行胫神经和腓总神经阻滞来避免。这个部位的阻滞与收肌管阻滞结合是踝关节手术和足中部手术的最佳选择。

在腘窝处进行坐骨神经阻滞（也称为腘神经阻滞）适用于脚踝和足部手术，与隐神经阻滞相结合可以满足所有足踝部手术的需要。解剖学上，坐骨神经位于腘动脉和静脉的外侧，在腘窝折痕上 6～10cm 处分为腓总神经（common peroneal nerve，CPN）和胫神经（tibial nerves，TN）。在 30% 的人群中，两者在折痕上方 10cm 以上的部位分开。腘窝处的坐骨神经呈三角形——内上侧与半膜肌和半腱肌接壤，外上侧与股二头肌长头接壤，三角形的底部是腘窝折痕。最常采用超声引导下侧入路进针[18]。患者膝盖弯曲，探头置于腘窝内，显示股骨，然后通过搏动来确定腘动脉。坐骨神经位于股骨上方，腘动脉外侧，呈高回声。为确保不刺穿腓总神经，应先向远端扫描观察坐骨神经分叉处，然后向近端扫描定位坐骨神经汇合点。当注射局部麻醉药时，由于增强了高回声神经和低回声液体之间的对比度，神经成像更加清晰。可采用平面内或是平面外进针，也可以利用神经电刺激来确定穿刺针的位置。在超声显示下给予 20ml 局部麻醉药，可以看到药物向神经周围扩散并包绕神经，形成"甜甜圈标志"。如果扩散不足，需重新定位穿刺针，以确保神经阻滞完全。应给予患者最小限度的镇静，以便患者可以表达神经内注射引发的感觉异常，并重新定位穿刺针。当阻滞完成后，需向近端以及远端扫描，以确保局部麻醉药垂直扩散。腘神经阻滞的并发症包括出血、感染、神经损伤、注射失败和部分阻滞，以及局部麻醉药中毒（图 46-2）。

坐骨神经阻滞不能覆盖小腿内侧和足部。要获得完善的区域麻醉，必须进行隐神经阻滞。隐神经（saphenous nerve，SaN）是股神经的末端神经，是单纯的感觉神经，支配腿至脚踝内侧的感觉。其终末分支髌下神经支配膝关节。在超声引导下，在大腿中部使用大容量（20ml）局部麻醉药进行收肌管阻滞可以完成隐神经阻滞[19]。解剖学上，缝匠肌由外上向内穿过大腿前侧，在大腿

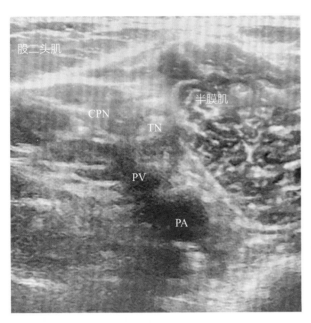

▲ 图 46-2 腘窝坐骨神经阻滞——图中显示为腘窝折痕以上的腓总神经（CPN）及胫神经（TN）。辨别的关键在于寻找神经深面的腘动脉

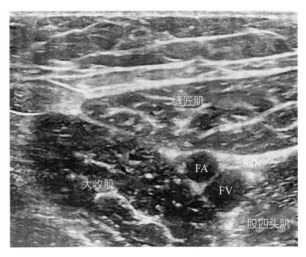

▲ 图 46-3 收肌管阻滞——在超声图像中，可以看到由隐神经（SaN）、股动脉（FA）和股静脉（FV）组成的神经血管束被肌肉包围。从结构上来看，浅表的是缝匠肌，股内侧肌位于内侧，大收肌位于外侧

下半部内收肌管上方形成屋顶。收肌管的 3 个侧面由缝匠肌、外侧的股内侧肌和内侧的长收肌组成。股动脉和静脉位于收肌管内，可以用于定位神经。神经是动脉前面的一个小的高回声结构，在消毒并准备就绪后，将线阵超声探头置于大腿前部髌骨和髂前上棘纵轴连线中间的横向位置，显示股动脉搏动，并确认股静脉。隐神经位于股动脉外侧[6]，采用平面内进针并在神经周围注射局部麻醉药。推荐注射量为 10～20ml。该神经阻滞的风险与其他神经阻滞相同（图 46-3）。

（二）膝关节手术麻醉

最常见的膝关节骨科手术包括膝关节镜检查、前交叉韧带修补术和膝关节置换术。每种手术都有其独特的挑战。对于接受膝关节镜检查的患者，早期下床活动和恢复正常活动是至关重要的。为达成目标，采用微创手术减少创伤，采用全身麻醉提供最佳的手术操作条件。多模式镇痛可以使患者受益，包括应用非甾体抗炎药缓解术后疼痛，进行隐神经阻滞预防术后疼痛。

接受前交叉韧带修复的患者可能会经历比膝关节镜检查更多的痛苦。患者的膝关节被固定器

固定数周，因此可能需要进行股神经阻滞或隐神经阻滞。收肌管或股神经阻滞是否会影响手术后数周内股四头肌的功能恢复仍有争议[20, 21]。

人工全膝关节置换手术的患者已成为骨科快速康复关注的焦点。优化模型已经得到了很好的研究，以减少住院时间，减少手术并发症，优化疼痛管理，提高患者满意度[22]。除非有禁忌证，接受膝关节置换术的患者应该接受椎管内麻醉、区域神经阻滞以及多模式镇痛药物。隐神经阻滞可以降低术后膝关节内侧疼痛，并使疼痛减轻 30%～70%。此外，已证明腘动脉和膝关节后囊间隙阻滞（iPACK）可以减少术后疼痛。可以联合应用口服阿片类药物、抗惊厥药（普瑞巴林或加巴喷丁）、布洛芬和塞来昔布进行多模式镇痛。

（三）髋关节手术麻醉

髋关节手术包括髋关节镜检查和择期或创伤髋关节置换术。对于接受关节镜手术的患者来说，术后疼痛可能非常具有挑战性。通常，盂唇修复可能会引起 L_1～L_4 脊神经分配区域的疼痛。因此，常联合腰丛神经阻滞与全身麻醉用于围术期麻醉管理。对于如何实现择期或创伤性髋关节置换术患者的术后快速康复，已有了很好的研究[22]。如果没有禁忌证，择期和创伤性关节置换术应使

用椎管内麻醉。抗凝药物是椎管内麻醉最常见的禁忌证，须密切关注患者近期是否服用。应当与急诊科医生、内科医生和骨科医生协调，到医院就诊时即对髋部骨折患者进行髂筋膜阻滞。髂筋膜阻滞应尽快进行，通常在术前完成以减少老年患者服用阿片类镇痛药的总量。阿片类药物的减少可以大大降低谵妄及其他与阿片类药物相关并发症的发生率。

结论

术后不适引起的花费是极其昂贵的，不仅延长住院时间，并需要更仔细的护理。继困倦和胃病之后，疼痛是延迟出院最常见的原因。术后镇痛不足的原因包括宣教不到位、对镇痛药物相关并发症的顾虑、疼痛评估不全面，而人员配备不足是最突出的原因。局部镇痛治疗与全身应用镇痛药物相结合的多模式镇痛方法可以优化疼痛管理。结果表明，在骨科手术中，局部镇痛大大减少膝关节和足部手术的恢复时间。通过正确处理术后疼痛，医生可以帮助患者避免发展成为慢性疼痛综合征。在足部、脚踝和膝关节手术中控制疼痛和进行麻醉的方法有很多种。区域麻醉是极好的选择，它可以为手术提供了良好的麻醉条件，并有效地缓解术后疼痛。多模式镇痛，包括应用非甾体抗炎药、加巴喷丁和超前镇痛也可以改善镇痛效果。患者满意度高、早下床、早出院是区域阻滞麻醉的优点。全身麻醉适用于不适合进行区域阻滞麻醉或存在区域阻滞麻醉禁忌的患者。

通过向患者提供医疗小组的疼痛评估报道，并依据评估报道决定护理方案，不仅使患者感到与医疗护理小组的联系更加紧密，医疗团队成员也能更好地掌握患者的疼痛水平。真正的疼痛评估不仅涉及医疗团队的观点，还包括患者的意见。这样，患者在获得充分疼痛治疗的同时，也可以参与自身的健康护理。通过允许患者做出自己的选择，使他们获得对自我感受的控制，这也是一种心理治疗形式。

参考文献

[1] Baker PN, van der Meulen JH, Lewsey J, Gregg PJ. The role of pain and function in determining patient satisfaction after total knee replacement. *J Bone Joint Surg Br.* 2007; 89-B (7): 893-900.

[2] Eriksson K, Broström A, Fridlund B, et al. *Postoperative Pain Assessment and Impact of Pain on Early Physical Recovery, From the Patients' Perspective.* Jönköping University, School of Health and Welfare; 2017.

[3] Gan TJ. Poorly controlled postoperative pain: prevalence, consequences, and prevention. *J Pain Res.* 2017; 10 : 2287-2298.

[4] Shoar S, Esmaeili S, Safari S. Pain management after surgery: a brief review. *Anesthesiol Pain Med.* 2012; 1 (3): 184-186.

[5] Akbar N, Teo SP, Hj-Abdul-Rahman HNA, Hj-Husaini HA, Venkatasalu MR. Barriers and solutions for improving pain management practices in acute hospital settings: perspectives of healthcare practitioners for a pain-free hospital initiative. *Ann Geriatr Med Res.* 2019; 23 (4): 190-196.

[6] Al-Mahrezi A. Towards effective pain management: breaking the barriers. *Oman Med J.* 2017; 32 (5): 357-358.

[7] Thakur AC. Barriers to optimal pain management in the general surgery population. In: Narayan D, Kaye AD, Vadivelu N, eds. *Perioperative Pain Management for General and Plastic Surgery.* Oxford University Press; 2018. https://oxfordmedicine.com/view/10.1093/med/9780190457006.001.0001/med-9780190457006-chapter-3

[8] Chou R, Gordon DB, de Leon-Casasola OA, et al. Management of postoperative pain: a clinical practice guideline from the American Pain Society, the American Society of Regional Anesthesia and Pain Medicine, and the American Society of Anesthesiologists' Committee on Regional Anesthesia, Executive Committee. *JPain.* 2016; 17 (2): 131-157.

[9] Clarke H, Woodhouse LJ, Kennedy D, Stratford P, Katz J. Strategies aimed at preventing chronic post-surgical pain: comprehensive perioperative pain management after total joint replacement surgery. *Physiother Can.* 2011; 63 (3): 289-304.

[10] de Jong A, Molinari N, de Lattre S, et al. Decreasing severe pain and serious adverse events while moving intensive care unit patients: a prospective interventional study (the NURSE-DO project). *Crit Care.* 2013; 17 (2): R74.

[11] Nearman HS, Popple CG. How to transfer a postoperative patient to the intensive care unit. Strategies for documentation, evaluation, and management. *J Crit Illn.*

1995; 10 (4): 275-280.

[12] Segall N, Bonifacio AS, Schroeder RA, et al. Can we make postoperative patient handovers safer? A systematic review of the literature. *Anesth Analg.* 2012; 115 (1): 102-115.

[13] Segall N, Bonifacio AS, Barbeito A, et al. Operating Room–to-ICU patient handovers: a multidisciplinary human-centered design approach. *Jt Comm J Qual Patient Saf.* 2016; 42 (9): 400-414.

[14] Manias E, Bucknall T, Botti M. Nurses' strategies for managing pain in the postoperative setting. *Pain Manag Nurs.* 2005; 6 (1): 18-29.

[15] Medrzycka-Dabrowka W, Dbrowski S, Gutysz-Wojnicka A, Gawroska-Krzemiska A, Ozga D. Barriers perceived by nurses in the optimal treatment of postoperative pain. *Open Med.* 2017; 12 : 239-246.

[16] Lee TH, Wapner KL, Hecht PJ, Hunt PJ. Regional anesthesia in foot and ankle surgery. *Orthopedics.* 1996; 19 (7): 577-580.

[17] Shah S, Tsai T, Iwata T, Hadzic A. Outpatient regional anesthesia for foot and ankle surgery. *Int Anesthesiol Clin.*

2005; 43 (3): 143-151.

[18] Saranteas T, Chantzi C, Zogogiannis J, et al. Lateral sciatic nerve examination and localization at the midfemoral level: an imaging study with ultrasound. *Acta Anaesthesiol Scand.* 2007; 51 (3): 387-388.

[19] Tsui BCH, Finucane BT. The importance of ultrasound landmarks: a "traceback" approach using the popliteal blood vessels for identification of the sciatic nerve. *Reg Anesth Pain Med.* 2006; 31 (5): 481-482.

[20] Christensen JE, Taylor NE, Hetzel SJ, Shepler JA, Scerpella TA. Isokinetic strength deficit 6 months after adductor canal blockade for anterior cruciate ligament reconstruction. *Orthop J Sports Med.* 2017; 5 (11):2325967117736249.

[21] Xerogeanes JW, Premkumar A, Godfrey W, et al. Adductor canal vs. femoral nerve block in anterior cruciate ligament reconstruction: a randomized controlled trial. *Orthop J Sports Med.* 2017; 5 (7 suppl 6).

[22] Kaye A, Urman R, Cornett E, Hart B, et al. Enhanced recovery pathways in orthopedic surgery. *J Anaesthesiol Clin Pharmacol.* 2019; 35 (5): 35-39.

第47章 初级医疗中的急性疼痛
Acute Pain in Primary Care

Madelyn K. Craig　Devin S. Reed　Justin Y. Yan 著
王 莉 译　李 栩 校

　　疼痛是初级医疗实践中最常见的主诉之一。然而，目前也仍是管理最差的主诉之一。全科医生经常遇到的几种急性疼痛有背部和颈部疼痛、头痛和偏头痛、关节疼痛、肌肉骨骼疼痛、面部疼痛、胸痛和腹痛。通常，急性疼痛的病理生理学并不复杂。但对疼痛的感知会受到心理、认知、激素或生物因素的影响，这使得治疗疼痛变得不那么简单。许多机构将疼痛管理列为一项基本人权，而提供有效的疼痛管理是卫生专业人员的道德义务[1]。将疼痛列为"第五个生命体征"的倡议，使人们充分注意到改进疼痛评估和治疗的必要性。然而，这也导致过度强调单一的疼痛强度量表，从而导致过度使用阿片类药物进行治疗，以及阿片类药物过度镇静和死亡等不良事件[2]。我们必须把注意力转移到扩大对疼痛评估的教育和培训，以改进我们的治疗策略[3]。疼痛如果治疗不及时，不仅会导致慢性疼痛，还会对精神和身体健康产生影响。每个疼痛管理计划的第一步都应该是全面的多维度的疼痛评估[4]。本章包括对疼痛评估和培训的讨论，以及医疗环境中急性疼痛的药物和非药物治疗。

一、疼痛评估

　　对疼痛的评估可能具有挑战性，因为它依赖于患者对不愉快的感觉和情感体验的主观感受

的交流。患者对疼痛的感知差异很大，无法客观量化。疼痛评估的目标是以一种标准化的方式从患者那里收集信息，以帮助确定疼痛的类型、疼痛对患者及其日常活动的影响以及疼痛的原因，以便制订合适的治疗计划。疼痛评估标准化对于获得可靠的、可重复的数据非常重要，这些数据可用于指导治疗并确定何时需要改变治疗方案。疼痛强度和疼痛缓解是急性疼痛的两个典型特征。医生可以使用几种一维疼痛量表来评估疼痛强度[1]。数字分级评分法（numerical rating scales，NRS）、语言分级评分法（verbal rating scales，VRS）、视觉模拟评分法（visual analog scales，VAS）和面部表情疼痛评分法（faces pain scale，FPS）是常用的急性疼痛强度评估工具，如图47-1所示。NRS、VRS和FPS相对不言自明。VAS要求患者指向直线上的某个区域，然后以毫米为单位记录其疼痛等级。在决定使用哪种量表时，医生应考虑患者的年龄、认知状况和是否有沟通障碍。

　　对于认知障碍或无法述说疼痛的患者，如无意识或镇静的患者，疼痛评估存在独特的挑战性。对这些患者推荐使用行为和生理指标来评估疼痛。表47-1所示的重症监护疼痛观察工具综合了面部表情、身体动作、插管患者的呼吸机依从性和拔管患者的发声以及肌肉张力来确定疼痛

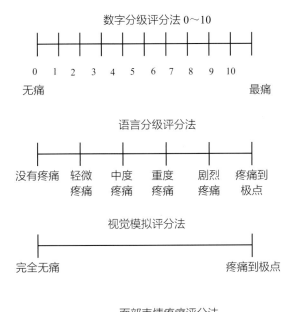

数字分级评分法 0～10

0 1 2 3 4 5 6 7 8 9 10
无痛　　　　　　　　　　　最痛

语言分级评分法

没有疼痛　轻微　中度　重度　剧烈　疼痛到
　　　　　疼痛　疼痛　疼痛　疼痛　极点

视觉模拟评分法

完全无痛　　　　　　　　疼痛到极点

面部表情疼痛评分法

0　　1　　2　　3　　4　　5
无痛　有点痛　稍痛　更痛　很痛　最痛

▲ 图 47-1　一维强度疼痛量表

评分，疼痛评分为 0～8 分。行为疼痛量表使用面部表情、上肢动作和机械通气依从性来编制疼痛评分，评分为 0～12 分（表 47-2）。婴儿和儿童是另一个需要行为和生理指标来评估疼痛的群体。建议使用脸、腿、活动、哭泣、可安慰性（the face, legs, activity, cry, consolability，FLACC）或安大略东部儿童医院疼痛量表来评估 3 岁以上儿童的疼痛。在评估婴儿急性疼痛时，建议使用面部表情、身体动作、心率和氧饱和度等指标。

评估休息和活动时的疼痛强度也很重要。休息时的评估反映患者的舒适度，活动时的评估反映患者的功能能力。收集疼痛强度以外的信息也很重要。多维疼痛量表评估疼痛对患者情绪状态和功能（如睡眠和日常活动）的影响 [1, 2]。表 47-3 所示的临床校准疼痛评估（clinically aligned pain assessment，CAPA）工具旨在更完全的评估疼痛，并确定疼痛对生存质量的影响。它比仅仅识别疼痛强度更进一步。同样重要的是记录详细的病史，并确定与疼痛的发作、位置、性质和变

化特征相关的其他特征。表 47-4 中列出了一些记忆法，用于获得对患者更全面的疼痛评估 [2]。

二、疼痛治疗

（一）非药物治疗

初级医疗中急性疼痛的治疗越来越注重非药物治疗与药物治疗的结合，而不是单纯的阿片类药物和其他口服药物。这些非药物疗法包括生活方式改变、认知行为疗法（cognitive behavioral therapy，CBT）、电刺激、物理疗法（physical therapy，PT）、针灸疗法和按摩疗法。

生活方式的改变包括改善营养习惯、锻炼方案、睡眠卫生和压力管理等建议。建议食用抗炎食物，包括非淀粉类蔬菜、豆类、水果、蔬菜、健康油、全麦和哺乳动物蛋白质含量低的饮食。补充微量营养素，如维生素 D、镁、富含 ω-3 脂肪酸的鱼油和 B_{12}，已被证明可以减少整体疼痛。建议减少高度加工食品的摄入量。虽然营养改善在缓解急性疼痛方面的效用有限，但可以帮助改善慢性疼痛或作为一种预防措施 [1]。体育锻炼已被证明可以改善患者的情绪并减少疼痛。运动方案应该缓慢增加，目标是每天进行有氧刺激。睡眠质量差和压力增加与某些疼痛障碍有关，并被证明会加重疼痛 [2]。

认知行为疗法包括学习如何以更有建设性的方式改变患者对疼痛的看法。患者最终会改变他们对疼痛的感觉，以减少疼痛的影响 [3]。认知行为疗法与正念和基于冥想的治疗相结合，旨在将非主观的注意力集中在疼痛上，被证明是一种成本效益高且节约成本的减轻疼痛的方法 [2]。经皮神经电刺激使用低压电流刺激皮肤和神经纤维。这种刺激通过激活抑制性疼痛感受器来减轻疼痛。经证实，应用适当的刺激频率可以减少急性疼痛 [4]。

物理疗法的目的是针对疼痛的来源，通过锻炼和加强力量来缓解虚弱或僵硬的区域 [4, 9]。物理疗法通过针对多种疼痛机制，如伤害性、可塑性和神经性疼痛，有效地治疗疼痛。它还可以改

		表 47-1 重症监护疼痛观察工具	
面部表情	放松 / 中等	无肌肉紧张	0
	紧张	皱眉、眉毛下垂、眼眶收紧和提肌收缩	1
	痛苦的表情	以上所有动作加上眼睑紧闭	2
身体动作	无动作或正常姿势	完全不动或是正常姿势	0
	保护性	缓慢而谨慎的动作，触摸或按摩疼痛部位，通过动作寻求关注	1
	不安 / 躁动	拔管，试图坐起来，移动四肢 / 扭动，不服从命令，殴打员工，试图爬下床	2
肌肉张力	放松	对被动动作没有抵抗	0
	紧张	抵抗被动动作	1
	非常紧张	对被动动作有很强的抵抗力或无法完成	2
呼吸机依从性（插管患者）	容忍	通气容易，无报警	0
	咳嗽但耐受	咳嗽时，警报可能会被激活，但会自动停止	1
	抵抗	不同步，通气阻塞，报警频繁激活	2
发声（拔管患者）	说话声调正常或没有声音		0
	叹息，呻吟		1
	哭喊，啜泣		2

	表 47-2 行为疼痛量表 [5-8]	
面部表情	放松	1
	部分紧张	2
	完全紧张	3
	痛苦的表情	4
上肢动作	没有动作	1
	部分屈曲	2
	手指完全屈曲	3
	永久缩回	4
机械通气依从性	容忍通气	1
	咳嗽，但大部分时间能忍受通气	2
	抵抗呼吸机	3
	无法控制通气	4

表47-3 CAPA工具	
舒适度	• 无法忍受 • 可以忍受不适 • 可轻松管理 • 可忽略不计的疼痛
疼痛的变化	• 变得更糟 • 差不多一样 • 变得更好
疼痛控制	• 疼痛控制不足 • 部分有效 • 充分有效
功能	• 因为疼痛而不能做任何事 • 疼痛使我无法做大部分我该做的事 • 能做很多事，但疼痛却阻碍了一些 • 能做我需要做的一切事
睡眠	• 晚上经常因疼痛而醒来 • 偶尔因疼痛醒来 • 正常睡眠

善运动功能和社会心理因素[10]。冷冻疗法是一种通过外部冷源降低组织温度以减少组织水肿和血管通透性的方法。理论上，这种疗法可以通过减少组织炎症和缺氧损伤来减少疼痛。然而，目前对冷冻疗法的支持还只是初步的[4]。

针灸是在全身的穴位插入和操作针。针灸的理论是通过调整器官和某些身体穴位的相互联系来减轻疼痛。研究表明，与对照组相比，针灸对减轻疼痛有好处[2]。按摩疗法通过按摩疼痛部位及周围软组织来减轻紧张、压力或痉挛。研究和综述表明，按摩疗法在减轻疼痛患者的疼痛和焦虑方面有好处[2]。

（二）药物治疗

在关于疼痛管理的讨论中，药物治疗可能存在争议，但仍然是疼痛治疗方案中的一个关键要素。最好的方法是将药物治疗纳入多模式镇痛策略。选择非药物治疗结合阿片类药物和非阿片类药物口服可以对患者产生最好的效果[2]。

最早使用的药物是非阿片类口服镇痛药。这些药物包括非甾体抗炎药（NSAID）、对乙酰氨基酚、肌肉松弛药、抗惊厥药和抗抑郁药。非甾体抗炎药的作用机制是抑制环氧合酶产生下游介质，从而减轻炎症和疼痛信号[11]。非甾体抗炎药包括酮咯酸和布洛芬。一些研究甚至表明，非甾体抗炎药与阿片类药物的镇痛效果相当[4]。对乙酰氨基酚通过抑制中枢神经系统的伤害性感受起作用。非甾体抗炎药和对乙酰氨基酚通常被认为是治疗急性疼痛的一线非阿片类药物，有充分证据表明它们的有效性[4, 11]。

加巴喷丁通过与神经元通道的结合，减少钙进入神经元并抑制神经元功能起作用。在多模式镇痛方案中，加巴喷丁可以降低疼痛评分，但不能减少阿片类药物的消耗[4, 12]。肌肉松弛药，如环苯扎林和替托尼定已被用于治疗急性疼痛，但因其应用数据不明确，仍然是次于非甾体抗炎药和阿片类药物的二线用药[13]。在某些研究中，肌肉松弛药的效果优于安慰剂[13]。

抗抑郁药也被列入急性疼痛的治疗方案中。在治疗某些疼痛障碍时优于肌肉松弛药[14]。抗抑郁药具有内在的抗伤害作用。三环类抗抑郁药与阿片类药物联合使用效果更好，可增强阿片类镇痛作用、降低阿片类耐受性和减轻阿片类依赖性[14]。在多模式治疗方案中，抗抑郁药物已被证明可以减少阿片类药物的摄入，但不能降低疼痛评分[4, 14]。为避免使用阿片类药物，可以选择静脉使用非阿片类药物镇痛。静脉注射氯胺酮、对乙酰氨基酚和非甾体抗炎药可以产生与阿片类药物相似的镇痛效果[15]。

阿片类药物是治疗严重急性疼痛最常用的药物。但开处方时必须谨慎，因为有滥用、成瘾和过量的风险。已经实施了阿片类药物使用指导方针和建议，以实现更安全的处方操作。这些措施包括开具短效而非缓释阿片类药物处方，通过国家数据库确保每个患者只有一个处方者，使用多模式治疗策略而不是阿片类药物单一疗法[16]。与短效阿片类药物相比，缓释阿片类药物的滥用率高出4.6倍，潜在转移率高出6.1倍[16]。阿片类药

表 47-4　用于全面疼痛评估的记忆工具

SOCRATES	• 部位（Site）：哪里疼？ • 发作（Onset）：什么时候开始疼的？突然的还是渐进的？ • 性质（Character）：描述疼痛 • 放射（Radiation）：疼痛会扩散到其他地方吗？ • 联系（Associations）：还有其他与疼痛相关的症状吗？ • 时间过程（Time course）：疼痛在一天中有什么规律或变化吗？ • 加剧 / 缓解因素（Exacerbating/relieving factors）：有什么能减轻或加重疼痛吗？ • 严重程度（Severity）：疼痛强度的分级量表
OPQRSTUV	• 发作（Onset）：什么时候开始的？持续多长时间？多久发生一次？ • 诱发 / 缓和（Provoking/palliating）：是什么引起的？是什么让它变得更好？是什么让情况更糟？ • 性质（Quality）：那是什么感觉？你能描述一下吗？ • 部位 / 放射（Region/radiation）：哪里疼？它会扩散到其他地方吗？ • 严重程度（Severity）：在最好的情况下、最坏的情况下疼痛强度（分级量表）是多少？ • 治疗（Treatment）：你试过或正在服用什么药物和治疗？效果如何？ • 了解它对你的影响（Understand how it impacts on you）：你认为是什么导致了这种症状？它对你和你的家人有什么影响？ • 目标值（Values）：你的舒适目标或可接受的疼痛水平是什么？
QISS-TAPED	• 性质（Quality） • 影响（Impact） • 部位（Site） • 严重程度（Severity） • 时间特性（Temporal characteristics） • 加重 / 缓解因素（Aggravating/alleviating factors） • 过去的治疗，反应和患者偏好（Past treatment, response, and patient preferences） • 预期和意义（Expectations and meaning） • 诊断及体格检查（Diagnostics and physical examination）

物通过激活神经元中的 G 蛋白耦联受体发挥作用，从而抑制神经元疼痛信号传导。常用的阿片类药物有羟考酮 / 对乙酰氨基酚、氢吗啡酮和曲马多 [4, 16, 17]。阿片类药物的剂量上限由每天吗啡当量剂量（mg MEQ/d）确定。全科医生给患者的处方不应超过 50mg MEQ/d。专科医生开具的处方不应超过 90mg MEQ/d。处方超过 100mg MEQ/d，过量服用的风险增加 7～9 倍 [16, 17]。过量服用阿片类药物会导致死亡，特别是在初次使用阿片类药物的患者中，以及处方剂量过度增加，对患者监测不足时 [17]。

近年来有使用阿片类药物曲马多和美沙酮治疗疼痛的趋势。曲马多通过抑制与 μ 阿片受体位点的弱结合来治疗疼痛，并具有抑制去甲肾上腺素和 5- 羟色胺再摄取的独特作用 [18]，通过同抗抑郁药同样的方式减轻疼痛。美沙酮和类似药物丁丙诺啡通过阿片受体部分激动药发挥作用 [19]，这可以防止戒断和进一步使用更强的阿片类药物。这些替代药物使有阿片类药物成瘾和滥用问题的患者恢复正常功能。曲马多和美沙酮处方增加的趋势表明，人们正从强效阿片类药物治疗疼痛转向更安全的替代药物 [18, 19]。

如果保守治疗疼痛 2～3 周仍不能缓解症状，可考虑寻求介入疼痛专家。在咨询疼痛专家之前，必须明确以下几个步骤：保守疗法失败、完全消除心理障碍、没有进一步手术干预、没有药物寻求行为、疼痛与观察到的病理一致。疼痛专家可以使用各种介入方法，诊断和治疗疼痛。注射皮质类固醇、局部麻醉药或这两种药物的组合可以阻断神经信号传导，并抑制疼痛源头的炎症反应。神经元射频消融术可使疼痛缓解延长 6 个月至 1 年。硬膜外类固醇注射也可缓解神经损伤引起的背部疼痛。其他方法包括脊髓刺激和鞘内治疗两种形式的神经调节。神经调节可通过抑制脊髓背角中的中间神经元减轻慢性疼痛，并通过改变中枢神经系统内的电和化学通信来改善神经功能。

参考文献

[1] de Gregori M, Muscoli C, Schatman ME, et al. Combining pain therapy with lifestyle: the role of personalized nutrition and nutritional supplements according to the simpar feed your destiny approach. *J Pain Res.* 2016; 9: 1179-1189. https://doi.org/10.2147/JPR.S115068

[2] Tick H, Nielsen A, Pelletier KR, et al. Evidence-based nonpharmacologic strategies for comprehensive pain care: the Consortium Pain Task Force White Paper. *Explore (NY).* 2018; 14: 177-211. https://doi.org/10.1016/j. explore. 2018.02.001

[3] Cognitive-Behavioral Therapy for Pain Management. n.d. Accessed October 25, 2020. https://wa.kaiserpermanente.org/kbase/topic.jhtml?docId=tv3092

[4] Hsu JR, Mir H, Wally MK, Seymour RB. Clinical practice guidelines for pain management in acute musculoskeletal injury. *J Orthop Trauma.* 2019; 33: e158 e182. https://doi.org/10.1097/BOT.0000000000001430

[5] Koch K. Assessing pain in primary care. *South African Fam Pract.* 2012; 54: 21-24. https://doi.org/10.1080/20786204.2012.10874169

[6] Gordon DB. Acute pain assessment tools: let us move beyond simple pain ratings. *Curr Opin Anaesthesiol.* 2015; 28: 565-569. https://doi.org/10.1097/ACO.0000000000000225

[7] Morone NE, Weiner DK. Pain as the fifth vital sign: exposing the vital need for pain education. *Clin Ther.* 2013; 35: 1728-1732. https://doi.org/10.1016/j.clinthera.2013.10.001

[8] Scher C, Meador L, Van Cleave JH, Reid MC. Moving beyond pain as the fifth vital sign and patient satisfaction scores to improve pain care in the 21st century. *Pain Manag Nurs.* 2018; 19: 125-129. https://doi. org/10.1016/j.pmn.2017.10.010

[9] Physical Therapy in Pain Management. n.d. Accessed October 25, 2020. https://www.practicalpainmanagement.com/treatments/rehabilitation/physical-therapy/physical-therapy-pain-management

[10] Chimenti RL, Frey-Law LA, Sluka KA. A mechanism-based approach to physical therapist management of pain. *Phys Ther.* 2018; 98: 302-314. https://doi.org/10.1093/ptj/pzy030

[11] Tolba R. *Nonsteroidal anti-inflammatory drugs (NSAIDs). Treatment of Chronic Pain Conditions: A Comprehensive Handbook.* Springer New York; 2017: 77-79. https://doi.org/10.1007/978-1-4939-6976-0_21

[12] Chang CY, Challa CK, Shah J, Eloy JD. Gabapentin in acute postoperative pain management. *Biomed Res Int.* 2014; 2014: 631756. https://doi.org/10.1155/2014/631756

[13] See S, Ginzburg R. Choosing a skeletal muscle relaxant. *Am Fam Physician.* 2008; 78 (3): 365-370.

[14] Barakat A, Hamdy MM, Elbadr MM. Uses of fluoxetine in nociceptive pain management: a literature overview. *Eur J Pharmacol.* 2018; 829: 12-25. https://doi.org/10.1016/j.ejphar.2018.03.042

[15] Sobieraj DM, Martinez BK, Miao B, et al. Comparative effectiveness of analgesics to reduce acute pain in the prehospital setting. *Prehosp Emerg Care.* 2020; 24: 163-174. https://doi.org/10.1080/10903127.2019.1657213

[16] Pathan H, Williams J. Basic opioid pharmacology: an update. *Br J Pain.* 2012; 6: 11-16. https://doi. org/10.1177/2049463712438493

[17] Shipton EA, Shipton EE, Shipton AJ. A review of the opioid epidemic: what do we do about it? *Pain Ther.* 2018; 7: 23-36. https://doi.org/10.1007/s40122-018-0096-7

[18] Miotto K, Cho AK, Khalil MA, Blanco K, Sasaki JD, Rawson R. Trends in tramadol. *Anesth Analg.* 2017; 124: 44-51. https://doi.org/10.1213/ANE.0000000000001683

[19] Trends in the Use of Methadone, Buprenorphine, and Extended-release Naltrexone at Substance Abuse Treatment Facilities: 2003-2015 (Update). n.d. Accessed October 25, 2020. https://www.samhsa.gov/data/sites/default/files/report_3192/ShortReport-3192.html

第 48 章　护理的职业素养与授权的控制镇痛
Nursing Considerations and Authorized Agent-Controlled Analgesia

Taylor L. Powell　Erica V. Chemtob　Elyse M. Cornett　Alan David Kaye　著
王金保　译　　王鹤昕　校

自 1971 年以来，患者一直使用授权的药物控制镇痛（authorized agent-controlled analgesia，AACA）来最大限度地治疗疼痛，1976 年市场上出现了第一台商业销售的 AACA 泵。AACA 的目标是：通过按压按钮完成设定的推注剂量，这个推注剂量和时间能满足患者个性化的要求，从而获得满意的镇痛效果。每个推注剂量可以单独给予，也可以在持续给药的基础上完成。药物控制镇痛，可用于治疗急性疼痛、慢性疼痛、术后疼痛和分娩疼痛。AACA 的所用药物均可通过静脉注射、椎管内注射以及经皮外围神经导管给药。除了经常使用的阿片类药物和局麻药外，解离剂和其他镇痛药也可用于 AACA。对于非住院患者，相比较注射阿片类药物镇痛，AACA 镇痛效果更加确切，并且提高满意度[1]。

护士负责建立静脉液路，ACAA 泵的设置、在镇痛泵内注药以及监测患者的疼痛，镇静和呼吸状况等工作，确保镇痛泵正常工作，注射的药物发挥最大效用，同时解决棘手问题和降低药物不良反应。

虽然 ACAA 根据患者镇痛需求可以减少药物用量，但并不能减轻护士的工作量，这是由于需要大量的时间和精力宣教患者设置机器，并科学地评价药物有效性和不良反应。然而，这已被证明是最受欢迎的方式，因为护士可以更加从容的驾驭自己的工作，减轻患者痛苦[1]。

一、适应证和禁忌证

对于患有急性疼痛、慢性疼痛、分娩疼痛、和术后疼痛，尤其是不能接受口服药物镇痛的患者，AACA 或许是一个选择。AACA 可减轻护理人员和患者按照固定剂量方案进行镇痛带来的压力，因为这些剂量可能不能有效应对患者的波动性疼痛。对于在急诊室第一次使用阿片类药物效果不满意的急性疼痛患者来说，持续给药将提高患者的满意度。因此 AACA 对急性疼痛患者有显著效果。这样的事例很多，如血管堵塞性疼痛、外伤、胰腺炎、烧伤等。AACA 也可与其他治疗手段一起用于减轻患者疼痛并诊断病因，对于患有不稳定的慢性疼痛患者，比如：转移性恶性肿瘤、幻肢痛综合征和复杂区域疼痛综合征，AACA 治疗也具有积极意义。AACA 非常适用于术后镇痛，尤其适用硬膜外和留置神经导管的患者。相对于护士预设剂量镇痛来说，患者滴定和个性化用药取得的效果更加显著。此外，AACA 的使用提高了患者满意度，大大降低了术后恢复室和急性疼痛管理团队的工作量。对于正在经历分娩痛的产妇，硬膜外 AACA 将有如神助，尤其对使用催产素后产生的剧然产生的挛缩痛，AACA 将高效调节和减轻疼痛[1]。禁忌证见表 48-1。

表 48-1　患者自控镇痛，伦理和法律的相关因素的禁忌证	
AACA 的绝对禁忌证	AACA 的相对禁忌证
患者不能理解 AACA 的概念	慢性肾功能不全
全身性疾病或 AACA 安装选择的部位有炎症	患者正在进行抗凝治疗
对所选择的药物过敏	患者存在出血倾向
AACA 应用部位烧伤或者皮损	睡眠呼吸暂停综合征
先前存在拟留神经导管位置有神经损伤	
插入硬膜外管致颅内压增高	

AACA. 药物控制镇痛

ACAA 包含多方面的概念，由此引申出了 AACA 原理图（图 48-1）。然而考虑到部分患者年龄太小无法理解药物的作用机制，甚至有的患者行为能力缺失不能有效自我管理药物，因此伦理和法律方面的问题就需要考虑[2]。在一些地区，家庭护理从业者具有"规定的权限"，并且明确定义治疗的意图以及谁有权管理治疗[3]。必须确定谁将对患者治疗的授权，以尽量减少对患者的不必要风险。给药方式包括患者本人（患者自控镇痛或者 ACAA），授权代理人镇痛（授权的看护者或者卫生保健工作者，他们在评估风险和技术手段上都受过严格的训练），或者药物由未告知风险和方法的人使用（代理 ACAA）。美国疼痛护理学会（ASPMN）不支持代理 ACAA，他们认为这种方法不安全，并且具有伤害患者的风险[2]。对于被视为 AACA 而不是代理 ACAA 的药物管理，教育的责任在于护理团队"授权"并培训看护人掌握药物管理的方法以及了解用药的风险。美国疼痛护理学会认为 AACA 可以作为减轻疼痛的一项选择[4]。AACA 是一个总称，它包括护理协助镇痛和看护人协助镇痛，尽管 AACA/ACAA 的益处是显而易见的。比如患者拥有自主权，较少的花费，缩短住院时间等，然而仍然应严格掌握患者适应证，以降低医疗风险[1, 3]。无论是成人患者还是儿童患者，AACA 都被证明是安全和有效的疼痛管理手段[2]。ACAA 纳入的

患者和参与到 AACA 的工作者们，必须准确评估患者疼痛水平，选择合适时机按压（激活）镇痛道路，并明确缓解疼痛的目标[2]。此外选择用药需特别小心，比如考虑应用镇吐药或使用阿片类药物时添加长效局麻药等[4]。使用阿片类药物的风险，不仅在于患者生命体征的变化（呼吸抑制），还必须考虑可能引起阿片危象的药物剂量[4]。因此，研究人员正在评估非阿片类药物用于 AACA 或 ACAA，但是目前仍然采取小剂量阿片类药或与非阿片类药镇痛药联合使用[4]。由于阿片类药物满意的镇痛效果，在患者发病时首选的仍然是阿片类药物[4]。

二、使用 AACA 的伦理支持

《护士道德守则》（*The Code of Ethics for Narses*）规定，护士必须支持并倡导人道且适度的患者护理，帮助解决患者的健康问题并提供临终关怀。AACA 可能产生"双重效应"，即在减轻痛苦和提高安慰的同时无意间导致患者死亡。从法律和道德上讲，提供者对意外死亡没有过错，因为治疗的目的是减轻患者的痛苦[2]。为了明确疼痛治疗药物的法律和道德关系，国际医疗卫生机构认证联合委员会（Joint Commission on the Accreditation of Health Care Organizations，JCAHO）于 2004 年发布了警报，明确了 ACAA 的人道做法，同时声明了代理 ACAA 存在的风险。然而，这一举措由

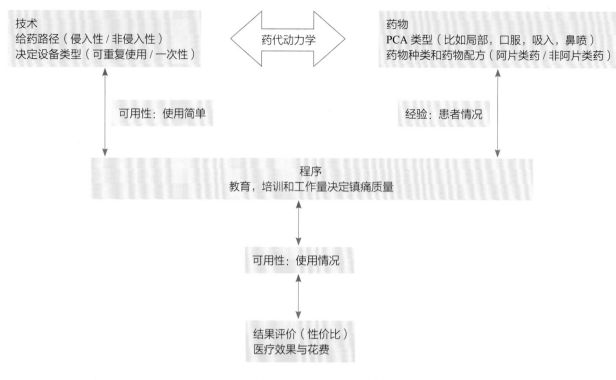

技术
给药路径（侵入性 / 非侵入性）
决定设备类型（可重复使用 / 一次性）

药代动力学

药物
PCA 类型（比如局部，口服，吸入，鼻喷）
药物种类和药物配方（阿片类药 / 非阿片类药）

可用性：使用简单

经验：患者情况

程序
教育，培训和工作量决定镇痛质量

可用性：使用情况

结果评价（性价比）
医疗效果与花费

▲ 图 48-1　药物控制镇痛示意
PCA. 患者自控镇痛

于取消识别授权代理人对 AACA 产生了负面影响。JCAHO 的声明，并非警报的初衷，美国疼痛护理学会甚至认为因此丧失了一个可行的疼痛管理方法 [4]。

三、实践建议

（一）适应证

ACAA 可用来治疗急性疼痛、慢性疼痛、分娩疼痛和术后疼痛。来自美国疼痛学会和美国麻醉医师协会的临床实践指南建议，如果患者亲属有要求，强烈推荐使用 ACAA 治疗术后疼痛 [5]。推荐用于 6 岁及以上需要镇痛数小时的患者，他们有能力了解和使用设备。ACAA 也可以用于像急诊室的急性疼痛患者，比如烧伤或外伤患者，他们需要持续注射阿片类药物 [6]。对慢性疼痛比如说转移癌的患者，使用 ACAA，也能获得许多益处 [7]。

（二）所用药物

阿片类药物和局麻药最常用，包括吗啡、氢吗啡酮和芬太尼。

（三）给药途径

这些镇痛药物可以通过静脉注射和经皮给药、外周神经管给药或者椎管内给药 [8]。阿片类药物可以单独通过静脉 ACAA 给药，也可以复合局麻药用于椎管内 ACAA。

（四）"评估"

应在执行操作前行认知评估，确保患者有理解和使用 ACAA 的认知能力。通常由护理团队在注药物期间进行镇痛水平评估，为预防过度镇静和超量用药，镇静评估也是非常重要的 [9]。

（五）镇痛泵设置

通常给予初始负荷量以达到镇痛药的最小有效浓度。为了获得稳定的最小有效浓度，除给予 ACAA 之外需要设置一个持续（基础）的静脉输注，而且不推荐用于未用过阿片类药物的成年人或者老年人。当患者按下按钮就可以完成单次剂量的注射。为避免超剂量用药可以设置锁定间隔，确保在两次单次剂量的时间间隔内按压按钮无效 [10]。1h 或 4h 的时间限制，可以限制注射药物总量，保证了用药安全，避免过度用药。请参见表48-2。

结论

ACAA 的适应证包括急性疼痛、慢性疼痛、术后疼痛和分娩疼痛。美国疼痛学会和美国麻醉医师协会临床实践指南建议，如果患者亲属支持，强烈推荐使用 ACAA 管理术后疼痛。阿片类药物及经典局麻药，如吗啡、氢吗啡酮、芬太尼等是最常用的药物。可通过静脉、经皮、外周神经导管以及硬膜外等途径给镇痛药。实施 ACAA 前应当评估患者认知功能，确保患者有理解和使用 ACAA 的认知能力，在药物推注期间，护理团队应当持续进行疼痛评估，以判定镇痛水平。在开始的 24～48h，护士应当密切关注患者，每隔 1～2h 评估一下镇痛和镇静水平，因为在此期间患者容易出现通气不足和夜间低氧血症。药物控制镇痛是治疗急性疼痛、慢性疼痛、术后疼痛和分娩疼痛的有效方法。ACAA 运行需要一个健全的健康管理团队，这个团队成员包括内科医生、药师、护士和患者，健康管理团队的培训十分重要，培训内容包括用药路径、所用药物及用药方案、突发问题处理、操作前和操作后的评估以及这个方案的运行效果和评价等。

表 48-2　标准 ACAA 参数

药　物	负荷量	单次剂量	锁定间隔	持续输注 *
吗啡	3mg	1～2mg	10min	<0.5mg/h
芬太尼	20µg	10～50µg	10min	<5µg/h
羟吗啡酮	0.3mg	0.2mg	10min	<0.4mg/h

* 不推荐在无阿片类药物用药史的成年人或老年人中持续（基础）输注

改　编　自：Momeni M, Crucitti M, De Kock M. Patient-controlled analgesia in the management of postoperative pain. *Drugs*. 2006; 66(18): 2321-2337; Craft J. Patient-controlled analgesia: is it worth the painful prescribing process? *Proc Bayl Univ Med Cent*. 2010; 23(4): 434-438; Hutchison RW, Anastassopoulos K, Vallow S, et al. Intravenous patient-controlled analgesia pump and reservoir logistics: results from a multicenter questionnaire. *Hosp Pharm*. 2007; 42(11): 1036-1044. 文献 [10—12]

AACA. 药物控制镇痛

参考文献

[1] Pastino A, Lakra A. Patient controlled analgesia. In: *StatPearls* [Internet]. StatPearls Publishing; 2021. http://www.ncbi.nlm.nih.gov/books/NBK551610/

[2] Wuhrman E, Cooney MF, Dunwoody CJ, et al. Authorized and Unauthorized ("PCA by Proxy") Dosing of Analgesic Infusion Pumps: position statement with clinical practice recommendations. *Pain Manag Nurs* . 2007; 8 (1): 4-11.

[3] *APRN's Role in Ethical Prescribing Duquesne University* [Internet]. Duquesne University School of Nursing; 2018. https://onlinenursing.duq.edu/blog/aprns-role-responsibility-ethical-prescribing/

[4] Nardi-Hiebl S, Eberhart LHJ, Gehling M, Koch T, Schlesinger T, Kranke P. Quo Vadis PCA? A review on current concepts, economic considerations, patient-related aspects, and future development with respect to patient-controlled analgesia. *Anesthesiol Res Pract* . 2020; 2020 : 9201967.

[5] Chou R, Gordon DB, de Leon-Casasola OA, et al. Management of postoperative pain: a clinical practice guideline from the American Pain Society, the American Society of Regional Anesthesia and Pain Medicine, and the American Society of Anesthesiologists' Committee on Regional Anesthesia, Executive Committee, and Administrative Council. *J Pain* . 2016; 17 (2): 131-157.

[6] Grass JA. Patient-controlled analgesia. *Anesth Analg* . 2005; 101 (5 Suppl): S44-S61.

[7] Pastino A, Lakra A. Patient controlled analgesia. In: *StatPearls* [Internet]. StatPearls Publishing; 2021. http://www.ncbi.nlm.nih.gov/books/NBK551610/

[8] Aguirre J, Del Moral A, Cobo I, Borgeat A, Blumenthal S. The role of continuous peripheral nerve blocks. *Anesthesiol Res Pract* . 2012; 2012 : 560879.

[9] Overdyk FJ, Carter R, Maddox RR, Callura J, Herrin AE, Henriquez C. Continuous oximetry/capnometry monitoring reveals frequent desaturation and bradypnea during patient-controlled analgesia. *Anesth Analg* . 2007; 105 (2): 412-418.

[10] Momeni M, Crucitti M, De Kock M. Patient-controlled analgesia in the management of postoperative pain. *Drugs* . 2006; 66 (18): 2321-2337.

[11] Craft J. Patient-controlled analgesia: is it worth the painful prescribing process? *Proc Bayl Univ Med Cent* . 2010; 23 (4): 434-438.

[12] Hutchison RW, Anastassopoulos K, Vallow S, et al. Intravenous patient-controlled analgesia pump and reservoir logistics: results from a multicenter questionnaire. *Hosp Pharm* . 2007; 42 (11): 1036-1044.

第 49 章　物理治疗和康复医学

Physical Therapy and Rehabilitative Medicine

Hannah W. Haddad　Linh T. Nguyen　Randi E. Domingue　Elyse M. Cornett　Alan David Kaye　著

樊　娟　译　　王存斌　校

疼痛几乎影响着每个人，同时也是导致残疾、高发病率、高死亡率、影响生存质量和增加医疗费用的一个主要因素。疼痛患病率的增加归结于许多因素，包括人口老龄化、肥胖症患者人数的增长、创伤性损伤的救生治疗以及外科手术和医学诊疗的改善。随着急、慢性疼痛发病率的增加，制订防止急性疼痛向慢性疼痛进展的治疗计划是至关重要的[1]。当前疼痛治疗的选择包括口服药物治疗、康复措施、程序化选择，最后是外科手术治疗[2]。药物干预只能提供暂时的缓解，并且会导致不良的不良反应。就使用阿片类药物而言，风险可能是伴随而来的药物滥用或成瘾。注射、神经阻滞、组织消融、脊髓刺激器和疼痛泵是一些疼痛的程序化选择。外科手术经常是作为不可控制性疼痛治疗的最后措施，但其价格昂贵，而且可能不能提供预期的效果[2]。

在疼痛的急性阶段，实施康复治疗的目的是控制疼痛、恢复功能以维持生产力，并防止慢性疼痛的发展。常见的干预措施包括物理治疗（physical therapy，PT）和锻炼、脊柱推拿、认知行为疗法、冥想、针灸疗法和按摩疗法[4]。PT和康复治疗已被用于治疗低位腰痛、关节痛、颈部疼痛和头痛，这些都是美国最常见的疼痛类型。

PT和康复疗法是安全有效的治疗措施，应该考虑并且纳入疼痛管理的治疗计划[3]。

因此，本章回顾了疼痛的流行病学、病因学、危险因素和病理生理学。也讨论了康复疗法对急性疼痛的效果，并回顾了这些治疗方案对使用阿片类药物控制疼痛必要性的影响。

一、病因学、流行病学、危险因素、病理生理学

（一）流行病学

急性疼痛是个人寻求康复治疗的最常见的原因之一，通常是通过物理治疗[5]。这可以归因于那些具有急性疼痛症状的人相当普遍。因为疼痛是一种个人的、受各种因素影响的主观体验，其确切流行率难以量化。患者自诉报道调查已被用于尝试和定义疼痛的流行病学。美国这样一项研究记录：1.261亿（55.7%）成年人在接受调查中报道了一些疼痛[5]。此外，从2002年到2018年，美国人的疼痛趋势增长了10%（代表1050万成年人）[5]。

肌肉骨骼疼痛疾病对全世界康复医学需求的影响最大。据估计，全球有17.1亿人患有肌肉骨骼疼痛。在美国，大约79%的PT涉及肌肉骨骼疼痛综合征（musculoskeletal pain syndromes，

MPS）[6]。肌肉骨骼疼痛包括各种各样的病理变化。经常接受治疗的疼痛区域包括脊柱、臀部、膝盖和肩膀[7]。表 49-1 总结了临床上常见的肌肉骨骼疼痛疾病。其他经常通过肌肉骨骼康复治疗的急性疼痛情况包括截肢、扭伤、拉伤、关节脱位、撕裂和骨折[5]。

（二）病因学

有一些因素被认为导致了需要康复的急性肌肉骨骼疼痛的增长。目前对体育活动的关注度提高导致 MPS 增加。这些与运动相关的疼痛状况通常是由于过度使用或是意外伤害造成的[9]。办公桌工作岗位的增加和办公室屏幕时间的增加

也导致了肌肉骨骼疼痛的发生率的增加，特别是上肢。长期的办公桌和电脑工作与颈部、手腕、背部疼痛以及腕管综合征有关[10]。增加和过度使用手机同样与更高的颈部和上背部疼痛发生率有关[11]。此外，平均寿命的延长导致了更多的老年人寻求与退行性改变相关的 MPS 的康复[12]。

（三）危险因素

多学科康复医学旨在解决急性疼痛的主要驱动因素，解剖或生理病理学以及其他起作用的心理风险因素[13]。工作场所环境和职业存在潜在的生物力学风险，因为长时间的坐姿、重复的动

表 49-1　按解剖区域列举常见的局部肌肉骨骼疼痛疾病

解剖区域	常见疼痛疾病			
头部和颈部	非特异性颈部疼痛	颞下颌关节紊乱		
	肌收缩性头痛	神经根型颈椎病		
	斜颈	胸廓出口综合征		
胸部	肋软骨炎	剑突痛		
	下肋骨疼痛综合征	Tietze 综合征		
上肢	腕管综合征	肩袖病变	肩峰下滑囊炎	髁上炎
	三角肌腱病	肱二头肌腱病	鹰嘴滑囊炎	掌腱膜挛缩
	粘连性关节囊炎	肘管综合征	狭窄性腱鞘炎	
下肢	髌骨疼痛综合征	跟腱病	跗管综合征	髌前滑囊炎
	髂胫束综合征	外胫夹	足底筋膜炎	莫顿神经瘤
	腘窝囊肿	腹股沟滑膜炎	跖骨痛	胫骨粗隆骨软骨病
臀部和背部	梨状肌综合征	大粗隆滑囊炎	髂耻滑囊炎	
	感觉异常性股痛	坐骨滑囊炎	非特异性腰痛	
其他	骨关节炎	纤维肌痛		
	类风湿关节炎	肌筋膜痛综合征		

引自 Cieza A, Causey K, Kamenov K, Hanson SW, Chatterji S, Vos T. Global estimates of the need for rehabilitation based on the Global Burden of Disease study 2019: a systematic analysis for the Global Burden of Disease Study 2019. Lancet. 2020; 396(10267): 2006-2017, 文献 [8]

作、笨拙的姿势和用力过度都已被认为是导致急性肌肉骨骼疼痛的工作场所风险[14]。体育活动和参与运动是一种常见的生物力学损伤导致急性疼痛的相关危险因素[15]。外科手术经常引起术后疼痛，是急性和慢性疼痛的危险因素[16]。使用康复药物治疗急性疼痛疾病的其他常见危险因素包括肥胖、妊娠、分娩、风湿病、纤维肌痛和癌症[17]。

诸如抑郁、压力、焦虑、恐惧和灾难化等心理因素的影响是加剧和延长疼痛的一个因素[18]。此外，很少数研究表明青少年的社会心理困境和不良健康行为是成年期发生肌肉骨骼疼痛的风险因素。这些危险行为包括外在症状（冲动控制不良、不依从性、攻击性）、内在症状（焦虑、悲伤、社交退缩）、吸烟、饮酒和缺乏体育活动[18]。新的证据表明，患者和医生之间强有力的治疗联盟可能有助于调解负面的心理症状并改善康复期间的疼痛预后[19]。

（四）病理生理学

肌肉骨骼疾病包括退行性和炎症性病变，它们往往对各种生物学功能产生不利影响而导致急性疼痛。通常，这些疾病会导致流动性、生产力、社会互动和整体生存质量的下降。管理不当的急性疼痛可能诱发病理生理学上的神经适应，促进慢性疼痛的发展。在此，我们简要讨论了一种与 MPS 密切相关的综合征的假设发病机制，定期进行肌肉骨骼康复治疗。

据报道，有 30%～93% 的肌肉骨骼疼痛源于肌筋膜，从而导致一组被称为肌筋膜疼痛综合征的疾病。肌筋膜疼痛综合征的确切发病机制尚不清楚；然而，有一种理论是基于乙酰胆碱在运动终板异常积累的影响。这种积累据说会导致肌肉的持续收缩，从而扰乱了局部能量的失衡，导致局部缺血。因此，痛觉介质的表达增加，如P 物质和降钙素基因相关肽，促进疼痛超敏反应。由此产生的神经离子中枢兴奋性可以通过许多不同的康复治疗进行管理，稍后将进行详细讨论[20]。

二、急性疼痛的物理治疗和康复治疗

康复医学是一个致力于恢复健康和恢复功能的医学分支。康复医学通常包括许多卫生保健的分支，由一个跨学科的专业医疗人员团队组成，包括理疗师、神经学家、心理学家、物理治疗师、职业治疗师和语言病理学家。这一医学分支提供了有针对性的干预措施，以减轻急性和慢性肌肉骨骼疼痛和优化生存质量。康复策略可以用以下类别来描述：疼痛感知的操控、疼痛结构的稳定、痛觉通路的调节和软组织疼痛的减少。通过多学科和综合的方法将康复策略整合到疼痛管理中，可以更有效地治疗急性疼痛[12]。

（一）理疗学

理疗和康复（physical medicine and rehabilitation, PMR）是一个多方面的领域，包括疼痛管理的一个亚专业重点。从事 PMR 的医生，通过介入疼痛治疗、镇痛药物、物理治疗和促进综合康复，诊断和管理肌肉骨骼和神经系统的急性疼痛障碍。理疗师是受过培训的专家，领导综合的、多学科的康复团队致力于恢复患者的健康和功能[21]。

一个由理疗师精心策划的康复计划提供了更好的患者预后，使患者快速康复并且降低成本。证据表明，在腰痛急性期进行理疗会诊可以显著降低手术干预率并且提高成本效益。此外，当联合急诊科治疗背痛时，理疗师可以更好地发现和诊断危重情况，并显著减少返回急诊科的次数。PMR 提供了一个疼痛管理整体观点的中间步骤，并强调了康复过程中共享决策的重要性[21]。

（二）物理疗法

急性或慢性疼痛的患者经常担心运动和锻炼会导致再损伤和损伤加重，从而加重疼痛。然而，情况并非总是如此。物理疗法（physical therapy, PT）是一种常规结合身体运动的康复疗法，已被证明可以成功地管理各种类型的疼痛，应被视为急性疼痛管理综合治疗计划的一部分。

PT 的一个相关目标是通过减轻疼痛症状和增加运动的耐受性，尽量减少残疾、痛苦。物理治疗师用来调节疼痛的一些方法包括运动疗法、手法治疗、超声、短波透热、经皮神经电刺激和神经刺激技术。一种识别最有效的 PT 实施模式的新方法是基于识别患者的疼痛机制类别。在这种基于机制的方法中识别的五种疼痛机制包括伤害感受性、神经性、伤害性、社会心理性和运动性。相关的疼痛机制是通过患者病史的自诉报道、问卷调查和定量感觉测试来确定的。疼痛机制的评估有助于物理治疗师为那些遭受疼痛的患者提供个性化的护理和精准的医疗 [22]。

（三）运动疗法和手工康复治疗

运动和手工疗法是两种最常用的 PT 治疗方法。在此我们简要地讨论这些疗法临床收益背后的机制。表 49-2 提供了关于这两种模式的文献证据摘要。

运动疗法已被证明在治疗这五种疼痛机制引起的疼痛时是有效的 [22]。关于治疗性运动如何影响疼痛的理论有很多。最近的研究证实，运动通过减少离子通道的表达和增强抗炎细胞因子白细胞介素 –10 和内源性镇痛成分 57（59–61）的释放来降低痛觉感受器的兴奋性。运动也被表明可以通过机械性刺激下行抑制系统和内源性阿片类物质的表达来降低与恶性肿瘤性疼痛相关的中枢兴奋性 [27]。动物试验表明，定期的运动训练通过调节 5– 羟色胺能系统，促进神经和组织愈合，并通过增加白细胞介素 –4 和 M2 巨噬细胞的表达诱导镇痛来改善神经性疼痛。此外，改善与社会心理疼痛相关的许多因素（灾难化、抑郁、焦虑）是定期体育活动的一个公认的好处 [5]。

手工疗法包括软组织按摩、肌肉推拿、关节活动和拉伸等技术。这些技术已被证明可促进抗炎介质的表达，减少促炎元素，刺激内源性镇痛系统，并促进组织修复。在各种肌肉骨骼疼痛疾病中，手工疗法的临床益处已被证明，其可以为各种肌肉骨骼疼痛障碍患者缓解疼痛、改善功能和增加运动范围 [27]。

结论

据估计，一年内有 1.26 亿美国人遭受过不同程度的疼痛，而且由于人口老龄化、肥胖以及医疗和手术治疗的发展，其患病率持续增加。除了对心理和社会产生影响外，疼痛对身体健康也有重要影响。仅在美国，每年就因慢性疼痛而损失 5600 亿～6350 亿美元。这包括治疗费用以及影响生产力和工作而造成的收入损失。除经济负担外，疼痛还会导致无法进行日常生活、生存质量下降和自杀风险增加。因此，及时控制急性疼痛以防止慢性疼痛的发展及其对个人的额外影响变得非常重要。

由于疼痛的异质性，为患者制订的治疗方案必须满足个人需求。目前疼痛管理多模式方法包括使用药物、非药物和外科手术。为了应对阿片类药物危机、无效的程序和手术，非药物选择得到了大力推动。这些选择包括 PT 和康复医学，其中包括脊柱推拿、针灸、认知行为疗法、冥想和按摩疗法。这些方法已被证明是安全的、有效的、成本效益好的，并且减少了在治疗疼痛时使用阿片类药物的需求。总体来说，PT 和康复技术应该与药物选择相结合用于控制疼痛，而实施的方法必须适应个人的需要。

表 49-2　急性疼痛状态中运动和手法治疗的系统回顾和 Meta 分析

第一作者和年份	目　的	数据库和搜索周期	纳入研究的数量和入选标准	关键发现	结　论
Haik 等 (2016)[23]	评价关于 PT 对肩峰下疼痛综合征患者疼痛、功能和关节活动度的影响效果的证据	PubMed, Web of Science, CINAHL Cochrane, EMBASE, LILACS, IBECS, SCIELO 起始日期：2015 年 4 月	• 64 项 • 研究设计：随机对照试验和准随机对照试验 • 人群：≥18 岁的男性和女性，经影像学、Neer、Hawkins 或 Jobe 试验或肩部外旋疼痛被诊断为肩峰下疼痛综合征患者 • 干预：所有主动或被动 PT 干预的类型 • 对照：无干预组、假手术组、安慰剂组、其他 PT 模式组、手术干预组 • 结果：≥1 项的疼痛、功能 / 残疾、关节活动度	• ET 在改善疼痛、功能和短期和长期 ROM 的有效性显示出强有力的证据，等同于手术干预，优于安慰剂。JM 和 ET 的联合应用显示出减轻疼痛和短期内增加功能的强有力的证据 • 单独 MT、热透和 TENS 有效性的证据有限 • 得出低水平激光、超声和拍打有益处的结论，为中到高水平的证据	ET 应该是改善疼痛、功能和关节活动度的一线治疗方法。JM 和 ET 联合应用可以加快短期临床疗效。根据试验结果，不推荐低水平激光治疗、超声治疗和拍胶带治疗
Steuri 等 (2017)[24]	评价对肩关节撞击患者的疼痛、功能和关节活动度的保守治疗的效果	MEDLINE, CENTRAL, CINAHL, EMBASE, PEDro 起始日期：2017 年 1 月	• 200 项 • 研究设计：随机对照试验 • 人群：≥18 岁的男性和女性，影像学诊断为肩撞击或符合≥1 项"肩痛主诉"疼痛诊断标准 • 干预：≥1 项保守干预 • 对照：任何其他干预措施 • 结果：疼痛、功能和关节活动度	• 疼痛情况 • ET 优于非运动对照组（SMD−0.94, 95% CI −1.69～−0.19）。特殊运动优于一般运动（SMD−0.65, 95% CI −0.99～−0.32）。MT 优于安慰剂（SMD−0.35, 95% CI −0.69～−0.01）。ET + MT 短期内优于单独 ET（SMD−0.32, 95% CI −0.62～−0.01）	对于肩关节的撞击，应考虑使用 ET。MT 可作为有益的补充

（续表）

第一作者和年份	目的	数据库和搜索周期	纳入研究的数量和入选标准	关键发现	结论
Hidalgo 等（2017）[25]	评价不同 MT 和 ET 方法治疗非特异性颈部疼痛患者中的有效证据	MEDLINE, Cochrane-Register-of-Controlled-Trials, PEDro, EMBASE 2000 年 1 月 –2015 年 12 月	• 23 项 • 研究设计：随机对照试验 • 人群：18—60 岁的男性或女性，I 或 II 级急性（<6 周），亚急性（6~12 周）或慢性（>12 周）颈部疼痛患者，位于颈上线和第一胸椎棘突之间的后颈部 • 干预：≥4 种 MT 类别中的 1 种：MT1= 用 HVLA 进行脊柱按摩；MT2= 低速动员，MET，软组织技术；MT3=MT1 和 MT2 的组合；MT4= 带有颈椎障碍的 MWM • 对照：无治疗，安慰剂，或其他常规保守治疗颈部疼痛 • 结果：疼痛，功能，生存质量	• 急性/亚急性颈椎疼痛发现：MT_1+ET 结果导致颈椎疼痛（$P<0.005$, SMD>2），残疾（$P<0.05$, SMD>1），和生存质量（$P<0.005$; SMD=1.14）明显改善。与基线相比，对斜方肌进行简单前后运动的 MT_2 在疼痛，功能和侧弯方面明显改善 • MT_3+ET 与 MT_2+ET 对颈椎和胸椎疼痛相比（$P<0.001$, SMD =0.96）和残疾（$P<0.001$, SMD=1.11）有显著差异，更倾向于 MT_3 + ET。与基线相比，4 周内 MT_2 + ET, MT_4+ET 和单独的 ET 在改善疼痛和残疾方面各组间无明显差异	该研究的结论是，将各种形式的 MT 与 ET 联合使用优于单独使用 MT 或 ET，并且操作不需要在症状等级上来改善颈部疼痛
Østerås 等（2017）[26]	与其他干预措施相比，评价 ET 在手部关节炎患者中的有效性	Cochrane Central Register of Controlled Trials, MEDLINE, EMBASE, CINAHL, PEDro, OTseeker 起始日期：2015 年 9 月	• 7 项 • 实验设计：随机对照试验 • 人群：>18 岁医生诊断为骨关节炎的男性或女性 • 干预：≥1ET 作为针对肌肉力量，关节活动度和关节稳定性的治疗方法 • 对照：无锻炼，不同的锻炼计划 • 结果：手疼痛，手功能，生存质量，影像关节改变，手指关节僵硬	• 与无 ET 相比，ET 改善了手部疼痛（5 项试验，SMD=0.27, 95% CI −0.47~−0.07），手部功能（4 项试验，SMD=0.28, 95% CI −0.58~−0.02），以及手指关节僵硬度（4 项试验，SMD=0.36, 95%CI −0.58~−0.15） • 有 1 项研究（113 例参与者）对生存质量进行了评估，该研究认为 ET 对生存质量的影响尚不确定（SMD=0.30, 95% CI −3.72~4.32）	该研究提供了低偏倚风险的低质量证据，ET 用于手部疼痛，功能和关节僵硬具有适度益处

（续表）

第一作者和年份	目的	数据库和搜索期间	纳入研究的数量和入选标准	关键发现	结论
Fredin 等（2017）[27]	评估 MT 和 ET 联合治疗在缓解 I ～ II 级颈部疼痛患者的疼痛和功能改善方面是否比单独 MT 或 ET 有效	EMBASE, MEDLINE, AMED, CENTRAL, PEDro 起始日期：2017 年 6 月	7 项 • 实验设计：随机对照试验 • 人群：>18 岁患有 I 级或 II 级颈部疼痛的男性和女性，无已知的潜在病理 • 干预：≥1MT 与≥1ET 的联合 • 对照：单独使用 MT 或 ET • 结果：疼痛强度 +/-，颈部残疾	• 在治疗后 12 个月内的任何时间，单独 ET 组和 ET+MT 组在静息时的疼痛强度、颈部残疾和生存质量方面均未发现明显差异。中等质量的证据报道了静息时疼痛的结果。低 - 中等质量的证据报道颈部残疾和生存质量	本研究的结论，在改善成人颈部疼痛强度、颈部残疾或生存质量方面，ET 与 MT 联合治疗并不比单纯 ET 更有效
Weerasekara 等（2018）[28]	评价 JM 对踝关节扭伤的疗效	MEDLINE, MEDLINE In-Process, EMBASE, AMED, PsycINFO,CINAHL, Cochrane Library, PEDro, Scopus, SPORTDiscus, and Dissertations and Theses 起始日期：2017 年 6 月	23 项 • 实验设计：随机对照试验，交叉研究，横断面研究，队列研究，病例系列研究 • 人群：所有年龄段患有 I 或 II 级急性或慢性外侧或内侧踝关节扭伤并接受 JM 治疗的男性和女性 • 干预：由治疗师对距小腿的、距下关节的或距腓骨间的关节行 JM 治疗 • 对照：任何保守干预（ET、抬高、冰敷、包扎），假干预或不干预 • 结果：疼痛、踝关节活动度，功能	• 与其他保守治疗相比，JM 在改善后内侧动态平衡方面收益效果显著而迅速。（P=0.0004）；对于背屈范围（P=0.16），静态平衡（P=0.96），或者疼痛强度（P=0.45）的短期改善无明显差异。 • 与对照组相比，JM 在短期内改善了负重背屈范围（P=0.003）	JM 可能有利于短期内改善动态平衡和背屈范围。JM 在疼痛管理方面似乎并不优于其他保守措施
Eckenrode 等 2018）[29]	与标准治疗或安慰治疗相比，评价单独 MT 治疗或辅助 MT 治疗在改善髋股疼痛自评功能方面的有效性	PubMed, Ovid, Cochrane Central Register of Controlled Trials, CINAHL 起始日期：2017 年 8 月	9 项 • 实验设计：有 >10 参与者与 <20% 退出的随机对照试验 • 人群：任何年龄或性别，诊断为膝关节前疼痛或髋股疼痛而无其他膝关节变的患者 • 干预：≥1 型 MT 指向髋股关节、LE 或腰骶关节，单独使用或辅助使用其他 PT 治疗 • 对照：标准治疗或假性干预 • 结果：疼痛 +/- 自诉问卷	• 与对照组或假性干预组相比，膝关节区域的 MT 在自述功能和疼痛方面有短期改善。这些结果对疼痛有临床意义。基于 3 项研究，腰盆腔 MT 改善疼痛的证据尚不明确	本研究认为，MT 可能有利于短期减轻髌股膝疼痛。MT 自诉疼痛能的改善是明显的，但没有临床意义

（续表）

第一作者和年份	目的	数据库和搜索期间	纳入研究的数量和入选标准	关键发现	结论
Karlsson 等 (2020)[30]	运动疗法对急性腰痛疗效的系统综述	PubMed, the Cochrane library, CINAHL, PEDro, Open Grey, Web of Science, PROSPERO 起始日期：2019年9月	• 24项关于21项急性人群随机对照研究的系统综述 • 实验设计：随机对照研究的系统回顾 • 人群：18—65岁的男性和女性，急性非特异性的腰痛 • 干预：物理治疗师使用的ET类干预措施 • 对照：安慰剂，假手术，不治疗，常规护理，最小干预，药物治疗，其他物理治疗 • 结果：疼痛，残疾，复发，不良反应	• 疼痛发现 • 一般ET：低到中等程度的证据显示，与任何对照组治疗相比，一般ET可能对疼痛影响几乎没有相关差异 • 稳定ET：低至中度证据显示稳定ET和其他ET之间在疼痛治疗后无明显差异 • Mckenzie ET：低至中度证据显示，Mckenzie ET与常规护理，脊柱按摩，教育指导和非留体抗炎药之间在疼痛方面没有相关差异	本研究的结论是与其他治疗方法相比，ET对急性腰痛患者的疼痛或残疾的差异很小。在决定是否应实施ET时，应考虑患者的偏好和相关医生的能力
de Melo 等 (2020)[31]	评价MT治疗与TMD相关的肌筋膜疼痛的疗效	Cochrane Library, MEDLINE, Web of Science, Scopus, LILACS, SciELO	• 5项 • 实验设计：随机对照试验 • 人群：根据TMD研究诊断标准患有肌筋膜疼痛的任何年龄或性别的患者 • 干预：≥1MT（活动、软组织、拉伸、按摩、温和的等距张力，或引导运动技术） • 对照：对照组采用其他治疗方法（药物、PT，咬合装置） • 结果：疼痛	• 在评估的279例患者中，156例接受了MT单独治疗或MT+咨询，其余123人被认为是对照组的一部分（n=15肉毒杆菌素注射液，n=20家庭PT，n=31天治疗，n=57咨询）。 • 高质量的证据表明，在所有被纳入的研究中，MT可以有效地缓解疼痛和改善下颌功能。MT在5项研究中有2项研究表明，MT在缓解疼痛方面并不优于教育咨询或肉毒杆菌素。仅咨询组和咨询+MT组之间的疼痛缓解没有明显差异	虽然MT被证明与改善缓解疼痛相关，但是本研究得出的结论是，在推荐MT作为TMD的治疗方法之前，还需要进一步的调查

PT. 物理治疗；ROM. 关节活动度；ET. 运动疗法；MT. 手法治疗；JM. 关节松动术；TENS. 经皮神经电刺激；SMD. 标准化差异；CI. 置信区间；HVLA. 高速低振幅；MET. 肌肉能量技术；MWM. 运动动员；SNAG. 动态关节松动技术；OA. 骨关节炎；LE. 下肢；NSAID. 非留体抗炎药；TMD. 颞下颌关节紊乱

参考文献

[1] Institute of Medicine (US) Committee on Advancing Pain Research, Care, and Education. Pain as a public health challenge. In: *Relieving Pain in America: A Blueprint for Transforming Prevention, Care, Education, and Research* [Internet]. National Academies Press (US); 2011. https://www.ncbi.nlm.nih.gov/books/NBK92516/

[2] Tick H, Nielsen A, Pelletier KR, et al. Evidence-based nonpharmacologic strategies for comprehensive pain care: the consortium pain task force white paper. *Explore (NY)*. 2018; 14 (3): 177-211.

[3] Nahin RL, Boineau R, Khalsa PS, Stussman BJ, Weber WJ. Evidence-based evaluation of complementary health approaches for pain management in the United States. *Mayo Clin Proc*. 2016; 91 (9): 1292-1306.

[4] Pergolizzi JV, LeQuang JA. Rehabilitation for low back pain: a narrative review for managing pain and improving function in acute and chronic conditions. *Pain Ther*. 2020; 9 (1): 83-96.

[5] Chimenti RL, Frey-Law LA, Sluka KA. A mechanism-based approach to physical therapist management of pain. *Phys Ther*. 2018; 98 (5): 302-314.

[6] Nahin RL. Estimates of pain prevalence and severity in adults: United States, 2012. *J Pain*. 2015; 16 (8): 769-780.

[7] Zajacova A, Grol-Prokopczyk H, Zimmer Z. Pain trends among American adults, 2002–2018: patterns, disparities, and correlates. *Demography*. 2021; 58 (2): 711-738.

[8] Cieza A, Causey K, Kamenov K, Hanson SW, Chatterji S, Vos T. Global estimates of the need for rehabilitation based on the Global Burden of Disease study 2019: a systematic analysis for the Global Burden of Disease Study 2019. *Lancet*. 2020; 396 (10267): 2006-2017.

[9] Tschopp M, Brunner F. Erkrankungen und Überlastungsschäden an der unteren Extremität bei Langstreckenläufern. *Z Für Rheumatol*. 2017; 76 (5): 443-450.

[10] Ye S, Jing Q, Wei C, Lu J. Risk factors of non-specific neck pain and low back pain in computer-using office workers in China: a cross-sectional study. *BMJ Open*. 2017; 7 (4):e014914.

[11] Zirek E, Mustafaoglu R, Yasaci Z, Griffiths MD. A systematic review of musculoskeletal complaints, symptoms, and pathologies related to mobile phone usage. *Musculoskelet Sci Pract*. 2020; 49: 102196.

[12] Briggs AM, Cross MJ, Hoy DG, et al. Musculoskeletal health conditions represent a global threat to healthy aging: a report for the 2015 World Health Organization World Report on Ageing and Health. *Gerontologist*. 2016; 56 (Suppl_2): S243-S255.

[13] Marin TJ, Eerd DV, Irvin E, et al. Multidisciplinary biopsychosocial rehabilitation for subacute low back pain. *Cochrane Database Syst Rev*. 2017; 6 (6): CD002193. https://www.cochranelibrary.com/cdsr/doi/10.1002/14651858.CD002193.pub2/full

[14] Nakatsuka K, Tsuboi Y, Okumura M, et al. Association between comprehensive workstation and neck and upper-limb pain among office worker. *J Occup Health*. 2021; 63

[15] Igolnikov I, Gallagher RM, Hainline B. Chapter 39: Sport-related injury and pain classification. In: Hainline B, Stern RA, eds. *Handbook of Clinical Neurology*. Elsevier; 2018: 423-430. https://www.sciencedirect.com/science/article/pii/B9780444639547000392

[16] Rawal N. Current issues in postoperative pain management. *Eur J Anaesthesiol*. 2016; 33: 160-171. https://journals.lww.com/ejanaesthesiology/Fulltext/2016/03000/Current_issues_in_postoperative_pain_management.2.aspx

[17] Torensma B, Oudejans L, van Velzen M, et al. Pain sensitivity and pain scoring in patients with morbid obesity. *Surg Obes Relat Dis*. 2017; 13: 788-795. https://www.clinicalkey.com/#!/content/playContent/1-s2.0-S1550728917300291?returnurl=https:%2F%2Flinkinghub.elsevier.com%2Fretrieve%2Fpii%2FS1550728917300291%3Fshowall%3Dtrue&referrer =

[18] Michaelides A, Zis P. Depression, anxiety and acute pain: links and management challenges. *Postgrad Med*. 2019; 131 (7): 438-444.

[19] Kinney M, Seider J, Beaty AF, Coughlin K, Dyal M, Clewley D. The impact of therapeutic alliance in physical therapy for chronic musculoskeletal pain: a systematic review of the literature. *Physiother Theory Pract*. 2020; 36 (8): 886-898.

[20] Cao Q-W, Peng B-G, Wang L, et al. Expert consensus on the diagnosis and treatment of myofascial pain syndrome. *World J Clin Cases*. 2021; 9 (9): 2077-2089.

[21] Pavlinich M, Perret D, Rivers WE, et al. Physiatry, pain management, and the opioid crisis: a focus on function. *Am J Phys Med Rehabil*. 2018; 97: 856-860.

[22] Gatchel RJ, Neblett R, Kishino N, Ray CT. Fear-avoidance beliefs and chronic pain. *J Orthop Sports Phys Ther*. 2016; 46 (2): 38-43.

[23] Haik MN, Alburquerque-Sendín F, Moreira RFC, et al. Effectiveness of physical therapy treatment of clearly defined subacromial pain: a systematic review of randomised controlled trials. *Br J Sports Med*. 2016; 50: 1124-1134.

[24] Steuri R, Sattelmayer M, Elsig S, et al. Effectiveness of conservative interventions including exercise, manual therapy and medical management in adults with shoulder impingement: a systematic review and meta-analysis of RCTs. *Br J Sports Med*. 2017; 51 (18): 1340-1347.

[25] Hidalgo B, Hall T, Bossert J, Dugeny A, Cagnie B, Pitance L. The efficacy of manual therapy and exercise for treating non-specific neck pain: a systematic review. *J Back Musculoskelet Rehabil*. 2017; 30: 1149-1169.

[26] Østerås N, Kjeken I, Smedslund G, et al. Exercise for hand osteoarthritis: a Cochrane systematic review. *JRheumatol*. 2017; 44: 1850-1858.

[27] Fredin K, Lorås H. Manual therapy, exercise therapy or combined treatment in the management of adult neck pain—A systematic review and meta-analysis. *Musculoskelet Sci Pract*. 2017; 31: 62-71. doi:10.1016/j. msksp.2017.07.005

[28] Weerasekara I, Osmotherly P, Snodgrass S, Marquez J, de

(1): e12194.

Zoete R, Rivett DA. Clinical benefits of joint mobilization on ankle sprains: a systematic review and meta-analysis. *Arch Phys Med Rehabil.* 2018; 99 (7): 1395-1412.e5.

[29] Eckenrode BJ, Kietrys DM, Parrott JS. Effectiveness of manual therapy for pain and self-reported function in individuals with patellofemoral pain: systematic review and meta-analysis. *J Orthop Sports Phys Ther.* 2018; 48: 358-371.

[30] Karlsson M, Bergenheim A, Larsson MEH, Nordeman L, van Tulder M, Bernhardsson S. Effects of exercise therapy in patients with acute low back pain: a systematic review of systematic reviews. *Syst Rev.* 2020; 9 (1): 182.

[31] de Melo LA, Bezerra de Medeiros AK, Trindade Pinto Campos M De F, et al. Manual therapy in the treatment of myofascial pain related to temporomandibular disorders: a systematic review. *J Oral Facial Pain Headache.* 2020; 34: 141-148.

第 50 章　加速康复外科与区域阻滞

Enhanced Recovery Pathways (ERAS) and Regional Anesthesia

Simrat Kaur　Bryant W. Tran　Marissa Webber　Melissa Chao　Anis Dizdarevic　**著**

张树波 **译**　郝　伟 **校**

一、加速术后康复理念的历史

加速术后康复（enhanced recovery after surgery，ERAS）是指多学科合作、以循证医学为基础所制订的围术期处理的一系列优化措施，旨在改善接受重大手术的患者的术后康复。丹麦结直肠外科医生 Henrik Kehlet 教授通过对缩短患者住院时间和改善患者术后恢复的围术期处理的研究，提出假设：多模式的临床干预可以很大程度上减少手术应激带来的不良转归，加速康复，降低术后发病率，并减少了总体的治疗费用[1, 2]。2001年，由 Olle 教授和 Fearon 教授领导，在欧洲成立了加速术后康复研究小组（ERAS study group）。该小组旨在以循证医学证据为基础，通过在各自的学术中心采用一系列围术期优化措施，以减少并发症，从而加速患者的术后康复。2010年，加速康复外科协会正式于瑞典成立，目的是在国际范围内推动和共享 ERAS 的相关研究，改进临床实践方案，扩展围术期处理的相关培训，协助该项目的实施与审计。自此，该协会主办了很多专题研讨会，并推动了瑞典医疗机构的第一个加速康复外科理念的成功应用，随后瑞士、加拿大、美国、西班牙等国家相继开展 ERAS 这一新型治疗模式。到了2016年，法国、德国、挪威、葡萄牙、荷兰、英国、墨西哥、巴西、哥伦比亚、阿根廷、新加坡、菲律宾、新西兰，以色列、乌拉圭和南非等许多国家也都相继落实和发展了这一模式[3]。

二、加速术后康复的内容和目标

ERAS 理念包括全面的、多模式的围术期处理的临床路径，目的在于通过这种新型的临床管理路径减少患者手术应激反应和降低对终末器官功能的损害。这一优化的临床路径根据临床干预的时机可分为术前、术中和术后[4]。ERAS 的核心措施主要包括：缩短患者禁食水时间和合理的营养策略心理咨询和合理营养水平；合理液体和碳水负荷避免长时间饥饿；标准化的麻醉和镇痛方案，如采用多模式镇痛和区域阻滞治疗；合理的围术期液体管理和维持体温的稳定；加强术后的早期活动，预防静脉血栓的形成。临床上，ERAS 的具体内容主要是以权威文献为依据，为特定实施的手术计划而制订的。

围术期患者的营养状况会严重影响术后转归，因此要高度重视营养与代谢问题，在纠正本身营养不足的基础上并优化营养状况是 ERAS 方案的重中之重。ERAS 合理的治疗方案可以避免围术期血糖过高，减轻术后胰岛素抵抗，减少蛋白质损失，改善肌肉功能，减少住院时间，节约住院费用等[5]。术中采取的措施包括使用短效麻醉药物，合理应用区域阻滞技术和强化非阿片类药物的阵痛管理方案。其他的重要措施还主要包括防止液体或盐的超负荷、防止术后恶心呕吐、避免放置引流管、尽早拔除导尿管、术后合理应用抗生素和早期防治血栓形成。并且通过使用液体加热器和身体保温装置维持正常体温。术后目标是优化镇痛，使其尽早在持续性的伤害性的应激反应中恢复过来，同时允许在恢复单元内外进行早期活动，进而尽早恢复肠道功能，并预防术后长时间肠梗阻。

三、患者术前宣教，术前准备与训练

做好术前患者宣教工作是手术成功与否的一个重要环节，对患者预后起着重要的作用。患者在术前应被告知手术相关的并发症及对机体的影响。ERAS 理念鼓励临床上对于患者术前准备发挥积极的作用[6]。术前较好的睡眠质量、合理服用高碳水化合物，以及术前适当的基础训练已经被证实了对于患者预后有有利作用，如使患者自身认识到这一点，他们将更积极的参与到术前准备中来。对于上述主要措施，展开来说：术前口服高碳水化合物可以有效降低术后胰岛素抵抗、恶心、呕吐的发生概率，缩短住院时间[6]；术前4～6周戒烟可减少气道分泌物并降低围术期的气道高反应性，此外，戒烟还可以减少伤口感染导致长期住院或再入院等并发症[6]；患者酗酒与术后并发症的发生和较长的住院时间有关，因此，术前的戒酒干预措施也应得到重视[6]。除此之外，患者还应该接受有关术后恢复的宣教并且采取正确的方式以达到术前的活动级别。如果患者术中采用了区域阻滞麻醉，其也应被告知相关风险和并发症。对于某接受连续区域镇痛的患者，更应该注意留置导管相关并发症，如导管脱落和感染等如居家时护理不周而导致的导管脱落和感染的风险。此外，还应对患者加强连续阵痛效果的宣教留置导管护理的培训，这将有利于镇痛效果的把控。上述所有关注点和注意事项均可以在患者术前首次就诊时进行详细交代并得到解决，从而完善术前的护理准备。

四、术前优化患者身体状况

除了术前对患者进行积极的围术期宣教，患者的病史采集及术前患者身体状况的优化也十分重要。如果术前不对患者进行基础病史的优化处理，一些慢性疾病将会与术后预后不良息息相关。主要包括术前控制不良的糖尿病、高血压、不稳定型心绞痛、心力衰竭、慢性阻塞性肺疾病、贫血、肾脏疾病或肝脏疾病。血糖过高与伤口愈合不良和围术期胰岛素抵抗相关，而高血压可显著增加脑卒中的风险。严重的慢性阻塞性肺疾病可导致机械通气时间延长，肝肾功能障碍可对围术期使用的某些药物的代谢产生负面影响。因此，一个手术候选人的病史可以指导临床医生进一步的检查与治疗，以对患者术前的身体状况进行优化。如术前的心脏超声检查、心脏压力测试、心导管检查和肺功能测试等。虽然这些进一步的检查与测验应于择期手术术前进行，但并不排除一些紧急情况下不允许患者进行完善的术前身体状况的优化准备。

此外，患者的既往病史不允许其接受某种类型的麻醉方式。如患有严重主动脉瓣狭窄的患者在拟行全膝关节置换术时更倾向于选择全身麻醉而非脊髓麻醉，因为与脊髓麻醉相关的交感神经张力和心排血量的降低会引发极为严重的风险和并发症[7]。而拟行动静脉瘘修复的终末期肾衰患者则更倾向于接受区域阻滞麻醉，考虑到交感神经阻滞引起的血管舒张有利于改善瘘管的通畅度，从而增加手术成功率和改善预后[7]。因此，系统、全面的采集患者的既往病史，可以指导临床在诊疗过程的最初阶段为手术候选人制订最适宜的麻醉方案。

五、术前疼痛优化与减轻焦虑

患者心理上和情绪上的准备是接下来需要关注的内容。通常情况下，接受手术的过程会引发患者术前的焦虑，在原有焦虑症状和存在慢性疼痛的患者中更为明显。其中一些患者可能缺乏就医经验或者存在其他状况，如药物滥用等。如果这些问题在术前没有得到合理解决，这可能会导致患者延迟出院、疼痛控制不佳和再入院等[8]。术前随访可以为患者提供术前焦虑应对机制、术前的疼痛感优化宣教手术疼痛的预先认知，以及术后的疼痛管理策略，这将有助于让患者了解与手术相关的真实的疼痛预期，了解采取何种方案缓解疼痛，并告之术后镇痛的目的是使疼痛达到一个让其能够忍受的程度而非使疼痛完全消失。此外，还应让患者了解阿片类药物的不良反应，以及阿片类药物依赖和成瘾的后果。如果患者有药物使用障碍，临床上可以将这类患者安排在成瘾药物门诊开具美沙酮和丁丙诺啡等药物，以降低阿片类药物戒断的风险。对于患者的基线疼痛水平应在其住院治疗期间持续应用，而对手术相关的附加疼痛应该安排额外的镇痛药物治疗。患者术前焦虑或抑郁会增加术后疼痛的风险[8]，因此，在选择性手术之前对这些情况进行筛选和充分的治疗是非常必要的。医院焦虑抑郁表可以用于筛查正在使用非药物治疗的心理障碍情况，如正念疗法与传统的认知疗法等，一般推荐患者在术前就诊时使用[8]。综上，术前进行全面的、具有指导意义的病史采集可以为患者术前提供更为优化的医疗资源，并对患者的预后，以及长期的身体状况产生积极影响。

六、术前禁食时间缩短与优化

术前禁食指南的进展是为了降低误吸及其相关并发症的发生、降低术后低血糖的严重程度，并提高患者术后的舒适度和满意度。修订的指南更侧重于确定足够的禁食时间，并在有特殊需要的情况下使用相关药物减少胃液残留量和防止胃酸 pH 过低。最新的指南要求在使用镇静药物前 2h 可饮用清饮料，以达到防止吞咽反射及上呼吸道保护反射消失引起的反流误吸[3]。指南要求禁食母乳为 4h，禁食牛奶和配方奶的时间为 6h，易消化的固体食物需要在手术前至少 6h 禁食，不易消化的食物术前至少禁食 8h。相关研究已经对最新指南进行了证实[9]。研究发现，清饮料与术前进食 4h 相比，禁食 2h 没有发现更大的益处，术前禁饮清饮料 2h 与 4h 相比，风险没有明显区别，但禁食禁饮清饮料 4h 的受试者口渴和饥饿感明显增加。目前的研究及权威建议表明，术前并不推荐常规使用巴胺拮抗药、组胺拮抗药、质子泵抑制药和抗酸药等帮助减少胃液残留量和提高胃酸 pH 的药物，但如果患者术前存在误吸风险，可以依据病情酌情使用。为确保合理用药以达到预期的效果，必须要掌握相关药物的药代动力学，以及诊疗规范与程序（表 50-1）。误吸可导致吸入性肺炎、呼吸道损害，以及患者显著的发病率和死亡率[9]。因此，完善的术前评估和术

表 50-1　预防误吸的药物				
药　物	给药途径	起效时间	持续时间	作　用
西咪替丁	口服，静脉注射	1～2h	4～8h	减少胃酸容量，降低酸度
雷尼替丁	口服，静脉注射	1～2h	10～12h	减少胃酸容量，降低酸度
法莫替丁	口服，静脉注射	1～2h	10～12h	减少胃酸容量，降低酸度
非颗粒性抗酸药	口服	5～10min	30～60min	增加胃液容量，降低酸度
甲氧氯普胺	口服，静脉注射	1～3min	1～2h	减少胃液容量，对酸度无影响

引自 Butterworth JF, Wasnick JD, Mackey DC. In: Malley J, Naglieri C, eds. *Clinical Anesthesiology*. 6th ed. McGraw Hill Education; 2018.

前准备对患者的手术结局至关重要。此外，根据患者的共患病特征识别出哪些患者更有趋势发生腹水、糖尿病、GERD、食管裂孔疝和肠梗阻是十分关键的，因此要更加关注此类患者的吸入性风险，适时采取合理的诊疗措施以降低相关风险。

七、手术应激的代谢反应

手术床上带来的应激反应会导致一系列激素和代谢的变化。这些激素的变化汇总见表 50-2。其中主要的激素变化包括皮质醇激素水平升高、胰岛素抵抗、高血管加压素的升高和甲状腺激素水平的降低[10]。皮质醇激素可引起蛋白质分解代谢和脂解代谢，导致糖异生[10]。然而，葡萄糖在手术应激之下不能被利用，从而导致血糖升高和伤口愈合不良。手术创伤带来的应激反应激活了下丘脑 - 垂体 - 肾上腺素轴，而抑制其负反馈机制，高水平的皮质醇激素并不能抑制 ACTH 的释放，进一步加重了损伤[10]。其他改变包括交感神经系统的激活导致的儿茶酚胺的释放，从而使心动过速和血压升高，这对缺血性心脏病患者来说是巨大的隐患。交感神经输出兴奋也会导致肾素释放增加，导致钠和水潴留，这对容量超负荷的患者来说可能是个问题[10]。因此，手术应激反应可能会对伤口愈合产生不良影响，并导致更高的术后发病率和死亡率。然而，这就是麻醉学科展现其重要作用与地位的重要方面。不同的麻醉方式对于手术应激反应的产生的作用也不尽相同，而某些麻醉方式可以降低这种应激反应。区域神经阻滞技术，如椎旁阻滞，已被证实可以降低乳腺癌乳房切除术期间的应激反应。与此同时，区域神经阻滞的应用可以产生更为强大的镇痛作用，从而减少阿片类药物的使用[11]。

八、围术期麻醉药的管理

麻醉可以在一定程度上降低手术带来的应激反应。首先，麻醉医生为患者选择最适宜的麻醉方案，如区域麻醉适用于肩关节置换、长骨的切

表 50-2　手术后的激素反应	
激　素	分泌变化
ACTH	增加
GH	增加
TSH	可能增加或减少
FSH 和 LH	可能增加或减少
AVP	增加
皮质醇	增加
醛固酮	增加
胰岛素	减少
胰高血糖素	增加
甲状腺素，三碘甲状腺氨酸	减少

ACTH. 促肾上腺皮质激素；GH. 生长激素；TSH. 促甲状腺激素；FSH. 卵泡刺激素；LH. 黄体生成素；AVP. 精氨酸加压素

引自 Desborough JP. The stress response to trauma and surgery. *Br J Anaesth*. 2000; 85(1): 109-117. doi: 10.1093/ bja/85.1.109.

开复位和内固定术及开腹手术等，对于局部感染、严重凝血功能障碍、局麻药过敏和患者拒绝的情况则禁止使用区域阻滞麻醉，而全身麻醉可能提供了一个更好的选择。

其次，是为患者确定一个有效的镇痛计划。传统上，阿片类药物用来减轻与疼痛相关的交感神经刺激。然而，多项研究表明，阿片类药物可以引发多种不良反应，包括术后呼吸抑制、意识抑郁、精神错乱、胃肠功能低下和肠梗阻等。这使以利多卡因、右美托咪定、氯胺酮等多种麻醉药物和区域神经阻滞、硬膜外镇痛等不同麻醉方式共同作用的多模态镇痛应运而生，极大减少了阿片类药物的使用，同时也充分保证了良好的镇痛效果。目前已有研究证实，利多卡因用于烧伤患者手术的麻醉，可以较少烧伤与手术相关的炎症反应[12]。其机制是通过抑制神经膜的通透性，阻断钠离子内流，抑制动作电位的产生和神经冲动的传导，改变大脑对疼痛的感知；而在外

周则于毒蕈碱和甘氨酸受体，从而增强内源性阿片类药物的产生，并且可减少血栓烷的产生，限制炎症的级联反应[13]。几种常见的口服或静脉注射镇痛药见表 50-3。在儿童腹腔镜结直肠手术的 ERAS 方案中减少了围术期阿片类药物使用的同时并没有出现疼痛评分的增高，而使术后肠功能恢复更快、住院时间缩短、30 天再入院率降低[14]。

周围神经留置导管主要通过局部麻醉沉积在神经周围而发挥作用，其中也包含外周神经分支所支配的肌肉平面上。临床上最常用的周围神经阻滞包括斜角肌间、锁骨上、锁骨下、股骨、腘窝、大隐静脉和腹横肌平面阻滞（表 50-4），其作用机制是阻断钠离子内流从而阻止动作电位的产生和神经冲动的传导，这些神经阻滞可用于定位于特定区域的手术，提供术中及术后的镇痛作

表 50-3　ERAS 方案中常用的非阿片类镇痛药

镇痛药	用药途径	作用机制
利多卡因	静脉注射，皮下注射	阻滞钠离子通道
氯胺酮	静脉注射，肌内注射	NMDA 受体拮抗药
右旋美托咪定	静脉注射	α_2 受体激动药
对乙酰氨基酚	口服，静脉注射，直肠	作用机制尚不清楚，有抑制环氧合酶的活性
非甾体抗炎药	口服，静脉注射	环氧合酶抑制药
加巴喷丁类	口服	钙通道阻滞药
再摄取抑制药	口服	选择性 5- 羟色胺再摄取抑制药

引自 Beverly A, Kaye AD, Ljungqvist O, et al. Essential elements of multimodal analgesia in enhanced recovery after surgery (ERAS) guidelines. *Anesthesiol Clin.* 2017; 35(2): 115-143. doi:10.1016/j.anclin.2017.01.018 . 文献 [13]

表 50-4　常用的外周神经阻滞

肌间沟阻滞	• 阻滞臂丛神经根 • 用于肩部和上臂手术
锁骨上阻滞	• 在分支水平阻滞臂丛 • 用于肘部或肘部以下的手术
椎旁阻滞	• 阻断脊神经 • 用于胸骨切开术、开胸术、乳房手术及涉及胸腹的各种手术
腹横肌平面阻滞	• 阻断肋间、肋下、髂腹下和髂腹股沟神经 • 用于开腹手术
内收管阻滞	• 阻断大隐神经和股内侧皮神经 • 用于膝关节或膝关节以下的手术，覆盖小腿内侧
腘窝阻滞	• 阻断腓总神经和胫神经 • 用于膝以下手术

引自 Butterworth JF, Wasnick JD, Mackey DC. In: Malley J, Naglieri C, eds. *Clinical Anesthesiology.* 6th ed. McGraw Hill Education; 2018.

用。硬膜外导管的功能是通过局部麻醉或阿片类药物作用在硬膜外腔内，局麻药通过阻滞脊髓神经上的钠离子通道而起作用，而阿片类药物则作用于脊髓的 μ 受体。这些周围神经导管还促进术中内和术后镇痛，允许促使患者术后早期活动，鼓励患者主动呼吸运动，以达到减少肺不张和肺感染等术后并发症。有研究指出，在 ERAS 通路下接受硬膜外镇痛的肝切除术患者在术后 24h、48h 和 72h 吗啡需求量显著减少[15]。周围神经阻滞的应用使我们更关注对手术特定区域的神经支配所产生的麻醉作用，进而很大程度上减少阿片类药物的使用及相关全身不良反应的发生。如外周神经导管和硬膜外导管可以应用于创伤较大的手术中，如大型开腹手术或关节置换手术等，这种技术助于在连续阵痛期间减少阿片类药物的使用。通常术后一周是围术期最为痛苦的阶段，而神经阻滞和硬膜外阻滞有助于患者在这期间有更为舒适的体验。

其他还需关注的问题包括维持体温的正常和预防术后恶心和呕吐（postoperative nausea and vomiting，PONV）。全身麻醉时，在第一阶段的第 1h 体温普遍下降 1～2℃，随后在第二阶段也就是接下来的 3～4h 体温逐渐下降，并在第三阶段达到稳定状态。患者围术期的低体温可以引发多种不良反应，包括心律失常、外周血管阻力增加、氧血红蛋白曲线左移、凝血功能障碍、精神状态改变、药物代谢受损、伤口愈合不良和感染风险增加等，因此在术中采取相应的措施维持患者体温的正常是非常必要的。PONV 可以延迟术后进食的时间并影响营养恢复，延长住院时间，降低患者的满意度，应通过充分的术前准备及预防措施将风险降至最低。根据患者自身的危险因素，可以选用相关用药（表 50-5）。PONV 的危险因素包括年轻、女性、无吸烟史、PONV 史、眼科或妇科手术，以及持续时间 30min 以上的手术。如果患者处于术后恶心呕吐发生的中度风险，应采用 1～2 种干预措施进行预防；如果患者处于术后恶心呕吐高风险，应使用 2 种以上的干预措施[16]。

九、术后处理：镇痛、早期进食与活动

为使患者术后尽早出院，避免住院时间延长相关并发症如感染、身体功能退化等的发生，合理的术后管理是必不可少的。如前文所述，应采用多模式疼痛管理策略可减少阿片类药物的使用和阿片类药物相关并发症，如呼吸抑制和药物依赖。多模式疼痛利用不同作用机制的药物采用多元化的给药方式调节不同部位的疼痛感受器及传导通路，从而干扰机体神经元的致敏，降低痛觉感受，促进术后早期功能锻炼。另外，术后早期

表 50-5 预防术后恶心呕吐的常用药物

药 物	用药途径	作用机制
昂丹司琼	静脉注射，口服	5-HT$_3$ 受体拮抗药
右旋美托咪定	静脉注射，口服	尚不清楚
普鲁氯嗪	静脉注射，肌内注射，口服，直肠	D$_2$ 受体拮抗药
东莨菪碱	透皮吸收	胆碱能受体拮抗药
阿瑞匹坦	静脉注射，口服	Nκ-1 受体拮抗药
异丙酚	静脉注射	尚不清楚

引自 Butterworth JF, Wasnick JD, Mackey DC. In: Malley J, Naglieri C, eds. *Clinical Anesthesiology*. 6th ed. McGraw Hill Education; 2018.

的营养摄入也同样重要，可以有助于减少胰岛素抵抗、减少氮元素的丢失，缓解分解代谢，减少肌肉组织的流失。早期活动对于促进患者术后深呼吸练习、防止肺不张及相关感染、加强肌肉组织、促进身体康复，以及尽早地安全出院也至关重要。

已有相关研究表明，周围神经阻滞并不会妨碍患者术后的早期活动，因此应尽可能将周围神经阻滞纳入 ERAS 方案。除此之外，全身麻醉相比较，接受区域麻醉的患者术后跌倒率显著降低[17]。

结论

术前评估是充分准备患者进行择期手术术前准备中的最重要的措施。术前宣教使患者更能主动的参与并主导围术期的管理中来。为确保患者围术期的安全，确保预后，必须从全面的术前评估开始，并延伸至术中管理与术后康复的多环节管理措施。特别是在区域麻醉方面，患者在手术过程中往往是清醒的，应在术前与患者交流结合充分交流，并对围术期的镇痛效果制订合理预期。表 50-6 总结了可以改善手术结果的 ERAS 干预措施。

综上所述，区域阻滞麻醉已被认定为可以减

表 50-6 改善手术结果的 ERAS 干预措施	
术前	• 患者教育 • 优化患者的医疗条件 • 减轻疼痛和焦虑 • 戒烟和戒酒 • 碳水化合物的补充和禁食
术中	• 微创手术 • 尽可能使用局部阻滞 • 应用多模式镇痛 • 维持正常体温 • 预防 PONV • 维持体液平衡
术后	• 早期活动 • 早期营养 • 应用多模式镇痛 • 预防深静脉血栓形成 • 及时拔除导管及引流管

引自 Butterworth JF, Wasnick JD, Mackey DC. In: Malley J, Naglieri C, eds. Clinical Anesthesiology. 6th ed. McGrawHill Education; 2018.

少术中和术后阿片类药物应用的最佳的疼痛管理措施，并提高患者的满意度，因此，此项技术应该尽可能与其他改善手术预后的 ERAS 干预措施一同应用于围术期的管理。

参考文献

[1] Kehlet H. Multimodal approach to control postoperative pathophysiology and rehabilitation. *Br J Anaesth.* 1997; 78 (5): 606-617. doi: 10.1093/bja/78.5.606

[2] Kehlet H, Mogensen T. Hospital stay of 2 days after open sigmoidectomy with a multimodal rehabilitation programme. *Br J Surg.* 1999; 86 (2): 227-230. doi: 10.1046/j.1365-2168.1999.01023.x

[3] Tanious MK, Ljungqvist O, Urman RD. Enhanced recovery after surgery: history, evolution, guidelines, and future directions. *Int Anesthesiol Clin.* 2017; 55 (4): 1-11. doi:10.1097/AIA.0000000000000167

[4] Varadhan KK, Lobo DN, Ljungqvist O. Enhanced recovery after surgery: the future of improving surgical care. *Crit Care Clin.* 2010; 26 (3): 527-547.

[5] Melnyk M, Casey RG, Black P, et al. Enhanced recovery after surgery (ERAS) protocols: time to change practice? *Can Urol Assoc J.* 2011; 5 (5): 342-348. doi: 10.5489/cuaj.11002

[6] Wainwright TW, Gill M, McDonald DA, et al. Consensus statement for perioperative care in total hip replacement and total knee replacement surgery: enhanced recovery after surgery (ERAS) society recommendations. *Acta Orthop.* 2019; 91 (1): 3-19. doi: 10.1080/17453674.2019.1683790

[7] Jorgensen MS, Farres H, James BLW, et al. The role of regional versus general anesthesia on arteriovenous fistula and graft outcomes: a single-institution experience and literature review. *Ann Vasc Surg.* 2020; 62 : 287-294. doi:10.1016/j.avsg.2019.05.016

[8] Doan LV, Blitz J. Preoperative assessment and management of patients with pain and anxiety disorders. *Curr Anesthesiol Rep.* 2020; 10 (1): 28-34. doi: 10.1007/s40140-020-00367-9

[9]   Abe K, Adelhoj B, Andersson H, et al. Practice guidelines for preoperative fasting and the use of pharmacologic agents to reduce the risk of pulmonary aspiration: application to healthy patients undergoing elective procedures. *Anesthesiology.* 2017; 126 (3): 376-393. doi: 10.1097/ALN.0000000000001452

[10] Desborough JP. The stress response to trauma and surgery. *Br J Anaesth.* 2000; 85 (1): 109-117. doi: 10.1093/bja/85.1.109

[11] Sessler DI, Pei L, Huang Y, et al. Recurrence of breast cancer after regional or general anaesthesia: a randomised controlled trial. *Lancet.* 2019; 394 (10211): 1807-1815. doi:10.1016/S0140-6736(19)32313-X

[12] Abdelrahman I, Steinvall I, Elmasry M, et al. Lidocaine infusion has a 25% opioid-sparing effect on background pain after burns: a prospective, randomised, double-blind, controlled trial. *Burns.* 2020; 46 (2): 465-471. doi:10.1016/j.burns.2019.08.010

[13] Beverly A, Kaye AD, Ljungqvist O, et al. Essential elements of multimodal analgesia in enhanced recovery after surgery (ERAS) guidelines. *Anesthesiol Clin.* 2017; 35 (2): 115-143. doi:10.1016/j.anclin.2017.01.018

[14] Edney JC, Lam H, Raval MV, et al. Implementation of an enhanced recovery program in pediatric laparoscopic colorectal patients does not worsen analgesia despite reduced perioperative opioids: a retrospective, matched, non-inferiority study. *Reg Anesth Pain Med.* 2019; 44 (1): 123-129. doi:10.1136/rapm-2018-000017

[15] Grant MC, Sommer PM, He C, et al. Preserved analgesia with reduction in opioids through the use of an acute pain protocol in enhanced recovery after surgery for open hepatectomy. *Reg Anesth Pain Med.* 2017; 42 (4): 451-457. doi:10.1097/AAP0000000000000615

[16] Butterworth JF, Wasnick JD, Mackey DC. In: Malley J, Naglieri C, eds. *Clinical Anesthesiology.* 6th ed. McGraw-Hill Education; 2018.

[17] Memtsoudis SG, Danninger T, Rasul R, et al. Inpatient falls after total knee arthroplasty: the role of anesthesia type and peripheral nerve blocks. *Anesthesiology.* 2014; 120 (3): 551-563. doi:10.1097/ALN.0000000000000120

第51章　急性疼痛管理的质量与安全考量
Quality and Safety Considerations in Acute Pain Management

John N. Cefalu　Brett L. Arron　著
葛胜辉　译　　李新鹏　校

疼痛是一种个体化体验，必须对其量化，以便临床医生进行评估和指导诊疗，从而可安全减轻疼痛。急性疼痛的不良后果包括增强生理应激，引发心血管不良结局，并影响患者术后恢复和康复的合作度。治疗旨在减少对疼痛的感知，同时权衡利弊，尽量减少有效诊疗的潜在不良后果。回顾衡量疗效的评估模式后发现，需将疼痛管理策略考虑在内。

一、患者安全与治疗质量的定义

加州大学旧金山分校 – 斯坦福大学循证实践中心之前将患者安全定义为"在一系列诊断或疾病中，降低诊疗相关不良事件风险的措施"[1]。这一定义强调了减少患者伤害对确保治疗安全的重要性，这一概念已在当前实践中得到证实，如"适当对高风险患者进行预防性治疗，以防出现静脉血栓栓塞"及"对合适的围术期患者使用β受体拮抗药，以降低围术期并发症及病死率"[1]。世界卫生组织指出，为实现医疗质量，"医疗保健必须安全、有效、及时、高效、公平和以人为本"[2]。

2000 年，医学研究所宣布：医疗保健的安全和质量"密不可分"，自此，对于提供医疗保健服务的人员来说，如何确保患者安全成了一个非常值得关注的问题[2]。随着医疗行为循证模式的

改进和信息技术的进步，医务人员之间的沟通变得更顺畅，医疗行为的安全性和有效性也显著提升。鉴于此，Donabedian 模型应运而生。通过医疗质量概念的三维内涵，即结构、过程和结局，该模型提取了医疗质量的相关信息，提供了考察医疗服务、评估医疗质量的框架[3, 4]。该模型虽然有助于评估医疗质量，但却并未考虑到患者本身的健康状况、经济条件或社会因素[3]。尽管如此，Donabedian 模型还是在医疗安全和质量评估方面发挥出了很好的效果。

在急性疼痛管理领域，相关的治疗选择虽呈指数级增长；但质量与安全管理制度仍存在疏漏之处，令医务人员举步维艰。

二、急性疼痛管理

患者出现疼痛时，首要任务是对其进行准确的疼痛评估。之后，医务人员才能启用疼痛缓解策略，并评估疼痛管理质量。若是评估不准确，未能采取正确的疼痛控制措施，会导致谵妄风险增加、并发症发生率和死亡率升高、住院时间延长，以及患者满意度下降。

实现安全有效的疼痛管理，需要克服多个障碍，包括系统相关障碍（缺乏循证和标准化的疼痛管理方案、专家和药物）、工作相关障碍（医护 / 护患间缺乏有效沟通、缺乏相关知识和技

411

能）、医疗相关障碍（知识缺乏及对成瘾的过量用药）、患者相关障碍（不愿使用镇痛药、担心其不良反应及成瘾性），以及护理相关障碍[5, 6]。此外，疼痛本身就具有复杂性、多维性和主观性，往往需要多学科合作才能实现有效管理。

当前，医疗保健机构需要收集和审查疼痛评估和管理相关数据，制订方案以尽量降低治疗相关风险，从而实现急性疼痛的安全管理及持续的质量改进[7]。

在医院内，护士与患者通常关系最为密切，因此，护士在疼痛评估中往往起着关键性作用。实际上，对于急性疼痛，护士可能在安全和正确评估方面发挥最根本最关键的作用。在有效的疼痛管理中，护理相关障碍包括知识缺乏、工作量大、时间紧迫，以及操作前医嘱不足[5, 6, 8]。

疼痛具有多维性和主观性。疼痛评估存在难度，因为临床医生必须综合考量心理、感官、社会和文化对患者疼痛体验感的影响。护士评估疼痛时，必须在患者报道中考虑到疼痛部位、加重和减轻因素、发生时间、持续时间、强度、既往任何疼痛治疗的有效性，以及患者配合康复计划的能力，以便全面评估和实施治疗计划。应将急性疼痛的评估频率标准化。不同场景可能存在较大差异，例如，重症监护室中每小时需要评估数次，而内科/外科病房每班评估一次[9]。注意，因为两次评估间期的干预可能并不充分，所以每次干预后需要及时再次评估疼痛，以帮助指导治疗。疼痛评估方法一致是质量改进的基础。理想方案是可以得到高灵敏度和特异性数据，可自动化进行，使用便捷，可为临床医生和医院领导层提供有益的反馈环。急性疼痛评估工具和方案不能转化用于慢性疼痛患者的管理，反之亦然，因为急性疼痛的来源往往已知，其理解和处理并不太复杂。

对于急性疼痛患者而言，必须获悉详尽、全面疼痛史，且必须将相关信息共享至管理团队。详细了解既往治疗方案、药物和非药物治疗模式及其有效性，对后续治疗有一定的指导意义。医务人员必须了解患者急性疼痛的生理及心理影响，患者对使用阿片类药物、抗焦虑药物或其他镇痛药物的态度，患者发生急性疼痛时的行为反应，以及是否有心理障碍病史。最后，临床医生必须获悉患者和家属的观点，了解其对先前、当下和未来治疗计划的了解程度和期望[9]。

当前疼痛评估的金标准仍为患者直接反馈，其并未考虑到呼吸频率、血压和心率等生命体征。急性疼痛管理中常用的疼痛评估工具包括视觉模拟评分法（visual analog scale，VAS）、数字分级评分法（numerical rating scale，NRS）、语言分级评分表（verbal rating scale，VRS）、修订版面部表情疼痛评分法（faces pain scale revised，FPS-R）、Wong-Baker 面部表情疼痛量表、麦吉尔疼痛问卷和晚期老年痴呆症疼痛评估（PAIN-AD）量表，详见表 51-1。

表 51-1 常见疼痛评估工具

- 视觉模拟评分法（VAS）
- 数字分级评分法（NRS）
- 语言分级评分法（VRS）
- 修订版面部表情疼痛评分法（FPS-R）
- Wong-Baker 面部表情疼痛量表
- 麦吉尔疼痛问卷
- 晚期老年痴呆症疼痛评估量表（PAIN-AD）

三、视觉模拟评分法

VAS 与 NRS 非常相似，是一种急性和慢性疼痛的测量方法，患者将在 $1 \sim 10$cm 的一条线段上选择一个测量值。0 分表示"无痛"，10 分表示"最痛"。这种评估具有能跟踪疼痛测量值的优势，与 NRS 类似。现已证明，在评定子宫内膜异位症相关疼痛（包括痛经、性交痛和非经期慢性盆腔疼痛）时，VAS 是最常见的评估方法[10]。VAS 还被证明对评估皮肤移植部位相关疼痛的临床意义重要性[10]。此外，Adamchic 等[11] 研究表明，VAS 还可评估急性和慢性耳鸣的响度和不适程度。

四、数字分级评分法

NRS 也是一种常用的疼痛量表，为 VAS 的数字版本。NRS 是一种主观评估，患者通过口头或书面形式，在水平线上选出其在过去 24h 经历的疼痛值，该水平线分为 11 个疼痛等级，从无疼痛（0 分）一直到难以忍受的剧痛（10 分）。这一评估方法适用于成人和 10 岁及以上儿童。其优点包括测试迅速（＜ 3min），可通过口头或书面的形式完成，使用时无须翻译。研究表明，NRS 是一种准确可靠的急性疼痛评级方法，灵敏度高，所得数据可用于统计分析[12, 13]。然而，需谨记，这种方法或许只能对疼痛强度做出可靠评估，其并未考虑到既往疼痛经历或疼痛强度随时间发生的变化。事实上，该测试可能只是 24h 经历的平均疼痛强度[12, 13]。数天到数周内使用 NRS 可让不同医务人员追踪患者的疼痛程度变化，从而优化诊断和治疗，并改善医务人员之间的交流。

五、语言分级评分法

VRS 由形容疼痛的简单字词组成，可让患者从中挑选出最应景的疼痛强度。形容词用于描述不同的疼痛强度，从"完全无痛"到"极度疼痛"[14]。使用形容词来描述疼痛强度的优点在于，可帮助患者和临床医生理解急性或慢性疼痛的性质，以期获得更有效的治疗。

虽然 VAS 与 NRS 存在较大差异，但一些研究表明，两者关联密切，且与其他疼痛评估工具亦密切相关[15, 16]。此外，VRS 提供了描述疼痛强度的词语，易于解释，可以让研究人员更深入了解患者疼痛性质之复杂。尽管所用的形容词为 4~15 个描述性词汇不等，并且在给出答案前，需患者理解各词汇，但参与者的依从性都较好。研究显示，VRS 能可靠评估认知完整和认知受损老年人群的疼痛情况[17]。

VRS 使用方便，易于解释，高效快捷。但对形容词的解释可能会受到年龄、性别、教育程度和评估前患者其他心理因素的影响。此外，有精神疾病病史或词汇量不足的患者可能无法准确评估其疼痛程度，因此需要使用人口统计学和临床因素来对评分进行调整。最后，VRS 的形容词数量有限，可能不足以满足某些人群的需求；与 NPRS 不同，若是将 VRS 翻译成不同的语言版本，是存在一定难度的，故而需要进行适当调整。

六、修订版面部表情疼痛评分法和 Wong-Baker 面部表情疼痛量表

FPS-R 和 Wong-Baker 面部表情疼痛量表最初是专为儿童开发的，但目前也普及至成年人和老年人当中[18]。FPS-R 为特定的面部表情赋予从 0（无疼痛）到 10（疼痛难忍）的分数，患者选择他们认为最有可能代表其疼痛程度的面部表情。FPS-R 改编自面部表情疼痛评分法（faces pain scale，FPS），不同的面部表情对应一个特定的分值，代表其所感知到的疼痛。同样，Wong-Baker 面部表情疼痛量表也使用了 6 个面部表情，依次从笑脸（0 分或无痛）到哭脸（10 分或无法忍受的剧痛）不等。疼痛情绪面部表情简单直观，特别适用于儿科和认知功能障碍患者使用，因为他们可能不知道如何用线性量表来评估疼痛。研究表明，FPS-R 能可靠地评估儿童和成人疼痛情况，但 Wong-Baker 面部表情疼痛量表仅在 18 岁以下的儿童中才能保证其有效性和可靠性[19-21]。

七、麦吉尔疼痛问卷

麦吉尔疼痛问卷也称为麦吉尔疼痛指数，是一种疼痛评估问卷，开发于 1971 年，可更明确地描述患者的疼痛强度，问卷表包括 20 组疼痛描述词，78 个描述性词汇[22]。通过这种方法，患者能够对其疼痛质量和强度进行较为全面的评价，并尝试回答以下问题[22]。

疼痛是种什么样的感觉？

疼痛如何随时间而变化？

疼痛有多强烈？

该问卷包含疼痛评级指数，该指数进一步划分为四部分问题，分别代表了疼痛的不同组成，包括感官、情感、评价，甚至还包括"其他"选项[22]。尽管这种评估或许能更好地描述和了解急性疼痛的性质，但测试时间可能长达30min[23]。此外，词汇量有限的患者可能难以理解问卷中的描述性词语。不过，这一问题可通过在评估过程中对特定的描述性词语下定义来解决[23]。之前的疼痛评估关注强度，而麦吉尔疼痛问卷关注疼痛性质。研究显示，麦吉尔疼痛问卷（MPQ）能准确、有效地评估癌痛[24]。

1987年，简化版MPQ（SF-MPQ）出现，其包括15个描述性词语，强度等级为0=无、1=轻度、2=中度或3=重度，研究表明，其与原版MPQ具有高度相关性[25, 26]。虽然SF-MPQ用于成人慢性疼痛，但2009年的修订版增加了神经病理性疼痛症状，并将量表更改为数值等级0~10，用于评估神经病理性疼痛和非神经病理性疼痛[27]。该修订版得名SF-MPQ-2，其在评估急性疼痛（包括下背部疼痛）评估中具有良好的有效性和可靠性[28]。

八、晚期老年痴呆症疼痛评估量表

对晚期痴呆症和谵妄患者的急性疼痛进行评估可能会非常困难。急性疼痛如果处理不当，则可能新发谵妄或加重原有谵妄，甚至是延长住院时间[29]。基于这些原因而设计了晚期老年痴呆症疼痛评估（PAIN-AD）量表。在疼痛综合诊疗方案中，正确使用PAIN-AD量表可增强疼痛防范意识，促进临床医生与患者的交流[30]。因此，可采用PAIN-AD量表对患者的行为进行评分，每项指标的分值范围为0~2，评估指标包括呼吸、不良发声、面部表情、肢体语言和可安抚性。1~3分代表轻度疼痛，4~6分代表中度疼痛，7~10分代表重度疼痛[31]。多项研究表明，对于罹患认知障碍或晚期痴呆而无法自我评定的患者，PAIN-AD量表能可靠并有效地评估其疼痛程度[32, 33]。

九、急性疼痛管理的质量改进

联合委员会要求医疗保健机构监测急性疼痛的管理情况，并实施质量改进措施，以确保患者的安全和高质量治疗。1995年，美国疼痛协会（American Pain Society，APS）制订了第一版质量改进指南，内容涵盖包括以下几方面[34]。

- 及时识别和治疗疼痛。
- 患者和家属参与疼痛管理计划的制订。
- 改善治疗模式。
- 重新评估并酌情调整疼痛管理计划。
- 对疼痛管理实施全程监测。

这些指南是为了强调对患者进行综合评估、预防性治疗和及时治疗的重要性。此外，这些指南基于神经可塑性在患者康复中所起的作用，强调个体化治疗、患者参与治疗计划的制订、消除不当做法，以及建立多学科诊疗制度。最后，医生应改进对疼痛强度、功能状态和不良反应的评估方法，纳入新的标准化质量改进（quality improvement，QI）指标及即将出台的国家评价指标。基于疼痛质量改进的研究结果，2005年对这些指南进行了修订[34]。自此，质量改进指南进一步更新，新增内容包括：6个质量指标，即用数字或描述性评级表记录的疼痛强度；频繁更新的疼痛强度；非肌内注射治疗的疼痛；联合运用多学科方法，定期使用镇痛药；疼痛的预防和控制应可提升患者的活动能力和生存质量；患者对疼痛管理有充分了解和认识[35]。更新后的APS问卷称为APS-POQ-R，可为医院内疼痛管理的质量改进提供有价值的数据。

高效的医疗保健机构可能采用多学科方法进行急性疼痛管理，制订明确方案及安全措施，采集数据以提升各种急性疼痛管理的质量。该方法要求医生、护士和其他参与患者治疗的医务人员与家属进行良好沟通。此外，应制订监控系统，监测疼痛控制不佳的情况，以便及时纠正，并持续提升疼痛管理的质量和安全性。

十、安全使用阿片类药物

2017 年，共 47 600 人死于过量服用阿片类药物。自 20 世纪 90 年代以来，麻醉药的过度处方问题便持续攀升，与此同时，患者仍未明确麻醉药的储存、使用和处置[36]。若是无节制地滥用处方阿片类药物，或储存不当，极易造成对药品的依赖，使其沦为毒品。为正确使用阿片类镇痛药，相关医务人员应发挥出关键作用，特别是安全问题频发的阿片类药物，如吗啡、氢吗啡酮和芬太尼。由于使用这些阿片类药物缓解急性疼痛存在安全问题，医务人员可能因为担心患者会出现危及生命的呼吸抑制，而犹豫是否应足量给药，结果既没有起到镇痛的效果，同时又引起了戒断反应。循证临床实践指南有助于制订安全有效的决策，以预防呼吸衰竭等情况的发生，并有助于为患者提供急性疼痛的相关知识。

众所周知，阿片类药物诱发的呼吸抑制（opioid-induced respiratory depression，OIRD）因患者而异，是多种因素共同作用的结果，包括药物遗传学、既往阿片类药物服用史和其他可能提供相加或协同作用的药物，如苯二氮䓬类药物。阿片类药物的使用时，镇静先于呼吸抑制，因此使用镇静量表，如 Richmond 躁动镇静评分量表（Richmond agitation and sedation scale，RASS）和 Pasero 阿片类物质诱导镇静量表（Pasero opioid-induced sedation scale，POSS），可评估中至重度疼痛的（阿片类初治和经治）患者在服用阿片类药物后是否会诱导持续镇静及呼吸抑制。这些量表可为护士提供阿片类药物初始给药及重新用药的安全时间，以及是否停用特定阿片类药物的相关信息。研究表明，RASS 和 POSS 对急性疼痛管理期间的镇静监测均具有可靠性和有效性[37]。Pasero 等推荐使用 Pasero-McCaffery 量表，其可用于评估镇静和 OIRD，从 S（睡眠，容易唤醒）到 4（嗜睡，查体反应最小或没有反应）。对于 S，1（清醒和警觉）和 2（轻微嗜睡，容易唤醒）时，可增加阿片类药物剂量；评估结果为 3（经常嗜睡、可唤醒、谈话时昏昏欲睡）时，这种镇静水平被视为不可接受，推荐将阿片类药物剂量减少 25%～50%，如无禁忌，则开具对乙酰氨基酚或非甾体抗炎药（NSAID），并监测镇静和呼吸状态，直到镇静水平 <3；4 级水平应停用阿片类药物，通知麻醉医生，给予纳洛酮，开具对乙酰氨基酚或 NSAID 控制疼痛，并监测镇静和呼吸状态，直到其低于 3 级[38]。在该量表的帮助下，护士可了解何时增加、减少或停用阿片类药物是安全的。

使用阿片类药物存在一个问题，即对于不同年龄和疾病状态下的个体，无法精确判断其是否起效、峰值效应和作用持续时间。例如，静脉注射（IV）氢吗啡酮（双氢吗啡酮）时，起效时间为 5min，镇痛作用达峰时间为 10～20min[40]。而静脉注射枸橼酸芬太尼的起效时间约为 60s，达峰时间为 2～5min，或许你就能理解医生开具的医嘱导致用药过量的原因——未等到最大峰值效应便已重新给药[41]。

二氧化碳描记监测可连续观察呼气末二氧化碳（end-tidal carbon dioxide，$ETCO_2$）和呼吸频率，因此可能是 OIRD 镇静监测的重要补充。相比于脉搏血氧饱和度（pulse oximetry oxygen saturation，SpO_2）和间歇性呼吸速率检查，持续监测 $ETCO_2$ 可让护士更早检出呼吸抑制。且将警报设置为特定呼吸频率时，可更及时地采取适当治疗。等到 SpO_2 降低（呼吸抑制的较晚期体征）时再开始治疗，可能为时已晚。然而，在大多数医疗保健机构，二氧化碳监测仅用于气管拔管后 24h 内，并未用于阿片类药物监测，除非患者存在阻塞性睡眠呼吸暂停（obstructive sleep apnea，OSA）或慢性阻塞性肺疾病。一项研究表明，老年人、女性、OSA、慢性阻塞性肺疾病、心脏病、糖尿病（diabetes mellitus，DM）、高血压病、神经系统疾病、肾脏疾病、肥胖及阿片类药物依赖患者、患者自控镇痛（patient-controlled analgesia，PCA），以及合用其他镇静药是 OIRD 的重要危险因素，这些患者的镇静和呼吸抑制的监测仍然很差[42]。对于存在这些风险因素的患者，建议加强镇静、呼吸频率、SpO2 和二氧化碳描记监测，以预防不良事件的发生[42]。

纳洛酮是阿片类受体拮抗药，用于治疗危及生命的 OIRD，未经医嘱，不得自行服用。应缓慢滴定低剂量纳洛酮，以避免发生不良反应。快速、大剂量纳洛酮逆转可引发重度非心源性肺水肿，即便低至 0.08mg 时，也会引起肺水肿[43]。通常认为该情况是阿片类药物逆转时过度释放儿茶酚胺所致。纳洛酮的其他不良反应包括高血压、室性心律失常、心搏骤停和癫痫发作。因此，给予纳洛酮时应慎重，每次 0.04mg 给药可减少相关不良事件的发生。

预防或调节疼痛感知是疼痛管理的首个战略步骤，或许亦是最重要的战略步骤。这些治疗模式对于实现这些目标具有先发优势，因此其认可度越来越高。其方法包括从切皮前静脉注射氯胺酮调节中枢神经系统的疼痛感知，到传导性和神经元靶向超声引导的区域麻醉，以及长效局部麻醉药物浸润的区域阻滞。这些减少阿片类药物使用的干预措施表明，在局部麻醉药效减弱后，疼痛减轻仍会持续很长时间[44]。

十一、多模式镇痛；质量与安全

多模式镇痛的目标是靶向多种疼痛途径，减少疼痛的持续时间和对阿片类药物的需求，实现预期质量并维持安全水平。减少阿片类药物用量提高了大多数治疗计划的安全性。针对特定外科手术而设计的多模式疼痛治疗方案，有别于一般解剖学特定的外科干预（如腹腔内手术）。目前正在为各种手术创建理想的多模式镇痛方案，因为这些方案也是研究的主题。许多方案还预先解决了阿片类药物的不良反应，包括术后和出院后恶心和呕吐（PONV、PDNV）、瘙痒、尿潴留和过敏反应。必须谨慎选择非阿片类镇痛药，以免出现协同呼吸抑制，例如，苯二氮䓬类和阿片类药物联合给药时会出现的情况。使用镇痛辅助药物，如非甾体抗炎药（Toradol）、对乙酰氨基酚、

α2 受体激动药（Precedex、可乐定、替扎尼定）、NMDA 拮抗药（氯胺酮、镁）、类固醇（地塞米松），以及局部麻醉和椎管内麻醉技术，可减少急性疼痛中阿片类药物的使用。

十二、胸位硬膜外麻醉

研究显示，在胸部手术和大型腹部手术中，成功使用胸段硬膜外麻醉（thoracic epidural anesthesia，TEA）可充分缓解患者在围术期疼痛。除了显著减少围术期阿片类药物使用外，该麻醉技术还可给患者带来以下益处：降低交感神经兴奋性、减轻心脏手术和非心脏手术中的缺血反应、增加肠道血液流量，抑制肿瘤的扩散[44]。对外科医生而言，这些益处包括增强术中肠道动力，可能改善食管憩室吻合口灌注和通畅性[44]。然而，TEA 也有风险，需谨防 TEA 灾难性并发症的出现。临床医生必须训练有素，了解 TEA 的相对和绝对禁忌证。TEA 的风险包括脊髓损伤、硬膜外血肿和硬膜外脓肿，但运用以下方法可预防这些并发症，例如，遵守无菌技术的操作原则，事先了解并接受抗血小板和抗凝治疗、血小板计数、既存凝血功能障碍的患者，尽量减少硬膜外放置尝试次数。

十三、在剖宫产的麻醉镇痛中鞘内注射阿片类药物

剖宫产（cesarean section，C-section）时，常鞘内注射阿片类药物麻醉（Intrathecal opioid anesthesia，ITOA），此方法可显著缓解患者的术后疼痛，同时让患者更早下地活动。ITOA 优势在于可延长阿片类药物的作用时间，减少给药剂量，降低母体的镇静程度，更早恢复肠道功能[45]。然而，业界一直认为 ITOA 的效果不如硬膜外注射阿片类药物，因为据报道，前者的呼吸抑制发生率较高[46]。通常认为阿片类药物通过对脑干呼吸中枢的直接作用，引发了 ITOA 呼吸抑制。例如，鞘内注射吗啡的峰值镇痛效应在给药后 45~60min，持续 14~36h，而呼吸抑制可发生于

3.5~12h 的两个峰值时间 [45]。虽然 ITOA 可减少阿片类药物的剂量，并降低多种不良反应，但对于 OSA 和病态肥胖等患者，必须在 ITOA 后进行监测，尤其是给予吗啡后。

十四、人因工程学、系统安全和追求卓越

通过识别风险和开发风险防范技术，实现临床信息的智能管控，减少医生和护理团队的工作量，可持续、显著和不断地提升患者的围术期安全。因此，人工任务耗时减少，更多时间可用于认知评估。在过去几十年中，这些技术的发展包括呼气末二氧化碳监测、脉搏氧测定、自动无创血压监测、自动安全检查麻醉药输送装置、呼吸器系统和流量性能监测仪的改进，以及床旁超声技术和血液分析。借助这些技术，临床医生可以有更多时间去分析数据，做出更明智的临床评估和决策。

在受控环境下，人类与技术的交互研究可改进监测质量、防范风险，以及提升临床性能。在围术期监测中，人类发挥着最重要的作用，但也最容易出现表现不佳的情况 [47, 48]。

从航空、航天和运输行业正在进行的安全分析可看出，人类的表现仍有局限性，这些结论也适用于人类在医疗保健领域的作为。由于生产压力、疲劳和分心，个人和高级管理人员在向患者提供安全的临床诊疗方面存在着重大的挑战。

考虑到生产压力，要保证效率，就得牺牲安全性，包括术前机器安全检查、全面术前评估和详细围术期记录。手术和恢复室之间的周转时间虽有准确记录，却很少在麻醉前对机器进行安全检查，也不常审核围术期记录、疼痛评估和适当治疗的准确性。生产压力会导致围术期镇痛减少，以便麻醉后尽快苏醒。

便携式电脑和计算机可用于录入围术期电子健康数据，虽然访问临床相关信息时很便利，但也会让人分心去查看个人消息，并浏览非临床相关的网络。这些可能使相关人员在患者护理（包括疼痛管理评估）中难以集中注意力。

为保证疼痛评估和管理工具的有效性，需持续、有效使用这些工具。结果的评估必须具有可重复性和可验证性。应比较患者离开麻醉恢复室时和到达护理科室时的疼痛评估结果。各护理科室所用的疼痛评估系统应保持一致。对于报道的疼痛评估的巨大差异，应在质量审查系统中解决。

发展安全文化对患者和组织均非常有利。医疗体系庞大而复杂，且往往涉及疑难杂症和卫生部门，无法完全避免临床中的不良事件（无论其程度大小）。对医疗不良事件报道进行奖励来改善安全系统，效果远比通过打击个别临床医生来改进更有成效。充分安全地减少围术期疼痛以达到一致效果，对广大患者来说是一个旷日持久的挑战 [49, 50]。

报告系统必须可在不登录计算机系统的情况下报道危急事件、未遂事件和不良事件。这一保障性措施旨在鼓励主动报道医疗安全事件，通过个人或患者家属的匿名，使其免受威胁或实际报复。通过一致的非惩罚性领导力，正向强化，以及系统的安全方法来了解医疗安全不良事件，可让治疗更安全、诊疗效果更好，临床医生具有更强的内在驱动力。

优质护理涉及快速获取药品和医疗用品。但处方药的滥用和不必要浪费会妨碍患者享受高质量、安全的医疗服务。处方药转为个人使用可能导致使用生理盐水或其他液体代替患者所需的镇痛药。安全系统应合理权衡患者治疗的合法快速获取途径、简单问责制与药品安全和问责流程 [48]。

十五、人力资本

一支健康、有内驱力的临床医生和工作人员队伍是卫生系统最有价值的资产。考虑到招聘、培训、整合和留住新员工的成本，人员流动太大往往会造成高昂的成本。重要的是，时刻把健康、安全和价值感铭记于心。构筑疼痛管理相关

的共同价值观需要时间，亦需对员工教育投资和比较绩效监控，对比其表现[50]。

结论

现有多种疼痛评估方法，包括 VAS、NRS、VRS、FPS-R、Wong Baker 面部表情疼痛量表、麦吉尔疼痛问卷和 PAIN-AD 量表，从这些方法中可看出临床医生进行疼痛评估和管理需要面临多么复杂的情境。若想提高疼痛评估和管理的质量，仍需要逾越巨大的障碍；然而，考虑到联合委员会的通用要求，已认证的医院将自发不断提高治疗标准。随着获得认证的医院急性疼痛评估和治疗质量的不断提高，当前阿片类药物使用危机也会不断得到改善。高质量急性疼痛管理包括使用最有效的疼痛评估工具，以及最有效的疼痛治疗药物或程序，将对患者造成伤害的风险降至最低，并继续改进当前治疗方案，同时提高医疗质量。此外，有效的急性疼痛管理涉及多学科方法，要求采取最有效的干预措施，各临床医生之间进行明确有效地沟通。通过这种沟通，分析既往干预措施的成败与治疗方案，以此来确定采用何种评估和管理措施。由于患者可能对治疗计划中使用的特定药物或干预措施的了解不足，因此，教育患者如何使用药物进行安全疼痛管理及了解基础疾病，对提高疼痛管理质量可能也很重要。最后，由于护士在预防急性疼痛治疗不足或过度治疗方面发挥着关键作用，当使用阿片类药物或其他辅助药物时，护士对镇静水平的监测可能会改善患者的在院安全。如需实现高质量和持续性的镇痛效果，则需进行团队建设、专业培训和在患者护理单位中进行持续高质量和可重复性的结果评估。

参考文献

[1] Shojania KG, Duncan BW, McDonald KM, Wachter RM, Markowitz AJ. Making health care safer: a critical analysis of patient safety practices. *Evid Rep Technol Assess (Summ)*. 2001;(43):i-x, 1-668.

[2] Institute of Medicine (US) Committee on Data Standards for Patient Safety; Aspden P, Corrigan JM, Wolcott J, Erickson SM, eds. *Patient Safety: Achieving a New Standard for Care*. National Academies Press (US); 2004.

[3] McDonald KM, Sundaram V, Bravata DM, et al. *Closing the Quality Gap: A Critical Analysis of Quality Improvement Strategies (Vol. 7: Care Coordination)*. Agency for Healthcare Research and Quality (US); 2007. (Technical Reviews, No. 9.7.) https://www.ncbi.nlm.nih.gov/books/NBK44015/

[4] Donabedian A. The quality of care. How can it be assessed? *JAMA*. 1988; 260 (12): 1743-1748. doi:10.1001/ jama. 260.12.1743

[5] Mdrzycka-Dbrowska W, Dbrowski S, Basiski A. Problems and barriers in ensuring effective acute and post-operative pain management—an International perspective. *Adv Clin Exp Med*. 2015; 24 (5): 905-910. doi: 10.17219/acem/26394

[6] Al-Mahrezi A. Towards effective pain management: breaking the barriers. *Oman Med J*. 2017; 32 (5): 357-358. doi:10.5001/omj.2017.69

[7] Tighe P, Buckenmaier CC III, Boezaart AP, et al. Acute pain medicine in the United States: a status report. *Pain Med*. 2015; 16 (9): 1806-1826. doi:10.1111/pme.12760

[8] Czarnecki ML, Simon K, Thompson JJ, et al. Barriers to pediatric pain management: a nursing perspective. *Pain Manag Nurs*. 2011; 12 (3): 154-162. doi:10.1016/j.pmn. 2010.07.001

[9] Wells N, Pasero C, McCaffery M. Improving the quality of care through pain assessment and management. In: Hughes RG, ed. *Patient Safety and Quality: An Evidence-Based Handbook for Nurses*. Agency for Healthcare Research and Quality (US); 2008. Chapter 17. https://www.ncbi.nlm.nih. gov/books/NBK2658/

[10] Sinha S, Schreiner AJ, Biernaskie J, Nickerson D, Gabriel VA. Treating pain on skin graft donor sites: review and clinical recommendations. *J Trauma Acute Care Surg*. 2017; 83 (5): 954-964. doi:10.1097/TA.0000000000001615

[11] Adamchic I, Langguth B, Hauptmann C, Tass PA. Psychometric evaluation of visual analog scale for the assessment of chronic tinnitus. *Am J Audiol*. 2012; 21 (2): 215-225. doi:10.1044/1059-0889(2012/12-0010)

[12] Williamson A, Hoggart B. Pain: a review of three commonly used pain rating scales. *J Clin Nurs*. 2005; 14 (7): 798-804. doi:10.1111/j.1365-2702.2005.01121.x

[13] Ferreira-Valente MA, Pais-Ribeiro JL, Jensen MP. Validity of four pain intensity rating scales. *Pain*. 2011; 152 (10): 2399-2404. doi:10.1016/j.pain.2011.07.005

[14] Haefeli M, Elfering A. Pain assessment. *Eur Spine J*. 2006; 15 (Suppl 1): S17-S24. doi:10.1007/s00586-005-1044-x

[15] Ohnhaus EE, Adler R. Methodological problems in the measurement of pain: a comparison between the verbal

rating scale and the visual analogue scale. *Pain*. 1975; 1 (4): 379-384. doi:10.1016/0304-3959(75)90075-5

[16] Jensen MP, Karoly P, Braver S. The measurement of clinical pain intensity: a comparison of six methods. *Pain*. 1986; 27 (1): 117-126. doi:10.1016/0304-3959(86)90228-9

[17] Bech RD, Lauritsen J, Ovesen O, Overgaard S. The verbal rating scale is reliable for assessment of postoperative pain in hip fracture patients. *Pain Res Treat*. 2015; 2015 : 676212. doi:10.1155/2015/676212

[18] Herr KA, Garand L. Assessment and measurement of pain in older adults. *Clin Geriatr Med*. 2001; 17 (3): 457-478. doi:10.1016/s0749-0690(05)70080-x

[19] Kim EJ, Buschmann MT. Reliability and validity of the Faces Pain Scale with older adults. *Int J Nurs Stud*. 2006; 43 (4): 447-456. doi:10.1016/j.ijnurstu.2006.01.001

[20] Hicks CL, von Baeyer CL, Spafford PA, van Korlaar I, Goodenough B. The Faces Pain Scale-Revised: toward a common metric in pediatric pain measurement. *Pain*. 2001; 93 (2): 173-183. doi:10.1016/s0304-3959(01)00314-1

[21] Drendel AL, Kelly BT, Ali S. Pain assessment for children: overcoming challenges and optimizing care. *Pediatr Emerg Care*. 2011; 27 (8): 773-781. doi:10.1097/PEC.0b013e31822877f7

[22] Melzack R. The McGill pain questionnaire: from description to measurement. *Anesthesiology*. 2005; 103 (1): 199-202. doi:10.1097/00000542-200507000-00028

[23] Guttman O, Shilling M, Murali A, Mendelson AM. Quality and safety in acute pain management. In: Noe C, eds. *Pain Management for Clinicians*. Springer; 2020. https://doi.org/10.1007/978-3-030-39982-5_30

[24] Ngamkham S, Vincent C, Finnegan L, Holden JE, Wang ZJ, Wilkie DJ. The McGill Pain Questionnaire as a multidimensional measure in people with cancer: an integrative review. *Pain Manag Nurs*. 2012; 13 (1): 27-51. doi:10.1016/j.pmn.2010.12.003

[25] Melzack R. The short-form McGill Pain Questionnaire. *Pain*. 1987; 30 (2): 191-197. doi:10.1016/0304-3959(87)91074-8

[26] Hawker GA, Mian S, Kendzerska T, French M. Measures of adult pain: Visual Analog Scale for Pain (VAS Pain), Numeric Rating Scale for Pain (NRS Pain), McGill Pain Questionnaire (MPQ), Short-Form McGill Pain Questionnaire (SF-MPQ), Chronic Pain Grade Scale (CPGS), Short Form-36 Bodily Pain Scale (SF-36 BPS), and Measure of Intermittent and Constant Osteoarthritis Pain (ICOAP). *Arthritis Care Res (Hoboken)*. 2011; 63 (Suppl 11): S240-S252. doi:10.1002/acr.20543

[27] Dworkin RH, Turk DC, Revicki DA, et al. Development and initial validation of an expanded and revised version of the Short-form McGill Pain Questionnaire (SF-MPQ-2). *Pain*. 2009; 144 (1–2): 35-42. doi:10.1016/j. pain.2009.02.007

[28] Dworkin RH, Turk DC, Trudeau JJ, et al. Validation of the Short-form McGill Pain Questionnaire-2 (SFMPQ-2) in acute low back pain. *J Pain*. 2015; 16 (4): 357-366. doi:10.1016/j.jpain.2015.01.012

[29] Schreier AM. Nursing care, delirium, and pain management for the hospitalized older adult. *Pain Manag Nurs*. 2010; 11 (3): 177-185. doi:10.1016/j.pmn.2009.07.002

[30] Paulson CM, Monroe T, Mion LC. Pain assessment in hospitalized older adults with dementia and delirium. *J Gerontol Nurs*. 2014; 40 (6): 10-15. doi:10.3928/00989134-20140428-02

[31] Warden V, Hurley AC, Volicer L. Development and psychometric evaluation of the Pain Assessment in Advanced Dementia (PAINAD) scale. *J Am Med Dir Assoc*. 2003; 4 (1): 9-15. doi:10.1097/01. JAM.0000043422.31640. F7

[32] Hutchison RW, Tucker WF Jr, Kim S, Gilder R. Evaluation of a behavioral assessment tool for the individual unable to self-report pain. *Am J Hosp Palliat Care*. 2006; 23 (4): 328-331. doi:10.1177/1049909106290244

[33] DeWaters T, Faut-Callahan M, McCann JJ, et al. Comparison of self-reported pain and the PAINAD scale in hospitalized cognitively impaired and intact older adults after hip fracture surgery. *Orthop Nurs*. 2008; 27 (1): 21-28. doi:10.1097/01.NOR.0000310607.62624.74

[34] Gordon DB, Dahl JL, Miaskowski C, et al. American pain society recommendations for improving the quality of acute and cancer pain management: American Pain Society Quality of Care Task Force. *Arch Intern Med*. 2005; 165 (14): 1574-1580. doi:10.1001/archinte.165.14.1574

[35] Gordon DB, Pellino TA, Miaskowski C, et al. A 10-year review of quality improvement monitoring in pain management: recommendations for standardized outcome easures. *Pain Manag Nurs*. 2002; 3 (4): 116-130. doi:10.1053/jpmn.2002.127570

[36] Reddy A, de la Cruz M, Rodriguez EM, et al. Patterns of storage, use, and disposal of opioids among cancer outpatients. *Oncologist*. 2014; 19 (7): 780-785. doi:10.1634/theoncologist.2014-0071

[37] Nisbet AT, Mooney-Cotter F. Comparison of selected sedation scales for reporting opioid-induced sedation assessment. *Pain Manag Nurs*. 2009; 10 (3): 154-164. doi:10.1016/j.pmn.2009.03.001

[38] Pasero C. *Acute Pain Service: Policy and Procedure Guideline Manual*. Academy Medical Systems; 1994.

[39] Pasero C, Portenoy RK, McCaffery M. Opioid analgesics. In: McCaffery M, Pasero C, eds. *Pain: Clinical Manual*. 2nd ed. Mosby; 1999 : 161-299.

[40] Coda B, Tanaka A, Jacobson RC, Donaldson G, Chapman CR. Hydromorphone analgesia after intravenous bolus administration. *Pain*. 1997; 71 (1): 41-48. doi:10.1016/s0304-3959(97)03336-8

[41] Vahedi HSM, Hajebi H, Vahidi E, Nejati A, Saeedi M. Comparison between intravenous morphine versus fentanyl in acute pain relief in drug abusers with acute limb traumatic injury. *World J Emerg Med*. 2019; 10 (1): 27-32. doi:10.5847/wjem.j.1920-8642.2019.01.004

[42] Gupta K, Prasad A, Nagappa M, Wong J, Abrahamyan L, Chung FF. Risk factors for opioid-induced respiratory depression and failure to rescue: a review. *Curr Opin Anaesthesiol*. 2018; 31 (1): 110-119. doi:10.1097/ACO.0000000000000541

[43] Jiwa N, Sheth H, Silverman R. Naloxone-induced non-cardiogenic pulmonary edema: a case report. *Drug Saf Case Rep*. 2018; 5 (1): 20. doi:10.1007/s40800-018-0088-x

[44] Freise H, Van Aken HK. Risks and benefits of thoracic epidural anaesthesia. *Br J Anaesth*. 2011; 107 (6): 859-868.

doi:10.1093/bja/aer339

[45] Gwirtz KH, Young JV, Byers RS, et al. The safety and efficacy of intrathecal opioid analgesia for acute postoperative pain. *Anesth Analg.* 1999; 88 (3): 599-604 doi:10.1213/00000539-199903000-00026

[46] Farsi SH. Apnea 6 h after a cesarean section. *Saudi J Anaesth.* 2018; 12 (1): 115-117. doi:10.4103/sja. SJA_252_17

[47] Petersen D. *Safety by Objectives, What Gets Measured and Rewarded Gets Done.* 2nd ed. John Wiley and Sons, Inc.; 1996.

[48] Hardy TL. *The Safety System Skeptic, Lessons Learned in Safety Management and Engineering.* AuthorHouse; 2010.

[49] Crutchfield N, Roughton J. *Safety Culture: An Innovative Leadership Approach.* Elsevier; 2014.

[50] McSween TE. *The Values-Based Safety Process.* 2nd ed. Wiley Interscience; 2003.